MALADIES DU CUIR CHEVELU

III. — LES MALADIES CRYPTOGAMIQUES

Les Teignes

PAR

Le Dr R. SABOURAUD

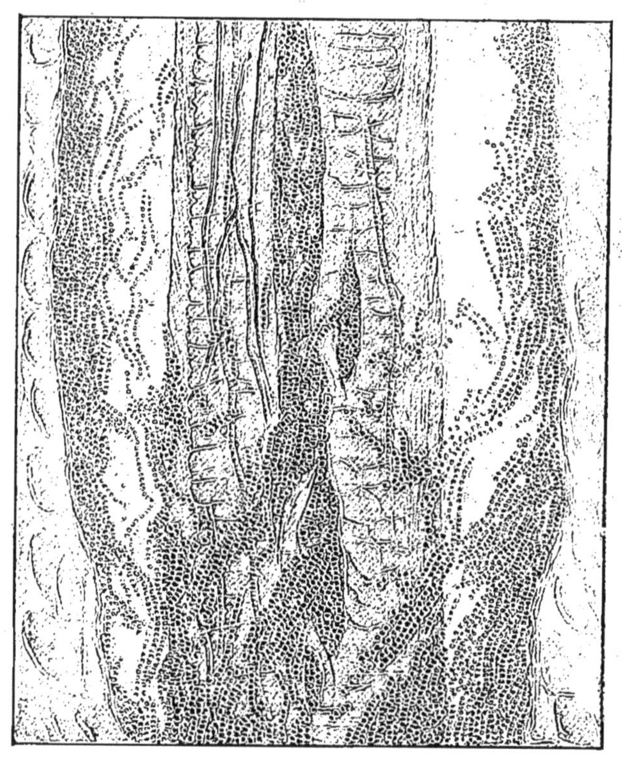

PARIS
MASSON ET Cie, ÉDITEURS
Libraires de l'Académie de Médecine
120, BOULEVARD SAINT-GERMAIN

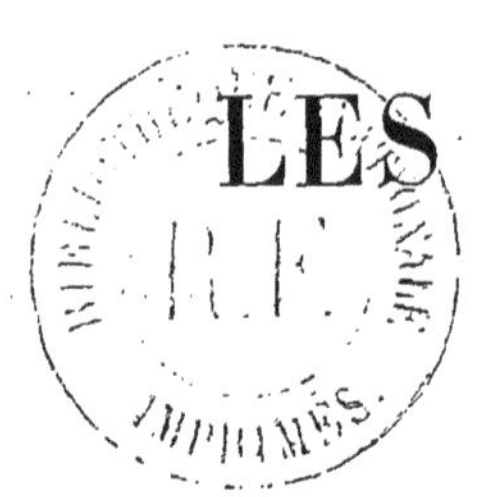

LES TEIGNES

L'ENSEMBLE DES OUVRAGES DE M. SABOURAUD

SUR LES MALADIES DU CUIR CHEVELU

Forme à ce jour 3 volumes.

I. — **Les Maladies séborrhéiques. — SÉBORRHÉE, ACNÉS, CALVITIE.** Paris, 1902. 1 vol. gr. in-8, avec 91 figures en noir et en couleurs. . **10** fr.

II. — **Les Maladies desquamatives. — PITYRIASIS ET ALOPÉCIES PELLICULAIRES.** Paris, 1904. 1 vol. gr. in-8, avec 122 figures dans le texte en noir et en couleurs . . . . **22** fr.

III. — **Les Maladies cryptogamiques. — LES TEIGNES.** Paris, 1910. 1 vol. gr. in-8, avec 433 figures dans le texte et 28 planches hors texte.

65054. — Imprimerie Lahure, rue de Fleurus, 9, à Paris.

MALADIES DU CUIR CHEVELU

III. — LES MALADIES CRYPTOGAMIQUES

LES TEIGNES

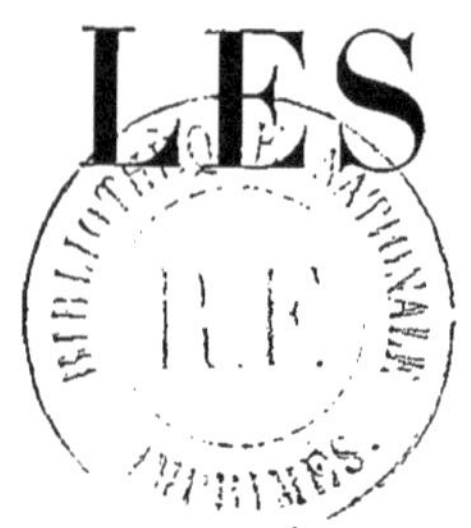

PAR

LE DOCTEUR R. SABOURAUD
Directeur du laboratoire municipal de la Ville de Paris à l'hôpital Saint-Louis

AVEC 433 FIGURES ET 28 PLANCHES HORS TEXTE

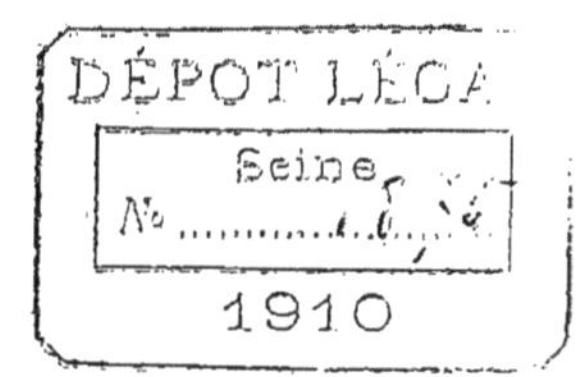

PARIS
MASSON ET Cie, ÉDITEURS
LIBRAIRES DE L'ACADÉMIE DE MÉDECINE
120, BOULEVARD SAINT-GERMAIN

1910

AVANT-PROPOS

Dans le plan général de l'ouvrage dont ce livre fait partie, l'histoire des *Teignes*, à laquelle il est consacré, ne devait être présentée que beaucoup plus tard. J'ai cru devoir l'écrire dès aujourd'hui.

C'est que toute recherche scientifique passe par des alternatives d'activité et de sommeil, et l'étude des *Teignes* vient d'accomplir, dans les vingt années dernières, un immense progrès. Entre toutes les affections que la peau humaine peut présenter, les maladies de l'épiderme causées par des parasites cryptogamiques forment le groupe le plus clair et le mieux circonscrit. Or, les opinions de la Dermatologie ont évolué sur ce sujet. Il a été remanié de fond en comble, agrandi au delà de toute prévision.

On croyait connaître les *Teignes* en 1890 ; elles étaient, en réalité, presque inconnues de tous points. On ne savait guère que leur existence ; cliniquement on n'avait fixé que leur symptomatique générale. Et leur thérapeutique était au moins, pour la plupart d'entre elles, à peu près illusoire.

Avec les méthodes expérimentales, on a, depuis lors, repris leur étude par la base. Ainsi pouvons-nous écrire un livre qui n'aura presque rien de commun avec celui qu'on eût écrit sur le même sujet, il y a vingt ans.

On ne peut assurément considérer comme clos ce chapitre de la Dermatologie, et supposer terminée l'étude expérimentale des Épidermatophytes. Il n'en est pas moins utile pourtant de sommer ce qu'on sait aujourd'hui des *Teignes* pour que les recherches à venir puissent s'appuyer dorénavant sur des faits dont il existe un exposé d'ensemble et une figuration explicite.

En outre, les *Teignes* ont, en ces dernières années, trouvé un mode de traitement, à ce point supérieur aux méthodes thérapeutiques d'autrefois, qu'on peut considérer celles-ci comme périmées désormais.

Depuis cinq ans, les *Teignes* sont devenues des maladies aisément curables; les Rayons X ont fait cette merveille, et c'est l'un des progrès les plus certains qu'ait accompli, en ces dernières années, la Dermatologie tout entière.

Toutes ces raisons montrent ce sujet comme ayant parcouru une étape dont il est nécessaire de fixer l'histoire, et c'est ce que ce livre a voulu faire.

Paris, 1er mars 1910.

R. Sabouraud.

LES TEIGNES

PREMIÈRE PARTIE

HISTORIQUE

DÉFINITION DU MOT TEIGNE

Au début d'une étude générale des TEIGNES, la première chose à faire est de donner de ce mot une définition, or cela ne se peut faire sans raconter son histoire.

C'est Bazin qui lui a donné le sens moderne qu'on lui attache aujourd'hui universellement(1). Bazin a voulu qu'on réservât ce nom *aux maladies des poils causées par des parasites végétaux*, mais avant de revêtir cette acception précise, ce mot en avait eu beaucoup d'autres, moins distinctes. Tous les vieux mots ont ainsi changé de sens au cours des âges. Le mot teigne, qui est très vieux, n'a pas échappé à cette règle(2).

Il est né au cours de la décadence latine. Après avoir nommé, sous la plume d'Horace, les insectes qui rongent les laines et les livres, il en est venu peu à peu à désigner les poux et toutes sortes de vermine, enfin toutes les maladies sordides du cuir chevelu(3).

(1) C'est dans ses *Recherches sur la nature et le traitement des teignes* (1853, p. 11) que BAZIN, répondant à la question : Doit-on supprimer le mot teigne? écrit : « Je pense qu'il y a de l'avantage à garder ce mot, comme expression générique, pour désigner tout un ordre d'affections contagieuses, propres au système pileux.... Je définirai la teigne : une affection des poils, produite ou entretenue par la présence d'un végétal parasite. »

(2) J'ai donné ses origines premières dans le second volume de cet ouvrage : *Les maladies desquamatives* : Pityriasis et alopécies pelliculaires, Masson et Cie, 1904, p. 8.

(3) C'est en ce sens que l'emploie l'évêque FORTUNAT, qui vivait à la cour du roi Sigebert, à Cologne, au VIe siècle. *Fortunati opera omnia*, 1786, t. II, p. 85.

Les grands médecins de la Renaissance italienne comme Mercuriali continuèrent, suivant la tradition du bas latin, à désigner par le mot de teignes toutes les maladies de la tête, uniformément (1). C'est en ce même sens que l'employaient Guy de Chauliac et toute notre vieille médecine du moyen âge, née de la médecine arabe qui elle-même était galéniste.

Tous les galénistes admettaient cinq types de teignes, qui se perpétueront avec leurs mêmes noms jusqu'au début du XIXe siècle avec Alibert. De ces cinq teignes anciennes, deux seulement sont à considérer ici : la *tinea lupinosa*, qui était le favus des auteurs modernes, et la *tinea favosa*, de *favus* (rayon de miel), nom qui désignait sans aucun doute, non pas la maladie qui est notre favus moderne, mais bien l'impetigo à croûte mielleuse (2).

HISTOIRE ANCIENNE DE LA TEIGNE FAVEUSE

Des cinq teignes galéniques, l'une devait dominer et dominait effectivement toutes les autres, tant ses caractères étaient évidents et différentiels. C'est celle qui est devenue le favus. Eusthène Rudius, qui reproduisait Avenzoar et Avicenne, entre toutes les teignes, distinguait celle-là comme *la vraie teigne*. Ce fut l'opinion de tout le moyen âge; c'était encore celle de Devergie en 1857. C'est sans doute notre favus que décrivait Ambroise Paré sous le nom de *tinea corrosiva* (3), bien que Lorry soit à ce sujet d'un avis différent (4). C'est elle aussi que Lorry appelait la vraie teigne, *vera tinea*, et qu'il disait être une maladie « *quem pueris pauperum aliquando, sed rarius in divitibus, occurrere omnes consentiunt, nec tamen ab ea immunes sunt adulti.* »

Suivant certains auteurs, la teigne était congénitale, et, suivant les autres, acquise. Parmi les anciens, les uns croyaient la teigne née de la lèpre des parents; les autres disaient plus justement le teigneux fils de teigneux, mais ceux-là même croyaient à l'hérédité plus qu'à la contagion.

Lorry cependant ne croit pas qu'on hérite de la teigne, mais du terrain. La description unique qu'il donne de la *vera tinea* ressemble

(1) MERCURIALIS, *Libri duo de morbis cutaneis*. Opera Pauli Picardii, Venise. 1577.

(2) Voyez : GUY DE CHAULIAC. *La grande chirurgie* restituée par LAURENS JOUBERT etc... Lyon, 1641, p. 398 et suiv. Bibliothèque de l'hôpital Saint-Louis.

(3) AMBROISE PARÉ. Edit. Malgaigne, Paris 1840, t. II, p. 406-409. La *tinea corrosiva* est « fort puante et cadavéreuse, de couleur plombine et jaunâtre ».

(4) LORRY. Tractatus de morbis cutaneis. « *De lupinosa quam veram solam agnoscimus tineam, ne mentionem quidem injicit (A. Paræus)* », p. 464.

plus, je trouve, à celle d'un eczéma impétigineux qu'à celle de notre favus, ou du moins sa description semble-t-elle réunir et confondre ces deux types morbides et d'autres encore(¹).

Alibert, qui fut au XIXe siècle comme le dernier représentant de notre plus vieille médecine française traditionnaliste, adopta dans ses premiers ouvrages les teignes de Guy de Chauliac, et lorsqu'il y changea quelque chose, ce fut pour faire une faute d'identification assez grave. Jusque-là, c'est la *tinea lupinosa* qui avait toujours désigné notre favus moderne, et la graine du lupin n'est pas éloignée de la forme lenticulaire des « godets » qui sont une caractéristique de la maladie. Ce nom avait donc quelque raison d'être, aussi bien d'ailleurs que celui de *Favus* (rayon de miel) avait raison de désigner l'impétigo, qu'on dit encore mielleux ou mélitagrique. Alibert abandonna la *tinea lupinosa* et l'appela Favus. C'était une erreur. Gibert l'a notée(²). Feulard aussi plus explicitement(³); garder le vieux mot eût évité des confusions. Et c'est pourtant de cette erreur d'attribution qu'est venu le nom de notre favus moderne.... Presque toutes nos entités morbides dermatologiques ont dû leur nom au hasard.

Pour la plupart des anciens, le favus était diathésique et de cause interne. Une maladie si tenace avait forcément des racines profondes dans l'organisme; Lorry(⁴) avait vu un cas de guérison suivi de folie, un autre, de mort....

Alibert ne croyait pas encore à sa contagiosité. C'est pour cela qu'il faut glaner, dans la thèse inaugurale d'un élève d'Alibert, Gallot, l'idée

(¹) LORRY. *Tractatus de morbis cutaneis. De tinea*, art, IV. *De Porrigine.* Voir aussi : cap. III. *De achoribus et favis infantium.* La vraie teigne est dite *lupinosa* quand la croûte est épaisse. Elle est sèche et aride. Au début elle semble peu de chose, *at cresci eundo malum*, et l'envahissement peut se voir du cou, des oreilles, des paupières... (Eczéma impétigineux?) Lorry note de même sa guérison fréquente à la puberté, et l'on sait que la guérison spontanée du favus ne s'observe pas. Enfin, dans certains cas, la lésion serait creuse et pourrait même éroder l'os.... En somme, le texte de Lorry n'est pas parmi les meilleurs de son livre. Peut-être doit-on reconnaître le favus actuel dans le fragment de Celse qu'il reproduit en décrivant le quatrième genre des *impetigines*. LORRY. *loc. citat.*, p. 349 et CELSE, lib. VI, chap, 2. Voir aussi 3 et 4 : « *Quartum genus est quod curationem omnino non recipit, distans colore. Nam subalbidum est recenti cicatrici simile(?) squamulasque habet pallidas, quasdam subalbidas, quasdam lenticulae similes, quibus demptis, profluit sanguis nonnunquam.* » Mais ce texte est en somme très vague. Dans le chapitre des herpès (LORRY. *Loc. citat. De Herpetibus*, p. 294), rien ne semble concerner la teigne qu'on appellera plus tard *teigne tondante*, sinon : « *Is lentius serpit, fere semper rotundam affectans figuram, eximie prurit, et sanationem recepit celerius, aliquando acuti morbi tempora aemulatus.* » Cette opinion de la guérison des teignes par une maladie aiguë intercurrente a été, de temps en temps, reprise par divers auteurs.

(²) GIBERT. *Traité pratique des maladies spéciales de la peau*, 2e édition, 1840, p. 237.

(³) FEULARD, *Teignes et teigneux.* Prophylaxie, hygiène publique. Paris, 1886, p. 16.

(⁴) LORRY *Loc. cit.*, p. 467.

inverse que la teigne vraie (lisez : le favus) pourrait avoir une cause parasitaire(¹).

L'histoire plus récente du favus montrera combien cette idée vraie de l'origine externe des teignes, et du favus en particulier, demanda de temps et de luttes pour conquérir les esprits.

Mahon (²) avait accepté les désignations d'Alibert : pour lui, la teigne faveuse est bien notre favus moderne ; sa description du type morbide est bonne, elle est accompagnée d'une planche en couleurs dont la vérité est saisissante, et qui est l'une des meilleures que je connaisse.

En Angleterre Willan (³) et Bateman (⁴) avaient classifié les anciennes teignes françaises sous le nom de *porrigo*. Pour ces auteurs, mieux informés qu'Alibert, et plus respectueux des traditions, lorsqu'elles pouvaient s'accorder avec leur système, le *porrigo lupinosa* reste la *vera tinea* des anciens et le *porrigo favosa* est notre impetigo d'aujourd'hui. Mais le système de Willan-Bateman, accepté par la dermatologie française souvent jusque dans ses fautes, ne put prévaloir ici contre l'erreur d'attribution d'Alibert. Et c'est sous le nom de Favus que la vraie teigne des anciens, celle des teignes actuelles que la médecine avait su distinguer la première, est connue aujourd'hui, non seulement en France, mais dans le monde entier, et même en Angleterre.

C'est Biett, le premier willaniste de France (mais auparavant élève d'Alibert), qui détourna expressément le *porrigo favosa* de Willan de son sens willanique, pour en désigner la vraie teigne. Le même mot dans Bateman et dans Biett se trouve ainsi désigner deux entités différentes.

C'est depuis lors que les fameuses croûtes, comparées depuis mille ans aux graines lenticulaires du lupin, furent appelées des *favi*, avant d'être appelées, comme aujourd'hui, des « godets ». Sur la foi de Willan, pour qui tous les porrigos étaient pustuleux, les favi étaient considérés comme des pustules desséchées.

Biett, en outre, délaissa les autres porrigos willaniques. Il avait

(¹) « Nous ne nous épuiserons point en conjectures sur la cause prochaine de la teigne, mais nous nous garderons de blâmer ceux qui font des recherches pour « découvrir la cause prochaine de certaines maladies, et nous n'affirmerons point que ces recherches soient toujours inutiles. Ne sait-on pas que dans l'espèce de gale produite par l'*acharus* (sic) *scabiei*, cet insecte est la cause prochaine de l'éruption et que cette dernière disparait, dès que, par des moyens convenables, on a fait périr les cirons qui l'occasionnent ».... « Il est possible que la teigne, et diverses autres affections, reconnaissent aussi une cause prochaine étrangère à notre économie, et dont la soustraction prévient ou guérit la maladie. » GALLOT. *Dissertation sur la teigne*. An XI, 1802, p. 72.

(²) MAHON jeune. *Recherches sur le siège et la nature des teignes*, in-8° avec 5 planches coloriées, Paris, 1829.

(³) R. WILLAN. *Description and treatment of cutaneous diseases*, 1798, London, in-8°.

(⁴) TH. BATEMAN. *A practical synopsis of cutaneous diseases*. Traduction Bertrand, 1820.

mal compris le *porrigo scutulata* (notre teigne tondante) et l'avait assimilé au favus, erreur grave, qui fit qu'on dut découvrir à nouveau ce qui avait été déjà décrit.

Bateman avait étudié aussi, avec une clarté magistrale, et comme une espèce morbide spéciale, ce qu'il avait appelé le *porrigo decalvans*, notre pelade française, l'*alopecia areata* de la dermatologie du monde entier. Biett ne soutint pas non plus, sur ce point, la doctrine willanique; aussi la pelade demeura-t-elle peu connue, souvent confondue avec la cicatrice du favus, sous le nom de *Favus sine favis* (Alibert), confusion qui amena par la suite une série d'erreurs infiniment compliquée.

En somme, Biett, repris par la tradition, avait fini par réserver au seul favus le nom de porrigo, comme Lorry en avait voulu faire la seule vraie teigne. De même Rayer [1], qui s'inspirait souvent de la Dermatologie du XVIIIe siècle, revint à la conception de la teigne unique; seulement elle s'appelait désormais le Favus.

Cette façon de voir, parce qu'elle était simple, et aussi parce qu'elle s'accordait avec la symptomatique étrange, et les caractères évolutifs, qui font du favus une affection si spéciale, cette façon de voir, dis-je, reconquit peu à peu l'opinion médicale presque entière. Vingt ans plus tard, Devergie [2] regrettera encore la nouvelle confusion créée par Bazin lorsque celui-ci englobera sous le nom de teignes toutes les affections contagieuses ou présumées telles du cuir chevelu.

Ainsi, au moment où les études microscopiques du sujet vont remanier de fond en comble la pathogénie du favus, restée idéale jusque-là, tous les dermatologistes du monde s'accordaient sur les points principaux de la question. Tous acceptaient le favus comme une entité morbide indiscutable, et savaient le reconnaître; et le nom de favus, bien que détourné de son sens primitif, était désormais accepté de tous, et ne pouvait prêter à confusion. Lorsque les discussions les plus passionnées seront poursuivies pour ou contre l'origine cryptogamique du favus, au moins, aucun des polémistes ne fera-t-il d'erreur sur le sujet même de la discussion.

La suite de cette étude montrera qu'il n'en fut pas de même en ce qui concerne les teignes tondantes, ce qui donna naissance à plusieurs opinions incohérentes de tous points.

Nous le comprenons aujourd'hui, les idées d'alors sur la pathogénie du favus ne pouvaient pas ne pas être fausses; elles étaient pourtant

(1) RAYER. *Traité théorique et pratique des maladies de la peau*, fondé sur de nouvelles recherches d'anatomie et de physiologie pathologiques, Paris, 1826-27, 2 vol. avec atlas.

IIe édition, entièrement refondue, 1835, 3 vol. avec un atlas de 26 planches.

(2) DEVERGIE. *Traité pratique des maladies de la peau* : IIe édition, 1857, p. 518.

aussi âprement débattues que si l'une ou l'autre eût pu être vraie. Il en est toujours ainsi.

Dès longtemps on avait remarqué que les « croûtes » de la vraie teigne étaient chacune centrée par un poil. De là deux opinions parmi les auteurs. Les uns, comme Duncan (1), avaient considéré notre favus, « as a disease of the roots of the hair ». Les autres, comme Murray (2), avaient voulu faire de notre « godet favique » le résultat d'un trouble de sécrétion. « *Potiorem sedem mali, in folliculis dictis pinguedinosis, vel ipso textu celluloso, quaerendam arbitror.* » C'est cette opinion qui aura le plus d'adhérents dans la première moitié du XIXe siècle (3). Cazenave la soutiendra même, trente ans après qu'on l'aura démontrée fausse. A cette époque, on admettait deux ordres de follicules sébacés (4): ceux de la peau glabre et ceux du cheveu, distincts entre eux. Ce serait ceux des cheveux dont un vice de sécrétion ferait les *favi*.

D'autres discussions avaient lieu qui rappellent les disputations scholastiques : pour Willan et les willanistes les favi ne pouvaient être que des pustules sèches. Mais ces soi-disant pustules déterminaient des cicatrices; ne seraient-ce point des tubercules?...

En 1840, Gibert rangera encore les favi parmi les pustules, tout en s'excusant de le faire (5).

En résumé, quand les premiers travaux microscopiques vont paraître sur le favus, l'opinion dominante, c'est que le favus est, ce que nous dirions aujourd'hui, « une espèce particulière de séborrhée concrète ». La majorité des médecins y voyait une maladie diathésique, et dont la guérison, quand elle était possible, pouvait n'être pas sans danger pour le malade. Gibert, en 1840, est encore de cet avis.

DÉCOUVERTE DE LA NATURE CRYPTOGAMIQUE DU FAVUS

A cette époque Bassi venait de découvrir la nature mycosique de la Muscardine épidémique des vers à soie. Aussitôt beaucoup d'esprits prévirent que la muscardine n'était pas la seule maladie au monde

(1) DUNCAN. *Medical cases and observations, selected from the Records of the Public dispensary at Edinburg.* Third édition, Edinburgh, 1784, p. 205.

(2) MURRAY. *De medendi lineae capitis ratione paralipomena*, 1782. Collect. Faculté : Dissert., t. X, n° 2, p. 178.

(3) ALIBERT en 1832 considérait les favi comme des lésions de sécrétion.

(4) LETENNEUR. *Quelques recherches sur le favus.* Th. de Paris, 1839.

(5) « En classant avec les auteurs anglais le favus ou la teigne dans l'ordre des pustules, nous ne pouvons cependant nous empêcher de reconnaître que l'élément faveux n'est point, à proprement parler, un bouton purulent, mais bien, dès le début, une croûte sèche, qui elle-même paraît être le produit d'une altération de sécrétion du follicule pileux.., mais nous avons cru devoir tenir compte de l'analogie d'aspect qu'offre cet élément avec les pustules véritables. » GIBERT. *Traité pratique des maladies spéciales de la peau*, IIe édition, 1840, p. 238.

causée par une moisissure, et de tous côtés, en Allemagne, en Suède, en France, on chercha. Ainsi la nature mycosique du favus se trouva-t-elle affirmée presque à la fois en trois pays.

En 1837, et, je crois, avant tout autre, Remak (¹) observa que les *favi* étaient constitués par un agrégat de filaments de moisissures, ce qui suffisait à les distinguer des autres croûtes. Mais, l'idée ne lui vint pas que cette maladie eût la moisissure pour cause. Et c'est en 1839 que Schönlein (²) démontra la nature végétale des soi-disant « pustules sèches » du favus. Ayant examiné des éléments du *porrigo lupinosa* de Willan, il écrit : « Tout de suite mes premières recherches ne me laissèrent aucun doute sur la nature mycosique de la soi-disant pustule : *und gleich die ersten Versuche liessen keinen Zweifel über die Pilznatur der sogenannten Pusteln* » ; un dessin médiocre accompagne ce texte ; il figure des filaments mycéliens ramifiés émergeant d'une masse granuleuse indistincte.

Dès cette découverte se formèrent deux courants d'opinions inverses sur la valeur à lui attribuer. Henle ne voulut voir, dans la moisissure des croûtes faviques, qu'une formation accidentelle, au sein d'une sécrétion purulente. Remak (³), Fuchs (⁴), et Langenbeck (⁵), élèves de Schönlein, défendirent au contraire sa constance et sa valeur.

Une chose remarquable en ces communications allemandes, c'est que presque toutes visaient à faire supposer des moisissures dans une quantité de lésions cutanées diverses, plus ou moins nettement classées comme scrofuleuses, et non pas exclusivement dans le favus. Klenke (⁶) trouve des champignons dans une croûte de lait et dans un lupus, B. Langenbeck (⁷) a observé aussi le développement de champignons dans diverses éruptions cutanées, croûtes serpigineuses, etc. Jahn (⁸) cite des cas analogues.

(¹) Dissertat. inaug. De *morbo scrofulo*. Von Xaverus Hube Berolini, 1837, p. 19.

(²) *Arch. für Anat. und Physiol. Von f. Müller, Berlin*, 1839, p. 82. Zur Pathogenie der Impetigines von Prof. SCHÖNLEIN in Zurich. Pl. III, fig. 5.

(³) REMAK combat l'opinion de Henle dans le *Medicinische Zeitung herausgegeben von dem Vereine für Heilkunde in Preusen*. Berlin, 1840, n° 16, p. 73, 74, analysé dans *Repertorium für anat. und Physiol. de Valentin*, 1841, t. VI, p. 58.

(⁴) FUCHS, dans son traité des maladies de la peau (*Die krankhaften Veränderungen der Haut*, 3 vol. in-8°, Göttingen, 1840), fait déjà une classe de maladies « mit parasitischen vegetabilien » dont la première est le favus. T. II, p. 509-512.

(⁵) LANGENBECK mentionne la découverte de Schönlein et l'a verifiée, mais il en parle d'une façon moins nette, et n'en tire pas de conséquences. FUCHS et LANGENBECK. *C. R. de la Polyclinique de Goettingen*, dans *Annales Hanovriennes* de Holscher, 1840.

(⁶) *Neue physiologische Abhandlungen*. Leipzig, 1842, p. 60.

(⁷) *Stammlicher Bericht über die* 18ᵗᵉ *Versammlung der Gesellschaft deutscher Naturforscher und Aertze zu Erlangen*, septembre 1840, von *Leopold und L. Stromeyer*, Erlangen, 1841, p, 166.

(⁸) *Naturgeschichte der Schönleinschen Bimmen Auschlaege und Exantheme*, 1840, p. 155.

Les choses en étaient là, et ces faits, peut-être à cause de leur diversité, avaient assez peu ému le public médical allemand. A plus forte raison, la rumeur n'en avait-elle point passé les frontières, lorsque parut à l'Académie des sciences, le 12 juillet 1841, un mémoire de D. Gruby : *Sur une végétation qui constitue la vraie teigne*, mémoire dont on peut, sans erreur, faire dater l'ère moderne de l'histoire des teignes cryptogamiques.

Gruby (1) est l'homme qui découvrit l'origine mycosique de toutes les teignes humaines. On ne trouvera donc pas étrange que nous consacrions à ce savant d'une physionomie singulière quelques lignes sommaires de biographie.

Gruby, israélite d'origine hongroise, élève à Vienne de Rokitansky et de Berres, vient à Paris, à la fin de l'année 1840, ayant quitté Vienne après avoir refusé d'échanger une chaire de professeur extraordinaire contre un certificat de baptême. A Paris, Gruby fréquente aussitôt le service du docteur Baron, à l'hospice des Enfants-Trouvés, rue d'Enfer. C'est de ce service que sortirent tous ses mémoires à l'Académie des sciences, lesquels sont demeurés la base de toute étude micrographique des teignes (1840-1845).

Durant ces années et celles qui suivent, Gruby découvre le champignon du « Muguet », le Tripanosome du sang de la grenouille, étudie le Demodex folliculorum de l'homme, et d'autres parasites des animaux, s'occupe de travaux d'anatomie comparée, et fait, pendant treize ans, un cours public de science expérimentale, où il compte parmi ses élèves : Flourens, Magendie, Milne-Edwards et Claude Bernard.

Vers 1850, il commence à se consacrer à la pratique médicale, et devient bientôt un médecin en vogue, célèbre par l'originalité de ses prescriptions et de ses conseils. Il s'occupe ainsi, durant, 40 ans, de médecine, et aussi d'astronomie, de météorologie, et, de plus en plus, d'œuvres de philanthropie et de charité, et meurt à Paris, âgé de 88 ans. Tel fut l'homme étrange dont les œuvres scientifiques, toutes très brèves, comme on le verra, devront nous occuper tant de fois....

... Donc son premier mémoire avait pour sujet l'origine mycosique du favus. Son importance historique, aussi bien que sa valeur propre, nous font un devoir de le présenter ici en détail (2).

(1) Une excellente biographie de Gruby dont nous nous inspirons ici a été donnée par Raphaël Blanchard dans ses *Archives de Parasitologie*, II, n° 1, p. 43, 1899. David Gruby, 1810-1898. Consulter aussi L. Leleu. *Le Dr Gruby*. Notes et souvenirs. Stock, édit., 1908.

(2) Mémoire sur une végétation qui constitue la vraie teigne, par M. Gruby (extrait par l'auteur). *C. R. Acad. des Sc.*, 12 juillet 1841, t. XIII, p. 72. En voici le texte intégral :

« Les médecins les plus distingués diffèrent d'opinion sur la nature de la teigne et sur son siège. Nous ne citerons que les opinions les plus répandues; ainsi MM. Willan, F. Batman et Rayer adoptent une pustule comme première

Il commence par un lumineux exposé des incertitudes et des contradictions des cliniciens que l'auteur opposera les unes aux autres, et toutes aux faits précis qu'il apporte. Il montre l'insuffisance des caractères cliniques du favus. « Pour reconnaître la vraie teigne, on n'a qu'à la soumettre au microscope. » Une parcelle de godet, délayée

formation, tandis que M. Baudelocque et MM. Mahon et Gibert nient l'existence de ces pustules comme éléments de la teigne. La même différence d'opinion existe concernant sa contagiosité. M, Alibert nie la contagiosité, en opposition en cela avec la majeure partie des médecins, qui l'admettent De même, M. Mahon et beaucoup d'autres considèrent les follicules de la peau comme siège de la maladie, tandis que M. Baudelocque le met dans les bulbes. Le diagnostic est, dans beaucoup de cas, très difficile par le manque de caractères essentiels, et il n'est pas rare de voir la vraie teigne confondue avec la pseudo-teigne et plusieurs autres espèces. On a basé le diagnostic sur les caractères suivants plus ou moins constants :

« 1° Sur les pustules placées au-dessus de l'épiderme autour des poils : mais nous avons vu la discordance des auteurs sur ce point, et en effet nous avons vu plusieurs cas de vraie teigne exempte de pustules. »

« 2° Sur les dépressions que les croûtes arrondies offrent : mais on ne peut se servir de ce caractère que lorsque les croûtes sont bien développées et encore entières, ce qui n'a pas lieu souvent. »

« 3° Sur la contagiosité : mais outre qu'elle n'est pas encore bien constatée, il y aurait de grands inconvénients à inoculer une maladie si grave dans un but diagnostique. »

« 4° Sur l'odeur spécifique, que l'on ne peut observer ni dans le commencement de cette maladie, ni dans les cas où elle n'a qu'une petite étendue. »

« Tous ces caractères étant insuffisants pour constater la vraie teigne, j'exposerai dans ce travail :

« 1° Un nouveau caractère de la vraie teigne, assez constant et net pour devenir le caractère diagnostique de cette maladie. »

« 2° La physiologie de ce produit pathologique. »

« 3° Le siège spécial et la relation qui existe entre ce produit morbide et les tissus environnants. »

« I. — Pour reconnaître la vraie teigne, on n'a qu'à la soumettre au microscope; pour cela on se sert d'une petite parcelle de la croûte, délayée avec une goutte d'eau pure; on la met entre deux lames de verre et on l'examine sous un grossissement linéaire de 300. On y verra une grande quantité de corpuscules ronds ou oblongs, dont le diamètre longitudinal est de $\frac{1}{300}$ à $\frac{1}{100}$ de millimètre et le transversal de $\frac{1}{300}$ à $\frac{1}{150}$ de millimètre; ils sont transparents, à bord net, à surface lisse, incolores, légèrement jaunâtres, et composés d'une seule substance. On remarque en outre de petits filaments articulés d'un diamètre de $\frac{1}{1\,000}$ à $\frac{1}{250}$ de millimètre, transparents et incolores; la forme générale de ces filaments est cylindrique ou ramifiée, selon la partie de la croûte à laquelle ils appartiennent.

« *Les filaments cylindriques sont composés de corpuscules oblongs ou ronds, qui ont souvent l'aspect d'un chapelet; les filaments ramifiés, au contraire, sont munis de distance en distance de cloisons végétales, représentant des cellules oblongues,* dans lesquelles on trouve de petites molécules rondes et transparentes d'un diamètre de $\frac{1}{10\,000}$ à $\frac{1}{1\,000}$ de millimètre. Quelquefois on trouve des granules adhérentes aux filaments, pareilles aux spores de la *Torula olivacea* et *T. sachari*, présentées dans l'ouvrage intitulé *Icones fungorum* de M. Corda (Pragœ,

dans l'eau, et examinée à un grossissement de 300 diamètres, montre des quantités d'articles ronds, ou oblongs de 3-10 μ de long, sur 3-6 μ de large, « transparents, à bords nets », et aussi de plus petits « filaments articulés » de 1 à 2 1/2 μ, cylindriques et ramifiés, composés d'articles en chapelet, séparés par des cloisons, et dont la nature

1841, t. IV). La forme de ces filaments met leur caractère végétal hors de doute; elles appartiennent au groupe des mycodermes, selon M. Brongniart.

« Comme nous n'avons pas encore trouvé une molécule de la vraie teigne qui ne soit chargée d'un grand nombre de ces mycodermes, celles-ci constituent un vrai caractère essentiel de cette maladie.

« II. — La croûte de la teigne offre quelques particularités trop intéressantes pour être passées sous silence. Il faut choisir une croûte isolée, entière, âgée seulement de quelques semaines, et dont la surface externe ne se soit pas brisée; pour cela, on la prendra d'un endroit où la quantité de cheveux ne l'empêche pas d'être enlevée avec facilité. La croûte offre alors l'aspect d'une capsule aplatie, semblable à celle de la noix vomique, c'est-à-dire la forme d'un disque dont l'une des surfaces est légèrement concave, l'autre convexe. Le bord, de forme circulaire, est partagé par un léger sillon en deux parties égales; dont la supérieure est exposée à l'air, et l'autre située vers le derme. Ces deux disques sont de couleur jaune à leur surface externe, et à l'intérieur de couleur blanc grisâtre. La surface concave est la partie aérienne, la convexe est la partie cutanée.

« La croûte tout entière est enveloppée dans des cellules d'épiderme, qui sont beaucoup plus nombreuses sur la partie aérienne que sur la cutanée.

« Il y a encore une deuxième enveloppe, qui entoure la croûte tout entière, qui est composée de molécules de différentes grandeurs, qui constituent une substance amorphe, placée entre les cellules d'épiderme et la végétation parasite elle-même. On trouve ensuite vers l'intérieur la plante parasite, dont les racines sont immédiatement placées dans la substance amorphe que je viens de citer; la ramification, au contraire, se prolonge vers le centre de la croûte. Une coupe verticale de la croûte offre un tissu central poreux et grisâtre, friable et composé des granules et des branches du mycoderme; le nombre des granules y surpasse de beaucoup celui des branches. Dans la partie périphérique, au centre, on voit le tissu compact de la substance amorphe, où les racines du mycoderme sont placées.

« Les granules paraissent être les produits de la plante, et servent probablement à sa propagation.

« En résumé, chaque croûte isolée de la teigne consiste en deux enveloppes et en un assemblage de mycodermes qui y sont renfermées comme les fruits dans leurs péricarpes.

« La contagiosité de cette maladie devient plus probable par sa nature végétale, et j'aurai l'honneur de soumettre à l'Académie le résultat de l'inoculation de cette plante sur l'homme et sur différentes classes d'animaux. »

« III. — Le tissu de l'épiderme est le siège particulier de la teigne; les cellules de l'épiderme qui, par leur structure s'approchent de la composition du tissu végétal, paraissent bien aptes à donner naissance à un tissu pareillement végétal; aussi voit-on le mycoderme de la teigne se propager entre les cellules de l'épiderme, en comprimant seulement le tissu du derme sans le détruire. Seulement on trouve quelquefois le tissu cutané enflammé au-dessous de la croûte avec peu de globules inflammatoires.

« Presque toujours on peut enlever la croûte sans blesser notablement la peau.

« Dans le cas le plus fréquent, après la séparation de la croûte, un liquide séreux est exsudé sur la surface de la plaie pour la couvrir; aussi voit-on la guérison s'accomplir sans cicatrice, ce qui tend à prouver que le derme n'a été détruit ni par la suppuration, ni par l'ulcération.

« La liaison entre les bulbes des cheveux et ses (*sic*) parasites n'est pas si in-

végétale ne fait aucun doute. Or, comme les moindres parcelles de godet montrent ces éléments cryptogamiques, ceux-ci « constituent un vrai caractère essentiel de cette maladie ».

La croûte spéciale du favus, ce que nous appelons aujourd'hui *le godet*, est décrite par Gruby en perfection. On a peine à comprendre aujourd'hui comment Gruby a pu se rendre compte, à ce point, de la structure du godet favique, qu'il a fallu la technique des coupes histologiques pour préciser. La description de Gruby est pleine de détails qui, pendant trente ans et plus, restèrent à peu près sans vérification ni contrôle, et n'ont pris place en nos livres classiques que dans les 15 ou 20 dernières années. C'est dans la troisième partie de son mémoire que Gruby décrit l'envahissement parasitaire du follicule, sans que l'envahissement parasitaire du cheveu y soit pourtant expressément mentionné. Le texte de Gruby se termine enfin sur cette espérance que les médecins, comprenant mieux la direction à donner à leur thérapeutique, pourront arriver plus aisément à la guérison de la maladie.

Tel est le premier mémoire de Gruby, dont on pourra consulter ci-contre le texte complet, transcrit avec les fautes mêmes de français que la récente arrivée de l'auteur en notre pays fait comprendre et excuser.

Le premier effet de la communication de Gruby fut de provoquer des revendications multiples, et d'apprendre à tous les constatations précédentes de Schönlein, de Remak, de Fuchs et Langenbeck : réclamation de Kettner [1] pour la priorité de Schönlein; réclamation de Textor en faveur de Schönlein, de Fuchs et Langenbeck avec qui il a étudié dans le Porrigo favosa et l'*impetigo scrofulosa* des champignons, « analogues à celui de la muscardine » [2].

Mais précisément, ces travaux, comme je l'ai dit, étaient médiocres à cause de la multiplicité et de l'imprécision de leur sujet. Tel auteur, comme Meynier [3], revendiquait jusqu'à la priorité d'une note où « il

time qu'on l'avait supposée; car il arrive très souvent que le mycoderme est bien développé, sans que les follicules des cheveux en soient notablement altérés Quelquefois cependant les filaments de mycoderme se prolongent vers les follicules des cheveux et entourent ses *(sic)* bulbes; ce qui cause alors la forme conique de la partie cutanée de la croûte.

« Le poil se ramollit alors tellement que, placé entre deux lames de verre, une légère compression suffit pour l'aplatir et pour le faire se fendre dans le sens de ses fibres, ce qui peut très bien servir à en étudier le tissu filamenteux. Les follicules de la peau sont secondairement atteints de la même altération. de même que les autres tissus de la peau.

« Quant à la thérapie de cette maladie, ces nouveaux faits doivent engager les praticiens à faire de nouvelles tentatives dans cette direction. »

(1) 19 juillet 1841. *C. R. Ac. des Sc.*, t. XIII, p. 147.

(2) 26 juillet 1841. *C. R. Ac. des Sc.*, t. XIII, p. 220.

(3) *C. R. Ac. des Sc.*, 1841, t. XIII, p. 309.

croit que beaucoup de maladies cutanées sont dues à des parasites végétaux ».

Gruby se contenta de répondre à l'Académie (1) qu'il ignorait tout à fait les travaux de Schönlein et qu'ils différaient beaucoup des siens, ce qui était vrai.

Plus tard, Gruby annonça qu'il avait réussi à inoculer le champignon du favus sur la peau de l'homme, qu'il l'avait inoculé à des animaux sains, enfin qu'il avait réussi à le faire croître même sur du bois (?) (2).

C'est Hannover (3) qui fournit le deuxième dessin du parasite du favus : filaments mycéliens articulés et articles mycéliens isolés que l'auteur compare à des levures. C'était une comparaison assez lointaine. En Italie, Dubini (4), en Angleterre, Benett (5), furent les premiers à vérifier l'existence du parasite du favus.

De toutes parts, d'ailleurs, les examens se multipliaient. Lebert (6) fournissait, avec une description un peu meilleure du parasite que les ouvrages contemporains, un meilleur dessin et un nom nouveau : *Oïdium Schönleinii*. L'honneur de nommer le parasite resta à Remak (7). C'est lui qui, s'inspirant du célèbre mycologue Link, différencia le champignon du favus du genre Oïdium et créa pour lui le genre *Achorion*. Ainsi fut nommé le champignon du favus. Il est resté définitivement l'*Achorion Schönleinii*.

C'est aussi dans ce travail que Remak fit les premiers essais de germination et de culture de l'Achorion — après Gruby. Remak avait placé de la poussière de favus sur les milieux les plus divers : chair musculaire, pus, sérum, eau sucrée, pomme. Sur la pomme, il obtint, après vingt-quatre heures, une germination évidente. Les spores reprises poussaient des prolongements mycéliens qu'il reproduisit par le dessin, et ces dessins sont d'une vérité certaine ;... seulement, au sixième jour, la pomme se recouvrait de Penicillum.

Enfin Remak raconte, dans ce travail, l'inoculation positive qu'il avait obtenue sur lui-même. Ayant posé sur son bras une croûte favi-

(1) *C. R. Ac. des Sc.*, 1841, t. XIII, p. 388.

(2) Sur les mycodermes qui constituent la teigne faveuse. *C. R. Ac. des Sc.*, t. XIII, p. 309, et Ueber tinea favosa. *Müllers Archiv. für Anat. und Physiol*, 1842, p. 22.

(3) Hannover. *Arch. für anat. und Physiol. von J. Müller*. 1842, 282-95, pl. XV, fig. 7, 8, 9.

(4) Dubini. Sulla natura vegetabile della tigna vera o favosa. *Gazz. med. Milano*, 1842, ü p. 65-68.

(5) Benett. On the vegetable nature of Tinea favosa. (Porrigo lupinosa of Bateman) its symptoms, causes, pathology and treatement, with colored plate. *The monthly journal of medical Sciences*, 1842, and *Transac. of the Royal Society of Edinburgh*, 1842, vol. XV, 2e partie, p. 277-94.

(6) Lebert. *Physiol. path.*, t. II. Mémoire sur la teigne, Paris, 1845, p. 477.

(7) Remak. *Diagnostische und pathogenische untersuchungen*. Berlin. 1845, VII. Muscardine und Favus (Porrigo lupinosa), p. 193-215.

que, il la maintint en place avec un taffetas d'Angleterre, pendant quelques jours, après lesquels tout tomba sans qu'il se fût rien produit. Mais quatorze jours plus tard, on vit apparaître une rougeur prurigineuse, puis un favus se produisit qu'on enleva, qui se reforma, et qui fut enlevé de nouveau. Le tout dura plusieurs semaines. Le nombre des inoculations manquées fit croire à Remak qu'il fallait une prédisposition pour contracter la teigne, et il accusa la scrofule....

Cependant tous les médecins n'étaient pas convertis aux vues nouvelles des naturalistes. Beaucoup refusèrent avec Cazenave de voir et de croire; d'autres, comme Léveillé, essayèrent de voir et ne virent pas [1]. Dès 1844, Cazenave [2] commençait, contre le champignon du favus, la campagne qu'il devait poursuivre pendant vingt-quatre ans. Comment croire à l'origine cryptogamique d'une maladie que tous les auteurs disaient avoir vu survenir spontanément? Biett certifiait avoir vu le favus naître après une émotion morale....

D'année en année pourtant, les idées nouvelles firent leur chemin. Rayer [3], depuis la publication de son ouvrage, vérifia la nature cryptogamique des *favi*, il l'avait dit à Ch. Robin qui consigna cette adhésion dans son ouvrage [4]. Enfin Bazin fut un des premiers, non seulement à accepter les idées nouvelles et à combattre pour elles, mais à en tirer des déductions thérapeutiques et à transformer les anciens traitements du favus, comme nous le verrons plus loin.

L'Achorion Schönleinii entra définitivement dans la science classique, avec le considérable article que lui consacra Charles Robin dans son Histoire naturelle des végétaux parasites de l'homme et des animaux [5]. Ce livre, le plus scientifique de cette époque sur ces sujets, le plus consciencieux, et le mieux informé, est le trésor où tous les auteurs qui suivirent allèrent, comme moi-même, puiser le meilleur de leurs renseignements bibliographiques.

Robin classe l'*Achorion Schönleinii* dans le genre *Achorion* de Link et Remak, dans la tribu des *Oïdiés*. Le parasite a deux habitats :

1° Autour du poil, et l'auteur note cette conséquence, qu'il devait tenir de Bazin — de son avulsion partielle par l'épilation.

2° Et dans la peau, où le parasite crée l'agglomérat parasitaire qui est le *favus* ou *godet*.

Le développement du godet est décrit d'après Lebert et Remak :

(1) Léveillé. Art. Mycol, du *Dict. univ. d'hist. naturelle*, Paris, 1847, t. VIII, p. 461.

(2) Cazenave. *Dic. de méd.*, 1844, 2e édit., vol. XXIX. Art. Teigne. p. 338. *Traité des maladies du cuir chevelu*, 1850, p. 210.

(3) Rayer. *Traité des maladies de la peau*, Paris, 1835, t. I, p. 697.

(4) *Loc. cit. infra*, p. 481.

(5) Ch. Robin. *Histoire naturelle des végétaux parasites qui croissent sur l'homme et sur les animaux vivants*, 1853 (avec un atlas de 15 planches).

dans la peau, « on aperçoit par transparence un favus sous la forme d'un petit corps jaune. Si l'on enlève le feuillet épidermique qui recouvre ce corps, il sort quelquefois une gouttelette de pus, et au-dessous existe un petit favus, qui, dès son origine, présente une surface lisse et se trouve enchâssé dans l'épaisseur de la peau [1] ». Robin note la naissance sous-épidermique du godet, et l'exfoliation de l'épiderme corné, quand le godet est devenu énorme et saillant. Il croit à la formation possible de godets sur des régions dépourvues de follicules pilaires, quoique le godet prenne un follicule pour centre, le plus souvent. Et dans ce cas Robin note très exactement le début du godet au niveau où le follicule arrive à la hauteur des couches profondes de l'épiderme circonvoisin [2].

J'arrêterai ici cette histoire, au moment où les premiers essais de culture vont être suivis de succès et faire entrer la question dans une nouvelle phase que nous retrouverons plus loin [3].

A cette époque, et malgré des dissidences encore nombreuses, pour tous les hommes de science, la question de l'origine mycosique du favus était définitivement tranchée. Sans doute Cazenave, en dépit de tout son esprit, refusait jusqu'en 1868 de faire pénitence, et s'entêtait dans ses négations [4]; mais, à côté de lui, l'immense majorité des savants acceptait la conquête scientifique nouvelle, et Bouchardat, dès 1857, pouvait dire [5] : « Pour les maladies de la peau déterminées par des parasites végétaux, la science ne date que du jour où l'on a découvert, décrit ces êtres microscopiques, étudié leurs conditions d'existence, en leur rapportant les désordres si variés qu'ils déterminent.... C'est dans les voies qui nous ont été ouvertes par ces recherches que j'aperçois pour la thérapeutique le progrès, la perfection » [6].

(1) Robin. *Loc. citat.*, p. 443. Je n'ai pu retrouver, avec certitude, quel est l'auteur qui créa le nom de *godets* faviques, nom qui, peu à peu, remplaça le mot de *favi*, usité auparavant. C'est dans Robin que j'en ai trouvé la première mention. Godet est sans doute la traduction de *scutulum* (écuelle), qui est resté usité en Angleterre avec le même sens.

(2) Sa description anatomique du godet n'est pas aussi exacte que celle de Gruby. Et la figure 10 de la planche III, qui représente des unités morphologiques, spores et tubes mycéliens de l'Achorion, est assez médiocre.

(3) Voir p. 66.

(4) A. Cazenave. *Pathologie générale des maladies de la peau*, 1868. « ... MM. Robin et Bazin ont parfaitement décrit des corps ovoïdes, de 3-8 millièmes de millimètres, qu'ils ont cru être les spores du champignon de Schönlein, et qui ne sont que cette matière sébacée qui, d'après Kölliker, provient par métamorphose des cellules d'épithélium, nucléeuses, tapissant la face interne des conduits glandulaires..., p. 129.

« ... Nous avons vu..., à propos des lésions pathologiques qui sont produites par l'inflammation, ces *favi* qui constituent une espèce de pustule particulière accompagnés d'une hypersécrétion d'un liquide fourni par les cryptes destinées à lubréfier le poil, p. 135.

(5) *Bull. de l'Ac. de méd.*, t. XXIII, 1857-58.

(6) Cité par Feulard. *Teignes et teigneux*, p. 70.

HISTOIRE ANCIENNE DES TEIGNES TONDANTES

Le favus, dont nous venons d'étudier l'histoire première, n'était pas la seule maladie contagieuse et mycosique du cuir chevelu. Il en existe d'autres, aujourd'hui désignées sous le nom commun de *Teignes tondantes*. Mais l'histoire de celles-ci a été beaucoup plus difficile à faire. Le favus se présentait, en tous sièges, avec des caractères presque identiques. Il n'en était pas de même pour les teignes tondantes. Leur parasite, comme l'Achorion, peut avoir diverses localisations : au cuir chevelu, à la peau glabre, aux ongles, et même à la barbe chez l'homme, mais leurs lésions avaient, en chaque point, une physionomie spéciale. On comprend donc que la médecine ne parvint pas, du premier coup, à identifier des types morbides aussi apparemment distincts.

La tradition médicale en Angleterre semble pourtant être parvenue, dès le XVIe siècle, à réunir sous le même nom de *ringworm* (ver en anneau), les lésions qu'on nomma plus tard, en France, l'herpès circiné et la teigne tondante [1], deux des localisations des mêmes parasites, au cuir chevelu et à la peau glabre. Ce qu'il y a de certain, c'est que le *ringworm* de la vieille médecine anglaise devint, sous la plume de Bateman, l'*herpes circinnatus*, et que Bateman le décrit d'emblée comme fréquent chez les enfants, et comme contagieux et épidémique :

The herpetic ringworm is most commonly seen in children and has been deemed contagious. It has sometimes, indeed, been observed in several children, in one school or family, at the same time.

Or Bateman n'ignorait pas (la planche XXXIX de son atlas le démontre) la parenté du ringworm et de la teigne tondante. Car on y voit, sur la tempe du petit malade, un cercle rouge, en partie posé sur les régions pilaires du cuir chevelu, et, en partie, sur les régions glabres du front. Il semble que pour la plupart des auteurs anglais de cette époque, l'identification de l'herpès circiné et de la teigne tondante est faite définitivement. Samuel Plumbe, plus explicite que Bateman, dira [2] :

The diseased secretion of the scalp affection is capable of producing, by inoculation, the ringworm of the skin on others parts and vice versa.

(1) Le mot : Ringworm existe dans le *Manipulus vocabulorum* de Levin, 1570, d'après M. MORRIS.

(2) SAMUEL PLUMBE. *A practical treatise of the diseases of the skin*, 1824, IVe édition, 1837. Londres, p. 146-147.

Willan et Bateman avaient classé le ringworm du cuir chevelu dans les *Porrigos*. Ils distinguaient six espèces de *porrigos* dont nous connaissons déjà le *P. lupinosa*, lequel, suivant la tradition galénique du moyen âge, était la teigne vraie, notre actuel *favus*. C'est sous le nom de *P. scutulata* que Willan et Bateman donnèrent la description des teignes tondantes(1); description médiocre, et l'identification du type morbide ainsi nommé resterait peut-être incertaine sans la planche que nous avons citée tout à l'heure, qui est tout à fait démonstrative et précise le texte. Il faut croire néanmoins que le type du *porrigo scutulata* était dans l'esprit des maîtres anglais assez peu clair, car lorsque la dermatologie willanique vint prendre racine à l'hôpital Saint-Louis, avec Biett, celui-ci en avait tout à fait perdu la notion. On ne trouve, dans son enseignement, aucune description qui puisse s'y rapporter, et Gibert affirmera positivement que Biett avait toujours méconnu ce type morbide.

En France, c'est un empirique, Mahon l'aîné(2), qui découvrit la teigne tondante et la nomma. La description de Mahon semble celle de la teigne tondante que nous appelons aujourd'hui la Microsporie. Il s'agit de tonsures plus ou moins grandes, rondes, à cheveux cassés visibles; sur ces taches, la peau est bleuâtre, et lorsqu'on la gratte, elle se recouvre de poussière blanche semblable à de la farine. Pourtant Mahon semble confondre, parmi les teignes tondantes, des cas de Monilithrix, affection qui ne ressemble qu'à la tondante à grosses spores. Sa description est certainement plus complète et de beaucoup plus explicite que celles de Willan et Bateman.

« Les individus affectés de la teigne, dit-il, nous ont toujours offert, sur le cuir chevelu, au moins une tonsure plus ou moins étendue, mais toujours régulièrement circulaire, où les cheveux étaient naturellement coupés, ou plutôt cassés à une ou deux lignes au-dessus du niveau de l'épiderme. A cette place, la peau était extrêmement sèche, plus compacte, plus serrée, que les parties voisines qui étaient saines; les aspérités qui se faisaient remarquer étaient sensibles à la vue et surtout au toucher; elles étaient semblables à celles qui deviennent apparentes sur la surface de la peau à la suite de l'impression subite du froid, ou après le frisson causé par un sentiment d'horreur, enfin, à ce que l'on appelle vulgairement la chair de poule. La teinte de la peau était un peu bleuâtre; mais, lorsqu'on la grattait, la surface soumise à ce frottement se recouvrait d'une poussière fine et très blanche, que l'on peut comparer à de la farine très ténue. »

(1) Les quatre autres porrigos de Willam-Bateman étaient : 1° le *porrigo larvalis*, eczéma impétigineux, croûtes de lait du premier âge; 2° le *porrigo furfurans* qui est notre pityriasis capitis, mélangé à des eczémas squameux secs; 3° le *porrigo decalvans*, qui est notre pelade, l'*alopecia areata* de la dermatologie internationale; 4° le *porrigo favosa*, qui est notre impétigo contagieux et l'eczéma impétigineux.

(2) On trouve sa description dans l'ouvrage de son frère, MAHON le jeune : *Recherches sur le siège et la nature des teignes*, 1829, 5 pl. colorées, p. 140.

Aucun dermatologiste ne peut se méprendre à cette description. C'est bien là celle de nos teignes tondantes dont le type clinique est encore aujourd'hui l'un des plus fréquents.

Et non seulement le livre de Mahon décrivit la teigne tondante, mais il mentionna sa propagation fréquente à la peau glabre, et même sa transmission possible aux ongles. Ainsi trois sur quatre des manifestations de la maladie furent, à la fois, et très précisément mises au jour par un observateur qui n'était pas un médecin.

La découverte de Mahon eut peu d'écho. On retrouve, il est vrai, la teigne tonsurante dans la 2e catégorie des dermatoses teigneuses d'Alibert(1) et plusieurs de ses élèves la nommeront(2); mais quand on parcourt leurs textes on n'y trouve point le cachet de l'observation personnelle, comme dans Mahon, et, au contraire, on y trouve d'évidentes confusions de mots et de choses. Du reste la plupart des auteurs contemporains, Rayer, par exemple, ignorent absolument la teigne tondante(3) ne la nomment ni ne la décrivent; et il me paraît tout à fait vraisemblable que le diagnostic de la teigne tondante ne fut jamais porté en France, de 1830 à 1840, excepté chez les frères Mahon.

Ainsi donc et pour résumer l'histoire ancienne de cette maladie: une mauvaise description et une bonne planche de Willan-Bateman, une bonne description et une planche médiocre de Mahon, description reprise par Alibert, et c'est tout. Les contemporains négligent et continuent d'ignorer la nouvelle entité morbide. Et c'est en 1840 que Cazenave la retrouve et la décrit(4).

Cette fois, la description est tout à fait magistrale, à ce point que désormais la maladie ne pourra plus être méconnue.

Le titre de cette note : *Porrigo decalvans* et *Herpès tonsurans*, annonce une différenciation entre la pelade et la teigne tondante, et montre à quel point le porrigo decalvans de Bateman, notre pelade actuelle restait encore confondue parmi les affections du cuir chevelu mal différenciées.

Le travail de Cazenave se trouve donc être, à la fois, la première

(1) ALIBERT. *Monographie des Dermatoses*, 1832-1835. Les dermatoses teigneuses comprenaient quatre groupes : 1° achores, 2° porrigines, 3° favus, 4° trichoma ou plique. Les porrigines étaient au nombre de quatre : p. furfuracée, amiantacée, granulée et tonsurante.

(2) P. BAUMÈS. *Nouvelle Dermatologie*. Lyon, 1842, t. II, chap. VI, ordre V. Éruptions squameuses, p. 34. Consulter à ce sujet la note 2 de la page 70 du tome II du présent ouvrage.

(3) RAYER. *Traité théorique et pratique des maladies de la peau*. Paris, J.-B. Baillière, 1826-27, 2 vol. in-8° avec atlas. — 2e édition, 1835, 3 vol. in-8° avec un atlas de 20 planches.

(4) A. CAZENAVE. Porrigo decalvans et herpès tonsurans. *Annales des maladies de la peau*, Paris, 1843-44, p. 37-44.

complète description clinique de la teigne tondante, et la première différenciation de cette teigne et de la pelade.

« Au mois d'août 1840, je fus appelé dans un collège de Paris, pour donner des soins à un assez grand nombre de jeunes gens atteints d'une éruption du cuir chevelu, éruption identique chez tous, et évidemment transmise par contagion. J'avais, quelque temps auparavant, donné, en ville, des soins à deux petits malades atteints de la même affection, et dont le plus jeune, appartenant à ce collège, était considéré comme le point de départ de la maladie. En observant l'éruption de près, et avec attention, je fus frappé de sa forme ronde, de sa marche excentrique, de sa superficialité, et je restai aussitôt convaincu que j'avais affaire à une variété de l'herpès, à cette forme que j'ai appelée l'herpès squameux, et dans laquelle l'état vésiculeux est si fugace, si éphémère, qu'il est presque toujours difficile de l'apprécier. J'avais l'avantage de pouvoir étudier la maladie à ses diverses phases, et je pus en constater sur place, pour ainsi dire, le développement et l'évolution. Au premier aspect, l'éruption était caractérisée par des plaques très petites, pour la plupart, mais, régulièrement arrondies, sèches, d'un aspect grisâtre, recouvertes de squames, ou plutôt de farines, d'une sorte de poussière se détachant avec facilité. En étudiant de plus près ces plaques, je pus, avec la loupe, reconnaître quelques points encore évidemment vésiculeux, et, ce qui ne permettait pas le moindre doute, je retrouvai dans la plupart des cas, sur le front ou sur le cou des petits malades, des disques d'herpès circiné.
... Enfin, si les plaques, même les plus petites, étaient évidemment dégarnies de cheveux, l'alopécie était plus apparente que réelle, puisque les cheveux étaient seulement coupés court, comme rasés, à 1 ou 2 millimètres du cuir chevelu. »

« Cette circonstance, en me donnant le secret de la teigne tondante de M. Mahon, achevait de m'éclairer sur toutes nos hésitations ou nos erreurs ; je compris qu'une partie au moins du *ringworm* des Anglais, que cet herpès mystérieux pressenti par Biett, que la teigne tondante, étaient une seule et même maladie n'ayant rien de commun avec le porrigo et je n'hésitai pas à lui donner le nom d'*herpès tonsurant*, qui exprimait à la fois et la nature vraie, et l'aspect caractéristique de cette éruption. »

A partir de ce moment, la teigne tondante entrait définitivement dans le cadre nosographique, et ne devait plus être oubliée ou ignorée de personne. Mais sa différenciation, qui nous paraît si simple, avec la pelade, restait pour la plupart, fort obscure, assez pour fournir encore matière, dans l'avenir, à d'amples confusions, dont nous aurons à rappeler l'histoire chemin faisant.

HERPÈS CIRCINÉ

On a beaucoup reproché à Cazenave le nom d'herpès tonsurans [1]. Mieux valait sans doute le nom de teigne tondante qui ne préjugeait

[1] E. Besnier. *Notes de Kaposi*, t. II, p. 796.

en rien la nature de la maladie. Je vois pourtant à ce mot une grande qualité, car il rapprochait l'herpès tonsurans de l'herpès circinatus de Bateman, c'est-à-dire du ringworm, il tendait à identifier, avec les Anglais, les deux types objectifs que revêt la maladie, sur les régions pilaires et sur les régions glabres.

Cette notion, que Mahon avait fournie, était retombée en oubli. A la vérité le nom d'herpès circiné était passé en France, mais il servait à désigner de la façon la plus confuse toutes les lésions nummulaires, annulaires et circinées, plus ou moins analogues aux cercles trichophytiques, et que nous savons maintenant en différencier, depuis le pityriasis rosé de Gibert, jusqu'aux placards du type de l' « Eczéma séborrhéique de Unna » etc... En 1835, Rayer (1) décrit l'herpès circinatus comme une éruption saisonnière et non contagieuse, de cause inconnue et sa description symptomatique est des plus insuffisantes. En 1840, Gibert (2) ne mentionne même pas la parenté possible de l'herpès circinatus avec la teigne tondante; il l'identifie aux petits cercles du pityriasis stéatoïde présternal. Et c'est peu à peu que la notion de l'identité de l'herpès circiné et de l'herpès tonsurant se fera jour dans l'esprit de Cazenave jusqu'à prendre sa forme parfaite dans son *Traité des maladies du cuir chevelu* (3).

Ainsi les quatre manifestations de la maladie à laquelle Hardy devait donner, un peu plus tard, le nom générique de trichophytie ont une histoire ancienne qui précède les découvertes des micrographes. Nous l'avons vu pour la trichophytie *cutanée* avec le ringworm, pour la *tondante*, pour l'*onychose* avec Bateman et avec Mahon; mais l'histoire des *teignes de la barbe* est encore plus ancienne. Leur description se retrouve aisément jusque dans les livres antiques.

HISTOIRE DES TEIGNES TONDANTES DE LA BARBE

Les lésions des teignes tondantes de la barbe ressemblent extrêmement aux lésions suppuratives simples, aux pyodermites de la même région et naturellement, leur double histoire se trouvait alors confondue.

Les Grecs distinguaient parmi les inflammations cutanées, les Αχῶρες et les Κηρια. Les αχῶρες étaient semble-t-il, les épidermites superficielles, et les κηρια les dermites profondes. Au début du XIXe siècle, Alibert

(1) RAYER. *Traité théorique et pratique des maladies de la peau*, 1835, p. 361.

(2) C.-M. GIBERT. *Traité pratique des maladies spéciales de la peau*. 2e Édition, 1840, p. 157.

(3) A. CAZENAVE. *Traité des maladies du cuir chevelu*, in-8°. Baillière, édit. Paris, 1850, p. 196.

distinguait encore les eczémas impétigineux de l'enfance sous le nom d'*Achores* et le mot de *Kérion* s'est conservé, même jusqu'à nous, toujours pour désigner les folliculites agminées en dermite profonde.

Les dermites profondes d'origine folliculaire ne sont nulle part plus fréquentes qu'à la barbe, et c'est là qu'elles ont de tous temps été le mieux étudiées. On les disait sycosiques, de συκον, figue (ouverte), et Guy de Chauliac distinguait entre ses cinq teignes la *tinea ficosa*. Nous disons encore : les *Sycosis* pour désigner les dermites folliculitiques de la barbe. Le *sycosis menti*, ou mentagre, avait acquis à Rome une grande célébrité, du fait d'une épidémie grave, qui avait sévi sous le principat de Claude, et que Pline le Jeune avait relatée dans sa fameuse histoire du monde en 37 livres. Un certain chevalier Persinus avait rapporté d'Asie à Rome une mentagre. A cette époque, les hommes s'abordaient en s'embrassant; une épidémie s'ensuivit, fort sérieuse, à ce qu'il semble. Les lésions de dermite profonde étaient horribles, la maladie très durable. Des empiriques égyptiens la guérirent avec des caustiques, mais au prix de cicatrices abominables. Ce texte de Pline hanta tout le moyen âge, et les auteurs de tous les temps ont retracé sa description qu'on retrouve encore dans Gibert (1).

Parmi nos vieux auteurs, Lorry place la mentagre parmi les *impétigines*, comme Galien. Nous plaçons aujourd'hui encore la lésion élémentaire des pyodermites de la barbe parmi les impetigos pustuleux. Pour Rayer :

« Le sycosis est caractérisé par l'éruption successive de plusieurs petites pustules acuminées, semblables à celles de la couperose, éparses ou disposées en *groupes*, sur le menton, la lèvre supérieure, les régions sous maxillaires et les parties latérales de la face (2). »

Rayer rattache au sycosis banal, très justement, l'acné pustuleuse cohérente de la nuque « sycosis capillitii ». Il en décrit les indurations

(1) Gibert. *Loc. cit.*, 2e édit. 1840, p. 198.

(2) Rayer. *Traité théor. et prat. des mal. de la peau.* 2e Édit., 1835, p. 519. Je transcris ici une note de Rayer intéressante à plus d'un titre : « Celse (De re medica. Lib. VI, cap. 3). Aétius (Tetrab. I. Serm. 2. Cap. 80, 190) et Paul d'Égine (Pauli Aeginetae opera. Lib. III, cap. 22) ont indiqué deux variétés de sycosis, dont une correspond évidemment à l'éruption que je viens de décrire. Pline (Plinii secundi. Natur. historiæ libri XXXVII, Venise 1569. In-fol. Lib. XXIV, cap. I, n° 4) en a fait une peinture vive et animée sous le nom de mentagre et la croyait contagieuse. L'expression *sycosis* (de συκον, figue) ne rappelle qu'un des aspects de l'éruption, ses *tubercules rouges*; le mot mentagre est moins convenable encore, car il est applicable à toutes les éruptions du menton, et ne peut l'être aux sycosis développés exclusivement sur la lèvre supérieure.

Willan, Bateman, MM. Macartney et Samuel Plumbe ont rangé à tort le sycosis parmi les *tubercules*. Je n'ai pu consulter la dissertation de Johrenius (A. Johrenius. Diss. de mentagra. In-4°, Francfo. ad Viadrum. 1662). M. Alibert a décrit le sycosis sous le nom de *dartre pustuleuse mentagre*.

profondes. Il ne distingue pas un sycosis qui soit contagieux, mais reste en doute au sujet de la contagiosité de tous. De tous les textes que j'ai lus sur ce sujet, il ressort que, vers 1830, la dermatologie française reconnaissait très bien les inflammations chroniques de la barbe, qu'elle les identifiait aux dermites profondes de tous sièges, et que si elle ignora, jusqu'à Cazenave, l'origine et le siège folliculaires de ces dermites profondes, elle admettait leur parenté comme prouvée avec les dermites pustuleuses en général. C'était là une idée parfaitement juste. Mais la dermatologie confondait ainsi, parmi les pyodermites locales, les teignes tondantes de la barbe qui peuvent affecter en ce siège une forme inflammatoire analogue. Nous verrons par contre des auteurs s'imaginer un peu plus tard que tous les sycosis sont de la teigne : la vérité doit souvent trouver son chemin entre des erreurs inverses.

RECHERCHES DE GRUBY SUR LES TEIGNES TONDANTES

Dans l'histoire des teignes tondantes, l'intervention du microscope apporta subitement, comme dans la question du favus, des lumières nouvelles; et ces lumières, c'est le même homme : D. Gruby, qui eut l'honneur de les fournir.

Depuis son mémoire sur le favus, que nous avons étudié plus haut, Gruby, qui observait le plus souvent dans un service hospitalier d'enfants, avait consacré un an à des recherches sur le muguet. Mais, à partir de 1842, il s'appliqua de nouveau à l'étude des affections des régions pilaires, et publia, en trois années, trois mémoires, sur trois teignes, différentes entre elles, et différentes du favus. Le premier de ces trois mémoires eut pour objet une teigne de la barbe et pour titre : *Sur une espèce de mentagre contagieuse résultant du développement d'un nouveau cryptogame, dans la racine des poils de la barbe de l'homme* [1].

[1] *Comptes rendus de l'Académie des Sciences*. Tome XV, p. 512.

L'importance historique des travaux de Gruby est telle, que je crois utile de donner ici le texte même de ses mémoires. Voici le mémoire sur la mentagre.

« Dans de précédentes communications, j'ai fait voir que deux maladies, la teigne faveuse et le muguet des enfants, résultent du développement de certains cryptogames dans les tissus de l'homme vivant.

Aujourd'hui, j'ai l'honneur de soumettre au jugement de l'Académie mes recherches sur une troisième espèce de cryptogame qui s'établit dans la gaine du poil de la barbe chez l'homme, et qui vient y constituer une maladie qui n'a pas été jusqu'à présent suffisamment caractérisée.

Cette maladie siège dans la partie pileuse de la face; mais plus ordinairement elle occupe le menton, la lèvre supérieure et les joues.

Elle couvre toutes ces parties d'écailles blanches, grises et jaunâtres; ces

Assurément ce mémoire n'est pas sans défaut. D'abord, il est extrêmement sommaire; en outre, il contient une description clinique qui est, sans aucun doute, celle du cas que Gruby avait observé; mais ce cas est plutôt parmi les cas d'exception de la maladie qu'il décrivait.

Enfin, et comme dans tous les autres mémoires du même auteur, la description clinique y est tellement succincte, et, peut-on dire, sacrifiée, que le lecteur a peine à reconnaître le type morbide dont il est question. Néanmoins tous ces défauts n'entament en rien la valeur micrographique de ce travail.

La question, d'abord, est bien posée :

« Il s'agit d'un cryptogame qui s'établit dans la gaine du poil de la barbe, chez l'homme, et y constitue une maladie qui n'a pas été jusqu'à présent suffisamment caractérisée. Mais l'auteur ajoute : « Cette maladie siège dans la partie pileuse de la face, mais plus ordinairement elle occupe le menton, la *lèvre supérieure* et les joues.

Or la maladie qu'il décrit est en réalité si rare à la moustache que

écailles sont de 2 à 6 millimètres de largeur sur 3 à 8 millimètres de longueur; elles sont un peu convexes au milieu, leurs bords sont anguleux, un peu déprimés et traversés de toutes parts par les poils ; elles ne sont que légèrement attachées à la peau sous-jacente, elles adhèrent fortement aux poils.

En examinant les écailles sous le microscope, on reconnaît qu'elles ne sont composées que de cellules d'épiderme; mais l'examen microscopique du poil démontre que toute sa partie dermatique est entourée de cryptogames formant une couche végétale entre la gaine du poil et le poil lui-même, de telle sorte que le poil est enfoncé dans une gaine exclusivement formée de cryptogames, comme un doigt dans un gant. Mais, chose remarquable, les cryptogames ne dépassent jamais la surface de l'épiderme cutané ; ils prennent naissance dans la matrice du poil et dans les cellules dont sa gaine est composée, et ils remontent pour envelopper la partie du poil engagée dans la peau. Ils se présentent partout avec une quantité innombrable de sporules qui restent adhérents, d'une part, à la surface interne de la gaine du poil et, d'autre part, au poil lui-même ; ils sont tellement attachés à la gaine, qu'il est difficile de les en séparer sans la déchirer.

Du reste, à l'exception des cryptogames, on ne trouve aucun autre produit pathologique, ni globules de pus, ni globules inflammatoires.

Les cellules de la gaine du poil conservent leur transparence et leur forme normale; elles sont moins adhérentes entre elles, c'est-à-dire qu'on peut plus facilement les séparer les unes des autres que dans l'état physiologique.

On peut facilement distinguer les trois espèces de cryptogames de la teigne faveuse, du muguet et de la mentagre aux caractères suivants :

DANS LES PORRIGOPHYTES (Cryptogames de la teigne faveuse).	DANS LES MENTAGROPHYTES (Cryptogames de la mentagre).
1° Les cryptogames se logent entre les cellules épidermiques.	1° Les cryptogames se logent entre le poil et sa gaine.
2° Ils descendent sur les follicules du poil.	2° Ils remontent de la racine du poil vers l'épiderme.
3° Ils sont enfermés dans des capsules propres.	3° Ils n'ont point de capsule.
4° Ils n'ont que très rarement des granules dans leurs tiges.	4° Ils ont presque toujours des granules dans leurs tiges.
5° Leurs sporules sont grands et ordinairement ovales.	5° Leurs sporules sont petits et ordinairement ronds.

je n'en ai pas vu, en quinze ans d'observation, plus de deux ou trois exemples. De ce seul mot de Gruby peut-être, est sortie une longue confusion entre les sycosis dus aux microbes pyogènes, très fréquents à la lèvre supérieure, et la mentagre mycosique qui très ordinairement ne l'atteint pas. En outre, la description clinique qui suit est celle d'une lésion sèche, squameuse, et la mentagre mycosique, qui peut à la vérité exister sous cette forme sèche, s'accompagne bien plus souvent de réaction inflammatoire et même de suppuration. Ceci confirme ce que je disais, que Gruby avait dû décrire le cas particulier qu'il avait vu et non pas un grand nombre de cas de cette affection.

Quant à la description du parasite elle est topique et d'une précision qui ne laisse prise à aucun doute.

« L'examen microscopique du poil, dit Gruby, démontre que toute sa partie dermatique est entourée de cryptogames, formant une couche végétale entre la gaine du poil et le poil lui-même, de telle sorte que le poil est enfoncé dans une gaine exclusivement formée de cryptogames, comme un doigt dans un gant. Mais, chose remarquable, les cryptogames ne dépassent jamais la surface de l'épiderme cutané.... »

C'est là le type parasitaire de ce que nous appelons aujourd'hui un Trichophyton ectothrix. En somme, et pour résumer en deux mots l'objet de ce mémoire, il décrit dans la barbe une affection sèche, desquamative, non suppurée, dans laquelle un feutrage mycosique constitue une gaine à la partie radiculaire du poil malade.

II

Tous les mémoires de Gruby le montrent mycologue supérieur et dermatologiste médiocre. Il n'aurait pas dû lui suffire de décrire des parasites nouveaux; sa gloire d'inventeur et de précurseur des doctrines expérimentales eût été plus grande s'il eût indiqué en quels types morbides il avait trouvé ces parasites, d'une façon telle que d'autres auteurs eussent pu aisément pratiquer les recherches de contrôle nécessaires.

DANS LES APHTHOPHYTES. (Cryptogames du muguet).	DANS LES MENTAGROPHYTES (Cryptogames de la mentagre).
1° Les cryptogames sont logés entre les cellules d'épithélium.	1° Les cryptogames sont logés dans les gaines du poil.
2° Ils forment des champignons.	2° Ils ne forment point de champignons.
3° Leurs branches se détachent de la tige selon des angles aigus.	3° Leurs branches se détachent selon des angles de 40 à 80°.
4° Les branches sont rarement striées.	4° Leurs branches sont toujours striées.

J'ai dit que la médecine d'alors connaissait les inflammations chroniques de la barbe et du menton, mais la teigne que Gruby venait de décrire demeurait confondue parmi elles. Les auteurs qui, dans la suite, croiront vraie la description de Gruby, voudront retrouver son parasite dans toute affection de la région. Et les négateurs qui, dans un cas, ne l'y retrouveront pas, auront beau jeu à nier sa constance et sa valeur causale.

Pour le mémoire qui va suivre, les confusions seront pires encore. Le beau texte de Cazenave qui venait de différencier la teigne tondante de la pelade, se trouva presque exactement contemporain du mémoire de Gruby sur le même sujet. Et Cazenave était encore à peu près seul, parmi les médecins à avoir la connaissance clinique exacte de la teigne tondante. Dans ses mémoires suivants, Gruby allait donc faire la preuve de l'origine mycosique de maladies encore fort mal différenciées pour tout le monde. Dans ces conditions, une parfaite description objective des faits cliniques eût été nécessaire, sans quoi de nombreuses confusions étaient à prévoir; il n'y a pas à s'étonner beaucoup qu'elles se soient produites.

Le mémoire suivant de Gruby a pour titre : *Recherches sur la nature, le siège et le développement du « Porrigo decalvans » ou Phyto-alopécie* (1).

Or le porrigo decalvans n'avait alors qu'une définition, celle de Bateman, et pour Bateman il était caractérisé par des *taches chauves*, sur lesquelles la *peau lisse, unie, brillante et blanche* ne montrait plus aucun cheveu. Et voici au contraire la définition clinique que Gruby en donne :

« Le porrigo decalvans se caractérise, *comme on sait*, par des plaques arrondies, couvertes d'une poussière blanche et de petites écailles grisâtres, et par la chute des cheveux. »

Si l'on ajoute à cette définition, que Gruby décrit les cheveux malades comme ayant trois millimètres de long hors de la peau, on se rendra compte qu'il n'y a rien de commun entre la tache chauve, à peau unie, décrite par Bateman et la plaque grisâtre couverte de cheveux mal rasés, décrite par Gruby sous le même nom.

Donc il y avait, dans l'observation de Gruby, une première et très grosse erreur. Non seulement il ne décrivait pas nettement la maladie dans laquelle il allait trouver un nouveau parasite, il ne la décrivait pas, du moins, assez pour qu'on pût la reconnaître à coup sûr, mais encore il lui donnait le nom d'une maladie différente.

Cette erreur, que tous les dermatologistes auraient dû reconnaître de suite, ne fut d'abord reconnue par aucun d'eux.

(1) *Comptes rendus de l'Académie des Sciences* (séance du 11 août 1843. Tome XVII, p. 301.

Autre omission des plus graves et des plus grosses de conséquences ; dans tout son texte, lorsque Gruby parle des « individus » atteints de la maladie qu'il décrit, pas une seule fois il ne mentionne qu'elle soit spéciale à l'enfance ; il pouvait assurément ignorer ce fait, mais au moins devait-il dire qu'il ne l'avait observée que chez des enfants. Aucun lecteur ne pouvait le deviner, alors que le précédent mémoire de l'auteur avait une maladie de la barbe pour objet.

Mais lorsque Gruby, quittant le terrain de la clinique, commence la description microscopique, cette description met en évidence toute sa maîtrise. Assurément, quelques points de ce tableau sont à modifier ou à compléter. Néanmoins, même avec ses lacunes et ses légères erreurs, ce mémoire n'en reste pas moins une merveille de véracité et de précision ; il n'est pas inutile de faire remarquer que lorsque j'ai retrouvé, en 1892, le même parasite, sans savoir qu'il eût été décrit déjà par personne, ma description fut loin de valoir celle que Gruby en avait donné cinquante ans plus tôt (1).

(1) Voici le texte intégral du mémoire de Gruby :

« Le porrigo decalvans se caractérise, comme on sait, par des plaques arrondies, couvertes d'une poussière blanche et de petites écailles grisâtres, et par la chute des cheveux.

En examinant attentivement sous le microscope, cette poussière blanche qui couvre la peau dans le porrigo decalvans, on sera étonné de la trouver formée entièrement par des cryptogames. En soumettant au microscope les cheveux provenant d'individus atteints de cette maladie, on y remarque une grande quantité de cryptogames qui les entourent de tous côtés, et leur forment une véritable gaine végétale qui les accompagne depuis leur sortie de la peau jusqu'à la distance de 1 à 3 millimètres.

En examinant au microscope la gaine dont je parle, on voit sa véritable composition végétale. Les cryptogames en sont admirablement rangés et feutrés pour constituer un tuyau ou gaine végétale solide autour de chaque cheveu. Ces cryptogames sont composés de branches, tiges et sporules. Les branches prennent naissance dans le tissu des cheveux, et constituent la couche interne de la gaine, tandis que les spores forment la couche externe. (L'épaisseur de la paroi de la gaine est égale à $\frac{15}{1000}$ de millim. de diamètre). Les tiges ont une forme ondulée ; elles suivent la direction des fibres des cheveux ; elles sont transparentes : leur diamètre est de $\frac{2}{1000}$ à $\frac{3}{1000}$ de millimètre de diamètre. Dans leur intérieur, elles ne contiennent pas de mollécules ; elles se bifurquent quelques fois en formant des branches d'un angle de 30 jusqu'à 50 degrés. Les tiges et les branches sont d'ailleurs du même diamètre.

Les branches se distinguent des tiges par des sporules qui les accompagnent ; elles se terminent à la surface externe de la gaine en se couvrant complètement de sporules. Les sporules garnissent la surface externe de la gaine et se pressent les unes contre les autres au même niveau ; cependant on en rencontre quelques-unes à la surface des cheveux, adhérentes aux branches. Les sporules sont ordinairement rondes, il y en a aussi quelques-unes d'ovales ; leur diamètre est de $\frac{1}{1000}$ à $\frac{5}{1000}$ de millimètre. Les sporules ovales sont un peu plus grandes : elles ont de $\frac{2}{1000}$ à $\frac{3}{1000}$ sur $\frac{4}{1000}$ à $\frac{8}{1000}$ de millimètre de diamètre.

Qu'on lise avec soin ce texte admirable, on y retrouvera la description précise de tous les éléments caractéristiques du parasite.

D'abord est décrite la gaine entourant le cheveu à son émergence de la peau, et l'auteur insiste sur ce fait que rien d'autre ne la constitue que le pasasite lui-même. L'écorce faite d'une mosaïque de spores

Elles sont transparentes, ne contiennent point de molécules dans leur intérieur, et dans l'eau elles se gonflent.

J'appellerai ces cryptogames, à cause de la petitesse de ces sporules, Microsporum, et, pour attacher à cette partie nouvelle de la Pathologie, le nom de ce célèbre académicien qui, par ses belles recherches sur la muscardine, a beaucoup contribué à diriger les esprits sur les plantes parasites qui détruisent les tissus vivants des animaux, je propose le nom de microsporum Audouïni, pour dénoter les individus végétaux qui constituent le Porrigo decalvans.

Le tissu du poil est altéré par la quantité de microsporum Audouïni qui se fixe à sa surface. D'abord le cheveu devient opaque à l'endroit où les cryptogames sont placés ; sa surface lisse devient rugueuse. L épithélium qui tapisse la surface des cheveux perd son éclat et sa cohésion, il tombe peu à peu. Le tissu des cheveux lui-même devient friable, cassant ; un tel cheveu casse même par la simple flexion, et de là, partout où les plantes parasites ont envahi le tissu de cheveux (*sic*), les cheveux tombent peu à peu jusqu'à ce qu'il n'en reste aucune trace. L'endroit où les cheveux sont tombés est d'un blanc grisâtre, parce qu'il y a encore une quantité de cryptogames qui reste à la surface de l'épiderme dont les cellules sont devenues le siège.

Outre ces cryptogames, on n'y rencontre aucun produit pathologique, ni inflammation, ni vésicules, ni pustules, ni hypertrophie de l'épiderme. Cette maladie de la peau doit donc être placée dans la nouvelle classe des maladies parasitaires végétales, c'est-à-dire une nouvelle classe de maladies que j'ai nommées phytoparasites, à côté de la teigne faveuse, de la phytomentagre et du muguet.

Les microspores d'Audouïn qui constituent le phyto-alopécie (c'est le nom par lequel je propose de distinguer cette affection), ont beaucoup d'analogie avec les cryptogames qui constituent la maladie que j'ai décrite sous le nom de phytomentagre; mais ils se distinguent surtout par le siège. Les cryptogames dans la mentagre sont placés dans les follicules des poils, et même autour de leur racine ; les microspores d'Audouïn au contraire, sont placés autour de la partie aérienne des cheveux. Les sporules de la microsporie d'Audouïn sont plus petites, ses branches plus courtes que dans les mentagrophytes.

Le microsporum Audouïni commence son développement à la surface des cheveux, à 1 ou 2 millimètres de l'épiderme. On voit le tissu des cheveux devenir moins transparent dans une étendue de $\frac{30}{1000}$ à $\frac{40}{1000}$ de millimètres. Il se développe de petites molécules, à peine mesurables, de $\frac{1}{10\,000}$ à $\frac{2}{10\,000}$ de millimètre de diamètre. Le tissu ainsi altéré est accompagné de fibres ou cellules plus larges que les fibres des cheveux, allongées, qui sont placées parallèlement avec l'axe des cheveux, et c'est dans cette partie qu'on observe les premières traces du microsporum Audouïni, qui, en s'étalant entièrement sur les cheveux, et de là, par contact immédiat sur plusieurs cheveux, les altère peu à peu jusqu'à ce qu'ils tombent en morceaux et provoquent l'alopécie.

Les cryptogames se développent et se multiplient avec une rapidité incroyable ; il suffit qu'un point de la peau soit atteint, pour qu'en peu de jours une plaque de 3 à 4 centimètres soit couverte de plantes parasites. Les cheveux, à l'endroit où ils sortent de la peau, deviennent grisâtres, et, en huit jours, ils cassent au même endroit, où les cryptogames les entourent. Les cheveux dont le diamètre est plus épais résistent plus longtemps, et à mesure que les cheveux sortent

contigües, les filaments mycéliens parasitaires dans le corps du cheveu, leurs bifurcations, leur terminaison sous l'écorce sporulaire, tout cela est décrit merveilleusement bien, et le mémoire se termine par l'exposé des caractères différentiels du parasite des mentagres et du nouveau parasite décrit : le *Microsporum Audouïni.*

Dans cette description micrographique, certains points de détail concernant la structure du Microsporum Audouïni seront par la suite repris et précisés : ainsi, le sens des bifurcations mycéliennes, la direction descendante des filaments mycéliens, et les rapports existant entre les filaments mycéliens et les éléments sporulaires du parasite. Mais, d'une part, plusieurs de ces points sont encore aujourd'hui litigieux, et, sur d'autres, beaucoup d'erreurs ont été faites, que ne fait pas le texte du premier observateur, car il est bien remarquable après soixante-cinq ans passés de ne pouvoir guère y relever que des omissions et non des erreurs.

III

Dix mois plus tard, Gruby présentait à l'Académie des sciences un nouveau et dernier mémoire sur un sujet analogue au précédent. Il est intitulé : *Recherches sur les cryptogames qui constituent la maladie contagieuse du cuir chevelu décrite sous le nom de teigne tondante* (Mahon). *Herpès tonsurans* (Cazenave)[1].

Ce mémoire est sans conteste le meilleur et le plus parfait que l'auteur ait fourni. Il est d'ailleurs à remarquer que la valeur technique micrographique de chacun d'eux s'accroît dans l'ordre même où ils ont paru.

A la vérité, les mêmes défauts que j'ai signalés dans les mémoires précédents, existent encore dans celui-ci, et en premier lieu l'insuffisance des descriptions cliniques, car elles ne permettent pas au dermatologiste de savoir quel est le type morbide, auquel s'appliquent les descriptions microscopiques qu'on va lire. Le titre de ce dernier

de leurs follicules, ils sont attaqués par ces plantes parasites : on y voit même autour, les cryptogames s'accumuler et former une petite élévation grisâtre de $\frac{1}{4}$ à [illegible] millimètre de diamètre ; et ce sont les mêmes élévations qu'on a considérées comme pustules, vésicules ou sécrétions de follicules sébacés.

La nature végétale du porrigo decalvans est un fait qui porte à regarder cette affection comme contagieuse ; et à ce titre elle exige les mêmes précautions de l'isolement que la teigne faveuse et le mentagrophyte. Aussi, les praticiens doivent-ils faire des efforts pour détruire ce parasite végétal qui a résisté jusqu'aujourd'hui à tous les traitements empiriques. »

(1) *Comptes rendus de l'Académie des Sciences* (séance du 1er avril 1844). T. XVIII, p. 583.

mémoire([1]) semble précis, mais sa clarté n'est qu'apparente. Les trois lignes dans lesquelles Gruby décrit *la teigne tondante* de Mahon sont presque identiques à celles par lesquelles il définissait le *Porrigo decalvans* dans le mémoire précédent. Dès lors ces deux mémoires

([1]) Voici le texte intégral de ce mémoire : *Sur la nature, le siège et le développement de la teigne tondante, ou de la rizo-phyto-alopécie.*

« Depuis que j'ai eu l'honneur de communiquer à l'Académie, mes recherches sur la nature végétale de la phyto-alopécie (Porrigo decalvans), je n'ai pas cessé de continuer mes expériences sur les maladies contagieuses dont la nature nous est inconnue, et notamment sur celles qui attaquent le cuir chevelu. Parmi ces maladies, il en est une que sa nature contagieuse et l'opiniâtreté qu'elle oppose aux divers traitements à l'aide desquels on a cherché jusqu'ici à la combattre, signalent à l'attention des pathologistes. Je veux parler de la teigne tondante de M. Mahon, ou herpès tonsurans de M. Cazenave, affection caractérisée par la chute partielle des cheveux, et la formation sur les lieux dégarnis, de plaques arrondies couvertes de petites écailles blanches et de petites aspérités analogues à ce qu'on appelle vulgairement la chair de poule.

En examinant avec attention sous le microscope les fragments de cheveux provenant de la teigne tondante, on reconnaît que tout leur tissu est rempli de cryptogames et que les cheveux sont encore couverts de leurs écailles épidermiques, lorsque leur intérieur est déjà plein de sporules.

Les sporules de ces cryptogames sont ordinairement rondes, transparentes, incolores; leur surface est lisse; à l'intérieur, elles ne contiennent qu'une subtance homogène. Leur diamètre varie de 2 à 6 et de 4 à 8 millièmes de millimètre.

Ces cryptogames prennent naissance à l'intérieur de la racine des cheveux, sous la forme d'un groupe de sporules rondes; de ces sporules naissent peu à peu des filaments articulés en chapelet, qui en se développant, rampent dans l'intérieur du tissu des cheveux, parallèlement à leur axe longitudinal, en montant en ligne droite. A mesure que le cheveu pousse, les cryptogames, qu'il renferme dans l'intérieur de son tissu, poussent également, et jusqu'à ce qu'il sorte de son follicule. La quantité de sporules est tellement augmentée qu'elle remplit complètement l'intérieur du cheveu dont le tissu normal n'est presque plus reconnaissable.

Changements qu'éprouvent les cheveux par suite du développement des cryptogames. Pour bien apprécier les changements qu'éprouvent les cheveux dans la teigne tondante, il ne suffit pas d'étudier les fragments qui garnissent ordinairement les plaques de cuir chevelu à l'endroit où la maladie est bien développée: mais il faut aussi étudier les cheveux qui ne sont pas encore totalement envahis par les cryptogames et qui ne sont même pas encore cassés; alors on voit que l'intérieur des racines seul est devenu opaque et garni de sporules, tandis que le reste des cheveux est entier et complètement normal.

A mesure que le cryptogame se développe dans la partie dermatique des cheveux, celle-ci devient de plus en plus opaque. A mesure que les cryptogames remplissent le tissu du cheveu, celui-ci devient gris, opaque, perd de son élasticité et de sa cohésion; son tissu est tellement ramolli, que le moindre frottement suffit pour le briser; il augmente de diamètre, sans d'ailleurs discontinuer de pousser.

Ordinairement, les cheveux se cassent à 2 ou 3 millimètres de la peau, jamais en ligne nette, et ils laissent des inégalités imitant des espèces de filaments.

Il arrive quelques fois que les cheveux se cassent avant d'être sortis de leurs follicules, et alors l'ouverture qui devait leur donner issue est occupée par la matière sébacée qui se durcit au contact de l'air. Cette matière, poussée par le cheveu qui continue à croître, forme en se soulevant, une petite saillie semi-transparente dans laquelle les cheveux malades, ramollis, s'engagent et s'entortillent de telle sorte que cette petite élévation composée de matière sébacée endurcie, de cellules d'épiderme desséché, d'un à 3 cheveux malades différem-

posent un dilemme : ou bien le travail précédent s'applique vraiment au Porrigo decalvans de Bateman, à ce que Bazin dès lors appelait la Pelade : c'est ce que tous les contemporains croiront, mais alors, la courte description que Gruby en donne, est non seulement insuffisante mais fausse de tous points; ou bien les deux derniers mémoires s'appliquent l'un et l'autre à des teignes tondantes qu'il faut expressément différencier, car elles demeurent confondues : c'était là la vérité, et c'est ce que personne ne comprit, pas même Gruby. Dès que l'auteur aborde la description des cheveux malades et de leur parasite, toutes ses qualités se retrouvent : une seule erreur et de peu de conséquence quand il fait naître au fond de la racine pilaire le parasite dont les éléments sporulaires, en files ascendantes monteraient en ligne droite. Il n'y a nul doute aujourd'hui que la direc-

ment courbés et remplis de sporules, offre l'aspect d'une substance opaline, et c'est peut-être pour cela qu'elle a été regardée comme une vésicule ou comme du pus desséché.

Les mêmes élévations, jointes à celles qui résultent du gonflement des cheveux, gonflement qui a lieu même dans leur partie dermique, offrent l'aspect de chair de poule qu'on rencontre dans cette maladie.

A mesure que les cryptogames cessent de se développer dans l'intérieur de la substance des cheveux, ceux-ci deviennent de plus en plus transparents, moins grisâtres, plus fermes et le diamètre en devient de plus en plus mince, jusqu'à ce que l'état normal soit complètement rétabli.

Les cryptogames qui constituent la teigne tondante, diffèrent tellement de ceux qui constituent la phyto-alopécie, qu'il est impossible de confondre ces deux maladies. Leur siège même, leur développement et le rapport qu'ils offrent avec le tissu des cheveux, diffèrent également de celui de la phyto-alopécie.

D'abord, les cryptogames de la teigne tondante ne sont formés que de sporules en chapelet; rarement on voit des sporules allongées imitant des branches.

Les cryptogames, de la phyto-alopécie au contraire, ont de nombreuses branches courbées, ondulées et les sporules placées à leur côté.

Dans la teigne tondante, les sporules sont grandes ; leur diamètre varie de 2 à 6 sur 4 à 8 millièmes de millimètre.

Les sporules des cryptogames de la phyto-alopécie, au contraire, sont extrêmement petites ; leur diamètre n'est que de 1 à 5 millièmes de millimètre, et c'est aussi pourquoi je les ai appelées Microsporon.

Dans la teigne tondante, les sporules remplissent l'intérieur des cheveux, tandis que leur surface externe est peu changée.

Les sporules du Microsporon Audouïni, au contraire, sont placées à la surface externe des cheveux et forment une véritable gaine autour d'eux.

Les cryptogames de la teigne tondante prennent naissance et se développent dans la racine des cheveux.

Le Microsporon Audouïni, au contraire, se développe à la surface externe des cheveux, en dehors des follicules.

Ces caractères sont tellement constants dans la teigne tondante, qu'il n'y a pas un seul cheveu malade dans cette affection qui ne les présente.

La teigne tondante résulte uniquement du développement des cryptogames que nous avons déjà décrits, et elle mérite par conséquent d'être classée parmi les maladies dues à des parasites végétaux, à côté de la phyto-alopécie, de la mentagrophyte, de la porrigophyte et de l'aphtophyte. Et pour distinguer la teigne tondante de la phyto-alopécie, je propose de donner à cette dernière, la dénomination de rizo-phyto-alopécie. »

tion du parasite ne soit inverse à celle du cheveu. Pour le reste de la description, tout est exact et d'une perfection de détail incroyable. L'auteur montre que le parasitisme reste limité à la portion radiculaire du cheveu, et que ce parasitisme n'empêche nullement le cheveu de croître. Il décrit avec la dernière perfection les contournements du cheveu malade, à l'orifice de son follicule, et cette description est tellement précise qu'on pourrait presque affirmer l'espèce mycosique spéciale que Gruby avait sous les yeux.

Enfin Gruby insiste avec des raisons péremptoires sur les différences fondamentales des deux derniers cryptogames qu'il a décrits.

Les différences provenant de la topographie des parasites, de leur morphologie, de la dimension de leurs éléments sporulaires, sont notées avec une scrupuleuse exactitude. Évidemment un homme très averti de notre temps pourrait relever çà et là, tel détail, comme la localisation prétendue exclusive du *Microsporum Audouïni* à la tige du cheveu, hors du follicule, etc., etc.... Mais, dans ses grandes lignes, le parallèle entre le Microsporum Audouïni et le dernier parasite décrit est d'une vérité extraordinaire.

Ce mémoire se termine par un paragraphe audacieux attribuant chaque teigne à la seule présence du parasite qui la caractérise. Une telle affirmation nous semble simple aujourd'hui. Il fallait alors presque du génie pour la formuler. La suite nous le fera bien voir.

Résumons maintenant les faits apportés par Gruby en ces trois écrits mémorables, car de tout le reste de sa vie, désormais, il n'écrira plus jamais sur ces sujets, même pour défendre ses affirmations contre ses contradicteurs.

En ces trois dernières années 1842, 43, 44, Gruby a reconnu et décrit trois parasites.

I. — Le premier dans la mentagre. Celui-ci est caractérisé par des éléments sporulaires situés entre la racine du cheveu et son follicule, c'est ce que nous appelons aujourd'hui un *Trichophyton ectothrix*.

II. — Il a décrit le second dans une maladie qu'il a malheureusement nommée du nom attribué jusque-là à la pelade, mais les quelques caractères objectifs qu'il en donne sont d'une teigne tondante. Ce parasite enveloppe le cheveu d'une écorce de petites spores, et infiltre tout le cheveu de filaments qui s'y dédoublent et s'y multiplient.

Le troisième parasite, dans la teigne tondante de Mahon, est un *Trichophyton endothrix*, parasite exclusivement inclus dans le cheveu, sous la forme de chaînes de spores verticales, tassées côte à côte, et qui remplissent le cheveu complètement.

Voilà donc trois ordres de faits nouveaux nettement posés et affirmés. Chacun d'eux provoquera des recherches nouvelles, et des luttes scientifiques dont les chapitres suivants vont tracer l'histoire.

PREMIER ACCUEIL FAIT AUX DÉCOUVERTES DE GRUBY IDÉES DE L'ÉPOQUE SUR LA CONTAGION

L'émoi que les découvertes de Gruby produisirent dans le monde médical fut considérable. Aussitôt, avant toutes vérifications, d'éminents pathologistes s'inscrivirent en faux contre elles. Comme après toutes les découvertes bactériologiques de la période qui suivit, *des faits* donnèrent lieu à des querelles *de sentiment*. On chercha à démontrer philosophiquement que de telles théories étiologiques ne pouvaient avoir aucune valeur. Dès 1844, Cazenave répudie l'origine cryptogamique des teignes, il se battra contre elle pendant 29 ans (¹).

Très vite aussi des esprits clairs comprirent combien les découvertes nouvelles précisaient et amplifiaient subitement les notions jusque-là si vagues concernant la contagion et l'épidémiologie. C'est alors que Requin écrivait ces mots admirables (²) :

« Malgré la conscience de mon défaut de compétence en fait de micrographie et de mycologie, je n'hésite pas à proclamer franchement, naïvement, je ne dirai pas ma conviction, mais bien mon penchant, mon sentiment, ma croyance, en ce qui concerne, du moins, les teignes faveuses et tonsurantes, considérées comme étant dues au développement de petits végétaux, de parasites. Cette manière de voir explique à merveille la contagion de ces teignes là, contagion trop réelle, et en même temps, toute superficielle, toute extérieure, comme la contagion de la gale. »

Dès lors, il institue un chapitre des « maladies cutanées par présence d'êtres parasites », comprenant la teigne faveuse, la teigne tonsurante, la phtiriase, la gale, etc... et il crée le néologisme de « Dermopathies parasites » pour les résumer.

Dès lors aussi, le premier à l'hôpital Saint-Louis, Bazin a la pleine conscience de la nature exclusivement parasitaire et exogène des teignes. Il comprend qu'elles ne réagissent pas sur la santé générale, que le favus même ne fait pas exception à cette règle, et il rompt nettement sur ce point avec les errements des temps passés (³).

Cependant, en 1845, avait paru, en suédois, et en 1848, en allemand, le travail de Malmsten, travail médiocre, et de tous points incomparable à ceux de Gruby, plus célèbre qu'eux pourtant jusqu'en ces dernières années (⁴). Il fut plus célèbre parce que Malmsten eut la pensée de nommer le parasite qu'il décrivait. Il le nomma Trichophyton

(¹) A. Cazenave. Article *Teignes*, du Dictionnaire de médecine en 30 volumes.

(²) Requin. *Éléments de pathologie médicale*. Paris, 1852, t. III, p. 156 et suivantes.

(³) Bazin. *Recherches sur la nature et le traitement des teignes*, 1852.

(⁴) Malmsten. Le mémoire de Stockholm est traduit en allemand par Creplin, in *Arch. für Anat. und Physiol.* von J. Müller, 1848, p. 1.

θρίξ — φυτόν. Et ce fut le Trichophyton de Malmsten. Plus tard Hardy créa le néologisme : *Trichophytie*; la maladie et son parasite eurent dès lors leur état civil. Les mots ont un grand pouvoir; suivant qu'ils sont heureux ou médiocres, ils font souvent accepter ou refuser l'idée dont ils portent le sens et la fortune.

Cependant les objections pleuvaient de toutes parts. C'était Léveillé, qui, malgré ses efforts, n'avait rien su voir qui ressemblât aux descriptions de Gruby [1] ou Malherbe, recommandant de ne pas confondre avec des végétaux, les globules des éléments solides ou liquides de l'organisme [2]. Et Robin de répliquer : « Cette phrase suffira pour montrer à ceux qui connaissent la structure des éléments anatomiques animaux, d'une part, et les caractères des champignons, d'autre part, que M. Malherbe n'a bien vu ni les uns, ni les autres. » Les plus avisés parmi les pathologistes gardaient une prudente réserve [3]. D'autres, sans nier l'existence même du champignon dans la teigne tondante, ne voulaient y voir qu'un fait sans importance causale [4]. Les plus désireux de voir et d'apprendre faisaient des erreurs techniques grossières. Bazin considérait des grossissements de 280-300 diamètres comme des grossissements de 700 à 800 diamètres [5]. Ou bien les vues théoriques *a priori* faisaient la conviction positive de certains, comme les vues théoriques inverses faisaient les affirmations négatives d'autrui; ainsi Bazin voyait d'emblée *dans la Pelade* le Microsporum Audouïni décrit par Gruby dans une tondante [6] et pourtant, avec quatre parasites décrits, dont il devait méconnaître deux, Bazin affirmait l'existence de cinq teignes cryptogamiques [7].

(1) LÉVEILLÉ. Article *Mycologie* du Dict. univ. d'hist. natur., de d'Orbigny, 1847.

(2) MALHERBE. *Études cliniques sur l'herpès tonsurant*. Nantes, 1852, broch. in-8, p. 10, suivies des notes de M. Letenneur.

(3) GRISOLLE. *Traité élémentaire de pathologie interne*, 2e édit., Paris, 1846, I, p. 561 et 565. C'est seulement dans la cinquième édition, en 1855, que l'origine parasitaire des teignes est signalée, non sans restrictions.

(4) LETENNEUR. *Réflexions sur l'herpès tonsurant*. Nantes, in-8°, p. 17. L'auteur n'admet pas la présence du champignon, mais il n'a pas cherché à le voir et il ne le considérerait pas comme cause du mal, mais comme conséquence.

(5) ROBIN. *Histoire naturelle des végétaux parasites*, p. 405.

(6) Robin dit nettement (*loc. cit.*, p. 424) que les documents apportés par M. Bazin ne présentent de certitudes que pour la teigne faveuse, la teigne tonsurante et la mentagre et non pour les pelades, « ce qui ressort du reste de la lecture de son travail ». Et il ajoute judicieusement : « la plupart de ces documents sont excellents, bien que parfois incomplets au point de vue de l'anatomie normale et pathologique ».

(7) 1° Teigne faveuse (Porrigo favosa et scutulata).

2° Teigne tonsurante (teigne tondante de Mahon, herpès tonsurant de M. Cazenave).

3° Teigne mentagre ou sycosique.

4° Teigne achromateuse (Porrigo decalvans de Bateman; vitiligo du cuir chevelu de M. Cazenave).

5° Teigne décalvante (alopécie idiopathique).

(BAZIN. *Recherches sur la nature et le traitement des teignes*, 1852).

Pendant ce temps, Hardy publiait, à côté de deux dessins excellents, plusieurs autres, fantaisistes. Jusqu'en 1886 il croira que le Trichophyton peut pousser dans les glandes sébacées (1).

Et puis, en vérité, les idées médicales de toute cette époque sur la contagion sont si étranges pour nous, aujourd'hui, que si nous voulons comprendre l'hostilité qui accueillit les découvertes de Gruby, il nous faut un peu les connaître.

Rattacher l'idée de la contagion à la transmission d'un contage vivant, *puisqu'il se reproduit*, est une idée qui nous paraît aujourd'hui banale. Cette idée, le bon sens d'aujourd'hui suffit à la faire admettre. Mais le bon sens d'il y a cinquante ans lui était hostile. Tout paraissait plus simple que cette idée-là. Cette idée paraissait ne pas pouvoir s'adapter à ce qu'on connaissait des lois de la contagion. L'esprit de l'homme moyen est essentiellement illogique; il adore les mots qu'il ne comprend pas; il préfère beaucoup un mystère à son explication naturelle; une loi incomprise lui paraît quasi divine; elle perd de son prestige quand on lui en montre le mécanisme. Il y a des médecins célèbres qui étaient de pitoyables savants, mais qui auraient fait de très bons prêtres.

En 1857, Devergie, partisan résolu de la génération spontanée, émettait comme hypothèse plausible : « L'acarus est un produit morbide de la gale, comme le mycoderme est le produit morbide de la teigne, comme l'insecte de l'acné punctata est le produit morbide de cette maladie, comme le pediculus est le produit morbide du prurigo pedicu-laire » (2).

Dans la même brochure précitée, Letenneur disait : « Il est possible que l'existence de ces parasites soit réelle; mais on aurait tort, comme le font les micrographes,... » de croire... « qu'ils sont la cause et non la conséquence de la maladie, et, bien plus, qu'ils sont toute la maladie ».

Pour Cazenave (3) ce qui est hors de doute, *bien qu'inexpliqué*, c'est le principe contagieux de l'herpès tonsurant.

Dix-huit ans plus tard il écrira encore (4) :

« La contagion, ce principe inexplicable, joue un rôle aussi important que mystérieux dans certaines affections cutanées. Il suffit de signaler la gale, qui est essentiellement transmissible ; ce n'est pas là, à la rigueur, de la contagion proprement dite; c'est un insecte transmis d'un individu à un autre, et l'éruption, toute spéciale, il est vrai, qu'occasionne sa présence n'est qu'un résultat qui disparaît avec elle.

« Mais, la contagion existe incontestablement dans le favus, dans

(1) Hardy. *Leçons sur les affections cutanées dartreuses*, 1862, p. 368.
(2) Devergie. *Traité pratique des maladies de la peau*, IIe édit., p. 566-567.
(3) A. Cazenave. *Traité des maladies du cuir chevelu*. Paris, 1850, in-8°, p. 40.
(4) A. Cazenave. *Pathologie générale des maladies de la peau*, 1868, p. 250-251.

l'*herpès tonsurant*.. Elle a été l'origine d'une théorie nouvelle, dont j'ai déjà dit quelques mots, et qu'il importe d'examiner en détail ; la théorie des végétaux parasites de la peau.

« Le favus, essentiellement contagieux, avec son aspect particulier, avec ses croûtes toutes spéciales, a été le point de départ de cette théorie. L'imagination aidant, elle a fait tant de progrès que, je l'ai dit déjà, ce nouveau système, d'origine allemande, tend à substituer, pour toutes les maladies de la peau, le morbidisme végétal aux phénomènes pathologiques que l'expérience nous a appris à voir dans ces affections.

« Il est curieux de suivre la filière par laquelle l'esprit d'invention a été amené à englober tant de maladies dans le parasitisme. On a admis la nature parasitaire du *favus* pour expliquer la contagion ; mais il y a une autre maladie du cuir chevelu qui est contagieuse, l'*herpès tonsurant*.... Elle a dû avoir aussi son parasite.... »

En regard de ce texte d'un homme intelligent, mais prévenu et obstiné, en voici un autre presque incompréhensible pour des gens nés après Pasteur.

« Nous ne nions pas, écrit Devergie([1]), l'existence de ces cryptogames, nous la constatons, au contraire ; seulement, au lieu de considérer les cryptogames comme cause absolue, constante de la maladie, nous les considérons comme pouvant être tantôt effet, tantôt cause de l'affection, ce qui constitue une dissidence très grande d'opinion.

Il y a la graine et le terrain. On guérit souvent la maladie par un traitement général, alors que les traitements antiparasitaires restent sans effet.

Je repousse de toutes mes forces cette opinion, qu'il suffit de détruire le champignon pour détruire la maladie. »

Ainsi pensait le monde savant en 1850 et quelques auteurs en 1857 et 1868. Pour comprendre l'histoire dermatologique de cette époque, il est bon de ne pas ignorer cela.

HISTOIRE DU MICROSPORUM AUDOUINI APRÈS GRUBY

L'histoire des teignes tondantes après Gruby fut faite d'une série de quiproquos invraisemblables.

On ne pourrait comprendre ce qui va suivre si l'on ne se rappelait d'abord que les travaux de Gruby sont, à quelques mois près, je l'ai dit, contemporains du travail de Cazenave qui venait de différencier explicitement la teigne tondante du Porrigo decalvans c'est-à-dire de notre Pelade ([2]). L'excellente étude de Cazenave séparait deux entités

([1]) A. Devergie. *Loc. cit.*, p. 499.

([2]) A. Cazenave. *Porrigo decalvans* et *Herpes tonsurans* (in *Annales des maladies de la peau*. Paris, 1843-1844, p. 37-44).

morbides qui nous paraissent aujourd'hui sans ressemblances, mais qui, à l'époque, étaient très mal différenciées [1].

Or, au même moment, Gruby, qui n'était pas un dermatologiste, trouvait, dans deux affections du cuir chevelu, fort analogues entre elles, deux parasites mycosiques différents. Il dut supposer que les deux parasites correspondaient aux deux maladies différenciées par Cazenave, que l'un devait appartenir au *Porrigo decalvans*, et l'autre à l'*Herpès tonsurant*. A parler le langage toujours si baroque des dermatologistes, sans être dermatologiste soi-même, on risque les pires confusions. Celle qui suivit dura cinquante ans.

Il est étrange pourtant, que, parmi tous les cliniciens de cette époque, Cazenave seul ait compris l'erreur de Gruby et dit qu'en décrivant le porrigo decalvans, Gruby « avait voulu parler de l'herpès tonsurant [2] ».

Mais comme Cazenave était un adversaire systématique, la passion qu'il apportait dans le débat fit sans doute négliger son avis. Il reste quand même assez étonnant que Bazin, Hardy, Devergie, Gibert, qui ont connu Gruby et lui ont parlé, ne lui aient pas demandé, après avoir vu ses préparations, de quels cas cliniques elles provenaient.

En tous cas l'erreur d'attribution du Microsporum Audouïni fut faite de suite, et ses conséquences poussées jusqu'au delà des limites croyables.

Les deux teignes tondantes qu'avait analysées Gruby ont des symptômes tels que le diagnostic différentiel peut en être fait sans le microscope, mais l'une a des caractères symptomatiques frappants, même à l'œil nu, même à distance, tandis que l'autre a des caractères discrets qu'on doit étudier de près et même à la loupe. A l'époque de Gruby, il était fatal que la plus évidente fut la seule remarquée, et qu'elle dut recouvrir l'autre. Jusqu'en 1892, une seule teigne tondante fut donc décrite par presque tous les auteurs, et c'était la plus fréquente, la plus frappante comme symptômes.

Pour Bazin, par exemple, la tondante, c'était la teigne constituée par des plaques grises, ardoisées, squameuses, couvertes de tronçons de cheveux engainés, blanchâtres. Bazin ne put jamais supposer, même un instant, que ce fut dans cette maladie que Gruby avait découvert le Microsporum Audouïni, puisque Gruby disait l'avoir vu dans le Porrigo decalvans, lequel, pour Bazin, était la Pelade. Com-

(1) Il y a, d'ailleurs, des cas de pelades à cheveux fragiles (E. Besnier) qui ne sont pas sans présenter d'étroites analogies objectives avec des cas de teigne tondante, et il y a, d'autre part, des cas de teigne tondante s'accompagnant de déglabration périphérique (Bald-ringworm des Anglais), d'aspect extrêmement peladoïde. Ce sont ces cas qui, de tous temps, ont facilité ces confusions entre deux affections qui dans leurs formes typiques sont très dissemblables.

(2) A. Cazenave. *Traité des maladies du cuir chevelu*. Paris, 1850, p. 197.

ment ces deux auteurs auraient-ils pu s'entendre, ils ne parlaient pas le même langage.

Bazin n'eut donc pas d'hésitation lorsqu'il attribua le Microsporum Audouïni à la Pelade. Or Bazin admettait alors deux pelades et ne savait pas bien dans laquelle Gruby avait décrit son parasite, mais, pour lui, c'était certainement dans l'une des deux (1). Et il admettait par provision que toutes deux fussent parasitaires (2).

De tous les auteurs de cette époque, sauf l'irréductible Cazenave, aucun ne put se soustraire à la domination intellectuelle de Bazin. L'exemple en est frappant dans le fameux ouvrage de Robin (3), qui est comme le *compendium* de la science de cette époque. Lorsque Robin décrira le Microsporum Audouïni, il le donnera comme le champignon de la teigne achromateuse [Porrigo decalvans de Bateman] (vitiligo du cuir chevelu de Cazenave) et de la teigne décalvante (alopécie idiopathique), d'après M. Bazin.

Le Microsporum Audouïni est décrit par Robin d'après Gruby, c'est à-dire parfaitement bien, et, chose plus remarquable, Robin adopte jusqu'à la description clinique donnée par Gruby (4) :

« Les parties du cuir chevelu, dont les poils se sont rompus, restent d'un gris blanchâtre, à cause du cryptogame qui couvre ces surfaces.... »

C'est qu'il a vu un enfant atteint de cette affection et qu'il a pu vérifier l'exactitude de la description malheureusement trop succincte de Gruby. Néanmoins il parle :

« des plaques ou croûtes d'un gris blanchâtre qui recouvrent les parties du cuir chevelu dont les poils se sont brisés. »

Or tout cela ne s'applique en aucune façon à la teigne achroma-

(1) « ... C'est encore à M. Gruby que nous sommes redevables du champignon propre au Porrigo decalvans; que, par cette dernière expression, le célèbre micrographe ait entendu le vitiligo du cuir chevelu, ou ce que j'appelle la teigne décalvante, peu importe; l'erreur n'a pas de conséquence en thérapeutique, puisque dans l'une et l'autre affection, il existe également une production mucédinée qui déracine le poil et détermine l'alopécie.... »

« Dans toutes ces affections, le champignon détermine plus ou moins vite et d'une manière plus ou moins durable l'alopécie, mais enfin il l'amène toujours après lui. » BAZIN. *Recherches sur la nature et le traitement des teignes*. Paris, 1852, p. 71.

(2) *La teigne décalvante* est notre pelade : alopécie rapide sans squames, sans croûtes, sans décoloration des parties malades. Bazin en parle comme d'une chose curieuse (donc rare)? *la teigne achromateuse* est notre vitiligo, et Bazin le dit : vitiligo dermophytique.

BAZIN. *Loc. cit.* Cf. aussi : *Des teignes achromateuses* (Plon, 1853, in-8° ext. de la *Gazette des Hôpitaux*).

(3) CH. ROBIN. *Histoire naturelle des végétaux parasites*, etc.... Paris, 1853, p. 426.

(4) ROBIN, *loc. cit.*, p. 428.

teuse ou décalvante de Bazin, notre pelade, dans laquelle les régions frappées sont toutes nues et la surface de la peau saine.

Cela n'empêchera pas Robin, qui n'est pas un dermatologiste, de décrire l'évolution de la maladie d'après Bazin, et alors il parle de son extension aux sourcils, aux cils, aux favoris, aux moustaches, et successivement aux poils des diverses parties du corps, ce qui est le tableau évolutif des pelades graves. Il parle alors des plaques découpées, d'alopécie, sur lesquelles :

« On trouve la peau saine, sans changement de couleur. Lorsqu'on examine les parties à la loupe, on n'aperçoit, sur les orifices béants des follicules pilifères, aucun vestige de poil. Il n'y a ni tuméfaction, ni rougeur, ni squames.... »

A la suite de Bazin [1], la dermatologie du monde entier se trompa sur l'attribution du *Microsporum Audouïni*. Tous les savants le cherchèrent dans la Pelade, et naturellement ne le trouvèrent pas. En Allemagne, cette erreur d'identification fut d'autant plus naturelle que la teigne due au Microsporum Audouïni n'y existe pas. Il eût existé que les Baerensprung [2], les Bœck [3], les Pincus [4] et Scheerenberg [5] et Rindfleisch [6] ne l'auraient pas trouvé dans l'Alopecia areata.

[1] Vers la fin de sa vie, Bazin, qui avait passé 15 ans à chercher le Microsporum Audouïni de Gruby dans la pelade, et qui l'avait même figuré (fig. 2, pl. IV de ses *Leçons théoriques sur les affections cutanées parasitaires*, IIe édit., 1862), — adopta une théorie nouvelle. Il y a deux pelades. L'une, qu'il appelle décalvante, est une « fausse pelade » trichophytique en réalité. (Bazin prenait-il les poils peladiques cassés pour des poils trichophytiques? ou bien avait-il rencontré quelques cas de tondantes accompagnées d'alopécie périphérique dont nous parlons dans la note 1 de la page 150? Je ne sais). La seconde, la seule vraie pelade, ou pelade achromateuse, est celle qui est due au Microsporum Audouïni, mais elle est rare. Et alors, pour que son édifice nouveau présente cette architecture régulière et symétrique à laquelle il tenait tant, Bazin admet deux Trichophytons : le *T. tonsurans* pour la tondante (comprenant aussi le sycosis et l'herpès circiné) et le *T. decalvans* pour la pelade décalvante d'emblée. Le T. decalvans remplace donc le Microsporum Audouïni. Bazin le décrit mal, et on se demande, à la lecture, si cette description ne correspond pas à ce qui devait être, un an plus tard, la spore de Malassez et que Bazin serait ainsi le premier à avoir décrit : « Sur la tige des poils, les spores forment parfois de petits groupes isolés ou affectant une disposition racémiforme. Cette tige, elle-même, présente, de distance en distance, des renflements ou nodosités constituées par des fibres longitudinales dilatées et incurvées, et au travers desquelles on aperçoit des amas de sporules. C'est au niveau de ces renflements que se brisent les poils.... » (Dictionnaire de Dechambre, t. VII, art. *Microsporon*, p. 612).

[2] Baerensprung. Ueber Area Celsi (*Charité-Annalen*, Jahrg, 1858, Heft. 3).

[3] Boeck. Beobachtungen über Area Celsi (*Virchow Arch.*, XLIII, 1868, p. 336).

[4] Pincus. Ueber Alopecia areata und Herpes tonsurans (*Deutsche Klinik*, 1869, nos 1, 2, 14, 15, 18).

[5] Scheerenberg. *Virchows Arch. für Path. Anat.*, XLVI, p. 4.

[6] Rindfleisch. Area Celsi (*Arch. für Dermat. und Syph.*, 1869, p. 483. Cf. aussi Neumann (de Vienne), *Traité des maladies de la peau*. Trad. Darin. Paris, 1880, p. 398).

Cependant, pour tous les dermatologues, la teigne que cause le Microsporum Audouïni était la vraie tondante trichophytique, et les médecins en traçaient désormais des tableaux cliniques merveilleux de détail et de précision. Lisez Cazenave, sa description est si parfaite qu'on peut l'accepter toute entière (1). Il semble que l'auteur.

(1) A. CAZENAVE. *Traité des maladies du cuir chevelu* (J.-B. Baillière, édit. Paris. 1850, p. 191).

Après avoir présenté ici les mémoires de Gruby, c'est justice de transcrire de même la description clinique de Cazenave. La voici :

« Depuis 1840, dit-il, j'ai pu observer un grand nombre de fois cette maladie qui semble avoir, dans ces derniers temps, fait de grands progrès et être aujourd'hui très commune en France : j'ai recueilli des documents complets qui me permettent de donner de cette éruption une histoire exacte et précise. »

« § 2. Il existe donc une forme de l'herpès circiné, particulière au cuir chevelu, caractérisée par des plaques d'inégale grandeur, mais exactement arrondies, sèches, d'un aspect grisâtre, et remarquables par une alopécie particulière, dans laquelle, le plus souvent, les cheveux sont seulement coupés court en forme de tonsure, mais si près de la peau que la dénudation paraît complète à première vue. »

« L'herpès tonsurant débute à la manière de l'herpès circiné, par un point d'ordinaire très petit, mais qui tend à s'élargir sans cesse, jusqu'à atteindre, par exemple, les dimensions d'une pièce de cinq francs et quelquefois plus. A leur début ces points sont rouges, animés, recouverts de vésicules (?) très ténues et aussi très éphémères, qui se terminent toujours par résolution, et deviennent le point de départ d'une desquamation qui persiste à toutes les phases de l'éruption, mais dont on ne s'aperçoit que quand la brisure du cheveu est déjà manifeste. La plaque s'élargit en suivant une marche excentrique; et si l'on observe attentivement l'évolution de la maladie, il semble que la brisure du poil précède l'état squameux : au moins dans les premiers temps et surtout quand la plaque est unique, la tonsure en est le caractère saillant.

... Plus tard, surtout quand les plaques sont très larges, l'alopécie perd son caractère de tonsure, et les cheveux qui restent sont irrégulièrement épars sur une surface sèche, inégale.

Quant à l'état squameux, il existe dans toute l'étendue de la plaque, si large qu'elle soit d'ailleurs, et dont le centre n'est jamais sain, bien qu'il soit sans rougeur et sans humidité. Il n'y a presque jamais de chaleur; quelquefois les malades accusent de la démangeaison.

Les plaques présentent des diamètres qui peuvent varier depuis celui d'une pièce de 2 francs jusqu'à celui d'un ancien écu de six livres.

Quand la plaque est unique, ce qui arrive assez fréquemment, elle dépasse rarement le diamètre de 2 à 3 centimètres : elle simule exactement une tonsure assez bien arrondie : les cheveux y sont coupés net, à 2 ou 3 millimètres de leur point de sortie; ils sont un peu dégarnis d'ailleurs et laissent voir une foule de petites squames blanches, très minces, répandues sur une surface grisâtre, comme un peu décolorée; les cheveux qui servent de limites immédiates à cette tonsure sont fournis et épais, comme dans tout le reste de la tête, et même ceux qui sont coupés ras sur la plaque malade conservent longtemps leur intégrité sous tous les autres rapports. Quelquefois, il y a autour de cette plaque principale, deux ou trois petites tonsures inégales dont le développement reste incomplet.

La tonsure peut aussi être multiple : il arrive même parfois que, par suite du développement excentrique et progressif des diverses plaques, celles-ci se joignant et se confondant, la tête soit en grande partie tondue, et que l'on ne retrouve plus qu'aux extrémités de l'éruption des moitiés ou des quarts de cercle qui permettent encore de reconstruire les plaques qui ont primitivement existé. La maladie alors a beaucoup perdu de son aspect caractéristique. C'est

fut d'autant meilleur clinicien qu'il haïssait le microscope davantage.

Si l'on réunissait le tableau clinique qu'il fait de la maladie, au tableau microscopique de Gruby, l'ensemble serait parfait.

Parcourez de même tous les ouvrages dermatologiques, si la description de Cazenave reste la meilleure, néanmoins, c'est toujours la même teigne tondante que les autres ouvrages décrivent. A la vérité plusieurs auteurs de cette époque sont encore confus. Ainsi Gibert, qui décrit la teigne « furfuracée, herpétique ou *tonsurante* » comme Cazenave, mais qui appelle du nom très peu différent de teigne *tondante* la pelade à cheveux fragiles [1]. De telles confusions de mots sont bien frappantes et expliquent beaucoup des confusions de faits que nous connaissons maintenant [2].

Dans Gibert comme dans Bazin, la description de la tondante est

surtout dans ce cas. qu'au lieu d'une ou plusieurs tonsures bien nettes. une plus ou moins grande partie du cuir chevelu présente de larges surfaces inégales, farineuses, grisâtres, sans turgescence aucune, couvertes de cheveux plus rares et disséminés. J'ai vu plusieurs fois, quand la maladie existait déjà depuis longtemps, se développer de nouveau, au centre de ces surfaces, de petits disques d'herpès circiné, qui ne tardaient pas à se confondre avec la plaque farineuse ancienne.

L'herpès tonsurant semble n'attaquer que la première et la seconde enfance; pour ma part, je ne l'ai pas encore rencontré à l'âge adulte. Je ne connais pas non plus d'exemple de récidive. Il peut se développer sur tous les points du cuir chevelu, mais il affecte de préférence, et bien évidemment, la partie postérieure et la face pariétale. Il a d'ailleurs une marche essentiellement chronique; il dure ordinairement plusieurs mois; je l'ai vu persister au delà d'une année. » (p. 196).

« Il est impossible de confondre la plaque farineuse d'un bleu grisâtre, tondue. de l'herpès, avec les plaques lisses, décolorées. d'un blanc de lait, chauves, du *porrigo decalvans.* » (p. 200).

Tel est le texte de Cazenave et c'est après ce texte d'une si remarquable vérité, et d'une si belle allure clinique que se trouve une lamentable étude de la pathogénie de cette affection :

« La cause première, intime de l'herpès tonsurant nous échappe....

... Je n'insisterai que sur un point, c'est sur le peu de cas qu'il faut faire de ce qu'on a appelé les illusions du microscope....

... Ce qui est hors de doute, bien qu'inexpliqué, c'est le principe contagieux de l'herpès tonsurant », etc. (p. 197).

(1) C. M. Gibert. *Traité pratique des maladies de la peau*, 1860, t. I, p. 323.

(2) Gibert transcrit d'ailleurs la description de Bazin : « La teigne tonsurante est une affection contagieuse du système pileux, caractérisée par la décoloration des poils, l'altération de leurs qualités physiques, qui les rend fragiles et susceptibles de se casser à quelques lignes de leur insertion sur la peau; par l'état *chagriné bleuâtre*, hérissé de follicules pileux, et aussi par des squames blanches, minces, pulvérulentes, formant de petites gaines à la base des poils. »

Pour Bazin, « la partie malade est en outre recouverte d'écailles et de squames blanches comparables... à de l'amiante, ou mieux encore au duvet blanchâtre qui recouvre la coque de l'amande avant sa maturité. Ces petits flocons blancs... forment des gaines (aux cheveux). Les plaques s'élargissent de jour en jour, finissent par se rencontrer et forment alors de larges surfaces; si l'on veut arracher, avec les pinces, les cheveux rompus qui recouvrent la plaque, on les brise de nouveau un peu plus près de leur insertion ». Bazin, *Recherches sur la nature et le traitement des teignes.*

absolument caractéristique. La description faite par Devergie ne l'est pas moins. Impossible de se méprendre sur la nature de ces plaques, grandes au maximum comme une pièce de cinq francs,

« tapissées d'une sorte de poussière grise, sale, adhérente, formant moitié duvet, moitié écailles [1]. »

Devergie ajoute d'ailleurs à son texte une figure qui représente, sans doute possible, le cheveu du Microsporum Audouïni [2].

Bref, après des années, tous les dermatologistes savaient diagnostiquer la tondante due au *Microsporum Audouïni*, mais ils appelaient son parasite le *Trichophyton*, et personne n'ayant retrouvé le *Microsporum Audouïni* dans la pelade, on admettait que Gruby s'était complètement trompé dans sa description.

Alors Bazin écrivait cette affirmation tranchante : « Malheureusement, la plus grande partie du mémoire de M. Gruby n'est qu'un roman [3]. »

De même, après avoir décrit, comme tondante trichophytique, la teigne du *Microsporum Audouïni*, Lailler dira en parlant des mémoires de Gruby :

La description [du parasite] y est si incomplète au point de vue histologique, si obscure au point de vue clinique, qu'il faut arriver jusqu'à Malmsten pour avoir une notion précise sur le Trichophyton [4].

Avec Cazenave, Hardy avait pourtant supposé que Gruby avait décrit comme pelade une tondante [5], mais, de tous les cliniciens de cette génération et de la génération suivante, un seul, Tenneson, un bibliophile, relisant dans le texte des Mémoires de Gruby, avait pleinement compris la confusion faite par ses contemporains et avait écrit cette phrase caractéristique :

« Il suffit de lire la note de Gruby pour se convaincre qu'il avait en vue, non la pelade, mais la teigne tondante.... Il a donc simplement méconnu « le porrigo decalvans » de Bateman et appliqué le mot à contresens ; mais, on ne s'en est pas aperçu, et le Microsporum Audouïni a été patronné, figuré par Bazin, comme le parasite de la pelade [6]. »

(1) DEVERGIE. *Loc. cit.*, p. 275-276.

(2) « Le diagnostic de cette affection, ajoute-t-il, est très facile. La dénudation d'un ou plusieurs points de la tête, sur une surface grisâtre ou légèrement squameuse, couverte de cheveux de 3 à 4 millimètres, grisâtres eux-mêmes ; la forme ovoïde de la plaque, l'aspect de tonsure qu'elle représente forment autant de caractères... pour reconnaître la maladie. » (*Loc. cit.*, p. 546).

(3) BAZIN. *Leçons théoriques sur les affections cutanées parasitaires.* Paris, 1858. (Cf. p. 144 et p. 196).

(4) LAILLER. *Leçons cliniques sur les teignes*, recueillies par Landouzy, 1878, p. 33.

(5) HARDY. *Traité pratique et descriptif des maladies de la peau.* Paris, 1886, p. 370.

(6) H. TENNESON. *Traité clinique de Dermatologie.* Paris, 1893, grand in-8°. Doin, édit., p. 223.

Mais, dira-t-on, comment des centaines de cliniciens ont-ils pu pratiquer dans la teigne tondante des milliers d'examens sans reconnaître le *Microsporum Audouïni* si exactement décrit par Gruby? C'est qu'à l'inverse de Gruby ils étaient cliniciens, mais non pas micrographes. S'ils ont vu mille fois le *Microsporum Audouïni* sans le reconnaître, cela tient à bien des causes. D'abord les cliniciens examinent des cheveux malades quelconques, le plus souvent pris au hasard, sans chercher à faire porter leur examen sur les plus typiques, et les plus intacts. Ils les épilaient brusquement, sans chercher, par une épilation lente, à les épiler entiers, ou du moins à les casser le plus près possible du bulbe. Leurs préparations étaient faites brutalement, sans souci de ménager le plus possible les rapports des éléments parasitaires. Souvent les préparations que ces auteurs ont fait représenter étaient bien dessinées, mais c'étaient des préparations médiocres.

Je connais trois dessins de cette époque représentant le *Microsporum Audouïni*, tous trois, d'ailleurs, sous le nom de *Trichophyton*. L'un est le dessin de Devergie mentionné plus haut (1) avec la légende : *Herpès tonsurant. Thrichophyton (sic)*. 200 diamètres; le second est une coupe du cuir chevelu dans la teigne tondante due à Frédéric Taylor (2); le troisième est un dessin de Hardy, que nous avons déjà mentionné. Bien plus, et le chapitre suivant en fera la preuve, les dermatologistes de cette époque ne connaissent *que* le *Microsporum Audouïni* sous le nom de *Trichophyton*. Devergie ne décrit que les groupes de petites spores parsemant l'écorce du cheveu, et même, il plaisante les descriptions qui représentent le Trichophyton comme composé de grosses spores en chaînes, « que, dit-il, on ne rencontre jamais ».

Arrêtons ici l'histoire de cette suite ininterrompue d'erreurs et de confusions. Elle montre à quel point l'étude microscopique des teignes restait incomplète, et combien il était nécessaire de la reprendre par la base.

Nous allons voir maintenant ce qu'était devenue pendant ce temps l'histoire de la trichophytie vraie et du *Trichophyton*, et d'abord je dois dire quand on parvint en France à l'identification définitive des tondantes et de l'herpès circiné.

IDENTIFICATION DÉFINITIVE EN FRANCE DE L'HERPÈS CIRCINÉ ET DE LA TEIGNE TONDANTE

J'ai exposé plus haut comment le ringworm, traditionnellement connu en Angleterre, avait été de prime abord rattaché à la tondante

(1) Devergie. *Traité pratique des maladies de la peau*, IIe édit., 1857, Pl. VI.
(2) *Medico chirurgical transactions*, 1879.

par Willan, Bateman et Samuel Plumbe, et que Mahon, en France, avait fait la même identification entre les deux manifestations de la maladie aux régions glabres et chevelues. Néanmoins, lorsque Cazenave reconnut de nouveau la même identité en 1850, elle était encore assez incertaine pour que son affirmation eût toute la saveur d'une nouveauté.

Parlant de l'épidémie de teigne tondante qu'il avait observée en 1840, il écrit :

« J'ai trouvé, dans un grand nombre de cas, c'est-à-dire 4 fois sur 5, des disques d'herpès circiné, développés en même temps sur des points plus ou moins éloignés du cuir chevelu ; j'en ai vu sur les membres, au devant de la poitrine (1), mais c'est surtout au cou et au front que je les ai rencontrés le plus fréquemment. Ce fait est très important, ne fût-ce qu'au point de vue du diagnostic, et surtout pour établir, sinon la nature, au moins la forme positive de cette maladie si curieuse : il acquerra plus de valeur encore quand je dirai que j'ai vu plusieurs fois ces mêmes plaques se communiquer du cuir chevelu aux autres régions, et même de ces régions au cuir chevelu. »

Afin que l'identité des deux lésions et leur communauté d'origine soient mieux affirmées, Cazenave ajoute encore :

« ... J'ai vu plusieurs fois des disques qui existaient exactement aux limites du cuir chevelu, et dont une moitié, développée sur la peau, laissait voir manifestement le caractère vésiculeux, que l'on ne retrouvait plus que difficilement dans l'autre moitié, perdue dans les cheveux (2). »

Presque à la même époque, Malherbe et Letenneur affirmaient à la fois l'identité de l'herpès circiné et de l'herpès tonsurant, leur existence sur l'animal et leur contagion fréquente de l'animal à l'homme (3).

Bazin, au contraire, repoussait l'identité de l'herpès circiné et de la teigne tondante, à cette époque, et ses raisons pouvaient alors paraître plausibles. Il connaissait le favus en cercle « le favus herpeticus », et raisonnait ainsi : Le cercle d'herpès peut aussi bien précéder le favus que la trichophytie, donc il n'est ni l'un ni l'autre (4). Et la même objection arrêtait ses émules en Allemagne et en Angleterre; le favus pouvant s'accompagner de cercles comme la trichophytie, Tilbury Fox

(1) Remarquer que, dans tous les auteurs de ce temps, l'herpès circiné est indiqué comme fréquent à la poitrine, parce qu'on appelait à tort de ce nom le pityriasis circiné surséborrhéique fréquent en ce siège.

(2) CAZENAVE. *Traité des maladies du cuir chevelu*. Paris, 1850, p. 201.

(3) Letenneur est très explicite : « Je regarde comme un fait positif et qui doit être acquis à la science, que l'herpès circiné et l'herpès tonsurant sont également contagieux, soit de l'homme à l'homme, soit des animaux à l'homme. » LETENNEUR. *Réflexions sur l'herpès tonsurant*. Nantes, 1852, p. 17. Cf. également : MALHERBE. *Études cliniques sur l'herpès tonsurant*. Nantes, 1852, p. 10.

(4) BAZIN. *Recherches sur la nature et le traitement des teignes*. p. 69.

et Hebra purent penser que les deux maladies étaient dues au même parasite (1), quoique, toujours au nom de la clinique, un grand nombre de voix s'élevassent dès l'origine, et avec force, contre de telles confusions (2). Ces confusions provenaient surtout de ce fait que, sous le nom d'herpès circiné, on mélangeait des cas de pityriasis circiné pré-sternal, des cas d'eczéma nummulaire, de psoriasis annulaire, de pityriasis rosé, etc.... ce qui rendait le rapport du cercle trichophytique à la tondante beaucoup moins précis.

Peu à peu, cependant, Bazin s'éclaira par la méthode expérimentale. Il chercha et trouva le Trichophyton dans l'herpès circiné. Mais comme, pour la raison qui précède, il n'en trouvait pas dans tous les cas, il refusait encore sa conviction.

« Je crois que l'herpès circiné favorise dans quelques cas le développement du Trichophyton et joue, par conséquent, le rôle de cause prédisposante : mais, bien plus souvent, cet herpès fugace, temporaire est un des premiers signes de la germination du végétal parasite : c'est un effet, et non une cause (3). »

Enfin, un an plus tard, Bazin, tout à fait converti, écrivait :

« Tout herpès circiné est maintenant pour moi le signe de la germination du Trichophyton (4). »

Bientôt, emporté par son besoin de classification méthodique, simplificatrice et schématique, qui a été la première cause de toutes ses erreurs, Bazin voulut que l'herpès circiné fût le premier stade d'une évolution qui se continuait par le *pityriasis alba* de la tondante (2e stade) et dont le sycosis serait le troisième stade.

« Ce sont trois manifestations symptomatiques différentes, et, *en même temps, trois périodes successives d'une même affection parasitaire.* »

Il forçait ainsi les rapports cliniques des types morbides pour expliquer ce que leurs différences symptomatiques avaient encore d'inexplicable. Hardy, plus maître de son imagination, n'admit pas les trois stades trichophytiques de Bazin : Herpès circiné, tondante, sycosis : il

(1) TILBURY FOX. The true nature and meaning of parasitic diseases of the surface (*The Lancet*, 2 et 9 juillet, 1859, p. 5, et 31 septembre 1859, p. 260). Cf. aussi : *Skin diseases of parasitic origin, their nature, and treatment* (1863, Londres). T. Fox croyait que le même parasite naissant était le *Microsporon Audouini* de Gruby et faisait la pelade, plus âgé, faisait la trichophytie et, à son complet développement, le favus.

(2) MAC CALL ANDERSON. *On the parasitic affections of the Skin* (Londres, 1861 et 1868).

(3) BAZIN. *Considérations générales sur la mentagre et les teignes de la face* (in-8°, Plon, 1854).

(4) BAZIN. *Cours de séméiotique cutanée, suivi de leçons théoriques et pratiques sur la scrofule et les teignes* (in-8°, Paris, 1855, Plon).

« considère ces trois formes morbides comme des variétés différentes produites par un même champignon, sans qu'il y ait réellement de lien chronologique entre elles[1]. »

Quant à Devergie, il admet une par une les idées de Bazin et le nomme à peine. Juhel-Rénoy a déjà fait remarquer combien la conduite de Devergie en cette occasion avait été gauche et peu loyale.

Depuis que M. Baerensprung a découvert un cryptogame dans l'herpès circiné[2], qui n'est pas accompagné d'herpès tonsurant, notre attention a été appelée sur le fait de la contagion. Or, il s'est présenté dernièrement, à notre consultation de l'hôpital Saint-Louis, une femme qui avait plusieurs plaques d'herpès, les unes au cou, les autres sur l'avant-bras. Elle m'a dit qu'ayant retiré de nourrice ses deux enfants, l'un d'eux, qui était atteint de cette maladie, l'avait communiquée à l'autre; qu'elle l'avait gagnée d'eux, et que son mari en était aussi atteint. L'herpès doit donc être considéré comme une maladie contagieuse par le cryptogame dont il peut être accompagné. »

Toutes les fois que Devergie observe et qu'il décrit, il est excellent, toutes les fois qu'il interprète et fait de la théorie, il est au-dessous du médiocre :

« L'herpès tonsurant, contagieux de sa nature, développe sur la tête d'autres enfants, et par contagion, des plaques d'herpès tonsurant.... Sur les enfants qui en sont atteints, il peut développer ou il peut se développer des plaques d'herpès circiné sur le cou, les bras, la poitrine, qui coïncident avec l'herpès tonsurant..., l'herpès tonsurant peut faire naître de l'herpès circiné sur des parties autres que le cuir chevelu chez des enfants ou chez des adultes, et alors, ces sortes d'herpès circinés coïncident avec l'existence du même cryptogame que celui qui existe sur les plaques d'herpès tonsurant, c'est-à-dire le trichophyton ; ce qui n'empêche pas qu'il puisse exister des herpès circinés développés spontanément et qui sont exempts de toute production végétale...; il est très douteux jusqu'alors que l'herpès tonsurant soit précédé ou soit accompagné d'un bourrelet vésiculeux comme l'herpès circiné; enfin, que l'herpès tonsurant est une maladie essentiellement parasitaire[3] (*sic*). »

Toutes les confusions dont ces textes témoignent se poursuivirent longuement. Comme il est arrivé pour l'identification de toutes les lésions

(1) HARDY. *Leçons sur les maladies de la peau*, 1858-1859.

(2) Il n'y a aucun doute aujourd'hui que la découverte du Trichophyton dans l'herpès circiné ne soit l'œuvre de Bazin, bien qu'à diverses reprises Devergie ait tout fait pour lui en retirer la priorité et la transmettre à Baerensprung. Il est démontré que Baerensprung, élève à l'hôpital Saint-Louis, dans le service de Bazin, commença ses recherches à l'imitation de celles du maître, et la publication de ses résultats est postérieure aussi aux affirmations de Bazin. Cf : DEVERGIE. *Traité pratique des maladies de la peau*, IIe édit., 1857, p. 268. — Le travail de Baerensprung fut publié dans les *Annalen des Charité-Krankenhauses*, 6e année, 1855.

(3) A. DEVERGIE. *Traité pratique des maladies de la peau*. IIe édit., 1857, p. 545.

parasitaires de la peau, les auteurs au lieu de se baser sur la présence ou sur l'absence du Trichophyton dans une lésion, pour affirmer ou rejeter sa nature trichophytique, admettaient comme herpès circiné toutes sortes de lésions disparates; alors il fallait conclure que le *Trichophyton* ne se rencontrait pas dans toutes. J'ai trop souvent entendu des médecins contemporains raisonner de la sorte à propos des uréthrites et du gonocoque, des impetigos et du streptocoque, etc... pour m'étonner de ces erreurs de logique qui doivent appartenir à tous les temps. Il est certain, en tous cas, que cette erreur fut celle de tous les médecins d'alors :

En 1886, Hardy écrit encore :

« Dans les lamelles épidermiques qui constituent les squames [de l'herpès circiné], il est *quelquefois* possible de reconnaitre, au microscope, des spores parasitaires ; nous reviendrons plus tard *sur ces détails* (¹).

Mêmes incertitudes dans les leçons cliniques de Lailler (²). Jusqu'en 1895 on méconnaissait l'origine trichophytique des folliculites agminées. Et jusqu'aujourd'hui j'ai vu confondre, entre eux, et par des maîtres, l'herpès circiné inguinal et l'érythrasma....

Bazin avait fourni la preuve microscopique de l'identité de l'herpès-circiné et de la tondante ; la preuve par l'inoculation fut donnée par Bouchard (³), alors interne des hôpitaux de Lyon ; il reproduisit sur lui-même l'herpès circiné, par l'inoculation des spores d'une tondante. Et par ces expériences fut achevée la démonstration de l'identité de l'herpès tonsurant et de l'herpès circiné que Bateman, Mahon et Samuel Plumbe avaient affirmée au nom de la clinique, quarante ans plus tôt.

LA TONDANTE TRICHOPHYTIQUE APRÈS GRUBY

De ce que nous avons raconté plus haut, il résulte que la trichophytie vraie demeura pendant cinquante ans, après Gruby, presque complètement méconnue. Sous ce nom on décrivait la teigne du *Microsporum Audouïni*.

De temps en temps, les observateurs rencontraient bien, dans les examens microscopiques des cheveux teigneux, un parasite composé de chaînes régulières de spores placées côte à côte, mais sans y atta-

(¹) HARDY. *Loc. cit.*, p. 373.
(²) LAILLER. *Leçons cliniques sur les teignes*, 1878, p. 40.
(³) BOUCHARD. *Études expérimentales sur l'identité de l'herpès circiné et de l'herpès tonsurant*, Lyon, 1860.

cher d'importance, et on ne décrivait pas explicitement ce type microscopique. Beaucoup de cliniciens comme Devergie ne connaissaient même cet aspect parasitaire que par ouï-dire et n'y croyaient guère.

Quant à la figuration du *Trichophyton* je ne l'ai rencontrée que dans le livre de Hardy[1] où les cheveux des deux teignes sont figurés côte à côte, avec assez d'exactitude pour qu'ils soient tous deux reconnaissables, mais sans aucun texte quelconque faisant allusion à la différence des deux types parasitaires ou qui la souligne de quelque manière que ce soit.

Pendant toute la période qui va de 1845 à 1892, à mon avis, un seul document est valable sur ce sujet. Il a été fourni par P. Aubert, médecin de l'hospice de l'Antiquaille, dans une note présentée à la Société des sciences médicales de Lyon, en juin 1876. C'est la description la plus précise et la plus minutieuse de la tondante trichophytique vraie et de son cheveu caractéristique. C'est la seule que j'aie pu trouver dans tous les livres dermatologiques que j'ai parcourus. Je citerai toutes les parties de cette note qui présentent de l'importance.

Son titre indique la position de la question : *Deux observations d'herpès tonsurant survenant chez des malades en cours de traitement pour un favus.*

L'auteur constate, en dehors des lésions faviques,

« en divers points de la tête, mais surtout à la région occipitale, un certain nombre de points noirs rappelant l'aspect d'un comédon et ne s'effaçant pas sous une friction pratiquée avec un linge. Un examen plus attentif, fait à la loupe, permet de constater que ces points sont dus à un court fragment de poil enroulé sous l'épiderme, et l'examen microscopique révèle dans ces poils une infiltration complète, par des spores ayant de 5 à 8 millièmes de millimètre de diamètre. »

Relisez, comparativement à ce texte, le dernier mémoire de Gruby, vous y retrouverez tous ces détails, le cheveu qui « se casse avant d'être sorti de son follicule » et « s'entortille » à son orifice, le cheveu

(1) Hardy. Rien que la juxtaposition de ces 2 dessins est à elle seule remarquable. Comme figuration du Trichophyton vrai, nous mentionnerons encore une coupe de tondante trichophytique par Thin, dans sa note : « On the condition of the skin in tinea tonsurans. » (*Medico-chirurgical transactions*, mars 1878, vol. 61).

Adamson cite encore les dessins de Malmsten (*Müller's Archiv.*, 1848) et de Baerensprung (*Annalen des Charité-Krankenhauses*, décembre 1855, p. 116), comme correspondant exactement au Trichophyton endothrix.

En regard de ces préparations, comparer les figures 2 et 4 de la pl. II, dans les : *Recherches sur la nature et le traitement des teignes* de Bazin, Paris, 1853, p. 68. Comparer : H. G. Adamson. *Observations on the parasites of ringworm* (*Brit. journ. of dermat.*, vol. 7, n° 81, et spécialement Plate I, fig. 3. Plate II, fig. 5).

« rempli complètement » par les spores (de 4 à 8 μ); l'identité des deux textes est tout à fait frappante[1].

Mais, continue l'auteur,

« l'aspect symptomatique que revêt l'herpès tonsurant, en pareil cas, me paraît mériter d'être mis en lumière plus que ne l'ont fait les ouvrages de dermatologie que j'ai pu consulter et qui ne font de ce symptôme aucune mention nette et bien positive. »

Et après ce texte déjà excellent, Aubert, en quelques mots, différencie cette forme de tondante de la plus communément décrite :

... Alors que pour l'herpès, il est sans cesse question de l'aspect brisé, de la gaîne blanchâtre qui enferme et entoure le tronçon du poil, il n'est pas question de l'aspect tout aussi caractéristique du point noir que revêt un poil infiltré sous l'épiderme[2].

A une séance ultérieure, réfutant les objections de M. Horand, Aubert ajoute de nouveaux caractères à ceux qu'il a donnés aux poils trichophytiques :

« Si on les gratte avec une aiguille, comme le poil est excessivement friable, il se détache avec la lamelle épidermique qui le recouvre, et ce fragment de poil, mou, impuissant à réagir, garde sa petitesse et sa forme première.... On m'accuse d'embrouiller un peu la question si j'admets que, dans l'herpès tonsurant du cuir chevelu, les spores peuvent atteindre jusqu'à 6 ou 7 millièmes de millimètre de diamètre, présenter quelquefois une forme ovale ou allongée, si j'admets encore que le mycélium peut exister en proportion appréciable.

« Mais depuis longtemps déjà la présence du mycélium et des tubes sporophores a été signalée dans le Trichophyton. M. Bouchard, alors interne de Lyon et aujourd'hui médecin des hôpitaux de Paris, avait, dès 1860, signalé l'extrême abondance de ces éléments dans l'herpès circiné. »

Il semble un instant que l'excellent observateur va conclure comme Gruby, à l'existence de deux parasites différents donnant deux formes symptomatiques différentes, car il ajoute encore :

(1) Dans le texte suivant, je relève encore... « Nous croyons pouvoir conclure que les points noirs observés chez nos deux malades » sont « constitués par l'*enroulement sous-épidermique d'un poil infiltré de spores* »....

(2) Rien ne montre mieux l'état d'esprit des dermatologistes, sur cette question, à cette époque, que la discussion qui suivit cette présentation. M. Horand répond entre autres choses : « que les caractères assignés, par M. Aubert, au parasite végétal qui infiltre les cheveux, dans les cas de points noirs, se rapprochent beaucoup plus de ceux de l'Achorion que du Trichophyton ». M. Horand retombe ainsi dans l'erreur commune qui, sous le nom de Trichophyton, faisait décrire, très incomplètement et médiocrement, le Microsporum Audouïni de Gruby. « En effet, poursuit l'orateur, le parasite qu'il décrit est constitué par des spores volumineuses, pouvant atteindre huit millièmes de millimètre, de forme elliptique, disposées en chapelet.... Or, *on admet généralement que, dans l'herpès tonsurant, le trichophyton se compose à peu près uniquement de spores petites, rondes....* »

« Le fait est que j'ai presque toujours constaté, dans ces poils sous-épidermiques, la présence du mycélium, et trouvé le volume des spores plus considérable, en moyenne, que dans les poils brisés à quelques millimètres de la surface cutanée.

« Je crois donc... pouvoir maintenir que l'infiltration complète du poil par les spores appartient exclusivement à l'herpès tonsurant, *que cette infiltration peut revêtir deux apparences symptomatiques principales, celle d'un poil brisé entouré d'une gaine blanche et comme enfariné, et celle d'un point noir résultant de l'enroulement sous-épidermique du poil.* »

Malheureusement, au lieu d'adopter cette conclusion et de séparer nettement le parasite à petites spores et le Trichophyton, Aubert tourne le dos à cette vérité, et se rallie à l'opinion unitaire dont Bazin avait fait un dogme. C'est le même Trichophyton sous deux formes différentes :

« Les conditions de végétation du Trichophyton influent donc notablement sur la proportion relative des éléments qui le constituent, et, s'il est vrai que, dans les poils brisés et entourés de la gaine blanche décrite par Bazin, il soit tout à fait exceptionnel de rencontrer du mycélium, il n'en est plus de même dans le poil, qui n'a pu traverser l'épiderme et qui, dès lors, s'est trouvé lui-même et a placé le parasite dans des conditions spéciales de développement et de nutrition. »

Telle est la seule description différentielle, clinique et microscopique que j'aie pu retrouver des deux teignes tondantes différenciées par Gruby, avant celle que l'étude mycologique du sujet m'amena à en fournir en 1892.

Je m'étonne qu'à cette époque, et lorsque je retrouvai et différenciai de nouveau ces deux teignes par la culture, M. Aubert, que j'ai vu à diverses reprises, et en particulier au Congrès de dermatologie de Lyon de 1896, ne se soit pas souvenu de la différenciation clinique si précise qu'il en avait faite vingt ans avant. J'ai retrouvé ces textes par hasard.

LA MENTAGRE APRÈS GRUBY

Bien avant l'époque où nous sommes parvenus, la dermatologie était arrivée à réunir peu à peu une série d'idées assez justes concernant le sycosis de la barbe. En le décrivant parmi les *impetigines*, Lorry avait affirmé sa parenté avec les pyodermites. Devergie et Rayer avaient noté ses affinités avec l'acné pustuleuse. Cazenave avait déterminé la localisation folliculaire des pustulations. Le mémoire de Gruby, en apportant une vérité nouvelle, troubla singulièrement ce chapitre nosographique, et les conséquences premières de cette découverte furent de faire naître un grand nombre d'hérésies cliniques.

Bazin, qui accepta d'abord toutes les affirmations de Gruby, reconnut dans la *teigne mentagre* le « Microsporum mentagrophytes » qui forme comme une gaine végétale autour du poil. Et il pensa très naturellement que toute mentagre était cryptogamique. Alors, il put dire justement que si, dans certains cas, la recherche du parasite était facile, dans d'autres elle était très difficile et montrait peu de parasites (1).

La meilleure preuve que l'on puisse donner de la confusion que faisait alors Bazin entre le sycosis pyodermique banal et le sycosis mycosique, c'est le tableau clinique qu'il en donne et les localisations qu'il lui attribue. La teigne mentagre de Bazin reste souvent « bornée et circonscrite à la gouttière sous-nasale » (2). Or c'est une région où l'on n'observe jamais le sycosis mycosique, alors que cette localisation est spéciale au sycosis pyodermique consécutif aux rhinites à répétition. C'est avec la génération médicale suivante que la vérité sur ce point s'établira (3).

Ce qui induisait surtout Bazin en erreur, c'est le succès de l'épilation dans la plupart des mentagres chroniques. Il y voyait la preuve de l'existence du parasite que la pince enlevait avec le poil (4). Plus tard Bazin publie son étude des sycosis (5) : la mentagre peut prendre trois formes, une forme humide ou pustuleuse, une forme sèche ou papulo-squameuse, une forme tuberculeuse ou sycosique.... Dès cette époque, commence, dans son esprit, une confusion très certaine entre les parasites mycosiques qui font la mentagre, et ceux qui font la teigne tondante :

« Il est, pour nous, parfaitement démontré aujourd'hui, que cette éruption est très souvent occasionnée par la présence du Trichophyton tonsurant sur les poils de la figure (6). »

Limitée à cette proposition son opinion était vraie. Mais plus tard l'auteur ira plus loin et dira que le Microsporum mentagrophytes

(1) BAZIN. *Recherches sur la nature et le traitement des teignes*, 1852, p. 70.

(2) BAZIN. *Recherches sur la nature et le traitement des teignes*, p. 41-43.

(3) « Il est aussi remarquable que cela a été peu remarqué, de voir l'extrême inégalité des différentes parties de la face devant le trichophyton : la région des sourcils, des cils, la moustache sont très rarement atteints, tandis que la barbe proprement dite en représente le véritable lieu d'élection. » E. BESNIER. Note 1 de la p. 800, t. II de la traduction annotée de Kaposi.

(4) C'est vraiment à Bazin qu'on doit faire remonter le mérite d'avoir introduit la méthode de l'épilation et réglementé son usage dans la plupart des dermatoses des régions pilaires où elle est encore employée. Voir dans ses *Recherches sur la nature et le traitement des teignes* (p. 70) l'insistance avec laquelle il expose les qualités d'un bon épileur.

(5) BAZIN. *Considérations générales sur la mentagre et les teignes de la face*, in-8°, Paris, 1854, Plon (Extr. de la *Gazette des Hôpitaux*).

(6) *Loc. cit.*, p. 20.

n'existe pas : « Ce n'est qu'un Trichophyton vieilli et dégénéré (1). Et cela est une erreur. Avec Devergie, commence la réaction qui différenciera le sycosis mycosique ou parasitaire du sycosis pyodermique ou non parasitaire (2).

Gibert accentua contre Bazin la réaction qui fit séparer l'un de l'autre les deux sycosis. A la vérité, pour lui, le parasite qu'on trouve dans certains sycosis est le Trichophyton, bien qu'il ait vu une préparation de Gruby montrant son Mentagrophyte, mais sans savoir de quel cas clinique il provenait. Gibert a d'ailleurs observé et bien décrit la coexistence de l'herpès circiné de la main et d'une mentagre sycosique dans laquelle « un poil de la barbe offrait de petites sporules extérieures appliquées sur lui (3) ».

Mais il revient nettement dans la vérité clinique en déclarant que

« dans la généralité des cas d'impétigo sycosiforme, d'eczéma, d'impétigo, de sycosis tuberculeux ou pustuleux, il n'y a pas de Champignon. » Et il conclut : « Tout en reconnaissant la vérité des traits du tableau tracé par M. Bazin, nous ne pouvons nous empêcher de croire encore à l'existence d'une variété de sycosis non parasitaire. »

Désormais l'identité du Trichophyton qui fait le sycosis et de celui qui fait les tondantes ne sera jamais plus sérieusement mise en doute jusqu'aux recherches modernes; et de 1860 à 1892 ce sera un dogme en dermatologie. Mais on distinguera désormais deux espèces distinctes de sycosis : « la première, de nature parasitaire, et la seconde, de nature inflammatoire simple » (4). A l'étranger c'est surtout le travail de Köbner et Michelson qui fit bien connaître le sycosis parasitaire et le différencia expressément du sycosis inflammatoire (5).

(1) Article *Microsporon* du Dictionnaire de Dechambre, 1872-75.

(2) « Pour nous, dans la mentagre, tout le tissu de la peau et tous les organes contenus dans ce tissu sont malades. On observe bien, dans certains cas, l'existence d'un cryptogame, le *Trichophyton tonsurant*, que nous avons vu, mais qui est loin d'être constant. » DEVERGIE. *Loc. cit.*, p. 369.

(3) C. M. GIBERT. *Traité pratique des maladies de la peau et de la syphilis*. IIIe édit., 1860, t. I., p. 279.

(4) HARDY. *Traité pratique et descriptif des maladies de la peau*, 1886, p. 596.

(5) KÖBNER UND MICHELSON. Ueber parasitäre sycosis. *Arch. f. Dermat.* I. 1869. Très longtemps HEBRA s'était refusé à croire à l'existence de sycosis trichophytiques, alors que son existence était depuis longtemps une chose établie en France pour Bazin, Gibert, Hardy, etc.... Voici le texte de Hebra :

... « Considérant à quel point il est facile de commettre des erreurs dans les recherches microscopiques, et combien nombre d'ouvrages sur les maladies cutanées renferment d'assertions erronées en matière de fait, je continue à exprimer un doute sur l'existence du sycosis parasitaire, jusqu'à ce que j'aie vu moi-même un exemple de l'affection à une période quelconque de son évolution ». *Traité des maladies de la peau* (trad. Doyon, t. I, p. 740).

Comparez : HARDY. Quelques considérations sur l'étiologie, la nature et le traitement des maladies contagieuses du système pileux (*Annales de Dermat.* 1876-77, p. 401. Cf. p. 404).

Bazin, Gibert distinguaient dans la teigne mentagre des formes sèches, des formes humides et des formes pustuleuses, mais, peu à peu, cette notion s'oblitéra, et c'est très justement que Besnier dut plus tard y revenir ([1]). En effet, Devergie, à grand tort, avait nié la trichophytie pilaire sèche de la barbe, et, par une erreur inverse, il niait aussi les trichophyties pustuleuses du cuir chevelu ([2]). Il érigeait ainsi, en règles absolues, des règles cliniques que l'on voit, à la vérité, se vérifier d'ordinaire, mais qui souffrent néanmoins beaucoup d'exceptions. Du reste, à cette époque, il ressort des textes comparés de tous les auteurs que la nature trichophytique du Kérion de Celse était tout à fait méconnue. Or, si l'on excepte les Kérions des trichophyties du cuir chevelu, il en reste évidemment moins qui soient pustuleuses.

Les auteurs de la période suivante revinrent à une plus juste appréciation des faits cliniques. Lailler connaît les trichophyties sèches de la barbe dans lesquelles « le pityriasis s'accuse surtout au pourtour des poils ([3]) ».

Et Besnier va même jusqu'à dire qu'il n'y a pas de sycosis trichophytique d'emblée, et que la trichophytie sèche de la barbe ne devient sycosique que par absence de soins locaux ([4]). Le fait clinique est véritable; les trichophyties, qui deviendront en quelques jours des Kérions suppurés, débutent, avec une très faible réaction inflammatoire, par une plaque d'herpès circiné; mais cette transformation est fatale, à moins qu'un traitement très bien conduit n'arrête immédiatement l'évolution de la maladie. Car les parasites qui déterminent ces Kérions sont pyogènes. Mais, je le répète, à cette époque l'unité du Trichophyton semblait définitivement établie, et, pour faire comprendre les Kérions, on en était réduit à expliquer leur forme suppurative par les infections secondaires ou par le tempérament du sujet.

([1]) « On continue, en France aussi bien qu'à l'étranger, à appeler sycosis toutes les lésions trichophytiques observées dans les surfaces occupées, chez l'Homme, par la barbe, alors que ce terme convient seulement aux cas dans lesquels le trichophyton a déterminé une folliculite pilaire qui, seule, constitue le sycosis ». BESNIER-DOYON. *Notes à la traduction de Kaposi.* T. II, p. 841.

([2]) « L'herpès tonsurant ne s'observe jamais à la barbe dans les conditions de celui de la tête.... L'herpès circiné ne se voit pas à la tête.... La mentagre telle que tout le monde la connaît, c'est-à-dire le sycosis tuberculeux et pustuleux, ne se montre jamais à la tête ». DEVERGIE, *loc. cit.*, IIe édit., 1857, p. 506.

([3]) LAILLER. *Leçons cliniques sur les teignes*, 1878.

([4]) Il a observé « beaucoup plus rarement qu'autrefois, aujourd'hui que la trichophytie de la barbe est mieux connue et traitée, les types divers de Kérion, de folliculites isolées ou agminées, simples, indurées, tuberculeuses, phlegmoneuses, qui sont, dans la totalité des cas, *secondaires* à la trichophytie commune, manifestée au début par les cercles érythémateux dans la barbe, les plaques grenues, typiques de la trichophytie du cuir chevelu, etc.... Notes de BESNIER et DOYON à la traduction de Kaposi, IIe édit., 1891, t. II, p. 843, note 1.

HISTOIRE DU KÉRION ET DE LA FOLLICULITE AGMINÉE

C'est Tilbury Fox qui reconnut le premier l'origine trichophytique du Kérion (1856). Pour lui, c'est une trichophytie compliquée de lésions inflammatoires, c'est-à-dire d'infections secondaires, opinion qui sera partagée par toute la génération suivante jusqu'en 1893. Mais les contemporains de Tilbury Fox ne connaissaient point le Kérion comme trichophytique, ainsi Bazin, Devergie ([1]).

A la génération suivante l'origine trichophytique du Kérion est reconnue, mais on s'étonne que le même parasite puisse donner lieu à deux maladies différentes comme la teigne tondante et le Kérion, et on conclut vaguement que :

« le kérion ne prend naissance que par suite de circonstances relatives à l'âge du malade et à la morphologie du champignon, circonstances assez rares, du reste ([2]). »

La question des Kérions resta toujours ouverte en Italie, c'est Maiocchi ([3]) qui démontra le siège du parasite au long de la gaine du poil, dans le follicule pilaire. Il le vit même dans les espaces lymphatiques; c'est lui qui montra que chaque abcès du kérion avait toujours un follicule pour lieu anatomique. Je cite pour mémoire les travaux italiens de Schilling ([4]), de Bardazzi ([5]), de Ferrari ([6]) et je passe à deux travaux qui parurent en 1880 et 1884, en Italie et en France, travaux analogues, on pourrait presque dire symétriques, dont l'étude histologique qu'ils contiennent vaut plus que l'étude étiologique, mêmement fausse chez les deux auteurs, car ils concluent tous deux à l'origine non trichophytique du kérion. L'un de ces travaux est de Forlamini ([7]) il a pour sujet le kérion du cuir chevelu, l'autre

([1]) Cf. aussi : DUBINI : Vespaïo del capillizio, in *Giorn. ital. del malat. ven. e della pelle*, 1866.

TANTURI. Kerion celsi. (*Il Morgagni*, 1871, p. 150.)

([2]) JULLIEN. *Annales de Dermat.*, 1876-77, p. 395.

([3]) MAJOCCHI. Cherion dei greci et Dieci casi di Kerion Celsi : *Gazetta Medica di Roma*, 1875, n° 5 et *Studi anatomo pathologia*, id. n° 5, 1877.

([4]) SCHILLING. *Copendio clinico delle malattie cutanee et rendi conto statistico di quelle anat. nell' ospedale di S. gallicano nell anno*, 1876. Roma, 1877.

([5]) BARDAZZI. Kerion celsi o tinea Kerion *in Commentario clinico de Pisa*, 1877, p. 210.

Cf. égalemenl. AUSPITZ. Ueber der sogenannte Kerion celsi (*Wien. med. Press.*, 1878).

([6]) FERRARI. Studi di dermatomycologia (*Academia Gioenia*, 25 nov. 1879). Catane, mémoire dont la partie historique est très développée.

([7]) FORLAMINI. Studi sulla anatomia pathologica, la natura del Cherion (Celso) o Vespaïo del capillizio (Dubini) *Giorn. ital. del malat. vener. e della pelle*, 1880.

est de Leloir et traite de la folliculite agminée des régions glabres.

Forlamini, observant le kérion vers sa phase de décroissance, put en faire une consciencieuse étude sans y rencontrer de Trichophyton. Il vit des poils morts et non trichophytiques tombant par suppuration de leur follicule. L'inflammation et la suppuration semblent marcher de la profondeur vers la surface. Partout il vit des cellules géantes en grand nombre, ayant tous les caractères de celles qu'on observe dans les lésions tuberculeuses, etc... Aussi met-il en doute la valeur causale du Trichophyton qu'il a trouvé une fois, mais non régulièrement. Il a tout examiné : pus, squames, 150 cheveux, il a fait 17 inoculations négatives, avec les mêmes produits, 200 coupes avec 800 cheveux dont un seul trichophytique. Aussi ne peut-il conclure que le kérion soit ordinairement une trichophytie. D'ailleurs, au contraire des trichophyties ordinaires, le kérion guérit par les seuls antiphlogistiques.... Ce travail, fait avec une grande application et une grande sincérité, mais par de mauvaises techniques, et dans de mauvaises conditions d'observation, arrivait ainsi à des conclusions tout à fait fausses. De même celui de Leloir (1). A l'époque où Leloir observait, l'identification n'était pas faite entre le kérion du cuir chevelu et la folliculite agminée des régions glabres. Aussi étudia-t-il celle-ci comme une affection particulière de cause inconnue. Il en avait observé un cas chez Vulpian en 1881, il en avait vu plusieurs autres depuis. Ce n'est pas une affection rare, dit-il, « et elle paraîtrait plus fréquente si elle était mieux connue ». Sa description clinique est excellente, complétée par une planche, et par des moulages, laissés au musée de l'hôpital Saint-Louis, qui ne permettent aucun doute sur la nature des cas étudiés. Leloir émet d'ailleurs l'hypothèse d'une lésion trichophytique ; mais dit-il,

« jamais l'examen histologique ne nous a permis de trouver la moindre trace de Trichophyton, »

et jamais on n'a trouvé de cercle de trichophytie banale sur le même sujet. Et il retrouve l'argument de Forlamini :

« La guérison se fait, en quelque sorte, spontanément sous l'influence d'un simple traitement compressif ou émollient. »

Histologiquement, Leloir avait noté la parakératose, l'exocytose et, autour des follicules, la tendance à la formation de petits abcès intra-

(1) H. LELOIR. Sur une variété nouvelle de périfolliculites suppurées, conglomérées en placards (*Annales de Dermat.*, août 1884, p. 437). Leloir avait déjà traité de cette question dans le *Progrès médical*, 2 mai 1884.

dermiques et épidermiques. Les follicules pileux sont remplis de cellules épidermiques, de globules de pus, de poils de toutes directions. Les muscles érecteurs des poils ont disparu; la moitié supérieure des follicules est comme kystique. Le derme, au pourtour des kystes et des abcès folliculaires, est enflammé; en somme, tout ce processus est folliculitique et périfolliculitique essentiellement. Comme Forlamini, Majocchi, etc., Leloir a trouvé dans plusieurs coupes des cellules géantes qu'il figure (Pl. II. fig. 4). Quant à son étude microbienne, elle est sans valeur. Beaucoup de ses cultures ont été pratiquées *avec le sang du doigt*. Il a obtenu ainsi des cultures de cocci banals de la peau, comparables à ceux qu'il trouvait à la surface des lésions.

Je retrouverai, à propos du granulome de Majocchi (1), les recherches de Campana, Pellizari, Colombini et Mazza. Je mentionne seulement les études de Scharff (2) et un cas intéressant de Saafeld (3). En résumé, vers 1890, les auteurs, sans exception, reconnaissaient le kérion *du cuir chevelu* comme trichophytique, et attribuaient sa suppuration aux infections secondaires (4). C'est ce que dit très explicitement la thèse de Dépéret-Muret (5), étude clinique des régions pilaires avec planches excellentes reproduisant leurs divers aspects. Mais les périfolliculites agminées de la peau glabre n'y sont signalées que comme une maladie différente, et cependant, la ressemblance objective et histologique entre les deux lésions est telle que l'auteur se base sur l'absence de Trichophyton à l'examen microscopique, pour en faire le diagnostic différentiel (6).

Pendant ce temps, les périfolliculites suppurées *de la peau glabre* étaient étudiées comme une autre maladie; ainsi dans une thèse de Johannès Pallier sortie comme la précédente du service de Quinquand, à l'hôpital Saint-Louis (7).

C'est à ce moment que mes recherches démontrèrent l'identité des kérions des régions pilaires et des régions glabres, et leur commune nature trichophytique. Leurs mœurs spéciales étaient dues à l'espèce

(1) Voir ce volume. *Anatomie pathologique*.

(2) SCHARFF. Sur le sycosis. *Monats. f. prakt. Dermat.*, n° 10, 1890.

(3) SAAFELD. *Soc. berlin. de Dermat.* Séance du 2 juin 1891.

(4) E. BESNIER. 5e jeudi de l'hôpital Saint-Louis, 27 déc. 1888. *Ann. de Dermat.* H. TENNESON. *Traité clinique de Dermatologie*, 1893, p. 226.

(5) J.-R. DÉPÉRET-MURET. *De la folliculite conglomérée trichophytique*. Th. de Paris, 1892.

(6) R. SABOURAUD. *Trichophyties humaines*. Note de la p. 98.

(7) JOHANNÈS PALLIER. *Les périfolliculites suppurées*. Th. de Paris, 1889. C'est une monographie de la périfolliculite agminée, considérée comme non trichophytique. Le microbe de Leloir n'y est plus considéré comme spécifique, et le parasite de la lésion serait inconnu; l'origine animale est invoquée parmi d'autres idées pathogénétiques.

spéciale des Trichophytons qui les causaient : *Trich. pyogène* à culture blanche, ordinairement venu à l'homme par le cheval (1).

HISTOIRE DES TRICHOPHYTIES ANIMALES

Avant de pousser plus avant l'histoire des teignes humaines, il devient indispensable de savoir ce que les vétérinaires, et les médecins, étaient arrivés à connaître des teignes des animaux, et ce sera l'objet du présent chapitre.

Depuis plus d'un siècle, pour les vétérinaires comme pour les médecins, l'herpès circiné, la teigne tondante, étaient un sujet d'observation, surtout sur le cheval et sur le bœuf. Dès le XVIIIe siècle, en effet, il semble bien que Chabert avait en vue la trichophytie des Animaux lorsqu'il décrit ces dartres contagieuses de figure ronde « qui affligent quelques parties du corps et de l'encolure (2). » Mais c'est en 1820 qu'un vétérinaire du canton de Zurich, Ernst, constata pour la première fois d'une façon explicite la transmission des dartres de la Vache à une jeune fille (3). Et en 1831, Grognier dit expressément que, dans l'opinion des paysans de la Haute Auvergne, la dartre du Bœuf est contagieuse à l'Homme (4).

A partir de ce moment les exemples et observations se multiplient.

Kollreuter en 1836 (5), Carrère en 1838 fournissent d'utiles remarques cliniques. Carrère écrit, par exemple :

« Le virus dartreux peut se conserver longtemps dans les endroits des étables où ont séjourné les Veaux atteints de cette maladie, si on n'a pas eu la précaution de brûler les instruments qui ont servi à les attacher, et de nettoyer les différents objets où ils se sont frottés (6). »

(1) « En réalité, disais-je, le Trichophyton existe dans toutes les lésions (des régions pilaires et des régions glabres), mais il est rare que des filaments mycéliens nombreux se rencontrent dans la préparation, à moins que les produits de râclage examinés ne contiennent un poil malade, ce qui est loin d'être la règle. La culture, au contraire, est toujours probante. Si les premières cultures faites par Leloir en 1884 ne lui avaient pas donné le Trichophyton, c'est parce que les isolements avaient été faits en milieux liquides, où la culture mixte du Trichophyton et des staphylocoques est impossible; le Trichophyton n'y pousse pas, et s'il a déjà poussé avant l'ensemencement de staphylocoques, il y meurt. Ce fait, que nous avons exposé à la Soc. de Dermat. le 16 fév. 1893, suffit à expliquer l'échec des premières recherches. » R. SABOURAUD. Les Trichophyties à dermite profonde. *Annales de l'Institut Pasteur*, 1893, juin, p. 497.

(2) CHABERT. *Traité de la gale et des dartres des animaux*, 1783 (Cité par Neumann).

(3) ERNST. *Archiv für. Thierheilk. v. d. Gesellsch. Schweizer Thieraerzte*, 1820.

(4) GROGNIER. *Recherches sur le bétail de la Haute Auvergne*, Paris, 1831, p. 95.

(5) KOLLREUTER. *Medic. Correspondenzblatt*, 1836, n° 26 (Cité par Neumann).

(6) CARRÈRE. *Journal des Vétér. du Midi*, 1838, p. 237 (Cité par Neumann).

Verheyen, en 1842, rapporte aussi les observations de Hintermüller, de Epple, très analogue aux précédentes et qui sont de 1839 [1]. Houlès, de Sorrèze, en 1845, affirme comme Grognier la transmission de la dartre bovine à l'Homme et en présente des exemples [2]. Très peu après (1848), Papa, cité par Zurn [3], aurait observé plusieurs fois la transmission des dartres du Cheval à l'Homme; mais, pour voir le sujet traité avec l'intérêt qu'il mérite, il faut arriver aux travaux de Malherbe [4] et de Letenneur.

Le texte de ce dernier est surtout d'une précision absolue, et mérite d'être résumé :

« Lorsque je vins exercer la médecine dans la Vendée, écrit cet auteur [5], je vis que non seulement l'herpès circiné se communique de l'Homme à l'Homme, mais encore des Animaux à l'Homme. J'en ai eu cent fois la preuve, et je m'étonne que ce fait n'ait pas attiré l'attention des dermatologues [6].... L'herpès circiné est très commun dans l'espèce bovine, surtout chez les jeunes sujets. On l'observe particulièrement au printemps, lorsque les Animaux ont passé l'hiver dans des étables mal aérées, et qu'ils ont eu une nourriture insuffisante ou de mauvaise qualité.

« Le siège le plus fréquent de l'éruption est le cou; on y remarque des plaques isolées ou confluentes, présentant, dans ce dernier cas, des bords festonnés; à la surface de ces plaques, la peau paraît glabre et est couverte de squames blanchâtres, au milieu desquelles on distingue des poils en partie détruits. C'est exactement ce qui a lieu dans l'herpès tonsurant. Lorsque cette maladie apparaît dans une étable, on regarde comme utile de séquestrer les Animaux qui en sont atteints, afin de préserver les autres. Les personnes chargées du soin des bestiaux, et qui sont exposées à toucher fréquemment les parties malades, contractent facilement des *herpès circinés.* »

Letenneur insiste alors sur la localisation habituelle des lésions humaines ainsi produites :

« J'ai observé le plus souvent cette maladie au poignet, à la face palmaire de l'avant-bras, et quelquefois au menton et autour de la bouche,

(1) VERHEYEN. Transmission de quelques maladies des Animaux à l'Homme (*Journ. vétér. et agr. de Belgique*, 1842, p. 321).

(2) HOULÈS. *Société de méd., chir. et pharm. de Toulouse*, 1845.

Cf. également : AUDOUY. *C. R. de la Soc. de méd. de Toulouse*, 1842.

RADEMACHER. *Magazin. d. ges. Thierheilkunde*, X, 1844, p. 112.

(3) ZURN. *Die planzlichen Parasiten*, 2e édit., Weimar, 1889.

(4) MALHERBE. Étude clinique sur l'herpès tonsurant, suivie de réflexions sur l'herpès tonsurant, par Letenneur. *Journal de la sect. de médecine du département de la Loire-Inférieure*, 1851, p. 298.

(5) LETENNEUR. *Réflexions sur l'herpès tonsurant.* Nantes, 1852, in-8°, p. 17.

(6) On sait que cette remarque n'est pas juste, et qu'à cette époque la contagion d'homme à homme, d'enfant à enfant avait déjà été affirmée par plusieurs. Mais ces notions n'étaient pas généralement admises et, quant à la contagion de l'homme à l'animal, les dermatologistes à Paris, comme à Nantes, allaient en signaler des exemples à la même époque.

chez des enfants qui avaient l'habitude d'embrasser les jeunes Veaux confiés à leur garde. »

Et très justement il ajoute :

« *Le siège le moins fréquent de la maladie est peut-être le cuir chevelu.* La transmission de cette maladie des Animaux à l'Homme est un fait parfaitement connu des paysans. Si les auteurs classiques n'en parlent pas, c'est qu'ils n'ont étudié les maladies de la peau que dans les hôpitaux et dans les grands centres de population, et que, souvent, dominés par des idées préconçues, ils n'ont pas vu la vérité quand elle s'est montrée à eux (¹). »

Et Letenneur conclut par ces mots :

« Je regarde donc comme un fait positif, et qui doit être acquis à la science, que l'herpès circiné et l'herpès tonsurant sont également contagieux, soit de l'Homme à l'Homme, soit des Animaux à l'Homme. »

Les observations de Letenneur avaient surtout pour sujet l'herpès circiné des Veaux; les observations analogues, faites à Paris, furent d'abord faites sur des Chevaux. La première, due à Bouley jeune et Raynal, est racontée par Bazin (²), et par Raillet (³), dont la relation est saisissante : Il s'agit dans ce cas d'un Cheval de remonte arrivé récemment du dépôt de Caen à la caserne de gendarmerie de la Seine, et qui communique une affection cutanée dont il est atteint, à son arrivée, d'abord à son voisin, et successivement à sept Chevaux de la même écurie. Les gendarmes eux-mêmes se trouvent contaminés, et l'un d'eux communique à sa femme cette affection.... Deux des Chevaux sont envoyés à l'école d'Alfort, où ils transmettent la maladie à deux autres Chevaux, et à deux Veaux, ainsi qu'à un palefrenier, et à l'élève chargé de les soigner.

Cette observation, est, je crois, la première dans laquelle l'examen microscopique des poils de l'Animal malade est apporté. Bazin raconte comment il la pratiqua. Il trouva le Champignon infiltrant le poil, semblable à celui de l'Homme, mais il mentionne pourtant avec vérité que les éléments parasitaires sont plus petits....

Les observations vétérinaires devinrent peu à peu plus fréquentes,

(¹) L'auteur appuie alors son affirmation d'un exemple : « C'est ainsi, dit-il, que dans une leçon faite par un observateur, par M. Cazenave, sur l'herpès circiné (*Annales des maladies de la peau*, 14 mai 1851), le savant professeur montra à ses élèves un malade offrant sur le visage un exemple de cette maladie. Cet homme attribuait son mal à ce qu'il avait porté sur ses épaules un Veau dartreux, et cette circonstance ne semble pas avoir frappé M. Cazenave, puisqu'il parle seulement du diagnostic et du traitement ».

(²) Bazin. *Recherches sur la nature et le traitement des teignes*, 1853, p. 39.

(³) Raillet. Teigne tonsurante chez les animaux. (*Annales de dermat. et de syph.*, 1880, p. 235.)

et plus précises. C'est Epple qui signale la transmission de l'herpès tonsurant de la Chèvre au Bœuf[1]; Chandeley qui rapporte de nouvelles contaminations humaines[2]. En Allemagne, la maladie animale était aussi décrite cliniquement de mieux en mieux[3], quelquefois, comme par Santlus, sous un faux nom[4]. Les travaux de Gerlach[5] furent les plus importants de cette époque, parce qu'ils furent systématiquement expérimentaux. Il prouva jusqu'à l'évidence la nature parasitaire des dartres du Bœuf, et fit, sur l'inoculabilité de la maladie, les recherches les plus précises. Il réinocula en série la dartre bovine, et montra qu'on obtenait à coup sûr des résultats positifs, tant qu'on opérait sur les Veaux, et non sur des Animaux adultes. Il obtint de même l'inoculation du Chien au Chien, du Veau au Cheval. En huit à dix jours, se reproduisait la lésion en tache circulaire dont la guérison spontanée demandait quatre ou cinq semaines. Et, sur cette lésion, il vit le poil tomber sans se casser, au contraire du cheveu des trichophyties humaines.

Exactement à la même époque (30 juin 1857) Reynal lisait à l'Académie un mémoire démontrant la contagion, à l'Homme, de la dartre du Bœuf et du Cheval, et leur identité de nature avec l'herpès tonsurant de l'Homme. Procédant à l'inverse de Gerlach, c'est la teigne du Cheval qu'il avait passé à deux Veaux.

A partir de ce moment, les observations se multiplient à ce point que c'est à peine si on les peut mentionner. C'est Galligo observant la transmission de l'herpès du Cheval à son cocher[6], Lemaistre, de Limoges, relatant la transmission commune à l'Homme de l'herpès du Bœuf, connue en Auvergne sous ce nom d'Anders[7]. D'autres apportent des faits sans les interpréter ni les discuter[8]. Parmi ces mémoires, les observations médicales concernant les épidémies humaines d'origine animale restent assez rares pour valoir encore la peine d'être mentionnées. En 1871, T. Fox expose à la Société clinique de Londres

(1) Epple. *Canstatt's Jahresber. ü. Leistungen in der Thierheilk*, 1854.

(2) Chandeley. Maladie cutanée de nature douteuse transmise du bœuf à l'homme. *Gaz. hebdom.*, 1856, p. 496.

(3) Rueffert. *Canstatt's Jahresber. ü. Leistungen in der Thierheilk*, 1856.

(4) Santlus. *Psoriasis vitulina. Deutsche Klinik*, 1856.

(5) Gerlach. Die Flechte des Rindes. *Mag. f. d. gesammte Thierheilk*, 1857, p. 292, trad. et anal. par Verheyen (*Rec. de méd. vétér.*, 1859, p. 81 et 337).

(6) Galligo. *Gaz. méd. ital. stat. Sard.*, 1858, reproduite dans la *Gazette hebdomadaire*, 1858.

(7) Lemaistre (de Limoges). Transmission de l'anders du Bœuf à l'Homme. *Union médic.*, 1858, p. 38.

(8) Macorps. Affection dartreuse épizootique. *Ann. méd. vétér.*, 1859, p. 1.

Cf. également : Fuenstueck. *Bericht ü. das Veterin. im. K. Sachsen*, 1863-1864, p. 85.

Bregeman. *Magazin für Thierheilkunde*, 1866.

Nettleship. *The veterinarian* (Juil. 1870).

Kretschmar. *Magazin für Thierheilkunde*, 1871, p. 140 (Cités par Neumann).

sept cas de contamination humaine trichophytique par un même Poney([1]).

Quant aux faits concernant les Animaux seuls, ils n'ont plus d'intérêt que lorsqu'il s'agit d'épizooties considérables, comme celle que raconte Neumann, qui sévit sur les Veaux rassemblés à Lyon, en 1871, en prévision du siège possible de la ville([2]), ou bien lorsqu'il s'agit de trichophyties plus rarement observées que celles du Bœuf : Ainsi lorsque Perroncito observe la transmission de l'*herpes tonsurans* du Bœuf à l'Agneau([3]). De même Siedamgrotzky([4]) a passé la teigne d'un Cheval à deux Moutons. Le même auteur décrit, sur deux Porcs, des plaques trichophytiques de deux à cinq centimètres de diamètre, irrégulièrement rondes, de surface rouge desquamante. La semence provenait du Cheval. Les deux Porcs inoculèrent deux autres Porcs qu'on mit cohabiter avec eux.

Quelques rares médecins comme Bouchard s'inoculaient à eux-mêmes la trichophytie([5]). D'autres tentaient des inoculations inverses à celles que les vétérinaires observaient, en portant sur l'Animal les teignes humaines. Ainsi Horand obtenait, sur de jeunes Chiens et de jeunes Chats, des inoculations positives que relatait la thèse de Vincent ([6]). Et comme, à cette époque, l'unité du Trichophyton était acceptée par la plupart des auteurs, sans qu'ils songeassent même à la mettre en discussion, plusieurs médecins cherchaient à tort la cause des endémies trichophytiques humaines qu'ils observaient, dans la trichophytie des Animaux domestiques ([7]).

Les contagions humaines provenant du Chien sont relevées rarement

([1]) Tilbury Fox. *The Lancet*, 1871, p. 412. Cf. également T. Fox. Clinical lectures on tinea sycosis. *The Lancet*, 1873.

([2]) Neumann (de Toulouse). *Les maladies parasitaires des animaux*, 1892, p. 269. Nous avons fait à cet ouvrage de nombreux emprunts bibliographiques.

([3]) Perroncito. Trichophyton tonsurans vegetante sopra un ovino. *Ann. dell. R. acad. d'agric. di Torino*, 1872.

([4]) Siedamgrotzky. *Bericht ü. d. Veterinärw. im. K. Sachsen*, 1872, p. 80.

([5]) Ch. Bouchard. *Études expérimentales sur l'identité de l'herpès circiné et de l'herpès tonsurant* (Paris, Savy, 1860).

([6]) Horand. *Rech. expér. pour servir à l'histoire de l'herpès tonsurant chez les animaux*. Thèse de J. Vincent, Paris 1874.

([7]) Ainsi Lespiau qui observait dans les cantons de Céret et d'Arles sur Tech (Pyrénées-Orientales) (observations portées à la Soc. méd. des hôpit. par Lailler. *Gaz. hebd. de méd. et de chir.*, 1876, p. 379). D'après lui, trente-quatre personnes furent atteintes dont vingt-huit enfants. La contagion semblait venir du Chien et être passée par le Porc. Elle aurait passé du Porc, familier dans la maison, aux enfants et aux adultes. Mais ce qui rend ces observations douteuses, c'est d'abord le nombre relatif des enfants et des adultes contaminés. Letenneur avait fait remarquer déjà que, dans les contagions animales, l'enfant était moins souvent contaminé que l'adulte, ce qui s'explique aisément, et quand l'enfant était atteint, il l'était moins souvent au cuir chevelu qu'aux régions glabres. Mes observations ont toujours confirmé cette manière de voir. Or dans les observations de Lespiau, les localisations les plus habituelles de la maladie étaient : la tête d'abord, et puis les sourcils, les joues et les organes génitaux.

dans la littérature de cette époque, c'est pourquoi il faut mentionner le travail de Friedberger[1]. C'est l'histoire d'un Chien familier qui contamina un enfant au visage, et, au cou, une servante[2]. D'ailleurs, d'après Friedberger et Fröhner [3], la trichophytie du Chien est fréquente en Allemagne, et très analogue à ce que nous verrons plus tard être la Microsporie du *Microsporum lanosum* [4].

Les épidermophyties du Chat, auxquelles les récents travaux de Zollikofer viennent de donner un nouvel intérêt [5], présentent, elles aussi, une longue histoire. En 1865, Fenger [6] constatait la teigne tondante chez le Chat, sous forme de plaques de 1 à 3 centimètres 1/2 de diamètre, dépilées entièrement, et très squameuses. Un Chat teigneux a donné sa maladie à vingt personnes, et Bosch, cité par Fenger, s'était assuré de la réalité de cette transmission.

Il y a quelques observations françaises des mêmes faits. En 1874, Lancereaux et E. Besnier rapportent deux cas de contamination humaine par le Chat [7]. Dans le premier cas, trois enfants sont contaminés par un Chat malade; dans le deuxième cas, une infirmière.

Mais la plupart de ces constatations viennent d'Allemagne où les faits semblent plus fréquents, comme depuis quinze ans ils semblent plus fréquents en Angleterre. Ainsi la très intéressante observation de Michelson [8] : Un jeune Chat est atteint à la fois de gale et d'herpès. Il contamine toute une famille. Trois étudiants s'inoculent avec les croûtes. Ils prennent l'herpès et non la gale [9].

En Allemagne, Braüer donne aussi vers cette époque une description de la trichophytie du Mouton [10] et de ses plaques démangeantes sur lesquelles, des squames, et des croûtes, à travers lesquelles la laine sort et se prend en pinceaux.

(1) Friedberger. Herpes tonsurans bei einem Hunde mit Uebertragung auf den Menschen. *Archiv. f. Wissensch. u. pratk. Thierheilk*, 1876, p. 369.

(2) Cf. aussi. Zürn. *Die pflanzlichen Parasiten*, 2e édit., Weimar, 1889, p. 264, qui signale la transmission du Chien au Chat et A. Haas, Identitat von Herpès tonsurans und Pitysiasis circinata. *Berlin. Klin. Wochensch.*, 1882, p. 259 et *Rev. des Sc. méd.* XX, p. 224.

(3) Friedberger et Fröhner. *Pathologie et thérapeutique spéciale des animaux domestiques*. Édit. franc., 1891, p. 593.

(4) Voir ce volume : *Microsporum lanosum*.

(5) Zollikofer. Sur une épidémie de microsporie humaine due au Microsporum lanosum. *La Clinique*, 1908, n° 39, p. 621.

(6) Fenger. *Tidsskrift for veterinairer*, 1865. *Repertorium Thierdheilkunde*, 1866, p. 276.

(7) Lancereaux et E. Besnier. *Soc. médic. des hôpit.*, 1874, p. 339.

(8) P. Michelson. Uebertragung des Herpes von einem an Herpes und Scabies lei denden Thierauf den Menschen. *Berlin. Klin. Wochenschr.*, 1874.

(9) Quelques réserves sont à faire en cette observation où les jeunes gens inoculés commencent à ressentir du prurit 8 heures après l'inoculation. Alors que l'apparition d'une lésion d'inoculation tarde toujours de 8 jours.

(10) Braüer. *Bericht. u. d. Veterinärw. im. K. Sachsen*, 1879, p. 139.

Mais de toutes les épidermophyties animales, celles du Cheval et du Bœuf restent les plus étudiées et les plus fréquentes. Les descriptions concernant le Cheval abondent. Pour le médecin qui connaît les Trichophyties humaines, il est frappant de voir tous les vétérinaires décrire bien plus souvent les plaques dépilées, glabres, que les plaques couvertes de poils malades cassés. Et alors, ou bien la maladie est active, et, sous les squames et croûtes, on trouve des nodules papuleux circumpilaires, avec, en leur milieu, une fossette humide de pus ou de sérosité purulente. Ou bien la maladie est en régression et, sous la squame-croûte qui tombe avec les poils qu'elle engaine, l'épiderme neuf est refait déjà.

Très fréquentes restent les épidémies équines et humaines dans les régiments de cavalerie; la plus connue est celle que Dieu relata : en huit mois, vingt-deux cavaliers furent successivement contaminés par de jeunes Chevaux arrivés de la remonte de Caen ([1]).

C'est vers cette époque que Mégnin fit son étude clinique des trichophyties du Cheval. Il est à remarquer que, presque seul en France, et contre l'opinion médicale française tout entière, Mégnin conserva toujours l'avis que les Trichophytons des Animaux devaient être d'espèces diverses, et, chez le Cheval, il essaya même de différencier cliniquement le Trichophyton *tonsurans* du Trichophyton *epilans* ([2]).

Il avait repris de bien des façons ses expériences, et toujours pour conclure de même en faveur de la pluralité des Trichophytons animaux. Ainsi il avait inoculé, côte à côte, sur un jeune Chien, la teigne du Cheval et celle du Veau; il avait obtenu côte à côte deux lésions : une tonsurante, l'autre ulcérée ([3]). Et Malassez, répondant à cette communication, dit nettement qu'on voit à l'hôpital Saint-Louis des teignes d'aspects très différents qui doivent correspondre à des variétés différentes ([4]).

([1]) Dieu. Contagion de l'Herpès circiné du Cheval à l'Homme. *Gaz. des Hôpitaux*, 1876.

([2]) Mégnin. Bull. soc. centr. de méd. vétér. *Recueil de Méd. vétér.*, 1878, p. 205 et 831.

([3]) M. Mégnin. *Soc. de Biologie*, 8 nov. 1879.

([4]) Les idées de Mégnin, qu'il énonça en 1880 dans une revue « Sur les teignes chez les Animaux domestiques et leur identité ou leur analogie avec celles de l'Homme » (*Annales de Dermat. et de syph.*, 1880, p. 101), valent d'être résumées ici. Mégnin considère que les teignes de l'Homme ont pour source principale les teignes animales. « La teigne tonsurante du Cheval se présente constamment sous forme de plaques herpétiques nummulaires ou annulaires, de la dimension d'une pièce de 5 francs, couvertes d'une croûte ardoisée, composée exclusivement d'un mélange de pellicules épidermiques, de poils brisés à un ou deux millimètres de la surface, et dont les fibres sont dilacérées, désunies par une végétation cryptogamique, qui s'insinue entre elles, et qui est composée presque exclusivement de sporules légèrement bleuâtres, du diamètre de 0,002 à 0,005.

Mégnin différencie par son aspect la dartre du Veau de celle du cheval. Celle

A lire la description clinique que Mégnin donne de la dermatose causée par le *Trichophyton epilans*, je crois reconnaître la Microsporie du Cheval, que j'ai observée et cultivée en 1893 (¹), et dont il existe deux variétés, la deuxième observée et cultivée par Bodin en 1895 (²).

Dans beaucoup d'observations animales sont notées des contaminations humaines. Ainsi dans l'observation de Gerlier, à Ferney-Voltaire, où les enfants d'un tondeur de Chevaux furent contaminés par leur père, qui leur avait coupé les cheveux avec sa tondeuse (³). Et presque toutes les épidémies animales, dont on nous présente l'histoire, se compliquent d'épidémies humaines. Ainsi dans l'observation de Larger, où un homme sur cinq est atteint sur tout l'effectif d'un régiment (⁴). Ainsi dans les faits relatés par Mégnin, Aureggio, Trouvé (⁵). Enfin il faut citer encore le travail excellent de Longuet qui résume la question, bien que les vues théoriques qu'il contient, sur l'origine animale des teignes de l'Homme, ne se soient pas toutes vérifiées (⁶).

De tout ce qui précède, on peut conclure que les teignes animales, qui étaient le mieux connues des vétérinaires, étaient celles du Bœuf et du Cheval. C'est aussi sur les Hommes approchant le Bœuf et le

du Veau a des squames jaunâtres et non gris ardoisé, la surface est nue, sans poils brisés, il y a plus de parasites de l'épiderme, moins dans le follicule, les spores sont jaunâtres et elles ont de 0,005 à 0,006. C'est à lui que Mégnin réserve le nom de *decalvans*.

Ainsi, dès cette époque, Mégnin voulait différencier deux teignes trichophytiques animales par la dimension des spores parasitaires. Au contraire de Mégnin, Raillet pose la question de l'identité ou de la pluralité des Trichophytons animaux, sans la résoudre. Il trouve les arguments de Mégnin insuffisants à eux seuls (Teigne tonsurante chez les animaux. *Annales de Dermat.*, 1880, p. 243).

Cf. également : Weber et Mégnin. Note sur le Trichophyton epilans. *Recueil de méd. vétér.*, 1882, p. 1247 et 1250. Derrière les travaux de Mégnin, doivent se placer ceux de ses élèves qui ont étiqueté : Trichophyties épilantes, les nouveaux cas de teigne du Cheval qu'ils ont observés. Ainsi : Viseux (*Maladie cutanée de nature herpétique. Rec. de mém. et obs. sur l'hyg. la méd. vétér. milit.*, VII, 1881, p. 338).

(¹) *Trichophyties humaines*, p. 226 et Atlas, p. 58 et fig. 166, 167.

(²) E. Bodin et F. Almy. Le Microsporum du Chien. *Recueil de médecine vétérinaire*, 1er mars 1895, p. 161.

Delamotte et Bogenez. (Epizootie d'herpès epilans. *Rev. vétér.*, 1886, p. 267.)

Evrard. (*Bull. de la Soc. cent. de méd. vétér.*, 1890, p. 309.) Evrard insiste particulièrement sur la possibilité d'éclosion foudroyante de centaines de plaques sur le même Cheval, fait souvent vérifié, en effet, et précisément observé, par Pécus, dans l'épidémie de Sedan (1906) que nous relaterons.

(³) Gerlier. Une épidémie trichophytique à Ferney-Voltaire. *Lyon médical*, 1880, p. 333-376. Cf. aussi : Chaboux. *Union médic. de la Seine-Inférieure*, 1880, n° 61.

(⁴) Larger. Épidémie d'Herpès tonsurant causée par le pansage des Chevaux teigneux. *Rev. d'hyg. et de pol. sanit.*, 1881, p. 138.

(⁵) Cités par Neumann. *Recueil de méd. vétér.*, 1881, p. 93.

Cf. aussi dans : Mégnin. *Rev. d'hyg.*, 1881, p. 54, l'histoire de quinze soldats contaminés par les couvertures de leurs Chevaux.

(⁶) R. Longuet. *De la trichophytie par contagion animale et en particulier chez les cavaliers*. Paris, 1882.

Cheval que sont signalées par eux les plus fréquentes inoculations. Sans doute en parcourant les auteurs qui en ont écrit, on voit signaler de temps à autre des teignes du Mouton, du Chien, du Porc et, sous des noms divers, une dermatophytie de la Poule, mais en somme celles du Bœuf et du Cheval restent les plus importantes. Aussi présenterai-je de chacune un bref résumé clinique :

1. ***Trichophytie du Bœuf.*** — La trichophytie peut exister endémiquement, sur le Bœuf, en des pays où la trichophytie du Cheval est rare(1). Pour les Animaux, comme pour l'Homme, le jeune âge est une condition évidente de réceptivité (2).

D'après Raillet, la trichophytie, chez le Veau, est le plus souvent limitée à la tête et à l'encolure. Les éléments auraient la forme de boutons croûteux. D'après la plupart des auteurs (3) la maladie a pour localisations principales chez le Veau : les lèvres, le tour des yeux, des narines, les oreilles, le cou; la moitié antérieure du corps est la plus envahie et la plus tôt prise. La lésion première a été bien vue par Achille Minne et voici comment il la décrit (4) :

Le premier stade de la lésion est une pustule à rebord rouge. Autour de la première il s'en forme bientôt d'autres et il s'établit ensuite une fonte de l'épiderme qui conduit à la formation de croûtes jaunâtres, sèches et onctueuses au toucher. Ces croûtes recouvrent d'abord une lésion active; elles s'enlèvent facilement et reposent sur une peau rouge présentant de petites fossettes remplies de pus, lésions de folliculite et de périfolliculite suppurée. Ensuite la lésion sèche. La croûte fait une saillie circulaire hérissant les poils. Elle a de deux à sept millimètres d'épaisseur (Neumann). Les poils tombent avant la croûte, ou avec elle, englobés par elle. Les croûtes squameuses, d'un jaune blanchâtre, peuvent être très apparentes, et expliquent le nom de *psoriasis vitulina* sous lequel la maladie a été décrite en Allemagne.

Ce qu'il y a de très remarquable c'est le nombre considérable de points d'attaque de la maladie. Tous les auteurs signalent les « taches nombreuses, serrées, petites et arrondies au début, grandes plus tard et à contour capricieux par suite du phénomène de la confluence. » (Minne.) Chaque lésion « procède par une irradiation centrifuge régulière » (Neumann), mais elle ne dépasse guère quatre centimètres de diamètre, et c'est par confluence que se constituent les lésions grandes

(1) Ainsi, d'après G. Fleming, la trichophytie est commune sur le gros bétail d'Australie et rare chez le Cheval.

(2) Raillet dit que la trichophytie des jeunes Veaux est aussi fréquente que celle des Vaches et des Bœufs âgés est rare.

(3) NEUMANN. *Les maladies parasitaires des Animaux*, 1892, p. 269.

(4) ACH. MINNE. *Le Trichophyton de la Vache peut passer sur l'Homme.* Travail du service de Dermatologie du Dr Cruyl à l'hôpital de Gand, 1898.

comme une assiette dont parle Gerlach. Neumann a vu des poils brisés. Minne ne décrit que la chute du poil.

Quand la croûte se détache, l'épiderme nouveau est refait sous elle, la tache est glabre mais sèche. Le poil repousse toujours régulièrement (Neumann). Colin et Raillet disent qu'un traitement quelconque abrège la durée de la maladie chez l'Animal, et Fleming constate que cette maladie disparaît au printemps. Cependant Minne a vu durer six mois la teigne de la Vache qu'il a observée.

La contagion du Veau à l'Homme se fait ordinairement au niveau des régions découvertes. Au cou, Cazenave avait observé une contagion chez un Homme ayant porté un Animal malade. Horand a constaté le même fait chez un boucher ayant chargé sur son cou un Veau trichophytique (1).

Pour Johansen (2), la trichophytie venue du Bœuf se distingue aisément des trichophyties d'origine humaine et domestique. Les taches sont pigmentées, brunâtres, le bord est fait de vésicules abortives, le centre moins desquamant. Il y a peu de taches qui deviennent vite grandes et ovalaires. Il a observé deux cas de kérion venant de la Vache : chez une femme qui, en trayant une Vache, appuyait sa tête sur le flanc malade de la bête; sa fille avait une trichophytie bovine ordinaire sur le bras. Dans un autre cas, un enfant présentait un demi-kérion du cuir chevelu complété par un demi-cercle trichophytique bovin, ordinaire, sur le front.

J'ai vu la trichophytie du Veau, chez l'Homme, remarquablement monomorphe, et stable en ses caractères. Je la décrirai avec les espèces mycosiques qui la déterminent (3).

II. ***Dermatophyties du Cheval.*** — La trichophytie du Cheval a été décrite maintes fois par les vétérinaires et leurs descriptions se ressemblent.

La maladie siège ordinairement à la partie supérieure du corps, à l'encolure, au dos, aux reins, à la croupe, aux flancs. Ce qu'on voit tout d'abord, écrit Neumann,

(1) Cf. : BOUCHER et MÉGNIN. Affection de peau de formes variées et d'origine parasitaire communiquée à plusieurs individus par un Veau malade. *Comptes Rendus de la Soc. de Biologie*, 1887, p. 476. — VIDAL. *Revue vétér.*, 1888, p. 299. — GAILLETON. *Gaz. hebdomadaire*, 1889, p. 598. — LUCET. *Bul. de la Soc. centr. de méd. vétér.*, 1890, p. 183.

(2) A. JOHANSEN. Kerion Celsi, *Hospitalstidende*, 6 sep. 1893.

(3) Cf. ce volume : *Les Trichophytons faviformes*. Il est à remarquer que plusieurs auteurs insistent, au contraire, sur le polymorphisme des trichophyties du Veau chez l'Homme. Ainsi Lesser, qui a observé plusieurs fois de petites épidémies d'herpès, ordinairement venues du bétail, leur a vu des aspects différents sur les membres d'une même famille (Séance du 5 juil. 1898, de la *Berliner dermatol. Gesellschaft*). Cela veut dire ordinairement que ces auteurs ont observé des lésions d'âge différent.

« Ce sont des plaques circulaires, dont le diamètre oscille autour de celui d'une pièce de un franc, et qui tranchent sur le reste de la robe par le hérissement et l'aspect terne des poils qui la recouvrent.

Ceux-ci tombent au bout de quelques jours et c'est souvent le premier symptôme qui attire l'attention.... Et, si la maladie a pris de l'extension, la robe de l'animal a acquis, par l'ensemble de ces taches nummulaires, une physionomie toute particulière (¹). »

Rien n'est plus vrai, et je dois ajouter que la lésion des chevaux ressemble alors infiniment plus à la pelade humaine qu'aux teignes tonsurantes de l'enfant. Neumann ajoute :

« Les poils ne tombent pas par évulsion, mais par brisure, presque au ras de l'épiderme, et l'on reconnaît aisément que l'extrémité brisée est irrégulière, divisée en petits brins, comme épilée ou pénicillée. »

Cette description est trop précise pour être douteuse, et d'ailleurs Mégnin la confirme en distinguant, de cette forme, la trichophytie épilante où le poil tombe entier. Cette dernière forme est la seule des deux dermatophyties décrites par Mégnin que j'aie observée chez le cheval. J'ai observé aussi une forme suppurée qui copie d'assez loin le kérion de Celse, chez l'homme, et dans laquelle le poil est détaché par une folliculite suppurée d'aspect presque furonculeux. Dans la forme sèche, la guérison se produit par dessiccation de la croûte qui « tombe en même temps que les poils » (Neumann). La surface glabre est sèche, chagrinée, d'une coloration ardoisée, encore squameuse. Peu à peu, les poils y repoussent lentement, plus foncés qu'avant ; guérison locale d'ailleurs, car d'autres plaques se sont reformées (²).

Les plaques ne dépassent guère la dimension d'une pièce de 5 francs et sont ordinairement plus petites. Même nombreuses, elles restent ordinairement distinctes.

La contagion se fait par les objets de pansage, le plus souvent communs à plusieurs chevaux : étrilles, brosses, ou par les harnais, les couvertures. L'homme s'inocule par les mêmes intermédiaires. J'ai vu l'inoculation d'un bourrelier, par une piqûre, faite à la main, avec l'ardillon d'une boucle de harnais. Je ne compte plus les inoculations de soldats, et même d'officiers de cavalerie, contaminés pour avoir, à l'occasion de manœuvres ou de grèves, couché roulés dans des couvertures de cheval. Tout cela se comprend de soi sans qu'il soit utile d'insister.

J'arrêterai ici l'histoire des dermatophyties animales. Elles en étaient à ce point lorsque j'ai commencé mes études sur le sujet en 1892. Mais

(¹) *Loc. cit.*, p. 270.

(²) Couzin à la Guadeloupe a signalé, chez le cheval, une alopécie presque totale des membres, vérifiée par Neumann. Fleming a signalé une variété de trichophytie à plaques annulaires (*The veterinarian.*, mai 1872, p. 287). Nous verrons plus loin les caractères de la très importante épidémie équine observée par Pécus tout récemment.

avant de présenter les résultats de ces recherches, je dois encore raconter les premières applications à notre sujet des méthodes pastoriennes de culture et leurs résultats.

LES PREMIÈRES CULTURES DE TEIGNE

Dès l'époque de Gruby, on classa les Champignons des teignes parmi les Mucédinées.

« Les divers champignons des teignes, écrit Bazin (¹), appartiennent à l'ordre des Mucédinées; ils ont tous des caractères propres qui les distinguent et qui, sans doute, permettraient de les classer; mais c'est là un travail difficile, et qui, d'ailleurs m'écarterait du but que je me suis proposé : je laisse ce soin à d'autres, plus habiles que moi en cryptogamie : j'ai dû me borner à constater la véritable nature des teignes et à en préciser le siège. »

Ce travail difficile tentait d'autres observateurs. Dès la découverte de l'Achorion, Remak avait essayé de le cultiver. Gruby, dès sa découverte, l'essaya de même. Ces premières cultures étaient ce qu'elles pouvaient être. Pourtant, Remak obtint, sur une pomme, un début de végétation, une culture favique dont il donna un dessin microscopique non équivoque. Cette hâte à essayer la culture artificielle des Dermatophytes pourra surprendre les bactériologistes, elle surprendra moins les mycologues. Les mycologues ont essayé et obtenu des cultures cryptogamiques, bien avant que Pasteur ait fourni des méthodes pour l'obtention des cultures pures. Leurs cultures étaient impures, naturellement; mais, le microscope aidant, on en tirait encore quelque profit. Beaucoup de mycologues ne savent encore pas faire des cultures pures de leurs Moisissures, et ignorent encore aujourd'hui les techniques pastoriennes!

Quoi qu'il en soit, les cultures à l'air libre se recouvraient de Penicillum et plusieurs auteurs se demandèrent sérieusement si l'Achorion et le Trichophyton n'étaient pas une moisissure banale devenue pathogène. Hebra (²) Neumann (³) croyaient les Dermatophytes dérivés du Penicillum; J. Lowe (⁴) et Jobez Hogg (⁵) voyaient dans le Trichophyton

(¹) BAZIN. *Recherches sur la nature et le traitement des teignes*, p. 71-72.

(²) « Hebra ayant semé, sur la peau, des moisissures, crut voir « se développer des godets faviques et des cercles semblables à ceux de l'herpès tonsurant : aussi, il pensa pouvoir affirmer qu'il existe un lien intime entre les champignons du favus, de l'herpès circiné, et les champignons des moisissures; le « champignon qui pouvait, selon des conditions particulières, donner lieu au « favus ou à l'herpès tonsurant était le Penicillum. »

(³) NEUMANN. *Lehrbuch der Hautkrankheiten*, 2ᵉ édition.

(⁴) J. LOWE. *Transactions of the botanical Society of Edinburgh*, 2 v. On the true nature of parasitic Diseases (*The Lancet*, 13 août 1859, p. 158).

(⁵) JOBEZ HOGG. Further observations on the vegetables parasites (*Quarterly Journal of microscopical Science*. Janvier 1866).

une forme sporulaire de l'Achorion, issu lui-même de l'Aspergillus.

Hallier, Hoffmann, Atkinson renouvelèrent les mêmes cultures pour arriver aux mêmes conclusions erronées, et faire dériver le Trichophyton du Penicillum, de l'Ustilago carbo ou du Mucor mucedo [1]. C'est de Barry qui confondit ces erreurs et en donna les raisons.

« Lorsque les parasites en question sont extraits du corps de leurs hôtes, écrit-il, et cultivés dans l'eau, dans une solution de sucre, on observe d'abord la végétation de leurs spores, mais après un très court laps de temps, apparaissent dans ces milieux les Champignons universellement répandus : *Penicillum glaucum*, *Aspergillus glaucus*, ou *Torula*. Plus tard, le mycélium du Penicillum ressemble plus ou moins aux spores et au mycélium des parasites en question, et il semble qu'ils se soient développés d'eux dans le milieu artificiel [2]. »

Köbner, mieux inspiré que les précédents expérimentateurs, cherchait la solution du problème par l'inoculation. Le Trichophyton inoculé donne la trichophytie, ce que le Penicillum ne fait pas.

C'est à Grawitz, je crois, que revient l'honneur d'avoir obtenu les premières cultures pures de *Trichophyton* et d'*Achorion*. Il est difficile aujourd'hui de savoir quel Trichophyton Grawitz avait cultivé, mais peu importe. A ce moment ce qu'il fallait c'était différencier la Trichophytie du Favus. Grawitz reconnut que leurs cultures différaient extrêmement, et l'inoculation des deux cultures reproduisit chacune des maladies dans son type.

C'est exactement à la même époque, à dix jours près, que Duclaux obtint en France les premières cultures pures de trichophytie et de favus [5]. Ses résultats coïncidaient avec ceux de Grawitz. Et pour la première fois la mycologie du sujet était abordée.

Mais, en dehors de ses communications à la Société de Biologie, Duclaux ne publia rien sur ce sujet; son élève Verujsky donna seulement, deux ans plus tard, une étude comparative du Trichophyton et de l'Achorion, étude qui, à côté d'erreurs ou d'omissions peu importantes, présente un grand nombre de faits nouveaux précis et intéressants [6]. Évidemment Verujsky ignorait trop le côté clinique de la question, il ne comprit pas non plus l'intérêt des cultures sur milieux

(1) ATKINSON. On the botanical relations of the Trichophyton tonsurans (*New York medic. Journ.*, décembre 1878).

(2) DE BARY. *Hofmeisters Handbuch der Physiologischen Botanik.* Band II, Abth 1, p. 224.

(3) KÖBNER. *Klinische und Experimentelle Mitheilungen*, Erlangen, 1864.

(4) JUHEL-RÉNOY. *Art. Trichophytie* du Dict. de Dechambre, t. XVIII.

(5) E. DUCLAUX. *Soc. de Biologie*, 16 janvier 1886. Ses résultats sont consignés dans la Th. de Feulard : *Teignes et teigneux.* Paris, 1886, p. 96. Je mentionne aussi le travail de G. BEHREND. Contribution à l'étude de l'herpès tonsurant et du favus (*Vierteljahresschrift für Dermat. und Syph.*, 1884) bien inférieur au précédent.

(6) DM. VERUJSKY. Recherches sur la morphologie et la biologie du Trichophy-

solides qui devaient donner plus tard la clef de la pluralité trichophytique. Il compare la culture de l'Achorion au godet favique : comparaison illusoire. Il méconnaît l'importance des transformations pléomorphiques de ses cultures, etc.... Malgré ces lacunes et ces erreurs, son travail reste d'une valeur exceptionnelle. Pour la première fois, l'auteur distingue nettement la fausse spore, mycélienne, des spores externes pédiculées sur les hyphes aériennes de la culture. Il décrit ces spores aériennes qui se fixent comme des grains de raisin sur une grappe.... Verujsky étudie aussi les besoins chimiques des Dermatophytes. Il reconnaît que l'alcalinité et l'acidité des milieux nuisent également à leur croissance, et qu'ils se développent mal sur le liquide de Raulin en raison de son acidité même. Il reconnaît surtout que des milieux médiocres, comme l'urine, deviennent excellents quand on y ajoute 5 pour 100 de glucose, et que le Trichophyton utilise beaucoup les sucres dans ses cultures, tandis que l'Achorion préfère les matériaux azotés [1]. A la vérité, les cultures photographiées par Verujsky sont méconnaissables; on ne peut savoir quel Trichophyton il a cultivé, et il est probable que la culture donnée pour celle du favus est celle de son duvet de dégénérescence pléomorphique, car il y décrit des spores piriformes qu'il figure, et que la culture-mère du favus donne rarement et tardivement. Verujsky étudie en outre la température *optima* des cultures, il observe la résistance des spores au chauffage et à l'action des antiseptiques, d'où il conclut, le premier, que tous les antiseptiques les détruisent, et que si la maladie leur résiste, c'est parce que l'antiseptique ne joint pas le parasite dans la profondeur, vérité certaine que tant de cliniciens ont méconnue. On voit à combien de titres ce travail est remarquable. Après lui, la différenciation de l'Achorion et du Trichophyton ne fut plus, je crois, remise en question [2].

ton tonsurans et de l'Achorion Schönleïni (*Annales de l'Institut Pasteur*. Première année 1887, nº 8, p. 369-391).

(1) Verujsky a noté également que le Trichophyton n'assimilait pas la saccharose, et que la glycérine, dans les cultures trichophytiques, favorise l'assimilation des sucres.

(2) Notons à la même époque, un travail de Georges Thin : *Pathology and Treatment of ringworm* (in-8º 87 pages, London. J. and A. Churchill, 1887), où il résume ses expériences sur le Trichophyton. Étant donné que le Trichophyton est rare en Angleterre, et le Microsporum Audouïni fréquent, il est probable que les expériences de Thin ont dû être faites avec ce dernier. Avec Bantam (de Brown Institution) il a essayé des cultures dans l'humeur aqueuse, mais ses techniques étaient si défectueuses que les résultats fournis furent d'abord nuls. Plus tard, Thin a bénéficié des procédés de culture sur milieux solides de Koch. Et alors il vit le Trichophyton pousser « readily and with certainty » sur le bouillon gélatinisé. Mais, pour lui, le Trichophyton ne donne aucune fructification, ce qui le distingue des moisissures banales qui en donnent toujours : erreur que Duclaux et Verujsky n'ont pas faite. Thin ajoute, avec bon sens, (contre l'opinion qui voulait faire des teignes, des moisissures saprophytes

Cependant voici que le problème des Dermatophytes se complique. En 1890, Kral de Prague (1) annonce au Congrès de Berlin qu'il a isolé dans un cas de favus, un champignon distinct de l'Achorion ordinaire, et l'Achorion ordinaire ne se retrouvait pas dans ce cas. Ce nouvel Achorion était inoculable à l'animal. C'était la première affirmation de la pluralité des Favus. Mais nous savons que depuis dix ans des hommes, qui n'étaient pas dermatologistes, un vétérinaire, Mégnin, et un histologiste, Malassez, croyaient à la pluralité des *Trichophytons*, et que Mégnin avait voulu démontrer la pluralité des *Trichophytons* par l'inoculation (2). Il poursuivait toujours la différenciation des deux espèces trichophytiques *tonsurante* et *épilante*, qu'il avait cru différencier sur l'animal, et il présenta, cette même année, à la Société de Biologie, les deux cultures correspondantes, faites par Duclaux; l'une en touffes neigeuses, l'autre formant une pellicule jaunâtre. Il est impossible d'identifier ces deux espèces aujourd'hui, mais le fait de leur différenciation n'en demeure pas moins. Et l'année suivante (1891), Mégnin apporta à la Société de Biologie une autre culture, faite par Duclaux, culture blanche, colorant le milieu en violet-framboise, et extraite d'une mycose de la Poule. Cette fois, il est certain qu'il s'agissait de l'espèce connue aujourd'hui sous le nom d'*Achorion gallinae*. Et à l'occasion de cette présentation, Mégnin ne manqua pas de soutenir, une fois de plus, la pluralité des trichophyties animales que son adversaire, Neumann, de Toulouse, se refusait à admettre.

La question de la pluralité trichophytique était donc posée; personne, sauf Mégnin, ne considérait cette pluralité comme probable, et le premier Congrès international de dermatologie, qui se tint à Paris en 1889, avait posé la question sans qu'aucun dermatologiste prît la parole pour la résoudre (3).

La question fut reprise en 1891 par deux élèves de Unna : Neebe et Furthmann (4) qui, sur seize cas cultivés, trouvèrent quatre *Trichophytons* différents. Mais, ici encore, on ne peut savoir quelles espèces, maintenant connues, ces auteurs avaient rencontrées, car ce travail n'a été suivi d'aucun autre et ce n'est qu'une ébauche (5). Il ne contient

banales) que la contagion évidente d'un enfant par l'autre, élimine l'idée que des spores partout répandues pourraient causer la maladie.

(1) *Xe Congrès intern. des Sc. méd. Berlin.*, vend. 8 août soir, 1890.

(2) MÉGNIN, Présentation de cultures des champignons de quelques teignes d'animaux domestiques. *Bull. de la Soc. cent. de méd. vétér.*, 1890, p. 183.

(3) La question était ainsi posée : Des trichophytoses, des dermatoses trichophytiques. I. Mycologie, espèces, cultures, transmission expérimentale, contagion. II. Prophylaxie et traitement. Les discussions sur ces points furent tout à fait insignifiantes et n'apportèrent aucun fait nouveau à la question.

(4) Congrès de Halle, 24 sept. 1891 et « Vier trichophytonarten » in *Monatshefte fur praktische Dermatologie*. Bd XIII, n° 11, déc. 1891, p. 477.

(5) Les deux premières espèces, nommées : *oidiophoron* (2 cas) et *erethmophoron* (14 cas), paraissent avoir été des *Microsporums*, car leur culture était un gazon

la figuration d'aucune culture. Il ne contient aucune description, différentielle ou non, des quatre parasites, dans le cheveu humain ou dans la squame. Aussi lorsque Unna lui-même reprit la parole sur la question au congrès international de dermatologie de Londres en 1896, laissa-t-il de côté tous les travaux de son laboratoire avant 1892. Je ne crois pas qu'ils méritent en effet, plus que cette mention.

MES PREMIÈRES RECHERCHES SUR LES TEIGNES (1892-1894)

C'est alors, en 1892, que je commençai mes premières recherches sur le sujet. J'y fus poussé par E. Besnier, dont j'étais alors l'interne. Je ne connaissais rien du sujet, rien des travaux de Gravitz et des travaux expérimentaux récents, et des discussions auxquelles ils avaient donné lieu, rien même des travaux de Neebe et Furthmann, que je n'ai appris que 10 mois plus tard, et le seul travail que je connusse, dès l'abord, fut celui de Verujsky. Mes premières recherches sur les teignes durèrent environ trois ans, et donnèrent lieu à une douzaine de notes ou mémoires, que résuma un livre : *Les Trichophyties humaines*, paru en 1894. Mon sujet m'oblige à analyser ici mes propres travaux, je le ferai brièvement.

Dès le début on pouvait prévoir quelle méthode employer pour éclairer la question. Il fallait pratiquer l'examen clinique minutieux de

blanc, légèrement teinté, dans la profondeur du milieu, en jaune citron et en brun acajou, mais aucune étude microscopique différentielle n'était donnée du parasite dans le cheveu, et l'aspect clinique décrit est banal et non étudié dans le détail.

Mycologiquement, les auteurs décrivaient des gemmes terminales et intermédiaires qui sont évidemment les chlamydospores terminales et intercalaires, et dans l'*Erethmophoron* des *fruits en forme de rame* (ὁ ἐρετμος) qui sont à coup sûr les fuseaux retrouvés plus tard, par moi, sur les Trichophytons à grande culture blanche (T. gypseum), et par Fox et Blaxall, chez les Microsporums.

Le 3e Trichophyton de Furthmann et Neebe était dit *attractophoron*, de ses fuseaux multiloculaires ; la description de la culture ne correspond à aucune espèce actuelle qu'on puisse désigner. Les deux auteurs, sur le seul cas qu'ils en eussent observé, le croyaient probablement toujours le Trichophyton du corps, c'est-à-dire localisé à la peau glabre ! Enfin, le dernier Trichophyton, décrit par les deux auteurs allemands, était nommé *ptérygoïdes* à cause de sa culture qui présente au début comme des barbes de plume. Et ce seul caractère évoque l'idée du *Tr. acuminatum* actuel, mais la culture décrite n'est pas reconnaissable. Mycologiquement, étaient signalées des spores de 5 µ « probablement formées dans des organes arrondis, semblables aux gemmes terminales », supposition erronée. Duclaux avait décrit déjà, cinq ans plus tôt, les grappes trichophytiques que nos auteurs n'ont pas vues. Les plaques de tondantes de ce Trichophyton étaient signalées comme squameuses, à fond rouge et très glabres. On en avait observé 3 cas.

P.-G. Unna. Sur la culture et la pluralité des Trichophytons (*Journal des mal. cut. et syph.*, 1896-97).

chaque malade et en consigner les résultats dans une observation bien prise : pratiquer l'examen microscopique du parasite dans les squames et les poils, et en garder des préparations permanentes, permettant des études comparatives ; 3° enfin, pratiquer les cultures de chaque cas et les conserver vivantes pour qu'elles puissent servir à toutes comparaisons entre elles.

Cette méthode qui abordait la question par ses trois côtés, clinique, microscopique et cultural, donna des résultats immédiats et très inattendus.

Il y avait deux types de tondante infantile qu'on pouvait différencier par l'examen à l'œil nu, par l'examen microscopique et par la culture. C'était la *tondante à petites spores* et la *tondante à grosses spores* (1).

Ce travail établissait en outre que ces deux types parasitaires représentaient non pas des espèces uniques, mais des groupes d'espèces et décrivait parmi les Trichophytons à grosse spore, en dehors de l'espèce la plus commune, (2) une espèce à culture acuminée, (3) une culture poudreuse blanche, (4) une culture violet-noir, (5) et une culture rose (6).

Le deuxième mémoire, laissant de côté le parasite à petites spores, était consacré à la pluralité des Trichophytons à grosses spores (7). Les espèces trichophytiques s'annonçaient de plus en plus, comme :

« Extrêmement nombreuses et spécifiquement distinctes, c'est-à-dire que les caractères de chaque espèce paraissent fixes, héréditaires et permanents (8) ». « Que l'on rencontre une série de lésions trichophytiques anormales, de trichophytie serpigineuse ou folliculaire ou suppurée, et avec elles, on obtiendra des séries de cultures nouvelles. Et cependant, toutes les cultures provenant d'un même cas garderont entre elles une parfaite similitude (9). »

Ces différentes espèces parasitaires sont caractérisées par l'aspect spécifique de leur culture en milieu artificiel. Mais, pour cela, il faut

(1) Contribution à l'étude de la trichophytie humaine. Étude clinique, histologique et bactériologique sur la pluralité des Trichophytons de l'homme. Communication à la Société de Dermatologie, 10 nov. 1892, in extenso dans *Annales de Dermatologie et de Syphiligraphie*, 30 nov. 1892, et *Sur la trichophytie humaine*. Communication à l'Académie des Sciences. C. R. du 30 déc. 1892.

(2) Plus tard : *Trich. crateriforme*.

(3) Plus tard : *Trich. acuminatum*.

(4) Plus tard : *Trich. gypseum*.

(5) Plus tard : *Trich. violaceum*.

(6) Plus tard : *Trich. rosaceum*.

(7) Étude analytique des Trichophytons megalosporon. *Annales de Dermatologie* du 30 fév. 1893.

(8) *Loc. cit.*, p. 117.

(9) *Trichophyties humaines*, p. 28.

un milieu sur lequel les Dermatophytes se développent activement et pleinement. Le meilleur était le moût de bière, c'est-à-dire l'eau de malt. Je cherchai à faire un milieu analogue, facile à reproduire toujours semblable, en utilisant des matériaux tout préparés, en proportions constantes. Ce milieu eut pour formule générale.

Eau pure	1000	grammes.
Sucre	57	—
Peptone.	10	—
Gélose q.s. pour solidifier.		

Il fut nommé *milieu d'épreuve*, on en fit d'analogues avec la maltose, la glucose, la mannite, la lactose. Et je posai en principe d'après mes expériences préliminaires que :

« Toute différenciation d'espèces, basée sur les caractères de la culture, devrait être établie :

α) Par des *séries* de culture des diverses espèces, cultures faites ensemble, sur un milieu différentiel fait en même temps ; la série permettant de juger comparativement de l'aspect objectif de chaque culture ayant passé par des conditions physico-chimiques semblables.

β) Sur des *séries de réensemencements* des mêmes espèces, permettant de poursuivre, pendant plusieurs générations, l'observation de leurs caractères différentiels et l'*irréductibilité* de deux formes de cultures l'une à l'autre [1] ».

Lorsque j'entrepris la différenciation des espèces trichophytiques entre elles, j'avais en main, pour résoudre ce problème, tous les divers facteurs que je viens d'énumérer. C'étaient, d'une part, les cultures purifiées de cinquante-quatre cas de teigne à grosse spore, d'origine différente, et de tout aspect clinique. C'étaient d'autre part trois milieux : maltosés, mannités, lactosés, extrêmement sensibles à une différenciation des espèces. Le même jour fut pratiqué l'ensemencement de tous les cas sur tous les milieux; et même, pour chaque cas, plusieurs cultures furent faites sur le même milieu, afin de parer à toute éventualité.

Les cinq cents cultures qui constituèrent cette expérience passèrent par des conditions de température et d'aération identiques. La différenciation des espèces fut aussi évidente que possible, et quelque inattendus que fussent ces résultats, leur identité sur les trois milieux d'essai était telle que je ne pouvais les mettre en doute, il fallait compter 19 espèces trichophytiques (espèces ou variétés fixes). Ces 500 cultures furent présentées à la séance de février 1893, de la Société française de Dermatologie. L'autonomie et la spécificité de chaque espèce était affirmée :

[1] *Trichophyties humaines*, p. 53-54.

1° Par la similitude parfaite des diverses cultures du même cas sur le même milieu;

2° Par les dissemblances nettes des types différents entre eux;

3° Par ce fait extrêmement probant que les différents milieux affirmaient les mêmes cas dus aux mêmes espèces trichophytiques, et les mêmes autres cas comme dus à des espèces trichophytiques différentes (1).

Et je concluais :

« La trichophytie vraie est un syndrome que peuvent causer plusieurs espèces parasitaires, espèces ou variétés, qui ont chacune, sur des milieux de culture appropriés, des caractères spéciaux et différentiels (2) ».

J'insistais déjà sur ce fait que, parmi les 19 types différenciés, il semblait y avoir des espèces très distinctes et au contraire des variétés très proches entre elles (3).

« Mais, je dois dire cependant, ajoutais-je, que même chez ces cultures peu différentes entre elles, jamais je n'ai pu, chez aucune, surprendre... le moindre retour à un type voisin.

« C'est un sujet d'étonnement constant, de voir les contagions familiales, quelque nombreuses qu'elles soient, fournir des cultures d'une absolue identité entre elles, même s'il s'agit, comme je l'ai vu, de contagions d'école comprenant plus de cent individus d'âges divers.

« Et de voir comparativement dix trichophyties [je parlais des trichophyties de la peau glabre] donner lieu à des cultures dont quatre ou cinq à peine se ressemblent de très près, et dont deux ou trois seulement sont pleinement identiques. Et ces cultures, qui se ressemblent de très près sans être identiques, ni la culture sur aucun milieu très riche ou très pauvre, ni le passage même sérié sur l'Homme, sur les Animaux, expériences qui, pour certaines espèces, durent depuis plus de vingt mois, n'ont pu altérer leur identité propre, ramener leur type au type d'un autre, restée au bout de ce temps, exactement aussi proche d'elle, et, cependant, aussi distincte (4). »

D'où cette conclusion que s'il y a des groupes trichophytiques très éloignés les uns des autres, et, dans ces groupes, des espèces proches

(1) Dans le tableau des espèces que j'avais alors déterminées sans en donner la photographie, certaines ne peuvent plus être exactement identifiées par moi, ainsi les nos 7, 15, 16, 17, 18 et 19. Le no 1 est le T. (gypseum) asteroïdes, le no 3, le T. (gypseum) farinulentum, le no 8, une autre variété de gypseum, le no 2 est le Tr. (niveum) radians, le no 4 est le T. rosaceum, le no 5 le violaceum, le no 11 est le cratériforme, les nos 10, 12, 14 sont des para-cratériformes, le no 9. le T. cérébriforme, le no 13 le T. acuminatum et le no 6 semble avoir été l'espèce actuellement connue sous le nom d'Achorion gypseum (Bodin, 1907).

(2) *Trichophyties humaines*, p. 55-56.

(3) « Au premier coup d'œil, la différenciation précédente semble annoncer, à côté de quelques espèces très différentes les unes des autres, un grand nombre de variétés peu distinctes de l'une d'entre elles. »

(4) *Trichophyties humaines*, p. 57.

entre elles, ces espèces sont fixes, et ne sont pas de simples variétés à caractères réversibles (1).

Devant le grand nombre des espèces trichophytiques, on devait penser naturellement à leur origine saprophyte possible, c'est ce que discuta la note suivante (2). Cette hypothèse s'appuyait sur des raisons de trois ordres :

1° Sur ce fait que ces parasites, en culture artificielle, émettent des spores externes sur des hyphes différenciées, alors que dans leur vie parasitaire, ils sont réduits à des formes mycéliennes de souffrance.

2° Sur ce fait que la plupart des Champignons parasites ont une existence saprophyte connue (Aspergillus fumigatus), ou probable (Actinomyces Bollingerii);

3° Sur ce dernier fait qu'on peut obtenir des cultures des Trichophytons les plus vigoureux, sur des débris de graines, de paille, sur du chaume pourri, sur du terreau de serre, etc...

Entre autres conclusions, mes recherches précédentes aboutissaient à celles-ci, que certaines espèces trichophytiques se retrouvaient en des lésions de caractères particuliers, et, par exemple, les Trichophytons à culture blanche, poudreuse, dans des lésions folliculitiques et suppurées : *Kérions de Celse.* C'est au groupe de ces Trichophytons spéciaux et pyogènes que le suivant mémoire fut consacré (3). Il montra ce groupe homogène composé de six espèces distinctes, et dont les caractères de culture, très analogues, décelaient la proche parenté. Pour toutes, l'origine animale était probable, et pour plusieurs, démontrée. La première et principale qui est devenue le *T.* (gypseum) *asteroides*, était prouvée d'origine équine et déterminait, sur l'homme, le kérion Celsi du cuir chevelu, de la barbe et de la peau glabre (4).

Ce travail donnait la description des Trichophytons ectothrix, envahissant non seulement le poil, mais sa gaine folliculaire, la description de la Trichophytie du cheval, d'où venaient les contagions humaines, et la description mycologique des spores externes, des grappes, des fuseaux, et des spirales du parasite en culture artificielle, des grappes et de la spirale vues par Duclaux deux ans avant, et des fuseaux multiloculaires, décrits par Neebe et Furthmann en 1891.

L'étude qui suivit se proposait pour objet les Trichophyties de la

(1) *Trichophyties humaines*, p. 58.

(2) Note sur l'hypothèse d'une existence saprophyte des Trichophytons. *Annales de Dermatologie*, 30 mai 1893.

(3) Étude des trichophyties à dermite profonde, spécialement de la folliculite agminée de l'homme et de son origine animale. *Annales de l'Institut Pasteur*, 15 juin 1893, 2 planches.

(4) On se rappelle que le kérion Celsi de la peau glabre n'était pas identifié jusque-là aux kérions des régions pilaires.

barbe. Elle mit en évidence ce fait singulier qu'en France, les parasites qui font les tondantes de l'enfant ne sont pas, [ordinairement] ceux qui font les Trichophyties de la barbe [1].

Les Trichophytons des tondantes trichophytiques communes sont *endothrix*, c'est-à-dire contenus dans le cheveu. Les Trichophytons qu'on rencontre le plus ordinairement dans la barbe, sont des *ectothrix* [2]. Or, tous les Trichophytons que nous avions vu transmis à l'Homme par les Animaux étaient ectothrix sur l'Homme : les anciennes mentagres, les sycosis trichophytiques, les kérions de la barbe provenaient donc de trichophyties animales. Et je donnais la description des trois types de trichophyties de la barbe que je connaissais alors : 1° le kérion dû aux Trichophytons pyogènes à culture blanche [3] dont six variétés étaient déjà différenciées; 2° une trichophytie nodulaire et sycosique due à un Trichophyton à culture cérébriforme [4], et 3°, une trichophytie sèche, à forme d'ichthyose pilaire, due à un Trichophyton à culture rose que je croyais d'origine aviaire [5].

Ce fut alors qu'en préparant l'édition des *Trichophyties humaines* (1894) je lus pour la première fois les mémoires de Gruby, et constatai que cet auteur avait découvert et décrit, de 1842 à 1845, les trois types parasitaires que je venais de retrouver : Le Trichophyton à petites spores était son *Microsporum Audouïni*. Il avait décrit les Trichophytons endo-ectothrix dans la barbe, et les Trichophytons endothrix des tondantes. Et aussitôt je le publiai [6].

Cette lecture, me ramenant à l'étude du Microsporum, donna lieu bientôt à un mémoire sur la teigne tondante à petites spores « de Gruby [7] ».

Cette fois c'est la description clinique minutieuse de la microsporie, avec les caractères objectifs qui la font reconnaître à l'œil nu ; c'est aussi la description du parasite, corrigée d'après le texte de Gruby dont l'observation avait été plus précise que la mienne. Et c'était aussi la description du premier *Microsporum animal*, observé sur le Cheval et sur l'Homme, et qui devait devenir le *Microsporum caninum ou lanosum* d'aujourd'hui.

Telles furent, sommairement résumées, les études partielles que le

(1) Étude synthétique des Trichophytons à grosse spore. Les mégalo-trichophytons animaux. Trichophytie de la barbe. *Annales de Dermatologie*, 30 juillet 1893, 2 planches.

(2) Cette opinion doit être corrigée, comme nous le verrons plus loin.

(3) Ils font aujourd'hui les deux groupes des T. *gypseum* et des T. *niveum*.

(4) Aujourd'hui T. *cerebriforme*.

(5) Aujourd'hui T. *rosaceum*.

(6) Notes sur trois points de l'histoire micrographique des Trichophytons. *Annales de Dermatologie*, 30 janvier 1894.

(7) Sur une mycose innominée de l'homme : la teigne tondante à petites spores de Gruby. *Annales de l'Institut Pasteur*, 25 février 1894.

volume sur les TRICHOPHYTIES HUMAINES réunit et compléta (1894). Cette question des Trichophyties humaines, qui paraissait auparavant une des mieux connues de la Dermatologie, se révélait tout à fait neuve.

Il faut dire que les faits nouveaux, qui se manifestaient en si grand nombre, n'étaient pas énoncés sans erreurs. Leur multiplicité même fit, sur plusieurs points, leur étude hâtive, et le sujet avait une face mycologique qu'un dermatologiste était mal préparé à bien voir. Je mentionnerai brièvement ces erreurs.

Le *Trichophyton microsporon*, le *Microsporum Audouïni* de Gruby, avait été décrit d'abord comme entourant *et remplissant* le cheveu de petites spores, erreur que Gruby n'avait pas faite, et qui fut rectifiée après la lecture de son texte. Et le mycélium du *Microsporum Audouïni*, que j'avais incomplètement vu et décrit, dut être réétudié par les auteurs anglais, les années suivantes.

Je crus aussi que tous les *Trichophytons* pyogènes montraient autour du cheveu des spores très grosses, erreur que *les Trichophyties humaines* rectifièrent en partie, mais non complètement.

Mon erreur la plus grosse fut mycologique. Voyant naître, sur les vieilles cultures de Trichophyton, des duvets blancs, je crus que ces cultures nouvelles qu'on pouvait reprendre et séparer des premières, avec des caractères différents d'elles, étaient des moisissures d'impureté. Et au lieu de comprendre leur naissance, comme résultant d'une transformation pléomorphique de la culture-mère, je crus y voir le commensalisme de deux espèces. Il fallut deux ans de travail pour corriger cette erreur qu'un mycologue averti eût redressée au premier coup d'œil.

Quoi qu'il en soit, et malgré les lacunes, les erreurs et les fautes d'interprétation que comportaient ces travaux, il semble bien aujourd'hui, qu'avec eux, se soit constituée la troisième phase du sujet, et que la question soit entrée par eux dans l'ère moderne. Avant eux on croyait savoir, après eux on vit qu'on ne savait pas. Ils apportaient une méthode de travail et des techniques nouvelles. On comprit que les études à venir devaient s'appuyer, non sur quelques cas pris isolément, mais sur des centaines. Depuis longtemps personne n'avait pensé qu'on pût baser une différenciation d'espèces sur l'examen microscopique du cheveu teigneux. La différenciation pourtant si élémentaire du *Microsporum Audouïni* et des *Trichophytons endothrix*, celle des *Endothrix* et des *Ectothrix* prouvèrent qu'on avait regardé sans voir, et firent penser qu'il pouvait rester encore beaucoup de détails importants à rechercher. Enfin la différenciation des espèces, par la culture en milieux spéciaux, quoique bien des observateurs doutassent de la vérité des faits avancés sur ce point, tenta beaucoup d'expérimentateurs.

L'histoire des années suivantes est ainsi, en grande partie, l'histoire des adhésions et des contradictions que ces travaux rencontrèrent.

HISTOIRE GÉNÉRALE DES TEIGNES, DE 1894 A 1909

Les faits qui vont suivre entrent dans le vif de notre sujet. Ils sont trop récents pour faire encore partie de son histoire; et comme nous devrons les retrouver un à un, en étudiant analytiquement le sujet lui-même, nous n'en ferons ici qu'une très brève mention.

I. L'un des points que les Trichophyties humaines avaient le mieux établi, c'était la nécessité, pour l'observateur, de réunir un nombre de faits considérable, avant de poser quelque conclusion que ce fût; c'était la nécessité des grandes enquêtes. La mienne avait porté sur 400 cas, et il est remarquable de voir que les erreurs de ses conclusions provenaient encore de généralisations trop promptes.

Les statistiques de beaucoup des auteurs qui suivirent ont aussi compté les faits par centaines, celles d'Adamson[1], de Colcott Fox[2] par exemple.

En Angleterre, Adamson[3] fut un des premiers à vérifier les caractères cliniques, microscopiques et culturaux de la Microsporie. En France, Béclère et Wickham[4] firent de même. J'en pourrais citer

(1) ADAMSON. Observations on the parasite of Ringworm, *Brit. Journ. of Dermat.* vol. VII, 1895, p. 201-237. Cf aussi : *Transactions of third international Congress of Dermatology*. London, 1897, p. 555.

La première enquête d'Adamson, très fructueuse en ce qui concerne la morphologie des Dermatophytes, portait sur 178 cas de tondante, et cinq trichophyties de la barbe, mais elle ne comportait pas de cultures. Sa deuxième comprit la culture de 35 cas de microsporie, 10 cas de tondante trichophytique, cinq cas de trichophytie de la barbe.

(2) C. FOX et F. BLAXALL. An inquiry into the plurality of fungi causing ringworm in human beings. *Brit. Journ. of Dermat.*, vol. VIII, 93-96. Ce travail porte sur 432 cas, et apporte des faits nouveaux importants concernant la morphologie du Microsporum Audouïni dans le cheveu. Il appuie les faits principaux que j'avais établis, et me contredit sur un certain nombre de points de détail. La séparation du Microsporum et des Trich. ectothrix, ainsi que celle du Microsporum Audouïni et des Microsporums animaux est encore insuffisante. La partie qui concerne les cultures est faible.

(3) Dès 1895 *(loc. cit.)*, Adamson, sans trancher les rapports botaniques des Microsporums et Trichophytons, déclare qu'il est aisé de les distinguer microscopiquement et que l'aspect du Microsporum Audouïni est infiniment spécial.

Adamson, l'un des premiers, vérifia que le cheveu microsporique est entouré de spores, mais qu'il n'en contient pas. Le tableau clinique qu'il donne de la microsporie est semblable au mien, etc....

Presque à la même époque Fox et Blaxall reconnaissent à l'œil nu la microsporie de la trichophytie au cuir chevelu. *(An inquiry... etc...)*.

(4) BÉCLÈRE. Les teignes tondantes à l'Ecole des teigneux de l'hôpital Saint-

beaucoup : Malcolm Morris[1], White de Boston[2], Given de Liverpool[3], Mibelli[4], Ducrey et Reale[5], M. Truffi[6], Minne[7], etc.[8].

II. Une deuxième nécessité évidente désormais, était de conjoindre. à l'analyse clinique des lésions, leur analyse microscopique et leur culture. Les auteurs qui ont suivi ont compris peu à peu la nécessité de ce triple travail; très peu pourtant se sont astreints à l'inoculation systématique à l'Animal, et à l'examen microscopique de ses poils lorsque l'inoculation était positive. Ces examens et ces cultures de retour n'ont été faits, peut-on dire, qu'exceptionnellement. Aussi beaucoup de résultats de ce procédé sont-ils restés longtemps dans l'ombre, par exemple la structure du mycélium intra-pilaire des *Microsporums* que l'inoculation au Cobaye était seule capable d'éclairer[9]. Ce procédé de l'inoculation animale prouve en outre la valeur parasitaire de tous les Dermatophytes nouveaux qu'on rencontre; avec lui, quelques auteurs n'auraient pas fait l'erreur de décrire une moisissure saprophyte pour un Trichophyton nouveau.

III. La mycologie des Dermatophytes a, elle aussi, beaucoup attiré l'attention de certains auteurs, parmi lesquels : Colcott Fox, Bodin et Matruchot. C. Fox, dès 1896, insista sur l'évidente parenté mycologique des *Microsporums* avec les *Trichophytons*[10]. En 1900, l'étude de

Louis, 1894. (*Annales de Dermat. et de Syph.*, p. 687). B. confirme la plupart de mes résultats : la différenciation de la petite et de la grosse spore par l'examen microscopique et par la culture : « Tous les élèves du service annoncent maintenant, à coup sûr, le genre de culture que donnera, après ensemencement, un cheveu examiné au microscope. » « Spécifiées par leur cause, les deux tondantes ne se distinguent pas moins à l'œil nu, par l'aspect différent du cuir chevelu et des cheveux. » — L. Wickham. Une épidémie de teigne tondante à l'asile Lambrechts. *Annales de Dermat.*, juin 1894, n° 6.

(1) Morris parle d'après 126 cas microscopiquement examinés, mais avec peu de cultures de contrôle. (*Ringworm and the Trichophytons. A paper read at the meeting of the international Congress of Dermatology in London*, 1896.

(2) White parle d'après 279 cas examinés microscopiquement, dont 159 microspories.

(3) Given. Clinical and microscopital varieties of ringworm (*British journal of Dermat.*, sep. 1899, p. 348) parle d'après 50 cas observés à Liverpool, sur lesquels 44 microspories.

(4) Mibelli (1896) a observé 28 cas seulement à Parme, mais il en a régulièrement pratiqué la culture.

(5) Ducrey et Reale. *Transactions of the third Congress of Dermatology*, 1896, London, p. 580.

(6) M. Truffi. *Sulle tigne*, 1902, a étudié et cultivé 64 cas.

(7) Ach. Minne. Les teignes à l'hôpital de Gand. *La Clinique*, 1901, n° 23.

(8) F. Krzystallowicz. *Grzyby chorobotwórcze włosów trichophyton, microsporon, favus. Cracovie*, 1906. Comparaison des espèces dermatophytiques rencontrées en Pologne autrichienne aux espèces déjà connues.

(9) Sabouraud. Nouvelles recherches sur les Microsporums. *Annales de Dermat. et de Syph.*, 1907. février, mars, avril, mai.

(10) Colcott Fox. *Transactions of the third Congress of Dermatology*, 1896. London.

l'*Achorion* du Favus me permit de rattacher ce parasite à la même famille botanique(1). Bodin étudia mieux que personne la mycologie des *Microsporums* animaux et celle du dernier *Achorion* qu'il trouva. Enfin Matruchot, dans une série de travaux mycologiques exécutés avec Dassonville, crut pouvoir situer les trois groupes de Dermatophytes parmi les *Gymnoascées*.

Nous retrouverons tous ces travaux en étudiant la mycologie des teignes.

IV. Les premiers travaux confirmatifs de la différenciation clinique et microscopique à faire entre *Trichophytons* et *Microsporums* sont venus d'Angleterre où la microsporie est fréquente(2). La seconde adhésion vint d'Amérique (3).

Beaucoup de travaux anglais, par la suite, confirmèrent la séparation des *Microsporums* et des *Trichophytons*(4). En Italie, au contraire, où la microsporie n'existe pas, et où l'on n'en peut observer, à de rares intervalles, que des cas d'importation étrangère, l'adhésion fut plus lente à venir(5). La première fut de Mibelli(6), de Parme, avec un bon travail sur la pluralité trichophytique.

Mais c'est en Allemagne que les esprits restèrent le plus longtemps

(1) SABOURAUD. *La pratique dermatologique*, T. II, art. FAVUS.

(2) « Sabouraud's doctrine has been accepted in Great Britain by Jamieson » dit M. Morris (*loc. cit.*, p. 27). C'était au *Congrès de la Brit. med. association* tenu à Newcastle. Mais Jamieson ne s'y ralliait pas sans réserves. Cf. *Brit. med. journ. Aug.*, 20, 1893, p. 470.

(3) *New-York dermatological society* (226e meeting, 1893). Rapport de la Commission chargée d'examiner les échantillons de Trichophytons envoyés par M. Sabouraud de Paris. La Commission rappelle que le Dr Sabouraud a bien voulu adresser à la Société, sur sa demande, des préparations et cultures de diverses variétés de Trichophytons qu'il a décrites dans ses travaux. Elle a le plaisir de déclarer qu'elle ne peut que confirmer les résultats obtenus par lui.

(4) M. MORRIS. *Ringworm in the light of recent research.* Londres, 1894.

PERNET. One hundred and thirty cases of ringworm observed in the skin department of University college hospital (*The Lancet*, 1er oct. 1898). Sur cent tondantes l'auteur a observé 96 cas de microsporie.

GIVEN. Clinical and microscopical varieties of ringworm. *British journal of Dermat.*, sept. 1899, p. 348. La proportion qu'il a trouvée est de 44 microspories sur 50 tondantes.

FOX et BLAXALL. (*An inquiry*, etc...), insistent sur ce fait que n'importe quels transferts ne font en rien varier la culture du Microsporum Audouïni quand on la replace sur le même milieu (tirage à part, p. 39).

(5) MARIANELLI. *Sul Trich. tonsurans.* Sienne, 1893. Pour cet auteur, ni l'examen microscopique ni la culture ne montrent la pluralité trichophytique. Les variations de ces cultures dépendent des conditions extrinsèques : aération, humidité, etc.

De même pour MAJOCCHI: Sopra alcuni cambiamenti morfologici del trichophyton (*Giorn. ital. del. mal. ven. c. della pelle*) et aussi : Saggio di alcune dermatosi parassitarie dell' uomo (*Bollet. del sci. med. di Bologna*, 1894).

(6) MIBELLI. Sur la pluralité des Trichophytons (*Annales de Dermat. et de Syph.*, 1896, p. 733).

fermés à cette différenciation, niée par Kaposi, par Krösing[1] et beaucoup d'autres jusqu'en 1896. Pour tous ces auteurs, les spores variant de dimension en un même cheveu, on ne pouvait se baser sur leur dimension pour différencier entre eux des Dermatophytes.

Les doutes s'éclaircirent au Congrès international de Londres[2] où l'on put dire que le *Microsporum Audouïni* recevait son état civil définitif[3]. On s'expliqua à son sujet. Ceux qui ne le connaissaient que par ouï dire purent examiner ses lésions, ses cultures, examiner sa structure dans le cheveu, etc... ; à partir de ce moment sa différenciation fut définitive.

V. En ce qui concerne, d'ailleurs, le tableau clinique de la Microsporie dans la tondante de l'enfant, tous les auteurs confirmèrent la description que j'en avais faite[4], à cela près que les auteurs anglais observaient assez souvent un Kérion à petites spores sur lequel nous reviendrons. A la frontière allemande, suisse et italienne de semblables épidémies microsporiques avec leurs caractères classiques ont été observées[5] et même reconnues par des auteurs qui n'en avaient appris les symptômes que par les livres.

VI. De 1892 à 1894 la pluralité des *Microsporums* avait été peu étudiée. A peine avais-je observé, une fois chez l'homme, et quatre fois sur le Cheval, un *Microsporum* vivace [6] celui probablement qu'on appelle aujourd'hui *M. lanosum*, et que Bodin découvrit sur le Chien, en 1897, et décrivit le premier, sous le nom de *M. canis*. Bientôt Fox et Blaxall, d'une part, et Adamson, d'autre part, décrivirent le *Microsporum du chat* et affirmèrent les premiers que la Microsporie même de l'enfant n'était pas toujours causée par une même espèce. Mais

(1) R. KRÖSING. Studien über trichophyton. *Congrès allemand de* 1895. Weitere studien über trichophyton Pilze. *Arch. f. dermat. ü. syph.*, 1896, t. XXXV, p. 67-165.

Dans la discussion du travail de Krösing, M. ULLMANN représenta très justement que les Allemands n'ont pas en mains de quoi pouvoir affirmer que la microsporie, déjà retrouvée fréquemment en Angleterre et accidentellement en Italie, n'existe pas.

(2) *IIIe International Congress of Dermatology*. London, 1897. Transactions.

(3) SABOURAUD. La question des teignes au Congrès de Londres. Revue critique. *Annales de Dermat. et de Syph.*, 1896, p. 1333.

(4) Ainsi Adamson dans son travail déjà cité 1895. Ainsi, Colcott Fox et Blaxall (*An inquiry*, etc...) disent reconnaître à l'œil nu la microsporie de la trichophytie du cuir chevelu. Ainsi Béclère, Wickham dans leurs notes déjà citées.

(5) Mme SCHWENTER-TRACHSLER (*Monatsch. f. Dermat.*, t. XXVI, p. 273) a publié 9 cas de microsporie observés à Hambourg en 1898.

PLAUT (*Monatsh. f. Dermat.*, t. XXXI, p. 461) en a publié 12 cas en 1900.

A. GUNSETT (*Arch. f. Dermat. und Syph.*, t. LIX, fasc. 1, 1902) a longuement relaté « une petite épidémie de Microsporum Audouïni à Strasbourg », comprenant 7 cas. L'aspect clinique était typique, l'aspect microscopique du cheveu également.

(6) SABOURAUD. Sur une mycose innominée de l'homme. *Annales de l'Institut Pasteur*. Février 1894.

c'est au cours des plus récentes années que les recherches combinées de Bodin, de Mibelli, de Minne, de Uriburu, de Suis, de Zollikofer et les miennes, commencèrent d'établir la multiplicité des espèces microsporiques et qu'on s'efforça de les classifier. Ce travail n'est point terminé.

Il résulte pourtant des faits observés par Minne, Lefébure, Uriburu, etc., et que ces auteurs ont bien voulu me faire connaître, que la diversité des espèces microsporiques, suivant les contrées, est extrême : il est rare que des *Microsporums*, venus d'un pays étranger, soient tout à fait semblables aux nôtres.

Ce que les dernières recherches ont établi (¹) c'est principalement que les *Microsporums* forment deux classes, les Microsporums à culture petite ou moyenne, et Microsporums à culture vivace; ceux-ci ont une origine animale, et c'est surtout parmi eux que s'observe une grande variété.

VII. Jusque-là, la Morphologie du *Microsporum* dans le cheveu, n'avait été étudiée qu'au point de vue de la différenciation clinique du cheveu microsporique et du cheveu trichophytique. Et lorsque Bodin reprit l'étude des *Microsporums*, il ne poussa pas plus loin que moi leur description morphologique dans le poil. Les travaux anglais sur ce point, ceux de Adamson d'abord (²), ceux de Fox et Blaxall plus tard (³) augmentèrent beaucoup nos connaissances sur le sujet. Ces recherches établirent entre autres choses, l'existence nécessaire d'une lésion épidermique avant la lésion pilaire (⁴), et une réelle communauté dans le processus d'envahissement du cheveu par les différents Dermathophytes. Cette étude, poursuivie par Fox et Blaxall, fut reprise par moi il y a deux ans.

VIII. En ce qui concerne la pluralité des Trichophytons on peut dire vraiment qu'elle ne fut nulle part étudiée par d'autres comme elle l'avait été à Paris (⁵). Aussi quoique la plupart des auteurs aient

(¹) SABOURAUD. Nouvelles recherches sur les Microsporums. *Annales de Dermat. et de Syph.*, 1907, février, mars, avril, mai.

(²) H. G. ADAMSON. Observations on the parasites of Ringworm (*loc. cit.*).

(³) P. COLCOTT FOX et F. R. BLAXALL. Some remarks on ringworm. *British medical association at Edinburgh*, 1898. *Brit. medic. journal*, 2 déc. 1899.

(⁴) Cette question a été longuement débattue en 1894-1896. Ayant étudié des cas en traitement depuis longtemps et dont l'épiderme avait été décapé par des couches successives de teinture d'iode, je croyais à l'envahissement du cheveu d'emblée. MALCOLM MORRIS s'était rallié à mon avis. (*Ringworm, in the Light of recent research. Pathology Treatment, Prophylaxis*, London, 1898, p. 43). Au contraire BODIN écrivait : « J'ai d'abord constaté que la végétation du Microsporum est constituée par des myceliums... dont le siège est exclusivement intra-épidermique avant d'être intra-pilaire. » (Sur le Microsporum du cheval. *Arch. de Parasit.*, 1898, t. I. p. 390.)

(⁵) Je rappelle à ce sujet mes conclusions de 1894. (*Les Trichophyties humaines*, p. 202.)

« I. En dehors des Trichophytons endothrix de l'enfant qui causent chez lui

admis en principe cette pluralité ([1]), néanmoins, faute de travaux de contrôle valables, plusieurs auteurs pensèrent que j'avais donné trop d'extension à cette pluralité ([2]). Tous les cas observés par Malcolm Morris lui avaient donné la même culture.... Il admettait deux et peut-être trois espèces parasitaires capables de produire le syndrome trichophytique. A Wiesbaden, en 1894, Rosenbach isolait sept espèces trichophytiques difficiles d'ailleurs à reconnaître aujourd'hui ([3]).

la tondante, et chez l'enfant comme chez l'adulte un petit nombre des trichophyties circinées qu'il présente, il existe de très nombreux parasites cryptogamiques, de même ordre, et de même famille botanique, qui causent la plupart des trichophyties cutanées humaines. Ce sont les Trichophytons ectothrix d'origine animale. »

« II. Un grand nombre de ces espèces appartiennent au groupe déjà bien nettement constitué des Trichophytons pyogènes à cultures blanches. D'autres se réunissent par trois ou par quatre pour ébaucher des groupes encore moins connus. »

« Mais, en dehors de ces groupes, il existe encore d'autres espèces, dont l'inoculation à l'homme est tellement rare, que leur étude et leur groupement dans l'état actuel des connaissances demeure impossible, et leur nombre même ne saurait être précisé. »

([1]) En Angleterre, ADAMSON (*loc. cit.*) est le premier qui ait contribué à établir la pluralité trichophytique en séparant nettement au microscope le Microsporum, les Endothrix et les Ectothrix. C'est le premier qui ait admis comme un fait certain, la conformité morphologique du parasite sur la même tête, ou dans les cas issus l'un de l'autre, et l'un des premiers qui ait vérifié par la culture la pluralité du Trichophyton (5 espèces).

FOX et BLAXALL aussi, rejetèrent nettement l'unicisme de Kral de Prague et admirent avec moi l'existence d'une série d'espèces trichophytiques stables « remarkably stable species ». Ils insistent aussi sur ce fait que tous les membres contaminés d'une même famille donnent toujours à la culture la même espèce. (*An inquiry*, p. 39.)

([2]) « While holding that the plurality of the ringworm fungi is an established scientific truth, I think that the infinite series of species which M. Sabouraud asks us to accept is still nothing more than a *jolie hypothèse...* » Ainsi parlait MALCOLM MORRIS (*loc. cit.*). Il aurait presque ajouté comme Erasmus Wilson disait de Bazin (On the phytopathology of the skin and nosophyto dermata) : « Bazin is a generous parent; he divides his little fungi equitably among his children. » Dans ce travail M. Morris fournit pourtant une bonne planche colorée représentant un cheveu de Trichophyton endothrix, un cheveu microsporique et trois coupes transversales du cheveu de la microsporie, d'une trichophytie à T. endothrix et d'une trichophytie à T. ectothrix.

([3]) F. J. ROSENBACH. *Ueber die tieferen eiternden Schimmel erkrankungen der Haut und der Ursache.* Les sept trichophytons de Rosenbach s'appelaient T. holosericum album, fuscum tardum, plicans fusisporium, farinaceum album, candidum endosporum, propellens leptum, planum fusolargum. Rosenbach ne connaissait pas de différence entre leur aspect microscopique dans le poil.

Cf. aussi dans le compte rendu de ce même Congrès (IVe) des Dermatologistes allemands p. 54-115, les travaux suivants :

PICK. *Der augenblickliche stand der Dermatomycosenlehre.*

WINTERNITZ. *Ueber eigenartige Trichophyton-culturen*, où l'auteur présente peut-être une culture du Trichophyton rosaceum.

Et le travail de KRÖSING : *Studien über Trichophyton-culturen.*

En Italie, Mibelli (1) trouva trois types trichophytiques, Ducrey et Reale en trouvèrent quatre (2). Mais, même à cette époque, où Bodin publiait sa thèse sur les teignes tondantes du cheval, il y avait encore des unicistes en Allemagne (3) et en Italie (4), et les travaux de presque tous les observateurs sont médiocrisés par l'insuffisance de leurs techniques (5). En fait et malgré les travaux plus récents de Reale (6) de Truffi (7), l'étude de la pluralité trichophytique est à peine commencée. C'est en ces derniers mois que Dalla Favera a étudié les espèces trichophytiques de la province de Parme et que Fox vient d'aborder l'étude des Trichophytons endothrix de l'Angleterre (8).

Tous les derniers travaux sur ces sujets montrent que la pluralité des Trichophytons existe bien telle que je l'avais dit, et non pas en France seulement. En fait, dans chaque pays, les auteurs ont reconnu de-ci de-là, quelques-unes des espèces décrites, les plus caractéristiques. *Tr. crateriforme*, *Tr. violaceum*, *Tr. gypseum* : mais plusieurs ont délaissé l'étude complexe du groupe des cratériformes, du groupe des gypseums, composé chacun de 5 et 6 espèces très différenciées culturalement. C'est simplifier la recherche, mais aux dépens de la précision.

IX. Les causes qui ont le plus contribué à obscurcir le sujet, et amené le plus d'erreurs, sont l'existence du *polymorphisme* et du *pléomorphisme* des Dermatophytes.

Sous le nom de polymorphisme on a désigné deux ordres de faits. D'abord celui-ci : que chaque Dermatophyte prend une figure différente

(1) V. MIBELLI. Sur la pluralité des Trichophytons. *Annales de dermat. et de syph.*, 1895, p. 733.

(2) DUCREY et REALE. *Réunion de la Soc. ital. de Dermat.*, 1895.

(3) WÄLSCH. *Congrès allemand de Dermatologie de Gratz*, 1895. Ueber die Mannigfaltigkeit der Wachstumformen (cultureller Pleomorphismus) der pathogenen Schimmelpilze, insbesondere des Pilzes des eczema marginatum. *Arch. f. Dermat. und Syph.*, 1896. Bd XXXVII, nos 1-2. Weitere Mittheilungen zur Pathologie der Hyphomyceten. *Arch. f. Dermat. und Syph.*, 1897. Bd XXXVIII.

Pour cet auteur, toutes les variétés de cultures trichophytiques dépendent du pléomorphisme.

(4) CARUCCIO. *Bollet. del. R. Acad. di Roma.* A. XXIII, fasc. IV et V, 1896-97 et *Soc. ital. di dermat. et sif.*, 1897. Cf. aussi :

MAZZA. *Bollet. della Poliambulanza di Milano*, 1898.

H. PELAGATTI. I. *trichophyton della provincia di Parma*, 1896, qui est pluraliste.

(5) Ainsi les travaux de KRÖSING (Congrès allemand de 1896), qui compare ses espèces cultivées sur pomme de terre, en énonçant sérieusement cette opinion qu'il n'y a pas de milieu meilleur et de plus différentiel pour les Dermatophytes. Il admet cependant (conclusion 6) que la comparaison de cultures faites en milieux identiques est le seul vrai moyen de différencier des espèces. Et il parvient à différencier trois types trichophytiques. De même ULLMANN qui se sert de gélose maltosée.

(6) A. REALE. *Sul pluralismo e pleomorfismo trichophytico* (Studio critico, clinico e sperimentale) in-8°. Napoli, 1901.

(7) M. TRUFFI. *Sulle tigne*, 1902.

(8) COLCOTT FOX. A further contribution to the study of the *Endothrix Trichophyta Flora*, in London, *Proceedings of the Royal society of medecine.* January, 1909.

suivant la nature du milieu nutritif sur lequel il croît. Et cet autre fait qu'un grand nombre de conditions secondaires sont capables de faire varier, dans une certaine mesure, sa physionomie sur le même milieu. Ainsi, par exemple, la vieillesse ou la dessiccation du milieu, l'aération de la culture, le plus ou moins de profondeur d'implantation de la semence, etc.

Beaucoup d'auteurs ont attribué à ces facteurs de différenciation, très secondaires en réalité, une importance qu'ils n'ont pas du tout [1], et ont pu croire que la plupart des espèces trichophytiques décrites n'étaient que d'artificielles différenciations dues précisément à des variations dans les conditions physico-chimiques du développement de cultures semblables.

Avec des techniques sérieuses, les erreurs de ce chef sont pourtant faciles à éviter, mais il n'en était pas de même des transformations *pléomorphiques* des cultures de Dermatophytes. Beaucoup des cultures de Dermatophytes, lorsqu'elles vieillissent en milieux sucrés, donnent lieu à une forme de dégénérescence d'un tout autre aspect, que la culture primitive dont elles sont nées. On peut avoir ainsi deux cultures différentes, dont la seconde irréversible à la première, et issues primitivement d'une même graine. Ceci a jeté dans le sujet une grande confusion.

En 1892-1894, j'ignorais l'existence des faits de pléomorphisme, connus pourtant des mycologues professionnels, et j'avais interprété ces faits comme, le commensalisme en une même culture, de deux êtres différents dont un seul parasite. Et beaucoup d'auteurs avaient accepté cette théorie du commensalisme [2].

C'est Bodin, en 1895, qui mit le premier en doute la réalité du commensalisme à propos du Microsporum du cheval [3]. Ensemble nous comprîmes la vraie nature des faits de pléomorphisme. Je vérifiai leur

[1] M. Caruccio. Pléomorfismo e pluralismo tricofitico. *Clinica dermosifilopatica della R. universita di Roma*, juil.-oct., 1897, p. 77 et 107. Pour cet auteur qui paraît avoir surtout examiné la question par le côté mycologique, cultures en goutte pendante, etc... il n'existe qu'un Trichophyton mais très pléomorphe.

De même Kral, de même Krösing, font jouer au pléomorphisme un rôle hors de toute proportion avec son rôle réel. Cf. : Ueber den Pleomorphismus pathogener Hyphomyceten. *Archiv. f. Dermat. und Syph.* Bd XXVII, p. 397.

[2] Ainsi Unna : (*Transactions of the third Congress of Dermatology of London*). Ainsi Mibelli : Sur la pluralité des Trichophytons (*loc. cit.*). Ainsi Ducrey et Reale (*Comptes Rendus de la soc. ital. de Dermat.*, oct. 1895), disaient : « Il est nécessaire surtout d'isoler les divers commensaux, et de faire beaucoup d'inoculations de leur culture à l'homme et à l'animal.... » Ailleurs : « on doit admettre le commensalisme dans les cultures (de dermatophytes) dans les limites qui résulteront d'une étude expérimentale plus rigoureuse et plus vaste ».

[3] Il étudia ces faits avec MM. Delacroix et Prillieux, deux mycologues; la lecture de son mémoire montre très bien comment il comprit, à la lumière de nombreux faits de comparaison, la nature vraie des faits de pléomorphisme que nous observions ensemble depuis trois années.

identité pour les diverses espèces trichophytiques que je connaissais, et je les exposai au Congrès de Londres en 1896 sous leur vrai jour. Je fus assez heureux pour voir Unna, Ducrey et Reale se ranger immédiatement à notre opinion (1). Par la suite le commensalisme trichophytique fut étudié de nouveau par Reale, par M. Truffi (2). Mais la question du pléomorphisme ne cessa vraiment d'obscurcir la question que lorsqu'en 1907 fut observé ce fait que les cultures sur milieux exclusivement peptonisés n'en présentaient jamais d'exemple (3).

Depuis lors on peut considérer cette question comme éliminée du sujet, au moins comme cause d'erreur, et sans nier que les transformations pléomorphiques des Dermatophytes gardent pour le mycologue un incontestable intérêt.

X. Un fait reconnu, mais trop strictement affirmé dans *Les Trichophyties humaines*, c'est que les grandes Trichophyties inflammatoires correspondaient à des Trichophytons animaux à grande culture blanche. Les recherches ultérieures et surtout celles de E. Bodin étendirent ces premières conclusions. Le Trichophyton, trouvé dans les premiers kérions étudiés, n'était pas le seul qui pût causer le kérion (4).

Néanmoins lui et ceux de son groupe restent ceux qui le causent le plus fréquemment, en nos contrées, et c'est ce que les travaux d'autrui confirmèrent pour la plupart (5), celui de Karl Ullmann (6) en particulier, qui est une intéressante étude évolutive du kérion.

(1) Voici mon texte au Congrès de Londres : « Le pléomorphisme des Trichophytons existe et se traduit dans les cultures vieillies d'un Trichophyton quelconque par l'apparition, à la surface de l'ancienne culture, d'une ou de plusieurs formes culturales nouvelles » (*loc. cit.*, p. 505)... « Ces formes pléomorphiques ne sont plus des Trichophytons. Il faut éviter le pléomorphisme. » Il est à remarquer que toutes ou presque toutes ces cultures trichophytiques apportées au Congrès de Londres, ainsi que j'en faisais la remarque dans mon *étude critique* (*Ann. de Dermat.*, 1896, p. 1333), étaient entachées de pléomorphisme.

(2) M. Truffi. *Sulle tigne*, 1902, rapporte à tort la découverte du pléomorphisme trichophytique à Ducrey, Reale, Pelagatti, etc... Il est tout à fait incontestable que l'identification des faits de « commensalisme » à des faits de pléomorphisme est de Bodin. Ducrey et Reale n'ont *jamais* fait cette identification avant le Congrès de Londres.

(3) Sabouraud. Sur le pléomorphisme des cultures de Dermatophytes et le moyen de l'empêcher. (*Arch. de parasit.*, 1908, t. XII, p. 33.

(4) E. Bodin, *Les tondantes du cheval et leurs inoculations humaines*. Thèse de Paris, 1895.

(5) P. G. Unna. Sur la trichophytie érythémato-squameuse consécutive à l'inoculation expérimentale : *Die histopathol. der Hautkrankeiten*, 1894. Cf : aussi H. Tenneson. Présentation à la Soc. de Dermat. du 19 avril 1895, d'un immense Kérion du cou chez un journalier conduisant des chevaux. A ce propos l'auteur préconise pour le traitement des Kérions immenses, le raclage à la curette tranchante, exérèse conseillée par Celse autrefois.

Cf. aussi : Collavitti. *Clinica dermosifil. di Roma*, mai 1896.

Walsch. Sur la variété des formes cliniques dues au Trichoph. *Arch. f. Dermat. und Syph.*, 1896. Bd XXXV.

(6) Karl Ullmann. Zur Aetiol. und histol. der Trichophytons (Sycosis parasit. Bazin). *Wiener klinich. Woch.*, 1896, nos 18, 19, 20. Dans huit cas de sycosis para-

Bodin avait trouvé des Trichophytons à culture faviforme dans certains kérions, Mazza trouvait le Trichophyton violaceum dans le granulome de Majocchi. D'autres comme Pini et Pernet(1) trouvaient dans une trichophytie suppurée un trichophyton à culture cratériforme rapide d'espèce non identifiée. Toutefois, je le répète, l'espèce trichophytique, le plus souvent cause du kérion, restait le Trichophyton pyogène à culture blanche du cheval (plus tard *Tr. gypseum*). Et c'est lui qu'on y trouve encore le plus souvent (2).

En ce qui concerne l'origine animale des kérions, dès 1882 Longuet disait déjà que plus une trichophytie humaine était inflammatoire, plus elle accusait une origine animale récente (3).

Ce qu'il faut retenir de cette opinion c'est que, déjà, à cette époque, il était de croyance commune que les trichophyties animales sur l'homme créaient des trichophyties suppurées. C'était l'opinion de Duhring (4), c'était aussi celle de Besnier avant mes recherches (5).

sitaire l'auteur isola le même Trichophyton que moi; dans deux cas la lésion était infectée de staphylocoques.

Ullmann admet trois phases du Kérion. Dans la première, parmi les pustules et les croûtes, le champignon abonde, on note l'invasion folliculaire. A ce moment la lésion date d'une semaine. Dans la seconde, les placards sont en pleine suppuration; ils datent de trois semaines. On y trouve des spores et des débris mycéliens dans les follicules. Après six semaines, on remarque un état papillomateux du derme, mais il n'y a presque plus de spores dans les follicules, c'est la période des abcès trichophytiques intra-dermiques. Car l'auteur le dit très bien, les formes cliniques et microscopiques dépendent surtout de l'âge des lésions. Ullmann comme Forlamini, Leloir, etc. a noté l'existence des cellules géantes autour des abcès folliculaires.

(1) G. Pernet. Trichophytie en folliculite agminée. *Dermatol. society of London*, 13 février 1901.

(2) C'est encore lui que j'avais extrait en avril 1903, d'un Kérion gigantesque avec trajets fistuleux, sans réaction générale, présenté par Danlos à la *Soc. de Dermat.* du 20 avril 1903.

(3) Ce fait vrai, en soi, faisait partie d'un système erroné de l'auteur. Longuet croyait à l'origine animale primitive de toutes les teignes qui diminueraient peu à peu de virulence en s'acclimatant à l'homme.

Dès 1894, et sans connaître la mémoire de Longuet, je m'élevais contre cette interprétation des faits. « Il ne faut pas croire, que les Trichophytons humains, par leur passage sur l'animal, deviennent plus virulents et peuvent alors être pyogènes. Aucun fait ne nous autorise à le penser ». *Trichophyties humaines*, p. 53. Pourtant certains faits précis tendraient à appuyer l'opinion ancienne de Longuet. C'est ce que montre Ach. Minne dans un excellent travail déjà cité : *Le Trichophyton de la vache peut passer sur l'homme*, 1898, Gand.

C'est l'histoire d'une trichophytie du cuir chevelu, de la barbe et de l'avant-bras, chez un homme de 53 ans. Lésions constituées par un plateau arrondi, saillant, avec petits abcès folliculaires disséminés sur sa surface. Trichophyton endo-ectothrix chez la vache, ectothrix pur chez l'homme. Épidémie familiale s'atténuant à mesure que les cas augmentent de nombre et passent sur des sujets plus jeunes.

(4) Duhring. Cité par Neumann. *Traité des maladies parasitaires non microbiennes des animaux domestiques*, IIe édit., p. 287.

(5) « Cette variété (de trichophytie très inflammatoire des régions découvertes) s'observe surtout chez les bouchers, les jeunes vachers qui soignent les veaux

Celles-ci montrèrent seulement que les trichophyties animales étaient causées par des Trichophytons différents des Trichophytons humains, et que beaucoup de Trichophytons animaux donnaient à l'homme des trichophyties suppuratives.

Interprétant mal mes résultats, Unna me remerciait d'avoir montré « que presque toutes les espèces de Trichophytons de l'homme sont identiques à celle des animaux » ; ce qui est une erreur, car à Paris, par exemple, deux espèces, que les animaux ne montrent pas, font les 4/5 de nos cas de trichophytie urbaine. Tout au plus, l'opinion de Unna vaudrait-elle en dehors des villes, car, ainsi que l'a dit justement Bodin :

« Plus on examine des malades ruraux, plus le nombre des trichophyties animales s'accroît. Il est probable qu'en dehors des centres comme Paris et Londres on sera bien loin de retrouver, entre les trichophyties humaines et les trichophyties animales, la proportion que les expériences faites à Paris ont établie. Il serait même possible qu'en certaines localités éloignées des grandes villes, on ne retrouvât plus que des trichophyties animales sur l'homme.... »

A la vérité, comme le montrait Bunch([2]), beaucoup de cas sont décrits comme dus à une contagion animale alors que la source de la contagion est rarement démontrée par la culture. Néanmoins presque toutes les recherches ultérieures, celles de Fox, Adamson, Bodin, Bunch, Suis, Zollikӧfer et bien d'autres ont confirmé, au moins d'une façon générale, l'opinion que Krzystallowicz résumait l'an passé en ces termes dans une lettre de Cracovie où il venait d'étudier le sujet :

« Je pense, *comme tout le monde à présent*, que les espèces trichophytiques animales sont seules pyogènes sur l'homme. »

XI. Un des faits mis en évidence par *les Trichophyties humaines* et qui fut le plus contesté, c'est la correspondance de la forme de la lésion à l'espèce qui la cause. Presque tous les auteurs s'inscrivirent en faux contre cette opinion. Et cela est surprenant, car nul ne songe à s'étonner que le favus soit caractérisé par le godet; presque tous les tinéologistes savent différencier maintenant la tondante microsporique de la tondante trichophytique dans son type normal, par leurs seuls caractères extérieurs, comment croire que ces trois Dermatophytes

et les génisses. les jeunes palefreniers qui sont en contact avec les poulains. » BESNIER-DOYON. *Notes de Kaposi*, II, p. 802.

([1]) E. BODIN. *Les tondantes du cheval...*, p. 54.

([2]) J. L. BUNCH. On ringworm infection in man and animals. *British. medic. journ.* February 1901.

soient les seuls, entre tous, à montrer une lésion particulière? ([1]) Cependant beaucoup de faits incomplètement observés ont été opposés à la loi naissante. Un des premiers était que la Microsporie, en Angleterre, se présente quelquefois comme un kérion. A cela il y avait deux causes. D'abord tout un groupe de Trichophytons à spore relativement petite (*Trichophytons microïdes*) causent précisément les kérions. Cela avait pu donner lieu à des confusions. En outre l'Angleterre présente fréquemment des Microsporums animaux capables de donner lieu à des lésions inflammatoires ([2]). Toutes ces causes d'erreur ne pouvaient évidemment pas être éliminées de prime abord.

En outre beaucoup d'auteurs, lisant plutôt les analyses de mes travaux que mes travaux eux-mêmes, ne savaient pas les réserves dont j'avais entouré l'exposé de la loi de spécificité des Trichophytons, et les exceptions que j'y avais signalées.

Pourtant, après une ère de dénégations absolues, est survenue une période où des auteurs comme Colcott Fox([3]), Truffi([4]), Reale ([5]) ont formulé, sur le sujet, des opinions correspondant à très peu près à celles que j'avais exprimées, à savoir que certains Trichophytons créent des lésions assez personnelles et assez facilement reconnaissables pour qu'on puisse cliniquement prévoir avec probabilité l'espèce parasitaire qui les a causées. Mais sous cette réserve pourtant que cela n'est pas évident pour tous les Trichophytons, et que pour ceux-mêmes qui créent d'ordinaire une lésion spécifique, cette loi n'est pas absolue.

XII. J'avais décrit deux types morphologiques de Trichophytons : les Endothrix et les Ectothrix. Cette distinction a rencontré aussi des opposants, mais, surtout dans les quelques années qui suivirent les *Trichophyties humaines* ([6]). Elle est, universellement admise aujourd'hui

([1]) Presque tous les auteurs anglais : M. Morris (*loc. cit.*). Pernet (One hundred and thirty cases of ringworm. *The Lancet*, 1er n° d'oct. 1898). Given (*loc. cit.*). Mibelli, Ducrey et Reale Pelagatti et tous les auteurs italiens n'admettent pas la correspondance de la forme clinique à l'espèce trichophytique. Rosenbach, 1894, *loc. cit.*, croit, au contraire, que les diverses formes cliniques sont dues à des espèces différentes. Mais il semble que ce soit pour lui une opinion préconçue, non vérifiée.

([2]) Adamson (1895, *loc. cit*). avait trouvé sur 173 cas, dix cas de Kérions causés par la petite spore. Fox et Blaxall, de même, dans un cas. Pour Given (Clinical and microscopical varieties of ringworm. *Brit. journ. of Dermat.*, sept. 1899, p. 348) tous les cas de trichophytie suppurative étaient dus au Microsporum. Cette erreur d'interprétation, qui consiste à prendre pour un Microsporum un *Trich. microïde* est d'autant plus croyable qu'en 1895, Adamson avait rencontré le Microsporum Audouïni dans le sycosis, dans des folliculites, dans des trichophyties circinées, toutes lésions où, en fait, on ne le rencontre jamais. Je crois que beaucoup d'auteurs anglais modifieraient aujourd'hui ces anciennes conclusions, la culture de ces cas devant leur donner un T. gypseum.

([3]) Colcott Fox dans tous ses derniers travaux.

([4]) M. Truffi. *Sulle tigne.*, 1902.

([5]) A. Reale Sul Pluralismo et Pléomorfismo tricofitico.

([6]) La discussion sur ce point s'était mal engagée : « Sur la foi du sens étymo-

Je décrivais les Endothrix comme d'origine humaine et les Ectothrix comme d'origine animale. Et on a aussi beaucoup discuté sur ce second point. Bien qu'il puisse donner lieu encore à des doutes, il est curieux de remarquer qu'il n'ait reçu encore d'aucun auteur une bien nette infirmation ([1]). Il n'est encore point prouvé que les *T. endothrix* aient toujours une origine humaine et qu'on ne puisse pas les rencontrer chez les animaux([2]), mais, ce qu'on peut dire, c'est que personne n'a encore trouvé, sur un animal, un Trichophyton qui soit endothrix sur l'homme, et inversement tous les Trichophytons décrits sur l'homme et dont l'origine animale est démontrée ([3]) (il y en a déjà douze espèces au moins) sont des Trichophytons ectothrix, ou comme certains disent aujourd'hui, des *Endo-ectothrix* ([4]). Après quinze ans le fait vaut la peine d'être souligné.

Pourtant cette affirmation des *Trichophyties humaines* s'accompagnait d'une assez grosse erreur. Il y était affirmé que les Trichophytons animaux, c'est-à-dire ectothrix, pouvaient seuls envahir le poil

logique des mots : *ectothrix, endothrix*, on a voulu me faire dire que tous les Ectothrix habitaient exclusivement hors du poil, comme d'autres Trichophytons (endothrix) habitent exclusivement dans le poil. Cela, je ne l'ai jamais voulu dire et je ne l'ai jamais dit. »

Les Trichophytons endothrix habitent bien le poil tout seul, mais les ectothrix envahissent à la fois *le poil et son follicule....* « Le premier mémoire où il a été parlé des *ectothrix*, (*Annales de Dermat.*, juillet 1893) était accompagné de deux planches représentant des Trichophytons ectothrix. Les cheveux sont entourés de spores mycéliennes, mais ils en sont remplis également, et le texte non plus ne laisse aucun doute sur ce point. Quand donc Colcott Fox écrit que « contrairement à moi » il a toujours vu les Trichophytons ectothrix envahir le poil en même temps qu'ils l'entouraient, il m'attribue une erreur que je n'ai pas faite et il vérifie intégralement, et mon texte, et mes figures. M. Malcolm Morris a fait la même confusion. SABOURAUD. La question des teignes (revue critique) *Annales de Dermat. et de Syph.*, 1896, p. 1333). La même confusion vient d'être faite par Dalla Favera dans son récent travail : Sur les Trichophytons de la Province de Parme. *Ann. de dermat.*, 1909, p. 433.

([1]) Cependant B. GALLI-VALERIO. (Observations sur un Trichophyton du veau et l'Achorion de l'homme, de la poule et de la souris. *Arch. f. Thierheilk*, 1898, p. 105) aurait retrouvé, dans une teigne du veau, mon Trich. endothrix cratériforme. Je considère cette observation comme très douteuse, en ce qui concerne l'identification du Trichophyton.

([2]) Dès 1894, j'écrivais : « Il ne m'est pas permis de conclure que les Trichophytons endothrix sont tous des espèces trichophytiques exclusivement humaines, parce qu'on ne les a pas retrouvées chez l'animal. Il faut se rappeler que les Trichophytons endothrix sont inoculables aux animaux, bien que l'inoculation soit souvent négative et la lésion toujours fugace ». *Les Trichophyties humaines*, p. 85.

([3]) KRZYSTALLOWICZ (lettre) croit que les Tr. endothrix de l'enfant sont des parasites humains qui ne se retrouvent pas chez les animaux. Il a rencontré plusieurs trichophyties suppurées chez des paysans. (Trich. niveum) et une trichophytie du veau qu'il a observée 2 fois épidémiquement. Le Trichoph. du veau était endo-ectothrix; K. a observé un Trichophyton ectothrix pur chez la vache.

([4]) Pour BUNCH (*loc. cit.*, 1901) le Trichophyton qu'il a observé sur le veau était endo-ectothrix, de même chez l'homme dans une trichophytie de la barbe.

de la barbe chez l'homme. Mibelli, Fox, Adamson et d'autres ont montré, et je montrerai plus loin, que la trichophytie de la barbe peut être causée par des endothrix.

XIII. L'étude des trichophyties, commencée sur le Cheval, le Chien, le Chat, fut continuée par de très nombreux auteurs, entre autres par Bodin, par Bunch, par Mewborn, par Matruchot et Dassonville et tout récemment par Suis et Suffran. Nous retrouverons chemin faisant, tous ces travaux qui nous ont appris une quantité de faits nouveaux.

Du reste, les Trichophytons animaux ne sont pas spécialisés à une espèce animale, comme très justement Bodin l'a fait remarquer[1]. Et c'est pour quoi dorénavant il ne faut jamais nommer une espèce parasitaire par le nom de l'Animal sur lequel on l'a rencontrée.

XIV. Très récemment certains auteurs ont poursuivi, à propos des Dermatophytes, des recherches ayant pour objet l'étude biologique de leur assimilation et de leur désassimilation. Parmi eux nous citerons Leslie Roberts [2], Truffi, Bodin, Lenormand et Gauthier qui ont surtout fait porter leurs études sur les sécrétions diastasiques des Trichophytons. Cette étude est encore à la période embryonnaire, mais nous dirons les résultats d'attente qu'elle a fournis. D'autres chercheurs, s'inspirant des études poursuivies à propos de toutes les bactéries pathogènes, ont essayé d'extraire des cultures trichophytiques un produit global, lequel, inoculé au malade, donne lieu à une cuti-réaction spécifique. Ces recherches poursuivies par Neisser et ses élèves, par Plato en particulier, ont donné lieu à quelques résultats intéressants. Encore mieux les très belles recherches de Bruno Bloch sur l'immunité trichophytique. Mais ce sont là des faits d'hier, étudiés plus loin dans le corps même de ce volume.

J'arrêterai ici cette histoire qui nous a conduit d'âge en âge à l'époque présente. Cette histoire, comme toute énumération de faits, de noms et de dates, présente quelque chose de sec et de fastidieux, mais, comme toute histoire, elle offre aussi des éléments de réflexion, sains et réconfortants. Car elle montre la longue suite d'efforts individuels, menus et patients, qui parvient à faire accomplir à la collectivité un progrès réel. Ce progrès a eu sa consécration dans la découverte et la mise au point du traitement rapide des teignes par les rayons X, dont l'exposé terminera le présent ouvrage.

(1) « Il est donc possible que des observations ultérieures retrouvent sur le veau, le mouton, ou le chien, certaines des espèces parasitaires que j'ai eu l'occasion de rencontrer chez le cheval. » BODIN. *Les tondantes du cheval*, p. 58.

(2) LESLIE ROBERTS. *Transactions of the third international Congress of Dermatology*. London, 1896.

DEUXIÈME PARTIE

MÉTHODES ET TECHNIQUES

Avant d'exposer les résultats de recherches expérimentales, il faut toujours dire par quelles techniques ces résultats furent obtenus. Rappelons-nous que les techniques défectueuses font les résultats erronés. Or, les techniques à employer dans l'étude expérimentale des Dermatophytes sont trop diverses et trop nombreuses pour qu'on puisse toutes les exposer en détail. Ces parasites provoquent des maladies cutanées chez l'homme et chez l'animal, leur étude demande un médecin qui soit dermatologiste et qui devrait avoir des connaissances vétérinaires.

Ces parasites se cultivent sur milieux artificiels ce qui impose à l'observateur la connaissance des techniques de culture bactériologique. Ce sont des parasites végétaux de structure assez compliquée, dont l'étude voudrait un mycologue. Les modifications chimiques qu'ils déterminent au sein de leur milieu de culture demanderait un chimiste, etc....

Pour ces raisons il n'y a pas lieu de s'étonner qu'on ait vu, en ces matières, des médecins parler mal de mycologie, des vétérinaires manquer des notions de dermatologie élémentaire, des mycologues vouloir faire œuvre de clinicien.... Erreurs de mots, erreurs d'observations, erreurs de méthode.... Il est bien difficile de faire une œuvre parfaite en des sujets si complexes. Parmi toutes les techniques qu'il faudrait décrire, on parlera seulement ici de celles qui doivent être utilisées le plus fréquemment, de celles qui sont le plus nécessaires à connaître et qui permettent d'éviter les plus grosses erreurs. En note on indiquera les erreurs auxquelles ont conduit l'omission des techniques essentielles.

A. ***Dossier clinique de chaque cas soumis à l'étude.*** — Il est indispensable, lorsqu'un cas de dermatophytie doit être étudié, que l'observateur commence par rédiger sur ce cas une note clinique, décrivant minutieusement les lésions, leur aspect, leurs détails, leur âge, leur nombre, leur évolution, leur origine si elle est connue, et leur séquelle, s'ils en ont eu.

Mais, en outre, une habitude très nécessaire, est de résumer cette fiche individuelle sur une très grande étiquette, et cette étiquette sera collée sur le bocal contenant les cultures en tubes qui seront faites de ce cas. Ainsi chaque fois qu'on examinera les cultures, cette étiquette, plus vite et plus souvent consultée qu'un registre, permettra de se rappeler de suite les particularités de la plaque de teigne tondante, ou du cheveu malade qui a produit ces cultures.

En outre, chaque cas se trouve ainsi représenté par un bocal étiqueté qui n'a aucune chance d'être égaré, ou confondu, et qui contient toutes les cultures en tubes d'un même cas.

D'ailleurs, chacun des tubes qu'il contient est étiqueté, lui aussi; et son étiquette porte le nom du malade, un signe conventionnel indiquant la nature du milieu nutritif et la date de l'ensemencement.

B. ***Réserves de cheveux ou de squames.*** — Lorsqu'une lésion est décrite, on prélève, sur elle, les poils, squames ou cheveux qui serviront aux ensemencements et aux examens microscopiques. Pour cela, on opère les prélèvements avec une pince flambée, mais sans aucune stérilisation préalable de la surface des lésions. L'expérience prouve que cette stérilisation est inutile, car la lésion peut fournir sans cela une quantité de cultures pures d'emblée, et lorsqu'on l'a frictionnée, même avec des liquides antiseptiques, on l'a généralement salie avec les impuretés du voisinage.

On recueille donc une grande quantité de matériaux d'étude, et on les dépose entre deux lames porte-objet, flambées et refroidies, qu'on roulera ensuite dans une feuille de papier pour les conserver aussi longtemps qu'on voudra. L'expérience montre l'excellence de ce procédé. Après des mois, on peut retrouver, entre ces lames, les éléments de nouvelles cultures, qui seront aussi pures qu'au premier jour. Sur le papier qui enveloppe ces lames, on recopie le nom du sujet et la fiche succincte que porte le bocal contenant les cultures du même cas. On aura soin de faire ces provisions assez copieuses pour que, si le cas se trouve très intéressant, on puisse y puiser à plusieurs reprises pour tout examen.

C. ***Épilation de cheveux entiers.*** — Fox et Blaxall ont insisté à juste titre [1] sur ce fait qu'il est utile d'épiler des cheveux malades entiers. Cela n'est pas toujours possible, en dépit de toutes précau-

(1) *Loc. cit.* et dans : Some remarks on ringworm. *British medical journal*, 2 déc. 1899.

tions; mais si l'on ne peut avoir le cheveu entier, il est utile d'en avoir des fragments le plus longs possibles. Car ils permettent d'étudier bien plus exactement la structure et la disposition du parasite qu'ils contiennent.

D. ***Examen extemporané.*** — Presque toujours on doit pratiquer l'examen extemporané des éléments parasitaires après dissociation et éclaircissement de l'épiderme et du cheveu par l'immersion à chaud pendant quelques secondes, dans une solution de potasse caustique (30 grammes de potasse pour 70 grammes d'eau).

Ce procédé a été très attaqué à l'étranger, surtout en Angleterre, où l'on tendait à lui substituer, comme moins brutal, le chauffage dans une solution de potasse à 7 pour 100 (Adamson, C. Fox, Blaxall, Malcolm Morris (1).

En réalité chaque auteur trouve très justement préférable les techniques dont il se sert d'ordinaire, parce qu'il sait mieux comment s'en servir; le tout est d'en avoir acquis l'usage (2).

Une technique dont nous avons beaucoup usé, avant ou sans coloration, pour éclaircir le cheveu, est le chauffage de la squame ou du cheveu dans l'acide formique (Berdal) (3). Ce procédé a sur le précédent un gros avantage : au lieu de rendre le cheveu friable en l'éclaircissant, il lui garde sa résistance à la rupture et à l'écrasement.

E. ***Préparations permanentes.*** — L'étude des mycoses externes exige une collection de préparations permanentes. Il est curieux de

(1) MALCOLM MORRIS trouve que non seulement la solution de potasse à 30 0/0 ne donne pas de résultats satisfaisants, mais positivement mauvais (misleadings). *The ringworm in the Light of the recent researches.* London, 1898, p. 40.

(2) C. FOX et F. R. BLAXALL. An inquiry into the plurality of fungi causing ringworm in human beings. *British Journal of Dermatology.* Vol. 8, nos 93-96, préconisent un long séjour des cheveux à examiner, dans une liqueur de potasse à 7 pour 100, et il trouve que cela est préférable à un rapide chauffage dans un liquide à 40 pour 100. Adamson (1895) recommande de ne pas écraser le cheveu sous la lamelle, de ne pas monter dans la glycérine, de ne pas se servir de solutions potassiques fortes, d'examiner sous le microscope le parasite pendant que la solution de potasse l'éclaircit; d'épiler le cheveu lentement, doucement, dans sa direction, de le laver dans l'éther avant de le passer dans la liqueur potassique, ce qui n'est pas indispensable, dit-il. Il est à noter aussi que F. BALZER (Note sur l'histologie des Dermatophytes, *Arch. de Physiol.*, n° 8, 1884). préconisait aussi le dégraissage du poil dans l'alcool-éther, le passage du poil dans une solution de potasse, variant de 10 à 40 pour 100, et son montage au baume. — BESNIER et DOYON disaient que l'action de la solution caustique (pot. à 40 pour 100) doit être surveillée de près; il faut qu'elle ne s'exerce que sur la matière colorante du cheveu et qu'elle n'amène pas la désagrégation complète de celui-ci. Il est difficile de dire d'une façon précise combien de temps le cheveu doit séjourner dans la solution; cela dépend de sa coloration, de son épaisseur, de la concentration du liquide; à chaud, l'action est plus rapide, mais aussi plus irrégulière. *Notes de Kaposi*, p. 764.

(3) E. BERDAL. *Annales de Dermatologie et de Syphiligraphie*, 1892, p. 709.

constater ce fait qu'aucune collection de préparations permanentes concernant les teignes n'existait avant que je n'insiste dans les *Trichophyties humaines* sur leur nécessité. Les préparations permanentes, d'après lesquelles ont été faits tous les dessins de cet ouvrage, ont été obtenues par diverses méthodes. Tantôt le cheveu, traité par la potasse à 30 pour 100, est lavé à l'eau puis monté dans la glycérine, tantôt le cheveu est traité par l'acide formique et la préparation montée au baume. Chacun de ces procédés a ses inconvénients. Beaucoup de détails visibles dans la solution potassique disparaissent dans la glycérine. Mais tous les liquides conservateurs, par lesquels nous avons voulu remplacer la glycérine, ne nous ont pas paru valoir mieux qu'elle. D'un autre côté, le cheveu est moins bien éclairci par l'acide formique que par la potasse (1).

F. **Les préparations colorées.** — Après l'action de la potasse, aucune coloration n'est bonne; la potasse mordance le cheveu, et ensuite les colorants les plus doux imprègnent le cheveu en masse. Voici la technique de coloration dont nous nous sommes constamment servis. La squame ou le cheveu sont dégraissés d'abord dans le chloroforme. Ils sont placés ensuite dans un verre de montre contenant de l'acide formique que l'on chauffe deux ou trois minutes jusqu'à ébullition. Après avoir bien lavé à l'eau distillée on colore pendant une minute dans un godet de bleu de Sahli (2). On lave, on déshydrate à l'alcool absolu, on passe au xylol et on monte au baume (3).

(1) Quel que soit le procédé qu'on emploie, la nécessité de préparations permanentes est absolue. Je citerais par centaines des erreurs dues à ce que les auteurs n'avaient pas à côté de leurs collections de cultures, leur bibliothèque de préparations correspondantes. Comment expliquer, sinon par ce manque de préparations, l'erreur de Ch. J. White classant la culture rose parmi les Microsporums, alors qu'il s'agit d'un Trichophyton endo-ectothrix, type, à spore de 5 — 6 μ. (*Ringworm as it existe in Boston*). Et l'erreur de Malcolm Morris niant que l'endo-ectothricité des Trichophytons soit un phénomène constant pour une espèce donnée (*Ringworm in the Light of modern researches*). Et la même erreur de Pelagatti (I trichophyton della provincia di Parma, *Giornale ital. delle malat. vener. e della pelle*, 1896 fasc. 6, p. 724) affirmant que le dispositif endo-ectothrix du parasite dans le cheveu est sans valeur pour la différenciation. Ce sont là des erreurs dont on pourra mesurer le degré, lorsqu'on verra, par exemple, la morphologie des Trichophytons microïdes ou faviformes. Les mêmes erreurs dues aux mêmes causes se relèvent dans le travail récent de Dalla Favera sur les Trich. de la province de Parme. *Ann. de Dermat.*, 1909, p. 433.

(2) *Bleu boraté de Sahli.*

Eau distillée	40	parties.
Solution aqueuse saturée de bleu méthylène	24	—
Solution de borax à 5 pour 100	16	—

Mêler ensemble, laisser reposer un jour et filtrer.

(3) La plupart des procédés de coloration sont passibles de cette grave objection faite par Adamson « that it does not permit the relation of the fungus to the hair to be accurately defined. » Il est bien à remarquer que ceux qui ont de

A mon avis on doit rejeter toutes les méthodes de coloration par les couleurs opaques telles que le violet d'aniline; elles colorent en masse et dissimulent exactement les détails qu'elles devraient indiquer. On ne peut utiliser les méthodes de coloration, et avec les couleurs trans-

beaucoup le plus augmenté les notions que nous possédons sur la structure des Dermatophytes : Gruby, Adamson, Fox et Blaxall, ont préféré, comme moi-même, les examiner sans coloration, après éclaircissement par la potasse.

H. G. Adamson *in A note on the permanent staining of ringworm fungus*, 1895 *British Journ. of. dermat.*, n° 86, vol. VII, remarque que la difficulté est de décolorer le cheveu et l'épiderme corné sans décolorer le parasite. C'est donc la question du réducteur qu'il a fallu étudier. Boeck, en 1885, avait préconisé dans ce but la résorcine.

Unna. Natürliche Reinculture der Oberhautpilze. *Monatsh. f. prakt. Derm.* Bd XVIII, n° 6, remplaça la résorcine par l'eau oxygénée additionnée de 5 p. 100 d'iode. Wälsch se sert de la méthode de Gram, mais en additionnant l'huile d'aniline de 1 pour 100 d'acide chlorhydrique, ce qui augmente considérablement son pouvoir décolorant. Adamson regarde ce procédé comme excellent, mais il ajoute encore que rien de tout cela n'est comparable aux résultats de l'examen dans la solution potassique sans coloration.

Le procédé de coloration d'Adamson combine cet éclaircissement préalable du cheveu dans la solution potassique à l'immersion dans les bains colorants : Voici les divers temps de l'opération :

1° Éclaircir le cheveu par un bain de 10 à 30 minutes dans une solution de potasse caustique 1.5-10 pour 100;

2° Laver dans l'eau alcoolisée à 15 pour 100, ce qui consolide le cheveu;

3° Sécher sur la lame, et s'il s'agit d'écailles épidermiques, fixer en passant dans la flamme;

4° Colorer dans le bain usuel de violet gentiane aniliné 1/4 d'heure à 1 heure;

5° 1-3 minutes dans la solution de Gram;

6° Décolorer dans l'huile d'aniline 2 à 3 heures et davantage;

7° Enlever l'huile au papier buvard et monter dans le baume de Canada.

Colhoun qui insiste (*Transactions of the third international Congress of Dermatology*, sur l'utilité des colorations, propose la méthode suivante :

Immerger pendant deux minutes le cheveu dans une mixture faite d'une solution alcoolique à 5 pour 100 de violet gentiane et d'eau d'aniline, dix de la première pour trente de la deuxième; éponger au buvard, traiter une à deux minutes par la solution iodo-iodurée de Gram, sécher de nouveau, traiter une fois par l'huile d'aniline iodée; éclaircir à l'huile d'aniline, laver au xylol, monter au Baume.

Malcolm Morris conseille, pour la photographie des Dermatophytes, d'user d'une autre méthode qui est la méthode de Wälsch à peine modifiée, la voici :

Le cheveu d'abord lavé dans l'éther est placé dans une solution de violet gentiane, 5 pour 100, dans 70 pour 100 d'alcool. Le Microsporum Audouïni se teint vivement en cinq minutes. Les Trichophytons doivent rester une heure dans la solution et y être chauffés cinq minutes.

On peut teindre en rouge de la même façon en substituant une solution de 5 pour 100 de fuchsine, dans l'eau, avec un peu d'alcool, ou une solution à 2 pour 100 de fuchsine phéniquée. Le rouge est meilleur que le violet pour la photographie. Ensuite, le cheveu est passé dans l'iode pour fixer la couleur. Il est ensuite décoloré dans l'huile d'aniline ou dans un mélange de 2 à 4 gouttes d'acide nitrique dans l'aniline pendant dix à quinze minutes. Ensuite dans l'aniline pure et laissé quelques secondes, puis lavé au xylol et monté au baume.

Au même Congrès de Londres, M. Unna insista beaucoup sur la nécessité des colorations, et préconisa les méthodes qu'il avait données antérieurement.

Enfin Bodin préconise comme techniques de coloration (*Les Champignons parasites*) : 1° le Gram; 2° la thionine phéniquée (formule de Nicolle); 3° la

parentes, telles que le bleu de Sahli, que pour préciser certains détails que l'examen sans coloration ne montre pas assez ; ainsi les subdivisions transversales des rubans mycéliens qui, sans coloration, ne paraissent souvent pas aussi nombreuses qu'elles le sont. En résumé les méthodes de coloration sont, dans ce sujet, des méthodes adjuvantes, non pas du tout des méthodes de fond. Toutes sont infidèles. Aucun colorant ne pénètre également et profondément un cheveu fermé [1]. Lorsqu'on examine avec coloration et sans coloration les cheveux atteints des mêmes parasites, ils sont méconnaissables, leur tableau d'ensemble peut être tout différent. En général les préparations montrent les cheveux colorés, avec des détails plus précis, et dans l'ensemble, des figures bien plus incomplètes. On a préconisé les colorations spécialement pour faciliter la photographie microscopique, mais il est à remarquer que les meilleures micro-photographies qu'on a fourni des Dermatophytes, celles que Doyen et Rothier de Reims ont fait de mes préparations et celles que Fox et Blaxall ont donné des Microsporums ont précisément été faites sans coloration.

G. ***Mensuration des éléments parasitaires***. — Les diverses méthodes de préparation microscopique des cheveux teigneux montrent combien la dimension des éléments parasitaires varie suivant les préparations qu'on leur fait subir. L'eau, et surtout l'eau potassique, gonflent les cellules cryptogamiques ; l'acide formique, les colorants, l'alcool absolu, au contraire, les rétractent et les amoindrissent. Ce sont là des faits qui n'ont pas été mis en lumière jusqu'ici d'une façon suffisante, bien que Gruby les ait en parties signalés dès ses premiers travaux. Ceci montre combien il est difficile de mesurer les éléments parasitaires qu'on décrit, sans tenir compte des milieux dans lesquels on les a placés. Ainsi quand Fox et Blaxall affirment que, d'une variété à l'autre des Microsporums, la dimension des spores varie sensiblement, il est nécessaire de faire remarquer que ces faits sont plus difficiles à vérifier qu'on pourrait d'abord ne le croire. Car la dimension des éléments parasitaires variera suivant les liquides employés, et même suivant le temps de leur emploi. Nos dessins seront de nature à faire la preuve de ces faits.

E. ***Les dessins***. — A propos de nos figures, nous ferons remarquer

coloration au Kernschwartz pendant 24 heures ; 4° la méthode proposée par Anglade et Morel pour la coloration de la névroglie. V. p. 99, note 1.

(1) « La coloration des endothrix est rendue plus difficile que celle des Microsporons, parce que l'enveloppe du cheveu des endothrix n'est pas déchirée. » Fox et Blaxall. *Some remarks on ringworm*, p. 7.

qu'on a jusqu'ici voulu se servir exclusivement de la photographie en ces sujets, alors qu'elle ne peut suffire à les éclairer. Après avoir usé de la photo-micrographie dans un précédent ouvrage, nous revenons aux dessins, comme on le verra. En examinant ceux-ci, on se rendra compte qu'ils montrent et prouvent des faits que la photographie ne saurait prouver. Toutes les figures de ce volume ont été relevées à la chambre claire par notre dessinateur M. Bessin, d'après des préparations permanentes que je garde en ma collection. Leur valeur artistique égale leur intérêt documentaire. Intentionnellement, tous ces dessins ont été faits à un grossissement de $\frac{350}{1}$ diamètres et réduits du 1/5 à la gravure ce qui donne à leur reproduction un grossissement constant de $\frac{260}{1}$ diamètres. L'uniformité des grossissements permettra de comparer les dimensions relatives des divers éléments des parasites représentés. Elle permettra aussi d'apprécier, ce que je disais tout à l'heure, les variations de dimension des mêmes cellules cryptogamiques suivant le mode de fixation, de préparation et de montage qu'on aura suivi.

Ces images permettront enfin d'apprécier combien le même parasite se modifie suivant le terrain sur lequel il évolue, et, par exemple, combien ses éléments diffèrent en forme et en dimensions sur l'Homme et sur le Cobaye. La constante identité des grossissements de ces dessins rendra ces différences saisissantes.

Pourtant, là où un fort grossissement est nécessaire nous avons fait représenter certains détails à une dimension de $\frac{1\,000}{1}$ diamètres soit; 760 après réduction de 1/5. Mais ces dessins seront alors, autant que possible, inclus dans un autre sous la forme de cartons.

Ces dessins montreront, je crois, par leur nouveauté, combien les documents iconographiques sont nécessaires au cours d'études descriptives comme celles-ci et combien ils ont manqué jusqu'ici [1].

[1] Adamson constate avec raison le peu d'habileté technique avec laquelle ont été faites les préparations qui ont servi aux dessins de la génération médicale qui a précédé la nôtre. Rien n'est plus vrai. Certaines de ces figures sont d'une fausseté criante ou d'une imprécision invraisemblable se répète que même depuis 1892, plusieurs auteurs comme R. Krösing, Weitere studien über Trichophytonpilze (*Arch. f. Dermat. und Syph.* Bd XXXV, 1895), dénient encore à la morphologie des Dermatophytes dans le cheveu ou le poil presque toute valeur. Il serait impossible à un auteur de soutenir cette opinion, s'il gardait de chacun des cas observés des préparations permanentes. Nos dessins des Tr. endothrix, des Tr. microïdes, des Tr. faviformes, prouvent, jusqu'à l'évidence, l'importance de la forme et de la disposition des Dermatophytes dans le cheveu. Krösing niait jusqu'à l'existence de la microspórie comme maladie distincte ayant un parasite de forme reconnaissable....

I. *Anatomie pathologique.* — Les pièces que l'on peut être amené à examiner, dans les dermatophyties, sont des biopsies d'herpès circiné de teigne tondante, ou faveuse, de godets faviques, etc.

Nous pratiquons leur fixation soit par le sublimé acide [1] soit par le liquide de Dominici dont les résultats, en ce qui concerne la la fixation cytologique, sont admirables [2].

On peut employer toutes les colorations pour colorer les coupes de ces pièces; je mentionnerai parmi les meilleures et les plus simples :

1° Le bleu polychrome de Unna, avec ou sans coloration seconde au tannin orange;

2° L'hématoxyline de Boehmer; avec ou sans coloration seconde à l'éosine orange;

3° L'éosine orange et le bleu de toluidine;

4° L'éosine orange et le bleu polychrome [3].

Pour la coloration des coupes, Bodin préconise la méthode d'An-

[1] Suivant les dimensions de la pièce, on la fait passer, de un quart d'heure à une heure, dans la solution aqueuse de sublimé et d'acide acétique (4 pour 100 de chacun). La pièce est lavée ensuite à l'acétone iodée (couleur acajou) changée deux fois en douze heures, ensuite déshydratée à l'acétone anhydre, douze heures; on l'imprègne dans l'éther paraffiné à saturation à 38 degrés pendant 24-48 heures. La pièce passe enfin 1 à 2 heures dans la paraffine fondue à 55 degrés avant d'être incluse et coupée.

[2] Le liquide de Dominici se fait ainsi : Préparer à chaud une solution aqueuse saturée de sublimé, laisser refroidir à 45 degrés. Ajouter 10 pour 100 de ormol commercial à 40 pour 100; filtrer. Ajouter de la teinture d'iode, goutte à goutte, et en agitant le liquide, jusqu'à obtenir la teinte d'un vieux rhum, et s'arrêter au moment où la teinte commence à virer au rouge, avant que se produise un commencement de précipitation. Après un quart d'heure, on voit la décoloration se produire, on ajoute de la teinture d'iode goutte à goutte, jusqu'à retrouver la première coloration; ce liquide ne se conserve pas et doit être fait sur-le-champ suivant le besoin. Chaque pièce demande, pour être fixée, une grande quantité de liquide. Pour une pièce d'un demi-centimètre cube, il faut l'immerger dans cent centimètres cubes de solution. La fixation demande cinq à dix heures suivant la dimension de la pièce. Laver ensuite, dix heures, la pièce dans l'alcool à 90 degrés. La déshydrater, pendant le même temps, à l'alcool absolu, ou à l'acétone anhydre. Ensuite : éther paraffiné à 38 degrés pendant 24-48 heures; paraffine fondue à 55 degrés, une heure et demie à deux; inclure. Noter que, dans toutes les pièces cutanées, l'orientation a une extrême importance. Autant que possible, il faut laisser à la pièce quelques poils qui la facilitent. Tous les poils sont incurvés, les coupes doivent être pratiquées *dans le plan* que leur incurvation détermine.

[3] α) Bleu polychrome de Unna, 1-2 minutes, lavage à l'alcool sans lavage à l'eau.

β) Lorsqu'on fait une deuxième coloration au tannin orange, on la poursuit jusqu'à ce que l'on voie un commencement de décoloration du bleu.

γ) L'éosine orange, en solution aqueuse à 1 pour 100, est employée, plus ou moins longuement, suivant la couleur de fond que l'on veut obtenir, depuis trente secondes jusqu'à une heure. Bien laver à l'alcool absolu, et, si l'on veut décolorer, laver à l'alcool à 60 degrés. On colore ensuite au bleu de toluidine, 1 pour 100, ou au bleu polychrome, une demie à 2 minutes. Xylol. Baume.

glade et Morel [1], par le bleu Victoria, avec ou sans coloration double par l'érythrosine [2].

Je mentionnerai aussi le procédé de Sabrazès pour l'étude du godet favique par coupes sériées. On colore le godet en masse dans le picro-carmin ou le carmin aluné, après fixation à l'alcool absolu. On colore ensuite les coupes par la méthode de Weigert modifiée : immersion d'une demi-heure dans une solution très concentrée de violet gentiane, et décoloration lente par l'huile d'aniline [3].

J. ***Des méthodes d'ensemencement en général.*** — Les parasites des teignes sont d'une culture artificielle extrêmement aisée ; sauf exception (cultures faviformes), on en obtient, par une technique simple, des cultures pures d'emblée dès les premiers ensemencements, sans la moindre complication. Toutefois, les procédés d'ensemencement seront un peu différents, suivant qu'il s'agira de cultiver un Dermatophyte, en partant d'une goutte de pus ou de sérosité, ou d'un cheveu, ou d'un poil de barbe, ou bien d'ensemencer le poil d'une bête, ou encore de la poussière d'ongle ou un godet favique. Tous ces cas se présentent en pratique et doivent être étudiés successivement.

1. *Herpès circiné.* — Dès les premières cultures faites par les premiers techniciens valables, on avait reconnu que le Trichophyton peut s'extraire purement du pus de l'herpès circiné. « Pour le Trichophyton tonsurans on trouvera le plus souvent la semence pure dans les phlyctènes purulentes qui entourent parfois la plaque d'herpès [4]. »

La plaque d'herpès circiné présente, tant qu'elle s'accroît, un bourrelet périphérique plus ou moins érythémateux, vésiculeux ou pustuleux. Si les vésicules ou les pustules sont grosses, en serrant la région entre deux doigts, on fera rompre une pustule, et du pus en sortira. Avec une baguette de platine on en prélèvera une trace qui sera ensemencée, en une strie, sur trois tubes successifs, sur milieu d'épreuve. S'il s'agit de vésicules et non de pustules, on fera de même, et on ensemencera de même la sérosité. Si les vésicules sont profondes

(1) α) Coloration des coupes, 24 heures, dans une solution alcoolique saturée de bleu Victoria, étendue de moitié d'eau, ou solution phéniquée de bleu de Toluidine (formule de Nicolle).

β) Lavage prolongé à l'eau.

γ) Action de la solution iodo-iodurée de Gram pendant 5 minutes, puis lavage à l'eau.

δ) Séchage complet au papier buvard.

ε) Décoloration avec : Xylol, une partie, huile d'aniline, deux parties.

ζ) Éclaircir au xylol, monter au baumé.

(2) On passe la coupe pendant cinq minutes dans une solution aqueuse d'érythrosine à 1 pour 100 *avant* la coloration au bleu.

(3) Sabrazès. Le favus de l'homme, de la poule et du chien. *Annales de dermatologie et de syphiligraphie*, 1893, p. 341.

(4) Duclaux. In *Thèse de Feulard.* Teignes et Teigneux. Paris, 1886, p. 96.

(paume de la main, par exemple), on les ouvrira d'un coup, avec une aiguille fer de lance flambée, ou bien on abrasera leur coupole d'un coup de ciseaux flambés ; la prise de la gouttelette d'ensemencement et la culture se faisant de même. Il doit être entendu, une fois pour toutes, qu'on doit préférer la lésion intacte, la vésicule ou pustule non ouverte, aux mêmes lésions déjà effractées. Dans d'autres cas, le cercle d'herpès est sec, alors on ensemencera la squame. Le plus simple est d'utiliser pour cela deux lames de verre porte-objet, stérilisées à la flamme ; on râcle, avec l'une, les squames qui tombent sur l'autre. On pratique, avec la baguette de platine, un ensemencement des plus fines parcelles, qui sont portées, une par une, sur la surface du milieu d'épreuve. Quelquefois on n'a pu prélever qu'une grande squame. On la porte alors sur une lame de verre, sur laquelle on la découpe en menues parcelles, avec deux aiguilles à dissociation. Les parcelles sont ensemencées ensuite une par une. Notez que cette dissociation est pratiquée à l'air libre, sans aucune précaution contre les poussières de l'air. Il se pourra qu'une des parcelles soit souillée par elles ; non pas toutes.

On ensemence ainsi 5-10 menues parcelles punctiformes sur la surface d'un tube de culture. Mieux vaut n'ensemencer que cinq parcelles sur un tube, et faire ainsi six tubes d'ensemencement, que d'accumuler deux fois plus de parcelles sur moitié moins de tubes.

Ici doit se placer, en effet, une remarque que nous aurons lieu de répéter : opérer en grand, sur un très grand nombre de tubes, sans craindre la peine d'avoir à refaire de nouveaux milieux, est une des conditions pour faire des expériences claires et démonstratives.

2. *Teigne tondante.* — De deux choses l'une : ou bien une teigne tondante présente des caractères analogues à l'herpès circiné, pustuleux ou séro-pustuleux, fait d'ailleurs rare, et on devra en pratiquer la culture comme il a été dit plus haut ; ou bien on n'observe que des cheveux malades. Apprendre à les reconnaître est difficile. Nous les décrirons plus loin. Sans aucune stérilisation préalable de la peau, ni des cheveux, on prélève un certain nombre de ces cheveux, à la pince flambée, et on les dépose sur une lame de verre stérilisée. On découpe ensuite, avec un scarificateur, leur partie radiculaire, en quatre ou cinq parcelles punctiformes qui sont aussitôt ensemencées.

Pour les ensemencer, on flambe un fil de platine, avec lui on va piquer la gélose qu'on va ensemencer, et le fil de platine ainsi mouillé enlèvera par adhérence, une à une, les parcelles punctiformes de cheveu qu'on vient de découper, et qu'on ira déposer, à la file, sur un tube de gélose, chacune à un centimètre de sa voisine, quatre ou cinq par tube.

3. *Barbe.* — Nulle différence ne sera faite entre un poil de barbe ou

un cheveu d'enfant. Mais dans les trichophyties de la barbe on fera bien de rechercher et d'ensemencer aussi le pus, la sérosité, ou la squame, comme dans l'herpès circiné des régions glabres. parce que, dans beaucoup de trichophyties de la barbe, on peut trouver ce matériel d'ensemencement, alors que les poils malades sont rares. Quelquefois aussi des poils de barbe sont mortifiés par la folliculite trichophytique sans avoir été eux-mêmes envahis par le parasite.

4. *Poil d'animal.* — Le poil du Cobaye, celui du Cheval, etc., ne sont jamais envahis par les Dermatophytes que sur un ou deux millimètres de leur racine, laquelle est bien moins profonde que celle du cheveu humain; par conséquent, on ne devra pratiquer le morcellement et l'ensemencement parcellaire que sur cette extrémité radiculaire seule, en évitant soigneusement de porter sur les milieux de culture des fragments de la portion aérienne du poil, car la fourrure de tous les Animaux domestiques est criblée de semences de moisissures banales qui couvriraient les milieux en quelques jours.

5. *Ongle.* — Quand un examen microscopique a démontré la présence d'un Dermatophyte dans l'ongle, et qu'on veut en pratiquer la culture, ou bien on prélève une rognure d'ongle qu'on dissociera avec des aiguilles, ou bien on stérilisera une lime à ongle et on limera la partie malade au-dessus d'une lame de verre stérile. De toutes façons, on en pratique l'ensemencement parcellaire comme des parcelles de cheveu.

6. *Godet.* — De même, on pratique l'ensemencement parcellaire du godet favique, après avoir écrasé, entre deux lames stériles, un fragment de son centre, en évitant d'ensemencer les parcelles provenant de sa surface et qui sont habituellement souillées.

Tels sont dans leur simplicité mes procédés d'ensemencement. J'ai vu de très nombreux élèves étrangers de maîtres divers, étonnés de la simplicité de ces procédés et de la sécurité de leurs résultats.

Ces cultures extemporanées de pus, de cheveux, de poils, de squames, sont pratiquées, pour chaque cas, sur cinq à six tubes qui reçoivent, chacun à un centimètre d'intervalle les unes des autres, trois à quatre semences. Ces méthodes simples nous donnent plus de 15 cultures pures d'emblée sur 20 faites (¹).

Tous les élèves qui sont passés dans mon laboratoire ont, sans faute, délaissé les méthodes compliquées et surannées de Plaut, de Kral (²)

(¹) Exception faite pour les Trichophytons faviformes dont nous reparlerons en leur lieu.

(²) Voyez F. Kral. Untersuchungen über Favus. II Mykologischer Theil. *Arch. f. Dermat. et Syph. Ergänzungshefte*, nº 1, p. 79. — Kral s'est servi d'abord du procédé classique des plaques et des dilutions, ensuite du broyage mécanique avec des poudres inertes. Ce procédé peut être utile pour une démonstration dans un cas isolé. Il est tout à fait inutile dans le plus grand nombre des cas,

de Rosenbach (¹), comportant la stérilisation externe préalable du cheveu dans des bains ou des vapeurs antiseptiques, leur passage à la chambre humide, ou les broyages et les dilutions etc., etc..., méthodes dont la complication, si elle était nécessaire, eût suffi à retarder de bien des années tout progrès en ces questions (²).

A l'heure actuelle, un nombre considérable d'observateurs : Bodin, de Rennes, Adamson, Bunch, Colcott Fox, de Londres, Mibelli, à Parme, Fergnani, à Barcelonne, Truffi, à Pavie, Krzystalowicz, à Cracovie, Du Bois, de Genève, Minne, à Gand, Uriburu, à Buenos-Ayres, Nicoulan, à Bucharest, etc., etc..., se servent de la méthode que j'ai préconisée il y a quatorze ans et je crois que, si ceux qui la jugent incertaine la voyaient pratiquée comme elle doit l'être, ils se rendraient compte du mal fondé de leurs objections. C'est ce que Mario Truffi a écrit dans une note au Prof. Reale, combattant les critiques de Kral, de Wälsch, de Krösing, en Allemagne; de Marianelli, de Pelagatti et de Reale, en Italie.

K. ***Vases de culture. Température. Aération. Développement et purifications.*** — J'envisagerai ici une série de points techniques de second ordre mais importants néanmoins à bien connaître.

Parlons d'abord des tubes de culture :

α. — Les tubes de culture dont je me sers pour les premiers ensemencements ont 18 centimètres de long sur 14 millimètres de large. J'estime que ces dimensions ne doivent pas être restreintes sous prétexte d'économiser la quantité des milieux de culture qu'on emploiera. En effet, pour juger d'une culture, il faut qu'elle se développe librement, et, quand elle touche les parois du verre, elle se déforme. Cet inconvénient est réduit au minimum avec des tubes larges.

β. — Les vases de culture ne doivent pas être bouchés d'ouate hydrophile, mais au contraire d'ouate non absorbante, sans quoi la stérilisation mouillera les bouchons qui ne sécheront plus et se laisseront envahir par les moisissures dont l'air déposera sur eux les graines.

γ. — Les cultures de Dermatophytes croissent à de basses tempé-

et impraticable totalement dans une étude d'ensemble comme celle qu'expose ce volume.

H.-C. Plaut. Zuchtung der Trichophytie Pilze in situ. *Central Blatt f. Bakter*, *XXXI*, 5, 1902, 215, 221, a préconisé une méthode « qui se recommande par sa simplicité », dit Gedoelst. On dépose le poil ou la squame sur une lame flambée, et on recouvre d'une lamelle également flambée, qu'on fixe aux quatre coins par une goutte de cire. On place le tout dans une chambre humide. Après 6 à 11 jours, des spores ont germé, des filaments mycéliens extra-pilaires se sont développés; on reprend le mycélium ainsi formé pour l'ensemencement. On voit mal quel avantage offre ce procédé sur l'ensemencement parcellaire direct.

(¹) Rosenbach. *Transactions of the Third Congress of Dermatology*. London 1897.

(²) M. Truffi. *Giorn. ital. del. malat. vener. et della pelle.* Fascicol III, 1902.

ratures, entre 15° et 30° environ; au-dessus et au-dessous de cette température elles souffrent et s'altèrent. Il faut éviter ces écarts. Des cultures laissées à 12° poussent mal, croissent tardivement, leur forme est anormale. Des cultures, portées à 30° et au delà, subissent des altérations aussi importantes, assez importantes pour amener des doutes sur l'identification de leur espèce. Les fortes chaleurs amènent généralement une surcoloration des cultures, diverses altérations de formes, et en outre une sénilité précoce.

Cette question est importante. Nous laissons toutes nos cultures à l'air libre dans le laboratoire. Cette façon de faire est simple et bonne; toutefois, en automne, avant que le chauffage d'hiver soit commencé, les cultures sont retardées par les nuits froides. Par contre, en hiver, dans les locaux très chauffés, les cultures doivent être soustraites à l'action trop directe de la chaleur : radiateur, calorifère, etc.

Lorsqu'on manipule des quantités de cultures, il serait difficile de les réunir dans une étuve, et l'on voit aussi que cette précaution serait inutile. Si on se sert d'une étuve, elle ne doit jamais dépasser 28°.

Il me semble préférable de laisser les cultures à l'air libre subir les oscillations de température du jour et de la nuit. La nuit, quand la température se refroidit, une certaine quantité d'air neuf rentre dans le tube de culture en se filtrant sur le bouchon d'ouate qui le clôt.

δ. — Cette aération des vases de culture est nécessaire. Sauf exception, les vases de culture ne doivent pas être capuchonnés de caoutchouc, ce qui amène leur sénilisation précoce, et hâte l'apparition des formes pléomorphiques. Le capuchon de caoutchouc n'a pas cet inconvénient quand il s'agit de milieux sur lesquels les altérations pléomorphiques ne se produisent pas.

ε. — Lorsqu'on veut identifier une culture de façon certaine, il faut la transplanter sur les milieux appropriés dont nous exposerons tout à l'heure la structure chimique, sur des vases de forme ronde, parce que le développement des cultures de Dermatophyte se fait toujours en cercle parfait. Cette remarque m'a conduit, en 1893 [1], à l'emploi des matras coniques d'Erlenmeyer et de Gayon, à base plate, au fond desquels on a coulé un disque de gélose nutritive d'un centimètre d'épaisseur environ. L'ensemencement se fait, par piqûre, au centre de la surface du disque. Sur ce milieu plan et rond, les cultures, qui sont toutes discoïdes elles-mêmes, prennent un développement normal et parfait et leur aspect le plus *caractéristique*.

Lorsque cette méthode s'est répandue, on a voulu à tort substituer la boîte de Petri à la fiole d'Erlenmeyer. Mais le couvercle d'une boîte de Petri est perpétuellement couvert d'une buée qui dissimule

[1] *Annales de Dermatologie et de Syphiligraphie*, 1893, p. 982. Rapport : *Sur la trichophytie*, présenté à la Soc. de Dermat. et de Syph.

exactement la culture sous-jacente. D'ailleurs une boîte de Petri se souille trop aisément au cours de l'évolution d'une culture, évolution qui dure de quatre à six semaines et plus. Au Congrès de 1897 à Londres, les cultures sur boîtes de Petri sont restées invisibles pendant toute la durée de la session.

La forme conique des fioles d'Erlenmeyer est elle-même utile, en ce que, si ce vase est exposé à la chaleur du jour, la condensation de la buée intérieure, due à l'humidité du milieu, ne peut, de par la forme même du vase, se faire que sur un tiers ou la moitié de la surface latérale, et la culture reste toujours visible par l'un quelconque des côtés du vase.

ζ. — La dimension des matras coniques sur lesquels on reporte les cultures de Dermatophytes doit être choisie en rapport avec la dimension que peut prendre la culture qu'on y porte. Ainsi pour les grands Trichophytons pyogènes, pour les Microsporums animaux, on est amené à se servir de matras coniques ayant jusqu'à 20 centimètres de diamètre et contenant jusqu'à 200 centimètres cubes de gélose chacun; on arrive à avoir ainsi des cultures d'une beauté remarquable et dont beaucoup d'auteurs, même parmi ceux qui ont étudié le sujet, ne se doutent pas

η. — J'insisterai ici sur un point très important. Un trop grand nombre de mycologues ou de dermatologistes n'ont jamais fait de bonnes classes primaires de bactériologie. Nous avons eu sous nos yeux des « chefs de laboratoire » qui seraient incapables de faire eux-mêmes les géloses que leurs garçons de laboratoire font comme ils peuvent et stérilisent. Faire soi-même ses milieux de culture, savoir les faire, dresser soi-même son personnel à les fabriquer est de nécessité première. Il ne faut pas non plus que la difficulté de se procurer des milieux de culture puisse obliger le chercheur à restreindre le nombre de ses expériences; la vérité se fera dans son esprit par la répétition en grand nombre des mêmes faits. Un laboratoire qui étudie ces sujets doit faire et dépenser plusieurs litres de gélose par semaine. Des expériences faites chichement ne donneront aucune sécurité en ces matières [1]. Elles doivent chacune être reproduites des centaines de fois. Ceci est capital et tous ceux qui n'auront pas compris la vérité de cette affirmation feront, pour avoir négligé ce conseil, des erreurs qu'ils auraient pu et dû éviter. Lorsqu'on aura traité ici de la nature chimique des milieux qu'il faut employer pour la culture des Dermatophytes, on exposera exactement comment procéder à la fabrication de ces milieux de culture, en simplifiant au maximum les manipulations nécessaires.

(1) La quantité de gélose faite pour le seul objet de ce volume *en deux ans* et demi dans mon laboratoire a correspondu à 15 000 tubes de culture.

L. ***Des milieux de culture.*** — En 1894, les *Trichophyties humaines* résument ainsi les remarques techniques suggérées par deux années d'observation. « La composition des milieux de culture dominera toujours toute étude mycologique »…. « Sur la composition chimique des milieux de culture s'appuient presque toutes les recherches qui vont suivre [1]. » — Quinze ans passés ont vérifié ces mots. Et toutes les différenciations d'espèces dermatophytiques, qui ont été faites depuis lors, l'ont été par leur culture en milieux spéciaux.

Depuis cette époque, certaines techniques ont été améliorées ou complétées, beaucoup de faits mieux compris ont amené à délaisser certains procédés, on en a inventé plusieurs autres. Mais ces innovations ont confirmé et étendu ce que j'avais dit, plutôt qu'elles ne l'ont restreint ou modifié. On va le voir par la suite.

1° *Sur un milieu de culture solide déterminé, une espèce mycologique prend un aspect déterminé* [2]. — « Au contraire des bactéries, disais-je, dont les cultures ont [sur milieux solides] un aspect à peine reconnaissable et toujours analogue, même quand il s'agit des espèces les plus différentes, les Champignons ont dans les cultures une variété de formes dont la variété des plantes d'ordre plus élevé peut seule donner une idée. Leur port peut être infiniment varié…. Il est spécial et caractéristique jusque dans les détails…. La culture des Champignons se présente donc avec cette particularité qui la rattache à celle des plantes ordinaires : qu'ils ont à l'œil nu des caractères nets et particuliers et si l'on veut « personnels » [3].

Or ce premier fait en avait un second pour corollaire, c'est que le même champignon reprend, « sur le même milieu, la même forme spécifique toujours invariable. Et ce caractère primordial est fixe. Aucun passage sur aucun milieu ne le fera disparaître. La culture étant inoculée, si l'on reprend le germe sur le vivant, on aura de nouveau la même culture que la culture originelle [4]. » Je cite ici cet ancien texte, parce qu'il me semble impossible d'écrire rien qui soit plus clair, plus catégorique et plus vrai. Depuis 1894, tous les observateurs qui ont bien voulu suivre ces techniques ont obtenu les mêmes résultats [5]. Pour eux, comme pour moi, cette loi est hors de

(1) R. SABOURAUD. *Trichophyties humaines*, page 31.

(2) L'usage des milieux solides pour la culture différentielle des teignes est tout à fait indispensable, et cette nécessité n'avait pas été comprise par Duclaux et Verujsky qui écrivaient en 1886 : « Les milieux solides sont en général moins favorables à la culture de ces parasites que les milieux liquides. » Cela n'est vrai que pour l'étude biochimique des échanges des parasites en culture.

(3) *Trichophyties humaines*, p. 31, 32.

(4) *Loc. cit.*, p. 32 et 12. Ceci est tout à fait vrai sous réserve des altérations de sénilité et des transformations pléomorphiques dont il sera traité plus loin.

(5) Cf. COLCOTT FOX et BLAXALL. Notes on two cases of tinea circinata. « When several cultures are inoculated at the same time on the same batch

doute et ne saurait être remise en question ([1]). Je n'insiste pas, car cent figures, et plus, de cet ouvrage sont là pour l'établir et prouver que, si certains auteurs ont cru mettre cette vérité en échec, c'est par erreur.

2° *L'aspect d'une culture cryptogamique est lié à la composition chimique de son milieu et change avec lui.* — Ainsi donc un milieu chimique toujours semblable, donnera, à un champignon donné, un aspect toujours identique. Mais cette proposition, vraie pour un milieu, sera vraie de même pour un autre. Sur deux milieux différents, le même champignon prendra deux aspects différents, et, sur chacun, il gardera son aspect spécial, toujours le même; ceci nous conduit donc à une deuxième proposition aussi importante que la première, à savoir que : l'aspect d'une culture cryptogamique est lié à la composition chimique de son milieu, et varie avec lui. C'est ce que je disais dès 1894, en termes précis : « L'aspect des cultures cryptogamiques est lié à la composition chimique de leur milieu.... On voit le même Champignon redonner sur le même milieu, chimiquement identique à lui-même, une forme spécifique toujours invariable.... Et, corollairement, le même champignon peut prendre une infinie variété de formes objectives, suivant les divers milieux qui lui sont offerts ([2]). »

Ces faits étaient vrais, et ils le restent ([3]).

of medium, they all conform to the same pattern. » — Cf. aussi BODIN. *Les Champignons parasites de l'homme*, p. 46.

([1]) Sans doute peut-on lire, dans certains auteurs, quelques réserves sur ce point, même quand ces auteurs ont pensé suivre mes méthodes exactement, mais il n'est pas difficile de se rendre compte des raisons qui ont fait leur opinion. Ainsi Ducrey et Reale au Congrès de Londres de 1896 (Transactions, p. 580) disaient avoir obtenu « en ensemençant plusieurs tubes, avec la même semence, des cultures différant notablement les unes des autres, bien qu'ensemencées sur le même milieu ». Il est évidemment possible de créer ces différences en ensemençant plus ou moins profondément la même graine, ou bien en posant l'une sur un point où la gélose est épaisse, l'autre sur un point où la gélose très mince sera sèche en quelques jours. C'est ce que nos photographies de cultures sur tubes montrent très bien, mais ceci est dû à des défectuosités de technique qu'il est toujours possible d'éviter, et qui d'ailleurs sont évidentes à première vue. Tout le mémoire de Ducrey et Reale contenait ainsi, par scrupule scientifique sans doute, des propositions inverses émises parallèlement avec une valeur égale. Inversement, pour M. Pelagatti (*I trichophyton della provincia di Parma*, 1896), la composition chimique diverse des milieux de culture influe sur chaque variété trichophytique, mais non au point d'empêcher le diagnostic de la variété à première vue. C'est là une erreur certaine. Beaucoup de Dermatophytes, comme nous le verrons, changent totalement de caractères en changeant de milieu et deviennent rigoureusement méconnaissables.

([2]) *Loc. cit.*, p. 32. J'ajoutais encore : « C'est à cause de cette extrême sensibilité des formes cryptogamiques à la composition de leur milieu de culture, que tant d'auteurs ont répété à tort que leur aspect objectif ne pouvait servir à les différencier (*Loc. cit.*, p. 32).

([3]) On remarquera cependant qu'après avoir formulé autrefois les *milieux d'épreuve* avec 3,80 0/0 de sucre, j'ai élevé ce taux de sucre à 4 0/0 dans ma formule actuelle. Ce changement a été fait dans un but de simplification; il n'entraîne pas chez les Dermatophytes des modifications de forme suffisantes pour créer des confusions.

3° *Un milieu de culture fixe permet de différencier des espèces cryptogamiques voisines.* — Les propositions précédentes s'enchaînent entre elles et avec les suivantes comme des propositions mathématiques : si un milieu de culture fixe donne à chaque Champignon une physionomie personnelle, il permet de différencier entre elles des espèces cryptogamiques voisines. Et c'est ce que ce je disais encore :

« Si l'on opère avec un milieu de culture toujours chimiquement identique à lui-même, et si, sur ce milieu, les cultures de diverses provenances se présentent avec des caractères distincts, si ces caractères demeurent permanents et héréditaires, on ne pourra faire aucun doute qu'il ne s'agisse d'êtres différents. L'expérience prouve que ce critérium est d'une extrême rigueur [1].... »

Le meilleur moyen de vérifier la pluralité d'espèces cryptogamiques voisines est de comparer « la forme spécifique de leur culture en milieux spéciaux » [2]. « C'est en observant l'importance du rôle que joue la constitution chimique du milieu, dans le développement des champignons, qu'on est amené, pour s'assurer de l'unité ou de la pluralité des Trichophytons,... à différencier entre elles ces espèces, par leur culture sur un milieu fixe de composition chimique définie et courante. »

En résumé : les Trichophytons « sont doués d'une sensibilité infinie à la composition chimique du milieu sur lequel ils sont portés. Suivant ce milieu, un même Champignon peut varier pour ainsi dire sans limites, quant à l'aspect objectif de sa culture, et dans des limites très étendues quant à ses formes microscopiques. Et cependant, un même Champignon, sur un même milieu, fournit une culture toujours identique à elle-même. Le milieu devient le meilleur moyen de différencier, par leur aspect objectif en culture, deux Champignons, même d'espèce voisine. Les cultures sériées sur même milieu, en affirmant la persistance héréditaire des signes spéciaux, objectifs d'une espèce, feront la démonstration cherchée [3] ».

Mais ce n'est pas tout. Si un milieu de culture fixe, en donnant à chaque Champignon une physionomie personnelle, permet de différencier, entre elles, une série d'espèces cryptogamiques voisines, plusieurs milieux de culture feront de même ; et un second ou un troisième milieu, autres que le premier, attesteront différentes les mêmes espèces que le premier aura séparées. C'est ce que j'écrivais encore en ces termes : « Cette différenciation que donne un milieu, un second milieu la contrôlera, et l'identité des deux résultats donnera la preuve de la preuve elle-même » [4].

(1) *Loc. cit.*, p. 29.
(2) *Loc. cit.*, p. 34.
(3) *Loc. cit.*, p. 35.
(4) *Loc. cit.*, p. 34.

Et c'est la méthode qui nous permet de différencier les diverses espèces trichophytiques, car les différents milieux, sur lesquels j'ensemençais, mes parasites, « affirmaient les mêmes cas dus aux mêmes espèces trichophytiques, et les mêmes autres cas, comme dus à des espèces trichophytiques différentes » ([1]).

4° *Les milieux comprenant 4 pour 100 de sucre et 1 pour 100 de peptone donnent aux Trichophytons leur forme différentielle la plus accusée.*

Il restait à déterminer sur quels milieux les divers Champignons parasites prenaient leur aspect le plus spécial et le mieux différencié. Pour cela je fis nombre d'expériences comparatives que je n'ai pas à rappeler. J'éliminai d'abord en bloc tous les milieux liquides sur lesquels la forme des Champignons est variable et méconnaissable, j'éliminai la gélatine et la gélose peptone, trop pauvres, la pomme de terre, milieu assez différentiel, mais très pauvre aussi, peu maniable, trop vite desséché, et, ce qui est plus curieux, assez inconstant, car le même Champignon sur des pommes de terre différentes prend des aspects différents ([2]). Sur le conseil de E. Duclaux j'essayai alors les milieux sucrés, et, parmi eux, le moût de bière solidifié par la gélose. Ce milieu, lorsqu'il provenait de la même brasserie, lorsqu'il n'était ni trop concentré, ni trop recuit ([3]), montra les plus grandes qualités. Sur lui les cultures trichophytiques prenaient un dévelop pement maximum, et si l'on peut ainsi parler, leurs caractères différentiels s'épanouissaient et devenaient évidents. Ce milieu présentait seulement un grave inconvénient, inévitable, l'inconstance de sa composition chimique suivant sa provenance. Même si on le fabrique soi-même ([4]), on est obligé de rectifier sa teneur en sucre qui d'une fois à l'autre est variable. Et puis, les moûts de bière contiennent tous, et en proportion variable, d'autres hydrates de carbone que la maltose; dextrines, etc.... Bref il est impossible de donner une formule

([1]) *Loc. cit.* p. 56.

([2]) Je n'insiste pas sur l'erreur de Krösing proposant la pomme de terre comme le milieu de culture le plus constant et le plus différentiel qui soit. Les milieux naturels ont pour seul avantage de ne demander qu'une simple stérilisation ce qui rend leur préparation facile.

([3]) Les chauffages répétés du moût de bière à 115 degrés centigrades produisent du caramel qui est antiseptique.

([4]) Voici la technique donnée par E. Bodin, *Les Champignons parasites de l'homme* (1902, p. 51, note) pour fabriquer soi-même son moût de bière : « 200 grammes de malt moulu sont délayés dans un litre d'eau froide, puis on porte sur un fourneau et on élève doucement la température à 60°. On maintient cette température pendant trois quarts d'heure en agitant. On ajoute alors quatre grammes de houblon et l'on fait bouillir pendant une heure environ. On filtre et on dose la maltose à la liqueur de Fehling, on étend ensuite la liqueur avec la quantité d'eau suffisante pour ramener le titre de la maltose à 5 pour 100. »

d'après laquelle on puisse fabriquer un moût de bière toujours semblable à lui-même. Pour éviter ces inconvénients il fallut formuler un milieu artificiel facile à faire, dont les composants fussent aisés à trouver partout, et qui pût servir de *milieu international d'épreuve*, de telle façon qu'en reportant sur lui un Trichophyton quelconque, il y reprît sa forme spéciale à lui, prise pour caractéristique.

Les Trichophyties humaines racontent [1], comment on arriva à en établir « la formule générale » qui est la suivante :

Sucre (ou mieux hydrate de carbone)	4 grammes.
Peptone	1 gramme.
Eau distillée	100 grammes.
Agar agar (gélose) q. s. pour solidifier.	

Cette formule dut être précisée lorsqu'on se fut rendu compte que les différentes marques de sucre ou de peptone donnaient à un Champignon des caractères de culture différents. Alors la formule générale devint dans la pratique la formule particulière que voici :

Maltose brute de Chanut.	4 grammes.
Peptone granulée de Chassaing	1 gramme.
Eau distillée	100 grammes.
Agar agar	1gr80 [2]

« Enfin, pour abréger le temps de ces expériences, et en même temps, pour augmenter la précision de leurs résultats, on pourra se servir à la fois de trois milieux de formule semblable mais faits avec des sucres différents. On conçoit que, si un cas de trichophytie donne sur un milieu sensible une culture spéciale, différente de celles que les autres cas ont fournie, si la même différence se reproduit sur un second milieu sensible; autre que le premier, l'autonomie de l'espèce nouvelle sera doublement affirmée [3]. » C'est là un système qui rappelle les comptabilités en partie double. Depuis lors, et spécialement depuis quatre ans, nous n'avons jamais manqué à cette règle, et toutes nos expériences ont été répétées chaque fois sur les deux milieux d'épreuve maltosé et glucosé.

Objections. — De ce qui précède, on peut conclure, ce que j'ai dit maintes fois expressément, que si l'on voulait obtenir des résultats comparables entre eux, il fallait opérer sur un milieu ou sur des milieux identiques, faits avec la même peptone et le même sucre.

Or, il est arrivé que certains auteurs, au lieu de choisir comme moi la maltose, ce qu'il aurait fallu faire, pour avoir des cultures comparables à

(1) *Loc. cit.*, p. 55.

(2) Tous ces produits de laboratoire me sont fournis par la maison Cogit, 36, boulevard Saint-Michel, à Paris.

(3) *Loc. cit.*, p. 55.

celles dont j'avais donné la figuration, ont fait leurs expériences, les uns avec *la lévulose*, comme Unna, les autres avec *la glucose*, comme Bodin, les autres avec une peptone et une maltose différentes des miennes, comme Fox et Blaxall. Il s'en est suivi une confusion qu'on pouvait prévoir en sachant (ce que j'avais dit) : que le même Champignon, sur des milieux différents, change d'aspect et devient méconnaissable. Le résultat de tout ceci est que, si l'on consulte n'importe quel auteur sur ces sujets, la figuration des cultures qu'il donne est incomparable à toute autre, et ne peut conséquemment servir que si l'on recommence toute la série de ses propres expériences. Il est impossible de savoir à l'heure actuelle, par les figures publiées, si la plupart des Dermatophytes de France, d'Angleterre et d'Allemagne sont identiques ou différents (1).

Notons bien que les erreurs qui ont amené cette confusion ont eu des causes. Unna a dit s'être servi de tous temps de la lévulose, et qu'il faudrait prendre la lévulose pour étalon (2). Fox et Blaxall avaient pris la peptone allemande de Witte, parce que c'est celle dont ils avaient l'habitude et ils n'avaient pas pris ma maltose parce qu'ils n'en avaient pas trouvé (3).

Bodin a objecté que la glucose donnait des cultures plus florissantes et que ma maltose était impure (4).

Je voudrais répondre brièvement à ces objections.

Dans une étude objective des cultures de Dermatophytes, étude qui a pour but de les différencier entre eux, la question n'est pas de savoir si tel sucre donnera, avec un de ces Champignons pris pour exemple, un poids de récolte supérieur à celui que l'on obtiendrait avec un autre sucre. Il est parfaitement certain, pour moi, que si telle était la question, ce milieu devrait alors changer, avec chaque Champignon parasite que l'on étudierait. Je citerais ainsi tel Trichophyton qui préfère la lactose ou la lévulose, tels autres qui, en dépit de la règle générale, préfèrent des milieux peu sucrés et fortement azotés. La question n'est donc pas à poser ainsi. Il s'agit de formuler un milieu simple et facile à faire, qui donne aux cultures des Dermatophytes, pour chaque espèce différente, des caractères différentiels. Or, les cultures sur milieu glucosé ne sont pas mieux différenciées que sur gélose maltosée. Toute la série des pho-

(1) J'exprimais les mêmes regrets en 1896 en parlant des collections de teignes exposées au Congrès international de Londres en 1896.

« Ce qui importe au sujet, et qui est de nécessité absolue, si l'on veut faire un pas en avant dans la question, c'est l'*adoption de techniques communes à tous et identiques*. Un Congrès international n'a de raison d'être que quand ceux qui s'y rassemblent sont mis à même de se comprendre. Or, les cultures de chaque collection étaient inintelligibles pour les auteurs des collections voisines. Elles étaient donc inutiles. » (La question des teignes. Revue critique des discussions sur ce sujet au 3e Congrès international de dermatologie et de syphiligraphie. Londres, 4-8 août 1896. *Annales de dermatologie et de syphiligraphie*, 1896, p. 1335.

(2) P.-G. UNNA, Sur la culture et la pluralité des Trichophytons. *Journal des maladies cutanées et syphilitiques*, mai 1897, p. 255. — Voir p. 268,

(3) C. FOX et F. BLAXALL. On ringworm; an inquiry, etc..., p. 28 du tirage à part.

(4) « Il importe de noter que pour la fabrication de ce milieu, dit *milieu d'épreuve*, Sabouraud a utilisé une maltose impure, qui ne se trouve plus dans le commerce. » E. BODIN. *Les Champignons parasites de l'homme*, p. 107, note 1. C'est cette idée (que la maltose que j'avais utilisée ne se trouvait plus dans le commerce) qui a conduit Bodin à utiliser des milieux d'épreuve glucosés.

tographies de cet ouvrage le prouvera. Et même, si ce bénéfice existait, il n'eût pas valu un changement de formule qui rend des travaux antérieurs consciencieux et valables, incomparables à ceux qui les ont suivis. Bodin objecte aussi que ma maltose était impure, et qu'avec une glucose pure anhydre on aura partout des résultats comparables.

Que ma maltose ne fut ni pure, ni anhydre, mon texte de 1892 le disait déjà (1), mais il serait inexact de croire que toutes les maltoses ou les glucoses pures anhydres, de différentes marques, seront identiques entre elles. Et déjà la maison Merck de Darmstadt a deux glucoses pures de prix différent; laquelle prendre ? Et si l'on est obligé, quoi qu'on veuille, de faire élection d'une marque de sucre, si pur qu'il soit, pourquoi, dès lors, changer la première choisie.

On pourrait encore supposer qu'un sucre, lorsqu'il est *pur*, doit être plus favorable à la culture des Dermatophytes, et les différencier mieux qu'un sucre brut. Mais cela est encore erroné. C'est le contraire qui est vrai. Il est assuré, pour moi, que les manœuvres d'épuration, qui font d'une maltose brute ou commerciale une maltose pure anhydre, altèrent profondément la nature et la valeur nutritive de ce produit. J'affirme le fait sans l'expliquer. Toutes les maltoses, soi-disant pures, que j'ai essayées, donnent des cultures d'une médiocrité insigne, alors que la maltose commerciale dont je me sers donne des cultures admirablement belles et différenciées (2). C'est un fait dont plusieurs observateurs étrangers qui ont pu faire la comparaison, ont convenu sans aucune peine (3).

On objectera peut-être encore que les sucres bruts doivent être plus altérables, ou encore, que d'une cuvée à l'autre, des sucres bruts peuvent ne pas être semblables. Tout ce que je puis répondre, c'est que mes expériences primitives, je les ai reprises après quatorze ans, et que j'ai retrouvé, à cette date, la même maltose que j'avais utilisée jadis, et qu'elle m'a fourni des cultures dont la forme est de tous points identique à celle de leurs aînées, de même espèce, photographiées à cette époque. Cette objection ne vaut donc pas plus que les précédentes.

Enfin, il reste, en cette question, un point qui mérite de fixer encore notre attention. Si l'on veut pratiquer une étude culturale valable des Dermatophytes, on doit ensemencer des cultures en tubes et en matras, par milliers, et les cultures en tubes dépensent 10 à 12 centimètres cubes, et les cultures sur matras de 30 à 200 centimètres cubes de milieu nutritif

(1) « On conçoit que se servir d'un milieu de culture d'une constitution chimique parfaite soit, dans ce cas (pour la différenciation des espèces), moins nécessaire que de s'astreindre à répéter sur un milieu simple et sensible la série des expériences que nous venons d'énumérer. »

« Une peptone et une maltose même impures pourront suffire, pourvu que, dans la suite des recherches faites, on se serve constamment de la même peptone et de la même maltose, etc. » *Trichophyties humaines*, p. 54.

(2) La glucose pure anhydre est moins altérée. C'est parce que dans ses essais comparatifs Bodin s'est servi de ces maltoses dites pures et en réalité inassimilables, qu'il a pu croire les milieux glucosés très supérieurs aux milieux maltosés. En fait, dans nos ensemencements, le développement comparé des Dermatophytes sur les deux milieux est semblable. Pour formuler mon opinion tout entière, peut-être les milieux glucosés favorisent-ils un peu les Microsporums, et les milieux maltosés, les Trichophytons. Mais ce sont là des différences à peine appréciables.

(3) Voir particulièrement : COLCOTT et BLAXALL. On ringworm; an inquiry, etc., p. 28-29 du tirage à part.

chacune. Pour l'étude que j'ai reprise, mon laboratoire fabrique environ cinq litres de gélose par semaine. Or, la lévulose pure coûte de 200 à 250 francs le kilogramme, la glucose pure anhydre 70 francs, la maltose pure 200 francs et plus.

En un an, un laboratoire comme le mien dépenserait 1500 francs de sucre et davantage, en des expériences qu'on eût pu faire aussi valables pour 35 francs. La maltose commerciale coûte 4 francs le kilogramme au lieu de 200, et la glucose massée 2 francs au lieu de 70 francs, etc. Ce sont là des différences. Et si l'on réfléchit que l'emploi des sucres purs ne dispenserait pas de l'emploi de marques spéciales, et qu'on serait toujours obligé de spécifier la marque de sucre pur anhydre que l'on emploierait; si l'on ajoute que les peptones (dont l'emploi est quasi nécessaire dans un milieu nutritif de Dermatophytes, puisque ceux-ci ne se nourrissent pas exclusivement de sucre, mais aussi de matériaux azotés), si l'on songe, dis-je, que les peptones sont encore bien plus différentes entre elles que les sucres, et que leur emploi oblige *toujours* à indiquer la marque qu'on utilise, il me semble beaucoup plus simple de dire :

Dans les expériences qui vont suivre, j'ai utilisé telle peptone et telle maltose, et si l'on veut renouveler les expériences comparables aux miennes, il sera toujours aisé de se procurer ces produits.

J'ai proposé au Congrès de Londres, et je propose de nouveau l'adoption internationale d'un et mieux de deux milieux d'épreuve pour différencier les espèces de Dermatophytes, et ces milieux ont pour formule :

Le premier :

I	Eau pure	1 000	grammes.
	Maltose brute de Chanut	40	—
	Peptone granulée de Chassaing	10	—
	Gélose	18	—

Et le second :

II	Eau pure	1 000	grammes.
	Glucose massée de Chanut (1)	40	—
	Peptone granulée de Chassaing	10	—
	Gélose (2)	18	—

Cette question des milieux de culture est tout à fait capitale, c'est pour cela que j'y insiste à ce point. Je voudrais que ces milieux, proposés depuis quatorze ans, et qui donnent de si excellents résultats,

(1) Consulter la note 2 de la page 109 concernant la provenance de ces sucres et de cette peptone.

(2) A propos de ce milieu, C. Fox et Blaxall m'ont reproché de ne pas avoir indiqué qu'elle réaction acide, neutre ou alcaline, il devait avoir. C'est parce que ce milieu est spontanément neutre ou à peine acide et que *je n'y ajoute rien* qui puisse changer sa réaction.

devinssent en ce qui concerne les teignes des milieux internationaux [1].

Si les auteurs de tous pays, avec le même labeur qu'ils ont dépensé, avaient pratiqué leurs cultures de Dermatophytes, sur le même milieu, cette question dermatologique serait infiniment plus avancée qu'elle ne l'est encore. C'est là ce qui justifie ma proposition. Du reste, rien n'empêcherait chaque observateur de faire ses cultures sur le milieu d'épreuve de son choix, s'il voulait bien pratiquer ses cultures de comparaison sur un même milieu international. Faute de quoi, la peine de chacun sera au moins à demi perdue.

Pratique des cultures. Tableaux d'ensemencement. — Comme je l'ai dit déjà, en pratique, on ensemence, pour chaque cas mis à l'étude, vingt parcelles de cheveux ou de squames, en cinq ou six tubes de milieu d'épreuve. Après trois semaines, les Trichophytons et Microsporums ont pris leurs caractères typiques. Très rapidement donc, l'observateur discernera, entre les cultures des différents cas, même si ses ensemencements ont été pratiqués sur tubes, les cas identiques et les cas dissemblables.

Mais, quand on voudra réellement se rendre un compte parfait de la pluralité des espèces du groupe dermatophytique qu'on observe, on fera ce que j'appelle un tableau d'ensemencement.

Le même jour, on ensemence toutes les unités de la collection, chaque cas sur 4 ou 5 matras de milieu d'épreuve. Après trois semaines, on verra :

1° Que tous les matras ensemencés avec le même cas ont fourni une culture pareille ;

2° Que certains autres cas ont donné lieu à une culture semblable ;

3° Mais que d'autres cas ont donné lieu à une culture différente.

Enfin on vérifiera que les réensemencements sur tous les milieux ne changeront ni ces similitudes ni ces dissemblances, qui se répèteront sur tous les milieux d'épreuve, maltosés, glucosés, lévulosés, lactosés, etc.

Et, lorsqu'un tableau semblable aura été fait ainsi sur mon milieu d'épreuve, les cultures qu'on obtiendra pourront être comparées aux miennes, car c'est ainsi qu'ont été obtenus les résultats que je vais exposer.

M. **De la fabrication des milieux de culture solides.** — Bien des observateurs m'ont envoyé des cultures qu'ils disaient faites sur

[1] Je ne mentionne que pour mémoire la gélose *de peau* proposée par M. Finger à la *Soc. viennoise de dermat.*, 10 mars 1897. Le milieu est fait d'une macération de 5 grammes de poudre de peau de bœuf dans 100 grammes d'eau, solidifiée par la gélose. On voit mal le bénéfice de pareils milieux pour des parasites aisément cultivables sur tous autres.

mon milieu d'épreuve et leur milieu ne ressemblait point au mien. Il faut donc exposer comment on doit faire les milieux d'épreuve.

D'abord, une première remarque : Ne jamais vouloir opérer sur plus de trois litres de liquide, car c'est la quantité maxima qu'on peut manipuler, à la fois, sans difficultés techniques excessives. Il vaut même mieux commencer par faire ces milieux en quantité moindre.

Cependant, comme les difficultés d'exécution croissent avec le volume du liquide sur lequel on opère, je supposerai l'opération portant sur trois litres.

I. *Préparation du milieu.* — On verse dans un grand ballon, à col demi-long, et à fond plat, d'une capacité de cinq litres, trois litres d'eau pure non distillée dans laquelle on ajoute immédiatement (1) :

α) Cinquante-quatre grammes de gélose coupée en menus morceaux;

β) Cent vingt grammes de sucre;

γ) Trente grammes de peptone granulée Chassaing (2).

II 1er *Chauffage.* — On porte ensuite ce gros ballon bouché d'ouate non hydrophile à l'autoclave (3) et on monte la température sans aller trop vite, avec une couronne de gaz seulement. Il est bien entendu qu'on laisse ouvert le robinet d'échappement de vapeur jusqu'à dégagement d'un jet continu de vapeur d'eau. On le ferme ensuite et on laisse monter la température à 120°. On éteint le gaz aussitôt et on laisse redescendre à 100°.

III. *Filtration.* — Alors on ouvre l'autoclave, on débouche le grand ballon, on remue son contenu avec un agitateur de verre, et, en tenant le ballon lui-même, on l'agite en tous sens pour bien mélanger tout ce qu'il contient.

D'autre part, on a, pendant la première chauffe, préparé, outre les vases de culture dans lesquels la gélose faite sera coulée, dix fioles de 500 grammes environ, en rang, ayant chacune leur entonnoir de cent grammes, garni d'un filtre de *papier Chardin* (4) et on verse, avec le grand ballon, dans chacun de ces entonnoirs, la quantité de liquide qu'il peut contenir.

Ici se place la seule manœuvre de l'opération qui soit délicate parce

(1) Si on veut obtenir les mêmes Dermatophytes, sous le même aspect que leur donnent les planches de ce volume, on se servira de la maltose brute ou de la glucose massée *de Chanut*, comme il a été dit, et de la peptone *de Chassaing*.

(2) Si au lieu de faire un milieu d'épreuve on voulait faire un milieu de conservation des types cryptogamiques, on ajouterait pour trois litres d'eau, avec la gélose, 3 pour 100, soit 90 grammes de peptone *et pas de sucre*, le reste de l'opération restant identique.

(3) Il est meilleur de laisser la gélose en contact avec l'eau, une demi-heure ou une heure, avant le chauffage, pour lui laisser le temps de s'imbiber d'eau.

(4) Ce papier filtre avec beaucoup de perfection et de rapidité les liquides, coagulables ou sirupeux; on le trouve comme les sucres et la peptone indiqués chez Cogit, 36, boulevard Saint-Michel, à Paris.

qu'elle demande à être exécutée très vite et très bien. Sitôt qu'un des premiers filtres s'engorge, et commence à ne filtrer que par gouttes, on enlève son entonnoir, on le remplace par un autre neuf, garni d'un nouveau filtre, et on troue l'ancien, au-dessus de lui, avec un agitateur.

L'entonnoir sale est aussitôt pris par un aide, lavé à l'eau chaude, et garni d'un nouveau papier-filtre, il va resservir immédiatement. Ainsi de suite.

Dans une opération bien conduite, les filtres doivent laisser s'écouler un filet de liquide perpétuel.

En 1/4 d'heure tout doit être filtré, avec des déchets insignifiants et une dépense de 20 ou 25 filtres([1]).

On a donc le milieu d'épreuve, filtré, encore liquide, réparti en dix flacons de 300 grammes.

Il importe alors de mélanger rapidement le liquide que tous contiennent car les dernières parties filtrées sont plus foncées, plus chargées de sucre et de matière coagulante, que les premières.

Pour cela, on mélange tout dans un grand matras chaud, on agite, et on reverse de nouveau le liquide dans les mêmes fioles de 300 grammes, dont on se servira pour faire la distribution.

IV. *Répartition* — Les tubes ou les matras dans lesquels on va répartir la gélose sont prêts, l'opération est faite très vite, surtout si les opérateurs sont deux. Le premier verse, le second bouche les vases.

Celui qui verse veille : 1° à donner à chaque vase la quantité qu'il doit contenir;

2° A ne pas mouiller de liquide le col du vase, ce qui y ferait adhérer le bouchon d'ouate.

Celui qui bouche veille : 1° à ne pas serrer ni tasser le bouchon d'ouate, car, à la stérilisation qui va suivre, il serait mouillé et ne sécherait plus;

2° A bien placer les tubes bouchés l'un près de l'autre pour éviter le refroidissement et la coagulation du liquide qu'ils contiennent.

V. *Stérilisation.* — Aussitôt cette opération finie, on entasse, dans le panier d'un grand autoclave, les tubes ou les matras, en les espaçant, pour que la vapeur puisse passer entre eux, en évitant la souillure de leurs bouchons([2]) et de façon que tout tienne et soit stérilisé en une seule chauffe.

([1]) On remarquera que cette opération supprime le filtre à chaud, instrument coûteux, encombrant, inutile et d'une lenteur d'action pitoyable. Avec lui, une filtration de trois litres de gélose demanderait dix heures. La même filtration par notre procédé ne demande pas vingt minutes, et elle ne doit pas demander plus, sous peine de laisser coaguler le liquide filtré, ce qu'il ne faut pas.

([2]) Les matras sont coiffés d'un papier, très utile pour préserver l'ouate de la

L'important ici sera de monter très lentement la température de l'autoclave, car la gélose a un coefficient de chaleur de fusion très élevé, et, en ce moment de l'opération, elle est considérablement refroidie. On monte donc avec une seule couronne de gaz *très lentement* jusqu'à 120°. Et, comme la première fois, on éteint aussitôt. La stérilisation du milieu nutritif, des vases et des bouchons d'ouate, est faite ainsi, d'un seul coup, et complète.

Lorsque la température sera descendue, on étalera tous les tubes inclinés. On placera sur un plan horizontal tous les matras. La gélose ainsi faite sera prête à servir quelques heures plus tard. Toute l'opération, pour trois litres de liquide qui ont fait 500 tubes(¹), a demandé à peine quatre heures à deux personnes.

On comprend néanmoins que, pour savoir manier de telles quantités d'une matière coagulable à plus de 40°, sans la laisser coaguler, il y faut une prestesse et une précision qui ne s'acquièrent pas du premier coup. Aussi recommanderai-je au débutant de commencer par opérer sur un litre, puis sur deux, avant d'opérer sur trois litres de liquide. Il est inutile d'ajouter, je pense, qu'un tel travail ne pourrait à aucun moment être interrompu, si peu que ce soit.

*On pourrait chercher ici l'exposé des techniques d'étude mycologique des teignes, mais elles trouveront mieux leur place en tête de l'*ETUDE MYCOLOGIQUE *elle-même.*

N. ***Inoculations expérimentales des Dermatophytes.*** — Les inoculations des teignes à l'Animal, et même à l'Homme, faites dans un but expérimental, doivent être répétées pour chaque espèce que rencontre l'observateur. C'est la plus simple manière pour lui de s'assurer qu'il manie bien un parasite et non pas un saprophyte accidentellement rencontré dans la lésion. Parmi les Animaux, le plus commode à utiliser est le Cobaye, mais on a pratiqué des inoculations sur le Lapin, le Chat, le Chien, la Poule, et même sur de gros Animaux : Mouton, Chèvre, Veau, Ane, Cheval.

Le Cobaye m'a toujours semblé pour les dermatophyties l'Animal d'inoculation de choix, tant par la facilité qu'il donne aux manipulations, que par la fidélité de ses réactions positives. Mais on doit éliminer, au fur et à mesure, ceux qui ont servi, puisqu'une seconde inoculation ne prend plus sur eux, la première étant vaccinale.

En général les auteurs ont pratiqué leurs inoculations par friction rude, sur une région préalablement tondue et grattée ou scarifiée pour

chute des poussières lorsque l'ensemencement sera pratiqué, et qu'on attendra pendant des semaines, le développement, complet de la culture.

(¹) Je rappelle que les tubes que nous utilisons sont des tubes de 18 centimètres de long.

traumatiser l'épiderme. La friction est pratiquée avec un tampon d'ouate hydrophile sur lequel on a placé un fragment de la culture adulte à inoculer.

Voici la technique dont nous nous servons constamment :

Une surface grande comme une pièce de deux francs est tondue, aux ciseaux, entre les deux épaules de l'Animal.

Sur cette surface, on pratique, en triangle, trois piqûres avec la pointe flambée d'un scarificateur. Et, dans chaque petit trou, on insère une minuscule parcelle de la culture à inoculer.

Les lésions traumatiques qu'on a ainsi faites s'éteignent en quatre à six jours. Pour la plupart des cultures, ce n'est qu'après 8-12 jours qu'on aperçoit, autour de chaque point d'inoculation, une aréole rouge de 3 à 4 millimètres de diamètre qui s'agrandit. Une squame séro-croûteuse apparaît, qui s'épaissit, de jour en jour. Après trois jours, c'est une croûte, emprisonnant les poils par touffes. Si on enlève cette croûte, elle laissera, à découvert, une lésion épidermique humide. Si on laisse la lésion évoluer, cette croûte tombera, dix ou quinze jours après sa naissance, emportant ce poil avec elle, et laissant une aire ronde, sèche, propre, sur laquelle l'épiderme corné est déjà refait. A ce moment cette surface est peladoïde bien plus que trichophytique, car sur le Cobaye, dans presque tous les cas que j'ai vus, le poil tombe entier et ne se brise pas. Lorsque la croûte est tombée, la lésion glabre ne laisse plus percevoir, autour d'elle, qu'un bourrelet qui s'efface peu à peu. En général les lésions trichophytiques d'inoculation sur le Cobaye sont guéries spontanément un mois après l'inoculation.

On est amené quelquefois à inoculer à l'Animal un cheveu ou poil teigneux. La chose est on ne peut plus facile. On fait, dans la peau, un trou avec une aiguille, et, dans ce trou, on implante le cheveu teigneux. On provoque ainsi la naissance d'une teigne qui se comporte exactement comme celle qu'on provoque par l'inoculation de la culture.

L'examen microscopique direct des lésions provoquées chez le Cobaye n'est pas sans présenter quelques difficultés. C'est de 10 à 15 jours après l'inoculation, que les poils parasités sont le plus faciles à mettre en évidence. Parmi les poils que la croûte englobe, un ou deux sont malades, sur 8 ou 10 qu'on examine. Comme dans toutes les trichophyties animales, le parasite se cantonne au niveau de la portion radiculaire du poil, et cette portion chez l'Animal est toujours très courte, de un ou deux millimètres de long, pas davantage.

Dans l'examen de la squame, le parasite est ordinairement plus aisé à mettre en évidence, surtout dans une lésion en accroissement et en activité. Les préparations sont à faire, d'ailleurs, comme celles du cheveu humain ou de la squame humaine.

La culture de ces lésions s'obtient par les mêmes méthodes que la culture du cheveu humain. Mais, la fourrure des Animaux domestiques étant constamment souillée de germes de moisissures banales, il faut n'ensemencer que le millimètre inférieur de chaque poil, en 2 ou 3 parcelles, comme je l'ai dit.

On peut chercher aussi à obtenir la culture en série, par passages successifs d'un Animal à un autre de même espèce, ou d'espèce différente, mais la maladie chez l'Animal est en général bénigne, et se guérit spontanément; aussi ces passages successifs ne peuvent-ils aisément se réaliser qu'avec les parasites les plus actifs de la série.

Les inoculations d'herpès circiné sur l'Homme ne demandent aucune technique particulière; on peut les faire par frottis, grattage ou piqûre vaccinale, avec insertion d'une parcelle de culture entre les deux lèvres de la piqûre. L'incubation de la maladie demande de 11 à 13 jours avant l'appanitirodu point érythémateux indiquant que l'inoculation est positive.

De l'inoculation des cultures d'ancienne extraction humaine ou animale. — Il est tout à fait certain que beaucoup de Dermatophytes, dont la culture est depuis longtemps conservée au laboratoire, même si ces cultures ne sont pas devenues pléomorphiques, et si elles ont conservé les organes de fructification qu'elles avaient à l'origine, cessent de devenir inoculables, alors qu'ils l'étaient aisément jadis. A ce sujet, il faut diviser les Dermatophytes en trois groupes.

Le premier renferme les espèces qui demeurent toujours aussi aisément inoculables, quel que soit le temps depuis lequel on les cultive, au laboratoire, en milieu artificiel. Ainsi paraissent être les Trichophytons gypseum.

Le deuxième groupe, le plus nombreux, est fait des cultures qu'on inocule aisément, lorsqu'il n'y a pas très longtemps qu'on les cultive en milieu artificiel, mais qui perdent peu à peu leur inoculabilité. Tel est, par exemple, le Microsporum equinum de Bodin [1].

Le troisième est fait des cultures difficilement inoculables même quand on vient de les obtenir en milieu artificiel, et qui très promptement ne peuvent plus être inoculables. Il est à remarquer, en ce qui concerne ces espèces, que certains exemplaires s'inoculent assez aisément alors que d'autres sont peu ou point inoculables, et cela sans différences apparentes, ni mycologiques, entre leurs cultures Ainsi en est-il pour les cultures de Microsporum Audouïni, par exemple. Il est à remarquer aussi que, pour beaucoup d'espèces dont la culture

[1] M. PELAGATTI (I trichophyton della provincia di Parma 1896) affirme qu'une culture sur pomme de terre est toujours virulente et qu'un Trichophyton, qui a perdu sa virulence, la récupère sur ce milieu. C'est un fait que je n'ai pas vérifié.

est peu ou pas inoculable, on obtient des inoculations, beaucoup plus facilement, en inoculant directement un cheveu ou un poil malades (*Microsporum Audouïni*), ou un fragment de godet (*Achorion Schönleïnii*).

LA QUESTION DU PLÉOMORPHISME DES DERMATOPHYTES

Pour la compréhension de nombre de faits qui vont suivre, je me trouve obligé de placer ici l'étude de la question du pléomorphisme chez les Dermatophytes, question qui semblerait plus logiquement traitée dans le chapitre concernant la Biologie de ces parasites.

A la lecture, on comprendra que les cultures de Dermatophytes ne donnent des résultats intelligibles que quand on a d'abord, une fois pour toutes, écarté du sujet les causes d'erreur provenant de leurs altérations pléomorphiques.

Toute culture trichophytique qu'on laisse vieillir présentera des altérations et des déviations du type formel qu'elle a fourni tout d'abord.

1° *Altérations de sénilité.* — Toute culture dermatophytique passant « par un premier stade *de jeunesse*, par un second d'*âge adulte* et par un troisième *de sénilité*,... plus une culture vieillit, plus sa forme s'altère, et c'est d'abord par l'exagération de ses caractères propres, que sa vieillesse se démontre ». Par exemple, « si la culture formait normalement des replis concentriques, ces replis s'accusent et se boursouflent. Si sa surface était craquelée, elle devient fissuraire, etc.... » « Très souvent aussi la culture rencontre la paroi du verre... qui l'enserre, la forçant à des contournements étrangers à sa forme propre »... « toutes ces altérations, quels que soient leur mode d'origine, leur nature et leur forme, ont toutes un point commun qui est essentiel, c'est que *leur réensemencement sur milieu neuf les ramène au type jeune de la culture-mère dont elles sont issues* (¹). »

2° *Déviations pléomorphiques.* — En regard de ces altérations morphologiques passagères des vieilles cultures de Dermatophytes, il faut placer les déviations pléomorphiques définitives de ces cultures et que de nouvelles cultures perpétueront. « Celles-ci diffèrent essentiellement des précédentes, en ce que la réimplantation, sur milieu neuf, leur conserve la nouvelle forme qu'ils ont acquise. Cette différence est considérable. »

Qu'on suppose une culture trichophytique pure, dans sa forme typi-

(¹) *La Pratique dermatologique.* Articles *Dermatophytes.* Tome I, 1900, p. 791.

que, sur milieu d'épreuve. Elle a atteint ses dimensions normales, elle a six semaines d'âge :

« Sur un point quelconque de sa surface, et le plus souvent en son centre, on aperçoit un jour une petite touffe délicate de duvet blanc, qui semble superposée à la culture-mère. De jour en jour, ce duvet grandit en hauteur et en surface, beaucoup plus vite que la culture-mère, parvenue à peu près à son maximun de développement, à cette époque. Il la rcouvre partiellement, il peut atteindre sa périphérie, s'implanter dans le milieu nutritif, comme une moisissure étrangère, et pousser activement, au-delà du bord de la culture-mère *sur* laquelle il a toujours pris naissance. Quand on l'examine à l'œil nu ou à la loupe, ce duvet a ses caractères propres, entièrement distincts de ceux de sa culture-mère, il est d'un blanc pur, il est duveteux sur une culture poudreuse. Enfin, même, quand il a dépassé la périphérie de la culture-mère et qu'on l'examine par transparence au travers du milieu, son port, sa couleur, ses rameaux immergés diffèrent entièrement de la culture d'origine (fig. 1 et 2). »

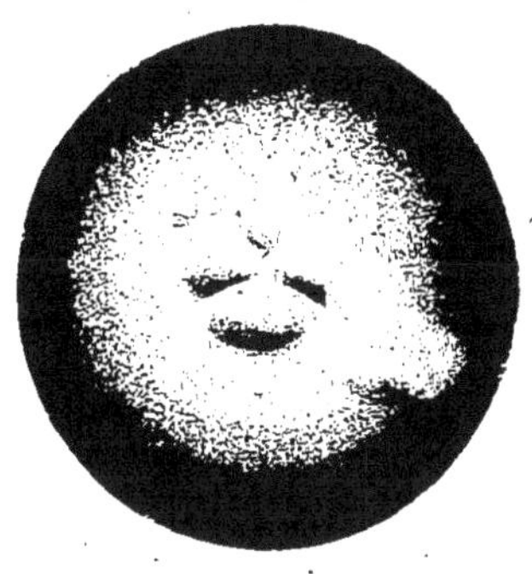

Fig. 1. — Apparition du duvet pléomorphique sur une culture adulte de Trichophyton.

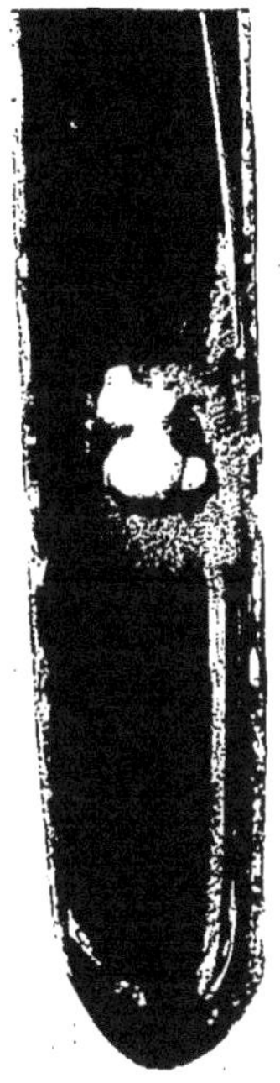

Fig. 2. — Duvet blanc pléomorphique au centre d'une culture d'*Épidermophyton inguinale* de 30 jours, sur milieu maltosé. — Culture de Sabouraud ; cliché de Noiré.

« Qu'on prenne maintenant une parcelle de ce duvet blanc à la baguette de platine, qu'on l'ensemence sur un milieu neuf, il gardera sa forme de duvet, son port, sa couleur propre entièrement dissemblables de la culture originelle, à laquelle aucun réensemencement ne le fera revenir. On se trouve avoir ainsi, sans aucune faute de technique, deux êtres entièrement disparates, issus d'une même graine d'origine (fig. 3 et 4). »

« Et comme... il est extrêmement facile de conserver,... pendant des années, les cultures originelles dans leurs formes originelles, j'ai, dès à présent, pour un grand nombre de Trichophytons les deux formes : la forme primitive, d'une part, et, d'autre part, la forme pléomorphique, duveteuse et blanche. » Et « il est toujours possible, avec une culture d'origine,... d'obtenir le duvet blanc pléomorphique, sans que la culture en milieux nutritifs artificiels ait jusqu'ici permis de remonter de la forme pléomorphique duveteuse blanche à la culture... originelle » (1).

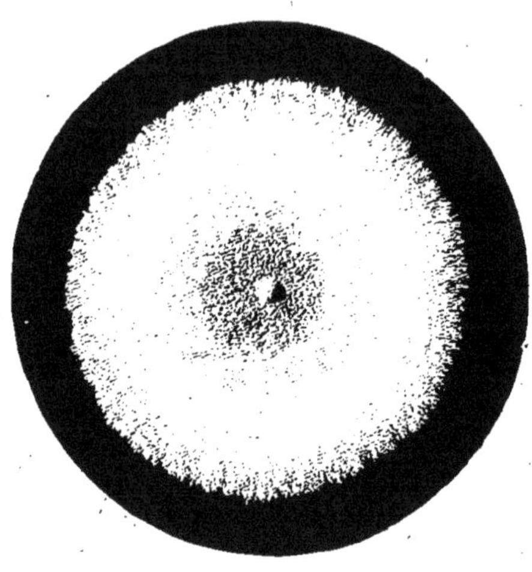

Fig. 3. — *Microsporum felineum* (Fox et Blaxall, 1898). — Culture de trois semaines sur gélose peptone 1, glucose 4 %; culture du laboratoire; cliché de Noiré.

On conçoit toutes les erreurs que de pareils faits rendent possibles dans l'étude des teignes.

1° Si on laisse vieillir, sans une surveillance continue et des réensemencements perpétuels, des cultures de Dermatophytes, la collection en est complètement ruinée en quelques mois, parce que les cultures, lorsqu'on les renouvellera, auront perdu tout à fait leurs caractères propres, originaux, et qu'on ne pourra pas les leur faire récupérer.

2° Tant que cet obstacle des altérations pléomorphiques existera, les dermatologistes, qui s'occupent de ces questions, auront, en toute bonne foi, la plus grande peine à s'entendre, car il leur arrivera forcément de comparer des cultures primaires à des cultures pléomorphiques, et de les croire d'espèces différentes, alors que ce seront seulement des formes diverses d'une même espèce.

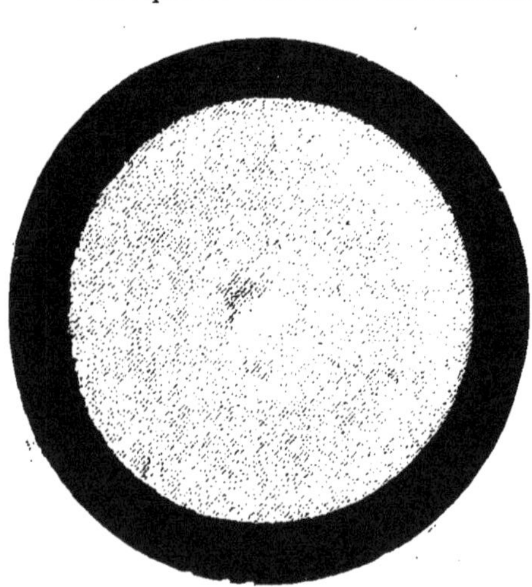

Fig. 4. — Forme pléomorphique duveteuse du *Microsporum felineum* (Fox et Blaxall). Culture de même âge et sur même milieu que la précédente. Culture du laboratoire; cliché de Noiré.

3° Enfin, tant qu'on n'aura pas écarté des études de cryptogamie dermatologique ce problème du pléomorphisme, certains auteurs pourront aussi, en toute bonne foi, s'imaginer que des espèces cryptogamiques, en réalité différentes, sont dérivées primiti-

(1) *Loc. cit.*, p. 792-94.

vement d'une même graine et ne diffèrent que par transformation pléomorphique. Cette opinion a été maintes fois exprimée, au début des études sur le sujet. Tout cela montre l'importance des faits de pléomorphisme dans l'étude des teignes en général. Pour les résumer on peut dire :

« Un très grand nombre de Trichophytons, d'espèces distinctes et fixes, stables en leur forme spécifique, peuvent dans certaines conditions physico-chimiques donner lieu, les unes comme les autres, à une forme pléomorphique qui est un duvet blanc. Ce duvet blanc, à son tour, est fixe en sa forme, et stable indéfiniment. La culture le reproduit en duvet blanc, tout à fait distinct de forme et d'aspect de sa culture-mère. La culture en milieu artificiel a été incapable jusqu'ici de le ramener à sa forme mère. »

« Ajoutons encore que ces duvets blancs, issus des Trichophytons les plus dissemblables, se ressemblent entre eux plus qu'ils ne ressemblent à leur culture d'origine, plus aussi que leurs cultures-mères ne se ressemblent entre elles. »

Valeur mycologique et signification des duvets blancs pléomorphiques des Dermatophytes. — Que sont ces duvets pléomorphiques dans la vie des Dermatophytes? Représentent-ils un progrès ou une régression? Ils représentent, à n'en pas douter, une régression.

En effet, un grand nombre de ces duvets blancs pléomorphiques sont faits uniquement et exclusivement de filaments mycéliens grêles sans aucun appareil de reproduction différencié (1). D'autres portent, il est vrai, le long des filaments mycéliens de leur duvet pléomorphique, sur de très grandes longueurs, de petites spores latérales sessiles ou pédiculées, facilement déhiscentes, et montrent de grosses spores rondes, libres dans la culture, dont le mode de naissance n'est pas évident. Mais les plus dégradés des duvets pléomorphiques n'ont plus que des organes végétatifs et pas d'organes de reproduction. Et les plus différenciés ne montrent encore que des organes de reproduction simplifiés et rudimentaires si on les compare aux organes de reproduction des cultures primaires dont ils sont issus.

Tous les Dermatophytes ne fournissent pas également un duvet pléomorphique. La facilité, la constance et la promptitude avec lesquelles une espèce dermatophytique donne lieu à son pléomorphisme blanc diffèrent avec chaque espèce.

L'une d'entre elles (2) en fournit si constamment et si vite qu'il est difficile de garder longtemps sa culture primaire pure de tout pléomorphisme. D'autres en fournissent moins vite, mais tout aussi con-

(1) On le verra pour les Microsporums animaux : *lanosum*, *felineum*, *equinum*.
(2) *Epidermophyton inguinale*.

LÉGENDE DE LA PLANCHE I

Comparaison de la forme primaire et de la forme pléomorphique duveteuse du TRICHOPHYTON (GYPSEUM) ASTEROÏDES.

I. — Culture primaire de 10 jours sur gélose maltosée.

II. II. — Culture mixte du *Tr. asteroïdes* (forme primaire et forme pléomorphique mélangées) sur gélose glucosée après 10 jours.

III. — Culture mixte du *Tr. asteroïdes* (forme primaire et forme pléomorphique mélangées) sur gélose maltosée après 10 jours.

IV. IV. — Culture pure de la forme pléomorphique duveteuse du *Tr. asteroïdes* sur gélose maltosée après 15 jours.

IV². — La même culture après 20 jours.

LÉGENDE DE LA PLANCHE I

Comparaison de la forme primaire et de la forme pléomorphique duveteuse du TRICHOPHYTON (GYPSEUM) ASTEROÏDES.

I. — Culture primaire de 40 jours sur gélose maltosée.

II, II. — Culture mixte du *Tr. asteroïdes* : (forme primaire et forme pléomorphique mélangées), sur gélose glucosée après 16 jours.

III. — Culture mixte du *Tr. asteroïdes* : (forme primaire et forme pléomorphique mélangées), sur gélose maltosée après 40 jours.

IV, IV. — Culture pure de la forme pléomorphique duveteuse du *Tr. asteroïdes* sur gélose maltosée après 13 jours.

IV^2. — La même culture après 20 jours.

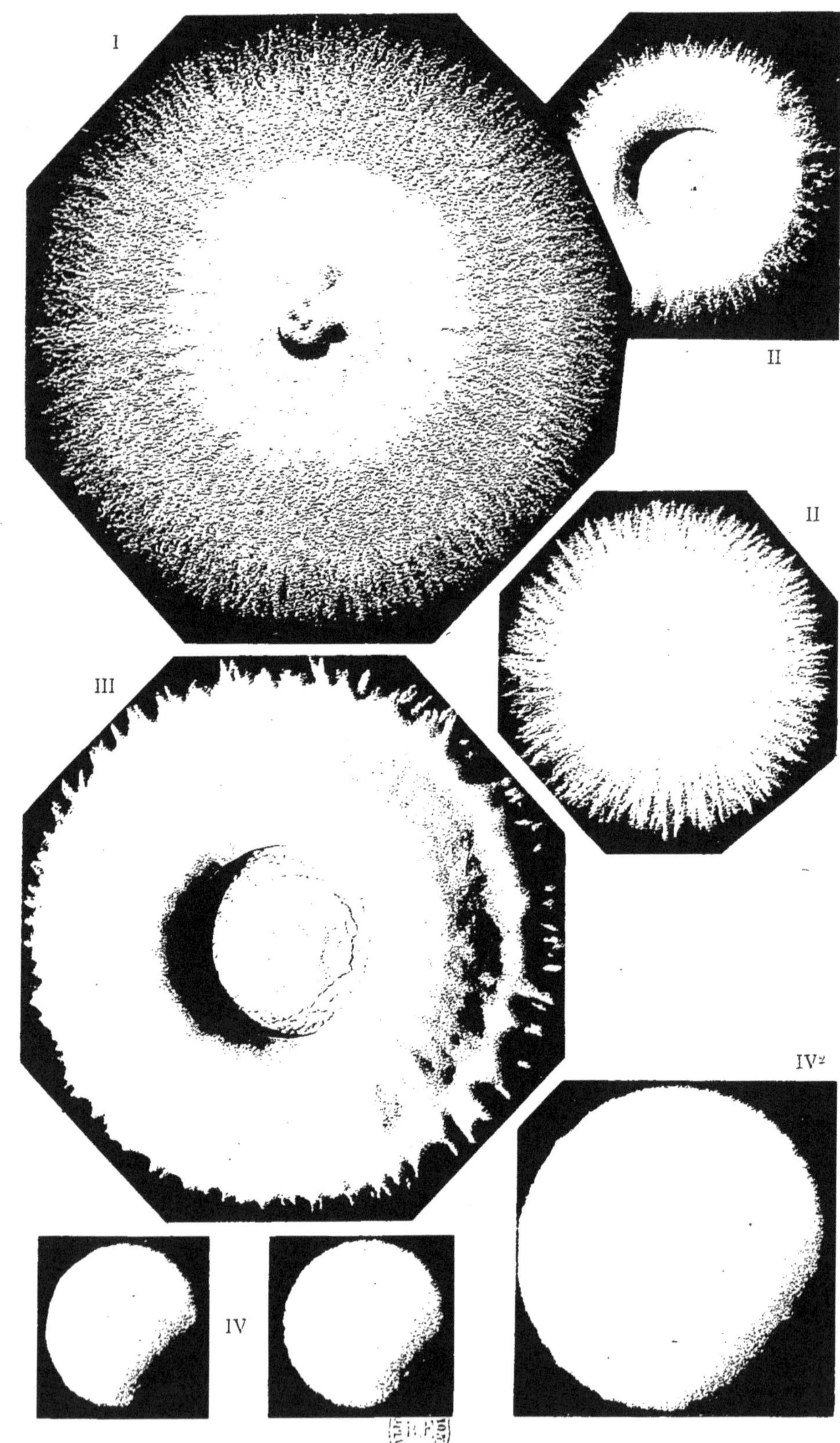

Masson & Cie, Éditeurs

stamment [1] et toute culture qu'on en laissera vieillir en milieu sucré en présentera. D'autres espèces au contraire n'y donneront presque jamais lieu [2]. C'est une culture sur vingt ou trente sur laquelle on verra naître le duvet pléomorphique, tandis que les autres se dessécheront et mourront, après des mois, sans en avoir présenté de traces. On peut donc supposer que les espèces même, qui ne nous en ont pas montré, auraient pu, dans d'autres conditions, en fournir. Ce qu'on peut dire avec sécurité en tout cas, c'est que certains Dermatophytes donneront toujours et à coup sûr une forme pléomorphique, d'autres plus rarement et difficilement, tandis que d'autres en nos mains n'en ont pas donné.

Cultures mixtes (primaire et pléomorphique) des Dermatophytes. — L'expérience prouve qu'on peut obtenir d'un même parasite des duvets pléomorphiques d'aspect différent, dont les uns exclusivement filamenteux, les autres plus ou moins sporifères. C'est que, lorsqu'un duvet secondaire naît sur une culture trichophytique, il n'est pas très facile d'en obtenir une culture pure qui ne soit pas seulement un mélange de la culture primaire et de la culture seconde. Il semble aussi que la culture seconde change peu à peu de forme et d'aspect marchant vers un état plus complètement dégénéré. Ainsi quand on continue de cultiver, de génération en génération, certains duvets blancs, ils perdent peu à peu de leurs caractères différentiels, d'abord très accusés, pour se convertir en un simple tapis rond de duvet blanc comme beaucoup d'autres.

Chez certains Dermatophytes, le duvet le plus dégradé que nous avons pu obtenir est encore sporulé, mais nous en avons vu plusieurs, qui étaient d'abord sporulés, cesser de l'être, comme celui de l'Achorion banal. Ainsi certains duvets se dégradent de plus en plus, jusqu'à devenir ce que certains autres sont d'emblée, des duvets filamenteux ne montrant plus que des caractères négatifs.

Ressemblance de tous les duvets blancs pléomorphiques. — Un fait important est la grande analogie objective de tous les duvets blancs pléomorphiques, de quelque espèce dermatophytique qu'ils soient issus. Leur ressemblance est frappante et s'explique par la prépondérance, chez tous, des filaments mycéliens qui les composent. Ce qui appuie cette raison, c'est que les cultures pléomorphiques, lorsqu'elles montrent encore quelques appareils de reproduction de la culture primaire, ont un aspect beaucoup plus personnel qui s'efface de plus en plus à mesure que la culture devient plus exclusivement filamenteuse.

Malgré cette ressemblance de presque tous les duvets blancs pléo-

[1] *Trichophytons microïdes. Microsporums animaux.*
[2] *Trichophytons endothrix.*

morphiques, on peut assez souvent, à l'œil nu, différencier plusieurs d'entre eux et dire le nom du Dermatophyte qui les a fournis [1]. Et même, quand on ne peut affirmer à première vue l'origine d'un duvet blanc pléomorphique, on la présume souvent assez exactement.

Le duvet blanc pléomorphique dans l'identification des Dermatophytes. — Dans ces conditions, on peut considérer comme utile, pour la parfaite identification d'une espèce dermatophytique, d'en connaître, non seulement la culture primaire sur milieu d'épreuve, mais aussi la forme pléomorphique. Nous nous sommes astreint à présenter ainsi la plupart des duvets blancs des Dermatophytes. Et nous croyons ce mode de procéder utile.

De l'inoculabilité des formes pléomorphiques. — On a beaucoup dit que la fructification d'une culture par spore externe était nécessaire pour qu'on pût l'inoculer à l'Animal. Les pléomorphismes se prêtent au mieux à démontrer le contraire.

Tous sont inoculables comme leur culture-mère, de la même façon, dans le même temps. Ils envahissent le poil semblablement. L'examen microscopique des lésions qu'ils provoquent est aussi probant que celui des lésions causées par leur culture-mère. On ne peut relever non plus de différence entre l'inoculabilité des duvets blancs encore sporulés, et de ceux qui ne le sont plus aucunement [2].

Lorsqu'on pratique, en partant de la squame ou du poil, la rétroculture d'une lésion qu'on a faite avec un duvet blanc pléomorphique, on obtient la culture même que l'on avait inoculée, à *l'état exact de dégénérescence* où se trouvait la culture inoculée. Si c'était un pléomorphisme parfait, sans spores, c'est lui qu'on retrouve; s'il avait des spores, il en a gardé.

En somme, presque tous les Dermatophytes sont inoculables, leur pléomorphisme de même. Les rares exceptions à cette règle paraissent dépendre de ce fait que certaines très vieilles cultures, conservées au laboratoire depuis des mois ou des années, finissent (et leur forme pléomorphique aussi) par perdre toute virulence. Ainsi j'ai eu, à la fois, deux duvets pléomorphiques d'un même Dermatophyte, mais de deux provenances : l'un, d'origine plus vieille, n'était plus inoculable ; l'autre de provenance plus récente l'était constamment.

Il est remarquable que les rares Dermatophytes dont je n'ai pu avoir une inoculation positive m'ont donné des duvets pléomorphiques qu'il n'a pas été possible d'inoculer davantage [3].

Existe-t-il des formes pléomorphiques ayant un autre aspect que les

[1] Ex : *Microsporum lanosum*, *Trichophyton lacticolor*, etc.

[2] Le duvet blanc pléomorphique du *Microsporum lanosum* est le plus infertile qui soit. Il est très aisément et très constamment inoculable ; ainsi des autres.

[3] *Epidermophyton inguinale* par exemple.

duvets blancs? C'est une question que pose un seul Dermatophyte le *Trich. violaceum*. Plus sa culture vieillit, plus elle perd sa couleur, plus elle devient cérébriforme et contournée ; et plus on répète ses cultures, plus ses caractères nouveaux s'accusent, sans qu'on puisse désormais ramener la culture aux formes et à la couleur qu'elle avait à ses débuts. Mais je ne vois en ce fait que l'exagération d'une règle familière à tous ceux qui ont fait des cultures de teigne, c'est que, au cours des années, une culture, même bien entretenue et repiquée, perd un peu de ses caractères primitifs. Et les caractères propres de certaines vieilles cultures sont un peu moins parfaits et comme estompés. Pourtant jamais on ne peut confondre une espèce avec une autre. Car jamais une culture vieillie ne prend les caractères propres d'une autre espèce.

Moyen d'éviter le pléomorphisme des cultures de Dermatophytes. — Tout ce précède montre l'importance théorique et doctrinale de ce phénomène du pléomorphisme des cultures de Dermatophytes. Mais, pratiquement, ce qu'il faut en retenir, c'est que ce pléomorphisme est, pour tous les expérimentateurs, une pierre d'achoppement et une cause d'erreurs innombrables.

Il était donc indispensable de trouver un moyen pratique de l'éviter, pour garder toutes les cultures d'une collection indemnes de toute dégénérescence, sans être obligé de les réensemencer tous les mois. Ce moyen existe, et, depuis deux ans que je l'ai appliqué à des centaines de cultures, je ne l'ai pas une fois pris en défaut.

Sur les milieux sucrés *d'épreuve*, les formes pléomorphiques se développent fréquemment sur les cultures primaires quand elles vieillissent.

Mais si, au lieu de cultiver les Dermatophytes sur de tels milieux peu azotés et très sucrés, on les porte, au contraire, sur des milieux *exclusivement azotés et non sucrés*, ou pour parler plus exactement sur un milieu nutritif *ne contenant pas d'hydrates de carbone*, on verra que les différentes espèces mycosiques, si elles y prennent des caractères moins différentiels, n'y montreront, du moins, aucune dégénérescence pléomorphique, quel que soit le temps pendant lequel on les observe (¹).

En d'autres termes, *c'est la présence ou l'absence des hydrates de carbone* (glycérine ou sucres), *dans les milieux nutritifs, qui provoque ou empêche l'apparition des formes pléomorphiques dans les cultures de Dermatophytes, et, quand le milieu nutritif n'en contient pas, il n'y a*

(¹) En augmentant la dose de peptone dans les milieux d'épreuve on rend la naissance des formes pléomorphiques de plus en plus difficile et inconstante. Il semble donc que la naissance de ces formes dépende non pas strictement de l'absence du sucre, mais du rapport entre : 1° la quantité d'hydrates de carbone et 2° la quantité de matières albuminoïdes que le milieu contient. Plus celle-ci est élevée par rapport à l'autre, moins les formes pléomorphiques peuvent naître.

pas de pléomorphisme. Et alors la culture gardera, jusqu'à la dessiccation du milieu, les caractères spéciaux que ce milieu lui donne, sans en acquérir de nouveaux [1].

A la vérité, un milieu exclusivement et pauvrement azoté tel que

Eau distillée	100 grammes.
Peptone granulée Chassaing.	1 gramme.
Agar-Agar	1gr,8

peut suffire, et il ne me semble pas qu'aucune forme pléomorphique s'y produise, mais il vaut mieux prendre un milieu beaucoup plus azoté, et, par exemple, peptonisé à 3 ou à 5 pour 100. Il est d'avance probable que les champignons n'utilisent pas tout l'azote albuminoïde que contient un milieu si riche. Mais ce qui est certain, c'est que les champignons parasites, portés sur ce milieu, y prennent une physionomie plus personnelle et plus tranchée que sur les milieux plus pauvres.

Il va sans dire que, sur ces milieux fortement et exclusivement peptonisés, que j'appellerai *milieux de conservation*, les cultures dermatophytiques assument, toutes et chacune, de nouveaux caractères totalement différents de ceux qu'elles offrent sur les habituels *milieux d'épreuve*.

Ainsi une collection de Dermatophytes, transportée sur un milieu de *conservation*, donnera des cultures qui, pour un œil habitué aux cultures sur *milieux d'épreuve*, seront devenues méconnaissables. Mais l'œil se familiarise vite avec ses nouveaux aspects et apprend vite à y faire des identifications. Celles-ci sont toujours faciles, d'ailleurs, car il suffit de replacer, sur un milieu sucré à 4 pour 100 et peptonisé au centième, toute culture que l'on voudra, pour retrouver ses caractères étalons, après quelque temps que ce soit [2].

En conséquence, les expérimentateurs, qui voudront conserver intactes leurs espèces dermatophytiques, devront les porter sur le *milieu de conservation* peptonisé à 3 pour 100 et ne contenant ni sucre, ni glycérine. Quand ils auront besoin d'une culture neuve pure, non pléomorphique, c'est ce tube qui leur en fournira la semence.

Ce *milieu de conservation* est d'ailleurs très différentiel, et montre

(1) Unna se demandait comment j'avais eu tant à lutter contre la dégénérescence pléomorphique des cultures de Dermatophytes, alors que les auteurs antérieurs à moi ne semblaient pas avoir éprouvé les mêmes difficultés. Une des principales raisons de ce fait, très véridique, est sans doute que les milieux usuels de laboratoire, sur lesquels on avait, par habitude, cultivé les teignes comme les microbes, ne contenaient ni sucre, ni glycérine.

(2) Ce procédé a été exposé par moi en 1908. SABOURAUD. Sur le pléomorphisme des cultures de Dermatophytes et le moyen de l'empêcher. *Arch. de parasitologie*, t. XII, p. 33, 1908.

d'une façon suffisante la diversité des espèces de Dermatophytes, mieux même pour certaines espèces que les milieux d'épreuve; ainsi dans la différenciation des Trichophytons gypseums, par exemple. Néanmoins l'emploi de ce milieu a surtout pour effet d'écarter de ce sujet la plus fréquente et la plus sérieuse des causes d'erreur que l'on y pouvait rencontrer, et celle qui a certainement déterminé les plus graves confusions.

C'en est assez pour qu'on donne à cette technique nouvelle l'importance pratique qu'elle mérite et qu'on n'oublie pas désormais d'y recourir [1].

Conclusions. — Il est facile de résumer en propositions claires tous les faits que condense ce chapitre :

I. La plupart des Dermatophytes, cultivés sur milieux sucrés, donnent lieu, en vieillissant, à une transformation pléomorphique de leur culture qui se traduit sous la forme d'un duvet blanc, fixe en sa nouvelle forme, que la culture reproduit et qui ne peut par aucun moyen être ramené à la culture primitive dont il est né.

II. Ces duvets paraissent être une forme de dégénérescence de la culture-mère, car beaucoup ne sont plus constitués que par des filaments mycéliens stériles, et chez ceux-mêmes qui présentent des organes de reproduction (spores latérales) ces organes sont toujours moins différenciés que ceux de la culture-mère dont le duvet pléomorphique est issu.

III. La plus grande variété existe entre les Dermatophytes, en ce qui concerne la constance, la fréquence ou au contraire la rareté du duvet pléomorphique, et la date de son apparition sur la culture-mère. Il y a des Dermatophytes qui n'en ont jamais montré.

IV. On peut obtenir des cultures mixtes faites de la forme primaire et du duvet blanc pléomorphique mélangés, ce que l'examen mycologique démontre. Il faut se garder de confondre ces cultures mixtes avec la culture pléomorphique pure, car celle-ci peut servir à l'identification d'un Dermatophyte.

V. Bien que tous les duvets blancs pléomorphiques se ressemblent

(1) Quelques essais, faits avec des Mucédinées non parasitaires de l'homme, me semblent donner à cette technique une valeur plus générale encore. Il y a au moins un certain nombre de Mucédinées, autres que les champignons des teignes, que la transportation sur milieux peptonisés non sucrés préserve de tout pléomorphisme.

Dans les études de botanique cryptogamique générale, on cherche plus souvent à provoquer le pléomorphisme qu'à l'éviter. Peu importe. Car ce qui précède montre inversement l'importance des hydrates de carbone dans l'apparition des formes pléomorphiques. Sans formuler la loi tant cherchée du développement des pléomorphismes cryptogamiques, ces faits éclairent au moins en partie les inconnues de ce problème.

d'assez près, certains sont reconnaissables et permettent de dire, sur leur seul aspect, de quel Dermatophyte ils proviennent.

VI. Les duvets blancs pléomorphiques sont exactement inoculables à l'animal comme leur culture-mère, et aussi facilement, qu'ils portent ou non des organes de fructification différenciés.

VII. Il ne semble pas qu'il existe parmi les Dermatophytes de formes pléomorphiques autres que les duvets blancs, et quand on voit des Dermatophytes, conservés au laboratoire depuis des années, perdre quelques-uns de leurs caractères originels, ce phénomène doit être distingué soigneusement des phénomènes de pléomorphisme.

VIII. Il existe un moyen d'éviter l'apparition du pléomorphisme dans les cultures de Dermatophytes. C'est de conserver les cultures-mères sur milieux exclusivement peptonisés à 3 pour 100 et non sucrés. Ces milieux de conservation permettent de garder indéfiniment intactes les cultures primaires d'une collection.

TROISIÈME PARTIE

INTRODUCTION A L'ÉTUDE DES TEIGNES

Après l'histoire de notre sujet et le résumé des méthodes et techniques nécessaire à son étude, je vais traiter maintenant point par point du sujet lui-même. Et je commencerai par l'exposer en ses grandes lignes, de façon que le lecteur en ait la vue d'ensemble avant l'étude de chacune de ses parties. Ce chapitre sera donc, à la fois, un aperçu synthétique de ce que l'histoire des teignes nous a déjà fait connaître, et aussi de ce que l'étude analytique qui va suivre nous apprendra.

Il existe, dans le monde des Mucédinées simples ou Moisissures, un groupe de parasites capables de déterminer, chez l'Homme et chez les Animaux, par l'envahissement des couches cornées de leur tégument, des maladies qui sont ordinairement bénignes, mais de contagion facile et de durée longue. Ce sont ces maladies que l'on appelle **les Teignes**. Et comme le revêtement tégumentaire présente, outre son épiderme corné, des organes kératinisés : cheveux, poils, et ongles, ces trois organes peuvent être envahis, comme l'épiderme de la peau vague, par certains de ces parasites.

Peut-être ces êtres existent-ils à l'état libre dans la nature et peuvent-ils y avoir une vie indépendante. Beaucoup pourtant semblent depuis longtemps appropriés à la vie parasitaire, et n'en plus connaître d'autre. Le hasard des contacts prélève leurs graines et les porte sur une surface cutanée. Si elles y trouvent des conditions favorables, elles germeront, et la graine, qui germe, émet autour d'elle une série de filaments mycéliens en rayons de roue, ce qui donne à la lésion une figure ronde ou, comme disent les dermatologistes, circinée.

Les anciens, qui aimaient les images, avaient appelé *rampantes* ces lésions que nous disons encore *serpigineuses*. Les Grecs les appelaient ἥρπετες (serpere); le nom d'herpès leur est resté jusqu'à nos jours, et, pour les distinguer de l'herpès fébrile, et du zona, les auteurs les avaient nommées : *Herpès contagieux*. On les appelle couramment encore aujourd'hui *Herpès circinés*.

Ces lésions sont essentiellement bénignes, parce qu'elles sont limitées aux couches kératinisées superficielles du tégument, et, alors, quelques applications antiseptiques suffisent à les faire disparaître. Il n'en est plus de même lorsque l'infection a gagné les cheveux ou les poils, dont la racine est profonde. Le cheveu envahi continue de pousser normalement, mais le parasite l'envahit au fur et à mesure qu'il se forme, et c'est ainsi que le parasitisme des teignes se perpétue. Et il se perpétue si continûment qu'il n'est presque aucune de ces maladies dont l'évolution, laissée à elle-même, ne dure des années.

Les parasites que nous connaissons et qui sont capables de causer ces maladies sont maintenant très nombreux. Il en existe environ quarante espèces définies, caractérisées. Mais l'importance relative de chaque espèce n'est pas la même ; certaines l'emportent de beaucoup sur les autres, par le nombre des contaminations qu'elles causent, ou par la spécificité des lésions qu'elles déterminent ; d'autres sont, si 'on peut ainsi parler, des sous-espèces ou, encore, des variétés fixes. A la vérité, toutes se montrent également irréversibles l'une à l'autre, mais certaines sont si proches l'une de l'autre, qu'elles forment ensemble comme un groupe naturel. On peut décrire quatre ou cinq de ces groupes dermatophytiques, sans compter certaines espèces que leurs mœurs isolent de toutes autres. Nous savons déjà que la clinique ancienne, livrée à ses seules ressources, n'a pas connu tous ces parasites ; nous avons vu combien l'histoire de ces maladies est vieille, et combien fut lent le progrès des connaissances humaines à leur sujet.

Toutefois, la simple observation permettait de faire, dans l'ensemble des teignes, une première grande division. Il existe une teigne dans laquelle le Champignon prend autour des orifices pilaires un développement particulier. Ses filaments s'accolent les uns aux autres et se multiplient en tel nombre que leur masse arrive à créer des surproductions d'aspect croûteux, très visibles à l'œil nu. Ces surproductions en forme d'écuelles, ou de *godets* péripilaires, sont si caractéristiques que leur présence a différencié la maladie qu'ils accompagnent ; c'est celle que nous appelons aujourd'hui la teigne faveuse ou le Favus ; et le mot favus, avant de désigner la maladie, a désigné le godet favique. Depuis longtemps cette teigne fut connue, sans qu'on en connût toutefois la nature ; les autres teignes étant d'une symptomatique plus fine, et plus difficile à reconnaître, ne furent découvertes qu'au commencement du dernier siècle, mais leur diagnostic ne fut couramment posé qu'en 1850, après que leur nature mycosique et celle du favus eurent été découvertes par Gruby (1841-1845). Dans cet autre type clinique, les parasites, lorsqu'ils envahissent le cheveu, le remplissent si bien, que les cheveux ne présentent plus aucune résistance à la traction, ils cassent au moindre contact; ainsi les plaques contaminées du cuir chevelu semblent tondues ou rasées. Aussi Mahon l'aîné les désigna-t-il sous le nom commun de *teigne tondante* ou *tonsurante* « et ce nom, comme disait Lailler, est à lui seul une définition » (1). Ce sont des maladies très contagieuses, car chaque fragment cassé de cheveu malade porte des graines. Et ce sont des maladies d'une durée très longue, car l'extirpation du cheveu malade, possible dans le favus, et qui le guérit, est impossible dans les tondantes : le cheveu fragilisé laissant dans le follicule un fragment de lui qui suffit à perpétuer la maladie.

Il existe plusieurs types de teignes tondantes : Gruby avait différencié les principaux par la forme microscopique de leur parasite dans le cheveu, mais leur différenciation clinique n'avait pas été faite, elle est de date plus récente (1892-1894). Cette différenciation est assez délicate et demande des yeux exercés. Pour la faire avec sécurité, il fallait avoir d'abord différencié les parasites des tondantes par la culture; cette culture ne fut pratiquée systématiquement qu'à cette époque, et c'est de ce moment que date la découverte progressive de toutes les espèces de teigne tondante.

Depuis que les études de ce genre ont été commencées en plusieurs pays, on s'est aperçu que le problème des teignes ne se présentait pas partout sous le même aspect. Ces moisissures des teignes constituent une flore, et cette flore varie avec les climats. Ce qui est vrai en une contrée n'est pas également vrai en une autre, chacune a ses espèces rares et ses espèces fréquentes; et comme chaque groupe dermatophytique a ses caractères spéciaux et ses mœurs spéciales, les savants de tous pays ont compris pourquoi les descriptions qu'ils avaient faites de ces maladies, en des lieux différents, ne se ressemblaient pas toujours. Il existe, on le sait, des dermatophyties exotiques de caractères spéciaux; sans doute, sont-elles dues, elles aussi, à des espèces de Dermatophytes qui pourraient être de la même famille que les nôtres, mais qui doivent être d'espèce différente.

Certains Dermatophytes peuvent exister sur l'homme sans provoquer de réaction inflammatoire, ils déterminent alors des teignes de durée indéfinie. Ainsi voit-on des favus ou des tondantes durer depuis des années, sans causer de symptômes fonctionnels, sinon de vagues démangeaisons. Ce sont les espèces les moins virulentes, qui

(1) Lailler. Leçons sur les teignes, recueillies par Landouzy, 1878.

sont devenues les plus fréquentes, parce qu'elles font les teignes les plus durables. Dans certains pays, une ou deux espèces dermatophytiques causent à elles seules des milliers de contagions.

Plus rares sont les Dermatophytes capables de créer une réaction inflammatoire très vive. Lorsqu'ils sont descendus dans le follicule, ils se trouvent au niveau du derme. Comme ils sont pyogènes, chaque follicule devient un abcès, le poil est détaché de sa racine et tombe en emportant le parasite. Mais cette réaction suppurative se trouve, par le fait, être curatrice parce qu'elle est expulsive. Le cheveu malade expulsé, l'inflammation du voisinage se calme. Ce sont des lésions suppurées de la peau, rondes comme tous les herpès contagieux des anciens, que nous nommons encore des *kérions*, du nom que les Grecs leur avaient donné.

Ainsi les trichophyties, lorsqu'elles semblent d'allure grave et inflammatoire, se trouvent les plus bénignes. Elles sont autophages, et leur propre durée est restreinte par la forme spontanée de leur évolution. Ce sont presque toujours les Dermatophytes originaires des animaux qui donnent lieu à des folliculites suppurées quand ils passent sur l'homme.

*
* *

Quelle que soit leur espèce, les parasites des teignes s'offrent à nous, au microscope, sous la forme d'articles mycéliens cylindriques, plus ou moins allongés, juxtaposés en rubans et présentant un peu l'aspect d'un bambou dont les entre-nœuds seraient les cellules mycéliennes, et les nœuds, les cloisons intercellulaires. Ces cloisons peuvent être plus ou moins distantes ou serrées, les articles qu'elles séparent n'en ont pas moins la même signification.

La langue dermatologique a consacré, à ce sujet, une erreur de mot qu'il faut connaître. On dit communément que le mycélium d'un Trichophyton est, ou n'est pas, *sporulé*, suivant qu'il est fait d'articles très allongés, ou d'articles ovoïdes et courts, soudés en chaîne. C'est qu'on a considéré, autrefois, les articles courts comme la *spore*, c'est-à-dire la graine, née dans les articles longs du mycélium. On assimilait ainsi ces articles courts aux endospores de certaines bactéries. C'est là une erreur qui a eu cours parmi les dermatologistes jusqu'en 1892. En fait, les articles, courts ou longs, sont également mycéliens et non sporulaires. Mais le mot est demeuré dans la langue dermatologique, à ce point, qu'il semble impossible de l'en faire disparaître. L'erreur qu'il contient n'a d'ailleurs aucune importance si l'on est averti de l'impropriété du terme qu'on emploie.

Ainsi, tous les Dermatophytes, dans le cheveu de l'homme, sont faits de filaments mycéliens, et cependant, malgré cette unité élémentaire de leur morphologie, les divers groupes de Dermatophytes ont chacun une disposition caractéristique dans le cheveu ou le poil humain. Un observateur connaissant la question ne confondra pas le cheveu d'un favus, et celui d'une trichophytie par exemple ; et même, ce livre montrera qu'on peut distinguer, par leurs caractères dans le cheveu, beaucoup de Trichophytons entre eux.

Les éléments de cette différenciation sont morphologiques et topographiques : Morphologiques, c'est la forme et la dimension des éléments parasitaires, et aussi leur mode d'agmination. Topographiques, c'est la répartition de ces éléments, en dedans du cheveu (Endothrix) ou, dans le cheveu et hors de lui (Endo-ectothrix). Ainsi un observateur peut savoir, par l'examen microscopique, à quel groupe parasitaire appartient le Dermatophyte qu'il examine. Toutefois c'est la culture en milieu choisi qui déterminera seule, avec certitude, l'espèce parasitaire rencontrée, parce que la culture, sur ce milieu, prendra des caractères personnels.

Sur ces milieux *d'épreuve*, qui contiennent des sucres, beaucoup de Dermatophytes ne gardent leur physionomie spécifique qu'un certain laps de temps, après lequel apparaissent, sur la culture vieillie, des touffes de duvet blanc pléomorphique. Ces duvets blancs pléomorphiques qui représentent une dégénérescence de la culture-mère. si on les réensemence, pousseront sous leur forme de duvet blanc, sans rappeler la culture-mère dont ils sont issus, et ne pourront jamais être ramenés à sa forme par quelque moyen que ce soit. Pour éviter l'apparition du duvet pléomorphique, et garder à une culture primaire ses caractères spécifiques, il faut la conserver sur un milieu exclusivement azoté, ne contenant pas d'hydrate de carbone. Elle reste alors à l'état de culture primaire jusqu'à sa mort. Ce moyen permet de garder, sans dégénérescence, les cultures dermatophytiques d'une collection ; chaque espèce reprendra ses caractères propres si on la reporte sur milieu d'épreuve.

Dès leurs premières cultures en milieux propices, on voit les Dermatophytes prendre des formes microscopiques différenciées, s'y créer des organes nouveaux qu'ils ne montrent jamais dans leur vie parasitaire, et, par exemple, émettre des tiges sporifères, couvertes de petites spores, pédiculées sur elles de part et d'autre. De tels organes classent d'abord les Dermatophytes parmi les *Mucédinées* qui sont les champignons mycéliens se reproduisant par spore externe (Costantin). La forme de leur organe sporifère place provisoirement tous les Dermatophytes connus dans le groupe des *Sporotrichums* de Linck et de Saccardo, caractérisé par des grappes de spores externes.

Cette apparition des spores externes à la première culture artificielle des Dermatophytes est l'un des gros arguments qu'on a pu donner de l'existence probable et libre des Dermatophytes dans la nature, car comment supposer que la première culture artificielle de ces parasites fasse apparaître des organes de reproduction qui n'existent jamais dans la vie parasitaire, et qui n'auraient pas eu l'occasion de naître depuis des milliers d'années que les teignes existent, si ces êtres n'avaient pas d'autre vie que leur vie parasitaire? Néanmoins certains de ces Champignons, qui sont les plus fréquents sur l'Homme et les plus exclusifs à l'espèce humaine, les plus éloignés, semble-t-il, de la vie saprophytique, produisent, comme les autres, des grappes de spores externes, dès qu'ils sont placés sur un milieu nutritif artificiel. La question reste pendante. Certains auteurs ont bien cru pouvoir conduire de la vie saprophyte à la vie parasitaire une moisissure qu'ils jugeaient proche de la famille des Dermatophytes, mais ces expériences, ne peuvent encore être acceptées sans réserve.

L'inoculation des Dermatophytes aux animaux est simple, et le plus souvent positive : l'animal qu'il est le plus commode d'employer dans ce but reste le Cobaye, auquel presque tous les Dermatophytes donnent une teigne d'une durée d'un mois. Ces inoculations sont vaccinales et l'animal qui a servi est désormais vacciné contre tous ou presque tous les Dermatophytes. On peut inoculer les cultures primaires et aussi leurs duvets blancs pléomorphiques, mais l'inoculation de certaines cultures primaires et de leurs duvets pléomorphiques reste négative. Lorsque l'inoculation est positive, il est aisé de reprendre sur le Cobaye la semence d'une rétroculture. On retrouve alors, avec sa forme caractéristique, la culture inoculée et, si c'était un duvet pléomorphique, on le retrouve sous la forme duveteuse qu'on avait inoculée et, jamais, sous la forme de la culture primaire dont il est issu.

Le poil du Cobaye, inoculé d'un Dermatophyte, montre un tableau microscopique très analogue à celui qu'offre le cheveu humain atteint du même parasite, mais souvent le parasite s'y présente sous des formes plus visibles, plus claires que dans le cheveu humain, lequel est plus épais et plus foncé que le poil du Cobaye. Ainsi les inoculations animales des teignes ont-elles grandement servi à élucider le problème de la structure des principaux Dermatophytes dans le poil humain. Ceci est vrai surtout en ce qui concerne les Microsporums, dont la structure dans le cheveu humain est extrêmement compliquée.

*
* *

Chez les Animaux comme chez l'Homme, les teignes sont des maladies des jeunes. Chez l'Homme, l'âge des teignes est l'âge scolaire et beaucoup de teignes ne dépassent pas la puberté. Même le favus, lorsqu'on l'observe chez l'adulte ou chez le vieillard, n'existe chez eux que comme reliquat d'une affection contractée dans la seconde enfance. Quant aux teignes tondantes de l'enfant, elles guérissent spontanément, à la puberté, sans qu'on sache exactement le mécanisme de leur disparition à ce moment; les unes un plus tôt (tondantes microsporiques), les autres un peu plus tard (tondantes trichophytiques), mais toutes, sauf exception rare, avant seize ans.

Les tondantes banales ne peuvent plus s'inoculer à l'adulte sous forme de tondante. On a dit que la transformation des acides gras sébacés, qui, à partir de la puberté, prennent, dans les deux sexes, des caractères chimiques et organoleptiques différents, pouvait les amener à jouer un rôle parasiticide; et ceci peut être soutenu, puisque le canal qui contient le cheveu est partiellement celui de la glande sébacée. Mais ce n'est là qu'une hypothèse.

Les trichophyties animales peuvent, au contraire des précédentes, s'inoculer à l'homme à tout âge, et la différence de mœurs des parasites de cette famille, suivant leur espèce, n'est pas un des moindres sujets d'étonnement de celui qui se consacre à leur étude.

Les teignes sont des maladies qui ont besoin, pour se propager, de conditions spéciales. On en peut rencontrer des cas dans la classe sociale la plus élevée, mais c'est toujours dans la classe la plus pauvre qu'on en voit naître des épidémies. Les teignes sont des maladies populaires. Les unes d'ailleurs, comme les trichophyties, sont plutôt des maladies urbaines; les autres, comme le favus, des maladies rurales. Mais toutes demandent, pour naître, la pauvreté, l'absence des soins d'hygiène réguliers, la promiscuité des lits où couchent plusieurs enfants, etc.

C'est ainsi qu'on a pu dresser la carte parisienne des teignes [1], où l'on voit que les quartiers excentriques sont les seuls teigneux. Il y a des pays où deux populations sont juxtaposées et non mêlées, et dont l'une fournit presque toutes les teignes, comme, en Algérie, les enfants arabes. Certaines populations africaines ont presque tous leurs enfants teigneux. Ce sont donc là des maladies que la civilisation écarte et dont elle devra nous débarrasser. Ce qui précède montre l'intérêt de ces maladies spéciales pour le pathologiste et l'homme de laboratoire. Elles ont encore d'autres droits à intéresser le médecin. Ces maladies qui prennent l'enfant au début de son instruction pour ne le quitter qu'à l'âge où il devrait quitter l'école, ont pour résultat de créer des illettrés et des vagabonds. Nos statistiques portant à plusieurs milliers le nombre des enfants teigneux, dans Paris seulement, jusqu'à ces années dernières, l'intérêt social de la lutte contre les teignes ne peut échapper à personne, surtout si l'on ajoute que l'hospitalisation d'un teigneux, pendant la durée de son traitement,

[1] M. Pignot. *Étude clinique des teignes.* Hygiène publique et prophylaxie des teignes tondantes en 1900, à Paris et dans sa banlieue. Thèse de Paris, 1900.

revenait à 2000 francs par tête au budget de l'Assistance publique, avant que ne fût découvert le traitement rapide des teignes par la radiothérapie.

L'expérience de cent ans pour le favus, de cinquante pour les teignes tondantes, a prouvé en toute évidence que l'habitat des Dermatophytes au fond des follicules pilaires les met complètement à l'abri de tous les agents antiseptiques quels qu'ils soient, même gazeux. On guérit le favus par l'épilation répétée des cheveux malades, en amenant au dehors le parasite qu'on ne peut atteindre à sa place. On a pu prédire pour les teignes tondantes que leur guérison serait due à la découverte d'un agent d'épilation lente, automatique, l'épilation à la pince cassant les cheveux au-dessus de leur racine. On trouva cet agent physique sous la forme des rayons X. Une dose connue et repérée de rayons X amène la dépilation d'une surface donnée. Le parasite est jeté dehors avec le cheveu, et quand le cheveu renaît, deux mois plus tard, il ne rencontre plus, dans le follicule, de graine capable de le réinoculer et repousse sain.

La systématisation du traitement des teignes par les rayons X est donc un fait considérable. On peut souhaiter un traitement encore plus prompt, d'une application plus aisée et moins délicate, mais on n'en peut souhaiter de plus efficace. Ainsi la thérapeutique des teignes se trouve avoir accompli un progrès égal à celui qu'accomplissaient, dans le même temps, toutes nos connaissances théoriques et expérimentales à leur sujet.

Telle est en résumé la question des teignes à laquelle est consacrée le présent volume.

Division.

Au moment d'étudier analytiquement les diverses teignes, le problème se pose de savoir dans quel ordre les présenter. Ce problème soulève des difficultés réelles, car il existe dans nos classifications médicales et naturelles une part d'idéologie. La teigne faveuse occupe une place spéciale; elle offre un type symptomatique assez distinct de tout autre, pour qu'on ne puisse sérieusement mettre en discussion son autonomie. Mais les divisions à établir entre les autres Dermatophytes sont toutes discutables. Lorsque j'ai retrouvé le Microsporum Audouïni de Gruby, je n'ai pas pu ne pas mettre en évidence la spécificité de ses caractères microscopiques et culturaux et les symptômes différentiels de la tondante qu'il détermine. Il en est résulté, en face des trichophyties, les microspories.

Mais aujourd'hui, sans même parler de l'*Epidermophyton ingui-*

nale qui cause une lésion tout à fait à part : l'*Eczema marginatum* de Hebra, il est certain qu'on peut catégoriser en quatre ou cinq classes tous les Dermatophytes qui ne sont pas des Achorions et ne causent pas de favus, et que chacune de ces classes présente à peu près autant de titres que la microsporie a être étudiée séparément. Ce morcellement total de l'ancienne trichophytie doit-il être essayé? Je le crois de moins en moins.

On peut au contraire se demander très simplement s'il ne vaudrait pas mieux n'admettre, en dehors du favus, qu'un seul chapitre nosographique des trichophyties, parmi lesquelles, des groupes naturels dont celui des microspories. Peut-être cette conception du sujet serait-elle la plus logique.

Mais, d'autre part, doit-on remettre en question les classifications scientifiques dès le moment qu'elles sont douteuses? En fait, ces classifications correspondent aux nécessités de notre esprit autant qu'à celles du sujet. A celui qui connaît bien un ordre de faits, les classifications par lesquelles on les encadre ne servent plus guère. C'est pour cela que je ne leur accorde pas grande importance. L'avenir dira si les microspories rentreront parmi les trichophyties ou si elles en resteront distinctes.

Ce qui me porte le plus à leur garder leur place en dehors des trichophyties, c'est leur importance en clinique, leur grand nombre et la personnalité de leurs symptômes. Étudier les microspories comme un dernier chapitre des trichophyties, entre la trichophytie et le favus, ce qui serait leur place, étant données les affinités mycologiques des parasites qui les causent, ne correspondrait pas à la vérité clinique et reporterait trop loin des tondantes trichophytiques banales les tondantes microsporiques aussi banales : deux types cliniques qu'on observe journellement côte à côte et souvent mélangés dans nos écoles pauvres.

Au contraire, en étudiant les microspories d'abord, et en leur donnant la place nosographique que leur fréquence leur doit valoir, nous les plaçons exactement devant les trichophyties qui font les tondantes banales dont l'étude suivra. Ainsi seront juxtaposées des espèces mycosiques, de fréquence et de lésions équivalentes. Et il me semble que cela est mieux ainsi. Mais je reconnais volontiers qu'une autre classification aurait d'autres avantages, et qu'il n'y a pas d'argument décisif pour défendre contre toutes critiques celle que je vais suivre.

Je présenterai donc les dermatophyties dans l'ordre suivant.

J'étudierai les microspories d'abord, les trichophyties après elles, et les favus en dernier lieu, me réservant au cours de cette longue étude de signaler entre les divers Dermatophytes les affinités qu'ils présentent et qui pourraient donner lieu à une classification différente.

MICROSPORIES

I. — DE LA MICROSPORIE EN GÉNÉRAL

Les microspories s'observent surtout au cuir chevelu de l'enfant sous la forme de tondantes ; on peut en observer de très rares inoculations à la barbe de l'homme, et, sur la peau glabre, sous forme d'herpès circiné.

Ces teignes ont une caractéristique objective fréquente : l'aspect du cheveu givré, cassé à 3 ou 4 millimètres de la peau et entouré d'une mince écorce blanche. Elles ont une caractéristique microscopique absolue : le parasite entoure le cheveu malade d'une écorce de petites spores, de 2 à 4μ de diamètre, qui ne dessinent pas de chaînes, mais sont disposées en mosaïque à sa surface.

Quant à l'herpès circiné microsporique, il a quelquefois des caractères objectifs et microscopiques qui peuvent faire présumer sa nature ; mais elle n'est certifiée que par la culture.

Le tableau suivant peut donner une idée synthétique de l'importance des microspories parmi les autres teignes à Paris.

	DU CUIR CHEVELU.	DE LA BARBE.	DES ONGLES.	DE LA PEAU GLABRE.	TOTAL.
Microspories.	159 [1]	1	0	2	161 *
Trichophyties.	218	26	1	44	287 *
Favus.	52	0	0	1	52 *
					500

* Les chiffres des totaux partiels ne correspondent pas à ceux que fournirait l'addition des observations, le même malade ayant présenté dans quatre cas des lésions de plusieurs régions ou de plusieurs formes.

Il n'existe pas un seul Microsporum, mais une série de Microsporums de même famille et d'espèces distinctes.

[1] Cette proportion n'était pas la même autrefois. En 1892-1894, il y avait deux fois plus de teignes microsporiques que de teignes trichophytiques. Aujourd'hui la proportion d'autrefois se trouve renversée. C'est que, depuis

Mais à envisager d'ensemble la pluralité des Microsporums il en existe de deux types.

Les Microsporums à culture moyenne ou petite, du type humain et les Microsporums à culture vivace, de type animal.

Ces deux types offrent au clinicien des mœurs dont la différence est frappante. Le Microsporum Audouïni est un parasite du cuir chevelu chez l'enfant. Ses inoculations à l'épiderme sont abortives et éphémères; on ne l'observe jamais dans la barbe de l'homme adulte. Les mœurs des Microsporums animaux sont tout autres. Ils s'observent à tout âge et à peu près aussi fréquemment chez l'adulte que chez l'enfant. Ils s'observent aussi au cuir chevelu chez l'enfant, mais ce sont les seuls Microsporums qu'on ait rencontrés à la barbe chez l'homme. On les voit aussi dans l'épiderme de la peau glabre; ils y déterminent des éruptions qu'on a vu se généraliser; tous symptômes très étrangers à ceux auxquels on voit le Microsporum Audouïni donner lieu.

Les microspories pilaires dues aux Microsporums animaux ont souvent des caractères spéciaux; et souvent elles revêtent une allure inflammatoire plus ou moins marquée. Leur guérison est alors plus rapide, même sans traitement. Enfin les épidémies microsporiques d'origine animale sont des épidémies familiales au cours desquelles presque tous les membres d'une famille présentent des taches d'herpès circiné, tandis que les épidémies de Microsporum Audouïni respectent les adultes, ne sont pas des épidémies de famille; elles se propagent seulement d'enfant à enfant et ce sont des épidémies d'écoles, ou d'asiles.

Lorsqu'on a rencontré un cas de microsporie, dont la nature a été certifiée par l'examen microscopique du cheveu, et qu'on en a fait la

cinq ans, on traite systématiquement les teignes tondantes de Paris par les rayons X. On guérit environ deux teigneux par jour. Dans ces conditions, le chiffre des teignes tondantes de Paris décroît lentement mais d'une façon très sensible.

Il peut sembler d'abord étonnant que cette diminution porte d'une façon inégale sur les différentes espèces de teigne. C'est la plus apparente aux yeux, la plus visible qui a le plus diminué.

En effet, pour diagnostiquer, sur une tête, une *tondante trichophytique*, il faut être dermatologiste, car, dans nos tondantes trichophytiques scolaires, les plaques malades gardent des cheveux sains, assez nombreux, pour masquer les points malades; les cheveux teigneux sont cassés court; enfin, à Paris, comme ailleurs, les filles sont plus souvent atteintes de cette teigne que les garçons; pour toutes ces raisons, la tondante trichophytique reste méconnue dans un grand nombre de cas.

Au contraire, la *microsporie*, plus fréquente chez les garçons, facile à voir sur des têtes à cheveux courts, signalée de loin par d'assez larges placards de squames grisâtres, au niveau desquels très peu de cheveux sains persistent, cette tondante doit forcément passer plus rarement inaperçue. C'est ce que l'événement a vérifié et vérifie chaque jour.

culture, il est facile de savoir si cette culture est du type du Microsporum Audouïni ou d'un Microsporum de type animal. Une touffe de duvet, prélevée au hasard, sur la culture, et examinée à 300 diamètres dans une goutte d'eau y suffira.

S'il s'agit d'un Microsporum à culture vivace du type des Microsporums animaux, la préparation sera remplie et encombrée de fuseaux

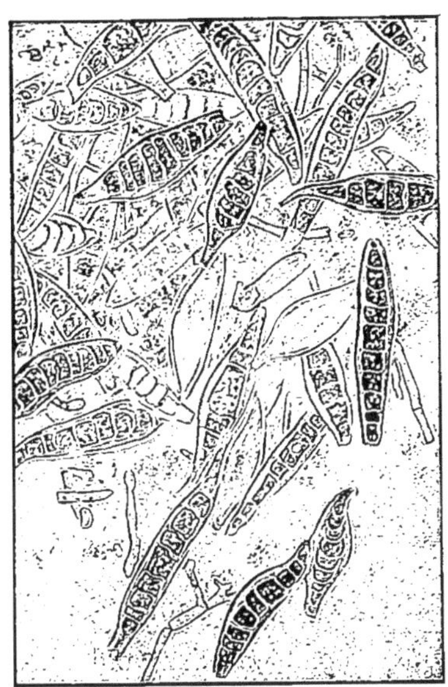

Fig. 5. — Examen extemporané d'une parcelle de culture de 10 jours d'un Microsporum vivace d'origine animale × 260.

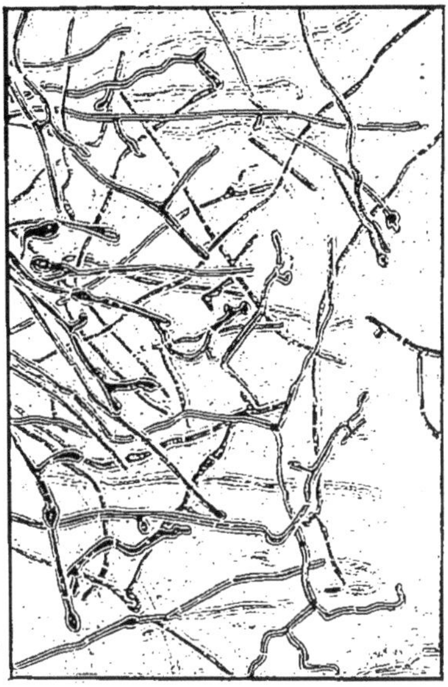

Fig. 6. — Culture adulte de Microsporum Audouïni. — Préparation extemporanée × 260.

multiloculaires, qui se touchent et forment des amas, alors que la même préparation faite avec le Microsporum Audouïni ne montre rien de semblable (fig. 5 et 6).

Une préparation extemporanée simple permet donc d'affirmer que le Microsporum que l'on étudie n'est pas le Microsporum Audouïni et que c'est un Microsporum d'origine animale à culture vivace ou inversement.

Enfin une différence majeure sépare encore les mœurs des Microsporums à culture lente de celles des Microsporums à culture vivace. Tous ces derniers, sans aucune exception, fournissent un duvet blanc pléomorphique, d'aspect étranger à celui de la culture-mère, quand cette culture a été pratiquée sur milieu sucré. Et ce pléomorphisme se produit souvent dès la cinquième semaine tandis que les Microsporums à culture petite ne produisent, je crois, jamais de forme pléomorphique.

Tels sont, différenciés par la culture et les mœurs cliniques, les deux types microsporiques que l'on peut rencontrer et leurs premières et essentielles différences.

En outre, l'inoculation des Microsporums à culture vivace est toujours aisée, toujours positive. Après douze jours, elle permet toujours de retrouver, dans la lésion du Cobaye, des poils parasités qui peuvent servir à l'étude du développement pilaire des Microsporums en général.

L'inoculation des Microsporums à culture petite ou moyenne n'est jamais aisée, elle est rarement positive et peut être négative en série. Le plus souvent l'inoculation du Cobaye faite avec la culture du Microsporum Audouïni avorte. Et, pour obtenir l'inoculation positive, il faut insérer dans une piqûre, faite en séton, un cheveu microsporique de l'enfant. On obtient alors une lésion plus épidermique que pilaire qui naît au 10e jour, et a disparu le 25 ou le 28e jour.

Pluralité des Microsporums. — Il exite actuellement 11 espèces fixes, connues, de Microsporums. En voici l'énumération :

Microsporum Audouïni (Gruby 1844, Sabouraud 1892).
Microsporum velveticum (Sabouraud 1907).
Microsporum umbonatum (Sabouraud, 1907).
Microsporum tardum (Sabouraud, 1909).
Microsporum equinum (Bodin, 1898) intermédiaire aux espèces de type humain et de type animal.
Microsporum canis vel lanosum (Bodin 1897, Sabouraud, 1907).
Microsporum felineum (C. Fox et Blaxall, 1896).
Microsporum fulvum (Uriburu *de Buenos-Aires*, 1907).
Microsporum villosum (Minne *de Gand*, 1908).
Microsporum pubescens (*New-York*). (Sabouraud, 1909).
Microsporum tomentosum (*Sassari*). (Pelagatti, 1909).

Pluralité des Microsporums à Paris. — En ce qui concerne la pluralité des Microsporums à Paris, voici les chiffres de ma statistique.

MICROSPORIES.	DU CUIR CHEVELU.	DE LA BARBE.	DES ONGLES.	HERPÈS CIRCINÉ.	TOTAL.
Microsporum Audouïni. . . .	132	0	0	0	132
Microsporum umbonatum. . .	2	0	0	0	2
Microsporum tardum.	15	0	0	0	15
Microsporum lanosum	12	1	0	2	14
					161

Ce tableau ne comprend ni le Microsporum velveticum, antérieur à ma statistique, ni le Microsporum pubescens postérieur à elle. Quant aux autres je ne les ai connus que par leur culture.

Variations du facies microsporique suivant les pays. — On ne peut encore établir la répartition et le nombre approximatif des espèces microsporiques dans le monde, entier. Mais il semble qu'on doive distinguer entre deux ordres de faits différents. Les Microsporums animaux semblent exister partout au monde, puisqu'on en trouve en France, en Belgique, en Italie, en Sardaigne, en Angleterre, aux États-Unis, dans l'Amérique du Sud, etc.... Mais chaque pays semble avoir les siens. Au contraire, le Microsporum Audouïni semble cantonné dans le nord-ouest de l'Europe, et, là seulement, faire des victimes par milliers. En aucun pays on n'observe la microsporie aussi fréquente qu'en Angleterre, tous les auteurs s'accordent sur ce point. La Belgique en présente aussi un chiffre considérable (1), la France du Nord également. Au-dessous de la Loire les cas en deviennent rares. On n'en trouve plus que quelques cas en Espagne (2). Il n'en existe plus en Italie (3). Les épidémies connues s'arrêtent à la Suisse, au Rhin (4), dans l'Est, quoiqu'on en ait signalé quelques cas à Hambourg (5). Le Danemark (6), la Suède ne paraissent pas connaître notre microsporie banale, ni l'Autriche (7), ni la Hongrie (8).

Et quand on rencontre quelque observation qui semble faire échec à cette règle, il s'agit de Microsporums d'origine animale reconnue ou probable.

(1) En ce qui concerne les études belges sur ce sujet, consulter : ACH. MINNE. La teigne à l'hôpital de Gand, *Bull. de la Soc. belge de dermat.*, 1901.

D. A. LEFEBVRE. La teigne dans l'agglomération bruxelloise, *Journ. méd. de Bruxelles*, n° 10, 12 mars 1903.

FRANÇOIS, d'Anvers. Discussion sur la communication du Docteur Minne, *Bull. de la Soc. belge de dermat.*, 1907.

(2) FERGNANI. Communication écrite.

(3) MIBELLI. Sur la pluralité des Trichophytons. *Annales de dermat. et de syph.*, 1895, p. 733.

(4) GUNSETT. Eine kleine Epidemie von Mikrosporie in Strasburg. *Arch. für Dermat. und Syph.*, Bd LIX, 1902.

(5) FRAU D. TRACHSLER. Das vorkommen des mikrosporie in Hamburg. *Monatshefte f. prakt. Dermat.*, Bd XXVI.

PLAUT. Gibt es in Hamburg eine mikrosporie. *Monatshefte für prakt. Dermat.* Bd XXX.

MENDÈS DA COSTA. Microsporie hambourgeoise. *Vereiengingvan Nederlandsche dermatologen*, 1900.

J. FREDERIC. Beitrag zur Frage der Mikrosporie. *Arch. f. Dermat. und Syph.*, Bd XIX, 1902.

(6) Cependant, à Copenhague a été observée l'an passé une épidémie de cinquante cas de tondante due au Microsporum Audouïni et étudiée par HENRIK BANG (non publiée).

(7) D'après KRZYSTALLOWICZ (Cracovie). Communication écrite.

(8) D'après NÉKAM (Budapest). Communication écrite.

Ainsi, presque en tous pays, on semble ne rencontrer que des cas sporadiques de microsporie ou de petites épidémies vite éteintes; ces cas et ces épidémies dus à des Microsporums animaux dont le passage sur l'Homme a été accidentel. En étudiant, à nouveaux, ces cas on devrait rencontrer des espèces microsporiques inconnues encore, car ces espèces dont les observations sont rares semblent nombreuses.

Mais le nord-ouest de l'Europe est vraiment infesté de Microsporie. Et dans ces pays où la microsporie est fréquente, endémique et épidémique, l'espèce en cause est le Microsporum Audouïni. En nos contrées, cette espèce a pris sur l'enfant un véritable droit de domicile, et les cas où on l'observe se comptent par milliers. Chose étrange, cette espèce n'est ni la plus vivace ni la plus facilement inoculable à l'Animal. Ce parasite semble s'être spécialement adapté à l'espèce humaine, et c'est peut-être à l'absence de toute réaction inflammatoire de la peau, à son invasion, qu'il doit son succès unique au milieu de sa série familiale.

Processus d'inoculation des Microsporums. — L'inoculation des Microsporums se fait toujours dans l'épiderme d'abord. Une graine a été portée à la surface de la peau et s'y est fixée; le parasite ne signale sa lésion primaire que dix jours plus tard, par une tache érythémateuse qui, dans beaucoup de cas, s'efface d'elle-même et disparaît. Dans d'autres cas, elle augmente, et s'entoure d'une aréole ronde, rouge, plus foncée. Dès lors si cette lésion s'est produite sur une région pilaire, les cheveux ou poils existant sur l'herpès circiné seront infectés.

Infection du cheveu. — Lorsque les filaments mycéliens rampants dans l'épiderme corné rencontrent un orifice pilaire, ils s'infléchissent vers le fond du follicule, et s'insinuent entre le follicule et le poil. Leur développement en ce point crée l'écorce microsporique péripilaire qui fait au cheveu comme une cuirasse de sporules en mosaïque. Mais certains rameaux mycéliens, soulevant l'épidermicule du poil, descendent dans le corps même du cheveu en s'y ramifiant. Nous étudierons ce processus d'invasion avec les Microsporums animaux qui en montrent les plus beaux exemples [1].

Opposition de la vie des Microsporums dans l'épiderme et dans le cheveu. — Un fait bien singulier de la vie des Dermatophytes, et des Microsporums en particulier, est la brièveté de leur existence intra-épidermique comparée à leur longévité dans le cheveu ou le poil. Cela est particulièrement remarquable chez le Microsporum Audouïni.

La plupart de ses inoculations à la peau sont abortives, même celles qui siègent au cuir chevelu. Très vite le parasitisme de la surface

[1] Voir p. 175.

disparaît et, bien que la maladie pilaire dure des années, jamais le parasitisme de surface ne se reconstituera. Il s'ensuit cette chose singulière que la tache microsporique cesse de grandir; comme l'inoculation du cheveu ne se fait que par le parasitisme de l'épiderme, celui-ci disparaissant, sur tout le pourtour d'une plaque, des cheveux sains côtoieront des cheveux malades, sans devenir malades à leur tour. Ainsi l'infection épidermique paraît le moyen indispensable de l'infection pilaire et n'exister que pour la faire, comme un organe transitoire qui disparaît, son rôle terminé, la vie du parasite se trouvant dès lors assurée pour de longs mois. Car l'infection pilaire, une fois constituée, se perpétuera d'elle-même. En effet, le cheveu n'étant pas atteint jusqu'à sa papille continue de croître tandis que le parasite, à mesure que le cheveu croît, croît en sens inverse, envahissant chaque jour la partie du cheveu qui vient d'être faite.

Or, on voit souvent des plaques microsporiques durer sur place quatre ans et davantage. Et comme le cheveu pousse en général de huit millimètres par mois, le parasitisme du cheveu se sera donc exercé sur 40 centimètres de longueur du cheveu et davantage, au cours d'une microsporie de durée moyenne....

Le parasitisme rend le cheveu cassant, si bien qu'il ne peut dépasser une certaine longueur, sans que les traumatismes de hasard ne diminuent sa longueur perpétuellement. Et cette fracture répétée du cheveu est le moyen par lequel le parasite dissémine au loin ses graines. Un simple contact les sèmera; même le contact médiat des ongles qui ont gratté, ou du béret qui a touché une lésion. Ainsi le Microsporum naît dans l'épiderme, il porte graine dans le cheveu en même temps qu'il le fragilise, et la fragilité du cheveu sert à la reproduction du parasite qu'il contient et qu'il porte.

Avec une organisation si bien faite pour une résistance et une dissémination indéfinie, on peut vraiment se demander comment et pourquoi une telle maladie peut guérir, et comment ses cas ne sont pas encore plus nombreux. Qu'on essaie, même avec précaution, d'arracher le poil, il cassera; il cassera au point le plus malade puisque ce sera le plus fragile, et le parasite resté plus bas reconstituera la maladie dans le cheveu, à mesure de sa pousse nouvelle. Suivant une loi commune à tous les Dermatophytes, ce sont les Microsporums animaux dont l'attaque est la plus vive, et qui déterminent une réaction inflammatoire autour de leurs points d'inoculation, ce sont ceux-là dont l'organisme se débarrassera le plus vite et le mieux, grâce à la réaction même que leur attaque aura provoquée. Et, pendant ce temps, des Microsporums dont l'intrusion est moins vive et plus sournoise seront supportés sans réaction pendant des années.

Microsporums et Kérions. — Beaucoup d'auteurs, anglais, danois et allemands ont affirmé avoir trouvé des Microsporums dans des Kérions. J'étudierai cette question plus loin [1]. Cette affirmation comporte plusieurs conclusions possibles.

Ou bien le Microsporum Audouïni présente parfois, en Angleterre, un pouvoir pyogène qu'il ne montre pas en France ; fait possible mais invraisemblable.

Ou bien les Microsporums animaux qui donnent souvent lieu, en France, à des plaques de tondante microsporique visiblement inflammatoires, peuvent en Angleterre donner lieu à de vrais Kérions.

Ou bien on désigne, en Angleterre, toute tondante, de symptômes tant soit peu inflammatoires, sous le nom de Kérion.

Ou bien les auteurs étrangers ont pris, faute de culture, pour des Microsporums, des Trichophytons *microïdes*. Je traiterai de cette question avec l'étude de ces derniers, c'est je crois l'hypothèse la plus vraisemblable. Après cet aperçu général de la question des Microsporums il faut procéder à l'étude analytique de chacun d'eux. C'est d'abord avec le Microsporum Audouïni qu'il faut étudier la maladie microsporique, dans sa forme objective, ses mœurs cliniques, sa longévité, sa contagiosité extraordinaire, son pouvoir endémique et épidémique. Et, à côté du Microsporum Audouïni, il faut placer les rares petits Microsporums, de variété différente, mais de mœurs analogues, qui nous sont connus.

Ensuite nous étudierons les grands Microsporums à culture vivace, leurs caractères chez l'Homme et chez l'Animal, qui compléteront l'exposé de nos connaissances actuelles concernant les microspories.

II. — MICROSPORUM AUDOUINI

ÉTUDE CLINIQUE DE LA TEIGNE TONDANTE MICROSPORIQUE

La teigne tondante microsporique se présente, au cuir chevelu, sous la forme de taches rondes, couvertes de squames grisâtres et de che-

(1) Adamson a observé 10 kérions sur 175 cas et il écrit : « All my cases of kerion have showed the ordinary small-spored fungus (Microsporum Audouïni) ». Observations on the parasites of Ringworm. *British Journal of Dermatology*, vol. VIII, 1895, p. 201. Colcott Fox, Malcolm Morris, Mewborn ont vu des faits analogues. Voyez aussi le cas de Slomann, de Vejl (Danmark) que j'avais discuté dès 1894, *Trichophyties humaines*, p. 106 (note). Deux des 8 cas de Bunch sont également pour lui des Microsporums et donnaient lieu à des kérions. Mais on doit remarquer que ces affirmations s'appuient presque toujours sur des cultures discutables ou ont trait à des cas dont la culture n'a pas été pratiquée. Ainsi sur sept cas de kérions attribués à des Microsporums par Colcott Fox et Blaxall, deux seulement ont donné un Microsporum à la culture, etc. (*An inquiry*, p. 22-23 du tirage à part).

veux cassés à peu de distance de la peau. C'est une maladie de la seconde enfance, un peu plus fréquente, à Paris, chez les garçons, et qui s'observe surtout, comme toutes les teignes, dans la classe pauvre.

Ce qui signale d'abord, à l'œil nu, la tache microsporique, c'est la couche de squames grises qui revêt habituellement sa surface. Cette surface est ronde ou ovale, elle a trois ou quatre centimètres de diamètre, et constitue ce qu'on appelle une plaque primaire ou maîtresse : mais, à distance de celles-là, quelques semaines plus tard d'autres pourront apparaître, si un traitement valable n'intervient pas (fig. 7).

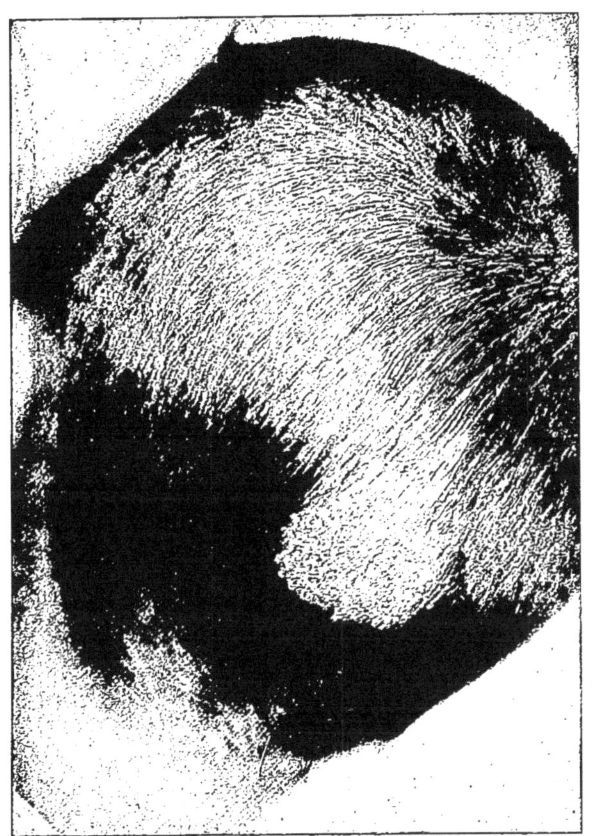

Fig. 7. — Une plaque de tondante microsporique du type ordinaire et banal au stade d'état.

Tels sont les caractères objectifs premiers de la tondante microsporique, ceux qui permettent de la reconnaître de loin : des plaques grises squameuses sur lesquelles les cheveux sont cassés à quelques millimètres de hauteur.

Débuts. — La tondante microsporique se voit très rarement à son début, parce que son début est insidieux. Elle commence par une tache érythémateuse souvent peu visible, dont le bord annulaire, non saillant, est à peine plus rouge que le fond de la lésion.

A ce moment, les cheveux qui recouvrent cette tache ne se différencient pas des cheveux sains, et la surface envahie n'est même pas desquamante. La lésion tout entière ressemble extrêmement à une large cocarde d'érythème polymorphe, mais pâle, de caractères frustes et peu accusés. Il peut s'en produire plusieurs, mais leur nombre est limité, leur diamètre est celui d'une pièce de deux ou de cinq francs. Il est plus commun de pouvoir observer le début d'une telle lésion, quand elle survient sur un cuir chevelu déjà malade, et, à cause de cela, en observation.

En quelques jours, la lésion érythémateuse pâlit et devient furfureuse, ressemblant à une tache de pityriasis rosé de Gibert, tandis que les cheveux de toute sa surface prennent les caractères spéciaux qui signalent leur envahissement. Si la lésion n'a subi aucun traitement qui la défigure, si, surtout, elle est née au milieu d'un cuir chevelu dont les cheveux sains, d'un ou deux centimètres de longueur, protégeront les cheveux malades contre les traumatismes et les fractures, on verra ceux-ci prendre un aspect tout à fait spécial et qui demande une description.

Aspect du cheveu microsporique. — « Chaque cheveu est revêtu, à sa base, sur trois millimètres de hauteur environ, au-dessus de l'orifice pilaire, par un étui d'un blanc grisâtre; cette gaine semble un prolongement de l'épiderme folliculaire qui aurait accompagné le cheveu dans sa croissance. » Un peu plus tard, les cheveux se brisent, et la plaque se recouvre de squames lamellaires blanches (*Pityriasis alba* parasitaire) qui lui donnent son aspect vulgaire, le plus connu. « A distance, on dirait que sur les plaques malades on a répandu de la cendre dans les cheveux. » Il suffit d'ailleurs de regarder d'un peu près les squames de la tondante microsporique pour se rendre compte que ces squames proviennent de l'exfoliation épidermique de la surface, et non pas seulement des quelques débris de l'étui blanc du cheveu malade qui peuvent s'être désagrégés au-dessus d'elle.

Il est très remarquable d'observer que, sur la plaque malade, tous ou presque tous les cheveux qui la couvrent sont également transformés, et qu'on n'y observe presque plus aucun cheveu resté sain. Ce caractère s'oppose grandement à ceux des plaques trichophytiques, lesquelles conservent toujours sur leur surface un grand nombre de cheveux intacts.

Lorsque « la plaque de tondante continue son évolution, sans intervention d'aucune sorte, les cheveux malades qui sont *fins* et qui sont devenus *grisâtres*, décolorés, sont tous couchés dans le même sens. Ils ont perdu toute résistance; avec les doigts on peut, d'un seul coup en épiler plus d'une vingtaine » [1].

[1] SABOURAUD : Sur une mycose innominée, etc. *Annales de l'Institut Pasteur*, fév. 1895, p. 85.

Si l'on veut examiner ce que cette épilation aux ongles a enlevé, qu'on dépose et qu'on éparpille cette pincée de cheveux sur un fond noir, on verra très distinctement chaque cheveu cassé au-dessus de sa racine, entouré de la gaine d'un blanc crayeux, dont son extrémité aérienne se dégage comme un poignet sort

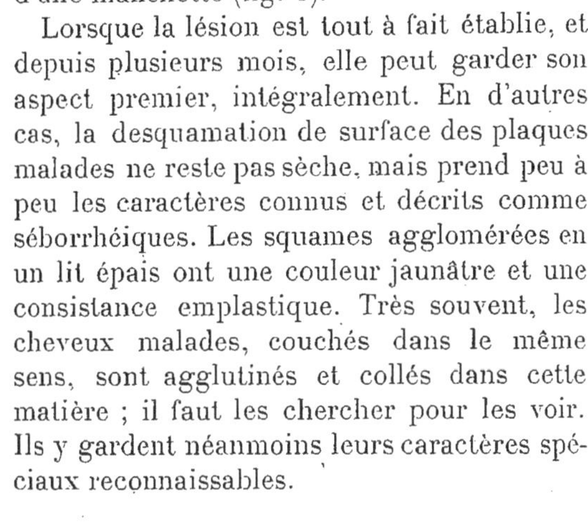

d'une manchette (fig. 8).

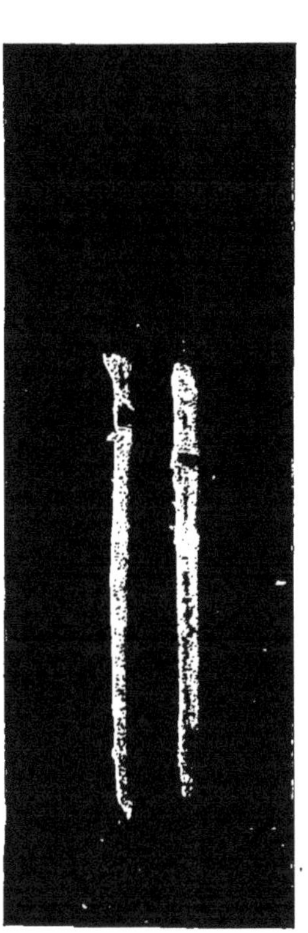

Fig. 8. — Cheveu microsporique ×12.

Lorsque la lésion est tout à fait établie, et depuis plusieurs mois, elle peut garder son aspect premier, intégralement. En d'autres cas, la desquamation de surface des plaques malades ne reste pas sèche, mais prend peu à peu les caractères connus et décrits comme séborrhéiques. Les squames agglomérées en un lit épais ont une couleur jaunâtre et une consistance emplastique. Très souvent, les cheveux malades, couchés dans le même sens, sont agglutinés et collés dans cette matière ; il faut les chercher pour les voir. Ils y gardent néanmoins leurs caractères spéciaux reconnaissables.

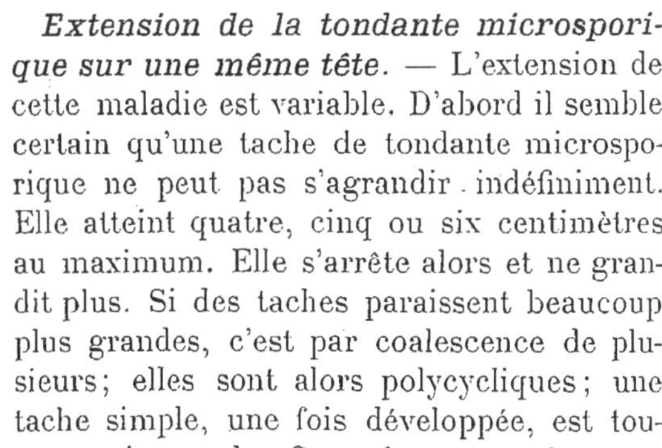

Extension de la tondante microsporique sur une même tête. — L'extension de cette maladie est variable. D'abord il semble certain qu'une tache de tondante microsporique ne peut pas s'agrandir indéfiniment. Elle atteint quatre, cinq ou six centimètres au maximum. Elle s'arrête alors et ne grandit plus. Si des taches paraissent beaucoup plus grandes, c'est par coalescence de plusieurs; elles sont alors polycycliques; une tache simple, une fois développée, est toujours nettement ronde ou à peine ovale. Cette forme persiste, et, même lorsque beaucoup de taches ont fusionné, on distingue encore la forme initiale des petites qui ont fait la grande. De même, sur une grande plaque ainsi formée, on peut trouver des îlots de réserve que la maladie n'a pas touchés, et ce sont toujours des triangles à bords courbes concaves, provenant d'un intervalle entre trois plaques voisines qui se sont rejointes.

Dans la microsporie, les plaques malades sont ordinairement grandes et peu nombreuses : de deux à six ou sept. Néanmoins, dans des cas assez rares, quand les grandes plaques se multiplient, on peut voir, entre elles, naître de petites plaques, même en grand nombre.

Un cuir chevelu d'enfant peut être ainsi presque totalement infecté, sauf quelques îlots de réserve. La microsporie est la seule teigne tondante dans laquelle puisse se voir l'envahissement aussi complet d'un cuir chevelu.

Par avance, d'ailleurs, « on peut souvent présumer la tendance extensive d'une tondante à petites spores, par le grand nombre de contagions issues rapidement d'un même germe primitif. Plus le foyer épidémique aura fait de victimes, plus on doit craindre, sur chacune d'elles, des taches d'extension rapide, et de développement inaccoutumé ». (1)

Dans ces cas, les taches en extension s'entourent d'un liséré rouge assez marqué, qui, d'après les descriptions de Fox et Blaxall, semble plus fréquent au cours des microspories anglaises (2), mais qui existe en France aussi, et qu'un moulage déjà ancien du musée de l'hôpital Saint-Louis (nº 612.) reproduit exactement.

Quels que soient le nombre et les dimensions des lésions qu'elle a faites, une teigne tondante à petites spores arrive toujours à un stade d'état où ses lésions cessent de croître, et désormais, les points d'inoculation nouvelle n'apparaîtront plus qu'exceptionnellement. Mais, les taches anciennes persisteront sans changement, pendant de longs mois. Sous l'influence des savonnages, des applications médicamenteuses, les plaques perdent souvent de leurs caractères objectifs, mais la cessation des traitements suffit à les leur faire récupérer. Il en est ainsi pendant un an, quinze mois, deux ans et davantage. Et ce qui fait durer la maladie n'est point l'apparition de plaques nouvelles, mais la simple persistance des anciennes.

Stade de guérison. — Cependant, à la longue, il semble que la vitalité du parasite s'épuise. Par une épilation lente et ménagée, on arrive à extraire des portions de plus en plus longues de la racine, et même parfois, le cheveu entier avec son bulbe. Dès lors ce cheveu sera guéri, et s'il repousse, il repoussera sain. Ainsi les cheveux malades sont éliminés peu à peu, spontanément et remplacés par des cheveux sains.

En d'autres cas plus rares, la guérison survient par un processus atrophique particulier ; certaines plaques de tondante microsporique deviennent à la longue, de plus en plus complètement alopéciques. Peu à peu, les cheveux malades fragilisés s'usent et disparaissent. Sur la plaque entière on peut n'en plus trouver que quelques-uns. C'est là un autre processus de guérison. Après un intervalle de temps va-

(1) SABOURAUD. Diagnostic et traitement des teignes de l'enfant, 1895, p. 151.

(2) « A somewhat marginate appearance. » C. FOX et F. BLAXALL. *An inquiry* etc., p. 9.

riable, un *lanugo* apparaîtra sur la surface dénudée, et ensuite des cheveux sains normaux. (¹)

Il ne faut pas confondre cette phase alopécique spontanée, que traversent certaines taches microsporiques, avec l'alopécie que toutes les teignes tondantes peuvent présenter, lorsqu'elles ont traversé une phase inflammatoire, cas beaucoup plus fréquent.

Après la guérison spontanée de la microsporie, la repousse survient presque toujours complète et parfaite, quoique souvent très lente. Dans quelques cas, certains cheveux ne repoussent pas, et la forme de la plaque ancienne reste reconnaissable à travers les cheveux sains, à cause du moindre nombre des cheveux à sa surface.

Je dois dire aussi quelques mots des cheveux malades disséminés qu'on peut retrouver, par deux ou par trois, sur une tête réputée guérie d'une microsporie de vieille date; ces cheveux, mélangés aux cheveux sains, sont très difficiles à voir. Ils sont fins, gris, décolorés, reconnaissables surtout à ce fait qu'ils sont mous, et prennent, parmi les cheveux sains qui ont une direction commune, une direction différente et quelconque. Pour les bien voir, il faut les chercher en plaçant la région que l'on examine entre la lumière et l'ombre. On sera frappé tout de suite de leur aspect étrange et particulier.

Souvent aussi on retrouve, dans une chevelure de fille, guérie en apparence depuis très longtemps, des cheveux qui restent malades. Ils ont gardé alors l'aspect type du cheveu microsporique, avec sa gaine grise; mais comme les cheveux longs du voisinage les ont protégés, ils ont pris une longueur de dix à quinze millimètres, longueur à laquelle ils ne peuvent jamais parvenir, sans fracture, hors ce cas; et leur gaine grise les accompagne quelquefois sur presque toute cette longueur. Dans l'ensemble, ces cas sont exceptionnels, mais j'ai vu des cheveux semblables sur le cuir chevelu de fillettes qu'on croyait guéries depuis trois et même cinq ans.

(¹) Certains classiques avaient remarqué cette phase, ainsi Hardy, ainsi Gibert. Hardy écrivait : « A la période ultime de la trichophytie, ces poils deviennent encore plus secs, ils s'amincissent, se décolorent davantage et tombent spontanément. A ce moment la surface malade se dénude et devient le siège d'une calvitie qui peut être définitive (*Traité pratique et descriptif des maladies de la peau*, 1886, p. 380). Pour Gibert (*Traité pratique des maladies de la peau*, 1860, vol. I, p. 337), on peut voir la teigne tonsurante herpétique, la *porrigo decalvans* et l'herpès circiné sur le même enfant. Ces textes montrent que dans l'esprit de cette génération médicale, ces rapprochements procédaient surtout de confusions. Lorsque nous disons que certaines plaques de microsporie passent par un stade alopécique avant la guérison, cela est net, tandis que Gibert mélangeait encore assurément des plaques de tondante très alopécique, et des taches de pelade vraie. Cette phase alopécique des plaques de microsporie avait été remarquée aussi en Angleterre par certains auteurs comme Liveing, et nous aurons lieu de revenir sur ce qu'ils connaissaient sous le nom de « Bald ringworm » (voyez p. 256). Peut-être faisaient-ils d'ailleurs les mêmes

Il est remarquable que de tels cheveux porte-graines ne reproduisent jamais la maladie sur le même sujet, mais on conçoit qu'ils puissent être cause de contagions nouvelles dont le point de départ demeurera forcément inconnu.

Les inoculations du Microsporum Audouïni banal à la peau glabre. — Sur cent trente-deux cas où nous avons obtenu le Microsporum Audouïni banal à la culture, il s'agissait cent trente-deux fois de teigne tondante. On peut donc dire que ce parasite ne se rencontre ni dans la barbe, ni dans l'ongle, ni sur la peau glabre.

A la peau glabre, on ne l'observe guère que chez des enfants atteints de teigne tondante, et sous forme de petites taches roses, squameuses, fréquentes seulement au début de la maladie, et qu'on ne voit plus lorsque son premier stade est passé. Ces taches de microsporie cutanée, accessoire des tondantes, sont plus fréquentes et un peu plus larges lorsqu'il s'agit d'une épidémie de tondante dans une école ou un hôpital. Elles sont disséminées, comme disait Besnier, « dans l'atmosphère » de la tondante c'est-à-dire au cou, au visage, à la nuque. Elles apparaissent comme un point lenticulaire rose, un peu surélevé, à peine démangeant. Elles s'agrandissent, et leur saillie disparaît pendant que leur surface entre en desquamation. Ces plaques sont toujours abortives et s'éteignent sans traitement.

En plein foyer épidémique, on peut voir ces efflorescences jusque sur les parties découvertes des adultes qui soignent ou instruisent les enfants contaminés. Ces taches ont la même évolution fugace et ne deviennent jamais un cercle d'herpès circiné. Sur les 47 cas d'herpès circiné, mis en culture au cours de ma dernière enquête, pas une fois, je le répète, je n'ai trouvé comme parasite le Microsporum Audouïni (¹).

Plusieurs auteurs, parmi lesquels Adamson, ont signalé des cercles d'herpès au cours des tondantes microsporiques. Le fait est vrai mais demande à être expliqué. Dès 1893, j'avais décrit une lésion microsporique à double liséré érythémateux de la peau glabre, observée au niveau de la région sous-claviculaire d'un enfant de huit à neuf ans (²).

confusions nosographiques que les vieux maîtres français. Fox et Blaxall (*An inquiry*, p. 16) sont plus précis dans la description des mêmes faits.

(¹) C'est ce que j'avais écrit dès 1893 : Sur une mycose innominée, *Annales de l'Institut Pasteur*, p. 87 :

« Le Microsporum Audouïni est un parasite du cheveu de l'enfant; il ne cause qu'une tondante et jamais on ne le voit comme le Trichophyton, causer chez l'adulte de lésion circinée de la peau glabre, ni de sycosis de la barbe, ni de lésions mycosiques unguéales. »

A la vérité j'avais été trop loin en disant que les taches furfureuses dermatophytiques du visage, du cou, etc., ne s'observaient jamais dans la microsporie mais seulement avec les tondantes trichophytiques. Béclère puis Adamson rectifièrent mon opinion sur ce point.

(²) « Une fois seulement sur 192 malades, j'ai observé, sur la peau glabre d'un

Mais comme je pratiquais constamment la culture de tous les cas que je rencontrais, j'avais nettement reconnu et affirmé que le *Microsporum* cultivé différait du *Microsporum Audouïni* banal ; il s'identifiait avec le premier Microsporum du cheval isolé par moi sur plusieurs chevaux.

Les faits que j'ai observés depuis lors sont tous confirmatifs de ma première observation. Dans les deux cas, au cours de ma nouvelle enquête, où une tondante microscopique s'est accompagnée de cercles nets et définis sur la peau glabre, il s'agissait de l'un des Microsporums vivaces du type des Microsporums animaux. Or, nous savons que les Microsporums animaux ne sont pas rares en Angleterre ; il est vraisemblable que ce sont eux qui causent, en Angleterre comme en France, les cercles d'herpès circinés microsporiques. Mais ce point avait pu échapper aux premiers observateurs anglais, parce que leurs enquêtes microscopiques n'étaient pas contrôlées par des cultures.

En tout cas, ce que l'on peut dire nettement c'est qu'en France le *Microsporum Audouïni* ne détermine que des teignes tondantes, et qu'il ne cause jamais ni sycosis de la barbe, ni onychomycose, ni herpès circiné de la peau glabre, mais seulement, sur la peau glabre, quelques taches érythémato-squameuses très éphémères, et toujours abortives spontanément. Si des exceptions se rencontrent à ces faits, j'affirme qu'elles sont au moins des plus rares.

Contagion. Épidémicité. Endémicité. — Il est presque sans exemple de trouver un cas de microsporie isolé dans une famille de plusieurs enfants. Presque toujours, tous les enfants qui sont en âge de contracter la maladie, la reçoivent du premier atteint. La contagiosité de cette maladie, en France au moins, est extrême. Où la microsporie fait le plus de ravages c'est à l'école primaire, dans les ouvroirs, les orphelinats, les asiles, les crèches. Les premiers cas sont lents à se découvrir. Quand on s'avise de leur existence, un tiers de l'école est contaminé. C'est presque toujours ainsi que les faits se passent, à moins que le médecin de l'école n'ait été victime, déjà, d'une épidémie qui l'ait rendu attentif.

Tous les anciens auteurs qui avaient les premiers étudié la tondante microsporique, Mahon, Cazenave, Devergie, avaient parlé des épidémies de collège. Il y a d'ailleurs de grandes différences entre les mœurs de la maladie, suivant qu'on en observe des cas épidémiques ou sporadiques. L'observateur qui n'a vu que des cas sporadiques croirait peu à la contagion, hors la famille. J'ai vu pourtant des épi-

enfant, ce même érythème en cocarde, à double liséré rouge que j'ai décrit plus haut sur le cuir chevelu. » Sur une mycose innominée, *loc. citat.*, p. 87.

démies de vingt, de cinquante, de quatre-vingts cas, se constituer sous mes yeux en quelques semaines.

Lorsqu'une épidémie est passée, et que l'école a licencié ou parqué ses malades, on la croit délivrée de ce fléau; il en est très rarement ainsi. On a gardé quelques malades, par abus, ou sans le savoir, et la maladie se constitue à l'état endémique, avec un cas ou deux en permanence. On les élimine, il en renaît d'autres, et cela pendant des années; on ignore d'où vient cette persistance, et on accuse à tort les vêtements, les locaux, etc., alors qu'il faut toujours en accuser des cas méconnus. Ainsi l'endémie durera dix ans, vingt ans, toujours avec des réveils épidémiques et des silences. On peut dire qu'il n'y a pas une maison scolaire sur dix infectées, qui arrive à se débarrasser complètement de cette infection par la suite. Il faut, pour cela, un médecin qui connaisse cette maladie, et sache la diagnostiquer, ce qui est rare, et il faut qu'il pratique pendant longtemps, chaque semaine, des revisions répétées de toutes les têtes de l'école, sans en passer une seule. Après trois mois, il aura quelque chance d'avoir éliminé tous les teigneux de la maison; il n'aura plus qu'à n'y laisser entrer de nouveaux enfants qu'après examen.

Diagnostic différentiel. — Peu d'affections du cuir chevelu peuvent en imposer pour une tondante microsporique, ou réciproquement. Le diagnostic objectif, qui peut tenir en échec le clinicien, est celui d'une plaque psoriasique. La surface d'une tache psoriasique ressemble à s'y méprendre à la surface d'une tache de microsporie, mais la ressemblance entre les deux lésions se borne à la surface, et encore, la squame-croûte du *psoriasis* est-elle beaucoup plus épaisse et saillante. Sur la tache psoriasique, les cheveux sont aussi nombreux et aussi solides qu'à côté d'elle. Ils ont leur forme, leur couleur et leur longueur normales. Enfin il existe le plus souvent des taches psoriasiques sur la peau glabre, qui certifient le diagnostic.

L'*eczéma* dit *séborrhéique*, plus fréquent que le psoriasis, sera éliminé pour les mêmes raisons tirées de l'état du cheveu. Il est vrai que quelques cheveux tombent sur la surface des taches d'eczéma séborrhéique, mais ils sont normaux et tombent entiers, avec leur point bulbaire. Ces deux maladies sont plus fréquentes, chez l'adulte que chez l'enfant, à l'inverse de la microsporie. Ne pas oublier d'ailleurs que tout *eczéma* sec durable, sur le cuir chevelu de l'enfant, doit évoquer l'idée d'une teigne ancienne qu'il recouvre, tout spécialement d'une tondante microsporique. Il faut toujours examiner, avec un soin particulier, uue tête d'enfant atteinte d'eczéma sec, chronique, en y cherchant, la pince à la main, les cheveux malades. Très souvent, surtout à la suite de traitements mal dirigés, un cuir chevelu microsporique s'eczématise, et l'eczéma durera autant que la microsporie, pour ne guérir qu'après elle. Ce diagnostic est tellement délicat qu'on devra explorer les commémoratifs, savoir depuis combien cet eczéma dure. Un eczéma sec qui dure, par points isolés, depuis un an, est presque sûrement une teigne. On cherchera si l'enfant n'a pas été traité pour une teigne, ou s'il n'a pas un frère teigneux, etc.

L'eczéma sec, dénommé par Alibert *teigne amiantacée*, est surtout à examiner attentivement, lorsqu'il revêt la forme de taches rondes. C'est toujours par l'examen des cheveux qu'on fera le diagnostic, et, pour cela, on soulèvera une squame épaisse, à la pince. Il vient ou il ne vient pas de cheveux avec elle. S'il en vient, et qu'ils aient leur racine longue terminée par le point bulbaire, il ne s'agit pas de teigne; s'ils ont leur racine courte, blanche et cassée, il faut les examiner au microscope. Il y a de grandes chances qu'ils soient teigneux et couverts de microspores.

Un dernier diagnostic est à faire entre la microsporie et la *tondante trichophytique à culture cratériforme*. Dans cette dernière, les taches sont nombreuses, petites, et conservent beaucoup de cheveux sains; mais, dans l'épaisseur de la squame, on trouve les cheveux malades, non plus droits ou seulement couchés comme dans certaines microspories; ils sont pliés et repliés, en zigzag, en *w*, en *z* et en boucles de points d'interrogation. De plus, ces cheveux sont fins et gris, mais non pas revêtus incomplètement d'une écorce grise, comme celle qui fait aux cheveux microsporiques un tuyau dont ils semblent sortir. Ce diagnostic se pose rarement d'ailleurs, et ne peut guère se poser qu'à l'esprit de médecins très au courant des questions dermatophytiques.

Les éléments du diagnostic de la microsporie sont d'ordinaire assez grossiers. Des plaques rondes, pityriasiques, disséminées, sur lesquelles les cheveux malades cassés, et cassants, viennent en morceaux à l'épilation entre deux doigts, épilation qui d'un seul coup peut en casser une douzaine, tels sont les caractères les plus aisés à retrouver, qui affirment le diagnostic, ainsi que l'absence ou la rareté des cheveux sains, sur la plaque, à travers les cheveux malades.

Examen microscopique du Microsporum Audouïni. — Lorsqu'on rencontre la tache érythémato-squameuse qui signale d'abord l'inoculation épidermique du Microsporum Audouïni, si l'on pratique un examen microscopique des débris de l'épiderme corné, on le trouve envahi par un réseau mycélien ayant des caractères assez spéciaux.

Ce mycélium est fin (1-3 μ de diamètre); une de ses caractéristiques les plus frappantes c'est qu'il n'est pas rectiligne. Il a une disposition aux courbes sigmoïdes, ce qui permet souvent de diagnostiquer la nature du parasite, sur ce seul aspect. Et comme ces courbes existent dans des plans différents, il arrive qu'un filament mycélien n'est jamais au point, en même temps, sur une grande longueur. Ce caractère s'oppose assez à la direction souvent rectiligne des filaments trichophytiques.

Un deuxième caractère également notable, c'est que les filaments onduleux du Microsporum dans l'épiderme corné portent fréquemment des protubérances latérales plus ou moins accentuées (fig. 9).

Enfin un caractère apparent remarquable est la rareté des cloisons transversales sur le trajet des myceliums. Ce dernier caractère, qui

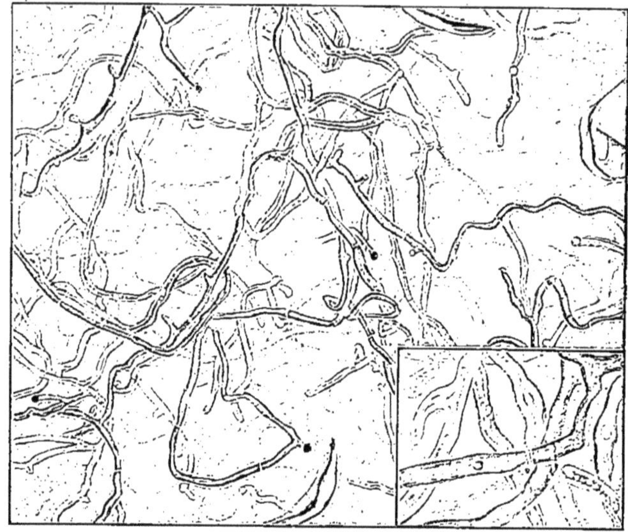

Fig. 9. — *Mycélium du Microsporum Audouïni dans la squame, au cuir chevelu.* — Examen sans coloration. Dissociation de la squame dans l'acide formique. Lavage à l'eau et montage dans la glycérine, × 260. Le carton représente un point de la préparation à un grossissement de 750 diamètres.

n'est qu'apparent, a été donné comme réel par Fox et Blaxall [1]. Mais sur des préparations colorées, il est aisé de voir (fig. 10) que des filaments, dont les cloisons semblaient très éloignées l'une de l'autre, sont en réalité septés à de très courts intervalles, par des cloisons qu'on ne voyait pas, et qui séparent le filament mycélien en des cellules rectangulaires à peine deux fois plus longues que larges. Ce caractère apparaît constant.

[1] In microsporum, wether in the macules of glabrous skin, or the scalp, or n the hair follicle, the mycelium is, as a rule, segmented only at longs intervals or appears quite plain though it often branches irregularly in a characteristic way. C. Fox and F. Blaxall. Some remarks on Ringworm. *British medical Journal*, 2 décembre 1899, p. 4 du tirage à part.

On remarque en outre, sur des préparations colorées, que les filaments du Microsporum apparaissent plus petits, et que leurs sinuosités onduleuses sont devenues des zigzags brusques.

Lorsque ces préparations sont examinées à un très fort grossissement, (carton de la fig. 10) elles montrent une paroi cellulosique assez épaisse à double contour, et un protoplasma condensé, granuleux, mais dont aucune granulation basophile ne saurait être prise pour un nayau vrai. (1)

Lorsque les filaments parasitaires, rampant dans l'épaisseur de

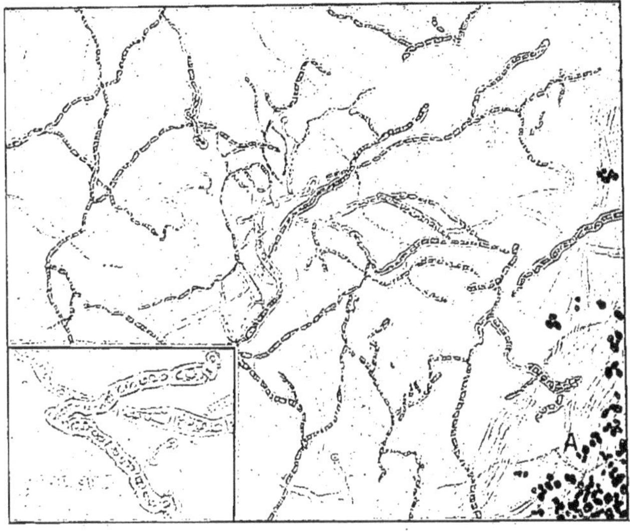

Fig. 10. — *Mycélium du Microsporum Audouïni dans la squame*, au cuir chevelu. Les colorants montrent qu'il est cloisonné, partagé par des septa en cellules rectangulaires. En A, amas de noyaux leucocytaires venus dans la squame par exocytose. (Bleu de Sahli × 260, le carton × 750.)

l'épiderme, rencontrent un ostium folliculaire, ils suivent l'épiderme folliculaire et s'infléchissent vers la profondeur, mais ils sortent de l'épiderme et vont ramper entre le follicule et le cheveu; bientôt ils

(1) Fréquemment, Fox et BLAXALL ont vu et décrit des cellules mycéliennes nucléées « obviously nucleated ». Ceci à mon avis est une erreur d'interprétation. Dans beaucoup de préparations de cheveux ou de squames microsporiques, on pourrait interpréter le protoplasma d'une cellule comme un noyau, l'intervalle entre les deux contours de l'enveloppe comme le protoplasma de la cellule, qui n'aurait alors qu'une enveloppe mince d'épaisseur invisible. De même dans la trichophytie, les spores paraissent souvent avoir un triple contour, dont on pourrait interpréter le plus interne comme le contour d'un noyau. Mais c'est une erreur d'optique facile à démontrer : la spore étant grossièrement sphérique, si l'on met exactement au point son centre, son pôle supérieur ne sera plus au point, et au moment où il sort du point de vue de la lentille, il en sort suivant

adhèrent à sa surface puis, soulevant une cellule de la cuticule du cheveu, ils pénètrent dans le cheveu lui-même et se multiplient dans le cheveu en descendant vers la profondeur. Pendant ce temps d'autres filaments mycéliens descendent à sa surface, et s'y subdivisent, de façon à former une couche ininterrompue d'éléments sporulaires arrondis à la surface du cheveu.

Ce mode d'envahissement du cheveu est plus facile à voir lorsqu'on étudie les Microsporums animaux, aussi le décrirons-nous avec eux, et nous étudierons d'abord le cheveu microsporique tel qu'il se présente à l'examen au cours de la tondante microsporique banale.

Le Microsporum Audouïni dans le cheveu. — Le Microsporum Audouïni affecte, dans le cheveu, une disposition complexe; pour être aisée à suivre, sa description doit donc être scindée en paragraphes distincts : ces paragraphes doivent être disposés dans un certain ordre; cet ordre sera celui dans lequel les divers aspects du parasite se montrent à l'observateur.

Supposons une plaque de tondante microsporique déjà vieille, comme elles le sont presque toujours quand elles s'offrent à l'observation; le médecin, pour pratiquer son examen microscopique, épile entre le pouce et l'index une douzaine de cheveux cassants, à sa surface. Ce sont des fragments de quatre à cinq millimètres environ, car les cheveux, qu'on a enlevés au doigt, se sont cassés presque au niveau de leur point d'émergence hors de la peau, ou deux millimètres plus bas. Ces tronçons de cheveux montrent, au moins dans leur partie basse, l'écorce grise caractéristique. Exposons comment ils se présentent à l'examen microscopique extemporané. Nous savons suivant quelles techniques on les prépare, par le chauffage dans une solution potassique à 30 pour 100. Pour décrire leur aspect je peux transcrire presque exclusivement les textes écrits il y a quinze ans. Ils peuvent suffire car ils ont gardé leur exactitude.

« Qu'on imagine une baguette enduite de colle et saupoudrée de sable fin, tel est l'aspect du cheveu.... Ce qui, à l'œil nu, apparaît

une section ronde d'un diamètre plus petit que celui de la cellule (3e cercle intérieur). Pour s'assurer de la véracité de cette explication, il suffit de chercher à mettre au point le contour de ce noyau irréel. On n'y parvient jamais et quand on essaie, on le voit disparaître. A la vérité il y a des Trichophytons animaux (à culture faviforme) dont les spores sont effectivement nucléées, mais ce fait est extrêmement rare, et n'a, je crois, été observé que par moi (Voy. *Trichophyties humaines*, p. 78 et Atlas, p. 26, fig. 103).

Il est à peine besoin de mettre le lecteur en garde contre une autre erreur d'optique faite par plusieurs auteurs. La direction des filaments mycéliens dans l'épiderme *ne suit jamais les intervalles des cellules épidermiques*. Ils ne traversent jamais non plus, les cellules, mais ils suivent leur direction propre entre les divers lits cellulaires.

comme un étui blanchâtre autour du cheveu n'est pas, comme il semblerait, un fourreau de cellules épidermiques, c'est un tissu ou un feutre, uniquement composé des éléments agglomérés du parasite. C'est une mince gaine parasitaire adhérente au cheveu qui en est revêtu comme un arbre de son écorce (fig. 11).

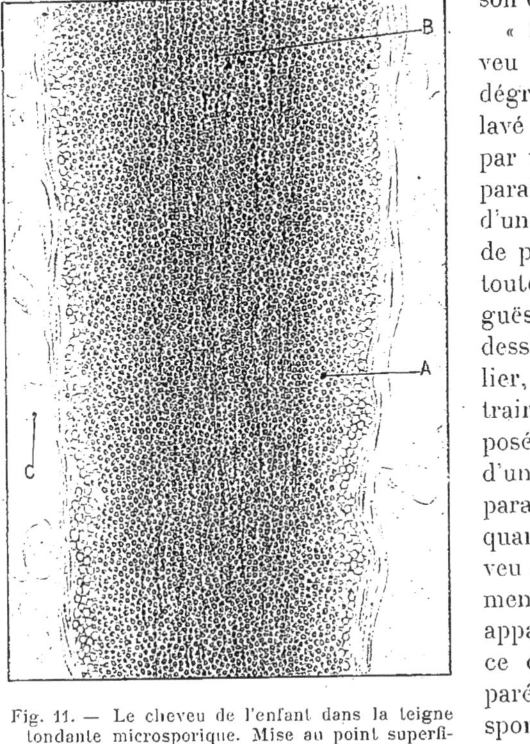

Fig. 11. — Le cheveu de l'enfant dans la teigne tondante microsporique. Mise au point superficielle pour montrer l'écorce sporulaire qui enveloppe le cheveu. Préparation extemporanée par la potasse à 30 % sans coloration × 260. — En B on voit sous l'écorce sporulaire le corps du cheveu ; en A l'écorce autour du cheveu ; C est une cellule épidermique.

« Si l'on examine un cheveu malade, après l'avoir dégraissé dans l'éther, et lavé à l'alcool, puis éclairci par une essence, sa surface paraîtra couverte en totalité d'une innombrable quantité de petites sporules rondes, toutes égales, toutes contiguës, dont la réunion ne dessine aucun filament régulier, mais qui sont au contraire irrégulièrement juxtaposées comme les cailloux d'une mosaïque, et cette comparaison paraîtra plus juste, quand on examinera ce cheveu à un plus fort grossissement. Car alors, chaque spore apparaîtra entouré d'un mince espace clair. Ainsi préparé un cheveu montre des spores de 2 μ environ.... Si l'on veut prendre une connaissance morphologique plus complète du parasite, on traitera le cheveu par une dissolution aqueuse de potasse à 30 pour 100, on recouvrira la préparation ainsi faite d'une lamelle et on chauffera presque jusqu'à ébullition. La préparation extemporanée ainsi obtenue donnera de très utiles renseignements....

« A un assez fort grossissement (obj. 7, ocul. 3 Leitz.) on verra que la vis micrométrique peut établir dans le cheveu trois plans superposés. « Le premier (plan supérieur) est uniquement composé des sporules juxtaposées que nous connaissons. Disposées sur une couche,

(1) La spore double presque de dimension quand on a éclairci le cheveu par la potasse, comme il sera dit plus loin.

elles ne forment pas d'amas superposés et elles ne laissent point, non plus, entre elles, d'espace libre. Et cette juxtaposition ne montre aucune série linéaire de spores, *aucun filament mycélien sporulé*. C'est une couche *uniforme* de spores *égales* disposées *sans ordre*, autour de lui.... Mais en abaissant un peu la vis, on arrivera au 2e plan (plan moyen) qui est au niveau du cheveu lui-même; et la substance même

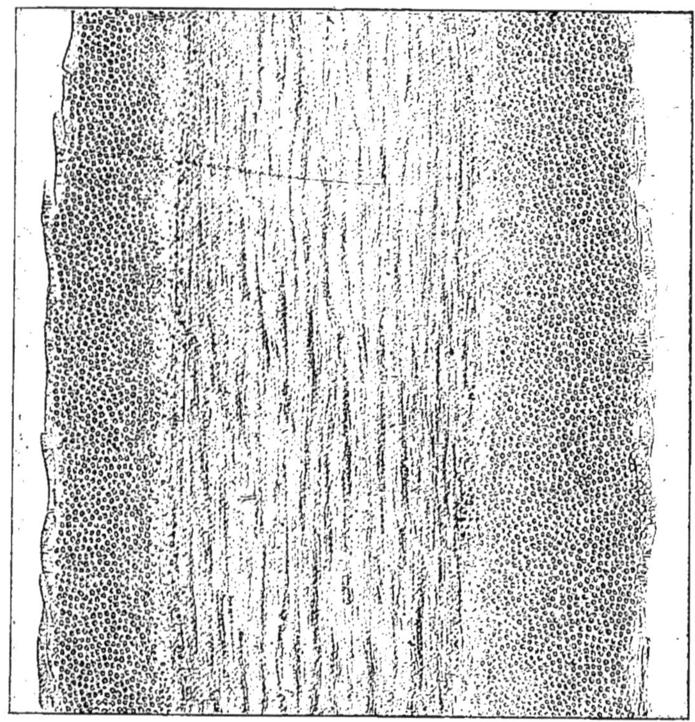

Fig. 12. — Le cheveu microscopique. Plan moyen passant par le centre du cheveu. On ne voit de sporules qu'autour de lui. Préparation extemporanée par la potasse à 30 %, sans coloration × 260.

du cheveu apparaîtra alors complètement intacte, avec son pigment brunâtre, ses stries et ses plicatures longitudinales,... ses bords seulement sont érodés; alors la gaine parasitaire ne s'apercevra plus que sur les bords du cheveu et « par sa tranche » (fig. 12). « Enfin si l'on abaisse encore l'objectif, on retrouvera (plan inférieur), derrière le cheveu, la même gaine que l'on observait au-devant de lui. Mais ses détails seront moins précis parce que l'œil ne pourra la voir qu'au travers du cheveu interposé. »

L'ensemble de ces constatations établit d'une façon certaine la disposition des spores. Elles forment une gaine continue autour du cheveu et elles ne le pénètrent pas dans sa substance.

Étude élémentaire des sporules qui constituent la gaine du cheveu. — Examinons maintenant la structure élémentaire de la gaine de sporules qui recouvre le cheveu. Là encore je n'ai qu'à reprendre mes descriptions anciennes.

« J'ai dit que le cheveu, traité d'abord par l'alcool, ne montrait que de très fines spores, de 2 μ, séparées les unes des autres par un très mince espace clair. Quand on traite, au contraire, le cheveu par la solution aqueuse de potasse, les éléments parasitaires, au même grossissement semblent avoir augmenté de volume (3 μ) et en particulier l'espace intersporulaire semble plus large. Il est certain, en effet, que l'action du liquide a pour résultat de gonfler la cellule cryptogamique, et ce détail avait été parfaitement vu par Gruby. Si l'on a poussé un peu loin le chauffage du cheveu dans la solution potassique, en appuyant légèrement le doigt sur la lamelle couvre-objet, on dilacérera le cheveu. Qu'on cherche ensuite dans une telle préparation, on trouvera presque sûrement un point où la gaine parasitaire se sera détachée du cheveu, et, comme un pan de manteau flottant, ne lui sera plus rattachée que par un bord. Le mince voile constitué par le parasite se trouvera en pleine lumière, et la morphologie de ses éléments deviendra parfaitement nette. Alors on observera que chaque spore est constituée par deux parties, une masse (protoplasmique) ovalaire, centrale, un peu obscure, et une enveloppe hyaline assez épaisse (cellulosique) parfaitement claire et transparente, limitée par un bord à peine visible, sans double contour. Ces détails apparaîtront mieux encore, si l'on a fait glisser sous la lamelle (à la place de la solution potassique) une goutte d'eau éosinée à $\frac{1}{500}$, parce que la spore végétale se colorera légèrement plus que le milieu ambiant. Chacune des spores de la gaine, en raison de sa forme ronde ou ovale, donne à toutes les spores qui l'entourent un point de tangence presque égal. Il s'ensuit que, même en supposant que ces cellules naissent bout à bout, comme des cellules mycéliennes, — ce qui doit être, — leur forme rend leur série linéaire indistincte. Elles paraissent donc toutes juxtaposées, comme le seraient des lentilles serrées en mince couche sur un papier, sans qu'on puisse distinguer entre ces cellules aucune agrégation en filaments. Et en ce qui concerne l'épaisseur de la gaine qu'elles forment, quand on examine le cheveu, et qu'on observe alors la gaine parasitaire par la tranche, cette épaisseur semble de 15-20 μ. C'est là encore une erreur d'optique. Quand un fragment de cette gaine est détaché du cheveu et renversé hors de lui, on peut observer qu'elle est constituée par une couche très mince de spores. Si elle semble épaisse quand on la regarde par la tranche, c'est qu'on en voit en réalité une coupe biaise, et il suffit, pour le prouver, d'observer que toutes ses parties ne sont pas au point en même temps. »

Telle est, en résumé, la première description du Microsporum Audouïni qu'il faille présenter, parce que c'est sous cette forme et cet

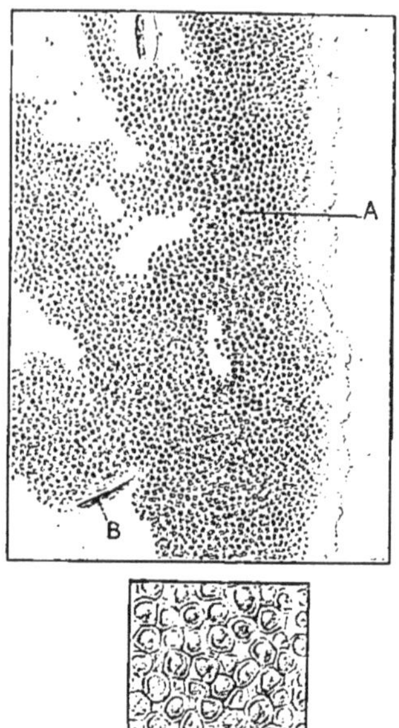

Fig. 13. — Fragment de la cuirasse de sporules du cheveu microsporique. — En A le point qui a été représenté par le carton × 750; B est une cellule épidermique. Sans coloration × 260.

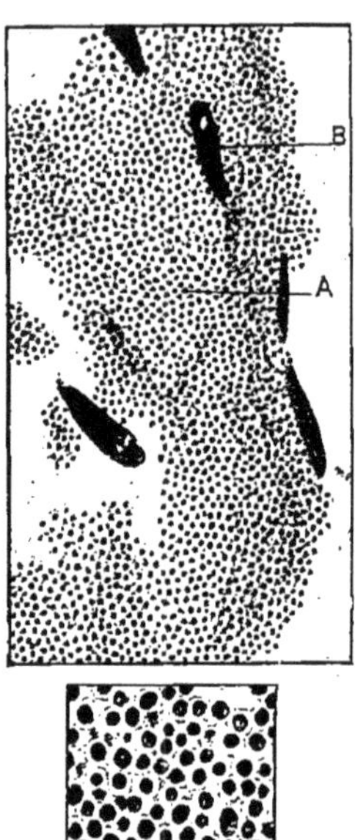

Fig. 14. — Fragment de la cuirasse de spores du M. Audouïni banal. A est le point qui a été figuré par le carton × 750. B est une cellule épidermique. (Bleu de Sahli, × 260.)

aspect qu'on peut toujours l'observer et qu'on le rencontrera tout d'abord.

Cependant, dira-t-on, il existe quelques figurations anciennes du Microsporum Audouïni, d'ailleurs sous le nom de Trichophyton et confondu avec le Trichophyton : ainsi dans le livre de Hardy, dans celui de Devergie, et l'aspect du parasite n'y est pas tel que vous le décrivez. C'est que le Microsporum Audouïni ne montre sa disposition parfaite et intégrale, autour du cheveu, que dans sa portion radiculaire, parce qu'il se trouve protégé à ce niveau contre tous les traumatismes. On peut alors observer que la gaine de spores est elle-même étroitement recouverte d'une pellicule hyaline, translucide, qui protège la gaine sporulaire et la maintient en forme exactement cylindrique. On se rend compte de ce détail très nettement, en examinant à ce niveau le bord de la gaine sporulaire du cheveu. On observe que ce bord est rectiligne et on aperçoit, par la tranche, la membrane claire, hyaline, à double contour, qui recouvre la gaine de spores (fig. 15). Mais, très vite, cette membrane hyaline est détruite. Alors la

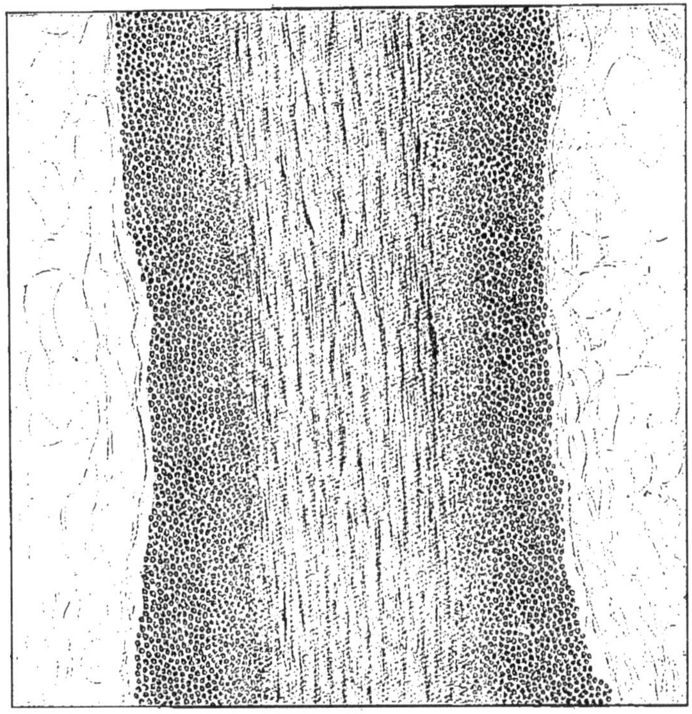

Fig. 15. — Cheveu microsporique examiné sans coloration (× 260) au niveau de sa partie radiculaire. On peut voir que l'écorce de spores est enveloppée d'une gaine hyaline continue qui la maintient dans sa forme.

gaine de spores, n'étant plus contenue par elle, devient plus irrégulière, moins égale, grumeleuse. Les spores ne forment plus, autour du cheveu, une gaine régulière, mais par places elles manquent, et, en d'autres points, elles sont agglomérées par petits paquets. Ainsi la gaine de spores s'écaille, s'effrite et disparaît, d'abord par places, puis tout à fait, laissant la surface du cheveu raboteuse, parsemée de spores isolées. A l'œil nu, le cheveu a perdu son écorce grise, il est devenu d'un diamètre moindre, d'une couleur terne, jaune grisâtre. Cet aspect correspond à un état de vétusté du parasite et du parasitisme, mais il demande à être décrit, d'autant plus que c'est presque toujours cet aspect du cheveu microsporique que les anciens auteurs avaient vu exclusivement et figuré. En décrivant cet aspect en 1893 [1], je disais :

« Le cheveu, débarrassé de la majeure partie de ses spores, montre une surface rappelant l'écorce régulièrement craquelée de certains arbres, celle de l'ormeau, par exemple, dont les parties saillantes forment des losanges très allongés. » (Voir fig. 15 et 16.) Et je reproduisais ainsi sans le savoir une comparaison que Devergie avait faite déjà :

« Si l'on examine le cheveu malade au microscope, et que l'on prenne surtout un des cheveux cassés du centre de la plaque, on voit que toute sa surface est tracée de sinuosités linéaires avec ou sans spores, qui lui donnent l'aspect d'une écorce de chêne [2]. »

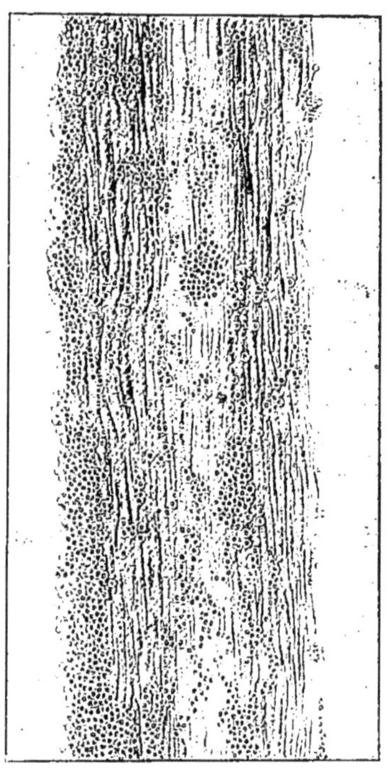

Fig. 16. — Cheveu microsporique examiné dans sa portion aérienne, près de son point de fracture. L'écorce de sporules qui l'enveloppait est presque toute désagrégée. Sans coloration × 260.

Le cheveu ne montre plus alors que des résidus et des vestiges de son écorce sporulaire; sa surface est devenue rugueuse, ses bords sont comme déchiquetés, il a l'air usé, diminué de volume, et il se termine par un bout obtus, fibrillaire, en balai.

En outre, l'écorce sporulaire ne dissimulant plus le corps du cheveu, on peut apercevoir dans son épaisseur, en nombre variable mais ordinairement restreint, et seulement par places, des tubes mycéliens incolores de 2 à 3 μ de diamètre, allongés dans le sens du cheveu et disséminés dans son épaisseur. Ces tubes mycéliens, toujours plus difficiles à suivre de l'œil que ceux du favus ou des Trichophytons endothrix, sont un peu sinueux, non tout à fait rectilignes.

Ils sont irrégulièrement coupés de septa tantôt proches (2-3 μ) tantôt distants (5-8 μ), toujours peu visibles. Ces détails, qui s'obser-

(1) Sabouraud. Sur une mycose innominée. *Annales de l'Institut Pasteur*, 1893. p. 218.

(2) Devergie. *Traité pratique des maladies de la peau*, IIe édit., 1857, p. 543. Le texte de Devergie est accompagné d'une figure qui représente évidemment cet aspect du cheveu microsporique et qui est, comme le dit Devergie, « très fidèle ».

vent assez aisément dans les préparations faites à la liqueur potassique, disparaissent presque complètement, si le cheveu est monté dans la glycérine (1).

Le mycélium du Microsporum Audouïni dans le cheveu. — « Il y a deux façons de décrire le parasite Microsporum, a écrit Bodin (2) : on peut le décrire tel qu'il est, reconstituant ainsi le champignon dont on ne peut voir en même temps toutes les parties. C'est la description de Gruby. »

« Ou bien on peut le décrire, comme un premier examen le montre, à l'observateur non prévenu, c'est ce que la grande majorité des cliniciens, moins immédiatement soucieux du vrai que de l'utile, préfèreront; telle est la description de Sabouraud. »

En réalité, des centaines de médecins ne verront du Microsporum Audouïni que ce que j'en ai décrit plus haut, pour un seul dont la curiosité scientifique recherchera ce qui va suivre.

Si l'on veut prendre de la forme du Microsporum Audouïni dans sa vie parasitaire une vue plus complète, il faut l'examiner sur un cheveu malade retiré entier : « Il faut chercher, sur les bords d'une plaque en activité, un cheveu engainé dans sa partie aérienne et que l'épilation cependant extirpera en totalité avec son bulbe pilaire. Qu'on porte un tel cheveu sous le microscope, on verra que la gaine parasitaire dans sa partie radiculaire s'amincit progressivement. A un ou deux millimètres de l'orifice pilaire, cette gaine, jusque-là complète et sans interstices, ne montrera plus, sur la racine pilaire, que des îlots de spores, îlots séparés par de larges intervalles. Et plus bas, la racine tout à fait normale ne montrera plus aucune spore (3). »

C'est sur un cheveu, retiré ainsi tout entier, que la disposition du mycélium parasitaire inclus, dans le cheveu, apparaîtra. Pour le mieux voir, on peut d'abord décortiquer le cheveu de sa gaine de spores, artificiellement : « on place le cheveu dans une goutte de la solution de potasse à 40 pour 100, on le recouvre d'une lamelle, puis on désagrège sa gaine de spores, en frottant *légèrement* la lamelle contre la lame, sans écraser le cheveu, et cela pendant assez longtemps pour

(1) Lorsqu'un cheveu de microsporie est resté très long et se trouve, par vétusté, dépouillé de sa cuirasse de spores, si les filaments mycéliens toujours assez rares sont visibles sur de grandes longueurs, surtout si leur trajet est rempli d'air et visible dans la préparation comme un fil d'argent, on peut être conduit, par la figure microscopique qu'on observe, à prendre un reliquat de microsporie pour un reliquat de favus. L'examen d'un autre cheveu, surtout au niveau de son émergence de la peau ou dans sa partie radiculaire, lèverait tous les doutes.

(2) Bodin. *Les teignes tondantes du cheval, et leurs inoculations humaines*, 1895, p. 25 et 30.

(3) R. Sabouraud. Sur une mycose innominée, p. 93.

que le liquide compris entre les deux feuilles de verre prenne une teinte opaline autour du cheveu, ce qui annoncera la désagrégation des spores périphériques. On enlève alors le cheveu, ce qui se fait sans difficulté, car il doit avoir gardé sa consistance relative, et on le porte dans une autre goutte de la solution de potasse, sur une nouvelle lame ([1]). »

Mais cet artifice n'est pas absolument nécessaire, car le mycélium intra-pilaire est d'autant plus intéressant qu'on l'examine sur un point plus inférieur du cheveu, où l'écorce sporulaire raréfiée le masquera moins. Mon texte de 1894 continuait ainsi : « Qu'on chauffe alors la lame avec précaution, sans aller jusqu'à l'ébullition, mais assez pour qu'on puisse écraser le cheveu par une légère pression sur la lamelle. Si alors on examine la préparation avec un objectif n° 9 de Leitz, ou mieux avec un objectif à immersion $\frac{1}{12}$ on observera que ce cheveu, qui semblait si intact quand il était entier, est rempli de tigelles d'une extrême ténuité. Les plus grosses qui sont les plus rares ont le diamètre des spores, à peine 2 μ.... Sur les plus grosses tiges... on voit nettement les septa mycéliens, distants de 15-18 μ, environ, et aussi la paroi de ce tube mycélien, paroi marquée par un bord mince très légèrement ombré. » « L'examen dans l'eau ou dans la solution de potasse ou dans l'acide formique, montre ces détails avec la dernière évidence, alors que toutes les préparations montées dans la glycérine ne les montrent pas ([2]). »

Cette description était incomplète; elle a été complétée depuis, je la reprendrai en traitant du mode d'envahissement du cheveu par le parasite.

Brièvement on peut dire que le mycélium du Microsporum Audouïni plonge verticalement dans le cheveu vers sa racine, ses rameaux se multipliant de place en place par dichotomie. Les rameaux secondaires gardent le même diamètre que les premiers. Sans coloration ces filaments paraissent rarement cloisonnés. Ils le sont plus qu'ils ne le paraissent, ce qu'on prouve en les colorant. Leur direction est verticale et descendante mais onduleuse, leur forme sarmenteuse. Plus on examine un point inférieur de la racine du cheveu, plus ces mycéliums sont nombreux, plus ils sont fins, moins ils sont cloisonnés. Enfin, au-dessous du point où se termine la gaine de spores, un peu au-dessus du bulbe pilaire, le mycélium est devenu un pinceau compact de tigelles mycéliennes flexueuses qui remplissent le cheveu, et viennent affleurer sa surface sous les dernières sporules de la gaine ([3]).

([1]) SABOURAUD. *Trichophyties humaines*, 1894, p. 217.
([2]) *Ibid.*, p. 218-219.
([3]) « Lorsqu'on prépare un fragment détaché de l'écorce sporulaire, il n'est pas

Ces tigelles descendent dans le cheveu plus bas que la gaine de spores, et se termine comme une frange pendante (frange d'Adamson).

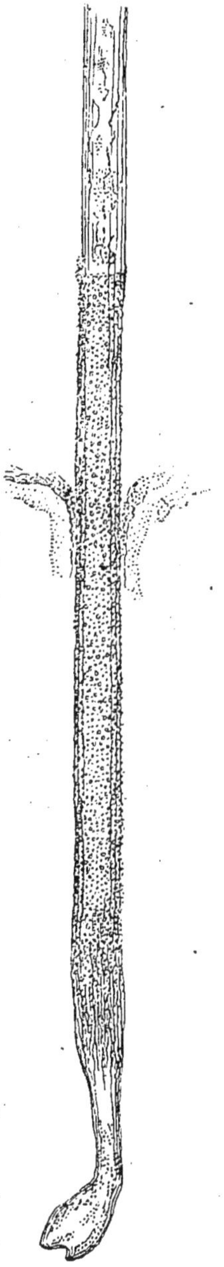

Il n'est pas inutile, pour terminer, de résumer cette description, car elle est forcément compliquée. Pour cela je compléterai simplement le premier schéma que j'avais fait du cheveu microsporique.

Au premier examen, avais-je dit, il apparaît comme un tube de verre extérieurement enduit de colle et roulé dans du sable fin. Car ce qu'on voit d'abord, c'est sa cuirasse microsporique.

Mais, dans ce schéma, le mycélium intra-pilaire du Microsporum serait représenté par le chevelu d'une racine qui se serait développée dans le tube de verre jusqu'à se terminer en bas par un pinceau de radicelles.

Ce schéma donnerait une idée simple et exacte de la structure du Microsporum Audouïni dans le cheveu, si l'on ajoute : que le bulbe du cheveu vivant n'est jamais envahi, que la frange de radicelles mycéliennes s'arrête immédiatement au-dessus de lui, que la cuirasse de sporules ne commence qu'un peu plus haut, laissant voir sans obstacle la frange mycélienne terminale pendante au-dessus du collet du bulbe pilaire. C'est ce que Fox et Blaxall avaient représenté par le schéma ci-contre (fig. 17).

Fig. 17.

Cultures du Microsporum Audouïni. — Les premiers essais systématiques des cultures des Dermatophytes en 1892 rencontrèrent le *Microsporum Audouïni* et le *Trichophyton crateriforme*. C'est cette séparation première qui ruina le dogme de l'unicité trichophytique admis à peu près sans conteste jusque-là.

En France, cette différenciation est, en effet, la plus facile à vérifier; les enfants atteints de ces deux tondantes se comptent encore par centaines. En outre, la culture du Microsporum Audouïni est

rare de trouver entre les spores des débris sigmoïdes de ces tigelles qui semblent faire partie de l'écorce sporulaire elle-même. » Sur une mycose innominée. *Annales de l'Institut Pasteur*, 1894, p. 94.

aisée; à la seule condition que l'on opère proprement, « la grande majorité [des cultures directes] sera pure d'emblée de toute association bactérienne et aussi de toute association cryptogamique([1]). »

En outre, cette culture se conserve quasi indéfiniment sur les milieux nutritifs les plus simples, sans montrer aucune de ces dégénérescences pléomorphiques qui, pendant si longtemps, ont obscurci la question des Dermatophytes.

Enfin l'examen microscopique des cheveux parasités permettait de différencier le Microsporum Audouïni des Trichophytons et corroborait la différenciation faite par les cultures.

C'est pour toutes ces raisons que le Microsporum Audouïni, en France et en Angleterre, a été l'espèce cryptogamique autour de laquelle les idées dermatologiques ont évolué et qui les a fait changer d'orientation entièrement.

Notons aussi que les espèces de Microsporum, différentes du Microsporum Audouïni, sont en infime minorité par rapport au nombre des cas de Microsporum Audouïni du type ordinaire, à ce point que l'on a considéré quelque temps le Microsporum Audouïni comme une espèce unique. Et cela a facilité la progression des idées en ces matières en ne montrant toute leur complexité que peu à peu.

Tout naturellement, mes premières communications insistaient surtout sur les caractères de culture du Microsporum Audouïni sur des milieux faciles à préparer, que tous les laboratoires connaissaient et employaient communément.

« La culture la plus caractéristique que l'on puisse obtenir du *Microsporum Audouïni*, disais-je, est la culture en strie sur pomme de terre. En sept ou huit jours, la strie est devenue une traînée grise, puis d'un brun rougeâtre rappelant une traînée de sang qui aurait pénétré le milieu, par imbibition, sans faire aucun relief à sa surface. Au bout de dix ou douze jours, sur cette strie, commence à paraître un duvet rare et court qui s'épaissit par place en petit bouquets. Sur ce milieu la végétation de ce cryptogame est pauvre. Cependant j'insiste sur la grande valeur de ces cultures, et voici pourquoi; c'est que, sur le même milieu le favus produit une culture saillante et tourmentée, de surface contournée, cérébriforme, d'une consistance rappelant celle de la pâte de carton et le Trichophyton [de la tondante trichophytique ordinaire] une mince couche plate poudreuse, d'un jaune brunâtre([2]). »

Sur les milieux d'épreuve formulés en 1894, milieux maltosés ou glucosés, les cultures du Microsporum Audouïni sont très caractéristiques. Sur gélose maltosée, elles commencent par un petit disque de

([1]) SABOURAUD. Sur une mycose innominée. *Annales de l'Institut Pasteur*, 1895, février, p. 97.

([2]) Sur une mycose innominée, p. 97-98.

duvet blanc, portant, au centre, une acumination minime qui signale le point où la semence fut déposée. Cette culture, à la température moyenne du laboratoire, naît au quatrième ou cinquième jour, elle atteint cinq centimètres de diamètre en un mois. Elle peut atteindre au double, en deux mois, si les dimensions du matras lui permettent d'y parvenir (Pl. II, fig. 1).

Le duvet des premiers jours est d'un blanc pur, mais, plus la culture vieillit, plus ce duvet paraît court et serré, la culture est comme un tissu de laine à poil ras, et sa couleur devient d'un blanc moins parfait et comme grisâtre.

En même temps qu'elle pousse, la culture forme souvent des sillons radiés réguliers, trois ou quatre, partageant la culture en autant de secteurs. Et quand elle vieillit, de nouveaux sillons intercalaires, plus petits, se forment jusqu'au nombre de dix environ (Pl. II, fig. 1^2 et 1^3).

Lorsqu'une culture dépasse huit centimètres, ses plis s'effacent et elle montre des cercles concentriques, alternativement plus ou moins duveteux. La dimension de ces cultures a empêché de les reproduire. Sur gélose glucosée, la culture a la consistance et l'aspect d'un feutre; la face dorsale des grandes cultures montre, en leur pourtour, un liséré rougeâtre assez marqué, visible aussi par transparence, et qui peut être presque glabre en surface. Sur gélose maltosée et sur gélose glucosée, les cultures du Microsporum Audouïni sont presque identiques.

Sur de très vieilles cultures du Microsporum Audouïni en milieux sucrés, on peut voir naître, à la longue, quelques touffes isolées de duvet dont l'aspect est très analogue à celui des duvets pléomorphiques de beaucoup de Dermatophytes. J'ai cultivé ces duvets, plusieurs fois et en série, sans parvenir à me convaincre qu'il s'agit d'une forme pléomorphique vraie; le fait est possible cependant, mais la différence objective entre la culture primaire et la culture pléomorphique serait alors très légère (1).

Comme presque tous les Dermatophytes, le Microsporum Audouïni pousse à la température du laboratoire, autour de 15° centigrades environ; et si on met ces cultures à l'étuve, celle-ci ne doit pas dépasser 22° à 25°. A de plus hautes température la culture s'altère.

La durée de vie du Microsporum Audouïni en pratique n'est limitée que par la dessiccation du milieu. J'ai repris des cultures vivantes, après dix-huit mois, sur des tubes de gélose préservés de la dessiccation par un capuchon de caoutchouc.

Inoculations. — Dans ma première étude expérimentale du *Microsporum Audouini*, je n'avais pu obtenir de ce parasite aucune ino-

(1) Je reparlerai de cette question à propos du *Microsporum velveticum*, p. 170.

LÉGENDE DE LA PLANCHE II

Microsporum Audouini.

I. — Culture du *Microsporum Audouini* sur gélose maltosée après 12 jours (en matras d'Erlenmeyer).

I^{2}, I^{2}. — Même culture après 15 jours (en matras d'Erlenmeyer).

I^{3}, I^{3}. — Même culture après 18 jours (en tubes).

I^{4}, I^{4}. — Même culture après 25 jours (en tubes).

I^{5}, I^{5}. — Même culture après 20 jours (en matras d'Erlenmeyer).

I^{6}, I^{6}. — Même culture après 30 jours (en matras d'Erlenmeyer).

II, II. — Culture du *Microsporum Audouini* sur gélose glucosée après 18 jours (en matras d'Erlenmeyer).

II^{2}, II^{2}. — Même culture après 15 jours (en tubes).

III, III. — Culture du *Microsporum Audouini* sur gélose peptonisée 5 0/0 après 20 jours (en tubes).

LÉGENDE DE LA PLANCHE II

Microsporum Audouïni.

I. — Culture du *Microsporum Audouïni* sur gélose maltosée après 12 jours (en matras d'Erlenmeyer).

I^2, I^2. — Même culture après 15 jours (en matras d'Erlenmeyer).

I^3, I^3. — Même culture après 18 jours (en tubes).

I^4, I^4. — Même culture après 25 jours (en tubes).

I^5, I^5. — Même culture après 20 jours (en matras d'Erlenmeyer).

I^6, I^6. — Même culture après 30 jours (en matras d'Erlenmeyer).

II, II. — Culture du *Microsporum Audouïni* sur gélose glucosée après 18 jours (en matras d'Erlenmeyer).

II^2, II^2. — Même culture après 15 jours (en tubes).

III, III. — Culture du *Microsporum Audouïni* sur gélose peptonisée 3 0/0 après 20 jours (en tubes).

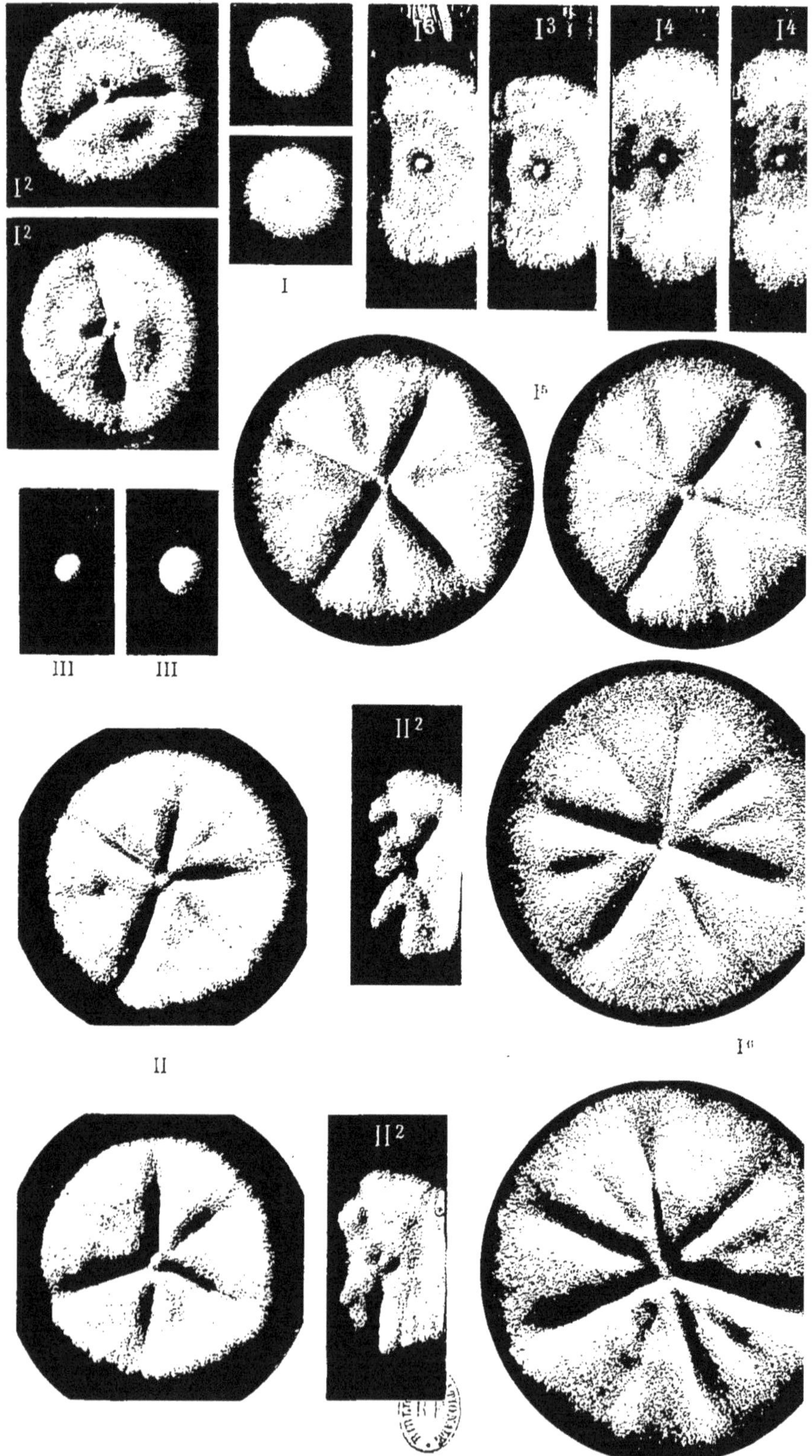

Masson et Cie, Éditeurs

culation positive à l'animal. Quant aux inoculations à la peau glabre de l'homme, elles avaient donné lieu à « de légères rougeurs, non circinées, accompagnées d'une légère exfoliation épidermique... lésions en tout semblables aux efflorescences épidermiques qui accompagnent très rarement... l'évolution de cette tondante » ([1]).

Depuis lors, la question de l'inoculabilité du *Microsporum Audouini* a toute une littérature. Parmi les auteurs, les uns, comme Bodin, ont reproduit mes expériences et avec un semblable insuccès ([2]). D'autres, comme Courmont en France ([3]) et Mario Truffi ([4]) en Italie ont affirmé avoir inoculé ce parasite à l'animal.

L'an passé, j'ai repris les inoculations au Cobaye du Microsporum Audouïni de l'enfant, en prenant des Cobayes naissants, en utilisant des cultures adultes, des cultures vieilles. Je n'ai pas obtenu un résultat positif, quel qu'ait été le procédé : frottis, scarifications, et même insertion de culture dans le trou d'une piqûre d'aiguille un peu grosse ([5]).

Une seule fois j'ai obtenu un résultat positif, en implantant un cheveu microsporique de l'enfant dans un trou fait à la peau du Cobaye avec une aiguille; cette opération est des plus aisées à réaliser.

A partir du dixième jour qui suivit, il se produisit une lésion squameuse, arrondie, très parasitaire d'aspect et très durable, qui atteignit à un centimètre de diamètre et ne commença à s'éteindre et à disparaître qu'après vingt-cinq jours, plus d'un mois après l'inoculation. L'examen microscopique des squames et des poils ne montra *aucun* élément parasitaire, mais des ensemencements, pratiqués au vingt-huitième jour, me donnèrent deux cultures positives de Microsporum Audouini sur douze. J'ai donc obtenu par cette méthode une inoculation positive au Cobaye, mais sans avoir pu donner la preuve de sa nature par l'examen microscopique.

M. Truffi m'a écrit pour me confirmer la certitude qu'il avait de l'inoculabilité du Microsporum Audouïni au Cobaye et l'impossibilité de mettre en doute les résultats positifs de ses inoculations.

Étant donné d'autre part que l'inoculation du cheveu microsporique de l'enfant peut donner lieu sur le Cobaye à une lésion effective, certifiée par la rétroculture, je suis conduit à penser que certaines cul-

([1]) Sabouraud. Sur une mycose innominée... etc.... *Annales de l'Institut Pasteur*, février 1893, p. 103-104.

([2]) E. Bodin. Les Champignons pathogènes de l'homme. *Encyclopédie Léauté*, p. 136-137.

([3]) P. Courmont. Inoculation à l'homme du Microsporum Audouïni. *Comptes rendus de la Société de Biologie*, 13 juin 1896, p. 201. De l'inoculabilité à l'animal du Microsporum Audouïni. *Province médicale*, 1896, n° 28, p. 326.

([4]) Mario Truffi. Sulla tigne, 1902.

([5]) Sabouraud. Nouvelles recherches sur les Microsporums. *Annales de Dermatologie*, mars 1907, p. 176.

tures de Microsporum Audouini sont inoculables au Cobaye, peut-être lorsqu'elles ont été récemment extraites d'une lésion active de l'enfant, ou bien lorsqu'elles montrent à la culture une vitalité inaccoutumée, car il y a quelques légères différences, sur ce point, entre les cultures de diverses provenances; ou encore lorsque la culture provient d'une épidémie au cours de laquelle le parasite a renforcé sa virulence. Mais je persiste à dire, d'après mes expériences, que l'inoculation positive des cultures du Microsporum Audouïni au Cobaye est exceptionnelle et que cette inoculation reste négative dans le plus grand nombre de cas.

L'intérêt de cette question est d'ailleurs limité puisque l'inclusion dans la peau du Cobaye d'un cheveu microsporique banal de l'enfant produit une inoculation positive indubitable.

En outre, l'inoculabilité spontanée du Microsporum Audouïni *de l'enfant à l'animal* semble certaine puisque Suis, étudiant les teignes spontanées du Chien, a pu retrouver sur le Chien, une fois sur seize cas de teigne, le Microsporum Audouïni banal dans une lésion de microsporie authentique. J'ai confirmé moi-même la culture directe ainsi obtenue.

III. — LES PETITS MICROSPORUMS

Microsporum velveticum (Sabouraud, 1907).

Immédiatement après le Microsporum Audouïni j'étudierai le *Microsporum velveticum* présenté, nommé et figuré en 1907 [1].

Je ne suis pas strictement sûr de l'existence de ce Champignon à titre d'espèce distincte, et voici pourquoi. L'ayant extrait d'une tondante microsporique que rien ne signalait comme particulière, je classai sa culture, sans examen approfondi, parmi celles du *Microsporum Audouïni*. Elle resta ainsi de longs mois sans être réensemencée. Plus tard seulement je m'aperçus que ses cultures s'écartaient du type microsporique banal. Et les différences observées restèrent depuis lors constantes. Mais ce cas étant demeuré unique, je me suis toujours demandé si ce *M. velveticum* n'était pas simplement la forme pléomorphique du *Microsporum Audouïni*, forme que j'ai cru obtenir à diverses reprises, sans le pouvoir en réalité. Toutefois je dirai, en étudiant mycologiquement le *M. velveticum*, les raisons qui m'empê-

(1) R. Sabouraud. Nouvelles recherches sur les Microsporums. *Annales de Dermatologie*, mars, avril, mai 1907.

chent de conclure ainsi et m'obligent à considérer cette culture comme celle d'une espèce distincte.

Le *M. velveticum* a été observé dans une tondante infantile de type banal. L'examen microscopique des cheveux n'a montré aucune particularité notable, bien que les préparations et les examens aient été par la suite plusieurs fois renouvelés, en se servant des cheveux malades pris au début et conservés. La culture diffère de celle du M. Audouïni d'une façon sensible.

C'est un velours blanc, plus blanc, plus dru, plus serré que le duvet grisâtre du M. Audouïni banal.

Les figures de la planche III, fig. I montrent ces caractères. Lorsque la culture vieillit elle se partage en quatre ou cinq secteurs, séparés par des rayons creux, et le centre de sa culture, qui reste duveteux, prend une teinte brunâtre très fine et à peine marquée. Plus la culture du *M. velveticum* vieillit, plus elle se différencie de celle du *M. Audouïni*, comme les figures ci-contre en témoignent, et ces différences ont persisté les mêmes pendant plus de deux années.

Sur pomme de terre, la culture se présente comme faite de beaux bouquets duveteux serrés plus abondants, et plus drus que le duvet du M. Audouïni sur même milieu.

Les inoculations du M. velveticum au Cobaye sont toujours restées négatives.

MICROSPORUM UMBONATUM (Sabouraud, 1907).

Le *Microsporum umbonatum* est une espèce microsporique exceptionnelle, en nos pays tout au moins. Elle a été observée et nommée en 1907 (¹).

Elle a été trouvée sur deux enfants de nationalité russe, frère et sœur, récemment arrivés en France, et tous deux atteints d'une tondante microsporique en apparence banale. Comme le frère et la sœur s'étaient contaminés mutuellement, leur culture fut identique, et très différente de la culture ordinaire, ainsi que le montre la planche III, fig. II² et II³.

Cette culture se présente d'abord, après quinze jours, comme un petit bouton très saillant de duvet blanc, très finement aréolé de rayons duveteux courts, à la surface du milieu. Après vingt-cinq jours, la culture a pris exactement la forme ronde du bouclier antique avec son *umbo* conique central, d'où le nom donné à cette espèce

(¹) R. SABOURAUD. Nouvelles recherches sur les Microsporums. *Annales de Dermatologie et de Syphiligraphie*, mars, avril, mai 1907.

microsporique. La culture vieille est partagée en secteurs par des fossettes rayonnées, et dans son ensemble prend une forme florale des plus élégantes (Pl. II, fig. II⁵).

Sur pomme de terre, après vingt-trois jours, le M. umbonatum, ensemencé par strie, se développe par points blancs arrondis, très peu duveteux, disséminés sur une strie rougeâtre à peu près glabre. Après trente-sept jours, toute la strie forme exactement une couche de givre.

La culture du M. umbonatum n'a pu être inoculée au Cobaye. S'agit-il d'une espèce microsporique fréquente en Russie? Peut-être, elle n'a jamais été retrouvée depuis.

MICROSPORUM TARDUM (Sabouraud, 1909)

Le Microsporum tardum (Pl. III, fig. III[1], III[2] et III[5]) apparaît comme une espèce naine du Microsporum Audouïni banal. On l'a toujours observé dans une tondante que rien ne signalait à l'attention, et dans laquelle le parasite avait les caractères normaux des Microsporums. La culture seule faisait la différenciation. Nos figures la représentent à vingt-sept jours, à quarante-cinq jours, et à trois mois, ayant, à chacune de ces dates, à peine la moitié des dimensions qu'aurait eues le *M. Audouïni*. La culture est aussi plus tassée, le duvet plus dru, plus court et plus serré que celui des cultures microsporiques banales. Autour de la culture vieille, on voit, dans l'épaisseur du milieu d'épreuve, des rayons fins, qui viennent affleurer la surface, et se recouvrent lentement de duvet court, souvent irrégulièrement et par places. L'ensemble, sur tous milieux sucrés, donne l'aspect d'une culture pauvre, souffreteuse ; et elle reste ainsi toute sa vie. Les générations successives de ces cultures restent identiques, avec une fixité égale à celle des espèces les mieux connues et les plus fréquentes. Il ne s'agit donc pas d'une culture atrophique par hasard, mais d'une espèce ou d'une variété fixe, de caractères héréditaires.

L'apparition tardive de points duveteux excentriques m'a fait croire un instant à l'existence d'une forme pléomorphique, mais le réensemencement de ces duvets a toujours donné la culture primaire sans changement. Donc la forme pléomorphique de cette culture, si elle existe, est inconnue.

L'inoculation de cette culture est toujours demeurée négative.

Tels sont les faits principaux concernant ce Microsporum. Comme l'indiquent nos chiffres, c'est à Paris le *plus fréquent* des Microsporums atypiques. Il s'est présenté 13 fois sur 500 dermatomycoses.

LÉGENDE DE LA PLANCHE III

Tableau comparé du **Microsporum velveticum**, du **Microsporum umbonatum**, du **Microsporum tardum**.

I. — MICROSPORUM VELVETICUM.

I, I. — Culture de 25 jours sur gélose maltosée.

II. MICROSPORUM UMBONATUM.

II. II. — Culture de 12 jours, sur gélose maltosée.

II^2, II^2. — Culture de 20 jours. —

II^3. — Culture de 50 jours. —

III. MICROSPORUM TARDUM.

III. III. — Culture de 25 jours, sur gélose maltosée.

III^2, III^2. — Culture de 45 jours. —

III^3, III^3. — Culture de 90 jours. —

LÉGENDE DE LA PLANCHE III

Tableau comparé du ***Microsporum velveticum***, du ***Microsporum umbonatum***, du ***Microsporum tardum***.

I. Microsporum velveticum.

I. I. — Culture de 25 jours sur gélose maltosée.

II. Microsporum umbonatum.

II, II. — Culture de 12 jours, sur gélose maltosée.
II^2, II^2. — Culture de 20 jours. —
II^3. — Culture de 30 jours. —

III. Microsporum tardum.

III, III. — Culture de 25 jours, sur gélose maltosée.
III^2, III^2. — Culture de 45 jours. —
III^3, III^3. — Culture de 90 jours. —

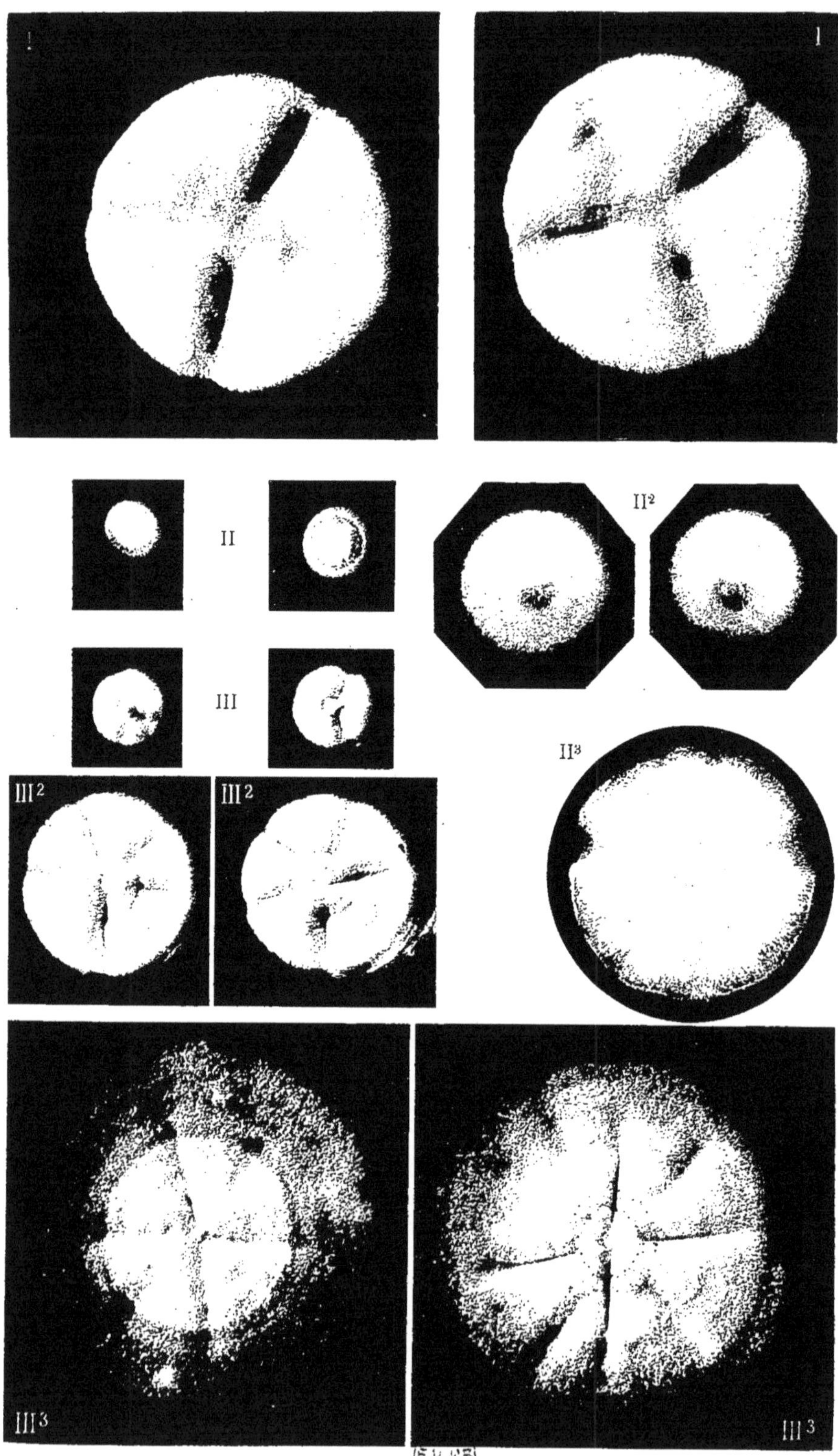

Masson & Cie, Éditeurs.

IV. — ÉTUDE MORPHOLOGIQUE GÉNÉRALE DES MICROSPORUMS

Introduction. — En étudiant le cheveu de la tondante à petites spores, nous avons vu sous quelle forme se rencontrait le parasite et quel aspect il prenait autour du cheveu. C'était, si l'on peut ainsi parler, une étude de microscopie *clinique*. Mais cette étude est insuffisante à nous faire comprendre, en son détail, la morphologie du parasite, qui est très complexe. Et c'est sur elle que nous allons insister dans ce chapitre.

Cette étude est très difficile, sinon impossible, à pratiquer avec le cheveu de l'enfant atteint par le Microsporum Audouïni. Elle doit être suivie minutieusement sur le poil du Cobaye inoculé, et par conséquent inoculé d'un Microsporum animal puisque les Microsporums du type humain sont, sur lui, d'inoculation difficile et incertaine.

Avec l'un des Microsporums animaux dont l'histoire suivra, on peut très facilement étudier la structure complète du parasite, dont le disposition, dans ce poil et autour de lui, est plus visible à cause de la diaphanéité du poil du Cobaye, et aussi parce que, chez cet Animal, le mycélium intra-pilaire prend la prépondérance sur l'écorce extra-pilaire du parasite, et en devient plus visible. Nous partagerons le sujet suivant ses divisions naturelles.

L'envahissement de l'épiderme précède l'envahissement du cheveu, aussi l'avons-nous étudié tout d'abord; mais il nous faudra examiner le parasite dans le développement qu'il prend à l'orifice folliculaire (I); lorsqu'il envahit le cheveu lui-même (II); lorsqu'il envahit l'épiderme folliculaire (III); ensuite nous examinerons le mécanisme de formation de la gaine de spores (IV); puis le développement du mycélium intra-pilaire du parasite (V)... aboutissant à former la frange d'Adamson au-dessus du bulbe pilaire (VI); et nous terminerons en étudiant les rapports du mycélium intra-pilaire avec la gaine de spores (VII); question délicate qui nous conduira à présenter le schéma général de la structure des Microsporums dans le cheveu ou le poil (VIII).

I. ***Envahissement de l'orifice folliculaire.*** — Lorsque surviennent au cuir chevelu les taches érythémateuses signalant l'infection épidermique, si l'on épile les cheveux qui les couvrent, ils ne semblent nullement malades pour la plupart, et viendront entiers à l'épilation. Mais soumis à l'examen microscopique, beaucoup montreront de nombreux éléments parasitaires. C'est ainsi que l'on peut étudier le début de l'envahissement des cheveux. Cet envahissement se produit toujours de la même façon. A la vérité les variantes sont innombrables, mais elles oscillent très peu autour du type dont la description va suivre. Ce que je vais dire s'observe plus souvent, et plus aisément avec les Microsporums d'origine animale. Mais on peut l'observer chez tous les Microsporums, à condition de surprendre une tache microsporique quand elle commence, ou d'examiner les bords d'une tache en extension.

Lorsque les filaments mycéliens, qui se multiplient et s'étendent dans l'épaisseur de la couche cornée, rencontrent un ostium folliculaire, ils s'y multiplient au point d'y créer une masse parasitaire qui n'a pour analogue dans la série des maladies mycosiques que le *godet* du favus. Cette masse (fig. 18) a la forme

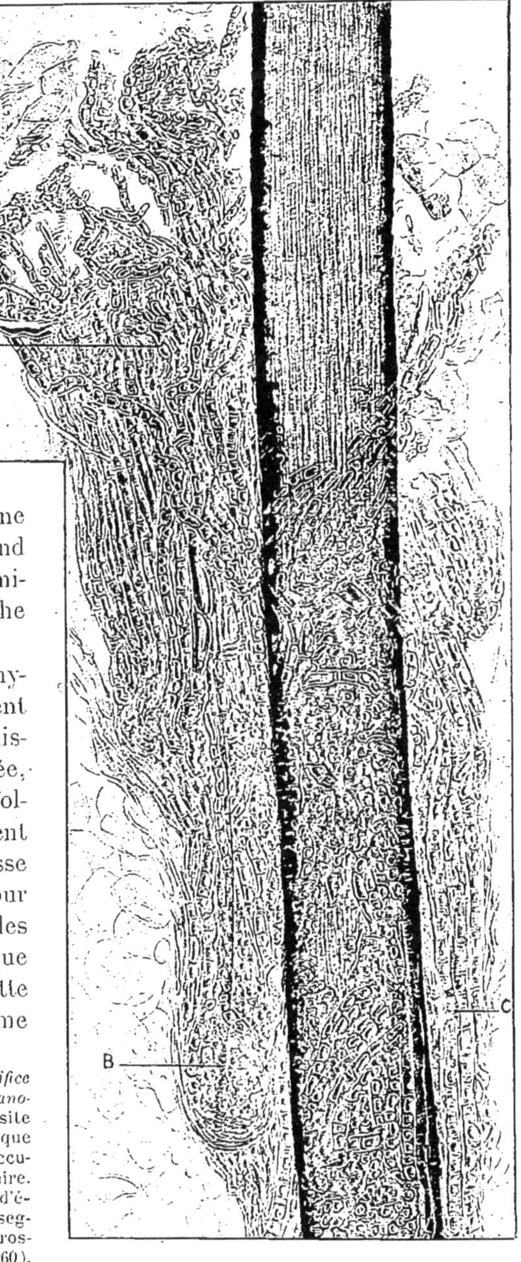

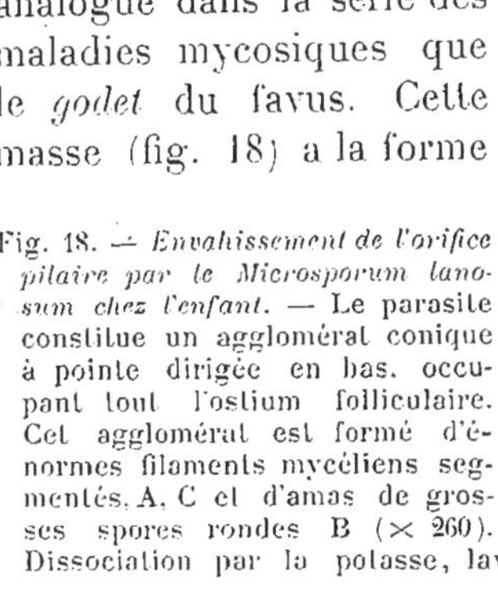
Fig. 18. — *Envahissement de l'orifice pilaire par le Microsporum lanosum chez l'enfant.* — Le parasite constitue un aggloméral conique à pointe dirigée en bas, occupant tout l'ostium folliculaire. Cet aggloméral est formé d'énormes filaments mycéliens segmentés, A, C et d'amas de grosses spores rondes B (× 260). Dissociation par la potasse, lavage, montage dans la glycérine. Sans coloration.

d'un cône à sommet inférieur dont le cheveu ferait l'axe. A l'œil nu elle semble une collerette blanche, évasée, adhérant plus au cheveu qu'à l'épiderme circonvoisin, car l'épilation du cheveu l'enlève ordinairement avec lui.

Ce cône mycosique est fait, pour la plus grande part, de *filaments géants* composés d'énormes cellules rectangulaires placées bout à bout.

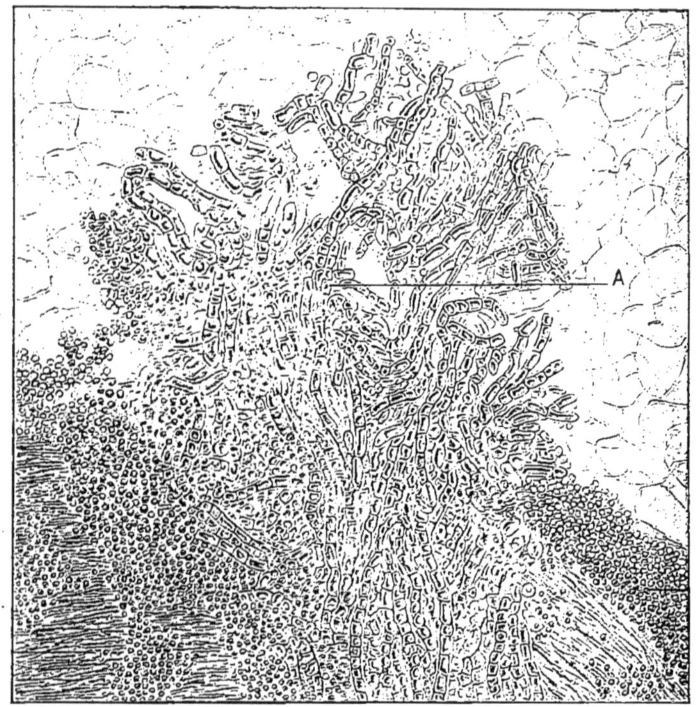

Fig. 19. — Détail de l'agglomérat mycélien constitué par le *Microsporum lanosum* à l'orifice folliculaire (après une dissociation à chaud par la potasse 50 pour 100). Cette dissociation a déplacé l'agglomérat mycélien A, qui se trouve croiser un cheveu C par le travers. L'écorce de petites spores de ce cheveu se voit en B. Montage à la glycérine sans coloration, × 260.

Ces cellules semblent avoir en moyenne 12-15 μ de long, sur 6-7 de large, dans les préparations faites avec la solution de potasse. Elles sont notablement moindres quand elles ont été fixées par l'acide formique et colorées.

La figure 3, très fidèle, relevée à la chambre claire, élément par élément, donne une représentation précise de cet extraordinaire agglomérat.

Le *cône* mycosique de l'ostium folliculaire (A. fig. 19) est composé de deux sortes d'éléments assez différents :

1° De beaucoup les plus nombreux et les plus importants sont les *myceliums rubanés géants* que je viens de décrire ;

2° Il y a ensuite, mélangés aux rubans mycéliens, et formant des îlots entre eux, de nombreux *éléments ovales sporulaires* de dimension à peine moins considérable et dont la distribution en files régulières n'est plus reconnaissable (B. fig. 20).

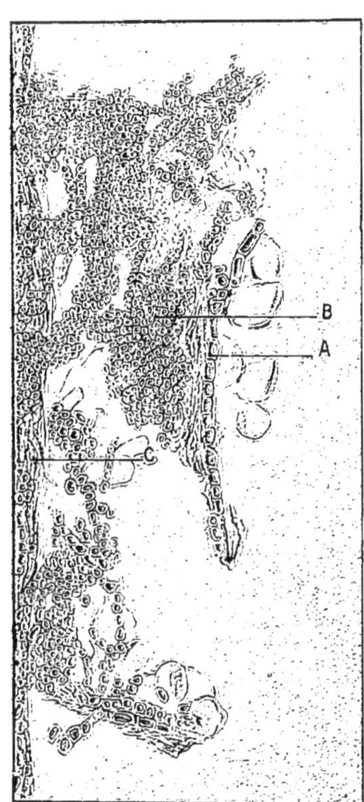

Fig. 20. — L'agglomérat mycélien constitué par le *Microsporum lanosum* à l'orifice folliculaire n'est pas seulement composé de filaments septés A, mais aussi d'éléments sporulaires ovales, déhiscents B, dont la distribution en chaîne n'est pas aisément visible. En C est le cheveu qui formait l'axe du *cône* parasitaire (Dissociation par la potasse à 30 pour 100, montage dans la glycérine sans coloration, × 260).

A. **Myceliums rubanés géants.** — Dans les manœuvres d'éclaircissement et de montage des préparations, le *cône* mycosique est souvent détruit ou dissocié. On peut ainsi le retrouver plus ou moins loin de son point d'origine, comme l'indique la figure 19, dans laquelle un débris considérable de ce cône se trouve placé en travers du cheveu, le long duquel il était placé d'abord. Cette figure montrera la forme rubanée du mycélium, le polymorphisme des éléments cellulaires qui le composent et le mode de leur agglomération. Ces filaments sont peu épais, diaphanes, faciles à dissocier et à rompre. Examinés dans la potasse, ils ont une coloration propre d'un bleu pâle ou vert d'eau, remarquable, très distincte de celle des tissus environnants.

B. **Éléments sporulaires ovales.** — Encadrés par les myceliums rubanés géants que nous venons de décrire, sont des éléments sporulaires, ovales, de dimensions à peine plus petites que les éléments des rubans mycéliens eux-mêmes. Tantôt l'agmination en chaîne de ces éléments est encore partiellement visible, tantôt elle n'est plus du tout reconnaissable, c'est ce que montre parfaitement la figure 20, B.

Parmi les cellules mycéliennes qu'on y voit, on peut saisir toutes les transformations entre la cellule rectangulaire des filaments mycéliens géants, A, et la cellule ronde isolée, déhiscente, B.

Certaines préparations montrent mieux encore comment les rubans mycéliens forment les agglomérats d'éléments sporulaires. Ainsi la figure 21. Entre les rubans mycéliens sont encadrées des cellules mycéliennes agglomérées les unes aux autres comme des fragments de matière plastique qu'on aurait tassés de façon à ne laisser entre eux aucun intervalle. Les cellules ainsi tassées ressemblent à des gouttes de liquide figées. Et il est impossible de se rendre compte de l'ordre dans lequel elles sont nées bout à bout [1].

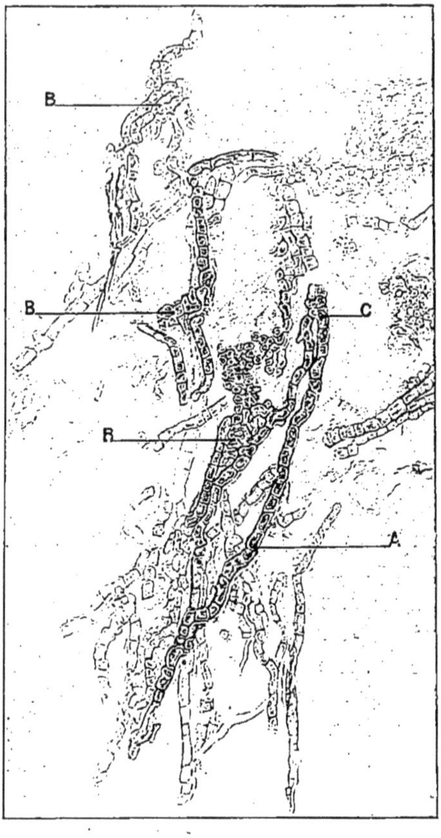

Les filaments mycéliens géants, qui constituent le *cône mycosique* logé dans l'orifice folliculaire, ne comprennent entre eux aucune cellule épithéliale, pas plus que les mycéliums d'Achorion dont l'agglomérat constitue le godet favique. Le *cône* est donc contenu dans l'ostium du follicule, et ne se développe pas aux dépens de l'épiderme folliculaire.

Fig. 21. — *Étude du détail de l'agglomérat mycélien conique de l'orifice folliculaire.* — En A, mycélium septé, géant, descendant au long du cheveu. En B, amas d'éléments polymorphes, moulés les uns sur les autres, et dont la distribution en filaments n'est absolument plus reconnaissable. En C, une bifurcation mycélienne (× 260. Montage dans la glycérine après dissociation dans la potasse à 30 pour 100.)

L'épiderme de l'ostium folliculaire et du follicule sont bien envahis par le parasite, mais cet envahissement s'effectue par le moyen de filaments mycéliens tout à fait différents des précédents.

En somme, et pour résumer d'abord ce qui précède, on peut dire que les Microsporums, après leur premier stade d'infection épidermique, lorsqu'ils rencontrent des orifices folliculaires, s'y développent et y prolifèrent de façon à créer dans l'ostium

[1] J'ai vu des éléments analogues et je les ai figurés, dans les cultures en goutte d'*Achorion*. Voyez : *La Pratique dermatologique*, t. I, art. DERMATOPHYTES, p. 835 et fig. 192.

un aggloméral mycélien, en forme de cône, constitué par des éléments cellulaires de très grosse dimension, rectangulaires et disposés en rubans, ou bien ovalaires, et disposés en amas.

Il est tout à fait remarquable d'observer que jamais le parasite ne pénètre à ce niveau dans l'épaisseur même du cheveu qui est toujours et tout à fait sain.

Il est également à remarquer que tous les filaments mycéliens du cône se dirigent vers la racine du cheveu. Dans la teigne microsporique, comme dans toutes les teignes, *quand on trouve la partie aérienne d'un cheveu parasitée, c'est toujours par la croissance ascensionnelle du cheveu malade*, ou, en d'autres termes : *le parasitisme des cheveux ne se constitue activement que dans leur partie radiculaire.*

II. **Envahissement du cheveu.** — C'est le cône mycosique de l'ostium folliculaire qui infecte le cheveu.

Voici (fig. 22) un fragment de ce cône qui montre parfaitement bien le mécanisme de cette infection. En A est une partie du cône lui-même. Au-dessous de lui, on voit les rubans de *mycélium géant* former un faisceau vertical qui s'amincit de haut en bas jusqu'à n'être plus composé que de quelques filaments juxtaposés. Ces filaments ont tout à fait gardé leur position réciproque, parce qu'ils sont collés à un large fragment de la cuticule du cheveu. En sorte que la préparation permet d'apprécier leur transparence, leur minceur, et aussi leur fragilité, car ils sont tous rompus en même temps que la cuticule et au même niveau qu'elle [1].

Au stade où nous observons l'infection et l'envahissement du cheveu, le cheveu est à peine fragile. On peut aisément l'épiler entier, ou ne le casser qu'au niveau du collet du bulbe. Il est donc facile de suivre ce que deviennent les *mycéliums rubanés géants*, faits de cellules quadrangulaires, et qui descendent le long du cheveu, collés à sa cuticule.

Les figures suivantes nous le montreront clairement. Elles représentent, dans son intégralité, la partie radiculaire d'un cheveu, et comme cette partie radiculaire était trop longue pour être représentée en une seule figure, on l'a sectionnée en plusieurs, lesquelles doivent être comprises comme si elles étaient placées bout à bout.

On y voit (fig. 23. A) les mycéliums rubanés géants descendre verticalement le long du cheveu, collés au cheveu comme une couche de vernis. Ces tiges mycéliennes plongeantes offrent, à un degré frappant, les caractères des mycéliums jeunes, leur forme épouse celle des

[1] Notons en passant que cette préparation montre (en C) des fragments du *reticulum de filaments grêles* qui végètent dans l'épiderme du follicule et que nous décrirons plus loin.

obstacles, les contourne, elle est comme molle, comme plastique. Quelquefois, ici ou là, un mycélium rectiligne décrit subitement un quart de cercle et reprend ensuite sa direction verticale. Et enfin, plusieurs se résolvent, sous nos yeux, en groupes, d'éléments polyédriques par pression réciproque, disposés *en chatons de bague*, comme plusieurs diamants montés côte à côte et dont les plus petits sont périphériques. Ces éléments cellulaires, juxtaposés sans ordre, en mosaïque, sont identiques, comme forme et disposition, aux sporules qui font une cuirasse au cheveu microsporique, mais ils sont plus gros (fig. 24 et 25).

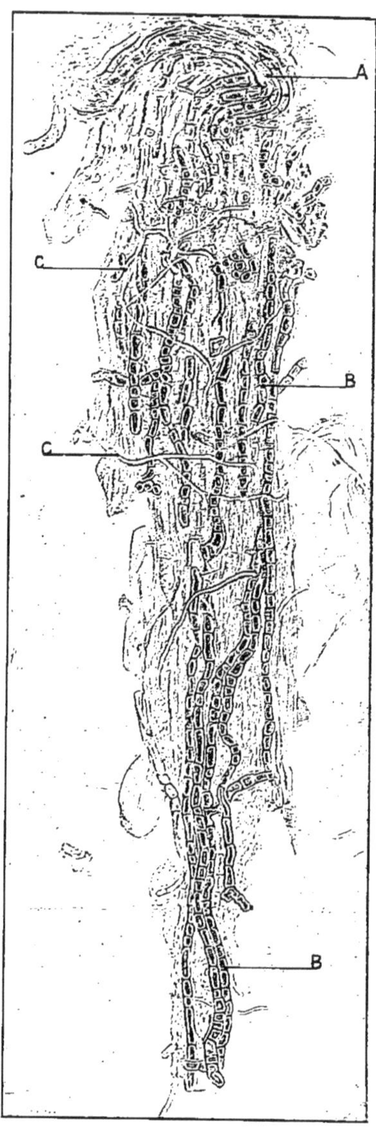

Fig. 22. — Comment l'agglomérat mycélien conique de l'orifice folliculaire A se résout en gros filaments mycéliens septés, verticaux, plongeant au long du cheveu B. En C, débris des filaments grêles de l'épiderme folliculaire (× 260. Préparation sans coloration, dissociation dans une solution de potasse à 30 pour 100. Montage dans la glycérine).

Une chose peu croyable et vraie pourtant, c'est qu'il est très difficile de savoir exactement en quel point chaque filament mycélien descendant pénètre sous la cuticule. Tous rampent d'abord à la surface du cheveu et, vers la moitié environ de la hauteur de la racine du cheveu ; on en voit passer sous la cuticule. Il semble que les groupes à facettes, en chatons de bague, soient produits tantôt *sur* et tantôt *sous* la cuticule. Dans ce dernier cas ils restent immédiatement sous-cuticulaires. On peut même se demander si la cuirasse de petites spores ne se fait pas tout entière entre la cuticule du cheveu et le cheveu. Quoi qu'il en soit de ce point spécial, qui semblerait facile à fixer, et qu'il paraît étonnant de trouver litigieux, la cuirasse de petites spores est de plus en plus complète à mesure qu'on l'envisage sur une partie plus

Vue d'ensemble du cheveu microsporique au stade de l'invasion parasitaire. Microsporum lanosum.

N. B. — Les quatre figures qui suivent doivent être supposées placées l'une au-dessus de l'autre. × 260.

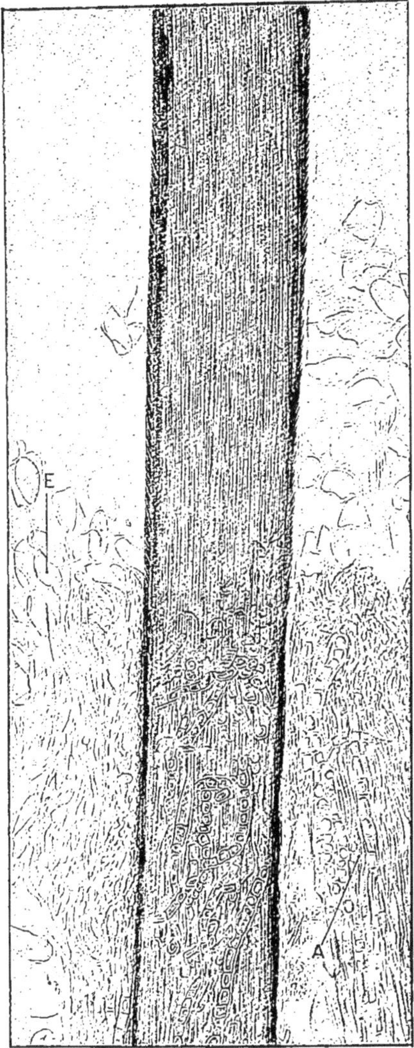

Fig. 23. — Le cheveu à son point d'émergence hors de la peau. E, cellules épidermiques. A, *cône mycélien* de l'orifice folliculaire. × 260.

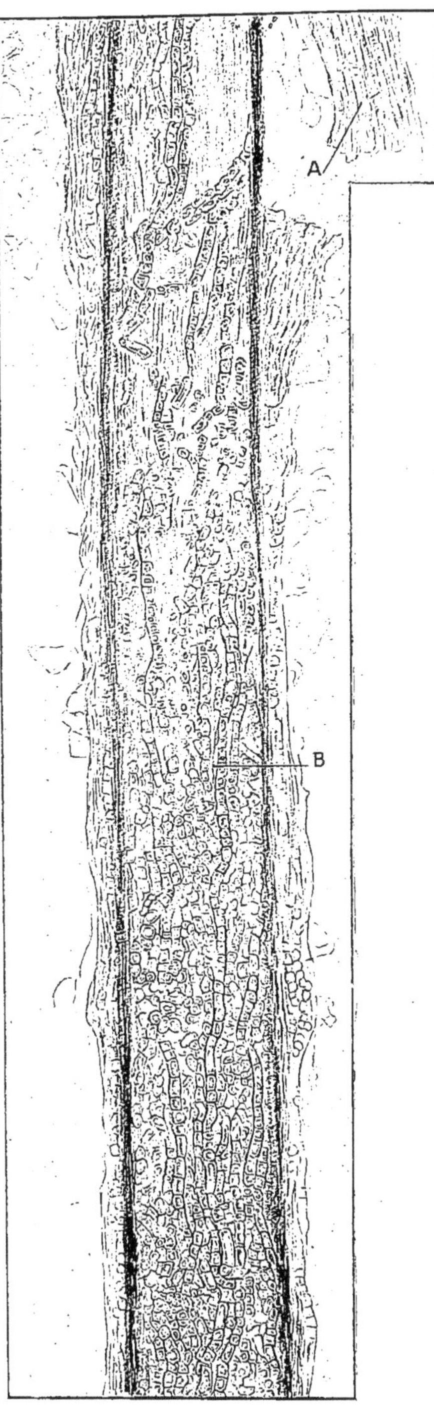

Fig. 24, supposée au-dessous de la figure 23. A, fragment inférieur du cône mycélien de l'orifice folliculaire. B, *Myceliums rubanés géants* descendant autour du cheveu. × 260.

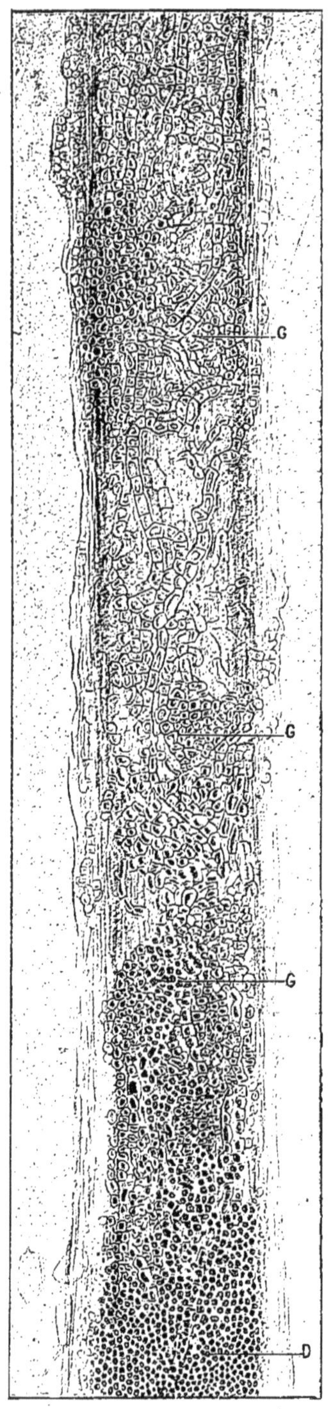

Fig. 25, supposée au-dessous de la figure 24 C, *Mycéliums rubanés géants* donnant lieu à des groupes sporulaires composés d'éléments de plus en plus petits, jusqu'à constituer, en D, la cuirasse microsporique. × 260.

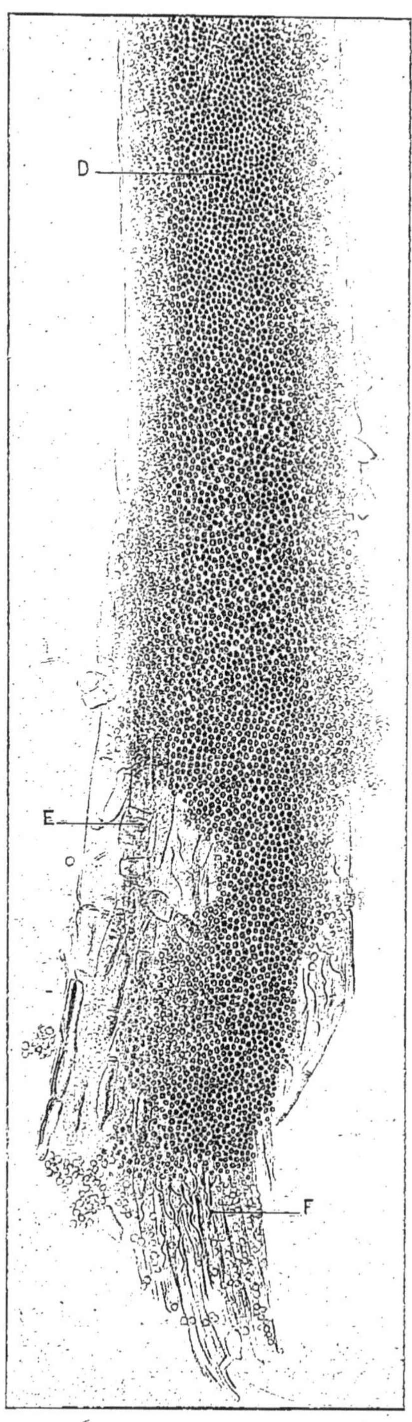

Fig. 26, supposée au-dessous de la figure 25 D. cuirasse microsporique constituée. En E, cellules de l'épiderme folliculaire. Au point de fracture F (région sus-bulbaire) apparaissent les filaments ténus de la *frange d'Adamson*. × 260.

basse du cheveu. Et plus les groupes originaux dont la réunion semble former cette cuirasse s'étendent, plus leurs éléments sporulaires deviennent petits (fig. 25. C).

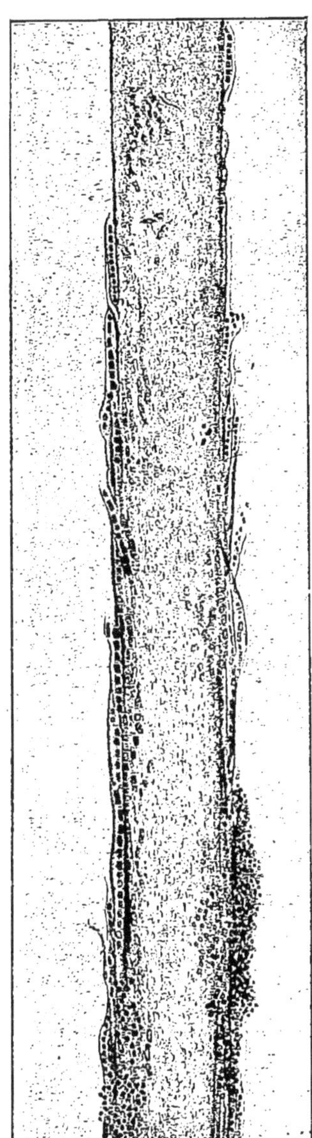

Fig. 27. — Le mycélium du Microsporum soulève la cuticule, et passe au-dessous d'elle dans le *corps du cheveu*. × 260

Certains des rubans mycéliens géants continuent leur descente sous la couche sporulaire et on les voit apparaître là où cette couche est incomplète.

D'autres passent d'emblée dans l'intérieur du cheveu, sous les cellules de l'épidermicule du cheveu. Comme ces cellules sont imbriquées en sens inverse des tuiles d'un toit, il suffit qu'une extrémité mycélienne soulève l'une d'entre elles pour se trouver de suite dans le corps du cheveu.

Les filaments s'y multiplieront en constituant le trousseau mycélien intra-pilaire du Microsporum, très peu visible dans la majorité des cas, et qui est pourtant d'une importance considérable dans la morphologie totale du Microsporum.

Ce passage du mycélium dans l'intérieur du cheveu avait été très bien observé par Adamson, Colcott Fox et Blaxall, ainsi qu'en témoigne la figure 28 qui appartenait au travail des deux derniers de ces auteurs.

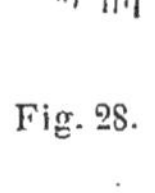

Fig. 28.

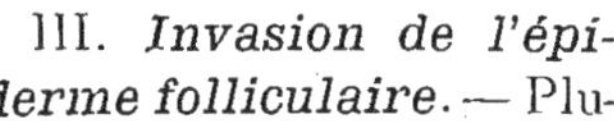

III. ***Invasion de l'épiderme folliculaire***. — Plusieurs des figures qui précèdent montrent, au niveau de l'ostium folliculaire, à la place du cône plus haut décrit, ou autour de lui quand il existe, des débris de filaments extrêmement ténus, le plus souvent dilacérés. C'est par eux que s'opère l'invasion de l'épiderme folliculaire. On s'en rendra compte en examinant des préparations de cheveux qui ont enlevé avec eux une partie de l'épiderme folliculaire; si l'on veut bien les traiter par l'acide formique pour les éclaircir avant de les colorer par un bleu basique comme le bleu polychrome ou le bleu de Sahli.

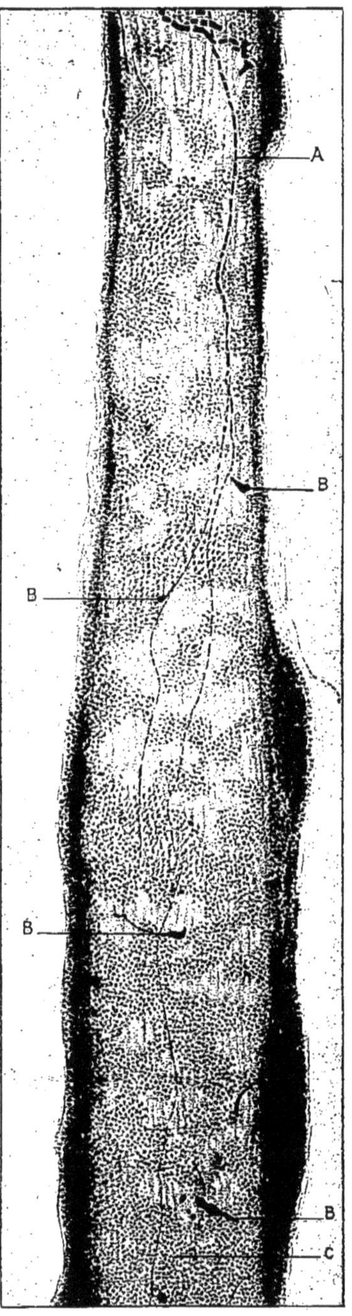

On obtient ainsi des préparations telles que les représentent les figures 29 et 30.

La figure 29 montre, autour du cône mycélien qui occupe la bouche du follicule, et au-dessous de lui, de rares filaments mycéliens extrêmement longs, et graciles, qui plongent verticalement dans la profondeur, entre le cheveu et l'épiderme folliculaire. Ils sont disposés autour du cheveu comme des lanières de fouet pendantes (fig. 29. A). Ces *filaments grêles* sont faits de fines cellules allongées très régulières. Ils se bifurquent d'abord assez rarement, fournissant soit des rameaux transversaux très brefs, soit des rameaux verticaux très longs. Les uns et les autres sont terminés (fig. 29. B) par un *renflement falciforme* assez polymorphe.

Contrairement à ce que l'on pourrait croire tout d'abord, ces *filaments*

Fig. 29. — Du haut de l'ostium folliculaire entre le cheveu et l'épiderme folliculaire descendent des filaments mycéliens très ténus A, qui plongent dans la profondeur, et dont les rameaux latéraux ou terminaux se terminent par des renflements polymorphes B. On distingue sur un plan plus profond la cuirasse de petites spores, C, déjà constituées (Préparation colorée au bleu polychrome, après chauffage dans l'acide formique. × 260).

grêles, plongeant entre le cheveu et le follicule, n'ont aucune part dans l'invasion parasitaire du cheveu. On ne les observe guère qu'autour de cheveux dont le parasitisme est déjà pleinement constitué (fig. 29 et 30) et extérieurement à la cuirasse microsporique qu'on aperçoit au-dessous d'eux.

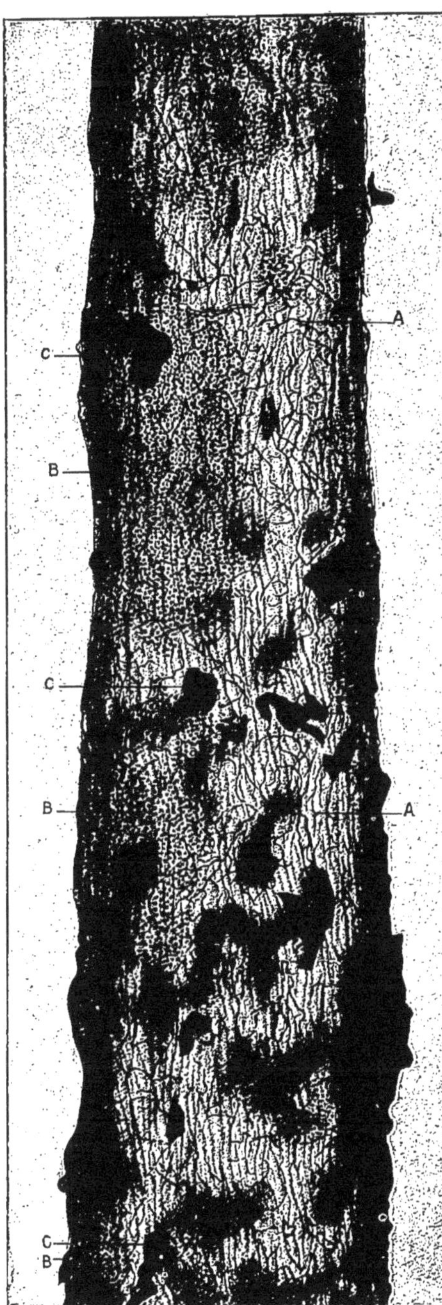

Fig. 30. — *Lacis mycélien ténu de l'épiderme folliculaire, entourant comme un filet le cheveu microsporique.* — A, filaments mycéliens. B, Sur un plan plus profond apparaît la cuirasse de spores du cheveu. En C, cellules épidermiques restées adhérentes au réticulum mycélien (Coloration par le bleu de Sahli après chauffage dans l'acide formique. × 260).

La figure 30 montre le développement que peut prendre le *réticulum de filaments grêles* qui arrive à constituer à travers les cellules épidermiques, dont quelques-unes lui restent adhérentes, un véritable filet enveloppant la cuirasse microsporique comme celle-ci enveloppe le cheveu.

L'existence de ce réticulum à travers les cellules épidermiques du follicule est certainement inconstante et même rare.

IV. *Formation de la gaine sporulaire autour du cheveu.*

— On a beaucoup discuté le mode de formation de la gaine de spores péri-pilaires des Microsporums. Il est hors de doute depuis les recherches de

Adamson, de Fox et Blaxall et les miennes, et nous allons le démontrer par des figures plus explicatives que tous les textes.

Voici d'abord un cheveu d'enfant au stade d'invasion du Microsporum lanosum (fig. 51). En A se voit une série de cinq éléments gigantesques. Ce sont les cellules fantastiques (ghost-like) de Adamson.

En B sont les rubans mycéliens géants que nous connaissons ; leur direction descendante est attestée par le sens des bifurcations. Ce qu'il faut étudier particulièrement dans cette figure, ce sont les deux points C et C' où l'on voit deux groupes sporulaires en segmentation. Celui du haut fait d'éléments énormes C, celui du bas fait de petits éléments C'. Le point C en haut de la préparation montre l'étonnant polymorphisme des éléments mycéliens, et leur disposition fantaisiste qui, lorsque la gaine sporulaire est complète, empêche si bien de reconnaître comment elle s'est faite.

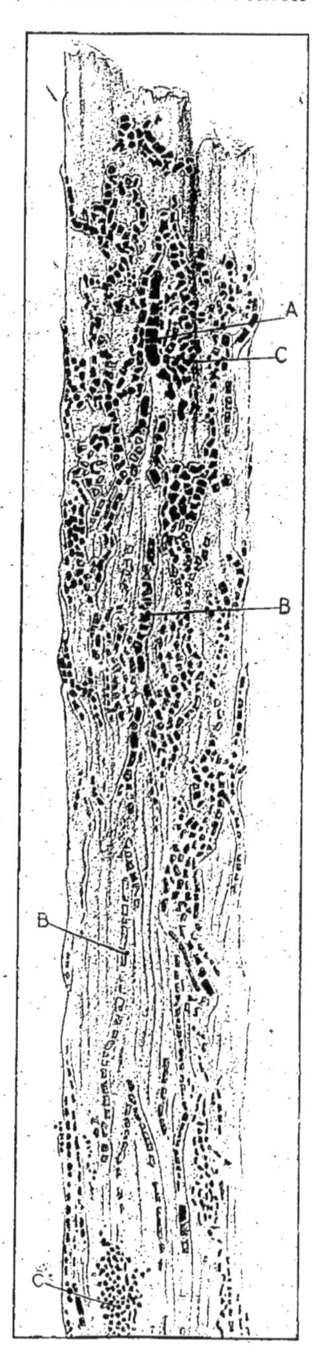

Fig. 51. — Formation de la gaine sporulaire. Cheveu d'enfant. *Microsporum lanosum*. A et B, mycélium géant. C, groupe de cellules à facettes de Fox C', même îlot de plus petits éléments. × 260.

Que la gaine microsporique soit faite par la division irrégulière de tiges mycéliennes, c'est ce que j'avais énoncé comme probable dès 1894, mais c'est ce qui est démontré de la façon la plus positive désormais. Voici des figures qui ont été relevées à la chambre claire, avec une très grande précision, et qui sont, sous ce rapport, on ne peut plus démonstratives [1].

La première (fig. 52) montre comment un filament se résout en un groupe sporulaire. Ses cellules allongées, d'abord, sont bientôt de plus en plus courtes, séparées

[1] Toutes les figures suivantes de la figure 52 à la figure 58 inclusivement, ont été reproduites à 300 diamètres et non à 260.

par des septa de plus en plus proches. Puis, d'une première bifurcation en V, naissent une foule d'autres; et certaines des cellules, ainsi produites, sont deux ou trois fois plus grosses que le filament dont elles sont issues.

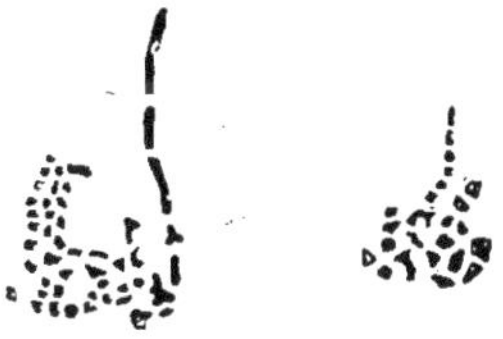

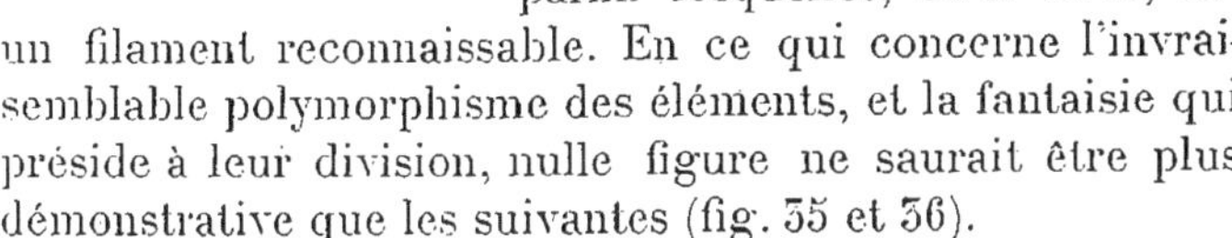

Fig. 32.

Tantôt, (fig. 33) au-dessous d'une bifurcation, une seule branche donne lieu à un groupe sporulaire, l'autre continuant sa route.

Tantôt (fig. 34) un mycélium se résout d'un seul coup en une pluie de spores inégales, parmi lesquelles, de-ci de-là, se reconstitue un filament reconnaissable. En ce qui concerne l'invraisemblable polymorphisme des éléments, et la fantaisie qui préside à leur division, nulle figure ne saurait être plus démonstrative que les suivantes (fig. 35 et 36).

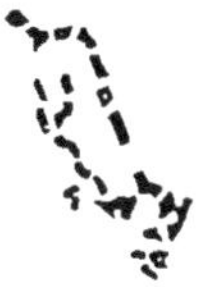

Fig. 33.

Enfin, pour montrer la figure d'ensemble que forment les îlots sporulaires, lorsqu'ils arrivent à se juxtaposer, je fournirai la figure 37 qui est on ne peut plus claire à ce sujet. Toutes ces figures sont dessinées d'après des préparations colorées au bleu de Sahli, ou au bleu polychrome. Les protoplasmas seuls sont colorés, les enveloppes cellulosiques ne le sont pas. C'est ainsi qu'on peut le mieux suivre le mode de formation de ces groupements cellulaires. Autrement presque toutes les cellules qui le composent se touchant par leurs bords, leur déformation par pression réciproque est telle qu'on les croirait de tous côtés articulées avec leurs voisines.

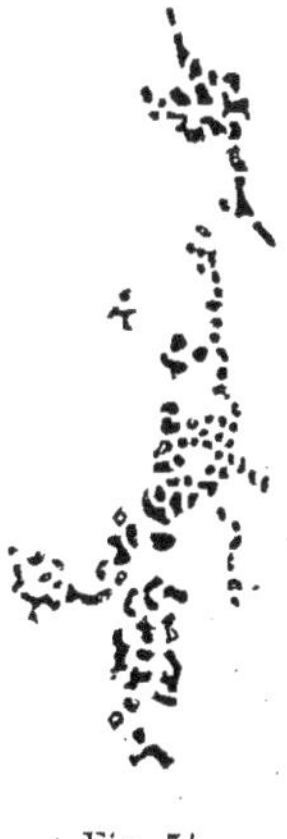

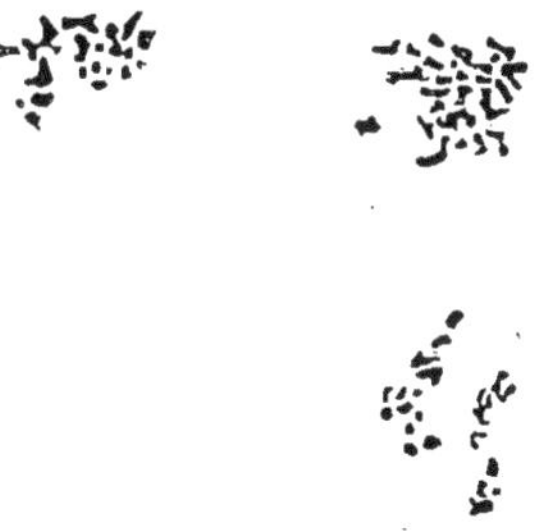

Fig. 35.

Un détail morphologique qui paraît avoir une réelle importance, c'est que certaines cellules d'un filament mycélien semblent mourir et disparaître très promptement. Aussi bien sur des préparations colorées que sur des préparations non colorées, on cesse de les voir. La figure précédente (fig. 37) et la suivante (fig. 38) montrent un exemplaire de cette discontinuité. Cet aspect d'un filament pourrait, dans quelques cas, amener à considérer un îlot sporulaire comme surgissant de l'intérieur du cheveu,

Fig. 34.

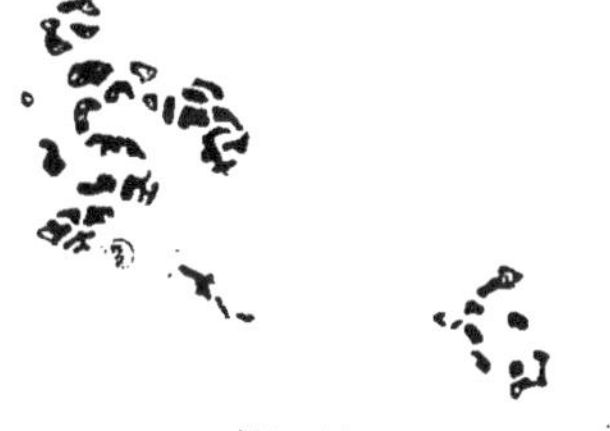

Fig. 36.

en empêchant de retrouver le filament, extérieur au cheveu, dont il est issu.

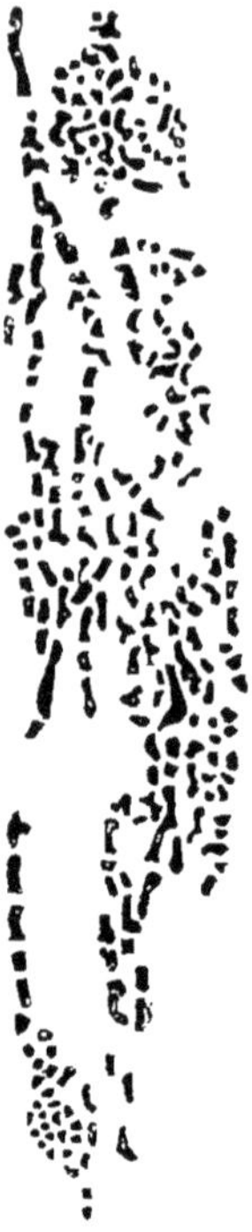

Nous venons d'étudier les faits que montre le cheveu de l'enfant inoculé de Microsporums, mais l'inoculation des Microsporums aux Animaux fournit, en ce qui concerne le mode de naissance de la cuirasse sporulaire des poils microsporiques, des figures au moins aussi intéressantes que celles que montrent les cheveux humains. Car si les éléments qui constituent la gaine sporulaire sont plus petits sur le poil du Cobaye, ils sont aussi plus réguliers, et la continuité de leurs files est incomparablement plus aisée à suivre. Voyez, par exemple, comme elle est évidente (fig. 76 et 77) sur le poil du Cobaye inoculé dix jours auparavant du Microsporum du Chat de Fox et Blaxall. Après l'examen de telles figures, il ne peut rester aucun doute sur l'origine mycélienne des « spores » de l'écorce parasitaire que les Microsporums font au cheveu.

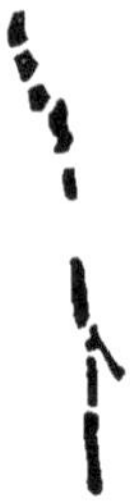

Fig. 58.

Fig. 57.

Avec le Microsporum lanosum on peut obtenir sur le poil du Cobaye des figures encore plus schématiquement démonstratives du même fait. Ainsi la figure 59, où l'on voit un îlot sporulaire terminer un long filament mycélien isolé qui rampe sur le cheveu. En A est un filament mycélien qui était collé sur le poil du Cobaye en dehors de la cuticule, car il s'est décollé partiellement, et sans entraîner aucune cellule cuticulaire avec lui. Ce filament A va se résoudre, en B, en un groupe cellulaire, dont le type nous est déjà connu par les figures précédentes, et qui est assurément un des groupes polymorphes qui constituent par leur réunion la gaine sporulaire. Cette même figure est un exemple frappant, aussi, du début de ce phénomène important que j'ai mentionné plus haut, à savoir l'émigration protoplasmique du filament initial A dans les cellules dérivées B, bien plus fortement colorées que lui. Ce phénomène de la résorption protoplasmique est d'ailleurs fréquent dans les cultures de Dermatophytes, surtout au niveau des formes différenciées de reproduction (1).

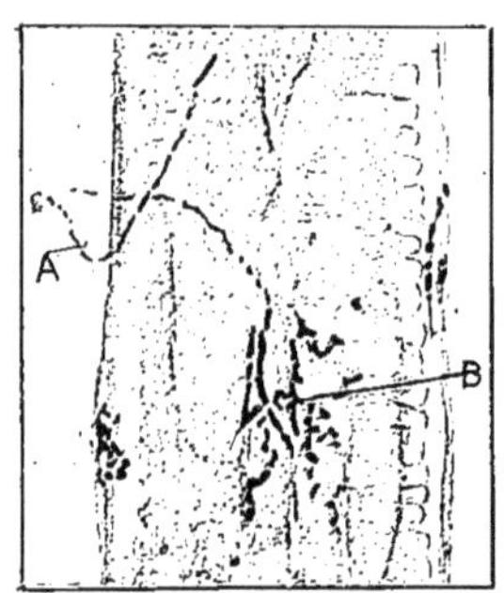

Fig. 59. — Fragment d'un poil de Cobaye, 10 jours après l'inoculation du Microsporum lanosum (Bleu de Sahli. × 260).

(1) Consulter à ce sujet les figures 150, 152, 153, 162, etc. de l'article DERMATOPHYTES de la *Pratique dermatologique*, t. I.

V. — ***Mycélium intra-pilaire des Microsporums.*** — Nous avons vu en étudiant le Microsporum Audouïni que les filaments mycéliens descendant au long du cheveu, lorsqu'ils sont parvenus au 1/3 supérieur de sa partie radiculaire, soulèvent les cellules cuticulaires, et passent dans le corps même du cheveu. Ces filaments continuent alors à descendre dans l'intérieur du cheveu en se multipliant par dichotomie. C'est surtout avec le Microsporum lanosum que cette disposition du parasite est visible, et surtout dans le poil du Cobaye, comme nous le verrons. Mais déjà, avec le cheveu de l'enfant, on peut obtenir des préparations probantes, lorsqu'on étudie des cheveux nouvellement atteints par le parasite. Ce sont de tels cheveux que montrent les trois figures suivantes.

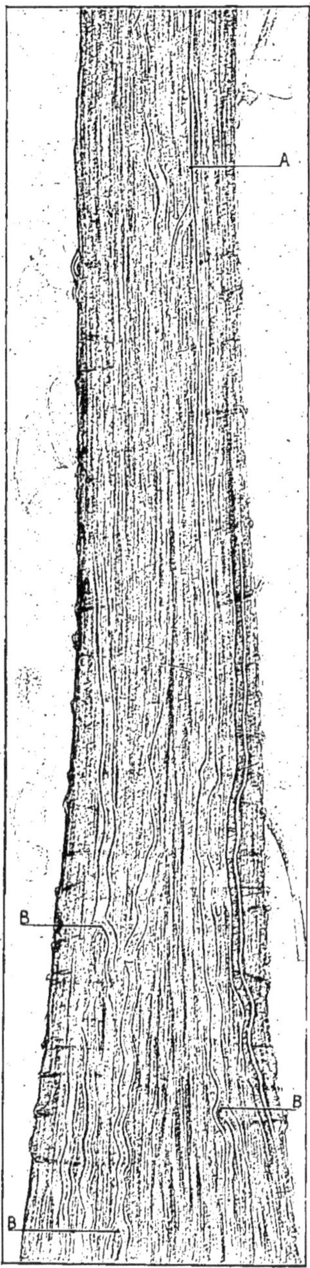

Fig. 40. — Cheveu envahi par le mycélium du *Microsporum lanosum*. (Acide formique, glycérine, sans coloration. × 260.) A, filaments mycéliens descendants ; B, ses bifurcations.

Une chose frappante est de voir, sur des préparations colorées, le parasite, sitôt qu'il a pénétré sous la cuticule, échapper à la coloration. Le mycélium prend alors une physionomie particulière que la figure 41 représente très exactement.

On peut le voir sous d'autres aspects. Mais celui-ci est plus ordinaire. Ce mycélium est assez gros, un peu plus gros que les éléments de l'écorce sporulaire. Sa direction est descendante comme l'indique le sens des bifurcations (C. fig. 41). Enfin il ne paraît septé qu'à de très longs intervalles.

A la vérité, beaucoup de ces caractères ne sont qu'apparents. Quand on parvient à colorer ces filaments mycéliens, ils paraissent divisés par des septa beaucoup plus proches, en cellules quadrangulaires, environ deux fois plus longues que larges. En outre le contenu protoplasmique de ces cellules est un filament mince dans une enveloppe cellulosique épaisse. Ce sont des faits que plusieurs des préparations suivantes démontreront.

La forme et la disposition du mycélium que je viens de décrire sont celles qu'on peut dire normales, et qu'on observe le plus fréquemment. En certains cas, assez rares, on peut observer, sur une certaine longueur d'un ou deux filaments, des subdivisions transversales très proches, découpant le mycélium en éléments carrés, qui prennent alors un aspect trichophytoïde assez marqué. Mais ce fait ne peut devenir la cause d'une confusion, parce que jamais tous les filaments microsporiques intra-pilaires ne prennent cet aspect, qui ne s'observe même que par places, sur une brève longueur d'un seul filament. L'examen attentif des autres points de la même préparation suffit donc à faire éviter une erreur de diagnostic.

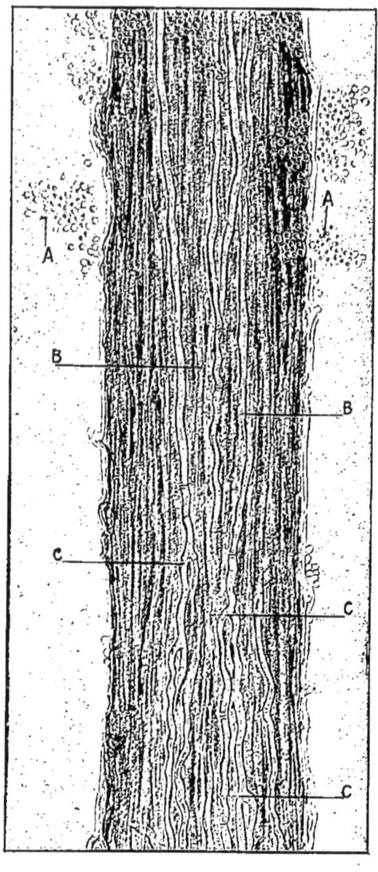

Fig. 41. — Cheveu d'enfant envahi par le *Microsporum lanosum*. — A. Débris désagrégés de l'écorce sporulaire. B. Myréliums intra-pilaires, qui paraissent septés à des intervalles très espacés. C. Bifurcations des myréliums intra-pilaires. Leur sens indique la direction descendante des filaments B (Bleu de Sahli. × 260)

En d'autres cas, principalement lorsque la maladie tend à la guérison, les filaments intra-pilaires microsporiques deviennent rares, on n'en observe plus que quelques-uns, dans le cheveu. Alors, leurs septa très distants, leur forme presque rectiligne, leur donnent un aspect faviforme très remarquable. C. Fox et F. Blaxall ont insisté sur cet aspect rare du parasite. Et, dans un cas, ces auteurs hésitaient à faire un diagnostic, en l'absence des cultures qu'ils n'avaient pas réussi à obtenir. Cependant cette confusion sera presque toujours évitable si l'on examine d'autres points de la préparation; on retrouvera, par places, l'écorce sporulaire qui est si caractéristique du cheveu microsporique et qui écartera d'emblée l'idée d'un favus.

Dans un cas analogue, j'ai vu des infiltrations d'air suivre les boyaux creusés au travers du cheveu par les filaments mycéliens, exactement comme dans le cheveu favique, quand des bulles d'aspect argenté dessinent la forme des filaments parasitaires. Presque toujours, cet aspect s'observe lorsque la maladie est vieille de plusieurs années ; et on l'observe sur des cheveux dont le parasitisme est amoindri et qu'une traction ménagée parvient à épiler sans fracture. Ces cas rares ne sont à mentionner que pour permettre d'éviter les erreurs qu'ils pourraient faire commettre à des observateurs non avertis.

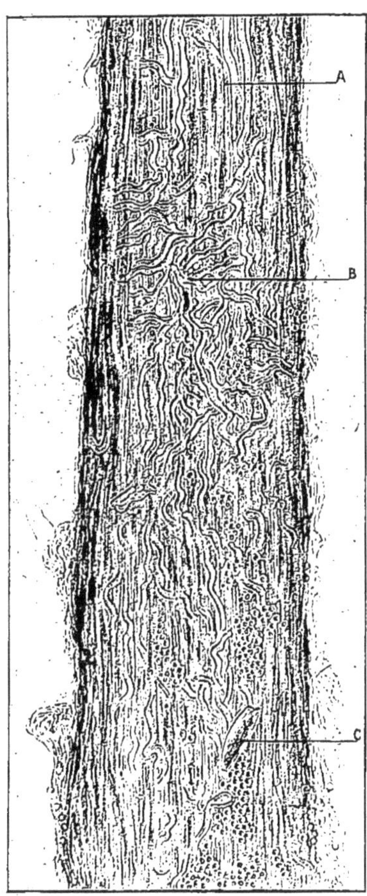

Fig. 42. — Cheveu d'enfant envahi par le *Microsporum lanosum*. — En A, mycéliums microsporiques normaux. En B, têtes de méduse. C est une cellule épidermique.

Un aspect autre du mycélium microsporique est l'aspect en *têtes de méduse* qui a été spécialement décrit par Fox et Blaxall et dont voici une figure assez précise. On peut l'observer *à la surface du cheveu* au stade d'invasion ; on peut l'observer aussi *dans l'intérieur du cheveu*, ce qui est le cas ici. Je n'ai observé ces figures que sur le cheveu microsporique. Elles me paraissent caractéristiques du stade d'invasion et du début du parasitisme (fig. 42).

Laissons de côté ces faits de détail et qu'on observe rarement, pour chercher ce que deviennent, dans le cheveu, les filaments microsporiques intrapilaires. On ne peut le savoir que d'une façon imparfaite par l'examen des cheveux de l'enfant ; car les cheveux sont pigmentés, et les mycéliums incolores ; leur diaphanéité les cache, au point qu'on a pu faire de très nombreux examens de cheveux microsporiques sans même les apercevoir. Et quand on veut pousser plus loin la dissociation du cheveu et la dissolution de son pigment, par le chauffage dans les solutions potassiques, on dilacère, en même temps, le cheveu et les mycéliums intra-pilaires, dont on ne peut plus voir que des débris. Il faut que l'examen de ces filaments microsporiques intrapilaires soit vraiment difficile pour que les auteurs qui les ont décrits en aient dit au total si peu de choses et tant de choses fausses. Je ne m'excepte pas des autres en ceci.

C'est sur le Cobaye inoculé d'un Microsporum vivace que cette étude doit être poussée. Alors on peut obtenir de merveilleuses figures, tout à fait claires et démonstratives, telles, par exemple, que la figure 45.

Ces figures démontrent d'une façon évidente et indiscutable, d'abord que les filaments microsporiques intra-pilaires sont tous descendants, car toutes leurs bifurcations sont dirigées dans le même sens, vers la profondeur. Ces bifurcations aussi bien chez l'homme (fig. 41) que sur l'animal (fig. 45) s'effectuent suivant un mode assez particulier. L'issue d'une branche hors d'un tronc se fait presque à angle droit, mais la branche se recourbe aussitôt en décrivant un quart de cercle, et devient parallèle au tronc dont elle est issue. Elle reste d'ailleurs sensiblement de même diamètre.

Ainsi de bas en haut, dans l'épaisseur du cheveu microsporique, les filaments se multiplient. D'abord ils n'étaient que quelques-uns et, dans certains cheveux, ils restent assez peu nombreux. Dans d'autres cas, ils remplissent le cheveu en totalité [1].

Dès mes premières études sur la microsporie

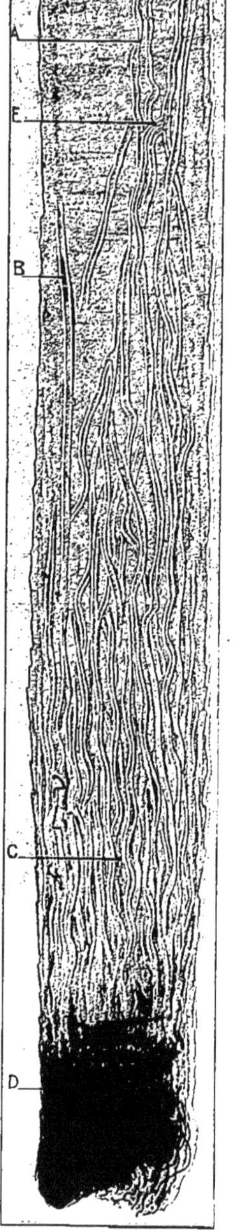

Fig. 45. — *Mycélium intra-pilaire du Microsporum lanosum*. Poil de Cobaye 8 jours après l'inoculation. — En A, filaments rares. Un point coloré en B montre 2 septa, les parties non colorées n'en montrent pas. En C, le mycélium intra-pilaire remplit le cheveu. En D, audessus du collet du bulbe, le contenu protoplasmique des filaments est coloré (Bleu de Sahli. × 260).

[1] « En même temps, des filaments pénètrent le cheveu et croissent à travers ses fibres, mais ils n'arrivent jamais à l'extension qu'ils prennent chez les endothrix et ectothrix. » C. Fox and Blaxall. Some remarks on ringworm with especial reference to the early stage of attack of the hair, etc... *British medical Journal*, 2 décembre 1899.

Cette opinion n'est exacte qu'en général, comme le montrent plusieurs des figures ci-contre; les filaments intra-pilaires microsporiques peuvent remplir le cheveu, mais, même dans ce cas, ils sont bien moins apparents que les filaments trichophytiques.

humaine (1), j'avais indiqué le mode de croissance de haut en bas du Microsporum Audouïni. Un an plus tard (2) j'avais décrit le mycélium représenté ici par la figure 45 dans un passage dont les auteurs anglais n'ont pas reconnu la vérité (3) : « Nous verrons dans l'intérieur du cheveu, disais-je, de minces filaments à double paroi, serrés les uns contre les autres, comme des sarments de vigne liés ensemble en fagot, en javelle. Ils occupent le centre du cheveu et suivent sa direction. Ils ne sont coupés que de cloisons intercellulaires très espacées et minces. Ce sont de longues tiges qui ont chacune la largeur des spores environ (4) ». Ce texte pourrait s'appliquer, il me semble, sans aucun changement, à la figure précédente (fig. 45).

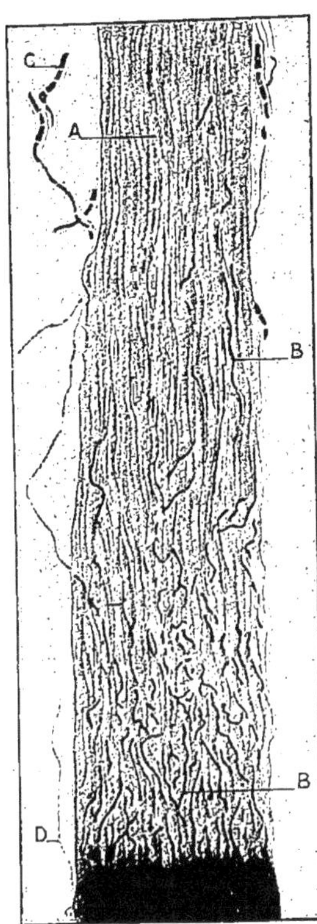

Fig. 44. — Cheveu d'enfant rempli par le mycélium intra-pilaire du *Microsporum lanosum*, non coloré en A, coloré en B. En C, mycélium rubané géant. En D, filament grêle (Bleu polychrome. × 260).

De haut en bas de sa portion radiculaire, le cheveu microsporique est donc de plus en plus rempli de filaments mycéliens. Ces rameaux subdivisés sont devenus plus fins, et leurs divisions cellulaires se sont espacées (fig. 44). Des préparations appropriées montrent l'exacte homologie qui existe sur ce point entre le cheveu de l'enfant (fig. 44) et le poil du Cobaye (fig. 45). Cependant, dans le poil du Cobaye, les rameaux extrêmes du mycélium intra-pilaire ne diminuent pas de diamètre.

Lorsqu'on arrive à l'extrémité radiculaire du cheveu, au niveau du collet du bulbe, point ordinaire de fracture du cheveu, et qu'on examine des cheveux après coloration,

(1) R. SABOURAUD. La teigne tondante spéciale de Gruby (Microsporum Audouïni). *Annales de l'Institut Pasteur*, février 1894, p. 95.

(2) R. SABOURAUD. *Diagnostic et traitement de la pelade et des teignes de l'enfant*. Paris, 1895, note de la page 166.

(3) « Sabouraud a donné, dans ses derniers écrits, une description de ce mycélium que nous n'avons pu arriver à confirmer. » C. FOX and F. BLAXALL, *loc. cit.*

(4) Ce texte de 1895 continuait ainsi : « Enfin, en écrasant le cheveu complètement, on pourra voir que de ces tiges mycéliennes sortent de fins rameaux, ramifiés à l'infini et se dirigeant irrégulièrement vers la surface du cheveu ». Ce dernier texte n'est exact qu'au niveau de la frange d'Adamson, au-dessus du collet du bulbe du cheveu. De plus, la figure schématique à laquelle le texte s'appliquait ayant été placée la tête en bas, la part de vérité qu'elle contenait était peu reconnaissable.

le colorant a pénétré par le point de fracture, et les myléliums intrapilaires se trouvent en grand nombre colorés jusqu'à une certaine hauteur. On peut vérifier ainsi l'extrême finesse des filaments protoplasmiques, la rareté de leurs septa et l'épaisseur relative de leur enveloppe (fig. 44).

VI. — ***Frange d'Adamson.*** — En somme, si l'on a bien suivi ce que montrent nos figures, et ce qu'explique notre texte, on comprendra le mycélium intrapilaire du Microsporum Audouïni, ainsi que je l'ai dit plus haut, comme les racines d'une plante qu'on aurait contraintes de se développer dans un tube de verre. Plus bas on examinera le tube (c'est-à-dire le cheveu), plus le mycélium sera abondant, plus ses filaments seront nombreux, serrés et fins. Ils s'arrêtent tous à un même niveau, très peu au-dessus du bulbe et, comme la gaine de spores n'existe plus à ce niveau (elle s'arrête un peu au-dessus), les extrémités terminales et verticales de ce mycélium intrapilaire sont assez visibles. C'est elles qui constituent ce qu'Adamson a bien vu et décrit sous le nom de frange et qui doit conserver le nom de *frange d'Adamson* [1] (fig. 45).

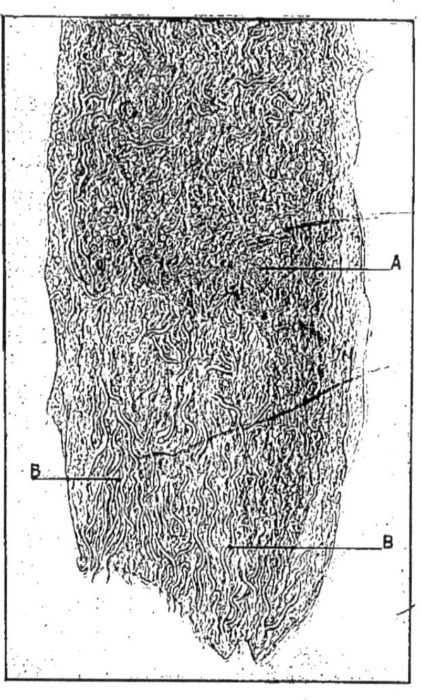

Fig. 45. — Extrémité inférieure d'un cheveu microsporique, cassé au collet du bulbe, montrant les terminaisons du mycélium intrapilaire B : *frange d'Adamson*. En A, certains filaments vus par leur extrémité apparaissent comme des spores. (Potasse, 30 pour 100, glycérine éosinée, × 260.)

Cette frange a plus tard été bien étudiée de nouveau par Colcott Fox et Blaxall dans leur travail si

[1] La première étude de l'extrémité radiculaire du cheveu microsporique a été faite par Adamson dans son premier et excellent travail histologique : Observations on the parasites of ringworm. *British Journal of Dermatology*, 1895, t. VIII, p. 201 C'est lui qui a dit le premier que la cuirasse de petites spores ne recouvrait le cheveu que jusqu'au niveau du collet du bulbe à peine, tandis que la frange mycélienne continuait plus bas sans toutefois envahir le bulbe lui-même. Adamson ajoutait qu'on observe sur le cheveu microsporique, épilé entier, des traînées de petites spores dispersées jusque sur le bulbe. A mon avis, ceci résulte d'un artifice de préparation. Adamson doutait lui-même de l'interprétation à donner de ce fait, ayant constaté qu'il ne s'observai jamais sur le bulbe du cheveu microsporique quand le poil est extrait avec sa gaine.

souvent cité (1). Ils complétèrent fort bien les descriptions d'Adamson. Ce que nous avons su d'abord de plus exact, sur ce sujet, provenait de leurs travaux.

La frange d'Adamson se présente sous des aspects quelque peu différents suivant les cas. Tantôt il s'agit moins d'une frange que d'un trousseau filamenteux compact remplissant la totalité du cheveu, c'est ce que montre la figure 45. Tantôt le centre du cheveu paraît sain et la frange d'Adamson est constituée par une mince épaisseur de radicules sous-cuticulaires (fig. 46) adhérentes à la cuticule du cheveu et accompagnant ses débris quand on la dilacère.

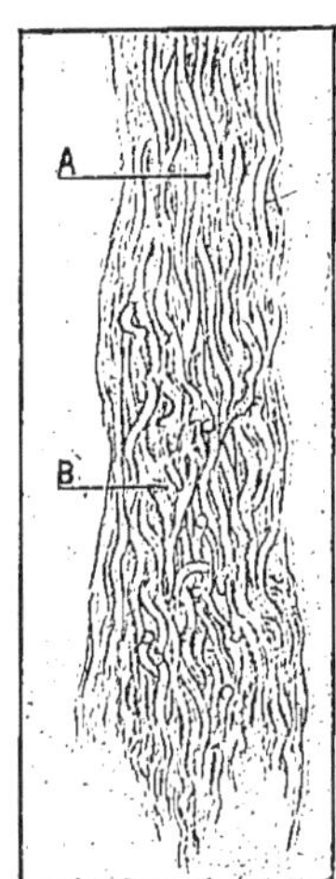

Fig. 46. — Fragment de la cuticule d'un cheveu microsporique au niveau de la *frange d'Adamson*. En A, filaments, dont on voit, en divers points, la section ronde comme une spore. B. (Acide formique, × 260.)

Enfin lorsqu'on examine la portion radiculaire profonde d'un cheveu microsporique, très peu plus haut que la frange d'Adamson, on trouve, sous la gaine de spores de fins rameaux mycéliens, flexueux, sigmoïdes, qui sont les premiers myccéliums microsporiques que j'aie vus et décrits (2).

(1) Les deux auteurs insistent d'abord sur ce fait que si l'on extirpe un cheveu microsporique avec sa racine, l'examen du cheveu au niveau du collet du bulbe est plein d'enseignement, car on y voit très bien le mycélium, moins distinct partout ailleurs. Ce mycélium, long, délicat, branchu, est tout à fait caractéristique du Microsporum. Le texte continue ainsi : « About the junction of the shaft with the bulbous portion, a remarkable terminal fringe of long, plain, narrow, delicate, sometimes branched mycelial threads come into view, and is, I believe, quite characteristic of Microsporum. The threads run parallel with, and extend up the hair beneath the dense mosaïc spore-sheath and they terminate towards the bulb in slightly swollen ovoïd endings at a distinctly deeper level than the spores.... The fringe appeared to be situated in the hair structure. This fringe already described by Adamson has long been a familiar object to those accustomed to examine ringworm hairs in this country and has been figured by Thin in his work on « Ringworm » and I believe by Aldersmith. » Les auteurs ajoutent qu'il est curieux que cela n'ait pas été décrit à Paris, probablement, ainsi que le suggère Adamson, parce que les spécimens ont été préparés avec une solution de potasse trop forte, ou montés dans la glycérine. En réalité c'est qu'en France on n'avait jamais attaché une suffisante valeur à l'examen des cheveux teigneux *entiers*. On décrivait les tronçons obtenus par épilation incomplète. J'ai dit que lors de mes premiers travaux, la quantité de faits nouveaux que les méthodes bactériologiques apportaient dans le sujet m'avait empêché de donner, à chacun des points étudiés, un temps d'étude suffisant, pour ne pas laisser dans l'ombre beaucoup de détails importants.

(2) « Quand on dissocie le cheveu, on trouve, entre les spores désagrégées et flottantes, de minuscules tronçons de rameaux n'ayant guère que 2 μ de large sur 6 à 10 μ de longueur, et ordinairement sigmoïdes. De même, quand le cheveu a été, par un hasard de préparation, décortiqué de son enveloppe de spores, on voit à sa surface quelques tronçons de rameaux semblables.... » SABOURAUD. Sur une mycose innominée de l'homme. La teigne tondante spéciale de Gruby. Microsporum Audouïni. *Annales de l'Institut Pasteur*, février 1894.

Un an plus tard, Adamson les observait de nouveau et les décrivait mieux que moi, parlant en ces termes : « Par une mise au point attentive, on peut voir que le mycélium s'étend sous la cuirasse de spores pour former *une gaine interne* entre les spores et le cheveu [1]. » Cette même description avait d'ailleurs été faite déjà par Gruby lui-même dès son premier texte (1843)... « Les branches prennent naissance dans le tissu des cheveux, et *constituent la couche interne de la gaine*, tandis que les spores forment la couche externe.... »

Ainsi se termine, près de la région bulbaire du cheveu, à la surface du cheveu, et dans son épaisseur, le mycélium intrapilaire du Microsporum Audouïni.

Mais le tableau que nous venons d'en présenter n'est pas constant, à bien loin près; le nombre des filaments mycéliens intra-pilaires peut subir de considérables variations. Un cheveu en renferme quatre ou cinq brins, d'autres trente et plus.

Il semble que quand l'infection marche vers la guérison spontanée, le nombre des filaments mycéliens intra-pilaires décroisse peu à peu. Car sur les cheveux qu'on parvient à épiler entiers, ce nombre est toujours restreint; ceci est presque une tautologie d'ailleurs, car on ne peut épiler entiers que les cheveux qui gardent une certaine résistance; et ils la gardent précisément parce qu'ils sont moins complètement envahis. De tels cheveux semblent devenir de plus en plus nombreux quand la maladie va guérir.

Un autre fait mérite de fixer l'attention, concernant la durée de vie des éléments qui constituent la frange d'Adamson. Elle et le mycélium sarmenteux sous-sporulaire ne s'observent que dans le tiers inférieur de la partie radiculaire du cheveu. Comment ne voit-on pas aussi ces formes au niveau de la portion aérienne du cheveu et dans les deux tiers supérieurs de sa portion radiculaire? Puisque tous les éléments parasitaires arrivent peu à peu hors de la peau, en montant de la profondeur, avec le cheveu lui-même, comment ne trouve-t-on pas aussi le cheveu microsporique, tout plein des ramilles de la frange d'Adamson, qui, elle aussi, doit monter dans le follicule avec le cheveu qui pousse? Cela ne me semble possible que si certains des éléments mycéliens des Microsporums n'ont qu'une vie transitoire au niveau du collet du bulbe du cheveu, à l'endroit où le parasitisme se reconstitue perpétuellement et montre sa plus grande activité; et il semble que beaucoup des éléments mycéliens des Microsporums subissent assez promptement une résorption plus ou moins complète, dont

(1) C'est un fait que le point D de la figure 68 montre très exactement. Voici le texte d'Adamson : « By careful focussing, it can be seen that the mycelium extends upwards, beneath the sheath of spores, *to form an internal sheath* between it and the hair. ADAMSON, *loc. cit.*, p. 209.

nous avons vu déjà d'autres exemples, dans la constitution de la gaine sporulaire du cheveu, et dont nous verrons d'autres exemples plus frappants dans le développement des chlamydospores et des conidies externes des mêmes parasites en culture.

VII. ***Rapport du mycélium intra-pilaire et de la gaine des spores.*** — Jusqu'ici nous avons étudié le mycélium intra-pilaire des Microsporums et la gaine péri-pilaire de sporules comme deux systèmes indépendants et sans lien commun. Il nous reste à chercher s'il en est bien ainsi et si le mycélium intra-pilaire, bien qu'il ne contribue pas visiblement au premier établissement de la gaine, ne contribue pas par la suite à son entretien.

La tondante microsporique, livrée à elle-même peut durer trois ans, cinq ans, et, dans des cas rares, sept ans et plus, et, pendant toute sa durée, les cheveux malades ne cessent pas de croître comme s'ils étaient sains. En quatre ans la croissance du cheveu équivaut à 40 centimètres environ. Or pendant toute la durée de la maladie, à quelque moment qu'on examine le cheveu, on le verra toujours entouré de la gaine grise qui pousse avec lui et qui est le caractère objectif de la tondante des Microsporums. Si le cheveu microsporique était protégé contre sa propre fragilité, comme il arrive quelquefois, au milieu de chevelures à cheveux longs, il garderait sa gaine sporulaire dans toute sa longueur. J'ai vu ainsi des cheveux qui l'avaient gardée sur 12 à 15 millimètres au-dessus de la peau. On peut donc conclure de ce qui précède, que, si une microsporie vit trois ou quatre ans, chaque cheveu malade a donné lieu à une gaine sporulaire ininterrompue de 30 ou 40 centimètres de longueur. Il est intéressant de chercher comment se fait le renouvellement perpétuel de cette gaine parasitaire. Lors de l'invasion du cheveu, l'écorce sporulaire se constitue par division et subdivision des rubans mycéliens géants descendus au long du cheveu. Mais nous avons vu le mycélium intra-pilaire — qui n'existe pas encore lorsque se constitue la première écorce sporulaire — remplir peu à peu le cheveu jusqu'à venir ramper sous son écorce et même à sa surface : on peut donc se demander si la gaine sporulaire des Microsporums se perpétue par la naissance, au-dessus du collet du bulbe, de nouveaux articles sporulaires, se produisant indéfiniment au-dessous des précédents; ou bien si ce ne sont pas les rameaux terminaux du mycélium intra-pilaire qui, en affleurant la surface du cheveu, donnent lieu, à leur extrémité, à de nouveaux groupes de sporules articulées entre elles, reconstituant et perpétuant la gaine parasitaire au fur et à mesure que la croissance du cheveu fait monter celle-ci dans le follicule.

Voici d'abord (fig. 47) un poil de cobaye très instructif en ce qui concerne la question. Il est envahi par le *Microsporum lanosum*. Sur ce poil l'origine mycélienne de la gaine sporulaire est évidente, mais ce n'est plus de cela qu'il s'agit. Beaucoup de ces îlots sont sans lien commun visible entre eux. Ils sont discontinus. On peut, pour plusieurs d'entre eux, admettre la résorption de leur mycélium d'origine. On peut, pour quelques autres, croire que les manipulations de coloration et de montage ont décollé et fait disparaître le mycélium d'origine qui a donné naissance à chacun d'eux. Mais après l'examen total de la préparation, il est difficile de ne pas penser que certains de ces filaments, qui surgissent ainsi tout à coup, sont la terminaison visible, extérieure, d'un mycélium intrapilaire.

Ne semble-t-il pas également, dans la fig. 48, que les îlots sporulaires, tels que A, soient l'émanation et la résolution de filaments intra-pilaires tels que C, par exemple?

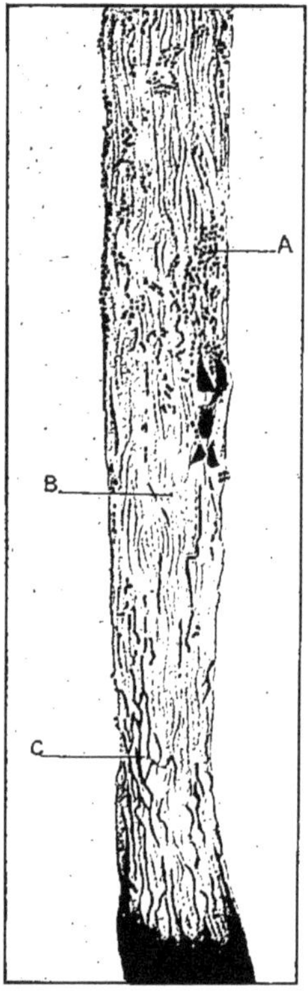

Fig. 48. — Poil de Cobaye 8 jours après l'inoculation du *Microsporum lanosum*. Acide formique. Bleu polychrome, × 260. En A, îlots sporulaires, en B, mycélium intrapilaire non coloré ; en C, terminaisons colorées du même mycélium intrapilaire : frange d'Adamson.

D'autres figures encore sont suggestives à ce sujet. Sur le cheveu vivant, à bulbe creux, le parasite n'envahit

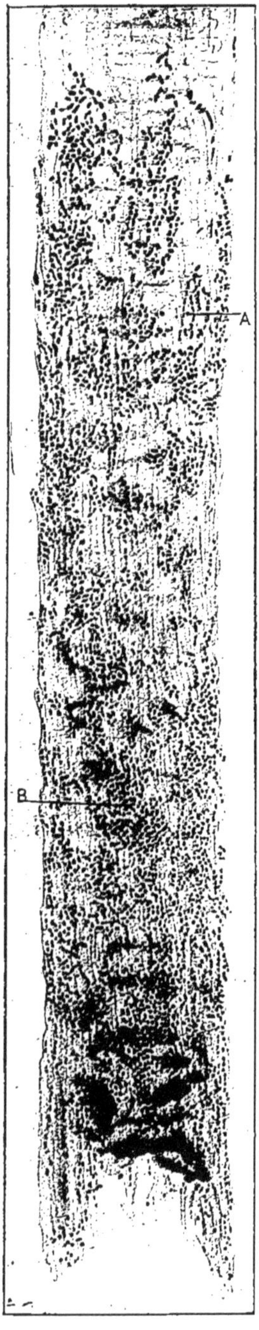

Fig. 47. — Formation de la cuirasse sporulaire du *Microsporum lanosum* sur le poil du Cobaye 10 jours après l'inoculation. Bleu de Sahli, ×260. A, filaments visibles ; B, îlots sporulaires constituant la gaine.

jamais la région bulbaire. Il s'arrête au collet du bulbe en formant la frange d'Adamson.

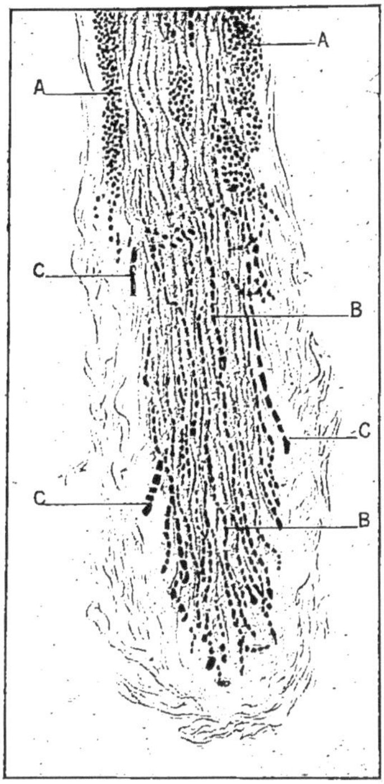

Mais, ainsi que Fox et Blaxall l'avaient vu d'ailleurs, il n'en est pas de même lorsque le parasite s'attaque à un cheveu à bulbe plein. Alors il l'envahit jusqu'au bout. Il l'envahit si bien qu'il arrive à le remplir complètement. Et alors ses filaments terminaux à extrémité bulbeuse sont septés à de très courts intervalles, B, comme ceux qui font l'écorce de sporules (fig. 49).

Sur ces follets à bulbe plein, la gaine des spores, A, s'arrête d'ordinaire très peu au-dessus du collet du bulbe. Et à ce niveau on peut croire, d'après ces préparations, que les rameaux intra-pilaires terminaux contribuaient pour une part à créer la gaine de sporules.

La fig. 49 semble montrer sur le fait la formation de la gaine sporulaire par des filaments mycéliens terminaux issus du mycélium intrappilaire.

Fig. 49. — Bulbe plein d'un follet envahi en totalité par le *Microsporum lanosum*. En A, terminaison de l'écorce sporulaire. En B, nombreux filaments mycéliens intrapilaires septés se terminant, en C, par une extrémité massuée. (Acide formique. Bleu de Sahli, × 260).

Les préparations de Suis et Suffran sont venues après coup renforcer cette opinion de faits qui semblent bien probants.

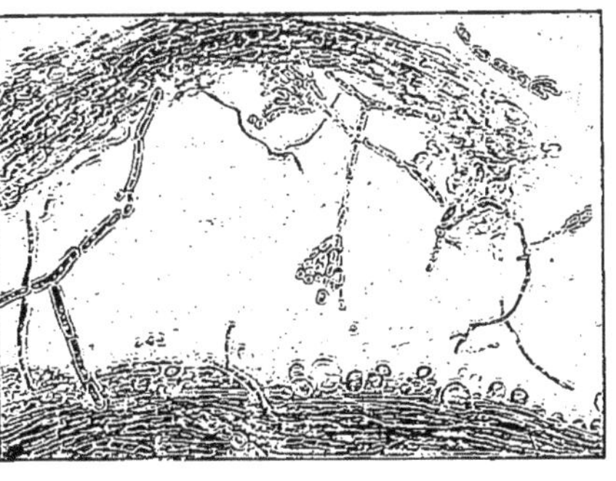

Fig. 50. — Poil d'un Chien atteint de microsporie et divisé dans sa longueur. Entre ces deux fragments, on aperçoit les terminaisons pénicillées du mycélium intrapilaire. Préparation Suis et Suffran. Dessin de Bessin, × 260.

Voici l'une d'entre elles (fig. 50) qui représente le corps d'un poil de Chien dilacéré dans sa longueur, et, entre les deux fragments dissociés, on aperçoit deux filaments mycéliens intra-pilaires qui se divisent, à leur extrémité, en un pinceau de ramifications rappelant de très près l'organe de fructification des *Penicillums*.

Sur d'autres poils, l'extrémité inférieure fracturée laisse passer des filaments mycéliens renflés en massue, exactement semblables à ceux qui terminent le mycélium intrapilaire, au-dessus du bulbe, dans le cheveu microsporique de l'enfant, et chacune de ces massues porte sur de courts supports mycéliens, qui ressemblent à des stérigmates, un bouquet de spores tout à fait analogue à la fructification des Aspergillus et Pénicillums (fig. 51).

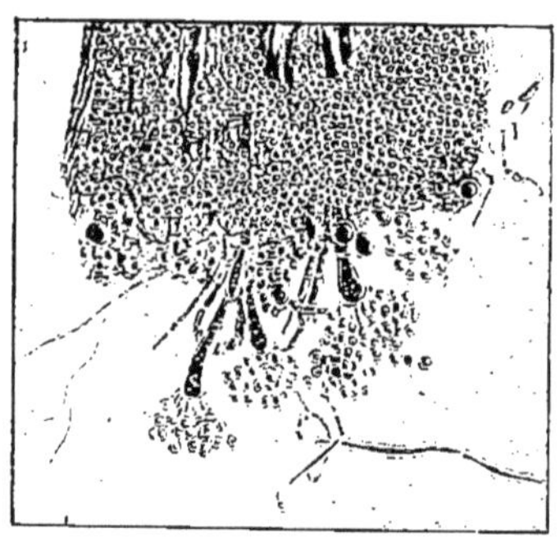

Fig. 51. — Extrémité inférieure fracturée d'un poil de Chien atteint de microsporie. Les filaments mycéliens intrapilaires se terminent en massues couvertes de bouquets d'éléments sporulaires. × 260. Préparation de Suis. Dessin de Bessin.

Or c'est précisément à ce niveau que naît l'écorce microsporique du cheveu, c'est là qu'elle se constitue.

De tous ces faits, il semble bien résulter que la cuirasse des sporules du cheveu microsporique, qui est certainement constituée au début de l'infection, par des subdivisions de filaments mycéliens descendants, restés externes au cheveu, peut être rénovée et continuée par les rameaux terminaux du mycélium intra-pilaire arrivant à affleurer la cuticule, et venant s'y terminer par des ilôts sporulaires plus ou moins proches les uns des autres.

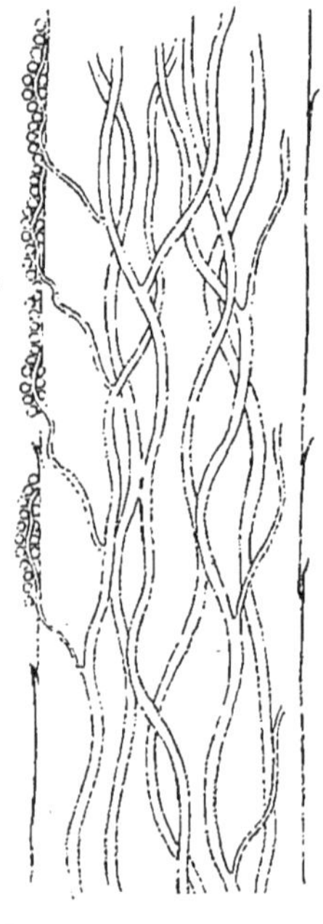

Fig. 52. — Schéma exprimant la théorie morphologique du Microsporum d'après Gruby.

VIII. ***Schéma général de la structure des Microsporums.*** — Pour terminer cette étude, il me semble utile de présenter en les résumant les diverses théories morphologiques qu'on a données des Microsporums; ce qui précède nous permettra de voir en quoi elles étaient vraies et en quoi elles étaient fausses.

Les rapports réciproques des différents éléments constitutifs des Microsporums, particulièrement des éléments de la gaine sporulaire et des myceliums intrapilaires ont donné lieu à quatre théories différentes.

I. La première est celle de Gruby. A lire son texte, on conçoit exactement le Microsporum comme un arbre formé de tiges, de branches et de graines : « Les tiges... de forme ondulée... suivent la direction des fibres du cheveu » (fig. 52).

D'après ce texte, on les suppose donc verticalement ascendantes : « Elles se bifurquent quelquefois en formant des branches d'un angle de 30 à 50 degrés. *Les branches* de même diamètre que les tiges *se terminent à la surface de la gaine en se couvrant de sporules.* »

II. A cette opinion mes recherches apportèrent plusieurs modifications. Je précisai d'abord le mode de croissance du Microsporum et sa direction vers la profondeur : « La croissance du Microsporum Audouïni s'effectue de haut en bas, de la portion aérienne du cheveu vers sa partie radiculaire, et la racine est la dernière partie intacte du cheveu » (1).

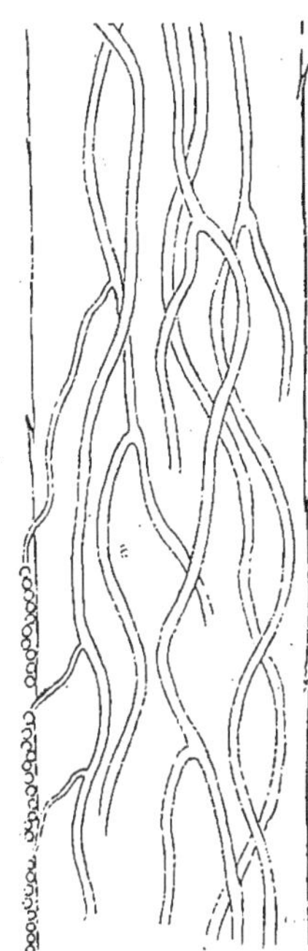

Fig. 53. — Schéma exprimant ma première théorie morphologique du Microsporum et la deuxième de Bodin.

Les rapports des éléments sporulaires de la gaine avec les myceliums internes du cheveu sont encore aujourd'hui difficiles à préciser. On l'a vu. Mes idées sur ce sujet se modifièrent plusieurs fois. Je crus d'abord, ce qui est vrai, que les spores microsporiques naissaient bout à bout comme des cellules mycéliennes (2) (fig. 53).

Plus tard, 1895-1896, j'étudiai mieux la disposition des myceliums intra-pilaires (3) et j'en fis à deux reprises une description qui reste exacte encore aujourd'hui, comme on peut le voir en comparant les textes que je cite aux figures du présent chapitre (4).

Mes descriptions, toutefois, erraient en un point. J'avais cru voir les cellules sporulaires de l'écorce portées latéralement sur les rameaux mycéliens terminaux (5). Ceci était une erreur

(1) *Trichophyties humaines*, 1894, p. 215.

(2) Chacune des spores de la gaine, en raison de sa forme ronde ou ovale donne à toutes les spores qui l'entourent, un point de tangence presque égal. Il s'ensuit que, même en supposant que ces cellules naissent bout à bout — *ce qui doit être* — leur forme rend leur série linéaire indistincte. SABOURAUD. *Annales de l'Intitut Pasteur*, février 1894, p. 95.

(3) On voit qu'il existe autour du canal médullaire du cheveu quelques filaments mycéliens, quatre à dix environ, verticaux, à direction sinueuse, ou mieux brisée, irrégulière. Chaque coude de mycélium donne lieu à des bifurcations. Les tiges mycéliennes primaires ont trois micromillimètres de diamètre environ. Les tiges nées des bifurcations sont un peu plus minces; elles obliquent vers l'écorce du cheveu et se résolvent en rameaux de plus en plus fins, très irréguliers. SABOURAUD. *Third international Congress of Dermatology*. Londres, 1896. *Transactions*, p. 509.

(4) SABOURAUD. La pelade et les teignes de l'enfant, Paris, 1895, p. 164 (Note), et *Third international Congress of Dermatology*, cité plus haut.

(5) « Les derniers [rameaux mycéliens] perforent l'écorce cuticulaire du cheveu et vont supporter chacun une série de 7 ou 8 spores *pédiculées sur un seul côté*

théoriquement assez importante, car cette description tendait à faire croire que les Microsporums inversement aux Trichophytons, produisaient des *spores externes*, pédiculées, aussi bien pendant leur vie parasitaire que dans leurs cultures (fig. 54).

Cette erreur mise à part, ma conception de la morphologie du Microsporum dans sa vie parasitaire revenait à celle de Gruby sauf que l'arbre microsporique était renversé et placé comme il doit être compris, la tête en bas. Cette conception reste encore discutable, comme nous venons de le voir, non pas dans la formation première de la cuirasse sporulaire, qui se constitue certainement d'une autre façon, mais en ce qui fait la persistance de son développement et sa rénovation perpétuelle.

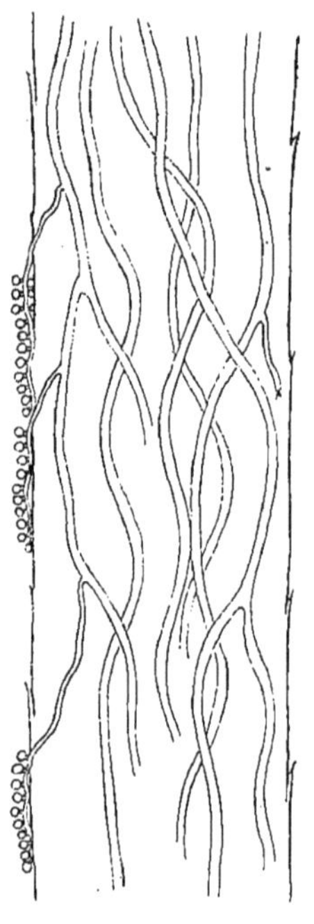

Fig. 54. — Schéma exprimant ma deuxième théorie morphologique du Microsporum et la première de Bodin.

III. Bodin partagea tout d'abord mes propres erreurs, mais il les redressa peu après. Il crut d'abord aux spores externes du Microsporum Audouïni [1] (1896).

Mais dès 1898 il inocule le Microsporum du Cheval au Cobaye et alors : « au bout de deux ou trois jours, quand les ramifications [mycéliennes] ont envahi tout le tissu pilaire, et qu'elles commencent à ramper sur la cuticule du poil, les spores apparaissent à l'extrémité terminale de ces ramifications et elles s'y forment par le rapprochement des cloisons transversales du mycélium, qui, à ce niveau ne délimitent plus que de courts segments sporulaires, comme sur les filaments des Trichophytons [2] ».

Et alors voici comment Bodin conçoit la genèse de l'écorce sporulaire : « Comme les filaments [du Microsporum] présentent de nombreuses ramifications latérales, contournées, et qui se sporulent à leurs extrémités terminales, les spores de toutes ces ramifications se juxtaposent en se

du fin rameau terminal. Le cheveu contient donc comme un fagot de mycéliums fins, dont les dernières brindilles rampent à l'extérieur de la cuticule du cheveu pour porter les spores. » Ce fagot de brindilles était la frange d'Adamson. *Third International Congress of Dermatology.* Londres, 1896. *Transactions*, p. 509. Comparez à ce texte la figure 68 point D et la figure 45.

(1) « Le Microsporum Audouïni... est le seul Champignon qui puisse parcourir, sur l'homme, le cycle entier de sa vie de Mucédinée. » E. Bodin. *Les teignes tondantes du cheval et leurs inoculations humaines.* Thèse de Paris, 1896, p. 32.

(2) E. Bodin. Le Microsporum du cheval. *Archives de Parasitologie*, 1898, p. 598.

serrant les unes contre les autres, de telle sorte qu'elles finissent par former une gaine de spores où il devient impossible de retrouver la trace d'un chapelet mycélien sporulaire » ([1]).

Bodin abandonne donc sa conception antérieure pour revenir à la première que j'avais émise, hypothétiquement d'ailleurs : « On peut donc dire, aujourd'hui, conclut-il, que le mode de sporulation des Microsporums dans leur vie parasitaire ne diffère pas essentiellement de celui des Trichophytons, et qu'il se réduit en somme à la division des myceliums en courts segments sporulaires, par de petites cloisons transversales » ([2]). En résumé, pour Bodin, ce qui commence, c'est l'infiltration intérieure du cheveu par des filaments mycéliens intra-pilaires, filaments dont l'émergence hors de la cuticule se produit plus bas, et qui se terminent à la surface du cheveu par des files d'articles sporulaires irrégulièrement enchaînés.... La théorie de la formation première de la gaine sporulaire par des myceliums intra-pilaires était une erreur que les auteurs anglais n'avaient pas faite.

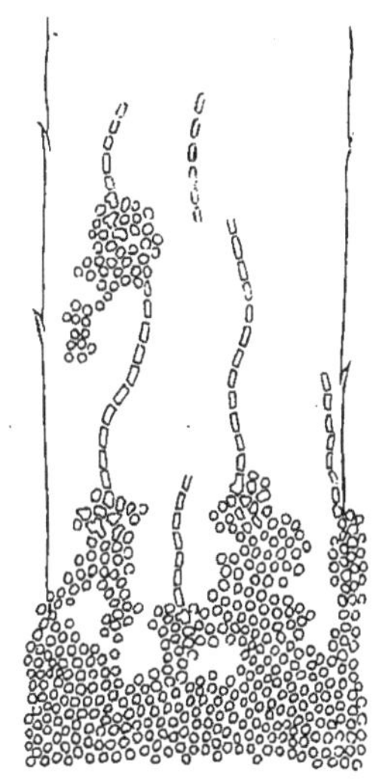

Fig. 55. — Schéma de la formation de la gaine sporulaire du Microsporum, d'après Adamson, Fox et Blaxall.

IV. Depuis 1895, les travaux histologiques s'étaient multipliés sur ce sujet en Angleterre. Adamson, Colcott Fox et Blaxall avaient étudié avec le plus grand soin la morphologie des Microsporums dans le cheveu, en partant de sa phase d'envahissement, ce qui était le seul moyen d'éclairer le sujet. C'est ainsi qu'ils mirent hors de doute l'origine externe de la gaine sporulaire des Microsporums. Nous avons étudié plus haut ce processus et cité beaucoup de leurs textes. Ces auteurs établirent ainsi que la gaine de spores avait pour origine les grands filaments mycéliens cutanés descendant à la surface du cheveu, filaments qui se résolvaient en groupes irréguliers d'éléments à facettes; ces groupes très nombreux fusionnant par leurs bords formaient la cuirasse microsporique. Ce point est acquis désormais et ne saurait plus être mis en doute (fig. 55).

Avec moins de précision, les mêmes travaux montrèrent que les filaments mycéliens externes, après avoir pénétré au dedans du cheveu, y créent le mycélium sarmenteux intra-pilaire déjà décrit par Gruby et par moi. Enfin Adamson montra au niveau du collet du bulbe que

([1]) *Loc. citat.*, p. 390.
([2]) *Loc. citat.*, p. 391.

ces filaments se terminent par une fine frange mycélienne qui prit son nom (fig. 56). Ces points sont également hors de doute, et le seul discutable est de savoir si oui ou non les rameaux excentriques du mycélium intra-pilaire qui vont ramper sous la gaine microsporique, ne contribuent pas à sa formation en se résolvant eux-mêmes en groupes sporulaires. C'est ce dont les derniers travaux de Suis et Suffran sur le poil microsporique du Chien semblent fournir la démonstration (fig. 57). Si l'on considère ce dernier point comme acquis, il faudrait allier ma première opinion, reprise par Bodin, à celle de Colcott Fox et Blaxall pour parfaire la théorie morphologique des Microsporums.

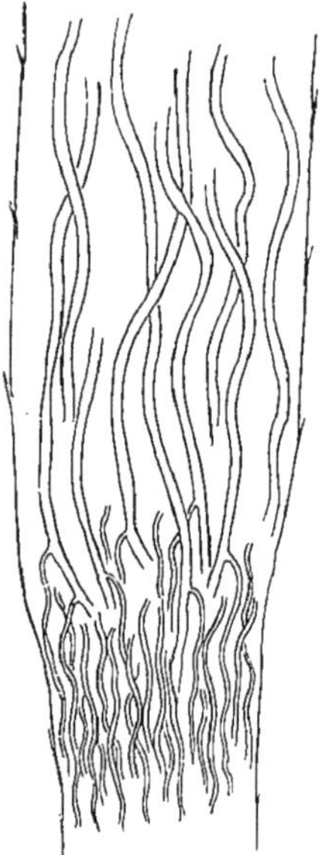

Fig. 56. — Schéma du mycélium microsporique intrapilaire et de la frange d'Adamson.

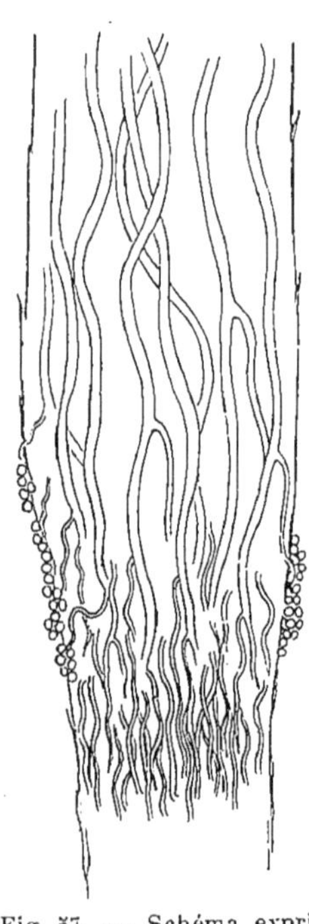

Fig. 57. — Schéma exprimant la part que semblent prendre les rameaux intrapilaires externes du Microsporum à la réfection de la gaine microsporique péripilaire.

Résumons à grands traits ce qui précède et nous dirons :

1° Que les Microsporums, quelle que soit leur espèce ou variété, comprennent une partie extra-pilaire formée de petits éléments polyédriques par pression réciproque, disposés côte à côte comme les cailloux d'une mosaïque, autour du cheveu ; et d'une partie intra-pilaire composée de filaments mycéliens inclus dans le cheveu et qui s'y multiplient de haut en bas par dichotomie.

2° L'écorce sporulaire est certainement produite, à l'origine, par la segmentation à courts intervalles de filaments mycéliens restés extérieurs au cheveu et descendus au long de lui.

3° Le mycélium intra-pilaire, né du précédent, s'infiltre dans le cheveu, à la façon d'une racine qui se développerait dans un tube de verre. Et souvent il s'y multiplie jusqu'à le remplir, à son extrémité radiculaire, d'un fagot de fines radicelles sinueuses.

4° De ces radicelles, les unes sont de direction verticale et s'arrêtent en bas, au niveau du collet du bulbe en formant la frange d'Adamson.

5° Les autres, très sinueuses, rampent immédiatement sous la gaine sporulaire en faisant « la couche interne de cette gaine », comme Gruby l'avait indiqué, comme Adamson et moi l'avons observé de nouveau, et comme l'attestent plusieurs de nos figures.

6° Le rôle de ces rameaux semble être de créer à leur terminaison, à la surface du cheveu, de nouveaux îlots sporulaires assurant la perpétuité de la gaine microsporique à mesure que le cheveu pousse.

V. — MICROSPORUMS ANIMAUX

Microsporum du chien (Bodin-Almy, 1897). Microsporum lanosum (Sabouraud, 1907).

De même que le *M. Audouïni* est le type des *Microsporums* à petite culture et d'habitat humain, de même le *M. lanosum*, que nous allons étudier maintenant, est le type des *Microsporums* à culture vivace, et d'origine animale ordinaire. Son histoire semble à peu près complète aujourd'hui ; on connaît les animaux sur lesquels il habite d'ordinaire : le Chien, le Chat, le Cheval, et la maladie qu'il provoque sur eux ; on l'a longuement étudiée chez l'Homme ; on connaît ses mœurs cliniques. Il a servi à fixer plusieurs points de la structure générale des Microsporums. Bref il est aujourd'hui l'un des mieux connus des parasites de la série dont il fait partie.

I. ***Historique***. — Le M. lanosum a déjà une longue histoire, et cette histoire a présenté des phases successives.

C'est lui probablement que je décrivis et figurai en 1892-1894 comme cause d'un herpès contagieux des Poulains. Je l'avais isolé de sept cas d'une épidémie équine (¹).

Il fut observé sur le Chien en 1897, par E. Bodin et J. Almy. De cette époque date la première description de la maladie qu'il détermine chez le Chien (²).

L'étude de ces deux auteurs était excellente, bien qu'incomplète en ce qui concerne la description clinique de la maladie du Chien, et la description mycologique du parasite cultivé. Elle était moins parfaite

(¹) R. Sabouraud. *Trichophyties humaines.* Atlas, p. 58 et figure 166 et 167. « En vieillissant, la culture équine, qui forme un tapis grisâtre, *s'entoure d'un cercle de duvet saillant et blanc.* » Comparer à ce texte et à ces figures les figures 1⁴ de la planche IV, représentant le M. lanosum. De tous les Microsporums actuellements connus celui-là est le seul à s'entourer d'un cercle duveteux blanc et saillant sur gélose maltosée. L'identité entre les caractères que j'avais donnés à cette culture sur pomme de terre et ceux du Microsporum lanosum sur ce milieu sont aussi extrêmement probants.

(²) E. Bodin et J. Almy. Le *Microsporum* du chien. *Recueil de Médecine vétérinaire*, 15 mars 1897, p. 161.

sur deux points : d'une part, la morphologie du parasite dans ses lésions n'avait pas été spécialement étudiée; en outre les cultures du Microsporum du Chien de Bodin et Almy n'ayant pas été faites par eux sur un milieu de composition fixe, par la suite elles ne purent être identifiées lorsqu'on rencontra le même parasite.

Très peu après le travail de Bodin et Almy, le Microsporum du Chien fut retrouvé par Mibelli à Parme [1] et identifié par Bodin.

Plus tard, en 1900, Mario Truffi, travaillant dans mon laboratoire à l'hôpital Saint-Louis, trouva, dans une tondante de l'enfant, un *Microsporum* dont la culture vivace était distincte de celle du *Microsporum Audouïni* banal, et la culture, envoyée à Bodin, fut encore identifiée par lui à celle du *Microsporum* du Chien [2].

Enfin Nicolas et Lacomme de Lyon, retrouvèrent sur le Chien et sur l'Homme le même parasite en 1906 [3].

Mais l'histoire de ce parasite fut obscurcie par un quiproquo. Alors que je me proposai d'étudier à nouveau toute la série des *Microsporums* [4] je reçus de Bodin, aux fins de comparaison, une culture de son *Microsporum caninum*, qui se trouvait être, depuis des années, devenue pléomorphique et méconnaissable. Cet élément de comparaison, sans qu'on le sût, n'était plus valable. Je pus dans ces conditions, rencontrer dans quatorze cas, chez l'homme le *M. caninum* de Bodin, sans pouvoir l'identifier à la culture dégénérée que j'en avais et à laquelle je le comparai. Ce parasite fut alors décrit et étudié comme un *Microsporum* nouveau sous le nom de *M. lanosum*. Et c'est seulement après plusieurs mois que l'identité du *M. lanosum* et du *M. caninum* put être prouvée par l'identité de leur dégénérescence pléomorphique [5].

L'enquête ainsi faite sur le *M. caninum* devenu le *M. lanosum* montra plusieurs faits importants. D'abord la fréquence de la microsporie canine chez l'enfant et chez l'homme à Paris, l'aspect clinique

(1) V. Mibelli. Di un caso di tigna del Gruby-Sabouraud, *Microsporum Audouïni* (var. : Bodin-Almy). *Gorniale italiano delle malattie veneree e della pelle*, 1897, p. 465.

E. Bodin. Note mycologique sur le *Microsporum* trouvé à Parme par M. Mibelli. *Annales de Dermatologie et de Syphiligraphie*, 1897, p. 1145.

(2) Mario Truffi. *Sulla tigne*, 1902.

(3) J. Nicolas et Lacomme. Dermatomycose des régions glabres causée chez l'homme par le Microsporum canis. *Soc. des Sciences vétérinaires de Lyon*, 16 mars 1906, p. 108, et *Annales de Dermatologie et de Syphil.*, 1906, p. 521. Dans cette observation l'identification ne fit pas de difficulté pour l'auteur, parce qu'il ne connaissait pas d'autre Microsporum animal que le Microsporum du Chien de Bodin, et aussi parce que l'origine canine de l'inoculation humaine fut dès l'abord certaine.

(4) R. Sabouraud. Nouvelles recherches sur les Microsporums. *Annales de Dermatologie et de Syph.*, mars, avril, mai, juin 1907.

(5) R. Sabouraud. Identification du Microsporum lanosum (Sabouraud, 1907) au Microsporum caninum (Bodin et Almy, 1897). *Annales de Dermatol. et de Syph.*, 1908, p. 153.

de cette maladie et son évolution au cuir chevelu de l'enfant sous forme de tondante, à la barbe chez l'Homme adulte, à la peau glabre sous forme d'herpès circiné à petits cercles érythémateux non vésiculeux, ayant quelquefois tendance à la généralisation. Cette étude décrivit plus précisément la morphologie du parasite dans le cheveu humain (et il y peut revêtir des formes très particulières). Avec les inoculations positives du Cobaye, fut étudiée, de même, la morphologie du parasite dans le poil chez l'Animal, qui, elle aussi, est pleine d'enseignements.

Ainsi l'histoire de ce *Microsporum* se trouva, un moment, à peu près faite, mais sous deux noms différents, en deux tronçons qu'il fallut réunir pour faire un tout complet.

Il restait un point inconnu à élucider, l'importance de cette mycose chez l'Animal et sa fréquence. Des recherches de clinique vétérinaire faites par Suis et Suffran viennent de compléter l'histoire du *Microsporum caninum* ou *lanosum* (1) et permettre une description d'ensemble de la mycose que ce Parasite détermine communément chez le Chien et chez l'Homme.

Les résultats de ces recherches peuvent se résumer ainsi : sur dix-sept cas de teigne animale observés à Toulouse, seize portaient sur des Chiens. Sur ces seize cas de teigne du Chien, quinze étaient dus au *Microsporum lanosum*.

Le *Microsporum lanosum* se présente donc comme le Dermatophyte animal le plus commun, au moins dans la région toulousaine. Sa fréquence chez le Chien explique les contagions humaines.

Ce parasite n'est pas seulement fréquent à Toulouse ; et sur le Chien, une note toute récente de R. Zollikofer (2) vient de nous raconter une épidémie de 45 cas due au *Microsporum lanosum* et propagée par les Chats, à Saint-Gall (Suisse), et ce fait explique, à lui seul, pourquoi, malgré la fréquence de ce parasite chez le Chien, nous croyons qu'il vaut mieux ne pas le désigner par le nom de cet Animal, car le Chien comme toutes les espèces animales peut offrir à l'examen plusieurs mycoses dues à des parasites différents, et ce parasite sera rencontré sûrement sur d'autres animaux que le Chien. Le nom de *Microsporum canis* ou *caninum* prêterait donc toujours à l'ambiguïté ; nous croyons qu'il vaut mieux adopter, pour *tous* les parasites des mycoses, des noms tirés de l'aspect de leur culture sur milieu d'épreuve. Ces noms les désignant mieux et ne préjugeant en aucune manière de leur habitat

(1) A. Suis et Suffran. Note préliminaire sur le Microsporum lanosum du Chien. *Annales de Dermatologie et de Syphiligraphie*, mars 1908, p. 151. Cf. également Sabouraud, Suis et Suffran. Fréquence du *Microsporum caninum* ou *lanosum* chez le Chien et chez l'Homme. *Annales de Dermat.*, 1908. p. 321.

(2) Zollikofer. Note sur une épidémie microsporique à Saint-Gall (Suisse). Le rapport détaillé concernant cette épidémie paraîtra dans la *Correspondanzblatt für Schweizer Aertze.*

ordinaire. Néanmoins il importe de toutes façons de rappeler que la première étude valable de ce Microsporum fut celle de Bodin et Almy et qu'elle en fut faite sous le nom de *Microsporum du Chien*.

La maladie chez le Chien. — Chez le Chien la maladie parcourt quatre phases successives, chacune assez brève mais toutes très distinctes :

Au début, les lésions sont annoncées par un soulèvement des poils qui paraissent ébouriffés et ternes, au milieu de la robe luisante. Ce

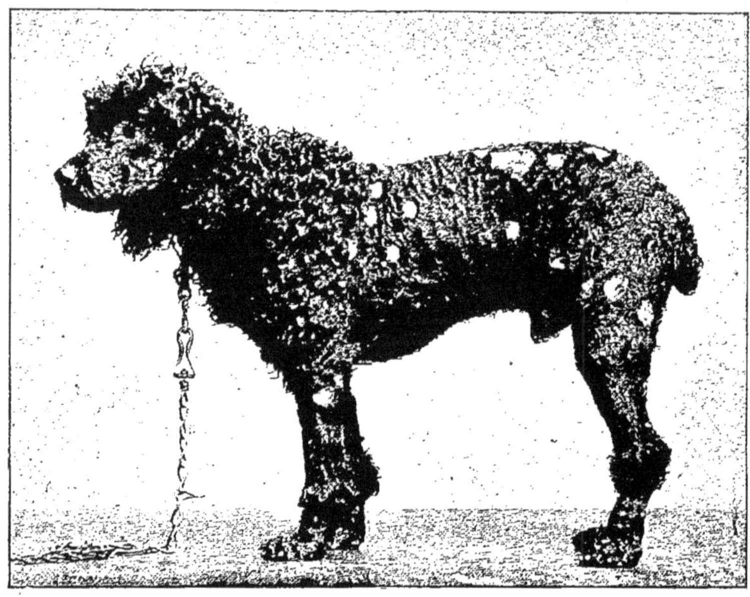

Fig. 58. — Tondante du *Microsporum caninum* chez le Chien (Bodin).

hérissement limité des poils est caractéristique du début de l'affection ; la robe de l'Animal paraît tigrée de boursouflures irrégulièrement semées et si l'on écarte les poils au niveau de ces plaques hérissées, on constate à leur base la présence d'un exsudat jaunâtre, épais, qui les agglutine et les redresse. Cet exsudat se concrète vite pour former croûte ; celle-ci s'enlève très facilement avec les poils qui la traversent.

Ainsi se produisent des surfaces tout à fait dénudées, dont le fond grisâtre tranchera d'autant plus sur la robe de l'Animal que celle-ci sera plus foncée (fig. 58).

I. En général, les taches ainsi caractérisées ont d'abord la dimension d'une pièce de 0 fr. 50 ou de 1 franc, régulièrement circulaires ou ovales. On peut en voir naître ainsi plus ou moins, quelques-unes ou des multitudes (fig. 59). Dans ces cas l'éruption se fait par poussées, ce qui allonge la durée totale de la maladie.

II. Très peu de jours après l'apparition des croûtes, les poils hérissés tomberont avec la croûte qui les réunit, laissant une plaque nue, sèche lisse, non desquamante.

Ces plaques spontanément dépilées offrent toujours des contours très réguliers. D'abord isolées, elles peuvent en s'agrandissant devenir confluentes; ainsi se forment des placards plus ou moins étendus, dont les contours festonnés témoignent encore de la forme primitivement arrondie des plaques qui les ont formés.

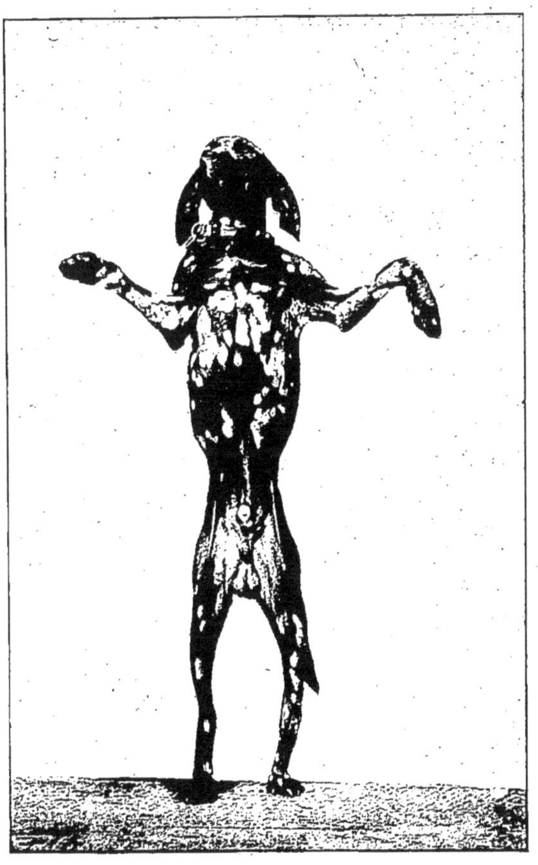

Fig. 59. — Teigne microsporique du Chien (Suis et Suffran).

Dès le moment où la dépilation se produit, la peau à peine épaissie est légèrement douloureuse à la pression; son infiltration peut se résorber, et la plaque malade marcher directement vers la guérison, mais le plus souvent il n'en est pas ainsi, et alors les plaques dépilées passent par un stade de suppuration folliculaire.

III. Après quelques jours l'épaississement œdémateux a considérablement augmenté et les plaques forment des saillies discoïdes, dont le niveau surplombe nettement les régions saines, elles sont maintenant chaudes, rouges et douloureuses. Si on saisit la peau entre le pouce et l'index, on peut, par la pression, faire sourdre, des orifices folliculaires plus ou moins nombreux, de grosses gouttes d'un liquide purulent épais, rougeâtre, pus mycosique et non microbien, car ni l'examen microscopique, ni la culture n'y montrent de microbes banals de suppuration. Et les cultures, sur tous les milieux, donnent seulement lieu en abondance aux cultures du même Champignon que donne aussi la culture des poils et des croûtes. Cette période de folliculite agminée dure environ une ou deux semaines.

IV. Cependant cette irritation s'apaise. Une semaine encore et la

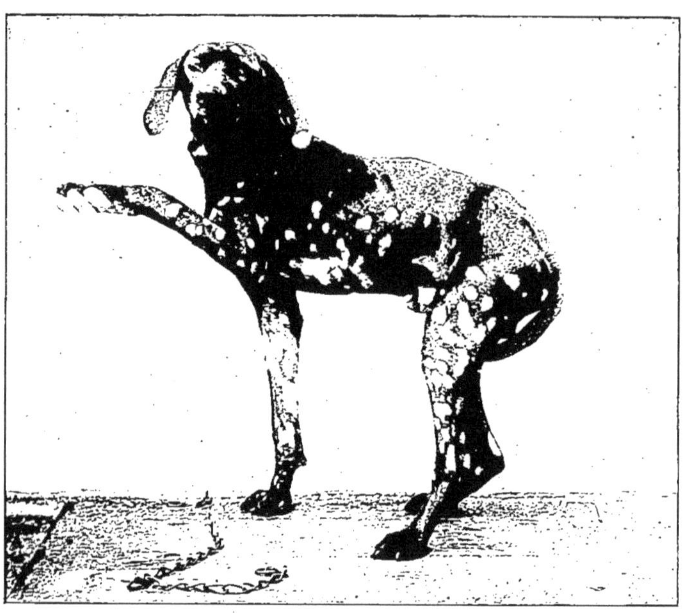

Fig. 60. — Teigne microsporique du Chien (Suis et Suffran)

peau redeviendra peu à peu lisse et souple et bientôt le poil renaîtra fin et régulier, tout à fait normal.

La double évolution de la maladie, avec ou sans stade suppuratif, ne constitue pas d'ailleurs deux variétés distinctes, car elle a pu être observée sur le même sujet, et il a semblé aux observateurs qu'un traitement énergique des plaques malades, dès leur début, suffisait à empêcher la folliculite, alors que d'autres plaques, négligées à dessein, sur le même malade, présentaient presque toutes cette complication.

Un symptôme négatif remarquable, déjà noté par Bodin, était l'absence du prurit. L'état général des Animaux ne se trouve non plus jamais altéré quel que soit le degré d'extension de la maladie.

L'évolution de cette teigne du Chien a toujours exigé plusieurs mois de traitement pour parvenir à la guérison complète. Sa durée semble surtout dépendre du degré de diffusion des lésions. Les Animaux les

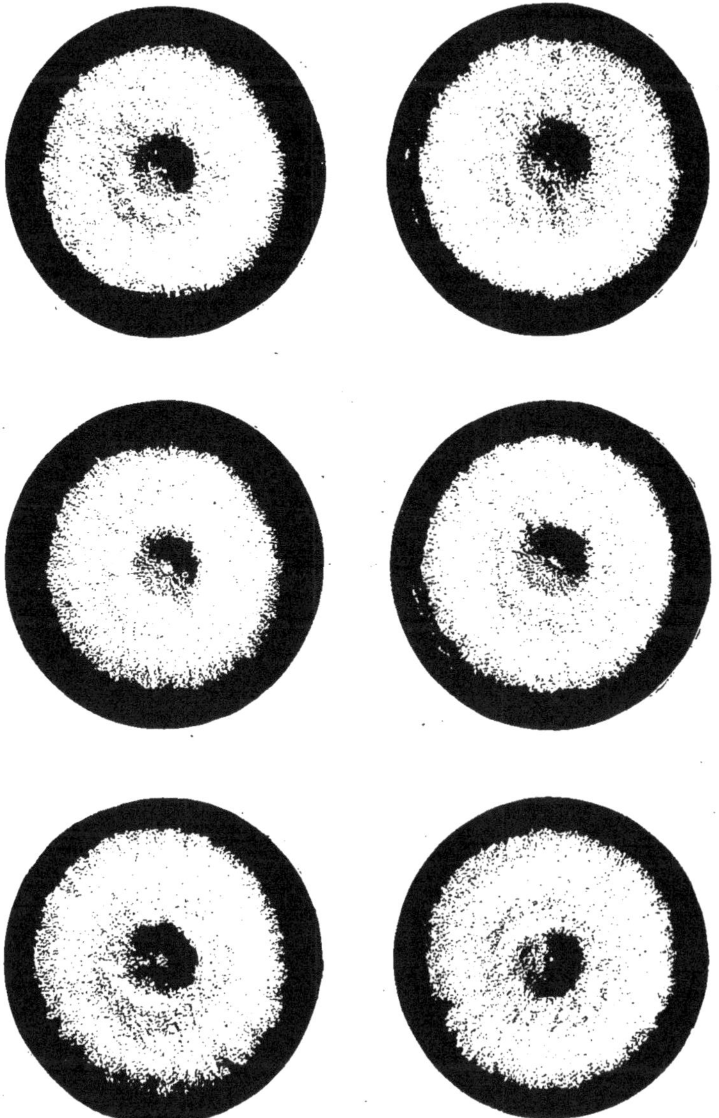

Fig. 61. — Culture provenant de six des quinze Chiens atteints de microsporie, observés par Suis et Suffran.

plus gravement atteints sont guéris après cinq mois, mais à ce moment la repousse est encore incomplète.

Caractères des poils malades chez le Chien. — Les poils épilés avec les squames-croûtes ne sont pas identiques et appartiennent à trois catégories différentes.

1° Il y a d'abord les poils qui sont tout à fait sains et ne diffèrent du poil sain que par leur caducité.

2° Il y a, en second lieu, des poils cassés à différentes hauteurs.

3° Il y a enfin des poils, ordinairement courts, qui montrent la gaine grise caractéristique de la microsporie [1].

Le premier fait que montre l'examen microscopique dans la microsporie du Chien, c'est que beaucoup des poils caducs examinés dans toute leur longueur ne sont aucunement atteints par le parasite; d'autres le sont à peine, et ceux qui en sont remplis, sont certainement en minorité.

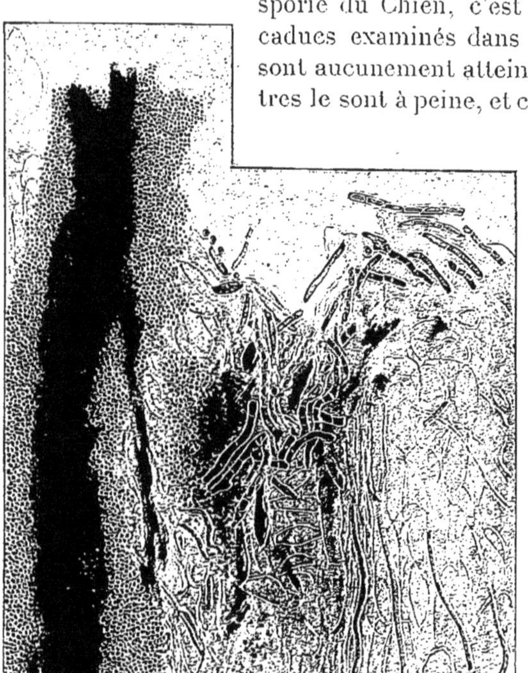

Fig. 62. — *Microsporum lanosum*. Microsporie spontanée du Chien. Préparation de Suis. Dessin de Bessin On y observe le poil microsporique avec ses caractères typiques, et, à côté de lui, les gros mycéliums qui signalent la période de début de la maladie. × 260.

Second fait intéressant : en certains cas, rien n'est plus facile que de déceler le parasite dans le poil et d'affirmer la nature microsporique de la maladie que l'on examine, tandis qu'en d'autres cas, il est difficile de trouver, parmi les poils recueillis, un poil malade. C'est que, dans certains cas, il reste peu de poils malades autour d'une surface déjà déglabrée; dans d'autres la préparation est encombrée de cheveux sains. Pour faire un examen rapidement probant, il ne faut pas examiner indifféremment tous les poils recueillis, mais les

(1) Il est bon de noter que cette gaine parasitaire est adhérente au poil, ce qui la fait différer de l'étui épidermique engainant le poil du Chien dans un certain nombre de maladies desquamatives et dépilantes, dont la nature est encore aujourd'hui imprécise, que beaucoup de vétérinaires prennent pour de la teigne et qui n'en sont pas.

trier d'abord à l'œil nu, et ne soumettre à l'examen microscopique que ceux qui sont courts et présentent la gaine grise adhérente signalée plus haut (Suis).

Un dernier point enfin : l'examen microscopique doit négliger la tige du poil pour se porter directement à son extrémité radiculaire, car elle seule est malade et sur une hauteur qui ne dépasse pas deux millimètres. Le poil malade a tous les caractères du cheveu microsporique de l'enfant. Mais souvent il montre, en outre de l'écorce microsporique, les grands filaments sinueux faits de cellules énormes qui créent l'envahissement parasitaire du cheveu en descendant au long de lui, à sa surface. Ces filaments géants restent visibles dans leur forme pendant toute la période de début de la maladie.

Certaines préparations montrent même, juxtaposés, le tableau du poil microsporique type et celui des gros myceliums d'ensemencement (fig. 62) qui signalent la période de début de la maladie.

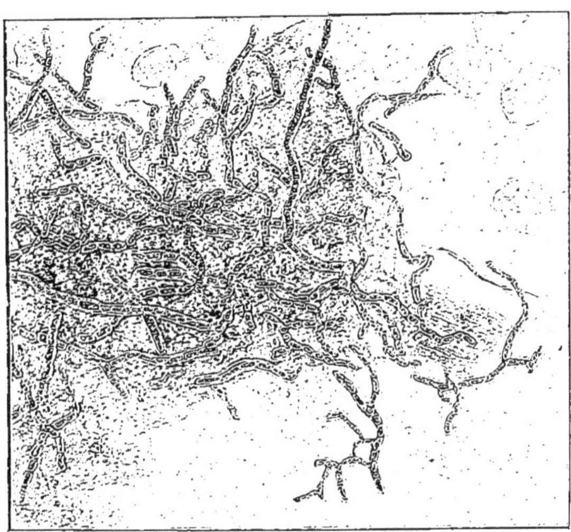

Fig. 63. — *Microsporum lanosum* du Chien. Parasitisme de la squame. × 260.

Dans la microsporie du Chien le poil n'est pas seul atteint, l'épiderme l'est aussi mais sans que le parasite y présente des caractères distinctifs (fig. 63).

A côté des observatiosn si étudiées de Bodin, de Suis et Suffran, donnons une part aussi au très remarquable travail de Zollikofer. Dans l'épidémie de Saint-Gall, le Chien n'était pas en cause, c'est le Chat qu'on put incriminer de façon certaine.

Dans sept familles contaminées par la microsporie, le Chat de la maison avait été malade : lésions alopéciques et croûtes envahissant surtout la tête, les épaules et les pattes de devant. Cinq de ces Chats avaient été tués, à cause de leur maladie progressive et défigurante, mais deux fois l'auteur put examiner le Chat malade et constater chez lui le parasite absolument identique au *Microsporum lanosum* provenant des lésions humaines. L'épidémie a compté 45 malades et on a pu relever chez 50 la cohabitation avec un Chat malade. Comme curiosité dans l'épidémiologie de cette microsporie, mentionnons un cas probable de retour spontané de l'Homme au Chat ([1]).

Étude clinique du Microsporum lanosum chez l'Homme. — Si nous consultons ma statistique, le M. lanosum ne ferait pas le dixième des microspories humaines et ne s'observerait qu'une fois sur trente-cinq teignes prises au hasard. Mais il faut remarquer combien ces chiffres offrent peu de stabilité. Nous avons arrêté la statistique de l'École Lailler à cinq cents cas (1907), mais cela ne nous a pas empêché de continuer à mettre en culture les cas les plus intéressants qui se présentaient à nous par la suite. Or, à peine notre statistique était-elle close que nous avons observé une épidémie familiale de six personnes due au Microsporum lanosum. Si elle eût été observée quelques jours plus tôt, tous les chiffres que nous donnons eussent été profondément modifiés ([2]).

Cette microsporie peut atteindre la barbe de l'Homme et produire l'herpès circiné sur l'adulte, mais on l'observe le plus souvent sur les enfants, au cuir chevelu, sous forme de tondantes ordinairement accompagnées d'efflorescences cutanées.

Tondante. — Chez l'enfant, la tondante du *Microsporum lanosum* peut ne se pas différencier de celle du *Microsporum Audouïni*. Dans beaucoup de cas, au contraire, on peut présumer l'espèce que la culture démontrera. En général il s'agit de plaques moyennes ou petites, couvertes de squames grisâtres, avec très peu de cheveux sains sur leur surface, et les cheveux malades, cassés, gris, à manchette, caractéristiques de la Microsporie banale.

Dans la majorité des cas, ces plaques s'accompagnent d'un état marqué de rougeur et d'irritation sous-jacente. Et les cas qui ne montraient aucune irritation visible étaient presque tous de date trop récente pour la présenter. Plusieurs étaient alors caractérisés par le grand nombre des petits points d'attaque de la maladie. Celle-ci semble donc avoir un premier stade caractérisé par l'apparition de taches microsporiques de type normal, et un second stade caractérisé par un léger processus inflammatoire sous-jacent à ces lésions.

Dans un cas, une plaque unique, grande comme un franc à peine, était d'un rouge violet, comme un kérion au déclin, et avait déjà perdu presque tous ses cheveux, par éviction spontanée du cheveu

([1]) Ce fait de l'existence spontanée du *Microsporum lanosum* sur le Chat est à rapprocher des ressemblances existantes entre le *M. lanosum* de France et le *M. felineum* en Angleterre.

([2]) En 1908, j'ai observé, dans un collège, une épidémie de 25 cas de tondante due au *M. lanosum*.

entier, sans qu'on vît pourtant aucune pustule folliculaire, et aucune saillie de la peau malade sur la peau saine.

Dans un autre cas, où le traitement radiothérapique fut appliqué à une lésion récente, cette lésion restait dessinée en rose sur la peau blanche du voisinage, longtemps après la dépilation faite de toute la région, exactement comme lorsque la radiothérapie est appliquée à un kérion trichophytique vrai.

Pourtant je n'ai jamais vu ce *Microsporum* causer un kérion vrai, avec relief de la lésion sur la peau voisine (surtout ce haut relief d'un demi-centimètre, caractéristique des vrais kérions qui ne guériront pas toujours sans cicatrice), mais seulement des lésions s'accompagnant ordinairement d'un degré de réaction inflammatoire reconnaissable à l'œil nu.

Un autre fait que j'ai cru observer dans l'évolution des tondantes microsporiques dues au *Microsporum lanosum*, c'est la fréquence des inoculations accessoires de ce parasite à la peau glabre. Jusqu'ici je les ai rencontrées presque constamment avec cette espèce parasitaire, et on sait combien elles sont peu ordinaires dans la microsporie banale.

La tondante due au *Microsporum lanosum* ne me paraît pas très rebelle. La dermite dont elle s'accompagne doit favoriser la chute intégrale et spontanée du cheveu, et hâter ainsi le processus de la guérison.

Mais ce processus inflammatoire peut sans doute ne pas survenir toujours. Comme j'ai traité sans retard les cas que j'ai rencontrés, je ne puis savoir ce qu'eût été leur évolution naturelle. Mais presque tous les cas que j'ai observés étaient de date assez récente, et une tondante de cinq mois de durée était en guérison spontanée. Les cas de tondante observés par Zolliköfer ont guéri, en moyenne, en 70 jours.

De tous les cas qui s'accompagnaient d'un état de dermite sous-jacente, aucun ne s'est terminé, comme certains kérions, par cicatrice. Et les surfaces spontanément dépilées se sont intégralement recouvertes.

Cette affection est certainement très contagieuse, d'enfant à enfant, et semble se comporter, en ceci, comme les microspories d'origine humaine. Pourtant on en a peu vu constituer d'épidémies scolaires, mais plus souvent des épidémies familiales.

C'est un caractère très spécial à cette teigne, et je citerai ici une dernière observation tout à fait typique : le père, homme de cinquante ans, présentait trois ou quatre taches érythémateuses à bords nets, ovales, de la dimension d'une pièce de cinquante centimes, un peu surélevées, occupant le tour du cou à la limite de la barbe.

La mère présentait des taches semblables sous le sein. Deux filles en montraient de semblables au visage, et il en était, paraît-il, de même, d'un fils de vingt ans que nous n'avons pas vu.

Le petit garçon de huit ans, pour lequel on était venu nous consulter, montrait au cuir chevelu trois petits points de teigne tondante microsporique. Un Chien était accusé de cette épidémie familiale. La culture de tous ces malades fut identique : *Microsporum lanosum*.

Avec ce parasite nous avons observé, plusieurs fois, des épidémies familiales analogues. Mais la pauvreté, la promiscuité, la saleté demeuraient souvent la cause évidente de ces contagions ; ainsi, dans une autre observation, le Microsporum lanosum existait sur le père et deux fillettes, parce que ces pauvres gens étaient sans asile, et couchaient côte à côte où ils pouvaient.

J'avais attiré l'attention sur ces épidémies familiales dès ma première étude du M. lanosum ; elle a été depuis souvent confirmée (¹).

La microsporie du M. lanosum est épidémique plutôt qu'endémique, au contraire de celle du M. Audouïni banal, qui est endémique et sujette seulement à des réveils épidémiques. Lorsque j'ai reconnu et étudié le M. lanosum, la proportion des cas que j'en trouvais était d'abord de 1 sur 4 (épidémie probable) ; puis je passe 5 mois sans en voir un cas, ce qui ramène la proportion totale à moins d'un dixième. De même Suis et Suffran réunissent en quelques mois à Toulouse leurs seize observations, et depuis lors ils n'en trouvent plus un seul cas. Enfin l'épidémie de Saint-Gall, admirablement suivie, dure de novembre 1907 à juillet 1908, faisant 45 cas, par petits foyers épidémiques de famille. Et pendant ce temps la ville de Bâle lutte depuis 1905 contre la microsporie banale qui a fait plus de deux cents contagions dans ses écoles. La différence de mœurs des deux parasites est évidente.

Le Microsporum lanosum peut déterminer, chez l'enfant et l'adulte, une éruption de microsporie cutanée généralisée à tout le corps, fait

(¹) « Suivant le type de cette affection écrit Zollikofer : l'épidémie (de Saint-Gall) s'est montrée éminemment familiale et non scolaire. Chaque fois que le diagnostic avait été porté sur un écolier, une inspection soigneuse était exécutée dans la division à laquelle le malade appartenait, et ces inspections scolaires sont toujours restées sans résultat positif, tandis que, parmi les membres de la famille du malade, nos recherches ont été rarement infructueuses. Comme exemple, nous citerons une famille où la grand-mère, la mère et quatre enfants étaient atteints. Cette famille venait de changer de domicile. Dans la maison qu'elle avait quittée était venue habiter une autre famille chez laquelle nous découvrîmes les malades suivants : deux filles adultes et nn petit enfant ; dans une troisième famille, deux garçons. »

« Dans une autre maison, deux enfants, la mère et la servante furent trouvés malades ; dans une troisième maison, quatre enfants appartenant à deux familles, et de plus, un cousin et un ami qui fréquentaient une de ces familles. » Et l'auteur ajoute très justement : « Ces divers faits cliniques et épidémiologiques écartaient dès le commencement l'idée du *Microsporum Audouïni* et évoquaient la présomption du *M. lanosum*, bien avant que les cultures et les inoculations eussent pu nous en fournir la certitude ».

que je n'ai jamais observé qu'une fois chez deux membres de la même famille. En voici l'histoire en deux mots : Une grande jeune fille de 16 ans présente d'abord au devant de l'aisselle droite, puis en cinq ou six points du corps, des cercles d'herpès circiné, spécialement au cou, aux bras et à la poitrine. Tous ces cercles étaient identiques

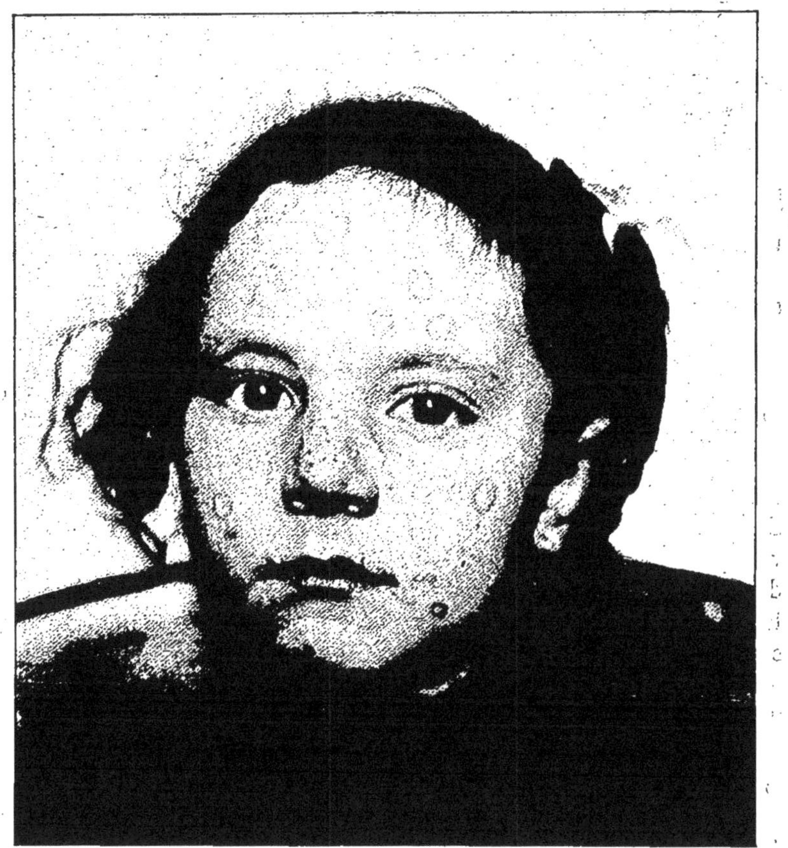

Fig. 64. — Petits éléments circinés érythémato-squameux d'une éruption généralisée due au *Microsporum lanosum*. (Malade de Brocq, cliché de Sottas.)

de 1 1/2 à 3 centimètres de diamètre, tout petits par conséquent, et pour la plupart grands comme une efflorescence d'érythème polymorphe annulaire (*herpès iris*) auquel ils ressemblaient tout à fait. Leur ourlet périphérique, un peu saillant, n'était pas vésiculeux mais sec, de couleur rouge brunâtre, peu squameux, le centre légèrement furfureux et bistré (fig. 64).

Après quinze jours, cette jeune fille communiqua sa maladie à sa jeune sœur âgée de 7 ans, et, chez celle-ci, l'éruption fut généralisée.

Les cercles passèrent de l'un à l'autre sujet en conservant pleinement leur identité et leur personnalité. D'abord l'enfant en présenta sur le visage et sur les mains, puis au cuir chevelu et sur le corps. Au total l'éruption pouvait comprendre cent à cent cinquante cercles identiques, et qui ne différaient que par leur âge, roses au début, brun violâtres à la fin, avant de desquamer et de laisser leur trace dessinée en blanc sur la peau du voisinage. Tous les cercles d'une dimension petite et presque uniforme.

Les faits de ce genre sont assez rares dans la science, mais il en existe cependant. Le premier cas est dû à Malherbe (de Nantes) [1]. Il concerne une enfant de cinq ans qui, un mois après une Microsporie du cuir chevelu, fit une éruption généralisée de cercles typiques, grands comme des pièces de deux francs et de cinq francs, avec un centre bistre moiré. Les bras de l'enfant en étaient couverts, ainsi que le ventre, les cuisses. Et cette éruption dura, comme dans le cas que nous avons observé, environ un mois et demi. La morphologie du parasite dans le cheveu, telle que l'auteur la retrace, ne laisse aucun doute sur sa nature. Il s'agit bien d'un Microsporum. L'examen des squames semble avoir été très succinct, et l'auteur déclare simplement que le parasite y est rare, fait qui contraste beaucoup avec ce que nous verrons plus loin. Quant à la culture, son tapis duveteux, amiantacé, affirme un Microsporum ; la différenciation de l'espèce n'a pas été poussée plus loin.

La seconde observation du même fait est due à Danlos [2]. Dans ce cas, l'éruption, constituée par des anneaux rouges offrant le type parfait de l'herpès circiné, siégeait sur le front, le côté droit du nez, occupait la nuque en totalité, et couvrait la partie supérieure du tronc et des bras. L'examen microscopique de la tondante qui avait précédé cette éruption démontrait une microsporie. Pas de cultures [3].

(1) H. Malherbe. Tondantes à petites spores. Généralisation à la peau glabre (*Gazette médicale de Nantes*, 1900).

(2) Danlos. Teigne tondante à petites spores, avec efflorescences cutanées (*Annales de Dermatologie et de Syphiligraphie*, 1902, p. 623).

(3) Ces cas sont à rapprocher de la microsporie généralisée décrite par Colcott Fox et Blaxall (Notes on two cases of tinea circinata: *British Journal of Dermatology, loc. cit.*) : Deux enfants 11 et 7 ans présentent, sans tondantes, une éruption d'herpès circiné généralisé. Les cercles ont un centre bistre, un liséré rouge desquamant périphérique, quelquefois double, donnant à la lésion l'aspect d'une cocarde. La culture donne, sans aucun doute, le Microsporum du Chat. Il est à remarquer que le Microsporum du Chat semble tenir en Angleterre la place du Microsporum lanosum en France. Il est en effet assez fréquent. Les auteurs ont isolé ce Champignon de 14 cas provenant de 11 sources. Dans un seul cas la lésion fut un *kérion*.

Les auteurs notent aussi un détail qui correspond tout à fait à ce que nous avons vu : Dans les squames, le parasite montre un mycélium extrêmement abondant.

Ces observations sont tellement semblables que la communauté de leur origine, l'identité de leur parasite causal, restent peu douteuses. Ce fait demande cependant confirmation. Il faudra dorénavant que les éruptions microsporiques semblables soient plus soigneusement étudiées par ceux qui les rencontreront, et que l'espèce qui les cause soit chaque fois déterminée.

Microsporie de la barbe. — Je n'ai observé que trois fois l'inoculation du M. lanosum à la barbe de l'Homme : c'était au menton, et une fois sur une joue, trois cercles roses, squameux, sur lesquels les poils malades présentaient l'aspect typique du cheveu microsporique. Mais il s'agissait d'inoculations récentes et les poils n'étaient pas tous fragilisés. Dans un cas, on put les enlever en totalité par une épilation attentive. La guérison, chez les trois malades fut obtenue assez vite, par des applications iodées faibles. La culture faite, des trois patients, donna le Microsporum lanosum [1].

En résumé le *Microsporum lanosum* provoque chez l'Homme des lésions dont les caractères et l'évolution diffèrent de ce qu'on observe avec le *Microsporum Audouïni.*

Tandis que la tondante du *Microsporum Audouïni* est faite de grandes plaques rares, sans réaction inflammatoire, criblées de squames grises, et couvertes de cheveux cassés, engainés de blanc, la tondante du *Microsporum lanosum* est ordinairement faite de points plus petits et plus nombreux, présentant d'ordinaire une réaction inflammatoire plus marquée ; la surface des tonsures est également squameuse, grise, mais beaucoup des cheveux parasités et engainés de blanc qui les couvrent peuvent être épilés entiers entre les doigts.

Cette inflammation légère du derme facilite l'épilation du cheveu entier, en provoquant son décollement, et cela fait sans doute plus brève la durée de la maladie.

Microscopiquement, les cheveux atteints par le *Microsporum lanosum* et par le *Microsporum Audouïni* peuvent être identiques entre eux, mais, les mycéliums géants qui descendent au long du cheveu, hors de lui, et vont l'infecter dans la profondeur, sont souvent plus nombreux, plus fréquents, plus durables, dans la tondante due au *Microsporum lanosum* que dans celle du Microsporum Audouïni banal, où leur présence paraît rare et brève. Enfin le *Microsporum lanosum* peut causer des lésions pilaires de la barbe chez l'Homme et des lésions circinées nombreuses des régions glabres, ce que le *Microsporum Audouïni* ne fait jamais.

(1) Un seul de ces trois malades est compté dans notre statistique, les deux autres ayant été observés après qu'elle eut été close, après 500 cas cultivés.

Ainsi les lésions du *Microsporum lanosum* présentent des mœurs, des caractères objectifs et des caractères microscopiques qui permettent en général de les différencier avant d'avoir pratiqué la culture du parasite. Mais c'est la culture qui fait la différenciation, et, si l'on peut ainsi parler, la certification absolue du parasite.

Examen microscopique. — On peut rechercher le *M. lanosum* dans la squame des lésions de la peau glabre, dans le cheveu des tondantes ou dans le poil de la barbe.

D'après ce que nous avons vu, le *M. lanosum* peut créer sur la peau glabre des lésions dissemblables. Les unes sont de simples taches roses

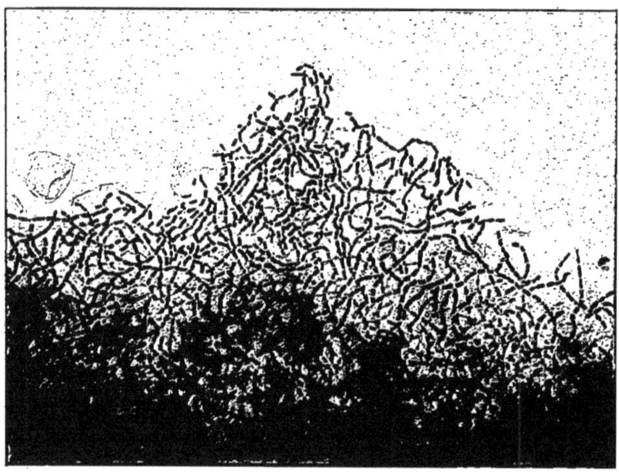

Fig. 65. — *Microsporum lanosum* dans la squame des éruptions circinées généralisées qu'il détermine. Bleu de Sahli. × 270.

furfureuses dans lesquels le parasite peut être assez rare et difficile à mettre en évidence. Les autres sont des cercles parfaits, ordinairement très nombreux.

Dans ce cas, au niveau du large liséré d'un rouge brun, qui cernait chacun d'eux, les squames montraient un véritable feutrage d'éléments mycéliens enchevêtrés, chacun composé d'éléments rectangulaires, assez réguliers, placés bout à bout. Ces filaments de 3 μ de diamètre environ, rubanés, réguliers, se multiplient par dichotomie et s'enchevêtrent d'une façon qui rappelle les agglomérats parasitaires des godets faviques (fig. 65).

Dans les squames de la tondante, à son début, il est aisé de trouver aussi un abondant mycélium que reproduit la figure 66 à deux grossissements. Ses filaments ont les flexuosités des myceliums microsporiques en général. La coloration les montre divisés en éléments quadrangulaires assez réguliers.

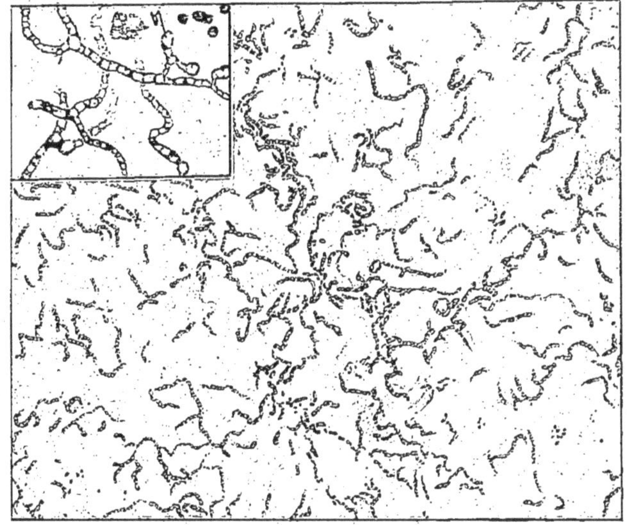

Fig. 66. — Filaments mycéliens dans la squame d'une tondante due au *Microsporum lanosum*. Bleu polychrome. × 270. Le carton : × 750.

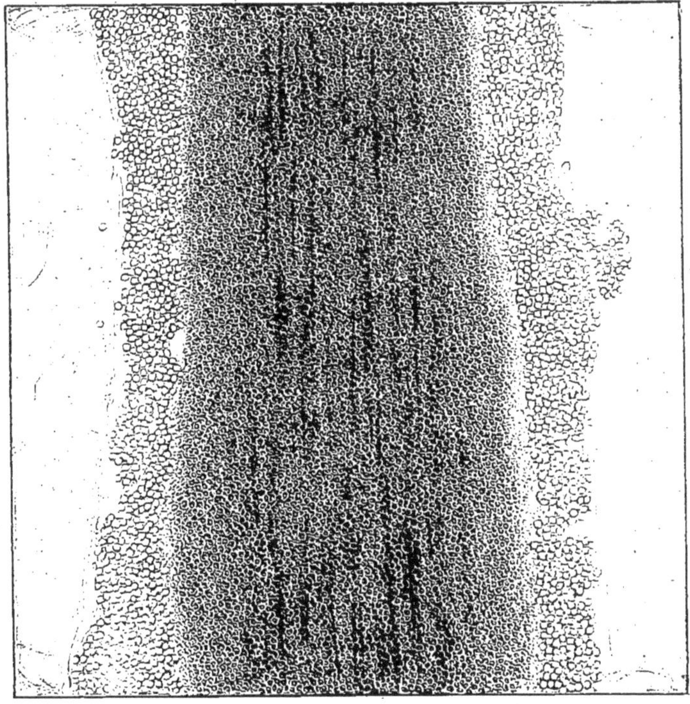

Fig. 67. — *Microsporum lanosum* autour du cheveu de l'enfant. × 260.

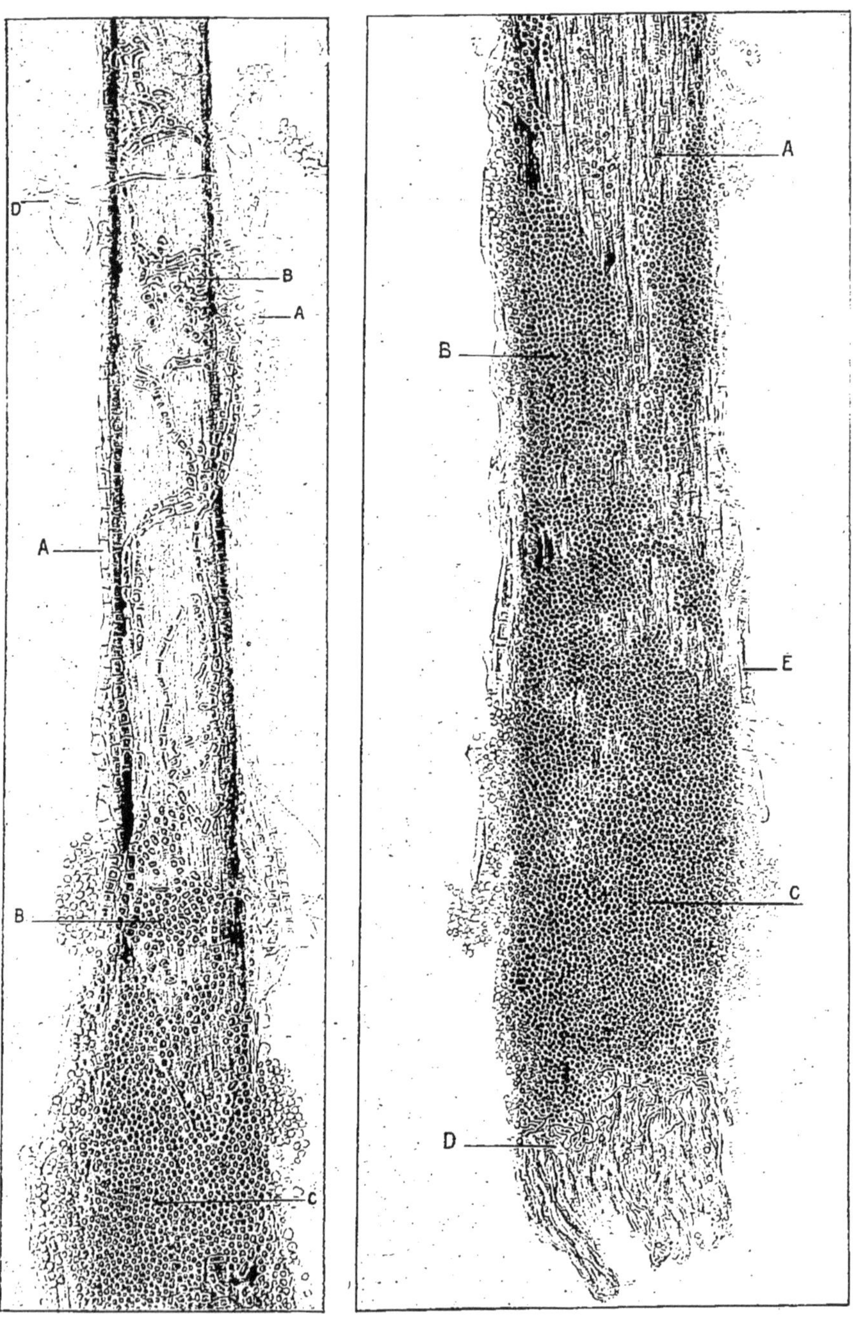

Fig. 68. — Cheveu de l'enfant dans la microsporie du *Microsporum lanosum*. Les 2 figures superposées se complètent. A, gros myccéliums d'envahissement. B : îlots de grosses spores en mosaïque dont la multiplication forme la gaine microsporique. C.-E est un fragment de l'étui épidermique du follicule. D, est la frange mycélienne d'Adamson au collet du bulbe pilaire. × 260.

Quant au cheveu envahi par le *M. lanosum*, il peut copier si exactement le cheveu du *M. Audouïni* qu'il serait impossible d'en essayer la différenciation (fig. 67).

C'est le même tronc de cheveu strié, entouré d'une gaine continue de spores petites, polyédriques par tassement, et disposées sans ordre apparent, en mosaïque ; si l'on examine une plaque de tondante déjà ancienne, c'est le tableau que l'on retrouvera, sur tous les cheveux malades; ou bien on trouvera un aspect moins parfait, analogue à celui que représente la figure 16, et pour la même raison. Le cheveu microsporique usé par tous les traumatismes de hasard, ne montre plus sa gaine qu'à l'état de débris, sous forme de groupes de spores, accrochées au cheveu, en des points disséminés.

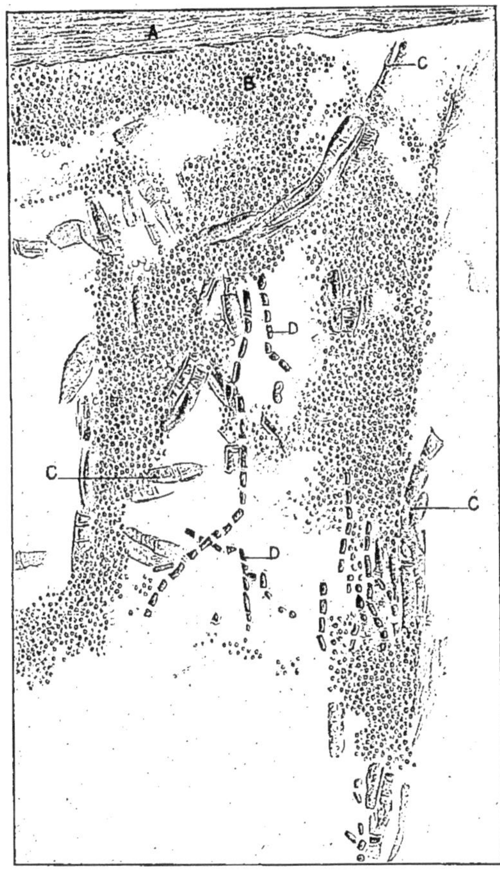

Fig. 69. — Préparation extemporanée dans la microsporie du M. lanosum. A, est le cheveu. B, l'écorce microsporique dont pendent des fragments dissociés mélangés de cellules épidermiques C, et de gros mycéliums d'envahissement D. × 260.

Il en est tout autrement si l'on examine des plaques de tondante jeunes, portant des cheveux visiblement gris, engainés et qu'une épilation ménagée arrive à épiler sans fracture. Alors on peut retrouver, en multipliant ses recherches, tous les tableaux que nous avons figurés déjà, en parlant de la structure des *Microsporums* dans le cheveu, car c'est d'après les *Microsporums* animaux et tout spécialement d'après le *Microsporum lanosum* que tous ces dessins ont été faits.

Un des aspects du parasite est assez fréquent pour être expressément figuré. C'est celui que représentent la figure 68. C'est le même cheveu, en deux tronçons qu'il faut, par la pensée, placer bout à bout.

En haut les énormes mycéliums plongeants descendent le long du cheveu, collés à lui. Ce sont eux qui vont en déterminer l'infection. Ils se divisent en îlots de grosses spores, qui vont se multiplier à leur tour, et dont les îlots, arrivant à se juxtaposer, feront la gaine continue de petites spores en mosaïque, qui revêt le cheveu jusqu'au niveau du collet du bulbe, et s'arrête en ce point, pendant qu'au dessous d'elle descendent, un peu plus bas, les extrémités du fin mycélium intra-pilaire formant la frange d'Adamson.

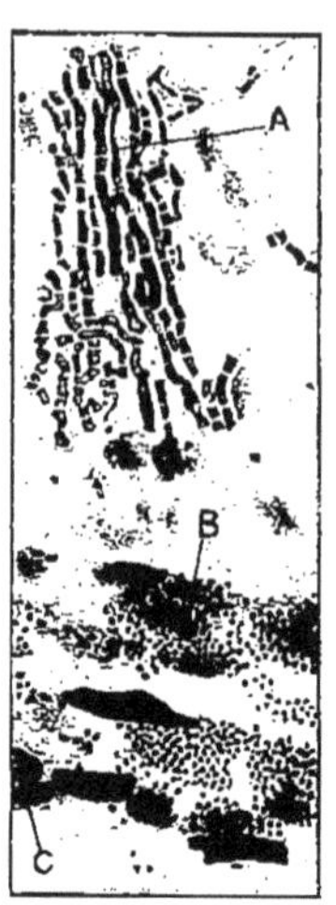

Fig. 70. — *Dissociation complète d'un cheveu atteint par le Microsporum lanosum.* En A, mycéliums rubanés géants. En B, fragment de la cuirasse sporulaire. En C, cellule épidermique restée adhérente à la cuirasse sporulaire. (Bleu polychrome. × 260.)

Dans les microspories dues aux Microsporums vivaces, il est bien plus facile et plus fréquent de trouver, au long du cheveu, ou détachés de lui, les gros mycéliums plongeants, mélangés plus ou moins aux microspores détachées de l'écorce parasitaire du cheveu. (Fig. 69 et 70.)

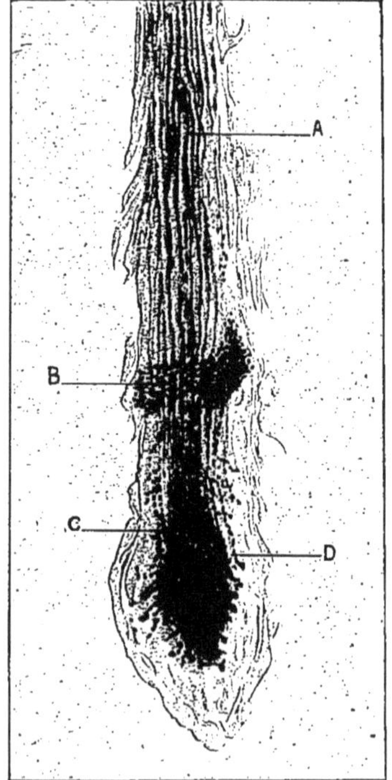

Fig. 71. — *Microsporum lanosum.* Terminaison du mycélium intra-pilaire dans le bulbe d'un cheveu mort.

Cela est plus fréquent pour plusieurs raisons, dont la principale est que les tondantes du *M. lanosum*, guérissant plus vite que celles du *M. Audouïni*, sont souvent observées plus près de leur début, et montrent, par conséquent, le stade initial de l'infection. Il est possible que ce stade se prolonge d'ailleurs davantage chez elles.

Quoi qu'il en soit, l'opposition entre ces énormes mycéliums (fig. 70) A et les microspores (B) souvent adhérentes encore à des cellules épidermiques (C) est extrêmement frappante et le fait mérite d'être bien connu pour éviter des confusions. Un autre aspect du Microsporum lanosum doit aussi être rappelé c'est celui qu'il présente dans les poils à bulbe plein (fig. 71), c'est-à-dire morts. Sur ces follets le mycélium intra-pilaire A est très visible, la gaine microsporique s'arrête (B), comme toujours, au niveau du collet du bulbe, tandis que la frange d'Adamson se développe au point de remplir le bulbe plein de filaments articulés dont l'extrémité, affleurant la surface du poil, est terminée par un renflement en massue.

Ainsi se présente le Microsporum lanosum dans la squame, et dans le cheveu. Dans le poil de la barbe, dans les cas que nous avons pu examiner, il y avait identité pleine et complète avec les figures que nous venons de présenter, ce qui rend inutile d'en parler séparément.

Cultures. — Je commencerai par figurer ici l'aspect de la culture du Microsporum caninum, d'après Bodin. Bien que la nécessité de la

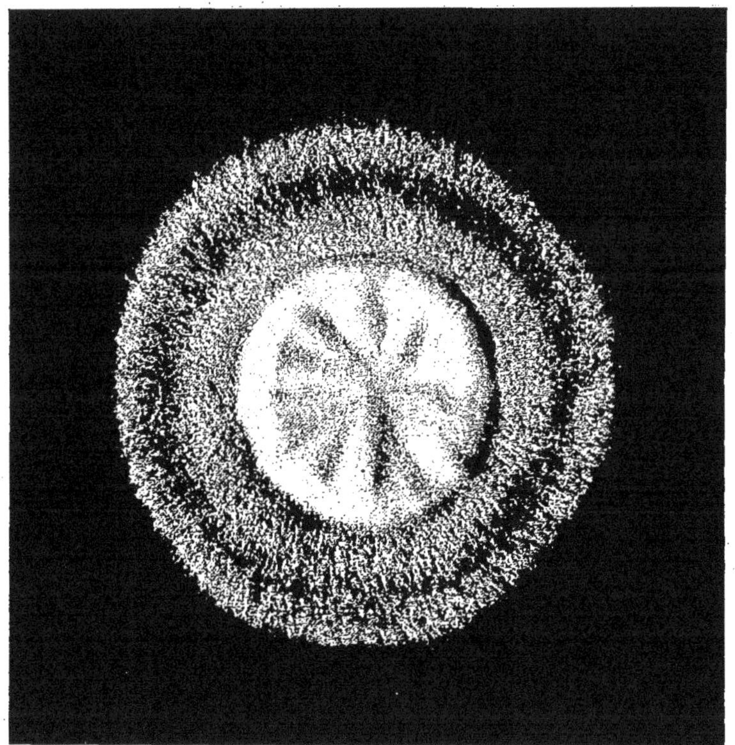

Fig. 72. — Culture du *Microsporum caninum* sur gélose au moût de bière au 15e jour. Grandeur naturelle, d'après Bodin et Almy.

culture sur milieu étalon, de formule constante, fût déjà connue et établie, Bodin, n'ayant pu retrouver la maltose qui avait servi à mes premières expériences, avait cultivé son parasite sur une gélose au

LÉGENDE DE LA PLANCHE IV

Microsporum lanosum.

I. I. — Culture primaire du *Microsporum lanosum*, sur gélose maltosée après 15 jours (en matras d'Erlenmeyer).

I^2. I^2. — Même culture après 18 jours (en tubes).

I^3. I^3. — Même culture après 23 jours (en tubes).

I^4. I^4. — Même culture après 30 jours (en matras d'Erlenmeyer).

II. II. — Culture du *Microsporum lanosum*, sur gélose peptonisée 5 0/0 après 20 jours.

III. III. — Culture du *Microsporum lanosum*, sur gélose glucosée après 18 jours (en tubes).

III^2. — Même culture après 30 jours (en matras d'Erlenmeyer).

IV. IV. — Culture de la forme pléomorphique du *Microsporum lanosum*, sur gélose maltosée après 30 jours (en matras d'Erlenmeyer).

LÉGENDE DE LA PLANCHE IV

Microsporum lanosum.

I, I. — Culture primaire du *Microsporum lanosum*, sur gélose maltosée après 15 jours (en matras d'Erlenmeyer).

I^2, I^2. — Même culture après 18 jours (en tubes).

I^3, I^3. — Même culture après 25 jours (en tubes).

I^4, I^4. — Même culture après 30 jours (en matras d'Erlenmeyer).

II, II. — Culture du *Microsporum lanosum*, sur gélose peptonisée 3 0/0 après 20 jours.

III, III. — Culture du *Microsporum lanosum*, sur gélose glucosée après 18 jours (en tubes).

III^2. — Même culture après 30 jours (en matras d'Erlenmeyer).

IV, IV. — Culture de la forme pléomorphique du *Microsporum lanosum*, sur gélose maltosée après 30 jours (en matras d'Erlenmeyer).

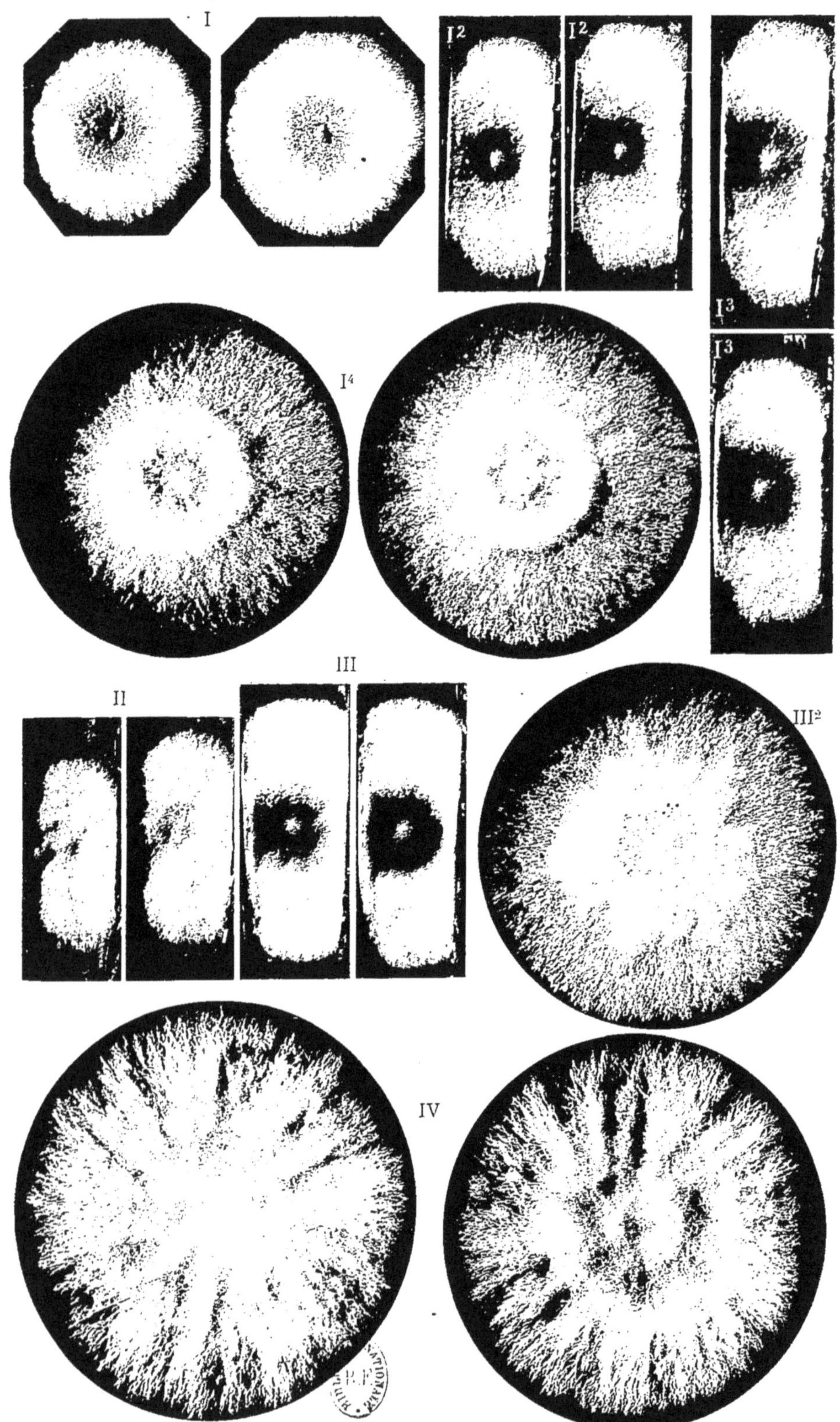

Masson & Cie, Éditeurs

moût de bière, milieu excellent mais de composition inconstante, et voilà la figure que ce parasite avait pris sur ce milieu (fig. 72).

Cette figure était incomparable aux suivantes, obtenues sur milieu d'épreuve maltosé. Ceci montre la nécessité, pour les auteurs qui s'occupent de cette question, de comparer toujours leurs types parasitaires sur un milieu de composition constante.

A ses débuts, sur le milieu d'épreuve maltosé (Pl. IV, fig. I, I²) la culture du *M. lanosum* est seulement plus vivace et plus duveteuse que celle du *M. Audouïni* et elle présente une petite aire centrale glabre et poudreuse. A cet âge, elle montre les plus réelles analogies avec celle du *M. felineum* anglais de Colcott Fox et Blaxall que nous étudierons dans le chapitre suivant (Pl. VI, fig. I).

Mais bientôt, autour de son aire centrale glabre, un anneau de duvet blanc laineux saillant se formera, qui est tout à fait caractéristique et permet à coup sûr l'identification de l'espèce, car aucun autre *Microsporum* animal ne présente rien de semblable [1].

Au 25e jour le *M. lanosum* aura pris sur gélose maltosée l'aspect indiqué par la figure I⁴ de la Pl. IV.

Le centre de la culture est ombiliqué, semé souvent de gouttelettes d'eau de condensation. L'anneau laineux fait autour de cet ombilic un relief, saillant de 4 millimètres, et large d'un centimètre, d'un blanc très pur, qui ne jaunira qu'en vieillissant; le pourtour de la culture est fait d'un tapis rond de rayons immergés, recouvert d'un duvet couché, fin et grisâtre. Cette culture atteint son plus beau développement : 9 à 10 centimètres de diamètre en 25 à 30 jours. Mais à cette date elle commence à vieillir, à se déformer.

Sur gélose glucosée, la culture devient aussi laineuse, mais irrégulièrement, et non suivant un anneau, comme sur le milieu maltosé. En outre son auréole de rayons immergés prend une teinte jaune, d'un jaune serin, très visible par transparence (Pl. IV, fig. III²).

Sur pomme de terre, la culture s'accuse d'abord comme une large traînée rougeâtre, glabre, qui se recouvre ensuite de touffes de duvet blanc bientôt confluentes, masquant la tache rouge sous-jacente presque absolument. Cette culture est tout à fait analogue à celle du *M. Audouïni* sur ce milieu, mais elle est deux fois plus précoce et plus vivace.

Duvet blanc pléomorphique du Microsporum lanosum. — Tous les Microsporums vivaces ont une dégradation pléomorphique,

(1) C'est en se basant sur l'existence de cet anneau dans les cultures du premier Microsporum animal (dit du cheval) photographiées sur milieu d'épreuve en 1892-94. (SABOURAUD. *Trichophyties humaines*. Atlas, p. 57, fig. 166 et 167), qu'on peut à peu près sûrement identifier ce Microsporum au Microsporum lanosum.

mais chez le *M. lanosum* le pléomorphisme peut se traduire par trois formes culturales très différentes (Pl. V). Tantôt c'est un gâteau rond de duvet blanc à peu près impossible à différencier de la plupart des duvets pléomorphiques des différents Microsporums animaux dont l'étude suivra : Pl. V, fig. I, I², tantôt on le voit prendre la forme d'un plateau radié, immergé dans l'épaisseur du milieu, de surface lisse, glabre et humide, et de couleur brunâtre (Pl. V, fig. II et II²). Tantôt enfin, la culture est velue et comme hérissée, non plus d'un duvet fin, mais d'un poil bourru et grossier (Pl. IV, fig. IV, et Pl. V, fig. IV). Cette dernière forme est la plus dégradée, la plus fréquente et la plus stable. Il est à remarquer que ces trois formes pléomorphiques sont réversibles l'une à l'autre, et que principalement la forme glabre humide, la plus instable, revient souvent en vieillissant (Pl. V, fig. III) à la forme poilue que l'on doit considérer comme la plus fixe, et que prennent toujours à la longue les cultures conservées au laboratoire depuis très longtemps[1].

Inoculations. — A voir les épidémies nombreuses dues au *Microsporum lanosum*, on pourrait croire que l'inoculation spontanée en est très facile chez les Animaux. C'est un fait que semblent d'abord contredire les expériences de Suis et Suffran.

Avec deux de leurs Chiens malades ils ont essayé de contaminer deux Chiens d'expérience, âgés l'un de dix-huit mois, l'autre de six ans. Ils les placèrent pour cela, deux par deux, dans des cages étroites où ils mangeaient et couchaient côte à côte; les contacts étaient multiples, ils étaient de tous les instants. Chaque fois l'expérience a été prolongée pendant quatre jours, ce qui aurait pu suffire pour assurer la contamination des Animaux indemnes. Or ces essais sont restés infructueux; ni l'un ni l'autre de ces deux Chiens d'expérience n'a contracté la maladie. Les deux Chiens malades étaient atteints de la forme à suppuration folliculaire qui paraît la plus grave; mais à la vérité ce stade ne doit pas être le plus contagieux.

L'inoculation expérimentale facile de cette teigne, d'Animal à Animal (par piqûre et insertion d'un poil malade dans le trou de la piqûre) et l'inoculabilité facile de sa culture, sont des faits qui contredisent les expériences infructueuses de contagion par cohabitation et montrent simplement qu'elles devraient être reprises, en variant les conditions extrinsèques. Beaucoup des cas humains observés plaident dans le même sens. La transmission spontanée de ce parasite

(1) Arrivé à son dernier terme de dégradation la culture pléomorphique du M. lanosum, sur pomme de terre, se présente comme une saillie plate, de surface cérébriforme, de couleur blanche; la culture autour d'elle a coloré la pomme de terre en jaune d'ocre.

LÉGENDE DE LA PLANCHE V

Formes pléomorphiques du MICROSPORUM LANOSUM.

I. — Culture de la forme pléomorphique duveteuse du *Microsporum lanosum*, sur gélose maltosée après 12 jours.

Iª. — Même culture après 35 jours.

II. — Culture de la forme pléomorphique glabre, humide du *Microsporum lanosum*, sur gélose maltosée après 25 jours.

IIª. — Même culture après 25 jours.

III. — Culture d'une forme pléomorphique demi-duveteuse, demi-glabre du *Microsporum lanosum*, sur gélose maltosée après 15 jours.

IV. — Culture de la forme pléomorphique duveteuse (villeuse) du *Microsporum lanosum*, sur gélose glucosée après 24 jours.

V. — Culture de la forme pléomorphique duveteuse du *Microsporum lanosum*, sur gélose glucosée après 50 jours.

N. B. — Toutes ces formes sont réversibles l'une à l'autre.

LÉGENDE DE LA PLANCHE V

Formes pléomorphiques du MICROSPORUM LANOSUM.

I. — Culture de la forme pléomorphique duveteuse du *Microsporum lanosum*, sur gélose maltosée après 12 jours.

I^2, I^2. — Même culture après 35 jours.

II. — Culture de la forme pléomorphique glabre, humide du *Microsporum lanosum*, sur gélose maltosée après 25 jours.

II^2. — Même culture après 25 jours.

III. — Culture d'une forme pléomorphique demi-duveteuse, demi-glabre du *Microsporum lanosum*, sur gélose maltosée après 15 jours.

IV. — Culture de la forme pléomorphique duveteuse (villeuse) du *Microsporum lanosum*, sur gélose glucosée après 24 jours.

V. — Culture de la forme pléomorphique duveteuse du *Microsporum lanosum*, sur gélose glucosée après 30 jours.

N. B. — Toutes ces formes sont réversibles l'une à l'autre.

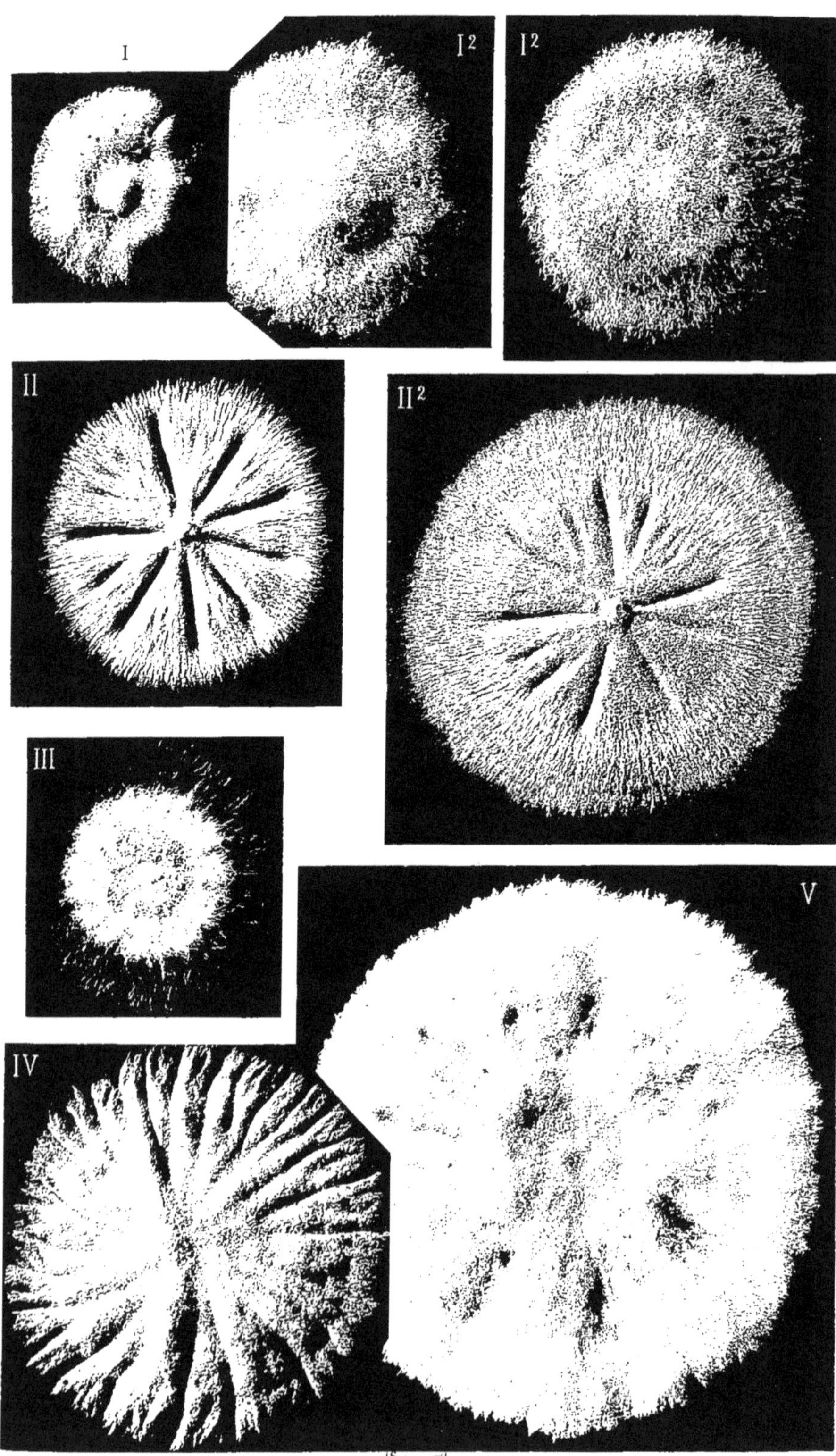

Masson & Cie, Éditeurs.

d'Homme à Homme est des plus faciles, puisqu'on l'observe très souvent cause d'épidémies de famille.

Le *Microsporum lanosum* est d'inoculation expérimentale aisée. Le Cobaye reste l'Animal de choix. Quel que soit le procédé employé, après quatre ou cinq jours on ne doit plus voir trace de l'inoculation; et c'est ici le lieu de relever une erreur fréquemment faite. Ce n'est pas après quatre ou cinq jours qu'on peut croire une inoculation de *Microsporum* valable ou nulle. Ceux qui ont parlé d'inoculations positives, après cinq jours, ont pris pour un résultat positif les traces des traumatismes de l'inoculation. En fait, c'est vers le huitième jour, qu'apparaît un point rose squameux, qui n'est tout à fait visible et reconnaissable, à l'œil nu, qu'au dixième et onzième jour. Et ceci est de règle pour tous les *Microsporums* expérimentalement inoculables. Ce point squamo-croûteux grandit. A son niveau, la peau s'épaissit, l'épiderme se soulève et la lésion se recouvre d'une croûte assez épaisse d'où sortent les poils par bouquets. Plus tard, après vingt jours, cette croûte tombe avec les poils de la région, laissant par conséquent une surface glabre irrégulière, qui est guérie. Quand on palpe à ce moment la peau du Cobaye, on perçoit très nettement, au pourtour de la lésion, un bourrelet annulaire peu marqué, mais appréciable. La maladie semble s'éteindre tout à fait et spontanément, après un mois, par la disparition de ce bourrelet et je n'ai jamais été témoin sur le Cobaye d'une prolongation quelconque et encore moins d'une reviviscence de la maladie.

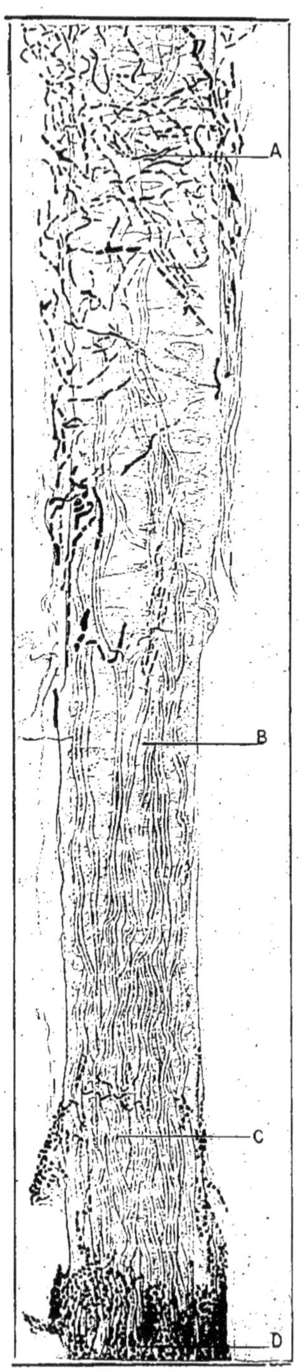

Fig. 73. — *Microsporum lanosum* dans le poil du Cobaye. A, réseau mycélien péripilaire à l'orifice du follicule. B. mycéliums intrapilaires descendants. D, écorce sporulaire du poil.

Vers le 10e et le 12e jour de cette évolution, il est aisé d'extraire de la lésion des pincées de poils, ou d'étudier ceux qu'on enlève avec la squame-croûte. Les poils malades sont objectivement très analogues à ceux de la tondante du Chien et de la tondante microsporique de l'enfant. Bodin, qui le premier l'avait remarqué, n'avait étudié que sommairement les poils malades des Cobayes et les avait décrits comme identiques à ceux du Chien malade ou aux cheveux de l'enfant atteints par le *Microsporum Audouïni.*

Cette vue d'ensemble est trop succincte, car les poils du Cobaye inoculés de *M. lanosum* ont fourni les notions les plus complètes et les plus précieuses sur la structure des *Microsporums* dans le cheveu humain, et en ont fait comprendre beaucoup de détails qu'on eut incomplètement compris sans eux.

Le *M. lanosum*, lorsqu'il envahit le poil du Cobaye, y développe des filaments mycéliens verticalement descendants, dont les bifurcations vers la profondeur, et la multiplication de haut en bas sont bien plus aisées à voir que sur le cheveu humain. De même il est plus facile de comprendre l'édification de l'écorce sporulaire à la surface du cheveu et le mode de sa formation. Enfin le réseau mycélien, à l'orifice pilaire (d'où partent les filaments plongeants qui infectent le cheveu) et la gaine de spores elle-même, se reproduisent, sur le poil du Cobaye, avec plus de clarté que sur le cheveu humain (fig. 75).

Je mentionne seulement ces détails, puisque nous les avons étudiés plus haut. Mais je devais rappeler l'aide précieuse que les inoculations animales ont prêté à ce sujet difficile et controversé.

Les inoculations des formes pléomorphiques du *Microsporum lanosum* varient du tout au tout dans leurs résultats, suivant l'ancienneté de la culture que l'on emploie. Lorsqu'on emploie une culture récemment extraite d'une culture primaire, elle-même récemment obtenue de l'animal d'origine, on obtient à coup sûr des résultats positifs. Et cela même, quand la culture pléomorphique est arrivée à un point de dégradation où elle ne présente plus, à l'examen microscopique, aucune espèce de formes différenciées du mycélium.

Si, au contraire, on essaie d'inoculer une culture pléomorphique d'extraction ancienne, et gardée vivante au laboratoire, depuis des années, on n'obtient plus que des résultats négatifs. J'ai pratiqué ainsi huit essais avec la culture pléomorphique du *M. canis* (*lanosum*), envoyée par Bodin, sans obtenir aucun des résultats positifs qu'elle lui avait donnés autrefois, tandis que mes cultures pléomorphiques les plus dégénérées du *M. lanosum* donnent encore aujourd'hui des résultats positifs sans faute.

MICROSPORUM FELINEUM (C. Fox et F. Blaxall, 1896)

I. ***Historique.*** — Nous avons étudié et inoculé le *Microsporum felineum* dont l'étude va suivre, mais nous ne l'avons pas rencontré sur les cinq cents cas de dermatomycoses humaines étudiés par nous en série. Il est donc au moins très rare dans la région parisienne, s'il y existe. Il n'en est pas de même en Angleterre, où il semble être, au contraire, assez commun. Et ces deux parasites, qui se ressemblent beaucoup, pourraient être considérés comme deux variétés fixes, issues originairement d'un même type.

La première mention du Microsporum du Chat fut faite dans un travail de T. Colcott Fox et Frank R. Blaxall, intitulé : *Notes on two cases of tinea circinata*, que publia le « British journal of Dermatology » en 1896 [1]. Ce parasite est aujourd'hui connu de tous les dermatologistes anglais.

Il a été retrouvé en 1902 par Mewborn, à New-York, qui en a publié une nouvelle étude bien documentée [2].

Un troisième travail, de A. Lefèvre, de Bruxelles, paraît bien avoir eu pour objet le même parasite, mais n'a pas beaucoup ajouté à nos connaissances sur le sujet [3].

II. ***Étude clinique.*** — Nous serons brefs en ce qui concerne le type morbide que ce parasite détermine chez l'homme, puisque nous ne l'avons jamais observé. D'après Fox et Blaxall, le parasite chez l'homme présente une prédilection pour les régions glabres. Il crée des lésions érythémateuses sèches, sans tendance à la vésiculation ou à la pustulation; ces lésions présentaient un centre bistre et un liséré rouge périphérique. Une lésion décrite ainsi devait, en tous détails, ressembler à celles que nous avons vu créées par le *Microsporum lanosum*. Cependant les lésions en cocarde ne sont pas rares [4]. Et c'est là un fait que le *Microsporum lanosum* ne m'a pas montré au cours des quatre dernières années.

Fox et Blaxall observèrent quatorze cas de cette affection due au même parasite, dont cinq cas faisaient une petite épidémie. De ces

(1) Tome X, n° 112 (1896), p. 354. *Cf.* aussi même journal (1898, p. 37).

(2) Voir la note 1 de la page 230.

(3) A. Lefèvre. Un nouveau Microsporon pathogène pour l'homme. Le Microsporon du chat (*Annales du service de Dermatologie, de Syphiligraphie et d'Urologie de l'hôpital Saint-Pierre de Bruxelles*, 1904, n° 1, p. 24).

(4) « So many of the rings a second macule started and followed the lines of evolution of the first. »

14 cas, neuf n'affectaient que le cuir chevelu, deux le cuir chevelu et le corps, trois la peau glabre seulement; deux plaques du cuir chevelu évoluèrent comme des kérions. Les mêmes faits cliniques furent retrouvés à New-York par A. D. Mewborn et si semblables qu'il est inutile d'en retracer le tableau (¹).

III. ***Origine animale.*** — Dès la première enquête de Fox et Blaxall, la concordance du témoignage des malades avait fait suspecter le Chat, avant la démonstration expérimentale que les deux auteurs en fournirent plus tard; la même vérification a pu être faite par Adamson à Londres, par Mewborn à New-York, etc.

Ce n'est pas à dire que tous les cas humains relèvent d'une contagion animale qu'on puisse retrouver. Mewborn marque expressément le contraire. Et nous avons souvent rencontré la même impossibilité en ce qui concerne le *Microsporum lanosum*. Mais l'origine féline des cas humains peut être fréquemment mise en évidence. Du reste, plusieurs observations, dont une de Bunch, semblent démontrer que ce parasite du Chat peut s'observer chez le Chien.

Il ne paraît pas que la maladie chez le Chat ait été décrite complètement. Elle semble caractérisée par un grand nombre d'aires déglabrées et croûteuses, la maladie étant souvent évidente à tous les yeux. Les lésions expérimentales d'inoculation que nous avons produites sur le Chat naissent le neuvième jour sous la forme d'une tache, d'un rouge vineux sombre où la peau est légèrement épaissie et soulevée. Lorsqu'on suit attentivement l'évolution de la lésion, à travers les poils coupés ras, on voit l'épiderme se phlycténiser en des points multiples de la surface rouge. Les phlyctènes sont jaunes. Leur contenu se concrète sans qu'elles s'ouvrent, et elles se trouvent transformées en une croûte agglutinant les poils. Les poils tombent six jours plus tard sans résistance. Beaucoup d'entre eux sont parasités, mais non pas tous. En tombant, ils laissent une surface glabre, exulcérée, qui s'épidermisera lentement. Jusqu'à ce moment la lésion est prurigineuse, le Chat malade se gratte de ses pattes et de ses dents qui doivent servir à la dissémination du parasite.

C'est la seule teigne que j'aie vu transporter spontanément par l'animal inoculé, en d'autres points que ceux qu'on avait inoculés, mais sans qu'il se soit produit plus de trois points nouveaux.

Dans son évolution spontanée, la maladie paraît beaucoup plus sérieuse, de durée plus longue, avec des points d'inoculation multiples. Expérimentalement, cette maladie s'est toujours terminée par

(¹) Le titre même de ce travail suffit à le résumer : A case of ringworm of the face, and two of the scalp contracted from a Microsporon of the cat. *New-York medical journal* for november 15, 1902.

guérison spontanée en un mois, mais sur le Chat la repousse des poils a demandé trois mois pour être complète.

IV. ***Examen microscopique.*** — La description du parasite, dans les lésions humaines, manque de précision et de figuration, dans les divers travaux plus haut mentionnés. La note de Mewborn présente quelques schémas, mais ils sont un peu sommaires, et peut-être entachés d'erreur.

Sur les plaques érythémateuses de la peau glabre, on trouve le mycélium parasitaire, sans aucune difficulté, dans les écailles épidermiques (Fox et Blaxall), sous forme de longues chaînes de mycélium sporulé (Mewborn). De même, dans le sérum des vésicules, où Mewborn trouva, dit-il, une branche mycélienne portant des spores latérales (?), mais il est probable que ces soi-disant spores étaient des bourgeons de bifurcation.

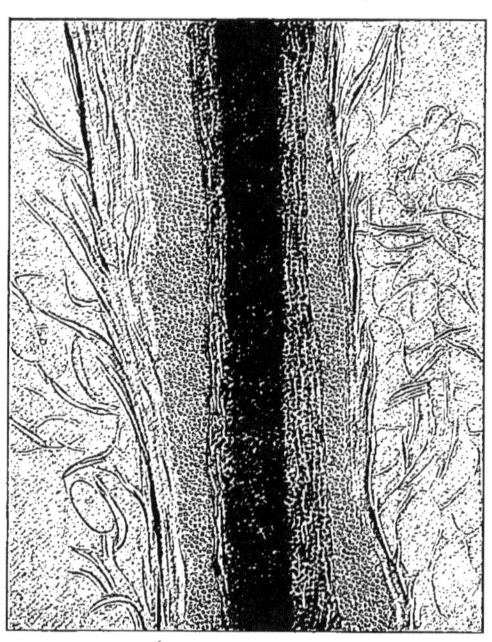

Fig. 74. — Poil d'un Chat atteint de *Microsporum felineum* envoyé par Adamson. × 260, sans coloration.

Tous les auteurs qui ont vu les cheveux de l'enfant envahis par ce parasite constatent leur identité avec le cheveu microsporique ordinaire [1].

N'ayant pas de poil humain atteint de *Microsporum felineum*, nous avons fait reproduire un poil de Chat, de ceux que nous avait adressés Adamson. Au premier coup

(1) Mewborn décrit sur les poils follets des régions glabres envahies : « A sheath of large, *longitudinal* chain-like spores » de 4-8 μ, mais il s'agit sans doute des gros mycéliums d'envahissement si bien décrits par Adamson et étudiés plus haut; car, ailleurs, Mewborn dit expressément que les cheveux de l'enfant étaient identiques aux cheveux microsporiques ordinaires. Ayant examiné un poil envahi, sur une biopsie bien faite, il constate dans la profondeur du follicule, au-dessous de la gaine de spores des filaments mycéliens (correspondant évidemment à la frange d'Adamson), et il interprète ce fait en disant que le parasite, tant qu'il garde la forme mycélienne, n'est pas mûr; mais cette erreur d'interprétation nous montre, une fois de plus, qu'il s'agissait bien d'un Microsporum dont c'est la structure normale au bas de la partie radiculaire du cheveu.

d'œil, l'identité de forme de ce parasite avec le Microsporum Audouïni est évidente et, sur cette figure, aucune particularité différentielle ne saurait être relevée (fig. 74).

V. ***Cultures***. — Les cultures du Microsporum felineum sont assez aisées à bien caractériser. D'abord leur extrême rapidité de croissance les classe aussitôt parmi les Microsporums animaux à culture vivace. Le duvet grisâtre des cultures les rattache manifestement aux Microsporums comme aussi leur mycologie (Planche VI). Parmi les Microsporums vivaces, le Microsporum felineum se caractérise par sa forme régulière en disque plat, sans saillies ni plicatures, avec un petit bouton central signalant la piqûre d'inoculation. La culture se partage très vite en un petit disque central de poudre d'un jaune havane ou de couleur chamois et une périphérie de duvet blanc radié très fin, un peu jaune par transparence sur les milieux glucosés(1) (Pl. VI, fig. I^3, I^2, II).

Plus tard, en vieillissant, le centre chamois se rétrécit, étant recouvert de flocons duveteux blancs; un peu plus tard, à l'âge de six ou sept semaines, la culture présentera des touffes de duvet blanc pléomorphique, facile à séparer de la culture primaire, et tout à fait différent d'elle, difficile à distinguer de beaucoup de duvets pléomorphiques analogues (Pl. VI, fig. IV, IV^2).

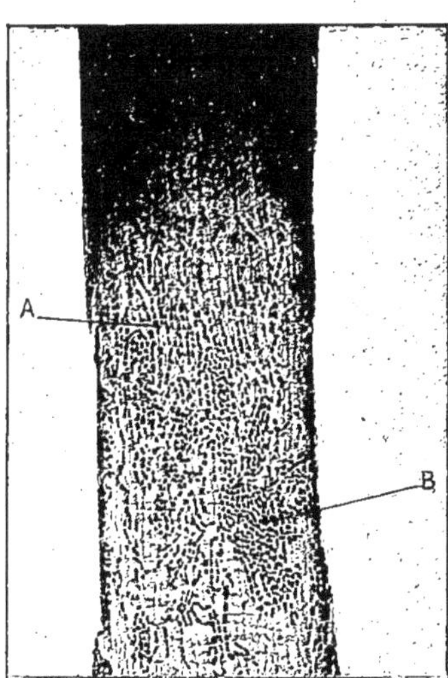

Fig. 75. — Formation de la cuirasse microscopique autour du poil du Cobaye, 10 jours après l'inoculation du *Microsporum felineum*. ×260. Bleu de Sahli. A, filaments distincts. B, cuirasse constituée par eux.

VI. ***Inoculations***. — Nous avons inoculé le Microsporum felineum au Chat, au Chien et au Cobaye. Il nous a donné, dans tous les cas et sur tous ces Animaux, des inoculations positives.

L'inoculation chez le Cobaye n'apparaît positive qu'au neuvième ou dixième jour, et son évolution dure quinze à dix-huit jours environ, et se termine par la guérison spontanée. Au dixième jour, l'inoculation est signalée par un point rouge qui est squamo-croûteux trois jours plus tard. La lésion augmente de dimensions pendant huit jours et régresse après ce temps. Sous la croûte, au

(1) Sur pomme de terre, le *M. felineum* fait une strie rougeâtre qui à la longue se recouvre d'un duvet assez rare et assez ras pour laisser la strie rouge transparaître.

LÉGENDE DE LA PLANCHE VI

MICROSPORUM FELINEUM.

I. I. — Culture primaire du *Microsporum felineum* sur gélose maltosée, après 12 jours (en matras d'Erlenmeyer).

I². I². — Même culture après 18 jours (en tubes).

I³. I³. — Même culture, après 50 jours (en matras d'Erlenmeyer).

II. II. — Culture primaire du *Microsporum felineum* sur gélose glucosée après 18 jours (en tubes).

III. III. — Culture primaire du *Microsporum felineum* sur gélose peptonisée, après 20 jours (en tubes).

IV. IV. — Culture de la forme pléomorphique duveteuse du *Microsporum felineum* sur gélose maltosée, après 12 jours (en matras d'Erlenmeyer).

IV². — Même culture après 50 jours.

LÉGENDE DE LA PLANCHE VI

MICROSPORUM FELINEUM.

I, I. — Culture primaire du *Microsporum felineum* sur gélose maltosée, après 12 jours (en matras d'Erlenmeyer).

I^2, I^2. — Même culture après 18 jours (en tubes).

I^3, I^3. — Même culture, après 30 jours (en matras d'Erlenmeyer).

II, II. — Culture primaire du *Microsporum felineum* sur gélose glucosée après 18 jours (en tubes).

III, III. — Culture primaire du *Microsporum felineum* sur gélose peptonisée, après 20 jours (en tubes).

IV, IV. — Culture de la forme pléomorphique duveteuse du *Microsporum felineum* sur gélose maltosée, après 12 jours (en matras d'Erlenmeyer).

IV^2. — Même culture après 30 jours.

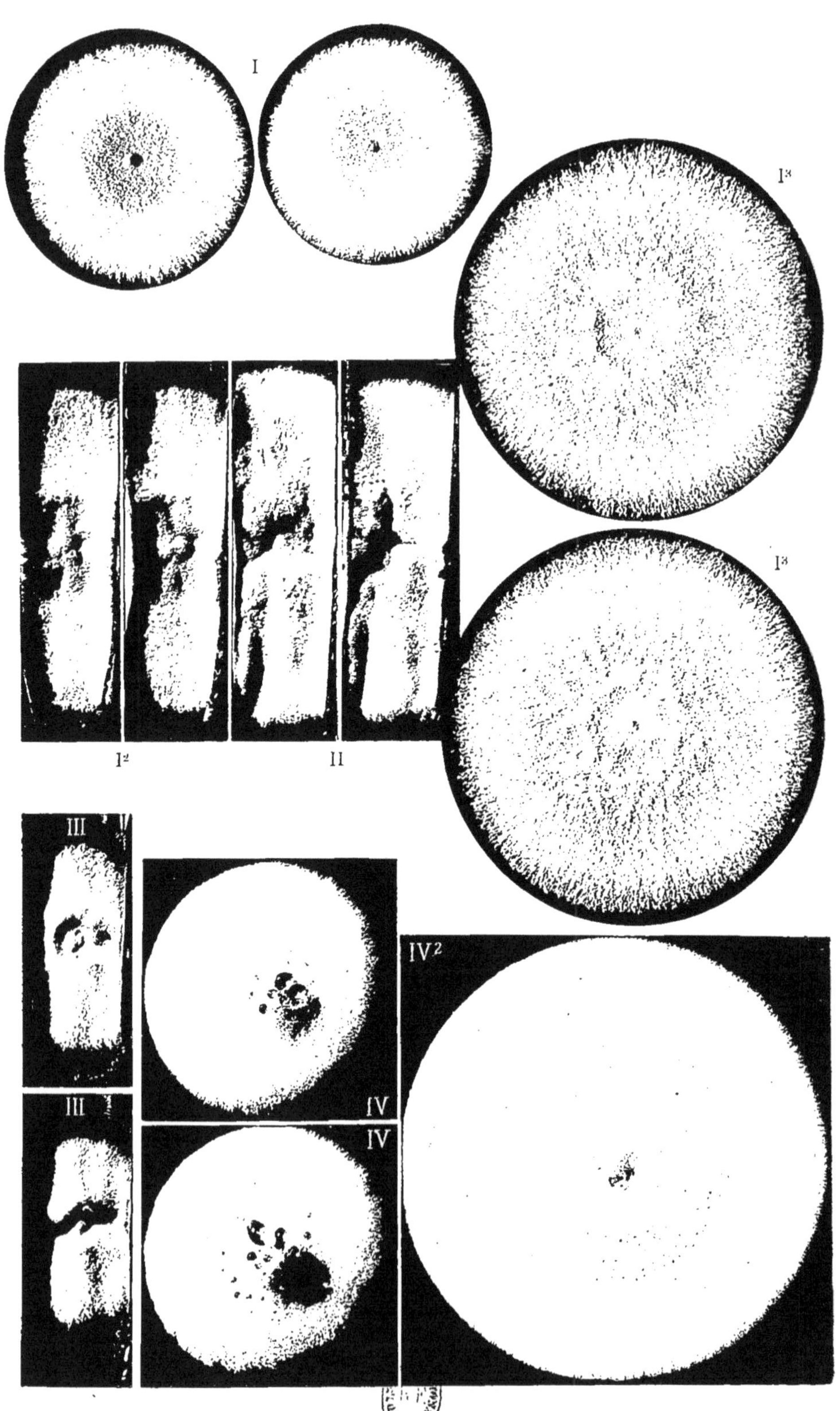

Masson et Cie, Éditeurs

début, on trouve l'épiderme suintant comme sous la phlyctène d'un vésicatoire. La lésion est démangeante, et le plus souvent la croûte est arrachée par l'animal lui-même, par morsure. La plaie sèche et guérit ensuite et le poil repousse.

Chez le Chien et le Chat, le poil plus touffu et plus foncé sur la plaque autrefois malade signale la place où elle a été.

L'examen des poils et squames est aisément positif, dix jours après l'inoculation. Le *Microsporum felineum* comme le *Microsporum lanosum* pourrait servir à l'étude de la morphologie générale des Microsporums dans le poil. A la vérité, le mycélium intra-pilaire du *M. felineum* est moins facile à voir et à suivre que celui du *M. lanosum*. En revanche, le *M. felineum* donne les meilleurs exemples qu'on puisse voir du mode de formation de la cuirasse microsporique péri-pilaire par un lacis mycélien à la surface du cheveu (fig. 75).

Pourtant le parasite est plus petit chez le Cobaye que chez l'Homme, mais les éléments qui font la cuirasse microsporique sont rectangulaires, en sorte que leur direction et la continuité du filament dont ils dépendent restent visibles (fig. 76 et 77).

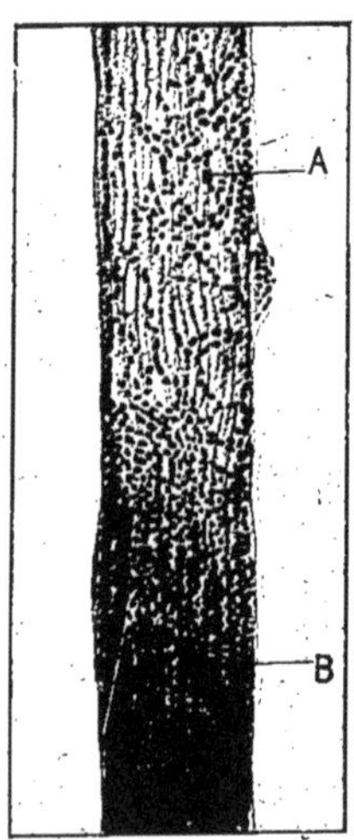

Fig. 76. — *Microsporum felineum*. Formation de la cuirasse microsporique autour du poil du Cobaye. × 260. Bleu de Sahli.

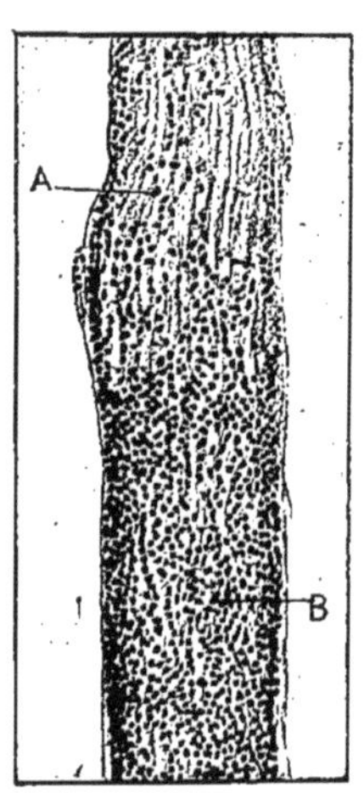

Fig. 77. — *Microsporum felineum*. Formation de la cuirasse microsporique autour du poil du Cobaye au 10e jour de l'inoculation. × 260. (Bleu de Sahli.)

Si compactes que soient les fausses spores de la cuirasse, on distingue la direction du filament qui les a faites, même quand cette direction est curviligne et capricieuse. C'est ce que les deux figures ci-contre montrent nettement. Chez tous les Animaux inoculés le parasite a gardé l'extrême petitesse qu'on lui voit en ces figures. Ceci vient à l'appui de l'opinion de Fox et Blaxall qui ont vu chez le Chat des « spores » plus petites que celles du Microsporum Audouïni, et celle de Mewborn, qui a vu, autour du poil du Chat, de fines « spores » en mosaïque n'ayant pas plus de 1-2 µ chacune.

MICROSPORUM EQUINUM (Bodin, 1898)

I. ***Historique***. — L'histoire du *Microsporum equinum* est tout entière l'œuvre de Bodin. Il en a donné la première description avec M. Delacroix en 1896 (¹). Mais, à cette époque, ses recherches avaient été trop peu suivies pour que cette première étude pût être complète; il la reprit par la suite, en une monographie presque parfaite de tous points (²), à laquelle nous nous reporterons souvent et à laquelle nous ferons de nombreux emprunts. Bodin a été, par la suite, assez heureux pour retrouver à Rennes, sur le Cheval et sur l'Homme, le même *Microsporum*, à plusieurs reprises. Jusqu'ici ce Dermatophyte n'a pas été retrouvé ailleurs, ni par d'autres observateurs (³). Je dois à l'obligeance de E. Bodin les cultures de ce type que j'ai pu étudier.

II. ***La maladie chez le Cheval***. — Il est à remarquer que chaque auteur a toujours trop de tendance à généraliser les cas particuliers dont il a été témoin. Lorsque j'avais étudié un premier Microsporum, sur le Cheval, j'avais cru qu'il était le seul. Bodin en trouve un second et dira que : « sous le nom de trichophytie du Cheval c'est la tondante microsporique que décrivent les traités classiques de médecine vétérinaire » (⁴). Plus tard, Matruchot décrira une autre mycose du Cheval sous le même nom. Ainsi de suite. J'ai dit déjà que ces mycoses, chez l'Animal comme chez l'Homme, sont nombreuses et différentes, et que le seul travail utile est de les nommer d'un nom propre et de les différencier.

« Je ferai remarquer, ajoute Bodin, que la tondante du *Microsporum* est, chez le Cheval, de beaucoup plus fréquente que les trichophyties véritables ». Et cela est encore une chose variable, suivant les temps et les lieux, puisque nos recherches, pendant vingt mois, n'ont pu trouver un cas de microsporie du Cheval alors que nous rencontrions, dans le même temps, huit cas de trichophytie causée par le *Trichophyton* décrit par Matruchot. Mais, Bodin, observant sur deux régiments d'artillerie, trouvait la même microsporie chez tous les Chevaux contaminés arrivant au régiment, tandis qu'en une année entière il ne rencontrait pas un seul cas de trichophytie. C'est que, sans doute, les

(¹) E. Bodin. *Les teignes tondantes du cheval et leurs inoculations humaines*. Th. de Paris, 1896.

(²) E. Bodin. Le Microsporum du cheval. *Archives de Parasitologie*, 1898, 379-409, avec 2 planches.

(³) Il vient d'être retrouvé en Danemark par Henrik Bang : quatre fois en quatre cas sporadiques, sur des Chevaux de régiment (Inédit).

(⁴) E. Bodin. Le Microsporum du cheval. *Archives de Parasitologie*, 1898, p. 381.

Chevaux arrivaient à ces régiments, des mêmes dépôts de remonte, où sévissait une épidémie due au parasite qu'il décrivait.

Bodin note, en passant, ainsi que beaucoup d'auteurs vétérinaires et Raillet en particulier, que ce sont surtout les jeunes Animaux, les Poulains, qui sont atteints. Pour lui, ce Microsporum passe très facilement d'un Cheval à l'autre, « soit par les contacts accidentels qu'ils peuvent avoir entre eux, soit, ce qui est le plus fréquent, par les harnais ou les objets de pansage. Dans une écurie nombreuse, un seul Poulain, atteint d'herpès contagieux, suffit pour contaminer, en quelques jours, la plupart des autres Chevaux, si l'on ne prend pas les mesures prophylactiques nécessaires[1]. »

« Dans la tondante du *Microsporum*, les jeunes Animaux sont en général atteints au niveau des régions supérieures du corps, sur l'encolure, aux épaules, sur les flancs, à la croupe ; sur les membres inférieurs au contraire, on voit beaucoup moins souvent des lésions mycosiques. »

Les lésions que décrit Bodin sont identiques à celles que j'ai vu causées par le *Trichophyton* de Matruchot. Au moins ne puis-je indiquer de différence. « A leur début, les plaques de tondante ne se traduisent que par un soulèvement des poils, sur la peau qui semble comme boursouflée. Ces poils ont d'ailleurs un aspect normal, ils ne sont ni cassés, ni décolorés, ni engainés à leur base par un étui blanchâtre, comme dans la tondante [microsporique] de l'Enfant ou comme dans celle du Chien. »

« Mais avec l'évolution de la mycose, ces plaques prendront d'autres caractères. En effet, les poils soulevés ne vont pas tarder à tomber, car ils sont fragiles, ayant été envahis à leur base par les éléments du parasite. Au moindre frottement, à la moindre traction, ils viennent par bouquets, entraînant à leur base des squames grisâtres qui les agglutinent les uns avec les autres. »

« Si l'on examine alors le placard cutané sous-jacent on voit que son aspect est celui d'une plaque arrondie ou ovalaire, à contours absolument nets, et marquant d'une tache grisâtre la robe de l'Animal. Sur cette plaque, aucun poil n'apparaît plus ; seulement on y trouve des squames grisâtres et absolument sèches, peu abondantes d'abord, mais qui forment, au bout de deux ou trois jours, une couche assez épaisse ; et si l'on vient, par le grattage, à enlever cette couche de squames, la peau apparaît, avec sa couleur normale, ne présentant ni rougeur, ni tuméfaction, ni aucune autre lésion que cette desquamation que je viens de mentionner. »

« Dans un grand nombre de cas, continue l'auteur, j'ai observé ces

(1) *Loc. citat.*, p. 382.

lésions à leur début; j'ai même examiné des plaques d'herpès très jeunes, sur lesquelles j'enlevais les poils dont le soulèvement ne faisait que commencer, et jamais, dans aucun cas, je n'ai pu surprendre la moindre trace de lésion vésiculeuse ou bulleuse. »

Et Bodin ajoute que Raillet avait déjà fait remarquer l'absence de vésicules dans l'herpès contagieux du Poulain.

« Cette absence de vésicules, ajoute-t-il, cette sécheresse des lésions, est un caractère important, et je ne crains pas d'y insister, car il aide singulièrement à la différenciation de la mycose [microsporique] d'avec les trichophyties. »

« Une fois établie sur le Cheval, que devient la tondante du *Microsporum* lorsqu'elle est livrée à elle-même? Chaque plaque se forme, s'agrandit, puis s'arrête dans son évolution, et finit par guérir, au bout de deux ou trois mois environ, et sans laisser de traces cicatricielles. Mais ce n'est là que le cycle évolutif d'une seule lésion; à côté d'elle, il en est d'autres, qui ont pris naissance plus tard, et qui évolueront d'une façon identique, prolongeant ainsi la maladie, qui peut durer un an et même davantage. »

III. ***La maladie chez l'Homme.*** — Chez le Cheval, l'herpès contagieux se développe avec la plus grande facilité et se transmet aisément d'un Animal à l'autre. Chez l'Homme au contraire, le Microsporum du Cheval ne détermine que très rarement des lésions durables et bien caractérisées.

« D'après les renseignements que j'ai pu recueillir, écrit Bodin, il se développe, même assez souvent, chez les palefreniers, de petites lésions cutanées, érythémateuses, très fugaces, qui s'éteignent seules, et qui sont, très probablement, des inoculations du *Microsporum du Cheval*.... Mais je n'ai vu qu'un seul cas où le *Microsporum du Cheval* a causé une lésion humaine durable et bien nette....

« Il s'agissait d'un cuirassier âgé de 24 ans, en contact journalier avec un jeune Cheval atteint d'herpès contagieux, et qui présentait, sur la partie antéro-latérale du cou, à 3 ou 4 centimètres du bord inférieur de la mâchoire, une plaque arrondie de 3 centimètres de diamètre environ.

« Le début de l'affection remontait à trois semaines, à peu près, et avait eu lieu par une simple tache érythémateuse; progressivement cette tache avait grandi, et, tandis qu'elle conservait, à la périphérie, le type érythémateux, elle semblait guérir au centre.... Au niveau de la partie centrale, la peau avait à peu près son apparence normale, mais la bordure, en pleine activité, présentait un cercle de 4 à 5 centimètres, à contours bien délimités, érythémateux seulement, ne fai-

(1) *Loc. citat.*, p. 384.

sant point de saillie notable au-dessus des téguments, et sans aucune espèce d'infiltration du derme.

« En aucun point je ne pus trouver... la moindre trace de vésicules ou de pustules.

« Quelques poils se trouvaient au niveau du cercle, puisqu'il s'était développé dans cette région du cou où naît la barbe, chez l'adulte : ces poils ressemblaient à de petits points noirs saillants et engainés, à leur base, par une petite collerette blanche. Tout autour de chaque poil, enfin, existait une petite zone de desquamation fine.

« En résumé l'affection se caractérisait par un cercle érythémateux, sur lequel les poils cassés étaient entourés par un petit étui blanchâtre. L'évolution avait été lente, puisqu'en trois semaines, ou un mois, la lésion circinée n'avait atteint qu'un diamètre de 3 centimètres. Des badigeonnages iodés amenèrent la guérison en quinze jours (1). »

IV. ***Examen microscopique.*** « Les poils malades se présentent au microscope sous le même aspect que les cheveux de l'Enfant atteinte de tondante rebelle de Gruby-Sabouraud. (Microsporie).... » (Bodin).

Le parasite comprend des sporules et des filaments mycéliens.

« Les sporules, arrondies ou légèrement polyédriques, par pression réciproque, d'un diamètre de 2 à 3 μ, et juxtaposées sans dessiner aucune figure régulière ni aucun chapelet de spores... forment au poil une gaine qui l'entoure, mais sans le pénétrer.

Toutefois cette gaine n'est pas très régulière et continue. On voit souvent, dit Bodin, dans cette gaine du poil d'herpès contagieux du Poulain, de petits îlots irréguliers, et au niveau desquels le tissu pilaire apparaît sans être recouvert de spores.

« Quant aux filaments mycéliens du parasite, ils sont situés dans le poil lui-même. Ce sont des myceliums de 2 μ à 2 μ 5 de diamètre transversal, serrés les uns contre les autres, dirigés dans le sens même de l'axe longitudinal du poil (Bodin ne dit pas dans quel sens ils se dirigent) (2), et présentant des cloisons transversales qui les divisent en segments rectangulaires très allongés.

En somme, conclut sommairement Bodin :

« Les trois Microsporums aujourd'hui connus (3) sont identiques dans leurs lésions pilaires. »

V. ***Cultures.*** — Les cultures du *Microsporum equinum* de Bodin

(1) E. Bodin. *Loc. citat.*, p. 386-88.

(2) E. Bodin. Le Microsporum du Cheval. *Arch. de Parasit.*, 1898, p. 388-389.

(3) *Loc. citat.*, p. 389. L'auteur parle du Microsporum Audouïni de l'Enfant, du Microsporum caninum (Bodin) et du Microsporum du Cheval dont il est question ici.

offrent, sur tous milieux sucrés, ceci de très particulier et de très contraire à l'aspect des autres *Microsporums*, sur ces mêmes milieux, qu'elles sont presque glabres, à peine duveteuses, d'un duvet court et rare, ne cachant pas le corps même de la culture. Et l'ensemble est comme cartonneux, presque humide. En outre, sur gélose maltosée ou glucosée, la culture est radiée de plis profonds qui au centre de la culture se contournent et se chiffonnent, sans faire saillie, ou à peine, à la surface du milieu (Pl. VII, fig. I, I², II, II²).

Les cultures les plus curieuses et les plus typiques de *Microsporum equinum* sont offertes par le moût de bière gélosé. Elles sont tout à fait glabres, d'une belle couleur d'ocre rouge, avec un centre un peu saillant, et des plicatures godronnées extrêmement régulières, suivant des rayons. Cet aspect est unique, et sa seule description suffirait à faire reconnaître ce parasite si on le rencontrait[1].

Quand ces cultures vieillissent, pourtant, elles se couvrent d'un duvet blanc très léger et qui fait perdre à la culture de son caractère. Ce duvet blanc n'est pas le duvet pléomorphique qui, lorsqu'il apparaît, n'est ni rare ni diffus, mais au contraire très vigoureux et localisé en touffes distinctes. Ces touffes se développent, et peuvent être reprises par la culture. Elles donnent alors un grand tapis de duvet blanc, d'un développement supérieur à celui de la culture-mère, et qu'on ne différencierait pas aisément de beaucoup d'autres duvets pléomorphiques (Pl. VII, fig. III, III²). Les cultures du *Microsporum equinum* (Bodin) avec leurs caractéristiques, et la culture pléomorphique blanche duveteuse, ont été décrites pour la première fois, et avec toute perfection, par Bodin.

Inoculations. — Tant que la culture reste glabre, son inoculation est négative. Quand elle est devenue duveteuse, son inoculation est facile et régulière. Sur le Cobaye, la lésion suit exactement le cycle de toutes les dermatophyties d'inoculation : Apparition, huit jours après l'inoculation, évolution de douze à quinze jours, et régression ; dessiccation de la croûte, et chute du poil qui repoussera quatre semaines plus tard (fig. 78).

A la longue les vieilles cultures, conservées au laboratoire, sans qu'elles repassent sur l'Animal, semblent devenir moins facilement inoculables.

Sur la forme Oospora (Bodin) du Microsporum equinum. — Très peu après sa description du Microsporum du Cheval, en 1898, E. Bodin publia

[1] Sur pomme de terre, le *M. equinum* se présente comme une large strie couverte d'une sorte de pâte de carton, d'un jaune d'ocre presque brun, mais de surface plate à peine vermicellée.

deux notes que je dois résumer sur une *forme Oospora* (*Streptothrix*) du *Microsporum du Cheval* [1].

Cette forme était apparue, sur le duvet blanc fané, des très vieilles cultures à demi desséchées, sous la forme de petits points plâtreux, faciles à isoler et à cultiver. Transportée sur gélose glycérinée, ou glucosée à 5 pour 100, cette culture pousse bien plus rapidement qu'aucune teigne, puisqu'en vingt heures, la strie d'inoculation montre déjà une traînée grisâtre. En trois ou quatre jours, de distance en distance, sur la strie, se forment des points plâtreux, qui s'accroissent, et se fusionnent pour former une culture longue, aride, d'un blanc jaunâtre, de surface irrégulière, montrant de petits liserés plâtreux concentriques, au niveau de ses bords.

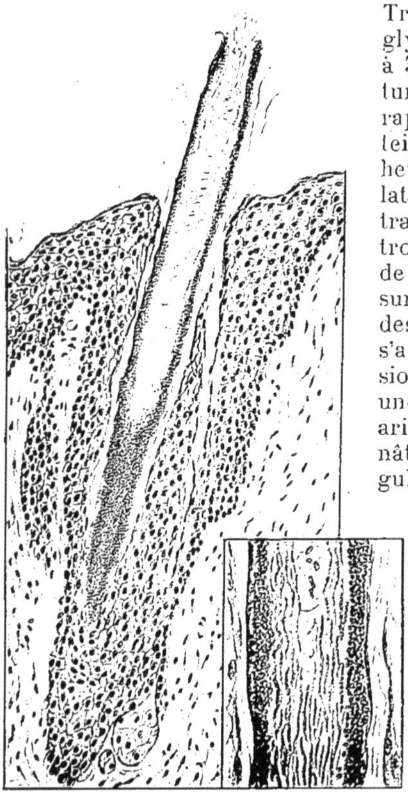

Fig. 78. — Coupe d'un follicule pilaire d'un Cobaye inoculé de Microsporum equinum. × 120. Le carton montre le même poil. × 260. Préparation de Bodin, prêtée par lui. Dessin de Bessin.

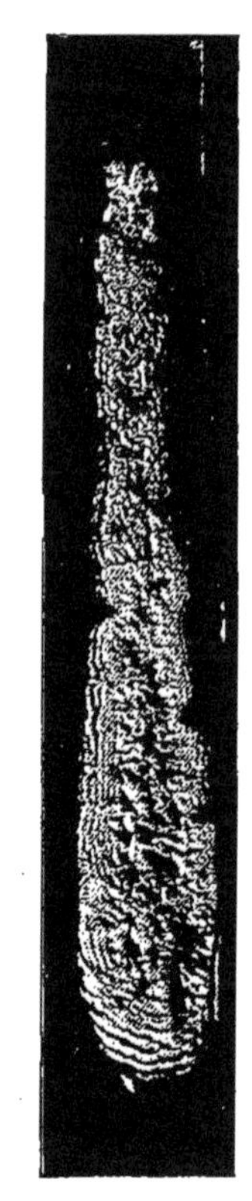

Fig. 79. — *Forme Oospora* attribuée au *Microsporum equinum* par Bodin. Agar glycériné 15e jour.

Cette culture, examinée microscopiquement, se montre faite de filaments très petits, de 0 μ, 7 de diamètre, offrant les caractères de fructification conidienne des *Streptothrix* ou *Oospora-Actinomyces*.

A bien examiner les conditions dans lesquelles cette forme nouvelle a été obtenue, on garde dès l'abord un doute sur sa filiation avec le *Microsporum equinum*, et sur sa valeur parasitaire. Elle est survenue sur de vieilles cultures délaissées, et probablement mortes, puisque leur duvet était fané. Elle pousse trop vite,

[1] E. Bodin. Sur la forme Oospora (Streptotrix) du Microsporum du Cheval. *Archives de parasitologie*, 1899, p. 362. — Note additionnelle sur la forme Oospora du Microsporum du Cheval. *Archives de parasitologie*, 1899, p. 605. — Polymorphisme des Champignons des teignes. Comptes rendus du *Congrès international de Dermatologie de Paris*, p. 432.

elle présente un aspect objectif et microscopique qui l'éloigne de toutes les formes pléomorphiques connues de Dermatophytes, et enfin, chose remarquable, sa culture, au lieu d'exhaler l'odeur ammoniacale et urineuse de toutes les vieilles cultures de Dermatophytes, présente une odeur de bois pourri des plus prononcées, qu'aucune culture de teigne ne présente jamais. Enfin, tandis que les inoculations de la culture-mère étaient positives à coup sûr, entre les mains de Bodin, celles qu'il pratiqua avec la forme *Oospora* demeurèrent stériles. Il voyait seulement la forme *Oospora* produire, sur la peau du Cheval, une lésion squameuse qui avait disparu, dans tous les cas, au bout de dix à douze jours. Or c'est là une inoculation négative, puisque une inoculation de teigne n'est positive que vers le dixième jour.

Cependant Le Calvé et Malherbe, à Nantes, étudiant, par la culture, des plaques alopéciques spéciales, d'aspect peladoïde et non microsporique, et de nature indéterminée, chez le Cheval, retrouvèrent la culture du Champignon étudié par Bodin, et, le croyant innommé, l'appelèrent *Tr : minimum*. Ils l'inoculèrent au Cheval, au Chien, au Cobaye et crurent reproduire, par l'inoculation, des plaques alopéciques sur l'Animal ([1]). Notons que ces auteurs obtinrent cette culture non seulement des plaques péladoïdes des Chevaux, *mais de la paille même de leur litière* ! Plus tard ils retrouvèrent le même Champignon sur le Mulet et sur le Chien ([2]). L'identification du Champignon ne présente d'ailleurs aucun doute, car elle fut faite par Bodin lui-même ([3]). Depuis lors, il semble bien que Bosellini ait observé le même microorganisme en Italie ([4]).

Tout cela demeurait assez obscur, quand Suis retrouva, à Toulouse, le même Champignon, dans la fourrure d'un Chien non atteint de teigne. Des recherches entreprises par lui, il résulte que ce parasite, qui ne semble pas une forme pléomorphique de *Microsporum*, mais une Mucédinée spécifiquement différente, est un hôte habituel de la fourrure et de la litière des Animaux domestiques, et qu'on a pu le croire parasite actif de lésions qu'il habitait sans contribuer à les faire.

En ce qui concerne ses inoculations supposées positives, de deux choses l'une : ou bien il est inoculable vraiment à l'animal et déterminerait une maladie spéciale non encore définie et nommée ; ou bien, ce qui est plus probable, les auteurs auraient pris, pour le résultat d'inoculations positives, le résultat des traumatismes de leur inoculation. Il faut se rappeler que Bodin, qui a une extrême habitude des inoculations de teigne, n'a rien obtenu de positif avec ce Champignon.... Jusqu'à plus ample informé, il doit donc être considéré comme un saprophyte inoffensif, sans autre relation que celle d'un voisinage fréquent avec les Dermatophytes de nos Animaux domestiques.

([1]) Le Calvé et Malherbe. Sur un Trichophyton du Cheval à cultures lichénoïdes (*Trichophyton minimum*). *Arch. de parasitol*, II, 2, 1899, p. 218. — Nouvelles recherches sur le Trichophyton minimum. *Ibid.* II, 4, 1899, p. 489.

([2]) Nouvelles observations de tondante causée par le Trichophyton minimum. *Ibid*, III, I, 1900.

([3]) Bodin. Note additionnelle sur la forme Oospora du Microsporum du C[illegible] val. *Ibid.*, II, 4, 1899, p. 606.

([4]) Bosellini. Di una specie di tigne du Microsporum Audo[illegible] forma Oospora (Bodin) (*Giornale italiano delle malattie ve*[illegible] 1900, fasc. 3, p. 324).

LÉGENDE DE LA PLANCHE VII

MICROSPORUM EQUINUM.

I. I. — Culture primaire du *Microsporum equinum* sur gélose maltosée après 15 jours.

I². I². — Même culture après 25 jours.

II. — Culture du *Microsporum equinum* sur gélose glucosée, après 15 jours.

II², II². — Même culture, après 25 jours.

III. — Culture de la forme pléomorphique duveteuse du *Microsporum equinum* sur gélose maltosée, après 15 jours.

III². III². — Même culture après 25 jours.

MICROSPORUM TOMENTOSUM.

IV. — Culture du *Microsporum tomentosum* sur gélose maltosée, après 25 jours.

LÉGENDE DE LA PLANCHE VII

Microsporum equinum.

I, I. — Culture primaire du *Microsporum equinum* sur gélose maltosée après 15 jours.

I², I². — Même culture après 25 jours.

II. — Culture du *Microsporum equinum* sur gélose glucosée, après 15 jours.

II², II². — Même culture, après 25 jours.

III. — Culture de la forme pléomorphique duveteuse du *Microsporum equinum* sur gélose maltosée, après 15 jours.

III², III². — Même culture après 25 jours.

Microsporum tomentosum.

IV. — Culture du *Microsporum tomentosum* sur gélose maltosée, après 25 jours.

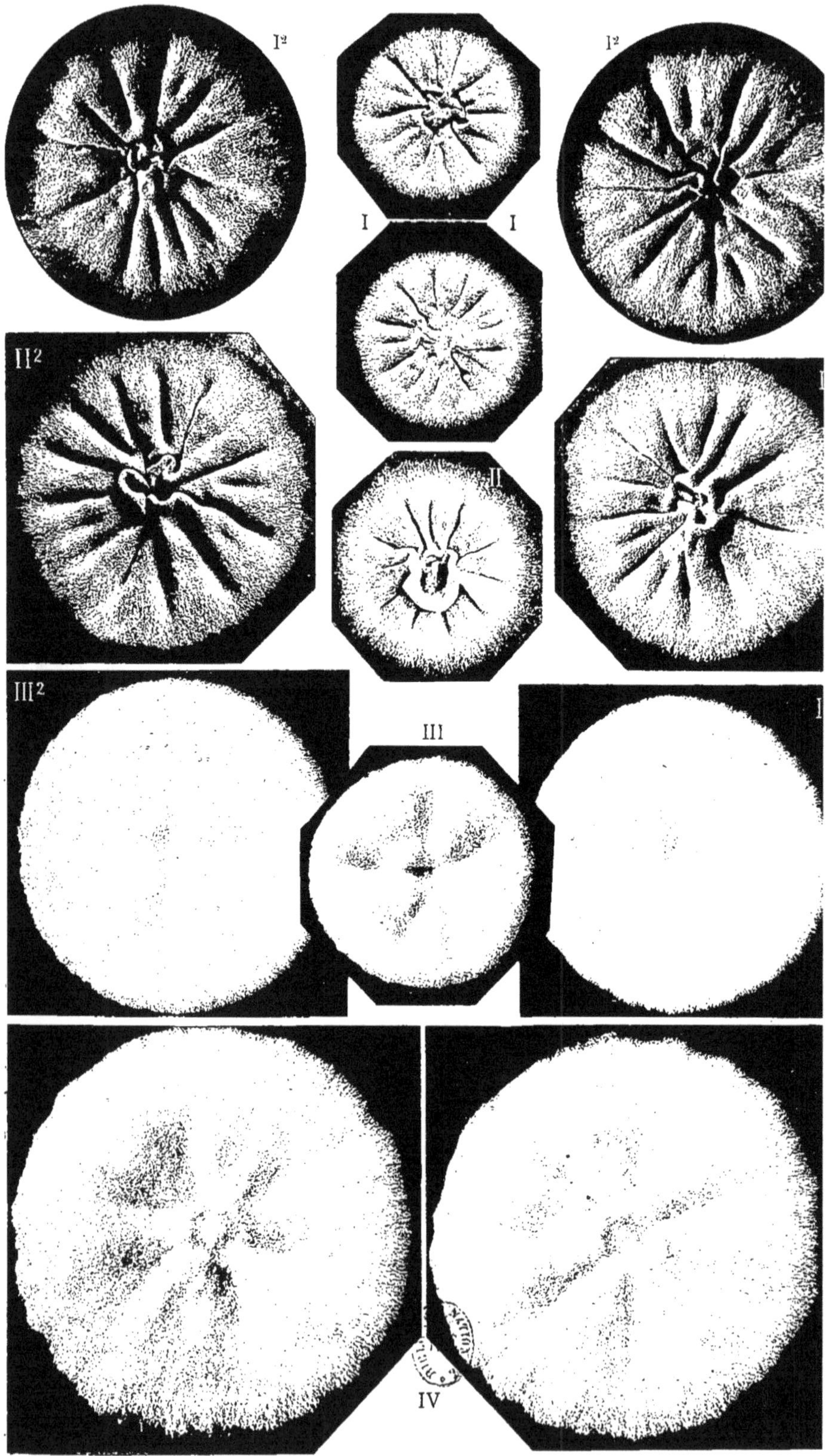
I²
I²
I
I
II²
II
III²
III
IV

Microsporum tomentosum (Pelagatti, 1909).

Ce Microsporum a été découvert par Pelagatti à Sassari (Sardaigne) dans une tondante microsporique de l'enfant de type banal, dont rien n'indiquait l'origine animale.

Son origine animale est pourtant probable car sa culture a toutes les caractéristiques de celles des Microsporums animaux.

Nous la reproduisons (Pl. VII, fig. IV) à l'âge adulte, sur gélose maltosée. C'est une culture vivace, portant, en son centre, un ombilic polygonal, ourlé, centré ou non par un petit *umbo* duveteux. Toute la culture est couverte de duvet blanc, serré ; elle est partagée en secteurs par quelques fossettes radiées. Son aspect est d'un tapis duveteux, très égal. Elle atteint près de 6 centimètres de diamètre en vingt-cinq jours.

Microsporum fulvum (J. Uriburu, 1907).

Historique. — Ce Microsporum, inconnu en France, a été rencontré à Buenos-Aires par Julio Uriburu, qui me l'a adressé aux fins d'identification. C'est une espèce nouvelle, et que je ne crois pas avoir été rencontrée déjà, en Europe.

Elle portera le nom de *Microsporum fulvum*, de la couleur roussâtre particulière de sa culture.

Clinique. — J'ai eu peu de renseignements sur le cas clinique qui l'a fourni, et qui est resté unique : Microsporie du cuir chevelu d'assez large extension et de réaction inflammatoire légère.

Examen microscopique. — D'après Uriburu, le cheveu de l'Enfant n'aurait pu se différencier du cheveu atteint par le Microsporum Audouïni.

Origine animale. — Ce parasite a tous les caractères des Microsporums animaux ; et son origine animale est très probable ; néanmoins elle est demeurée insoupçonnée dans le cas clinique humain qui en a fourni la culture.

Cultures. — Ces cultures sont tout à fait particulières. Elles sont extrêmement vivaces et atteignent, dans le même délai, les mêmes dimensions que les cultures des *Microsporums lanosum et felineum*, par exemple. Très rapidement, sur milieux d'épreuve, on voit se faire autour de l'*umbo* central une aire ronde couverte de poudre brunâtre, et souvent semée de cercles concentriques plus ou moins marqués. La périphérie de la culture est bordée d'une frange cotonneuse de duvet blanc faisant un léger bourrelet (Pl. VIII, fig. I et I²).

Sur pomme de terre, le *Microsporum fulvum* donne la plus active de toutes les cultures microsporiques. La traînée d'ensemencement fait une bande irrégulière, de 5 à 6 millimètres de large, d'un brun pâle, ocreux, faite d'un duvet très court, poudreux. Tout le milieu est infiltré par le Champignon, et des points isolés de culture saillante se montrent partout à sa surface.

Pléomorphisme. — Comme pour les Microsporums vivaces, le *M. fulvum* fournit un duvet blanc pléomorphique, qu'il est possible de recueillir et de cultiver séparément. Il se présente, en culture, comme un tapis rond de duvet blanc difficile à différencier des cultures pléomorphiques des autres grands Microsporums.

MICROSPORUM VILLOSUM (Minne, 1907).

Le *Microsporum villosum* que je présenterai ensuite appartient encore au groupe des *Microsporums vivaces*, et il en a les principaux caractères. Il a été découvert par Ach. Minne (de Gand), dans une microsporie infantile que rien en apparence ne distinguait d'une microsporie banale, ni à l'examen objectif, ni à l'examen microscopique. Ce cas est resté unique.

Origine animale. — L'origine animale de ce *Microsporum* est probable, tant ses caractères le rapprochent des *Microsporums* animaux, mais on n'en a point de preuve.

Je rappelle, pour mémoire, que les dermatophyties des Bovidés ne sont pas rares dans le pays de Gand, où le même auteur en a décrit très parfaitement de beaux cas. Il se pourrait donc que ce *Microsporum* vînt à l'Homme par la Vache ou la Génisse.

Culture. — Le *Microsporum villosum* prend son nom de l'aspect de sa culture en milieu d'épreuve maltosé. Sur ce milieu, il fait un disque de six centimètres de diamètre, dont le centre plat, poudreux et d'un brun léger, montre l'ébauche de sillons radiés. Autour du centre, qui présente un centimètre de diamètre, est une couronne de petits mamelons duveteux, dont les plus gros entourent l'aire poudreuse centrale, et dont la grosseur diminue, du centre à la périphérie, qui est duveteuse, entourée de fins rayons immergés (Pl. VIII, fig. III, III²).

Sur milieu de conservation l'aspect de la culture est très spécial.

LÉGENDE DE LA PLANCHE VIII

MICROSPORUM FULVUM.

I. — Culture du *Microsporum fulvum* sur gélose maltosée, après 12 jours.

I^{1}, I^{2}. — Même culture après 20 jours.

MICROSPORUM PUBESCENS.

II, II^{1}. — Culture du *Microsporum pubescens* sur gélose maltosée, après 12 jours.

II^{2}, II^{3}. — Même culture après 20 jours.

II^{5}. — Culture du *Microsporum pubescens* sur gélose peptonisée, après 25 jours.

MICROSPORUM VILLOSUM.

III, III^{1}. — Culture du *Microsporum villosum*, sur gélose maltosée, après 12 jours.

III^{2}, III^{3}. — Même culture après 20 jours.

III^{5}. — Culture du *Microsporum villosum* sur gélose peptonisée, après 25 jours.

LÉGENDE DE LA PLANCHE VIII

MICROSPORUM FULVUM.

I. — Culture du *Microsporum fulvum* sur gélose maltosée, après 12 jours.

I², I². — Même culture après 20 jours.

MICROSPORUM PUBESCENS.

II, II. — Culture du *Microsporum pubescens* sur gélose maltosée, après 12 jours.

II², II². — Même culture après 20 jours.

II³. — Culture du *Microsporum pubescens* sur gélose peptonisée, après 25 jours.

MICROSPORUM VILLOSUM.

III, III. — Culture du *Microsporum villosum*, sur gélose maltosée, après 12 jours.

III², III². — Même culture après 20 jours.

III³. — Culture du *Microsporum villosum* sur gélose peptonisée, après 25 jours.

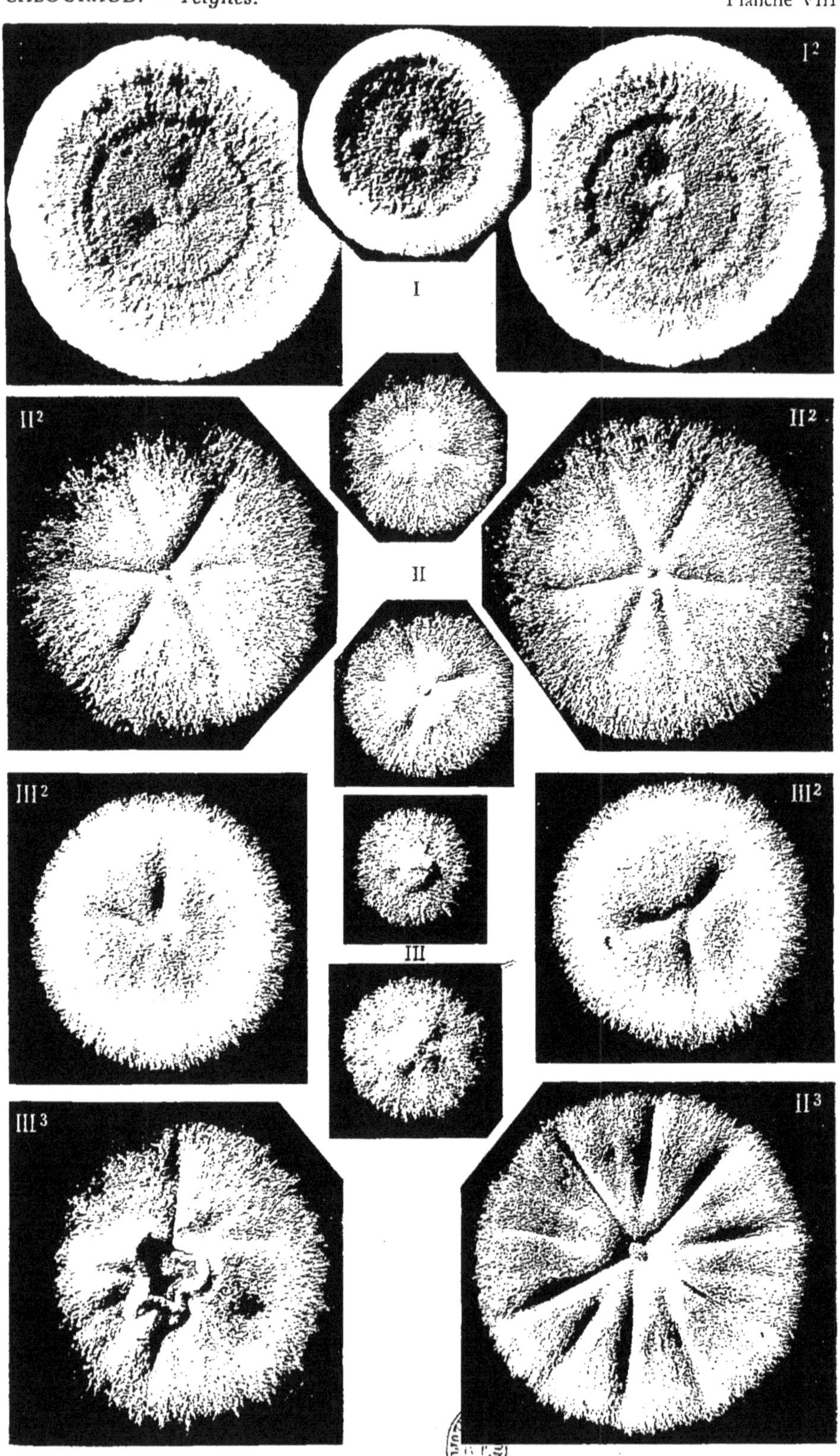

Masson & Cie, Éditeurs

C'est un disque de duvet fin et soyeux, découpé de plicatures radiées, aboutissant à un gros ombilic central, un peu difforme, et assez creux. Aucun autre *Microsporum* ne prend cet aspect sur ce milieu (Pl. VIII, fig. III[3]).

Sur pomme de terre la culture forme un duvet si fin et si léger qu'on le voit à peine, et la pomme de terre prend en totalité une teinte foncée.

Inoculations. — Les inoculations des cultures de ce parasite, comme celles des Microsporums animaux sont aisément positives, et évoluent sur le Cobaye, comme toutes les inoculations de Dermatophytes, dans le laps d'un mois.

Dix à douze jours après l'inoculation, il est aisé de trouver, à la surface de la lésion, des poils envahis par le parasite.

Celui que représente notre figure montre, en haut, les mycéliums géants du stade d'envahissement, allant plus bas constituer l'écorce de petites spores. L'ensemble est d'un poil microsporique type (fig. 80).

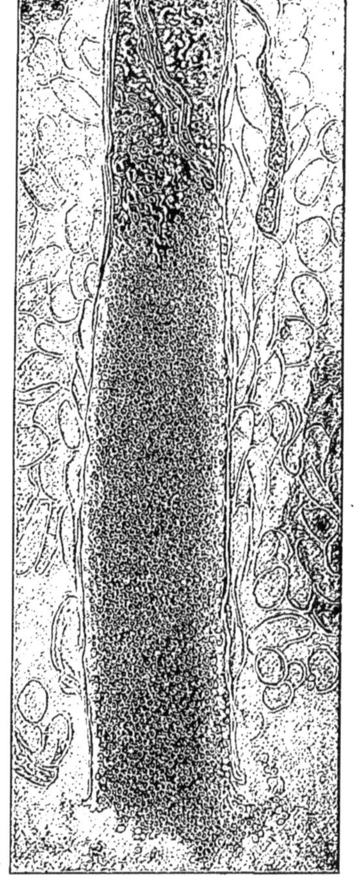

Fig. 80. — *Microsporum villosum.* Poil de Cobaye 12 jours après l'inoculation × 260.

Microsporum pubescens (Sabouraud, 1909).

J'appellerai *Microsporum pubescens* un Microsporum nouveau du type des Microsporums vivaces qui s'est rencontré une fois au cours de nos recherches; il est caractérisé, sur milieu maltosé, par un duvet soyeux d'une extrême finesse.

C'était, chez un jeune enfant de onze ans venant de New-York, une microsporie, d'aspect banal, occupant le cuir chevelu presque en entier. En fait, on distinguait des plaques grandes, de la dimension d'une pièce de cinq francs, de plus petites, et enfin d'autres, si petites qu'elles ne comprenaient que quelques cheveux malades. La maladie durait déjà depuis plusieurs mois, et se présentait comme une microsporie déjà ancienne, et mal soignée. Les plaques étaient d'âge différent, et aucune ne montrait de symptômes inflammatoires quelconques. L'origine de la maladie était inconnue. Aucun Animal n'était incriminé ni soupçonné.

A l'examen microscopique, le cheveu ne présentait rien qui le distinguât d'un cheveu microsporique banal. Les cultures faites s'écartèrent promptement, au contraire, des cultures du *M. Audouïni* et se rapprochèrent de celles du *M. lanosum*.

Sur milieu d'épreuve maltosé, la culture jeune est très caractéristique. C'est, autour d'un *umbo* central punctiforme, représentant la semence, une aire petite, blanche, d'un duvet court, serré, divisé par des cannelures radiées en trois ou quatre secteurs, le tout entouré d'une large aréole de duvet fin, soyeux (Pl. VIII, fig. 11).

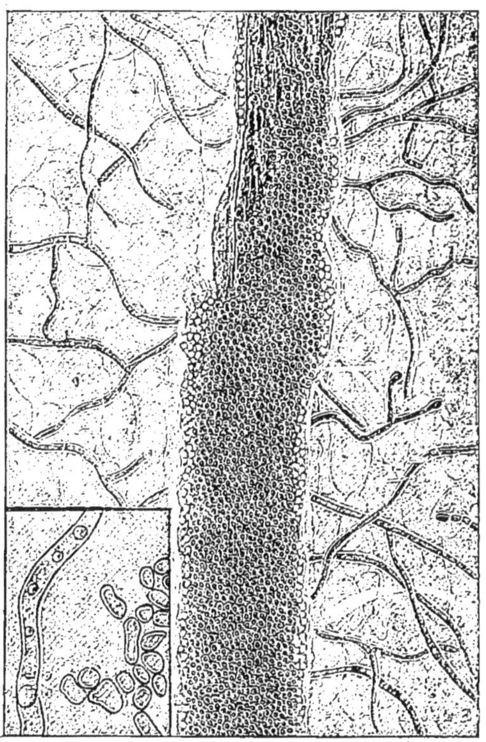

Fig. 81. — *Microsporum pubescens*. Poil de Cobaye au 15e jour de l'inoculation. Le poil est étendu sur une squame épidermique infiltrée de filaments microsporiques × 260.

Plus tard la culture, en un mois, a pris six centimètres de diamètre, elle est plate, ou montre des radiations creuses, à peine marquées; au centre, un duvet annonçant le pléomorphisme; autour de lui, une aire à demi poudreuse, et autour d'elle le duvet périphérique toujours très léger et très soyeux (Pl. VIII, fig. 11²).

Sur milieu de conservation, rien qui rappelle l'ombilic du *Microsporum villosum*, c'est un disque à peine duveteux, un tapis partagé par quatre ou cinq grandes cannelures radiées, profondes, et autant de fossettes plus fines, en 12 ou 15 secteurs étroits (Pl. VIII, fig. 11³).

Le pléomorphisme duveteux blanc de cette culture existe, mais n'a pas été isolé.

Inoculations. — L'inoculation au Cobaye, très aisée, produit, après dix jours, une lésion lenticulaire, squameuse, infiltrée, un peu saillante.

L'évolution en fut un peu plus tardive que ne l'est d'ordinaire celle des microspories d'inoculation au Cobaye, car la chute des poils ne se produisit que 35 jours après l'inoculation. Ils tombèrent avec la croûte qui les englobait, sans suppuration sous-jacente.

Dans la squame, prise au quinzième jour avec le poil malade, on remarque l'abondance du mycélium intra-épidermique, ses sinuosités, ses bourgeons latéraux légèrement massués, fréquents chez les Microsporums, et, autour du poil l'écorce de sporules, en mosaïque, caractéristique du genre (fig. 81).

* * *

Ici s'arrête pour le moment la liste des Microsporums animaux connus. Nul doute qu'elle ne s'allonge dans l'avenir, car cette question a été peu étudiée encore hors de France, et les Microsporums animaux paraissent différer d'espèces en chaque contrée.

Nous allons maintenant faire, pour les Trichophytons, le même travail d'étude analytique que nous terminons ici pour les Microsporums. On verra par ce qui va suivre que le sujet que nous abordons est plus complexe encore que celui dont nous achevons l'étude.

QUATRIÈME PARTIE

TRICHOPHYTIES

I. — DE LA TRICHOPHYTIE EN GÉNÉRAL

On peut définir la Trichophytie : une maladie polymorphe ayant pour localisations l'épiderme corné, le cheveu de l'enfant, le poil de l'adulte, et l'ongle, et pour cause une série de parasites cryptogamiques de la même famille, appelés *Trichophytons*; ces parasites ayant pour caractéristique d'être uniquement composés d'articles courts, plus ou moins cubiques ou sphérulaires, réunis en rubans ou en chapelets.

Lorsqu'ils s'attaquent à l'épiderme corné, ces parasites y créent une lésion ronde, et souvent vésiculeuse, d'*herpès circiné* (1). Au cuir chevelu, le parasite rend le cheveu fragile et le casse, d'où une forme objective désignée sous le nom de *tondante trichophytique*. Il peut en être de même à la barbe, mais, le plus souvent, les trichophyties de la barbe sont suppuratives, par nodules isolés : *sycosis trichophytique*, ou par larges placards arrondis de folliculites conglomérées : *Kérions*. Enfin les Trichophytons peuvent envahir l'ongle, ils y produisent

(1) Ce nom a pu être une cause d'erreur, à une époque où l'on avait encore peine à distinguer l'herpès circiné trichophytique de l'herpès fébrile. Aujourd'hui, le risque de cette confusion n'existe plus. Et il suffirait d'écrire *herpès-circiné* en un mot, pour que toute amphibologie fût écartée. Il y a vingt ans, Besnier avait raison de vouloir supprimer ce terme du vocabulaire dermatologique (*Notes de Kaposi*, t. II, p. 799). Mais nous avons aujourd'hui une raison sérieuse de le rétablir. Tous les Dermatophytes, cause de favus, de microsporie, de trichophytie, peuvent déterminer des lésions cutanées rondes, érythémateuses ou vésiculeuses, ne faut-il pas un mot commun qui les désigne, quel que soit le parasite qui les fait naître. C'est cette signification qu'a le mot anglais *Ringworm*. Le mot français : herpès-circiné répond exactement à cette nécessité verbale, et au même sens.

diverses altérations : ongle en moëlle de jonc, onychorrexis, onychogryphoses, toutes formes réunies sous le nom commun d'*Onychomycose trichophytique*. L'aspect de la maladie en ses diverses localisations est dicté par la forme même de l'organe qui est son substratum. La trichophytie de la barbe ressemble quelquefois à la tondante du cuir chevelu, mais ces deux types morbides n'ont le plus souvent rien de commun, en apparence, avec l'herpès circiné trichophytique et l'onychomycose.

Ce sont donc quatre études à faire comme de quatre maladies différentes.

Trichophytie cutanée. — Logiquement on pourrait supposer fréquente la concomitance des diverses manifestations trichophytiques sur le même sujet; au contraire elles ne coexistent pas fréquemment. La tondante trichophytique de l'enfant peut bien s'accompagner de taches érythémateuses fugaces « dans l'atmosphère de la tondante » plus souvent même que la tondante du Microsporum Audouïni, mais il est incontestable, comme Besnier le disait déjà, que « chez les jeunes sujets, la trichophytie isolée des parties glabres est relativement rare, et qu'elle est plus fréquente chez l'adulte » (1). Ce fait à sa raison d'être, car, à Paris du moins, presque toutes les trichophyties, qui n'accompagnent pas une tondante, sont dues à d'autres Trichophytons que ceux qui causent les tondantes.

L'herpès circiné trichophytique est parmi les dermatoses de fréquence moyenne. Devergie l'a noté une fois sur 45 cas, sur un total de 1800 cas d'affections cutanées diverses. C'est une dermatose discrète, limitée d'ordinaire à une ou à quelques lésions; les cas où l'on voit les Dermatophytes tendre à la généralisation sont des plus rares (2). Je n'ai vu d'éruption généralisée de ce genre qu'avec le *Microsporum lanosum* (3) et aussi, mais plus discrètement, avec les Trichophytons faviformes (4).

(1) Besnier et Doyon. *Notes de Kaposi*, note 5, p. 820, t. II.

(2) Il est bien entendu que l'opinion de l'École de Vienne, qui fait du *pityriasis rosé de Gibert* un *herpès tonsurans maculosus*, est fausse de tous points et rejetée par toute la dermatologie hors de Vienne.

(3) Nous avons cité en leur lieu les observations d'herpès circiné microsporique généralisé de Danlos et de Malherbe. Nouvelles recherches sur les Microsporums. (*Annales de Dermat. et de Syph.*, 1907. Voir ce vol. p. 217.)

(4) Sabouraud. Les Trichophytons faviformes (*Annales de Dermat. et de Syph.*, 1908, p. 609). Il existe dans la science quelques observations d'herpès circiné ftrichophytique, qui me paraissent devoir être rapportées aux Trichophytons aviformes. Ainsi l'observation de Tennesson et Berdal. Trichophytie disséminée des régions glabres et du cuir chevelu à l'âge adulte; trichophytie généralisée, en placards finement vésiculeux et croutelleux. La malade avait 15 ans; les spores étaient d'un volume double de celui qu'elles ont dans les cas ordinaires (de microsporie) (*Annales de Dermat. et de Syph.*, 1892, p. 709). Neumann

L'herpès circiné trichophytique est extrêmement polymorphe. Besnier en citait neuf types principaux à une époque où le Kérion des régions glabres n'était encore pas connu comme trichophytique (1).

Les auteurs avaient remarqué souvent l'opposition symptomatique entre les trichophyties pilaires et les trichophyties des régions glabres, surtout des régions découvertes. « Il est commun, disait Besnier, d'y observer aux mains, aux poignets, les formes luxuriantes, les couronnes vésiculeuses très accentuées. » La physionomie des lésions varie, non seulement avec le parasite qui les cause, mais elle varie plus manifestement encore avec la région où on l'observe. Le plus souvent, il n'y a pas de symptômes communs entre une tondante à la période d'état, et un herpès circiné trichophytique; il y a même d'importantes différences entre l'herpès circiné du dos de la main et de la paume de la main, différences créées par l'existence, à la paume, d'un épiderme corné très épais.

D'autre part chaque type d'herpès circiné a ses formes florides et ses formes abortives, ses diminutifs. Ainsi, à côté des Kérions vrais pustuleux, il y a des trichophyties papuleuses dans lesquelles les points suppuratifs s'enkystent et ne s'ouvrent pas, et dont le diagnostic peut devenir anormalement difficile. Pellizari en a cité un cas (2); j'en ai rencontré de semblables.

Ce qu'il y a de plus singulier et de plus frappant, dans l'étude clinique de l'Herpès circiné trichophytique, c'est précisément cette multiformité sur laquelle Celso Pellizari insistait; et l'étude expérimentale du sujet en montre immédiatement les raisons. Qu'on prenne au hasard deux trichophyties cutanées n'ayant pas une commune origine, elles ne se ressembleront jamais. C'est que « sur deux individus atteints de trichophytie cutanée, n'ayant pas une commune origine, il est presque exceptionnel de rencontrer le même Trichophyton dans leurs deux lésions ». Et si l'on poursuit, de longs mois, l'étude des trichophyties cutanées, même après longtemps, il arrivera, de temps à autre, de

a présenté (à la *Soc. viennoise de Dermatologie*, le 27 mai 1892) une jeune fille atteinte de trichophytie du tronc, à présent guérie, sauf quelques cercles, tous de la dimension d'une pièce de un franc, et limités par un exsudat séro-purulent. Ce cas pourrait reconnaître les mêmes espèces causales.

(1) Trichophytie multiforme commune des parties découvertes : circinée, discoïde, érythémateuse, squameuse, vésiculeuse, pustuleuse, phlycténoïde, eczématoïde, dysidrosiforme, lichénoïde, etc. (E. Besnier et Doyon, *Notes de Kaposi*, t. II, p. 801).

(2) Il s'agissait d'une fillette dont l'éruption papuleuse ressemblait au *lichen scrofulosorum* et l'auteur ne reconnut la nature trichophytique de cette éruption que quand sa mère et une de ses sœurs en présentèrent des lésions plus typiques, dont un kérion de Celse. C. Pellizari. Del polimorphismo tricofitico ed in particolare di una forma clinica non descritta. (*Lo sperimentale*. Sezione clinica, 11 mai 1895, p. 266). Il semble que l'éruption papuleuse décrite ainsi par Pellizari ait été un cas de granulome de Majocchi.

rencontrer, dans des trichophyties, « quelques-unes d'aspect banal, le plus souvent d'aspect insolite (1) », une espèce trichophytique encore inconnue.

L'étude attentive de la Trichophytie cutanée et des parasites qui la causent conduit très vite à formuler la loi que j'ai appelée : *la loi de spécificité des Trichophytons*, qu'il est nécessaire d'établir dès maintenant, non pas qu'elle gouverne seulement l'herpès circiné des régions glabres, mais au contraire parce qu'elle est vraie pour les lésions trichophytiques de tous sièges, et même pour toutes les lésions dermatophytiques : favus, trichophytie, microsporie. C'est la loi de correspondance entre le type clinique d'une lésion et l'espèce parasitaire qui la cause.

Cette loi générale est implicitement admise par tous les dermatologistes, puisqu'ils font à l'œil nu le diagnostic différentiel du favus et de la trichophytie, et, pour le plus grand nombre au moins, celui de la microsporie. Il s'agit de montrer que cette loi reste vraie lorsqu'il s'agit du diagnostic différentiel des lésions diverses auxquelles donnent lieu les divers Trichophytons. Et l'herpès circiné trichophytique donne de cette loi une très remarquable démonstration.

Loi de spécificité des Trichophytons. — La variabilité d'aspect des lésions trichophytiques, suivant les cas que l'on en observe, n'avait pas beaucoup frappé les auteurs. Les seules remarques précises que l'on rencontre à ce sujet concernent les kérions que certains auteurs attribuaient à la scrofule du sujet (Vidal) et les éruptions de trichophytie généralisée que d'autres attribuaient au vêtement (2). Pourtant, « le premier point qui mérite de fixer l'attention, dans l'examen comparatif d'un grand nombre de trichophyties cutanées, c'est l'extraordinaire diversité d'aspect qu'elles présentent suivant les cas ». Car si « ces lésions diverses ont une même cause, pourquoi ne sont-elles pas identiques ? » (3)

Une seule réponse peut être faite à cette question : « Les trichophyties se ressemblent parce que leurs parasites causals sont analogues, mais elles diffèrent parce qu'ils ne sont pas identiques (4). »

« Le polymorphisme des trichophyties cutanées, ajoutais-je, devient plus remarquable encore, si on l'oppose à ce fait que, sur un même individu portant plusieurs lésions trichophytiques cutanées, les différentes lésions sont [habituellement] identiques entre elles (5). »

Et la réponse à ce fait est simple et naturelle, car « quand un indi-

(1) SABOURAUD. *Trichophyties humaines*, p. 196.
(2) BESNIER et DOYON. *Notes de Kaposi*, t. II, p. 805.
(3) SABOURAUD. *Trichophyties humaines*, p. 87.
(4) SABOURAUD. *Loc. cit.*, p. 90.
(5) *Loc. cit.*, p. 87.

vidu présente plusieurs lésions de trichophytie, elles sont dues toutes au même parasite ». ([1])

De même, « quand plusieurs individus sont contaminés dans le même groupe ou la même famille, c'est toujours le même Trichophyton que l'on retrouve dans les diverses lésions » ([2]). Aussi, même sur des sujets différents, les lésions présentées sont-elles d'une homotypie évidente. Il suffit pour vérifier ces lois d'examiner, à ce point de vue, les moulages du musée de l'hôpital Saint-Louis, faits pour la plupart avant même mes premières recherches. Sauf deux, tous les autres confirment cette règle ([3]).

Il est bien évident que ces règles n'ont que la valeur de lois naturelles générales. Et dès cette époque, après avoir montré « que la forme de la lésion trichophytique dépend de l'espèce du Trichophyton qui la cause », loi qui explique le polymorphisme qu'on rencontre journellement parmi les lésions trichophytiques, sur des individus différents, et leur identité ordinaire si frappante sur le même sujet, je reprenais aussitôt ces faits « pour montrer, après les avoir établis, qu'il serait faux de les généraliser à l'absolu ».

« D'abord il serait prématuré, parce que le rapport de telle espèce trichophytique à telle lésion est chose prouvée ; il serait prématuré, dis-je, d'étendre cette règle à toutes les espèces trichophytiques pour qui la même preuve n'est pas encore fournie. » En outre, « même pour celles qui apparaissent comme le plus hautement spécifiques, il ne faudrait pas énoncer le rapport entre l'espèce parasitaire et les caractères de sa lésion comme absolu et rigoureusement immuable ».

Je montre d'abord « qu'on peut rencontrer sur le même sujet un sycosis typique de la barbe et des cercles trichophytiques de la peau glabre qui ne sont pas des folliculites trichophytiques ». Ainsi la même espèce peut donc « causer sur le même sujet des lésions suppurées et des lésions non suppurées » ([4]).

En second lieu, « à la culture d'un cercle trichophytique non suppuré, on peut rencontrer l'espèce pyogène, d'origine équine, qui cause d'ordinaire le kérion et les sycosis. Une espèce trichophytique normalement pyogène peut donc, en certains cas, ne pas s'accompagner de lésions suppurées » ([5]).

En troisième lieu, on peut trouver, cause d'un sycosis vrai, une espèce trichophytique qui s'accompagne d'ordinaire de lésions à peine inflam-

([1]) *Loc. cit.*, p. 195.
([2]) *Loc. cit.*, p. 195.
([3]) Je cite les principaux : 372, 444, 707, 750, 814, 897, 1210, 1357, 1422, 1679, etc.... Il y a 2 moulages qui font exception à la règle. Ils seront discutés plus loin.
([4]) Moulage n° 1281 du Musée de l'hôpital Saint-Louis.
([5]) *Loc. cit.*, p. 119.

matoires; « une espèce trichophytique qui n'est pas ordinairement pyogène peut donc le devenir ».

Ces exceptions à la LOI DE SPÉCIFICITÉ DES TRICHOPHYTONS ne sont pas dues à l'adjonction, au Trichophyton causal, d'infections secondaires ayant une part dans la symptomatique inaccoutumée de la lésion. Elles ne sont pas dues davantage à la réaction cutanée spéciale du malade, puisque le même malade peut montrer deux types de lésion différents.

Non, lorsqu'un Trichophyton détermine sur un sujet une lésion plus ou moins grave que d'ordinaire, on peut, en certains cas, attribuer cette variation à une virulence variable du parasite. Car ces variations existent dans tout le monde microbien. Ensuite il est de règle, dans une épidémie, que les lésions deviennent plus inflammatoires à mesure qu'elles se multiplient, et pendant toute la période d'augment de l'épidémie.

En outre, lorsqu'un malade présente une lésion trichophytique non suppurée, et une lésion suppurée, toutes deux du même âge, j'ai toujours vu la lésion non suppurée exister à la peau glabre oú il n'y a pas de follicule profond, et la lésion suppurée avoir pour siège une région pilaire où les follicules pilaires sont profonds. Il semble, comme je le supposais dès 1892, que la différence des lésions soit due dans ce cas à la différence anatomique des régions [1].

Enfin, ce qu'il faut bien savoir surtout, c'est qu'une lésion qui deviendra un kérion commence toujours avec l'aspect d'une trichophytie érythémateuse bénigne, et ne prendra que plus tard l'aspect du kérion. Cela est de règle au cuir chevelu; deux lésions dues au même parasite peuvent donc différer tout simplement, et c'est l'ordinaire, parce qu'elles ne sont pas de même âge.

Un fait remarquable que nos recherches d'aujourd'hui peuvent mieux préciser, c'est la parenté des lésions causées par deux espèces trichophytiques appartenant à un même groupe. Ainsi toutes les espèces trichophytiques du groupe des *Trichophytons gypseums* peuvent donner lieu à un kérion; elles n'y donnent pas toujours lieu, mais très habituellement, et quand elles n'y donnent pas lieu, leur lésion reste quand même un kérion avorté, plutôt qu'un herpès circiné banal [2].

[1] *Loc. citat.*, p. 122, 123.

[2] C'est après avoir constaté ces faits que j'écrivais : « La ressemblance objective de deux lésions trichophytiques se traduit invariablement (!) à la culture par une ressemblance entre les espèces qui les causent » (*Trich. hum.*, p. 196). Ceci serait vrai si les Trichophytons du groupe des *gypseums* étaient les seuls à pouvoir donner lieu à un kérion, ce que je croyais alors. Mais cette phrase, si on l'appliquait aux Trichophytons en général, deviendrait tout à fait fausse, car les Trichophytons à culture faviforme peuvent donner lieu à des kérions souvent impossibles à distinguer de ceux que causent les T. gypseums. Et il n'y a point de ressemblance entre les cultures des espèces de ces deux groupes.

De même les 3 espèces de Trichophytons faviformes aujourd'hui connues, peuvent donner lieu à une trichophytie impétigoïde aux régions glabres, et à une trichophytie de la barbe qui secondairement devient un kérion. Les mœurs cliniques, l'origine, l'aspect qu'elles donnent au cheveu malade est semblable pour les trois espèces.

Il faut bien penser d'ailleurs que les plus fréquentes et les plus caractéristiques des lésions trichophytiques qu'on rencontre en un pays, sont les seules qu'on puisse rattacher à leur espèce causale.

Les auteurs qui ont observé peu de cas de trichophytie sont nécessairement dans l'impossibilité de connaître la lésion que crée habituellement le Trichophyton qu'ils observent. Et, même après une grosse série d'observations comme la nôtre, nous ignorons encore la lésion que créent d'ordinaire tels ou tels parasites, rencontrés rarement.

La loi de spécificité des Trichophytons, telle qu'elle avait été établie, a été extrêmement mal comprise par beaucoup d'auteurs qui nous ont supposé des opinions que nous n'avions pas. Aussi beaucoup se sont-ils inscrits en faux contre elle [1].

[1] Je passerai en revue leurs opinions et leurs arguments. V. MIBELLI, le premier, avait mis cette loi en doute. M. PELAGATTI, son élève, étudiant les Trichophytons de la province de Parme (I Trichophytons della provincia di Parma. *Clinica dermosifilopatica de la Reg. univ. di Parma*, 1896) conclut par trois points : « 1° La pluralité des variétés de champignons trichophytiques est indubitablement prouvée ; 2° *Il n'existe aucun rapport entre les diverses formes cliniques et botaniques*. Chaque variété étant capable d'occasionner toutes sortes de lésions, depuis la teigne tondante jusqu'au sycosis ; 3° Il n'est pas possible d'induire de la forme clinique, la variété trichophytique qui la cause, ni d'induire d'une variété culturale la forme morbide qu'elle produira ». Tout ce que nous verrons prouvera que ces deux dernières conclusions de l'auteur sont des erreurs sûres. La conclusion de l'auteur eût dû être : qu'avec le petit nombre des cas qu'il avait examinés, il n'était pas licite de conclure pour ou contre la loi de spécificité des Trichophytons.

DUCREY et REALE terminent leur : Contribution à l'étude des Trichophyties humaines (*Giorn. ital. d. malat. ven. e della pelle*, XXI, 2, 1895) par trois conclusions qui sont toutes trois vraies, à savoir : « 1° que sur le même individu présentant de multiples foyers de trichophytie, ces divers foyers peuvent montrer différents aspects cliniques ; 2° que les lésions trichophytiques peuvent se présenter sous différentes formes cliniques, sur les divers membres d'une même famille, alors qu'il est à présumer qu'ils se sont infectés l'un l'autre ; 3° que l'aspect clinique d'une lésion trichophytique peut changer aux différents stades de leur évolution, une trichophytie sèche du cuir chevelu peut se changer en kérion, une trichophytie sèche de la barbe en sycosis ». De ces trois conclusions, nous avions certifié, dès 1894, les deux premières. Elles énoncent des faits qu'on peut rencontrer, mais la règle, c'est que les faits qu'on rencontre soient inverses. Quant à la troisième conclusion, elle est vraie sans réserve, comme nous le verrons en étudiant les kérions. Ordinairement une trichophytie ne devient un kérion qu'après un premier stade. Ce premier stade peut faire prévoir le kérion, mais n'est pas le kérion lui-même ; nous étudierons ces faits en leur lieu. Ils ne prévalent en aucune manière contre la loi de spécificité. Parmi les auteurs anglais, à cette époque, se rencontre la même incrédulité. Leslie Roberts en 1894, Allen Jamieson en 1893, Morris et Pernet en 1898, Given en 1899 ne voient aucun rapport entre la forme clinique des lésions et l'espèce trichophytique en cause. Ces

Plusieurs ont nié la vérité de cette loi parce qu'ils ignoraient de quelles réserves avait été entouré son énoncé. Et d'autres, en croyant modifier cette loi, l'ont seulement énoncée en d'autres termes. En fait, les lois de ce genre doivent comporter des réserves parce qu'elles comportent des exceptions, mais il n'y a pas à douter qu'en dépit de ses exceptions, la loi de spécificité des Trichophytons ne soit véridique. Cette loi n'est qu'une des faces de la loi plus générale de la spécificité des Dermatophytes. Ceux-mêmes qui la nient font le diagnostic clinique du favus à travers ses variétés objectives, et parce qu'ils auront failli une fois à le reconnaître, ils n'en prétendent pas le diagnostic impossible. Aujourd'hui tout dermatologiste valable doit diagnostiquer, à l'œil nu, un cas ordinaire de Microsporie[1], un cas d'Eczéma marginatum de Hebra, pourquoi supposer impossible le diagnostic d'autres types dermatomycosiques, cela est irrationnel. Nos élèves nous voient journellement porter des diagnostics d'espèces trichophytiques que la culture, huit jours après, vérifie. Sans doute ce sont des diagnostics de probabilité, et l'expérimentation peut les infirmer quelquefois. Mais la fréquence même de leur exacti-

affirmations s'expliquent très bien; aucun de ces auteurs n'ayant examiné et cultivé un nombre de cas suffisant pour s'éclairer, car l'immense majorité des cas de dermatomycoses en Angleterre étant faite par le Microsporum Audouïni, les observateurs avaient toujours vu trop peu de cas de trichophytie. Il est bien à remarquer que les trois auteurs anglais, qui tendent à accepter partiellement la loi de spécificité des Trichophytons sont ceux qui ont le plus étudié et suivi cette question. C'est Fox et Blaxall d'une part, qui admettent que « les Trichophytons endothrix donnent lieu ordinairement à des lésions sèches et érythémateuses, tandis que les Trichophytons ectothrix, d'origine animale, ont une tendance spéciale à produire des lésions hautement inflammatoires, souvent pustuleuses ». (Notes on two cases of tinea circinata. *Brit. Journ. of Dermat.*. X. n° 112). A la vérité, ces auteurs, et Adamson avant eux, affirment trouver des Microsporums dans les kérions, mais cette question très importante a déjà été discutée plus haut (p. 145) et le sera plus loin quand nous traiterons des *Trichophytons microïdes*. Et l'on verra que bien loin d'entamer la loi de spécificité des Trichophytons, cette observation la confirme. De même Adamson, en 1895, dans son premier travail exclusivement histologique, mais très étudié, remarque comme Gruby autrefois, qu'à un aspect microscopique correspond un aspect clinique uniforme (*Loc. cit.*, p. 2). De même enfin de récents travaux italiens tendent à se rapprocher de ma conception de la loi de spécificité. Antonio Beale (*Sul. pluralismo et pleomorphismo tricofitico*. Napoli 1901), et surtout M. Truffi (*Sulla tigne*, 1902, p. 98), qui admet que chaque espèce trichophytique *fait en général une certaine lésion* quoiqu'on puisse observer d'un cas à un autre cas quelques différences. C'est répéter, en d'autres termes, la loi de spécificité énoncée par moi en 1894. Cette note et le texte de ce chapitre étaient écrits avant que ne parût le récent article de M. Dalla Favera (de Parme). Ses conclusions se ramènent à celles de Pelagatti, étudiées plus haut, et sont passibles des mêmes objections. Della Favera et Pelagatti sont tous deux élèves de Mibelli.

(1) « Une fois qu'on a bien compris les signes différentiels des teignes, il est aussi facile de diagnostiquer les teignes tondantes entre elles que de les distinguer du favus. » L. Wickham. Une épidémie de teigne tondante à l'asile Lambrechts (*Annales de Dermat. et de Syph.*, t. V, n° 6, juin 1894, p. 635).

tude prouve la loi générale de spécificité, c'est-à-dire la correspondance de la lésion à l'espèce qui la détermine.

De la tondante trichophytique. — Rien n'est moins aisé que de donner une description d'ensemble des tondantes trichophytiques ; elles sont multiformes autant que les différents cas d'herpès circiné, et pour les mêmes raisons ; et leurs symptômes sont moins frappants que ceux de l'herpès circiné parce que beaucoup dépendent de la forme et de l'aspect des cheveux malades qui sont très petits. Aussi nous tiendrons-nous forcément dans les généralités.

L'âge des tondantes est l'âge scolaire. On en peut voir dès le premier âge (¹) et inversement après 15 ans (²) mais c'est de 4 à 15 ans que l'on en voit naître le plus grand nombre de cas.

Ainsi que Besnier l'a fait remarquer, « après l'âge de 15 ans en moyenne, la trichophytie s'éteint spontanément au cuir chevelu, lequel est devenu impropre à sa culture, même quand il n'a jamais été atteint auparavant » (³).

Chose remarquable, on peut voir chez l'adulte « des portions de cercles trichophytiques de la nuque, de la barbe ou du front se continuer dans le cuir chevelu, mais sans y déterminer de trichophytie pilaire vraie » (⁴). Ces faits cliniques gardent encore des obscurités, bien que la démonstration de la pluralité trichophytique et les études montrant que les Trichophytons qui font les grands cercles de la peau glabre ne sont pas ceux qui font les tondantes aient expliqué beaucoup de ces apparentes anomalies.

Nous allons décrire l'aspect ordinaire de nos tondantes trichophytiques. Chez beaucoup d'auteurs cette description n'est encore pas faite, la seule qu'ils donnent correspondant exactement et exclusivement à la tondante microsporique (⁵).

Un des premiers caractères à mentionner, dans la description de notre tondante trichophytique banale, est la fugacité de la circination épidermique qui la précède. Voir une circination trichophytique nette, au cuir chevelu est la quasi certitude qu'elle ne relève pas d'une espèce trichophytique banale. On ne l'observe guère, au cours d'une tondante, que quand il survient une inoculation nouvelle, et sous la forme d'une tache érythémateuse.

(¹) Nous citons plus loin les observations sur ce point de C. Pellizari, etc., elles n'entament point la validité de la règle générale que nous énonçons.

(²) Deux fois, j'ai rencontré la tondante à culture acuminée chez l'adulte, à 17 ans et à 22 ans. A 12, 13, 15 ans, elle n'est pas rare (*Cf. Trichophyties humaines*, p. 174). J'ai observé deux cas de trichophytie, l'un à 35 ans, l'autre à plus de 60, chez deux femmes, au cours de mes dernières recherches.

(³) BESNIER et DOYON. *Notes de Kaposi*, 2ᵉ Edit., t. II, p. 797.

(⁴) BESNIER-DOYON. *Loc. cit.*, p. 797.

(⁵) *Cf.*, par exemple, M. MORRIS, *loc. citat.*, p. 61, 62.

Par la suite, et lorsque la tondante sera constituée, la surface de la plaque sera propre et son épiderme sain, ou bien, en l'absence des soins d'hygiène habituels, on trouvera, sur chaque point malade, des amas squamo-croûteux assez adhérents, épais d'un millimètre, faits de squamules feuilletées jaunâtres, dans lesquelles les cheveux malades sont enclavés. Dans le premier cas, le cheveu, cassé à l'orifice folliculaire, est gros, noir, semblable à un comédon (Tr. acuminatum) la plaque est alors « bronzée et grenue » (E. Besnier). Dans le second, le cheveu est plié et replié, en *w*, dans la squame. Il est gris jaunâtre, long de 3 millimètres hors de la peau. (Tr. cratériforme.) Dans le premier cas, la plaque peut présenter très peu de cheveux sains parmi les malades. Dans le second, elle en présente toujours un grand nombre.

Dans les deux cas, un caractère éminent est l'abondance, la petitesse et l'extrême dissémination des lésions. On peut trouver plus de cent points malades sur le même cuir chevelu, partout situés, et les plus petits peuvent comprendre un seul cheveu malade, ou deux, ou trois (¹).

Dans la majorité des cas, la tondante trichophytique s'accompagne d'inoculations à la peau glabre du visage, de l'oreille, du cou. Ce sont des taches érythémateuses amorphes, abortives, et qu'il est fréquent de voir disparaître sans traitement, et plus rare de voir devenir un cercle vrai d'herpès circiné, quoique le fait soit possible.

En dehors de ces types cliniques qui pour nous, en France, sont les plus fréquents, il y en a beaucoup d'autres plus rares. Il y en a dans lesquels le cheveu malade, d'un gris jaunâtre, droit, de 2 à 3 millimètres de hauteur, n'est pas sans ressemblance avec le cheveu de la tondante à petite spore ; d'autres, dans lesquels les plaques sont recouvertes d'une épaisse couche de croûtes impétigineuses, ou demi-impétigineuses, demi-grasses.

D'autres plaques sont roses et un peu infiltrées, d'autres ne montrent point d'érythème, mais de gros poils noirs, cassés dans la peau, et augmentées de volume, au point que le follicule en est rendu saillant.

Et ces orifices folliculaires peuvent être, chacun, marqués d'un point rouge isolé, premier rudiment de folliculite. Dans d'autres cas, la folliculite est suppurée et chaque poil centre une pustulette, ou une pustule vraie, et l'ensemble de la lésion formant un placard surélevé, rouge, exulcéré, arrive à présenter la physionomie connue du kérion vrai. Et le kérion peut être bénin, et se terminer sans cicatrice ou grave et évoluer vers la cicatrice.

Lorsqu'une tondante revêt le caractère inflammatoire du kérion vrai, on peut l'observer même chez l'adulte, mais le cas est rare ; au cuir chevelu il reste beaucoup plus fréquent chez l'enfant.

(¹) BESNIER avait parfaitement vu et signalé ce fait. *Loc. cit.*, p. 797.

(²) BESNIER. *Loc. cit.*, p. 798.

On voit combien l'aspect des tondantes trichophytiques peut être variable, et leur diagnostic épineux; malgré cela, comme le dit très justement Besnier, si le diagnostic peut être obscurci par les altérations d'un eczéma, d'un impétigo concomitant, après avoir déblayé la tête, et mis les surfaces au clair, le diagnostic clinique est toujours possible.

L'évolution des tondantes trichophytiques est variable, et en grande partie liée à l'aspect objectif qu'elle présente. Plus une tondante trichophytique est dépourvue de tous symptômes inflammatoires, plus sa durée risque d'être longue. Et comme tel est le fait le plus fréquent, à Paris, ces tondantes y ont une durée qui se chiffre par années. Les tondantes trichophytiques sèches, comme les tondantes microsporiques banales, durent très bien trois, quatre, cinq ans, et davantage, quand on les laisse à elles-mêmes.

Celles dont le follicule envahi est marqué d'un point rouge sont déjà moins torpides; le cheveu malade, épilé lentement, vient entier à la traction, et celui qui lui succédera dans le même follicule sera sain. Leur guérison peut s'observer en 6 à 7 mois. La guérison survient plus vite dans les tondantes accompagnées de folliculite vraie, et dans les kérions dont la suppuration détache et élimine le cheveu malade. La durée des trichophyties nettement suppuratives est ordinairement comprise entre six et huit semaines.

Teignes tondantes suivies d'alopécies momentanées ou définitives. — J'ai observé une fois avec Brocq, sur la tête d'un enfant atteint de pelade ophiasique typique, une teigne tondante trichophytique en points disséminés. C'est là une simple coïncidence qu'on peut supposer très rare.

En dehors de tels faits, tous les dermatologistes se rappellent des cas de teigne tondante dans lesquels les cheveux malades avaient peu à peu disparu sans laisser de traces, leur disparition créant des plaques chauves, atrophiques, sur lesquelles la réintégration des cheveux ne se fait qu'avec une très grande lenteur. Ce sont ces cas qui constituent le « bald-ringworm » des Anglais.

Si l'on excepte de la bibliographie du sujet les travaux anciens où la confusion entre la pelade et la teigne tondante est certaine, les premiers auteurs qui aient attiré l'attention sur cette forme clinique sont Aldersmith et Liveing[2]. Celui-ci, avec l'observation d'un cas de tondante dont les plaques, en quinze jours, devenaient lisses et brillantes, entourées de cheveux sains, parmi lesquels, quelques cheveux malades.

[1] Besnier-Doyon, *loc. citat.* Note I de la p. 822, t. II.

[2] R. Liveing. Remarks on bald tinea tonsurans and vegetables parasites (*Brit. med. journ.*, 8 av. 1882). Liveing suppose, à tort, que ce sont de tels cas qui avaient fait croire à la pelade parasitaire.

Crocker voulait que la pelade pût succéder *in situ* à la trichophytie, même après longtemps. Hutchinson disait plus simplement ce que nous croyons : que la trichophytie peut amener l'atrophie du cheveu et faire des plaques glabres, ce qui est une forme rare, et un mode d'évolution presque toujours limité à un ou deux points malades, au cours des tondantes où on l'observe.

Dans un cas signalé par Max Joseph, il s'agissait de deux garçons atteints d'une teigne tondante si peladoïde qu'il avait pris d'abord le cas pour une pelade. C'est la contagion de la mère et du père qui permit de certifier le diagnostic, et on trouva alors le Trichophyton dans les soi-disant pelades des deux enfants (¹).

Un cas semblable fut rapporté par Dubreuilh et Frèche. Il s'agissait « d'un trichophyton ectothrix à petites spores (?) de culture vivace, provenant d'un chat (²). D'autres cas analogues ont été fournis par Crocker en 1898 (³), par Colcott Fox en 1902 (⁴). Les symptômes de tous ces cas coïncident. Dans tous, il s'agit de tondantes sans réaction inflammatoire, et, dans laquelle, les cheveux malades disparaissent peu à peu entièrement, et laissent une plaque chauve, bordée de cheveux sains, entre lesquels quelques cheveux malades, qui permettent seuls un diagnostic formel. Longtemps après, après deux mois et plus, un *lanugo* réapparaît, et la plaque redevient chevelue, presque de la même manière que la plaque peladique vraie.

Ce processus, dont nous ignorons les causes immédiates, peut s'observer avec plusieurs parasites différents, et même avec la tondante microsporique, comme avec la tondante trichophytique ; il ne s'agit donc point d'une modalité spéciale, liée à l'existence de tel ou tel Dermatophyte, mais à un processus réactionnel d'exception, indépendant du parasite causal. Quoi qu'il en soit, c'est un mécanisme de guérison par expulsion du cheveu malade, et si, malgré lui, on voit ces tondantes persister longtemps, c'est que, rarement, l'expulsion des cheveux malades est complète sur toute la surface des plaques, et que, le plus souvent, autour d'elles, quelques cheveux malades persistent.

Deux autres types d'alopécie peuvent s'observer après les tondantes. Lorsqu'autour de chaque cheveu malade se produit une réaction inflammatoire, le cheveu malade se décolle et est expulsé. Ce phénomène se produit alors non seulement au pied des cheveux malades, mais au pied des cheveux restés sains sur la plaque. Il s'ensuit une dépilation complète et curative. Si le phénomène a été bénin, la repousse s'effectue à peu près intégralement. Mais si le phénomène a été plus brutal, l'alopécie peut être définitive et totale et j'ai fait mouler, au cours de sa durée, et après sa guérison, une trichophytie de ce genre qui en témoigne (⁵).

(¹) Max Joseph. *Soc. berlinoise de Dermatologie* du 3 déc. 1895.

(²) W. Dubreuilh et D. Frèche (de Bordeaux). *Transactions of the third Congress of dermatology*. Londres, 1896.

(³) *Dermatological Society of great Britain and Ireland*. Séance du 29 juin 1898.

(⁴) Colcott Fox. *Dermatological Society of London*. Séance du 11 juin 1902, in *Brit. journal of Dermat.*, 1902, p. 261.

(⁵) Musée de l'hôpital Saint-Louis, nᵒˢ 1693 et 1709.

Il faut donc excepter ces cas de la règle très justement émise par Besnier et Doyon à propos de la restitution intégrale et spontanée des cheveux sur les plaques de tondante guérie :

« Nous ne connaissons pas, disent-ils, d'alopécie définitive due au Trichophyton, hormis les cas où l'application intempestive d'agents irritants (l'huile de croton, par exemple) a déterminé des altérations irréparables. » Cela est vrai, sauf après les kérions violents qui sont certainement capables, sans intervention thérapeutique, de se terminer par cicatrice.

Étude générale des trichophyties de la barbe. — La trichophytie de la barbe est aussi polymorphe que possible. Cela s'explique aisément par le grand nombre des Trichophytons qui la peuvent causer, d'autant que certains d'entre eux, peut-être tous, sont capables de faire, suivant les cas, des lésions de physionomies un peu différentes. En outre, il est évident qu'une lésion, quand elle régresse, ne peut pas conserver l'aspect qu'elle présentait à son stade de début et d'état.

En raison de ce polymorphisme, les premiers caractères des trichophyties de la barbe qu'on doit noter seront moins formels que topographiques. On peut dire 1°) que la trichophytie de la barbe présente toujours des lésions localisées, disséminées, irrégulières, et asymétriques quand elles sont bilatérales; 2°) que la moustache n'est pour ainsi dire jamais attaquée par elles [2], et 3°) que la gouttière sous-narinaire particulièrement n'en est jamais atteinte.

Ces seuls caractères, pourtant négatifs, permettent d'éliminer, presque sans faute, les pyodermites simples des mêmes régions, car elles affectent une prédilection pour la gouttière sous-narinaire et la moustache, leurs lésions sont presque toujours bilatérales et symétriques, et on peut même les observer jusqu'aux deux sourcils.

En général, toutes les trichophyties de la barbe ont les mêmes caractères topographiques, mais on peut en observer de caractères symptomatiques très divers. Nous envisagerons seulement ici leurs variétés les plus communes.

I. — Il en existe d'abord un type sec, sans réaction inflammatoire perceptible, et ce type présente encore des variétés.

Tantôt on observe, sur les joues, des cercles d'herpès circiné plus

(1) E. Besnier et Doyon. *Notes de Kaposi*, p. 799, note 1, t. II.

(2) En quatorze ans, je n'ai observé qu'une fois une trichophytie de la moustache, sur ses bords, en deux points très limités. Besnier avait remarqué cette extrême rareté. La génération médicale antérieure à la sienne, qui confondait encore les pyodermites locales avec les trichophyties, avait fait de grosses erreurs sur ce point. Nous avons signalé plus haut celle de Bazin, on pourrait signaler de même celle de Tilbury Fox (Leçon clinique sur le sycosis parasitaire, rapportée dans les *Annales de Dermatologie*, 1873-74, p. 467), lequel mentionne expressément le sycosis sous-narinaire, comme trichophytique.

ou moins nets, plus ou moins grands, complets ou partiels, limités ou non à leur seule bordure ; tantôt on ne trouve pas d'herpès circiné, même rudimentaire, et toutes les lésions épidermiques se résument en des taches pityriasiques, vulgairement dénommées « dartres », et dont le seul caractère personnel est leur permanence sur le même point, car elles reparaissent après chaque traitement superficiel.

Dans ces trichophyties sèches, les principales lésions sont pilaires c'est dire qu'il faut faire quelque attention pour les distinguer. Tantôt le poil malade est inclus dans la peau, recouvert par l'épiderme corné. Il apparaît sous la forme d'un point noir, plus ou moins gros, plus gros que la section d'un poil normal, ou bien, sous la forme d'un sigma, d'une boucle de point d'interrogation. Les poils ainsi atteints sont disséminés, un par un, ou par petits groupes de quelques-uns, au milieu des autres poils sains. Et tantôt il n'y a que quelques groupes semblables, tantôt, au contraire, toute une joue en est criblée([1]).

Toutefois, dans un certain nombre de cas, il se produit une inflammation folliculaire profonde, et la lésion, qui a commencé froidement, finit par des abcès sycosiques.

D'autres fois, le poil malade est court, mais il sort de la peau, et sa couleur le fait différer des poils normaux qui l'avoisinent. Il est grisâtre et faux-plié, ou encore recouvert d'une mince écorce grise, plus ou moins irrégulière, rendant sa surface raboteuse.

Dans tous ces cas, l'examen à la pince permet de préciser le diagnostic, car, dans les trichophyties sèches, le poil malade est fragile, et la pince n'en extrait qu'un fragment court, non terminé par le bulbe, tandis que les poils sains du voisinage s'épilent entiers.

Dans un autre type, la trichophytie sèche se reconnaît aisément à l'œil nu. Chaque poil gros, gris, et court, faisant sur la peau une saillie de un ou deux millimètres, sort d'un petit cratère corné de un millimètre et demi de large, qui ressemble au cône corné de la kératose pilaire des bras chez les jeunes gens([2]).

Tous ces types secs peuvent aboutir à des abcès folliculaires disséminés, ou même à une suppuration générale, hypodermique de la région.

II. — En face de la trichophytie sèche de la barbe, on doit placer un type impétigoïde plus fréquent. En surface, l'épiderme corné est érodé sur les petits points malades ; un peu de sérosité exsudée fait une squame croûteuse mince. Cette forme se complique de nodules sycosiques sous-jacents, plus ou moins gros et nombreux([3]).

([1]) C'est l'aspect que fournissent d'ordinaire les Trichophytons endothrix que l'on rencontre dans la barbe : *Tr. violaceum*, *Tr. acuminatum*, *Tr. regulare*.

([2]) *Tr. rosaceum*.

([3]) Cf. *Trichophyties humaines*, p. 187.

III. — L'aspect clinique connu sous le nom de *sycosis* parmi les dermatologistes est réservé, par la plupart d'entre eux, à des suppurations nodulaires, intra-dermiques, disséminées, sous-jacentes ou non à des lésions exsudatives et suppuratives de la surface.

Le sycosis ainsi défini est fréquent; il est primitif ou secondaire, et même des trichophyties d'abord sèches peuvent y conduire.

Tantôt les nodules sycosiques sont hypodermiques. La pression ne suffit pas à les évacuer, il y faut le galvano-cautère, et l'on peut être étonné de la profondeur à laquelle on rencontre le foyer suppuratif. Dans d'autres cas, au contraire, où ils sont plus superficiels, l'expression fait jaillir du pus, ou un bourbillon, ou même un fragment de poil enrobé de pus. Quelquefois, les nodules sycosiques sont encore plus superficiels, et font la surface de la peau mamelonnaire. Chacun de ces mamelons peut être violacé, et, au travers de son acumination obtuse, on peut voir du pus sous l'épiderme aminci. Ce sont là des sycosis de durée assez brève. Les sycosis à petits nodules disséminés, rares et profonds, peuvent durer au contraire de longs mois.

IV. — Il faut distinguer du sycosis le *kérion*. Cette distinction verbale que je n'ai pas toujours faite [1] a sa raison d'être : le sycosis n'est pas le kérion, et beaucoup d'auteurs ont distingué ces deux formes très justement [2]. Le kérion est un placard rond ou ovale de folliculites trichophytiques contiguës. Sa forme parfaite est celle d'un macaron, car la lésion est surélevée dans toute sa surface, et criblée d'abcès folliculaires, promptement visibles et vite ouverts, transformant les follicules en des puits purulents, d'où la suppuration évacuera le poil mort. Ainsi, dans cette forme de trichophytie, les folliculites ne sont pas éparses mais conglomérées. C'est là leur caractère essentiel. Un kérion, au lieu d'être de surface plane, peut prendre la forme hémisphérique d'une coupole; sa surface exulcérée peut offrir un aspect fongueux. Dans d'autres cas, la saillie du kérion peut être énorme, d'un centimètre et plus; il constitue dans ce cas une tumeur molle, analogue à celle de la botryomycose, mais non péd iculée comme elle.

Dans tous ces cas, l'épilation à la pince enlève les cheveux morts sur toute la surface malade. Le processus inflammatoire les a détachés de leur racine. Enfin, sous le kérion même, on peut voir une nappe de pus se produire et toute la masse du kérion devient molle et mobile; elle peut se détacher par sphacèle, et après guérison laisser une cicatrice de sa forme et de sa dimension.

En d'autres cas encore, les kérions multiples se soudent plus ou

(1) Cf. *Trichophyties humaines*, p. 111.
(2) H. TENNESON. *Traité clinique de Dermatologie*, 1893, p. 240.

moins l'un à l'autre, et au-dessous d'eux se forment, de-ci de-là, des abcès plus ou moins gros, communiquant ou non, dont certains peuvent survivre aux lésions de surface, et, quand on les ouvre, après des semaines, ils ne contiennent plus du pus vrai, mais un liquide séreux et huileux analogue au liquide synovial, et plus ou moins teinté de sang.

L'évolution des trichophyties de la barbe, comme celle de toutes les trichophyties, varie surtout avec le degré d'inflammation dont elles s'accompagnent. Sèches, elles peuvent durer des années; suppuratives, elles ne durent que quelques semaines.

Du reste, l'aspect non inflammatoire des lésions trichophytiques, à leur début, ne doit pas faire certifier qu'elles resteront telles jusqu'à leur fin. La plupart des kérions, et les plus nets, et les plus violents, commencent par un placard dont la peau est à peine rose, couverte de squames jaunâtres, un peu grasses, et dont les cheveux malades sont gris et engainés d'une collerette. Cette phase primaire peut être courte, ce qui peut faire croire au kérion d'emblée. Le kérion d'emblée existe peut-être, mais plutôt sur les régions glabres.

La parenté objective de toutes les lésions trichophytiques de la barbe sur le même sujet est presque constamment évidente. Et même, quand une trichophytie présente cette forme sycosique où les nodules disséminés pourraient donner, à la même lésion, suivant ses points, un aspect polymorphe, il est curieux de voir combien les diverses lésions sont analogues.

Il est au contraire frappant de voir le polymorphisme extrême des trichophyties de la barbe en général, et combien il est rare, dans une série de cas pris au hasard, d'en rencontrer deux consécutifs qui se ressemblent.

C'est également un fait curieux de voir, dans notre pays au moins, en face des tondantes trichophytiques presque toujours sèches et sans réaction inflammatoire, des trichophyties de la barbe ordinairement suppurées. C'est que le Tr. cratériforme, qui fait la majorité des tondantes trichophytiques sèches de l'enfant, n'a encore jamais été vu dans la barbe, et que les Trichophytons fréquents, dans le poil de la barbe, chez l'homme, s'observent très rarement dans le cheveu de l'enfant. Mais les causes qui font certains Trichophytons plus fréquents en certaines localisations demeurent encore inconnues.

STRUCTURE GÉNÉRALE DES TRICHOPHYTONS DANS LE CHEVEU

Étude morphologique du Trichophyton. — Lorsqu'on cherche à différencier les cas de trichophytie que l'on rencontre, par les résultats de l'examen microscopique, on se rend aisément compte que l'examen des squames « ne peut pas fournir d'éléments sérieux à une catégorisation des faits », car, « le Trichophyton, dans les lésions circinées de la peau glabre, est d'un polymorphisme extrême, et les squames d'une même plaque trichophytique peuvent montrer des éléments parasitaires tout différents les uns des autres » [1]. Du fait de ce polymorphisme tous les Trichophytons en arrivent à se ressembler dans la squame.

Au contraire, dans le cheveu ou le poil, la structure des différents

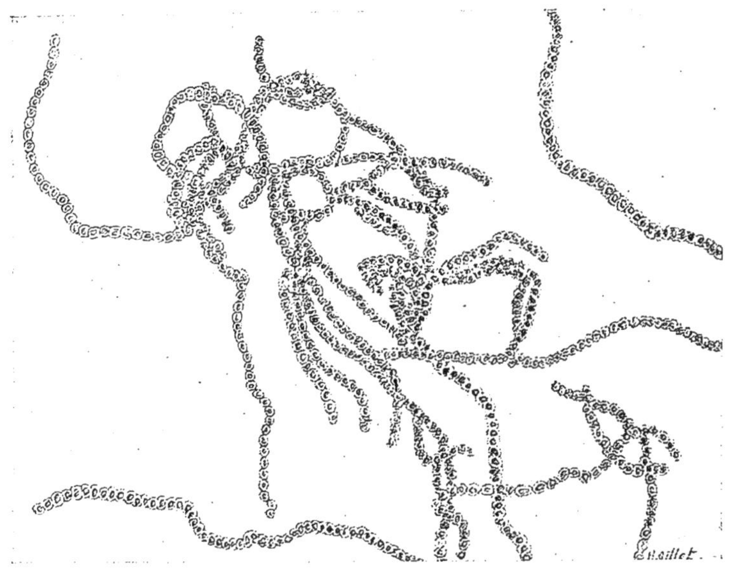

Fig. 82. — Trichophyton extrait d'un cheveu de la teigne tondante de l'enfant. — *Mycélium sporulé.* Trichophyton endothrix. (Ocul. 3, obj. 7. Leitz.)

Trichophytons est essentiellement monomorphe, et très aisément reconnaissable. Les Trichophytons sont uniquement représentés par des filaments mycéliens parallèles, tous composés d'articles courts, à peine plus longs que larges, juxtaposés en chaîne et réunis deux à deux par des facettes d'articulation. Chacun de ces articles est formé d'une enveloppe cellulosique et d'un contenu protoplasmique; suivant la forme sub-cubique ou sub-sphérique de chaque article le filament prend la forme d'un ruban ou d'un chapelet (fig. 82).

Ces articles courts sont ce que les dermatologistes désignent sous

[1] *Trichophyties humaines*, p. 62.

le nom de « spore mycélienne », et ainsi, un filament est dit « sporulé » quand il est fait d'articles courts, et « non sporulé » quand il n'est septé qu'à de larges intervalles. Il demeure entendu que ces mots, déviés de leur sens mycologique, peuvent être employés, suivant l'usage des dermatologistes, et par abréviation, mais que les « spores » mycéliennes ne sont pas des spores, c'est-à-dire de vraies graines, mais plutôt de simples organes de végétation de défense.

Suivant les espèces trichophytiques, la « spore » peut être grosse (8 μ) ou petite (3 μ), ronde, ovale, ou carrée. Mais toujours, et pour toutes les espèces trichophytiques, elle garde son agmination en files régulières, suivant le grand axe du cheveu dans sa longueur. Ce caractère, commun à tous les Trichophytons dans le cheveu ou le poil, suffit à faire reconnaître, au microscope, le type du parasite que l'on a sous les yeux.

Un deuxième fait très important, c'est que la disposition du parasite, dans le cheveu, garde une remarquable similitude sur tous les cheveux malades d'une même tête : « Les cheveux d'une même tête présentent un envahissement plus ou moins complet du parasite, mais toujours un parasite de forme identique » (1) et « dans toute l'épaisseur et dans toute la hauteur d'un même cheveu la morphologie des éléments parasitaires reste la même » (2). « C'est [donc] dans le cheveu ou le poil qu'il faut chercher les éléments d'un examen microscopique différentiel des Trichophytons (3). »

Dès 1893 je remarquai (après Gruby, mais sans avoir alors lu son texte) que, dans les cas de tondante trichophytique banale, les Trichophytons montraient *toutes leurs chaînes de spores exclusivement contenues dans l'intérieur du cheveu*, et, pour cette raison, je les désignai sous le nom de Trichophytons ENDOTHRIX. Inversement j'observai qu'à l'examen microscopique des trichophyties de la barbe on trouvait *non seulement le poil envahi, mais entouré de filaments mycéliens* (4). Et je nommai les Trichophytons de ce type : Trichophytons ECTOTHRIX (5).

(1) *Trichophyties humaines*, p. 65.

(2) *Trichophyties humaines*, p. 64.

(3) *Loc. citat.* p. 62. L'identité d'aspect du parasite sur la même tête ne fut admise ni par tous, ni promptement, aussi mentionnerai-je l'affirmation conforme (dès 1896) de Adamson, qui est l'un des auteurs qui a le plus et le mieux étudié la morphologie des Dermatophytes. Pour lui, le même aspect microscopique est constant pour le même cas, et pour ceux que ce cas a déterminés par contagion. Adamson insiste et dit même qu'en aucun cas il n'a trouvé différents tableaux parasitaires coexistant sur la même tête.

(4) SABOURAUD. Contribution à l'étude des Trichophyties, IIIe mémoire. *Annales de Dermat.*, 3e série, t. IV, p. 826 et planche V. Juillet 1893.

(5) La définition des Trichophytons ectothrix a donné lieu à de multiples confusions que j'ai relevées dès l'origine, en particulier au Congrès de Londres.

Cette distinction entre les Trichophytons, extrêmement attaquée à l'origine, est à peu près universellement admise aujourd'hui [1].

Cette distinction entre les Endothrix et les Ectothrix reste fondamentale et définitive, il faut savoir néanmoins cependant qu'à la période de premier envahissement du cheveu, qui est analogue chez tous les Trichophytons, un examen trop succinct peut conduire l'observateur à des erreurs d'interprétation [2]. En outre, parmi les Endothrix et parmi les Ectothrix, le microscope peut établir encore des subdivisions importantes.

Il existe d'abord une série de Trichophytons qui sont assurément des Endothrix et qui gardent pendant longtemps les caractères spé-

La plupart des auteurs anglais crurent que, pour moi, les ectothrix entouraient le cheveu sans l'envahir, et c'est ainsi que Fox et Blaxall purent écrire : « later researches appear no demonstrate that the hair itself may be more profoundly implicated than Sabouraud at first observed and hence the term *endo-ectothrix* ». (An inquiry, etc., p. 7.). Et c'est ainsi que naquit le mot endo-ectothrix dont la définition est exactement celle que j'avais donnée au terme ectothrix. Mon premier texte et les planches qui l'accompagnent ne laissent aucun doute sur ce point. « L'examen... montre que le parasite... occupe *non seulement le poil* mais sa gaine, (*loc citat.*, p. 832). « Le poil est occupé par des séries linéaires de grosses spores... *qui le remplissent complètement* » etc....

(1) La querelle concernant la valeur diagnostique de l'endothricité et de l'ectothricité des Trichophytons a toute une littérature. Dès son premier travail (1895) Adamson vérifia la distinction des endothrix et des ectothrix. De même Bodin (Th. de Paris, 1895). Par contre, les trois principaux travaux italiens, en dehors de ceux de Mibelli, la nient complètement, ce qui prouve au moins une chose, c'est que les ectothrix ne sont pas fréquents en Italie. Pour Ducrey et Reale l'examen microscopique ne permet pas la différenciation entre des Trichophytons endothrix et des ectothrix (*Loc cit.*). Pour Pelagatti (1896), la disposition du Champignon par rapport au poil n'a pas de valeur diagnostique différentielle. Et même pour Truffi (1902) et pour Dalla Favera (1909), l'endothricité ou l'ectothricité sont encore des phénomènes sans valeur.

En Angleterre, M. Morris croit que l'endo ou l'ectothricité des Trichophytons doit être en rapport avec le degré de l'invasion parasitaire. Tandis que Fox et Blaxall, comme Adamson, écrivent : « There can be no doubt of the existence of a group of *Ectothrix trichophytons* found in scalp lesions, as on glabrous skin, clearly distinguishable clinically, microscopically and by culture, from both the endothrix Trichophytons and from Microsporum. ». *An inquiry*, etc., p. 18, 19. Aujourd'hui, la distinction des endothrix et des ectothrix ne rencontre plus guère d'opposants; sauf Dalla Favera, tous ceux que la question intéresse, et avec lesquels je suis en correspondance, l'admettent comme indubitable. Il faut croire que cette différenciation est plus difficile à faire en Italie par manque de points de comparaison. Dès 1894, *Les Trichophyties humaines* concluaient par ces mots qui restent vrais : Comment dire « qu'on ne peut aucunement se baser sur l'examen microscopique pour établir, parmi les différents cheveux trichophytiques, une différenciation morphologique, lorsqu'il y a cinquante ans, cet examen a pu suffire à un observateur attentif pour établir l'existence des groupes parasitaires que l'étude bactériologique vient aujourd'hui vérifier ». (p. 71-72).

(2) « Althonght in the completely invaded hair, one could always readily distinguish Microsporum, endothrix Trichophyton and ectothrix Trichophyton from one another, yet the method of invasion by the fungus was similar in all. » (Lettre de Adamson, 1906.)

ciaux que tous les Trichophytons prennent autour du cheveu, à la période de début de l'envahissement, à savoir la présence, autour du cheveu, de quelques filaments extra-pilaires rampant sur eux; de plus, parmi les Ectothrix, il y a encore une distinction à faire, et celle-ci est capitale. Il y a des Ectothrix à spores grosses (de 5-8 μ), c'est-à-dire de dimension égale sinon supérieure aux spores trichophytiques ordinaires, tandis qu'il y a des Ectothrix à spore petite (3-4 μ) qui évoqueraient à la pensée l'aspect caractéristique des Microsporums si, dans l'écorce que le parasite constitue aux cheveux, on ne trouvait, parmi les spores détachées, ou dont les files sont indistinctes, un très grand nombre de filaments sporulés, tout à fait étrangers à la structure des Microsporums. Cet aspect est assez trompeur pour avoir causé maintes confusions. J'appellerai ces Trichophytons *Microsporoïdes* ou plus simplement *Microïdes*.

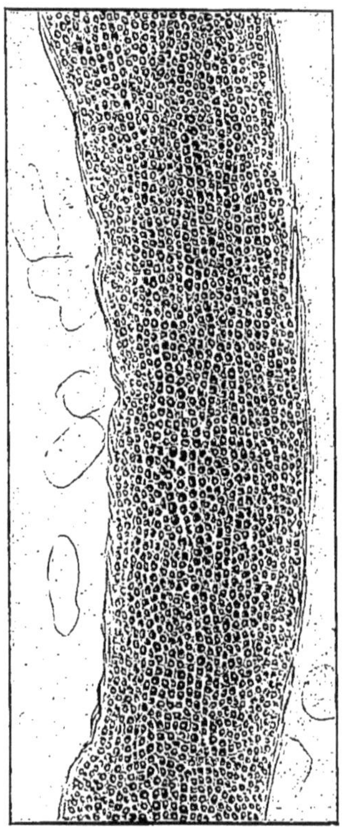

Fig. 83. — Aspect d'un Trichophyton endothrix (Tr. effractum), dans le cheveu de l'enfant. × 260.

Ainsi donc les différents Trichophytons peuvent revêtir quatre types microscopiques, dans le cheveu ou le poil humain.

I. Il y a les endothrix vrais.

II. Il y a les néo-endothrix (νεος, jeune, endothrix au stade de jeunesse).

III. Les ectothrix mégaspores.

IV. Et les microïdes.

Pour fixer nettement les idées, je décrirai chacun de ces types dès à présent.

I. ***Endothrix vrais***. — Pour décrire les Trichophytons endothrix je n'ai besoin que de reproduire mes descriptions de 1893 et celle de Gruby de 1844. Elles suffisent et je ne vois rien à y changer.

Il est entendu d'abord :

1° Que « le Trichophyton, dans le cheveu, est constitué par des cellules mycéliennes, à double contour très visible, dont les deux diamètres sont toujours presque égaux »;

2° Que « le filament mycélien constitué par leur chaîne est de largeur régulière » ;

3° Que « la direction de ces filaments est presque rectiligne... et présente à peine quelques inflexions » ;

4° Que « la division de ces filaments est rare : elle s'opère invariablement par dichotomie et les deux rameaux nés d'un seul s'écartent à peine l'un de l'autre ([1]).

A ces caractères il faut ajouter celui-ci : que la direction des filaments mycéliens est descendante, ce qu'indiquent, sans doute possible, les bifurcations toujours dirigées vers la racine du cheveu.

Tous ces caractères sont ceux de tous les Trichophytons. Mais ce qui caractérise essentiellement les Endothrix, c'est que le parasite habite exclusivement dans l'intérieur du cheveu, et qu'il y reste cantonné exclusivement. C'est ce caractère que les figures 83 et 84 représentent si remarquablement. Et on pourrait leur donner pour légende les mots mêmes de Gruby : « Les cheveux sont encore couverts de leurs écailles épidermiques lorsque leur intérieur est déjà plein de sporules.... » « La quantité de sporules est tellement augmentée qu'elle remplit complètement l'intérieur du cheveu dont le tissu normal n'est presque plus reconnaissable. »

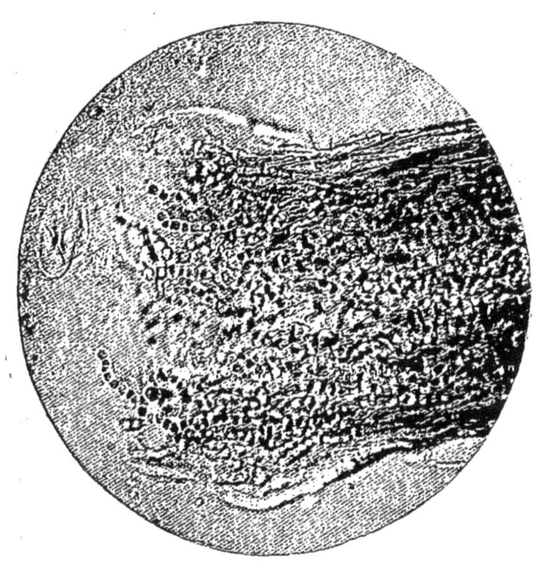

Fig. 84. — Examen microsporique du cheveu de la teigne tondante trichophytique banale. (× 250 diamètres.)

Et je le répète, ce qu'un cheveu malade montre, tous le montrent. Et l'identité du tableau microscopique offert par le même parasite est, pour l'œil non prévenu, on ne peut plus frappante et démonstrative.

II. ***Les Trichophytons au stade d'invasion.*** — A côté du type des Trichophytons endothrix purs, doit se placer un second type qui n'en diffère que très peu. C'est le type des Trichophytons *néo-endothrix*.

Mais pour comprendre l'aspect sous lequel on les observe, il est indispensable de connaître d'abord comment tous les Trichophytons

([1]) « La régularité de forme des cellules mycéliennes, leur double contour très évident, leur agmination en chaînes régulières, la direction rectiligne des filaments ainsi constitués, enfin leur division par dichotomie, tels sont les caractères morphologiques du Trichophyton dans le cheveu ». *Trichophyties humaines*, p. 65.

se présentent autour du cheveu, au stade d'invasion, et c'est ce que je vais décrire tout d'abord (¹).

La première lésion des Trichophytons comme celle des Microsporums est épidermique et non pilaire. Les filaments

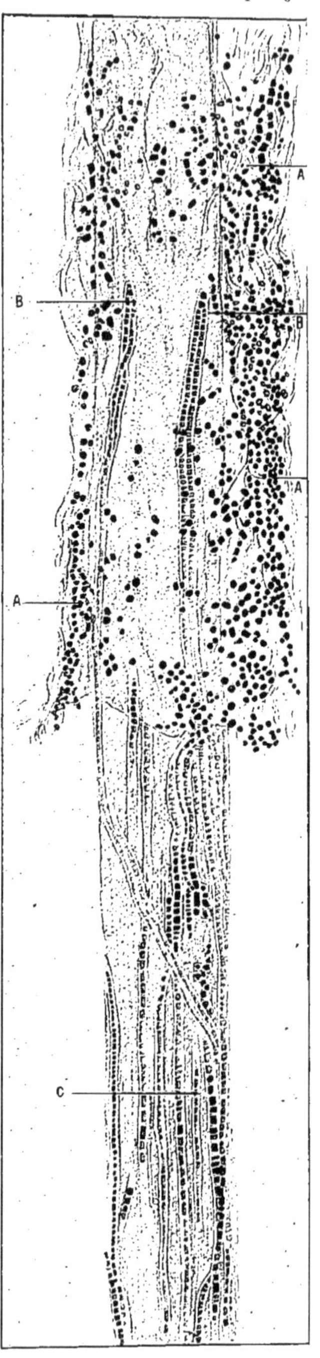

Fig. 85. — Cheveu d'enfant envahi par un *Trichophyton endothrix*. En A, épiderme folliculaire envahi par des filaments irréguliers. En B, le Trichophyton pénètre sous la cuticule et se dichotomise aussitôt. En C, les myceliums descendent verticalement dans le cheveu. (Bleu de Sahli. × 260.)

(¹) Le mécanisme de la pénétration des Trichophytons dans le cheveu ou le poil a été compris autrefois d'une étrange manière. Kaposi avait supposé que le parasite descendait dans l'épiderme folliculaire jusqu'au fond du follicule pour pénétrer dans le cheveu par sa racine. C'est la théorie dite *du détour*, que BALZER croyait encore vraie en 1884. (Note sur l'histologie des Dermatophytes. *Arch. de physiol.*, 1884, n° 8, et à laquelle GAUCHER ajoute foi encore en 1909 (*Maladies de la peau*, p. 462). Cependant, dès 1878, Thin avait reconnu, sur des coupes, l'intégrité de la papille et du bulbe des cheveux malades, et constaté que les dernières ramifications du parasite s'arrêtaient au-dessus du bulbe. (G. THIN. On the condition of the skin in tinea tonsurans. *Medico-chirurgical transactions*. Vol. LXI, mars 1878.). De même Jamieson. C'est Unna, qui montra, le premier, le passage du parasite, de l'épiderme du follicule sous les cellules de la cuticule du cheveu, mais il crut voir les filaments intrapilaires se ramifier vers le haut et vers le bas. (P. G. UNNA. Mycologische Beiträge). En fait, c'est à ADAMSON que nous devons la connaissance précise du stade d'invasion des Trichophytons. Il fit porter son examen sur les cheveux qu'on épile entiers et non sur ceux qui cassent à la traction. Il observa sur eux :

1° Que le parasite rampe à la surface du cheveu avant de l'envahir.

2° Qu'il l'envahit en perforant l'épidermicule, sous laquelle les filaments mycéliens septés descendent en se multipliant ;

3° Que les dichotomies se dirigent toutes vers la racine ;

4° Que les filaments mycéliens s'arrêtent tous au-dessus du collet du bulbe.

Un an plus tard, Fox et Blaxall montrèrent, en confirmant les observations d'Adamson, que les filaments trichophytiques extrapilaires disparaissaient promptement après le stade d'invasion à la surface des cheveux atteints

parasitaires qui rampaient dans l'épiderme corné de surface, lorsqu'ils rencontrent un ostium folliculaire, pénètrent avec l'épiderme dans le follicule. Ils s'y ramifient, et d'une façon assez irrégulière pour que la disposition en chaîne des cellules parasitaires devienne peu reconnaissable en ce point et que beaucoup d'entre elles figurent des sortes de mosaïque.

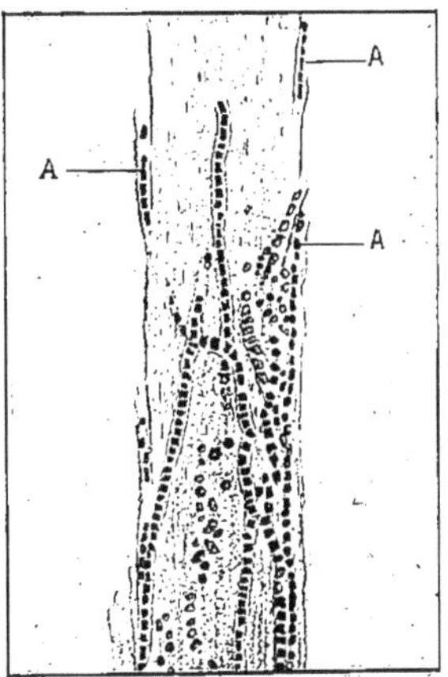

Fig. 86. — Envahissement d'un cheveu humain par un Trichophyton endothrix. En A, les filaments parasitaires soulèvent la cuticule du cheveu et passent au-dessous d'elle. (Bleu polychrome × 260.)

On peut quelquefois épiler le cheveu avec cette collerette épidermique, et voici (fig. 85) l'aspect microscopique qu'elle présente. Les filaments mycéliens rampant sur le cheveu y pénètrent en soulevant une cellule cuticulaire pour passer au-dessous d'elle. Ainsi que je l'ai dit à propos du mode d'invasion des Microsporums dans le cheveu, les cellules cuticulaires du cheveu étant imbriquées en sens inverse des tuiles d'un toit, on comprend que le filament parasitaire, qui en soulève une seule, pénètre, par le fait même, dans le corps du cheveu; ce passage se fait le plus souvent au tiers supérieur ou à la moitié de la partie radiculaire du cheveu (fig. 86).

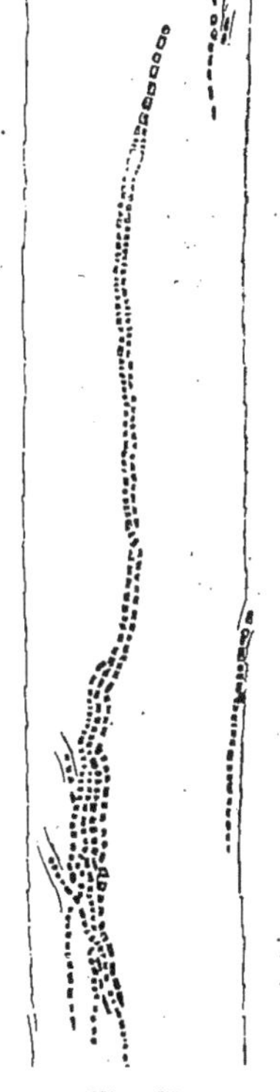

Fig. 87.

Chose curieuse, aussitôt que le parasite a pénétré dans le cheveu, et qu'il est devenu intra-pilaire, son filament mycélien se dichotomise et les deux filaments qui en procèdent descendent, étroitement accolés l'un à l'autre sur une grande longueur.

C'est cette disposition que reproduit la figure 87. On l'observe souvent en plusieurs points d'un même cheveu (fig. 88 A). Les

de Trichophytons endothrix : « We may repeat that plain and sporulated mycelium may be seen outside the hair in the early stages of endothrix infection. » (*An inquiry...*) « All traces of mycelium exterior tot he hair tends to disappear or is only found exceptionnally in the fully infected hairs. Hence the justification of the term « endotrix ». (Fox et Blaxall. *Some remarks on ringworm*, 1899).

Dans leurs conclusions, ils remarquent qu'au stade d'invasion, le processus d'envahissement des Dermatophytes est analogue pour tous, sans qu'on puisse arguer de ce fait contre les caractères différentiels désormais établis entre les Dermatophytes eux-mêmes.

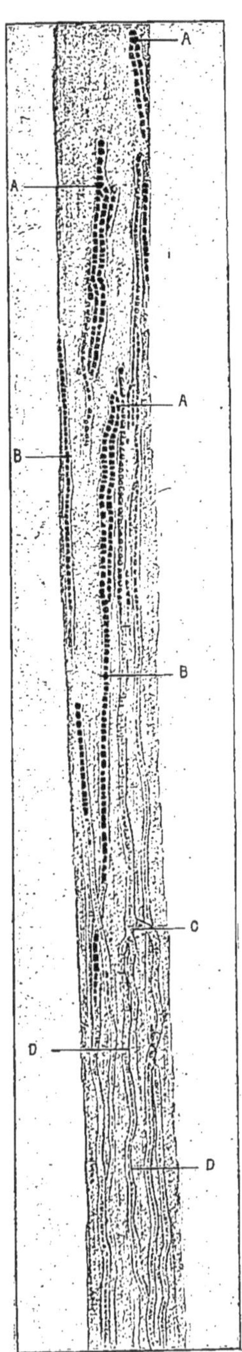

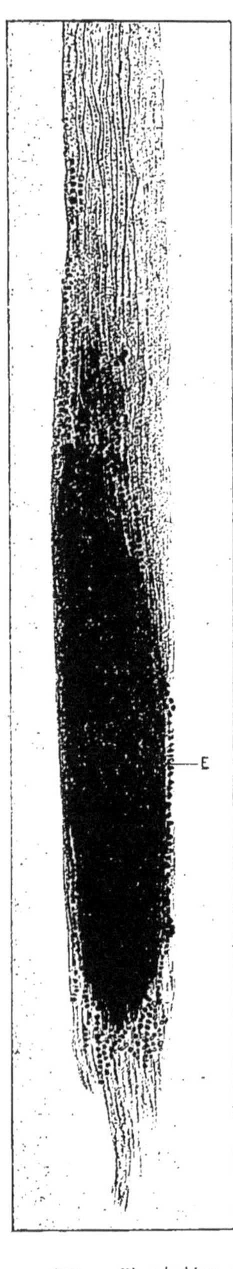

figures suivantes en montrent de nouveaux exemples aussi démonstratifs que possible (fig. 88 et 89).

Tant que le filament parasitaire reste immédiatement sous-cuticulaire, il est colorable par les couleurs d'aniline. Quand il a pénétré plus profondément, les colorants ne l'atteignent plus. Les rubans mycéliens n'en restent pas moins visibles (fig. 88 D) ainsi que leur mode de bifurcation (C) dont la direction indique le sens de la progression du parasite, qui se dirige vers la profondeur. A la fin, les filaments, tous plongeants, tous parallèles, remplissent le cheveu (fig. 89) qui devient cassant; au-dessus de l'extrémité fracturée, le parasite est coloré jusqu'à une certaine hauteur (E). Cette fracture se produit au-dessus du collet du bulbe, où cesse le parasitisme.

Le point où naît perpétuellement le cheveu

Fig. 88 et 89. — Cheveu d'enfant à la période d'envahissement d'un Trichophyton endothrix. En A, le parasite, aussitôt qu'il pénètre sous la cuticule, se dichotomise. Les filaments restent colorés (B) tant qu'ils sont sous-cuticulaires. Plus bas ils sont plus profonds et sont incolores. (D). En C, bifurcations. En E, le parasite remplit le cheveu qui devient cassant. (Bleu de Sahli × 260.) Les deux figures représentent le même cheveu et on doit les supposer placées l'une au-dessus de l'autre

étant soustrait ainsi à l'action du parasite, le cheveu ne cesse pas de croître; il rejettera ainsi peu à peu hors de la peau les points envahis d'abord et qui présentaient un aspect particulier. A partir de ce moment, le cheveu malade du haut en bas montrera, en tous ses points, son parasite avec l'aspect monomorphe caractéristique de l'infection constituée. Dans toute sa hauteur il apparaîtra sous forme de filaments verticaux, onduleux, juxtaposés parallèlement. Et s'il s'agit d'un Trichophyton endothrix, le parasite sera, à partir de ce moment, contenu tout entier dans le cheveu qu'il remplira exactement, sans qu'aucun de ses filaments rampe à la surface de son écorce.

III. ***Trichophytons néo-endothrix.*** — S'il s'agit des Trichophytons néo-endothrix, le stade d'invasion se perpétuera plus longtemps autour du cheveu malade qu'on ne le voit durer autour des cheveux atteints par les Trichophytons endothrix banals.

Les Trichophytons néo-endothrix sont très certainement des endothrix vrais, car, si l'on cherche parmi les cheveux malades, *on peut toujours en trouver qui présentent l'aspect typique que montrent les Endothrix vrais.* Mais, parmi ces cheveux, on en trouve un certain nombre, un sur trois, un sur quatre, qui montrent, autour du cheveu, quelques filaments mycéliens rubanés entre le cheveu et le follicule, ou collés à la surface du cheveu.

Ceci est l'indice d'une trichophytie à son début; seulement, quand il s'agit des Trichophytons endothrix vrais, cette période d'envahissement est si brève qu'il faut la chercher pour la surprendre, tandis qu'elle est durable, à ce point qu'on a peine à ne pas l'observer, quand il s'agit des Trichophytons dont je parle.

Ainsi, au premier aspect, on croit voir des Trichophytons endo-ectothrix, *mais un examen plus attentif montre vite des cheveux dans lesquels l'endothricité du parasite est nette et absolue.* Ce double tableau doit évoquer l'idée des Trichophytons néo-endothrix.

Il faut émettre à ce sujet une remarque générale, c'est que *tous les Dermatophytes, que nous connaissons pour être ordinairement parasites des animaux, sont caractérisés, sur l'homme, par la conservation plus longue, ou la permanence, de l'aspect spécial que tous montrent au stade de jeunesse et à leur période d'envahissement.*

Ainsi voit-on les *Microsporum lanosum et felineum* montrer bien plus marqués et bien plus fréquents que le *M. Audouïni* les filaments géants d'inoculation, qui descendent au long du cheveu pour y faire la cuirasse microsporique. Ces filaments existent même chez le *Microsporum Audouïni*; mais, dans la tondante microsporique banale, il faut les chercher et on n'en rencontre pas d'exemples une fois sur vingt. Dans les microspories d'origine animale on les observe une fois sur deux.

Eh bien! il en est de même pour les Trichophytons néo-endothrix, ils montrent presque constamment, et jusqu'à la période d'état de leur infection, quelques filaments extérieurs aux cheveux qui ont existé à la période d'infection des Endothrix vrais, mais sans persister, et ont disparu presque aussitôt. Lorsque nous étudierons cliniquement ces trichophyties très particulières, car elles ont beaucoup des mœurs des trichophyties d'origine animale, nous étudierons la structure de leurs Trichophytons dans le cheveu, d'une façon plus complète et démonstrative.

Trichophytons ectothrix. — Les Trichophytons ectothrix sont très différents des précédents, mais ils sont encore très différents les uns des autres, c'est que le nombre des espèces de ce type est consi-

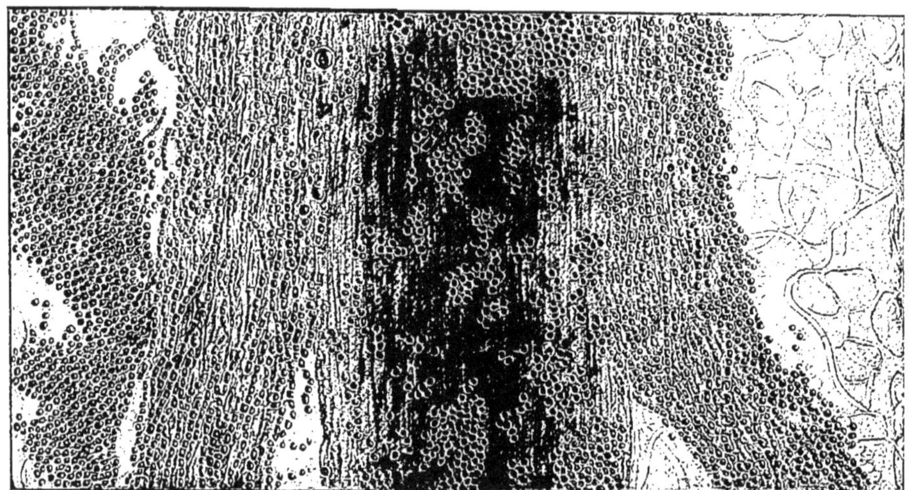

Fig. 90. — *Trichophyton ectothrix mégaspore* autour du poil humain. × 260.

dérable (1) et qu'elles forment des groupes différents qui ont des caractères microscopiques distincts (2).

Lorsque j'avais étudié les premiers Ectothrix, je décrivais dans l'un « le poil occupé par des séries linéaires de grosses spores... qui le remplissent complètement » et entouré en même temps d'un réseau mycélien extérieur à lui (3). Dans d'autres cas, les filaments mycéliens

(1) *Trichophyties humaines*, p. 79.

(2) Ces différences ont été remarquées, après les *Trichophyties humaines*, par tous les auteurs qui se sont occupés de ces questions. « Les apparences du cheveu atteintes de Trichophyton ectothrix sont remarquablement variées, » écrivent Fox et Blaxall. *An inquiry...*, etc..

(3) *Annales de Dermat.*, 1893, juillet, p. 832, mémoire cité.

« sont situés, non pas dans le cheveu exclusivement, mais hors de lui, au long de lui, entre lui et sa gaine folliculaire. Ils n'envahissent du cheveu que ses couches superficielles ([1]). »

Et alors, « le Trichophyton ectothrix... habite le follicule, il y est contenu, il érode un peu la cuticule du poil et sa couche externe ([2]), mais il habite surtout hors de lui et revêt la portion radiculaire du poil d'un fourreau régulier de spores. Ces spores sont agminées en files régulières toutes rectilignes, toutes verticales, toutes parallèles entre elles et parallèles au cheveu qu'elles emboîtent ([3]) ». Ceci est la description typique du premier des Trichophytons faviformes que j'avais rencontrés en 1894.

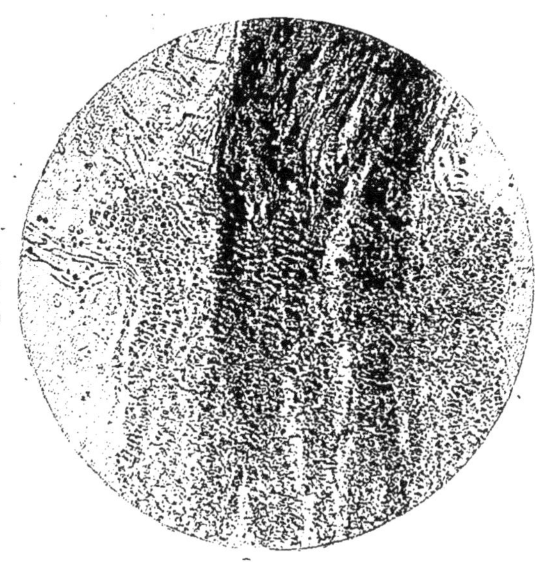

Fig. 91. — Poil de barbe recouvert d'un épais trousseau mycélien de Trichophyton. — (Grossissement de 180 diamètres.)

En somme, d'un Trichophyton ectothrix à un autre, tous les éléments parasitaires peuvent varier : la forme et la dimension des spores, la régularité de leur enchaînement, le degré de l'ectothricité du parasite ([4]). Il fallait donc beaucoup de temps pour mettre de l'ordre dans leur étude morphologique, et beaucoup d'auteurs y contribuèrent. Nous verrons, en étudiant, un par un, les Trichophytons ectothrix, les particularités microscopiques remarquables de chacun d'eux. Et je passerai de suite au point qui a le plus obscurci la question des Ectothrix, à savoir l'existence du groupe des Trichophytons microïdes.

([1]) *Trichophyties humaines*, p. 68.

([2]) Dans son travail de 1895, Adamson reconnaît aussi que l'une des différences entre le cheveu du Trich. endothrix et celui du Trich. ectotrix, c'est, dans le premier cas, la conservation étonnante de la cuticule qui est, au contraire, toujours érodée par les Ectothrix.

([3]) *Trichophyties humaines*, p. 68.

([4]) « The degree to which the interior of hair is implicated varies in different cases. » C. Fox et Blaxall. *An inquiry....*

IV. ***Trichophytons microïdes.*** — En étudiant les Trichophytons ectothrix à culture blanche et les folliculites agminées trichophytiques, j'avais mentionné avoir trouvé un *Trichophyton ectothrix à spores relativement petites* [1]. Cet aspect, que je croyais caractériser l'un seulement des *Trichophytons* à culture blanche, est de règle pour toute la série des espèces de ce groupe, dont la structure et les éléments les rapprochent extrêmement des *Microsporums* et en font une classe très particulière parmi les Trichophytons ectothrix.

Tous les *Trichophytons microïdes* sont pyogènes et donnent lieu à des trichophyties suppurées; tous envahissent le cheveu sous forme de filaments minces, cloisonnés à de longs intervalles, et ils forment, en outre, au cheveu, un fourreau parasitaire constitué par trois éléments :

α. Des « spores » très fines (3-4 μ) égrenées ;

β. Des files de spores semblables *en chapelet* ;

γ. Des myceliums minces (2 μ), non cloisonnés, flottant dans la préparation par fragments de 15-20 μ de longueur.

Avertis maintenant de ce que nous pouvons rencontrer dans nos examens microscopiques des cheveux trichophytiques, nous allons étudier analytiquement les divers Trichophytons eux-mêmes, les lésions qu'ils produisent sur l'Homme, leurs caractères microscopiques, et les caractères de leur culture, enfin leur inoculabilité expérimentale.

Et je commencerai par le groupe des Trichophytons les plus fréquents en nos régions, à savoir les Trichophytons endothrix.

I. — TRICHOPHYTONS ENDOTHRIX

A Paris il existe un grand nombre d'espèces, ou, si l'on veut, de variétés fixes de Trichophytons endothrix, mais il y en a trois principales qui font 95 pour 100 des cas qu'on rencontre. Ce sont : le *Trichophyton* à culture cratériforme (*Tr. crateriforme*), le *Trichophyton* à culture acuminée (*Tr. acuminatum*) et le *Trichophyton* à culture violette (*Tr. violaceum*).

Prenons, à Paris, 150 cas de teigne tondante, au hasard : 50 seront

(1) R. Sabouraud. Les Trichophytons animaux sur l'homme. *Annales de Dermatologie*, juin 1893, p. 827.
R. Sabouraud. Sur la périfolliculite agminée trichophytique et son origine animale. *Annales de l'Institut Pasteur*, 15 juin 1893.
R. Sabouraud. *Trichophyties humaines*, p. 78 et p. 106.

des tondantes microsporiques et 100 cas correspondront à des tondantes trichophytiques. Parmi ces derniers, 50 seront dus au Trichophyton à culture cratériforme, 30 au Trichophyton à culture acuminée, 15 au Trichophyton à culture violette, et 5 pour 100 seulement seront dus à des Trichophytons endothrix rares que nous étudierons après eux.

I. TRICHOPHYTON ACUMINATUM. — II. TRICHOPHYTON CRATERIFORME (Sabouraud, 1893)

Les deux Trichophytons *acuminatum* et *crateriforme* offrent tellement de points de ressemblance qu'il est opportun de les présenter ensemble et de les étudier concurremment. C'est ce que nous ferons tout d'abord. Nous nous supposerons observer un cas typique de chacune de ces trichophyties et les étudier d'abord par la culture.

I. ***Différenciation du Tr. acuminatum et du Tr. cratériforme par la culture.*** — Sur milieu d'épreuve maltosé, les cultures du *Tr. acuminatum* et du *Tr. crateriforme* se distinguent entre elles dès leurs premiers jours. La culture qui deviendra cratériforme est représentée, à ses débuts, par une petite houppe blanche semblable à une minuscule houppe à poudre de riz, tandis que la culture, qui deviendra plus tard acuminée, pousse d'abord au-dessus d'une petite coupole, qui se développera peu à peu, plusieurs digitations poilues qui resteront toujours visibles au centre de la culture devenue adulte (fig. 92, 94 et 95).

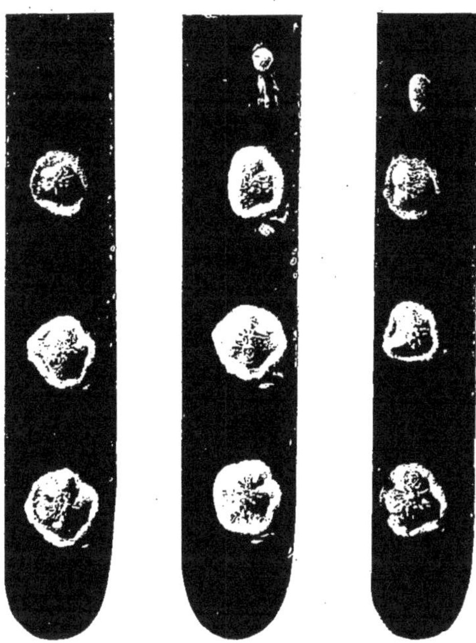

Fig. 92. — *Trichophyton acuminatum*, cultures premières sur milieu d'épreuve maltosé ; âge : 20 jours. Grandeur naturelle.

Suivons le développement de chacun de ces deux types sur le même milieu. Le *Tr. crateriforme* s'étend par ses bords, et la houppe à poudrer devient un petit gâteau blanc, velouté, dont le centre prend une couleur jaunâtre, et se creuse en cupule, pendant que ses bords se relèvent. La culture, qui perd peu à peu son aspect velouté pour prendre un aspect poudreux, affecte ainsi la forme d'un bouton (fig. 95), puis d'un cratère qui peut être étonnamment régulier, et qui montre le plus souvent une petite saillie centrale (Pl. IX, fig. n^4).

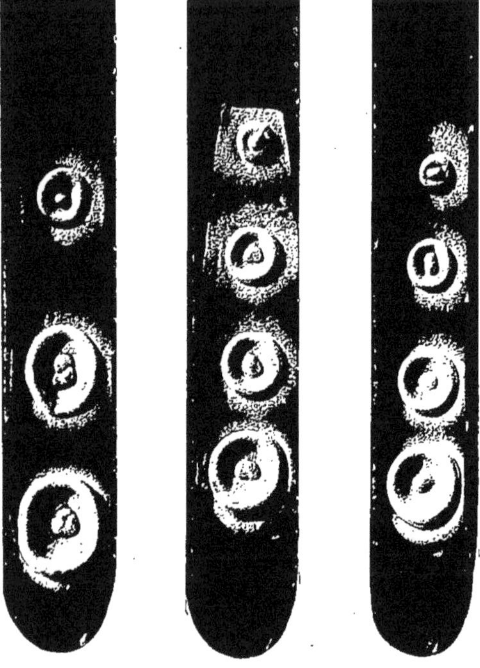

Fig. 95. — *Trichophyton crateriforme*, sur milieu d'épreuve maltosé. Cultures premières ; âge : 20 jours. Grandeur naturelle.

La culture de *Trichophyton acuminatum*, lorsqu'elle a grandi, fait, sur le milieu nutritif, une saillie de plus en plus grande. Bientôt les ailerons poilus, qui avaient signalé le début de la culture, ne paraissent plus, à son sommet, que comme des excroissances peu importantes (fig. 94). Toute la culture a la forme d'un cône aplati et découpé en secteurs par des cannelures radiées plus ou moins profondes. Lorsque la culture vieillit, ces cannelures s'ouvrent souvent, et la culture devient lacunaire, phénomène que même de jeunes cultures peuvent présenter, lorsqu'elles ont souffert (Pl. IX, fig. r').

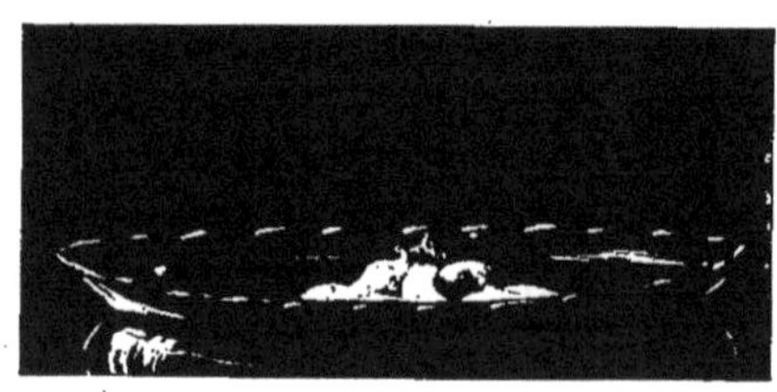

Fig. 94. — *Trichophyton acuminatum*, culture sur milieu d'épreuve en matras d'Erlenmeyer ; âge : 50 jours. Grandeur naturelle. Vue de profil.

Tels sont, à Paris, les deux types culturaux les plus habituels de nos tondantes trichophytiques infantiles : Le *Tr. acuminatum* et le *Tr. crateriforme*.

Pour assurer la différenciation de ces deux espèces mycosiques, on peut les ensemencer comparativement sur le milieu d'épreuve glucosé, l'identification de chacune et la différenciation des deux seront aussi évidentes.

Si, d'autre part, nous transportons (fig. 97 et 98) des cultures adultes de *Tr. acuminatum* et de *Tr. crateriforme* sur notre milieu *de conservation* (¹), le *Trichophyton crateriforme* prendra un aspect tourmenté, bien moins cratériforme (fig. 98), et une couleur tout à fait blanche, tandis que le *Trichophyton acu-*

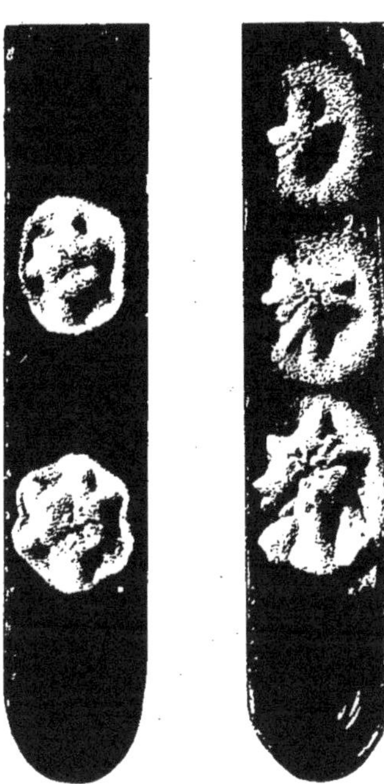

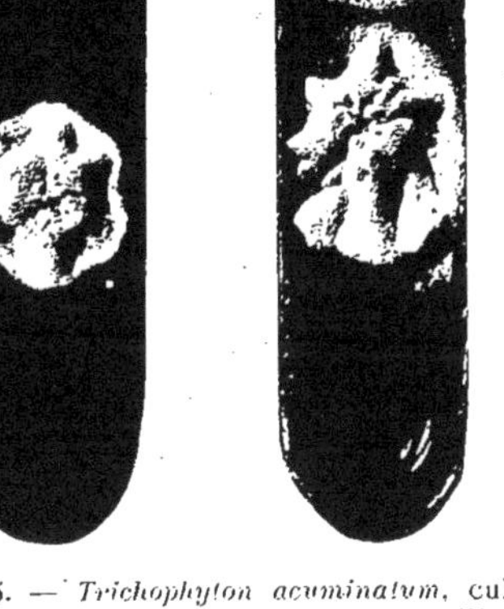

Fig. 95. — *Trichophyton acuminatum*, cultures premières de 30 jours sur milieu d'épreuve maltosé. Grandeur naturelle.

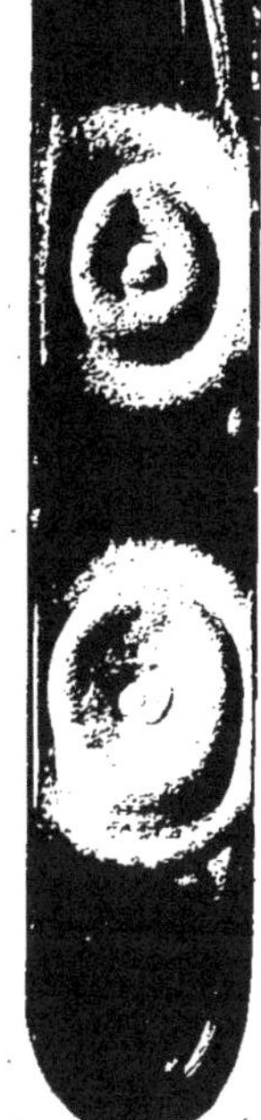

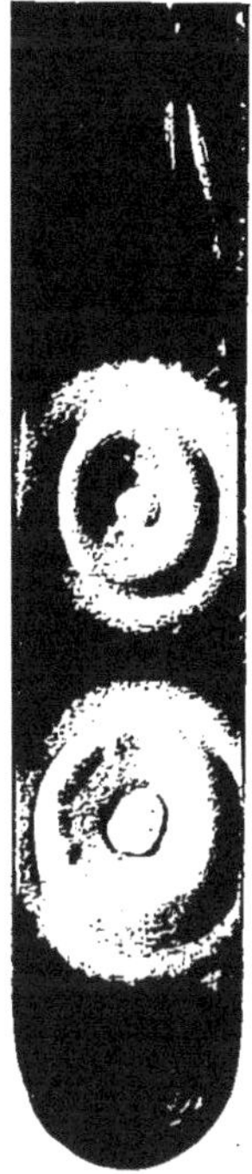

Fig. 96. — *Trichophyton crateriforme*. Cultures premières de 30 jours sur milieu d'épreuve maltosé. Grandeur naturelle.

minatum, tout en gardant sa forme acuminée, perdra ses sillons radiés, pour prendre une surface glabre, raboteuse, presque humide et de couleur jaunâtre (fig. 97 et aussi Pl. IX, fig. I⁵ et II⁵).

Malgré ces changements de forme, connexes aux changements de milieux, sur un même milieu tous les exemplaires de la même espèce prennent une forme identique, et les cultures d'espèces différentes restent différentes sur tous milieux. Ces différences sont éclatantes, même sur des tubes de culture, et elles peuvent suffire à empêcher toute confusion. Pourtant, quand les cultures, en grandissant, rencontrent les parois du verre, elles se déforment. C'est pourquoi

(¹) Nous rappelons que notre milieu de conservation ne comprend aucun sucre mais seulement de la peptone (3-5 0/0). Il préserve les cultures, pendant toute leur vie, de toute altération pléomorphique, capable de défigurer leur type premier et de les rendre méconnaissables. Voir *Archives de parasitologie*, XII, 1908, p. 33.

il importe de repiquer les premières cultures. au fond de matras d'Erlenmeyer, pour obtenir leur plein développement et leur forme parfaite.

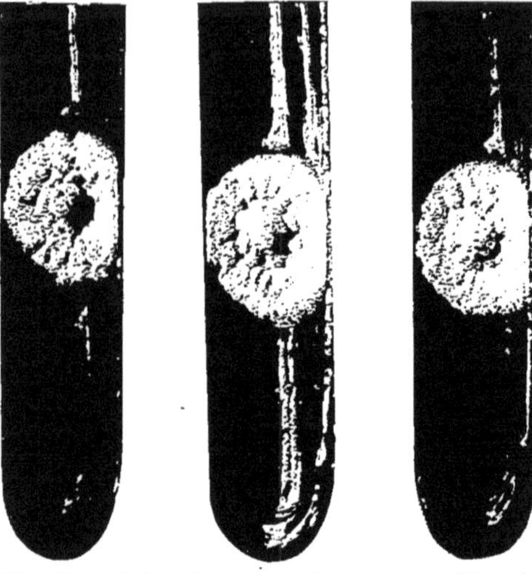

Fig. 97. — *Trichophyton acuminatum*, sur milieu de conservation. Peptone 5 pour 100; âge : 2 mois. Grandeur naturelle.

Voici deux figures consacrées chacune à l'un des Trichophytons que nous étudions, cultures d'âges divers. sur le même milieu d'épreuve, capables d'assurer leur différenciation aux yeux de tous les observateurs qui se serviront de nos milieux pour la culture des Dermatophytes en tous pays (fig. 99 et 100).

Je n'insisterai plus que sur les caractères de ces cultures que la photographie est insuffisante à démontrer.

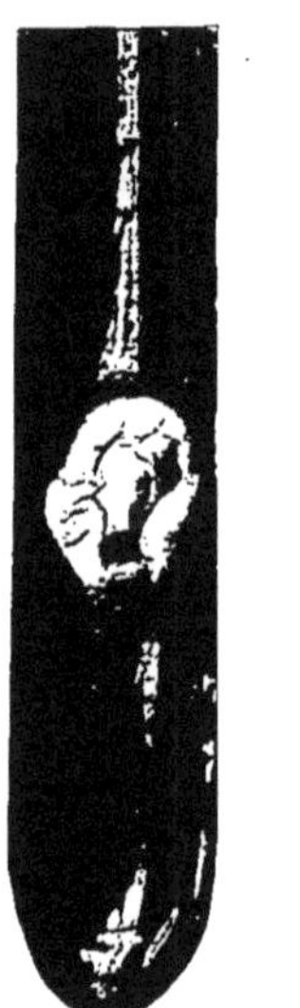

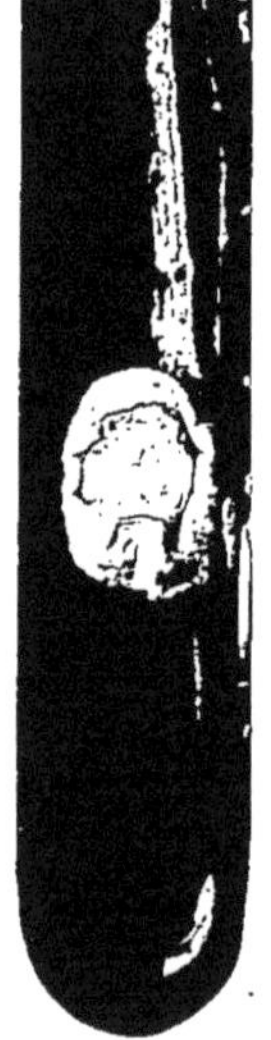

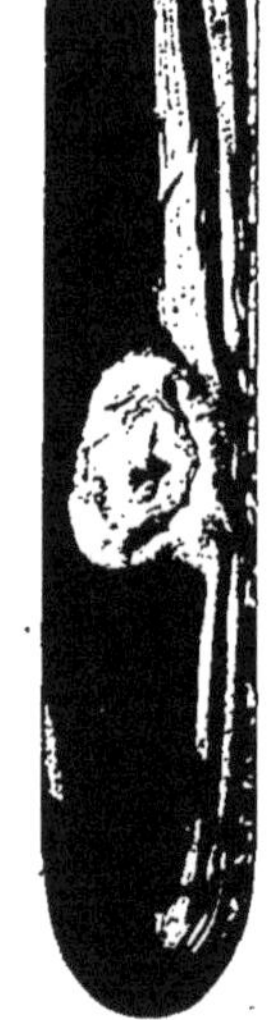

Fig. 98. — *Trichophyton crateriforme*, sur milieu de conservation. Peptone 5 pour 100; âge : 2 mois. Grandeur naturelle.

Les *Tr. acuminatum* et *crateriforme* ne sont nullement parmi les plus vivaces des Trichophytons. Leurs cultures sont d'une vitalité et d'une activité de développement très moyennes. En 40 ou 50 jours, même sur des milieux *optima*, elles dépassent guère 5 cent. 1/2 de diamètre. Sous ce rapport, et en dépit de leurs différences objectives, les deux cultures se ressemblent.

Pendant la première partie de sa vie, la culture du *Tr. crateriforme* est de couleur plus blanche, et au contraire, quand elle vieillit, sa couleur crème s'accentue. Passé la première période de son développement, cette culture cesse d'être duveteuse. Elle devient aride et poudreuse. Cette poudre est adhérente et ne se détache pas aisément au moindre contact. La consistance de la culture est cartonnée; avec la baguette de platine, il est aisé de faire des trous dans ce carton et d'en détacher des parcelles.

Dans la première partie de sa vie, la culture est limitée au cratère

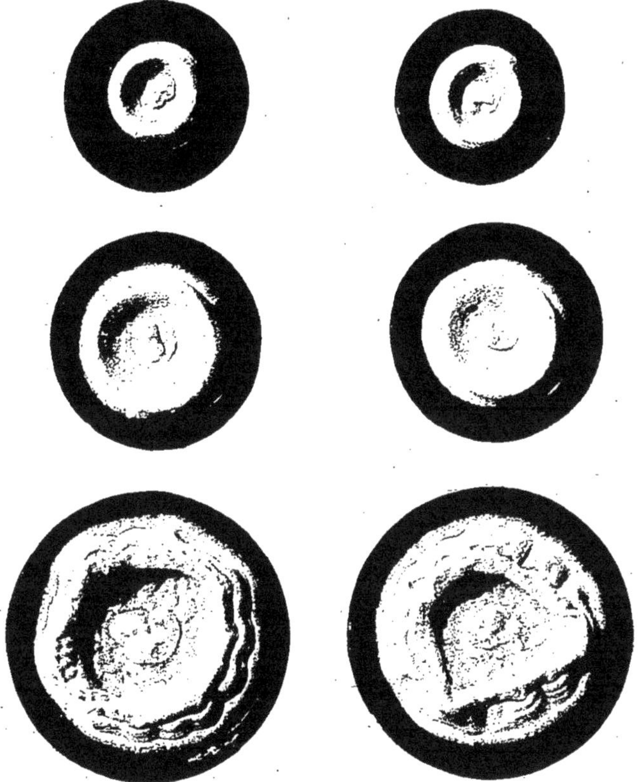

Fig. 99. — *Trichophyton crateriforme*, culture sur milieu d'épreuve maltosé. Peptone 1, maltose 4 pour 100; âge : 20 jours, 27 jours, 35 jours. Grandeur naturelle.

lui-même, ensuite, et plus elle vieillit, plus elle s'entoure de rayons immergés très fins dont l'ensemble fait à la culture une aréole poudreuse (Pl. IX, fig. II^3).

J'ai dit que la culture acuminée débute sous la forme d'une minuscule calotte hémisphérique, surmontée de trois ou quatre plumets bizarres, frangés, pennés, ressemblant aux palpes de certains Papillons et Hannetons et qui persistent plus tard sur la culture vieille, mais en s'atténuant. Dès son origine, la culture est à peine veloutée, elle devient poudreuse presque immédiatement. Sa couleur d'abord blanche, puis d'un blanc crème, devient brunâtre enfin, quelquefois avec une teinte un peu violette. En somme, rien n'est plus facile que de distinguer entre eux le *Tr. acuminatum* et le *Tr. crateriforme*, et cela dès les premiers jours de leur culture.

Les cultures de ces deux parasites vivent plusieurs mois. Cepen-

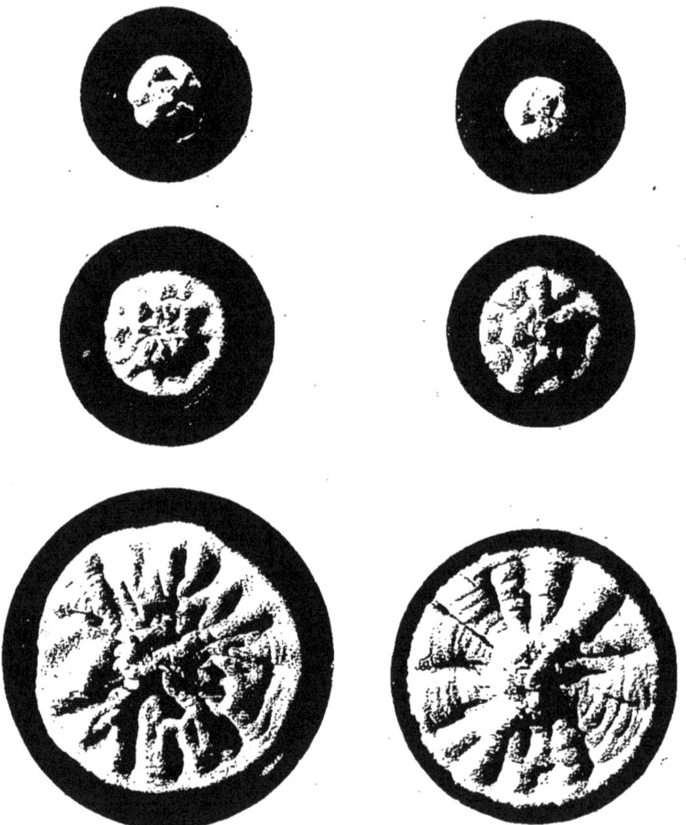

Fig. 100. — *Trichophyton acuminatum*. cultures sur milieu d'épreuve maltosé. Peptone 1, maltose 4 pour 100; âge : 20 jours, 27 jours, 55 jours. Grandeur naturelle.

dant, dès la fin du deuxième mois, elles ne grandissent plus; elles restent seulement immobiles, et se déforment par vétusté.

Pléomorphisme. — On sait l'importance des transformations pléomorphiques dans les cultures de Trichophyton. En ce qui concerne le pléomorphisme, les *Trichophytons acuminatum* et *crateriforme* se conduisent d'une façon différente.

Le *Trichophyton crateriforme* peut fournir une forme pléomorphique duveteuse blanche. Cette forme, qui naît à peine une fois sur cinquante vieilles cultures, naît ordinairement sur toute la surface de la culture, comme une reviviscence du duvet qui la caractérisait à ses premiers jours, et non pas sous la forme d'une touffe isolée de duvet blanc. Sa couleur, comme celle de toutes les formes pléomorphiques vraies de Dermatophytes, est d'un blanc pur. La forme de la culture

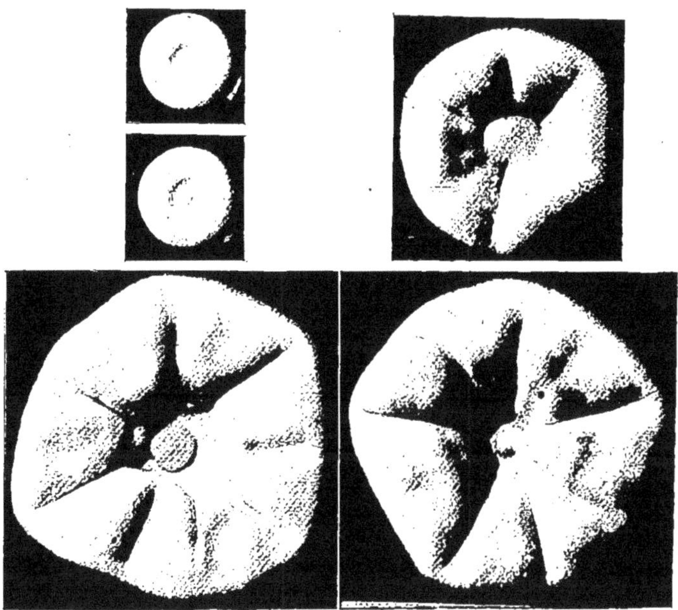

Fig. 101. — Pléomorphisme du *Trichophyton crateriforme*, après 10 jours, 20 jours, 35 jours, sur gélose maltosée.

pléomorphique est radiée et les radiations sont creusées dans le gâteau blanc de la culture (fig. 101 et Pl. IX, fig. II[6]).

Quant au *Tr. acuminatum* je ne lui connais pas de forme pléomorphique. Je n'en ai obtenu de lui par aucun moyen, sur aucun milieu. Sa culture ne vieillit pas jusqu'à sa mort et des réensemencements successifs la reproduisent toujours dans sa forme primitive.

Ainsi la différenciation de nos deux principaux Trichophytons endothrix, à tous points de vue, est bien nette. Même en laissant de côté leurs différences biologiques, et à ne s'occuper que de leurs caractères culturaux extérieurs, ils ne sauraient être confondus.

Ayant en mains désormais ce moyen sûr d'identification qu'est la culture en milieux choisis, nous allons chercher quels sont les signes

LÉGENDE DE LA PLANCHE IX

Trichophyton acuminatum et trichophyton crateriforme.

I. TRICHOPHYTON ACUMINATUM.

I, I, I. — Cultures de 18 jours sur gélose maltosée (en tubes).

I^1, I^1. — — — (en matras).

I^2, I^2. — Cultures de 25 jours —

I^3, I^3. — Cultures de 35 jours —

I^4. — Culture de 50 jours — (vue de profil).

I^5. — Culture de 2 mois sur gélose peptonisée 5 0/0.

II. TRICHOPHYTON CRATERIFORME.

II, II. — Cultures de 18 jours sur gélose maltosée (en tubes).

II^1, II^1. — — (en matras).

II^2, II^2. — Cultures de 25 jours —

II^3, II^3. — Cultures de 35 jours —

II^4, II^4. — Cultures de 2 mois sur gélose peptonisée 5 0/0.

II^5. — Forme pléomorphique duveteuse.
Culture de 20 jours sur gélose maltosée.

LÉGENDE DE LA PLANCHE IX

Trichophyton acuminatum et trichophyton crateriforme.

I. TRICHOPHYTON ACUMINATUM.

I, I, I. — Cultures de 18 jours sur gélose maltosée (en tubes).

I', I'. — — — (en matras).

I^2, I^2. — Cultures de 25 jours — —

I^3, I^3. — Cultures de 35 jours —

I^4. — Culture de 30 jours — (vue de profil).

I^5. — Culture de 2 mois sur gélose peptonisée 3 0/0.

II. TRICHOPHYTON CRATERIFORME.

II, II. — Cultures de 18 jours sur gélose maltosée (en tubes).

II^2, II^2. — — — (en matras).

II^3, II^3. — Cultures de 25 jours —

II^4, II^4. — Cultures de 35 jours —

II^5, II^5. — Cultures de 2 mois sur gélose peptonisée 3 0/0.

II^6. — Forme pléomorphique duveteuse.
Culture de 20 jours sur gélose maltosée.

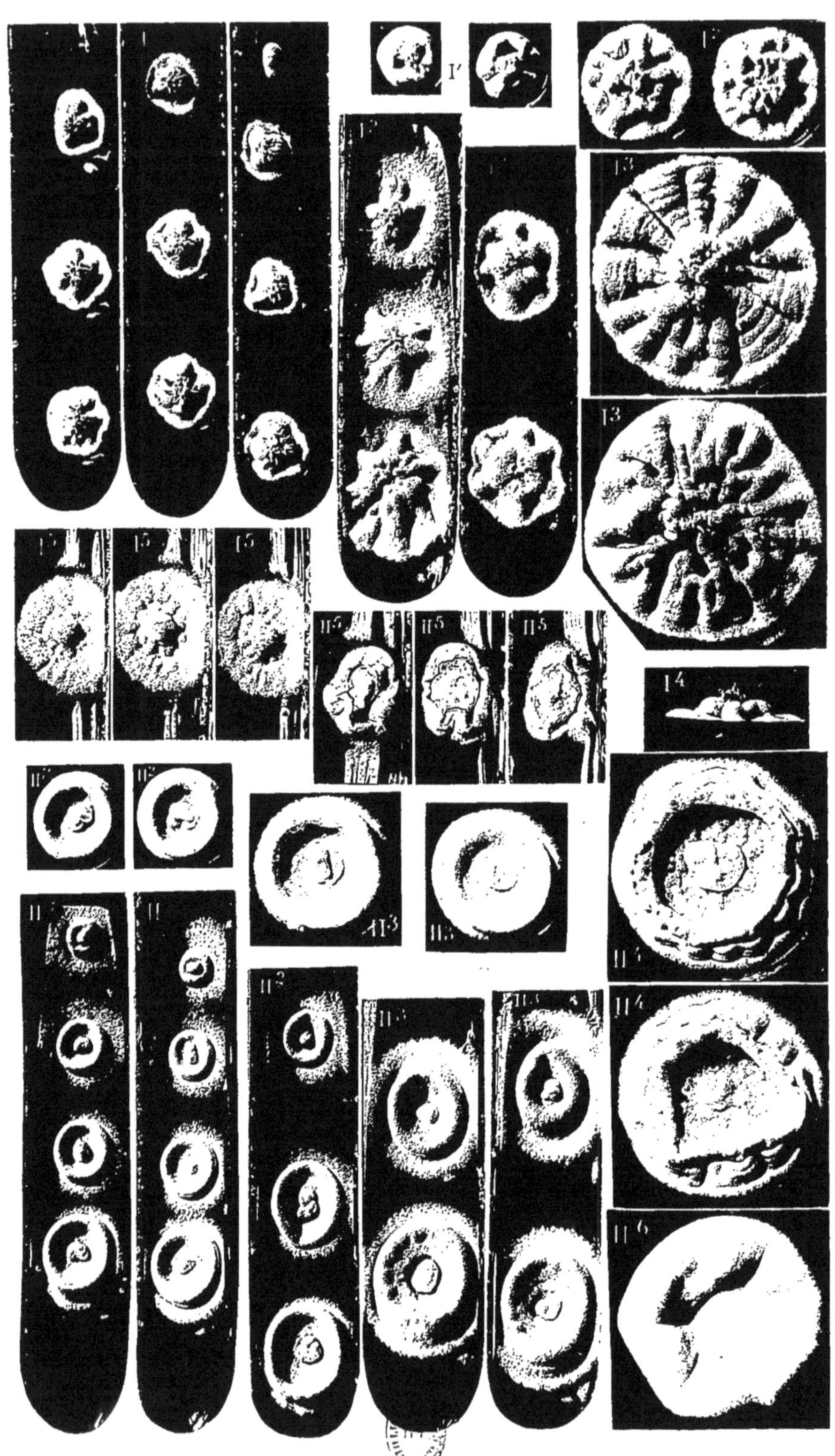

Masson & Cie, Éditeurs

communs et les signes différentiels de nos deux principaux Trichophytons dans leur vie parasitaire sur l'enfant.

II. **Étude clinique.** — 1. ***Caractères communs aux deux tondantes banales.*** — Les tondantes trichophytiques montrent des symptômes objectifs peu saillants, menus et difficiles à voir. De plus elles sont deux, et chacune a ses symptômes différentiels, en sorte qu'on ne peut tracer d'elles un tableau simple, équivalant à celui qu'on peut faire de la tondante microsporique.

A la vérité, l'une et l'autre sont faites de plaques petites et disséminées en grand nombre sur le cuir chevelu. Et quand ces points arrivent, par leur agglomération, à constituer de grandes plaques, celles-ci présentent des caractères qui rappellent leur mode de naissance ; elles ne sont pas nettement rondes, mais de forme quelconque ; elles gardent, entre elles, et sur elles, un grand nombre de cheveux sains capables de les cacher à des yeux inhabiles.

Les points malades sont constitués, chacun, par quelques cheveux, et peuvent être par conséquent difficiles à voir. Enfin tous les cheveux malades, ou beaucoup d'entre eux, étant cassés court et séparés par des cheveux sains, on ne peut jamais les épiler entre deux ongles que un par un. Ils peuvent même être cassés au ras de la peau et, dans ce cas, il faut la pince pour en extraire des fragments.

Si l'on veut faire des tondantes trichophytiques banales un tableau schématique permettant de les opposer à la tondante microsporique, on peut dire que la tondante à *petites* spores (microsporique) fait de *grandes* plaques, tandis que les tondantes à *grosses* spores (trichophytiques) font de *petites* plaques.

En dehors de ce caractère commun, les deux tondantes trichophytiques ne présentent plus que des caractères différents, ce qui doit faire présenter d'elles deux descriptions séparées.

2. ***Étude clinique de la tondante trichophytique à culture acuminée.*** — La tondante trichophytique à culture acuminée a été décrite, d'une façon précise, dès 1894. Au cours de mes nouvelles recherches, je lui ai retrouvé les symptômes mêmes qui lui avaient été attribués dès l'abord. Aussi suffira-t-il de reprendre sa description première, en la modifiant seulement sur les rares points que l'observation d'aujourd'hui a pu corriger. Dans cette tondante, les cheveux « se cassent au ras de la peau, comme des arbres coupés au ras de terre, et forment une alopécie disséminée en clairière » au niveau de laquelle la peau paraît criblée de points noirs. De tous les cheveux cassés, presque aucun ne fait de saillie au-dessus de la peau ; ils se sont presque tous rompus au niveau même de l'orifice pilaire. « Cependant de-ci, de-là,

deux ou trois cheveux ont gardé leur longueur absolument normale. Ces cheveux sont respectés. Et ce détail frappe extraordinairement quand il s'agit d'une fillette à cheveux longs. Quant aux très nombreux points noirs, ils représentent les cheveux malades qui se montrent aux orifices pilaires. Leur nombre fait ressembler la plaque à la peau d'un acnéique, couverte de comédons. Cet aspect est absolument spécial ; quand on l'a remarqué une fois, on ne saurait le méconnaître (1). »

Les cheveux sains d'une région malade une fois enlevés par l'épilation, la peau « semble criblée de grains de poudre ;... quand on examine sa surface, on remarque parmi les points noirs égaux quelques points plus gros : c'est l'extrémité d'un poil, horizontalement incurvée dans l'épiderme et y faisant un demi-tour de spire : on dirait l'extrémité d'un clou qu'on aurait tordu en le rivant (2). »

« On conçoit combien est impossible l'épilation de cheveux semblables. Avec des peines extrêmes, on peut enlever à la pince quelques fragments de racines, en arrachant avec elles le petit lambeau d'épiderme qui les enchâsse » (3).

A ce tableau il faut adjoindre encore un détail, c'est que l'accumulation des débris pilaires contournés, dans l'orifice du follicule, arrive à déterminer des saillies folliculaires analogues à celles de la kératose pilaire et que toute la plaque prend dans ce cas l'aspect amplifié de *la chair de poule*. C'est ce symptôme que la figure ci-jointe met singulièrement en valeur (fig. 102) (4).

Dans la tondante trichophytique à culture acuminée, « la dimension et la forme de la plaque sont excessivement variables. J'ai vu fréquemment une seule plaque immense. J'ai vu aussi cent plaques minuscules

(1) *Trichophyties humaines*, 1894, p. 173.

(2) *Ibidem*, p. 91.

(3) J'ajoutais encore : l'aspect de ces racines pilaires, incluses dans la peau, demande une description. « Supposons que l'on sème des graines sous une lame de verre. Leurs germes se dirigeant vers la lumière, mais rencontrant un obstacle qu'ils ne peuvent traverser, se contournent en tous sens suivant le plan horizontal de la lame de verre qui les recouvre. Eh bien ! les points noirs de cette tondante se forment par le même mécanisme. L'épiderme de la plaque est lisse, légèrement vernissé ; les points noirs qui sont les racines pilaires, loin de faire une saillie au-dessus de lui, sont *inclus* dans son épaisseur. Et, en s'aidant d'un grossissement un peu fort, on peut voir que chacun est l'extrémité supérieure, aérienne, de la racine, couchée ou incurvée *dans l'épaisseur de la couche cornée* épidermique. Cette extrémité couchée horizontalement est rectiligne ou curviligne, le plus souvent elle ressemble à la boucle d'un point d'interrogation. Parmi ces gros points noirs, il y en a de plus petits, qui sont un cheveu cassé que l'on voit seulement par la tranche. » *Trichophyties humaines*, p. 173.

(4) C'est évidemment ce type que décrivait E. Besnier, dont les plaques *bronzées, grenues*, présentaient une prolifération trichophytique « à ce point luxuriante que le poil en est littéralement farci, augmenté de volume et foncé en couleur, et que le follicule en est rendu saillant. De là vient l'aspect de barbe

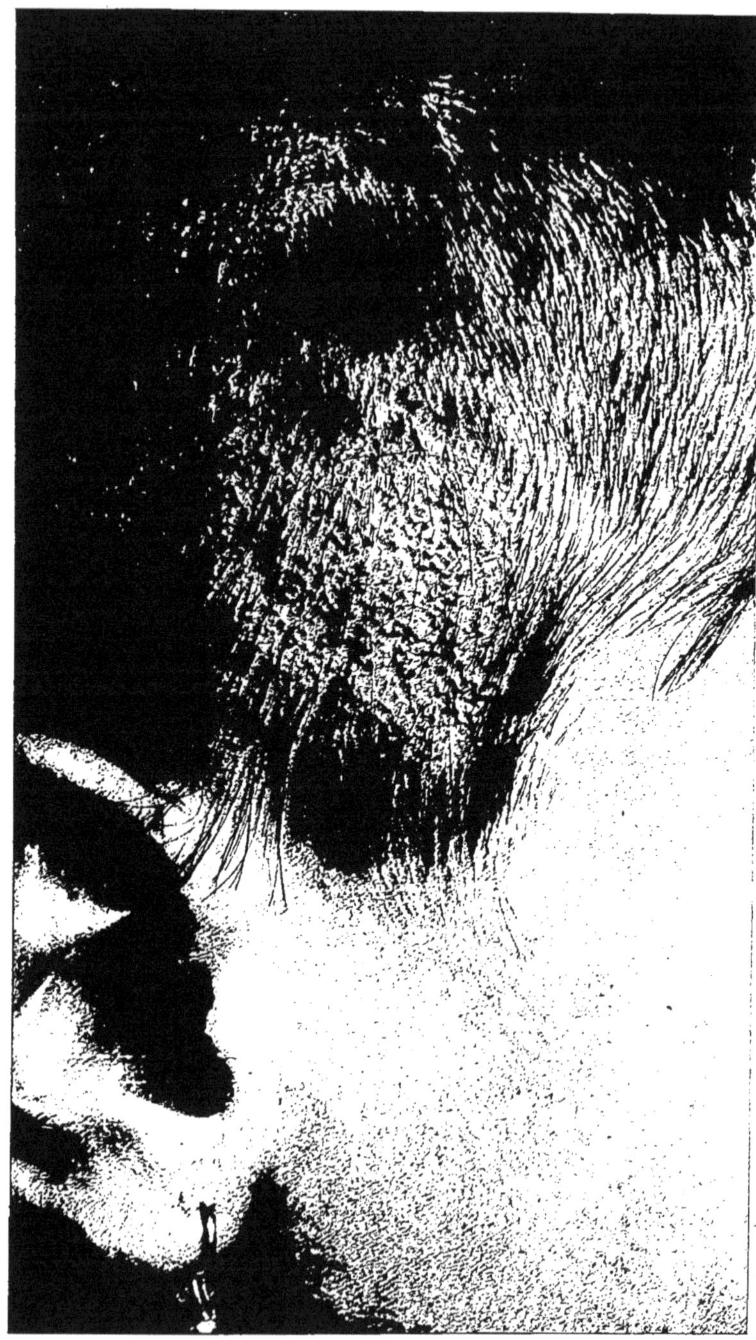

Fig. 102. — *Tondante trichophytique à culture acuminée.* Cas représentant un développemen maximum de la maladie. Remarquer les cônes épidermiques folliculaires, et, au niveau de plusieurs d'entre eux, des débris sigmoïdes de cheveux malades inclus dans l'épiderme corné.

sur la même tête, et dans ce cas les points d'attaque sont tellement petits et tellement multiples que le cuir chevelu semble atteint d'une alopécie *généralisée*, en clairière, chaque point montre de trois à dix cheveux cassés ([1]). Quand on coupera la chevelure au ras de la peau, on trouvera, hors de la plaque primitive qui comprend, je suppose, deux cents cheveux malades, cinquante points d'attaque secondaire, de dimensions minuscules. Ici dix cheveux seront atteints, plus loin il y en a cinq autres, ailleurs trois seulement. La tête entière est criblée de petits îlots, de trois à quatre millimètres de diamètre, où les cheveux présentent l'aspect spécial décrit plus haut, l'aspect de grains de poudre ou de comédons ([2]). »

Telle est la description que l'épidémie étudiée par moi, en 1892, à l'hôpital de Berck-sur-Mer, m'avait permis d'observer en tous détails, et dont une épidémie de quinze cas, dans la banlieue de Paris, vient encore de me retracer le tableau.

Je dois dire cependant qu'à côté de ces cas d'aspect typique, d'autres le sont moins, et peuvent ressembler de plus près, comme aspect objectif, à celui de la tondante à culture cratériforme dont la description clinique va suivre.

5. ***Étude clinique de la tondante trichophytique à culture cratériforme.*** — Objectivement la tondante trichophytique à culture cratériforme, lorsqu'elle revêt son aspect typique, diffère plus de la tondante trichophytique à culture acuminée que de la tondante microsporique.

Cependant ses plaques sont petites et nombreuses, la plus grande ne dépasse guère la dimension d'une pièce de cinq francs.

Sur ces plaques persistent de nombreux cheveux sains et longs (caractère différentiel important avec la microsporie). Les cheveux malades, cassés assez court, dépassent la peau de deux à quatre millimètres. Ils sont gris, plus pâles que les cheveux normaux de la même tête et *ébouriffés*. « Ils ne sont pas droits, mais courbes et comme cassés en bois vert, prenant la forme d'un doigt demi-plié; comme chacun est plié dans un sens différent, ils paraissent hérissés ([3]). »

La surface de l'épiderme, sur les points malades, n'est pas nette et lisse, elle est recouverte de squames sèches ou grasses, jaunâtres, pâteuses et demi-molles, ayant la consistance d'un carton mouillé, dans

mal rasée que présentent les tonsures trichophytiques. » BESNIER et DOYON. *Notes de Kaposi*, t. II, p. 798).

([1]) *Trichophyties humaines*, p. 174.

([2]) SABOURAUD. *La pelade et les teignes de l'enfant*. Paris, 1895; cf. p. 180-181.

([3]) *Trichophyties humaines*, p. 178.

lesquelles on trouve, en dissociant, lit par lit, les strates épidermiques, avec deux aiguilles, des débris de cheveux malades. Ceux-ci sont recroquevillés en forme de *z* ou de *w*, repliés en zigzag ou contournés en boucle de point d'interrogation (fig. 105).

Cette tondante, comme la précédente s'accompagne de nombreuses petites plaques secondes, si petites que le bout du petit doigt les recouvrirait, et qu'il faut écarter les cheveux pour les apercevoir. Chacune pourtant est signalée par un point squameux; quand on pince entre les doigts cette squame-croûte qui fait au-dessus de la peau une saillie notable, on l'enlève d'une seule pièce, et, si l'on examine alors sa face profonde, on y voit trois ou quatre racines grises de cheveux malades, pendantes au-dessous d'elles, et que l'ablation de la squame a cassées à deux ou trois millimètres au-dessous de la surface de la peau. Ce sont des racines incomplètes, qui ne montrent pas, à leur extrémité, le point noir du bulbe, caractéristique de la racine d'un cheveu sain et entier.

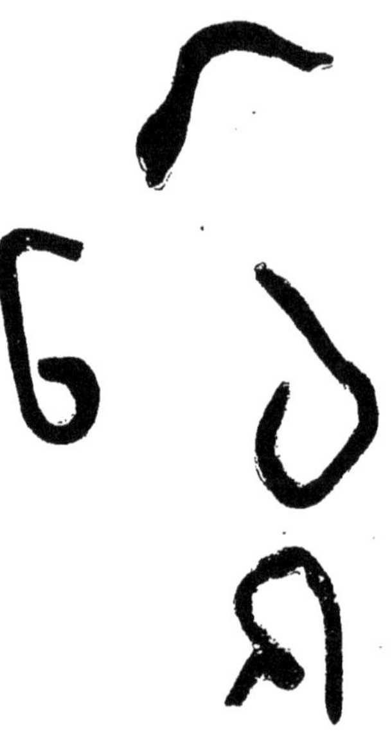

Fig. 105. — Cheveux de la teigne tondante trichophytique extraits d'une squame-croûte dans l'épaisseur de laquelle ils sont inclus et couchés. × 20.

Le cheveu malade est gris, d'un gris jaunâtre, poudreux, moins blanc que le cheveu microsporique, mais facile cependant à confondre avec celui-ci, quand on examine un cheveu isolé. Ce qui permet, en clinique, le diagnostic de la trichophytie à culture cratériforme, c'est que, à côté des cheveux saillants au-dessus de la peau de trois ou quatre millimètres, on trouve inclus, dans les squames épidermiques, des cheveux malades contournés en tire-bouchon, faux pliés et tassés entre les strates épidermiques; ce signe est caractéristique, car ce cheveu contourné ne se trouve pas dans la microsporie, avec ces caractères.

Le cheveu *microsporique* est droit, plus long, un peu plus gros que le cheveu de la trichophytie cratériforme, plus blanc, et surtout, quand il a tous ses caractères, il se différencie nettement du cheveu trichophytique à culture cratériforme en ce que son écorce grise ne le revêt pas sur toute sa longueur, si bien que son extrémité colorée paraît sortir de sa gaine grise comme un poignet sort d'une manchette. Au contraire, le cheveu trichophytique à culture cratériforme est de la même couleur et du même diamètre dans toute sa longueur. Il est gris *en soi*, et non pas revêtu d'une écorce grise, comme le cheveu microsporique.

4. **Diagnostic différentiel.** — En résumé, ce qui caractérise principalement nos tondantes trichophytiques, c'est un caractère négatif, c'est le peu d'éclat de leurs symptômes. Souvent on trouve, dans des inspections d'école, des têtes qui sont malades depuis un an et plus; les parents n'en savaient rien. A peine avaient-ils remarqué que la tête de l'enfant fût pelliculeuse, ou croyaient-ils que le cuir chevelu avait des cheveux *peu serrés* sans croire qu'il recelât des cheveux malades. Les points malades présentent d'ailleurs un aspect très différent suivant qu'il s'agit d'un cuir chevelu laissé sans soins, ou d'un cuir chevelu propre, d'un cuir chevelu traité, ou d'un cuir chevelu sans traitement.

Sur un cuir chevelu non traité, chaque point teigneux peut être recouvert d'un petit amas de pellicules grasses et adhérentes, englobant les cheveux malades. Et comme, sur chaque point, il reste autant de cheveux sains que de cheveux parasités, ces points isolés de pityriasis ne sont visibles que si on les cherche.

En outre, il est à remarquer que les tondantes trichophytiques sont plus fréquentes, à Paris, chez les filles que chez les garçons, et la tondante microsporique inversement. On conçoit dès lors combien ces points minimes et isolés de pityriasis localisé sont peu visibles dans des chevelures à cheveux longs. Ils le sont peu déjà parmi des cheveux demi-courts.

Enfin, même sur la surface des plaques de tondante, beaucoup de cheveux sains persistent à côté des cheveux malades, alors il reste presque toujours, sur une plaque, assez de cheveux sains pour les masquer.

Le diagnostic objectif à l'œil nu, qui peut être déjà difficile lorsque la maladie n'est pas traitée, peut devenir plus difficile encore lorsque les parents de l'enfant ont remarqué que son cuir chevelu était pelliculeux, sans le croire malade, et qu'ils veulent le tenir propre. Ils y parviennent par des savonnages répétés et bien faits. On arrive ainsi à mobiliser tous les petits dépôts squameux, à les détacher et à les enlever, et le médecin, devant un cas semblable, est privé de son premier moyen d'information. Ce qu'il verra alors sera différent.

Dans ces conditions, le cheveu malade n'apparaît plus sous l'épiderme corné que comme un trait sigmoïde, « comme une boucle de point d'interrogation », ou simplement comme un point noir, « comme un comédon ». L'anatomie pathologique de la maladie montrera bien le mécanisme de ce processus dont on peut d'ailleurs se rendre compte à l'œil nu ou à la loupe, surtout si on étudie le contenu des follicules pilaires avec une aiguille à dissociation. On parvient à faire sortir avec elle, des orifices folliculaires et de l'épiderme où ils demeuraient enclavés, des tronçons de cheveux analogues à ceux que la figure 105 représente à un grossissement de vingt diamètres.

Tous ces symptômes sont si peu de chose, et demandent à l'observateur tant de patience, pour qu'il apprenne seulement à les voir, que l'on compterait aisément les dermatologistes qui les connaissent. Il s'ensuit que ces maladies passent très souvent inaperçues; que si un médecin en reconnaît les symptômes chez un enfant, un autre les méconnaîtra et donnera à cet enfant un certificat de rentrée à l'école. Aussi comprendra-t-on que ces affections qui d'ordinaire ne sont pas excessivement contagieuses, ni très vite contagieuses, fassent pourtant des victimes par centaines; c'est que la plupart des médecins n'apprennent à dépister ces maladies qu'après en avoir laissé se constituer une épidémie, quasi sous leurs yeux, sans l'apercevoir.

Les tondantes sont des maladies infantiles, mais leur âge est l'âge de l'école; elles sont rares chez le nourrisson (¹) et rare après quinze ans, sauf comme reliquat d'une contagion datant de plusieurs années. Cependant j'en ai observé à 18 ans, à 22 ans et même un cas parfaitement caractérisé (*Trichophyton crateriforme*) chez une femme de 65 ans qui avait contracté sa tondante de sa petite fille. Ce sont là des exceptions fort rares, et qui n'infirment nullement la règle qui veut que les tondantes soient des maladies cliniquement limitées à la seconde enfance (²).

(¹) Ebstein, de Prague a vu plusieurs fois la trichophytie chez les nouveau-nés. La contamination avait dû se produire aussitôt après la naissance, mais l'origine de la maladie est souvent demeurée inconnue. Douze jours après sa naissance, un enfant assisté présentait, au pli naso-labial, une lésion circinée de contour net qui se développa pendant que des lésions analogues se produisaient au visage et au cuir chevelu. L'examen microscopique et la culture furent probants. L'espèce trichophytique ne fut pas différenciée. — Cf. également, S. Toch, Ueber Herpes tonsurans bei Neugeborenen. *Archiv für Dermatologie und Syphilis*, XXXII, p. 365, 1895.

J'ai observé plusieurs fois la trichophytie de la peau ou du cuir chevelu chez l'enfant du premier âge, mais presque toujours elle résultait d'une contagion par le frère ou la sœur plus âgés. J'ai remarqué que la trichophytie pilaire du nourrisson guérissait plus vite que chez l'enfant plus âgé. Sa durée dépasse rarement une année, même en l'absence de tout traitement. On verra plus loin que j'ai observé, sur un nourrisson de quinze jours, une lésion trichophytoïde causée par l'*Achorion gypseum*.

(²) C. Pellizari a observé pendant trois mois une femme de quarante-quatre ans atteinte de trichophytie du cuir chevelu : trichophytie par îlots disséminés formant indéfiniment des plaques rondes, étendues, régulières. — C. Pellizari, Ricerche sul *Trichophyton tonsurans*, *Giornale italiano delle malattie vener. e della pelle*, mars 1888. — Aldersmith a montré à la *Dermatological Society of London* (8 déc. 1897) un cas de teigne tondante chez un homme de vingt-trois ans qui l'avait contractée de son frère. Le type objectif était banal; le type microscopique était celui des Trichophytons ordinaires.

A Paris, les garçons présentent plus souvent la tondante microsporique et les filles la tondante trichophytique. Ce fait, que j'avais observé en 1894, reste vrai en 1907. W. Dubreuilh semble avoir fait la même remarque à Bordeaux en 1891 ([1]), et Lefebvre l'a faite plus expressément à Bruxelles en 1905 ([2]). Ce dernier n'aurait même jamais observé de tondante trichophytique chez les garçons.

Les mœurs des tondantes, leur contagion, en font le type des maladies familiales. Il est rare dans une famille de plusieurs enfants de n'en trouver qu'un seul atteint, il est beaucoup plus fréquent de les trouver tous teigneux.

5. ***Marche, durée terminaison.*** — L'évolution spontanée des deux tondantes trichophytiques ne se distingue pas. Toutes deux durent des années. Les tondantes trichophytiques de culture acuminée ou de culture cratériforme finissent toujours par guérir toutes seules, lorsque le sujet atteint 13, 14, 15 ou 16 ans, plus rarement 18 ou 20 ans. On en voit qui guérissent plus tôt.

Lorsqu'un cas marche vers la guérison spontanée, le poil se détache aisément à l'épilation et vient entier. Ce cheveu peut dès lors être considéré comme guéri. Mais un certain nombre des cheveux qui tombent ne sont dans la suite jamais remplacés. C'est un axiome dermatologique (et une erreur) de dire que les tondantes guérissent spontanément par *restitutio ad integrum*. Beaucoup des cheveux trichophytiques d'une plaque ancienne, lorsqu'ils sont éliminés, sont remplacés par une cicatrice. Et il est tout à fait rare, même en l'absence de toute thérapeutique destructive, qu'on ne puisse, sur une tête guérie, retrouver la cicatrice arrondie, signalant une plaque de tondante trichophytique ancienne. Beaucoup de cheveux sains persistent à sa surface, mais beaucoup de cheveux manquent définitivement.

6. ***Herpès circiné. Trichophytie épidermique.*** — Les tondantes trichophytiques banales peuvent, dans des cas rares, s'accompagner d'une légère inflammation dermique, qui reste toujours médiocre et passagère.

On a dit que les Trichophytons banals pouvaient causer toutes les modalités trichophytiques et particulièrement la trichophytie de la barbe. A la vérité, j'ai rencontré une fois une trichophytie de la barbe

([1]) W. Dubreuilh. De quelques formes rares de la trichophytie du cuir chevelu. *Annales de la policlinique de Bordeaux*, 1895, p. 279. L'auteur décrit, sur un cuir chevelu de fillette, des îlots pityriasiques disséminés, dans les squames duquel on trouve un tronçon de cheveu enroulé qui se casse, s'enlève avec la squame et est infiltré de spores. Des cheveux semblables s'observent isolément ou par groupe de trois ou quatre. Dubreuilh n'a jamais rencontré cette trichophytie que chez les filles, jamais chez les garçons. Il croyait que le sexe jouait un rôle dans la forme de la maladie.

([2]) A. Lefebvre. *Annales de dermat., de syph. et d'urol., de l'hôpital Saint-Pierre de Bruxelles*, 1894, n° 1, p. 24.

causée par le *Tr. acuminatum*; elle copiait d'ailleurs intégralement les symptômes de la tondante infantile causée par ce parasite. Mais je n'ai *jamais* trouvé, dans les trichophyties de la barbe, le *Tr. crateriforme*. Plusieurs auteurs ont cru l'y avoir rencontré. Ce qui a dé-

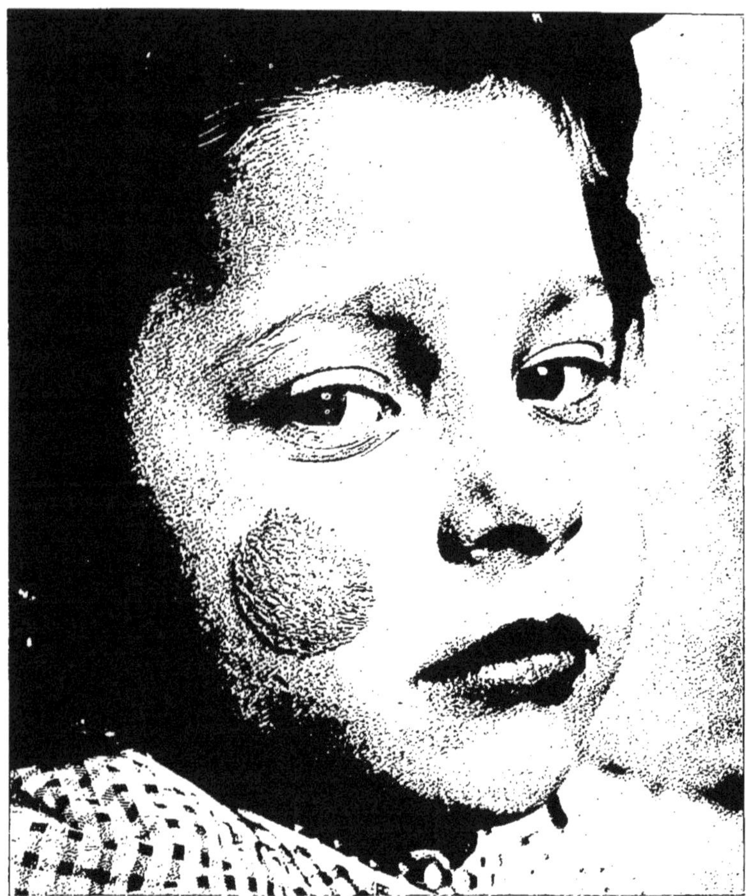

Fig. 104. — Herpès circiné de la joue, dû au *Trichophyton acuminatum*.

terminé cette erreur c'est qu'il existe un Trichophyton de culture pseudo-cratériforme (*Tr. cerebriforme*) qui cause une des trichophyties de la barbe, les plus fréquentes, mais son espèce, déjà décrite il y a treize ans, doit être soigneusement distinguée du *Tr. crateriforme* [1], avec lequel elle ne présente que d'apparentes ressemblances.

(1) *Trichophyties humaines*, p. 187; cf. atlas, p. 36, figures 121-125. Voir ce volume p. 321.

Toutefois les *Trichophytons acuminatum* et *crateriforme* peuvent causer sur la peau glabre des lésions épidermiques circinées plus grandes et beaucoup plus caractérisées que celles qu'on observe au début des lésions pilaires des tondantes.

Voici (fig. 104), sur la joue d'une enfant de quatre ans, une lésion cutanée typique due au *Trichophyton acuminatum* : lésion rose ourlée de rouge, squameuse au centre, finement vésiculeuse au pourtour, nettement ronde et nettement délimitée. Pour un dermatologiste, une

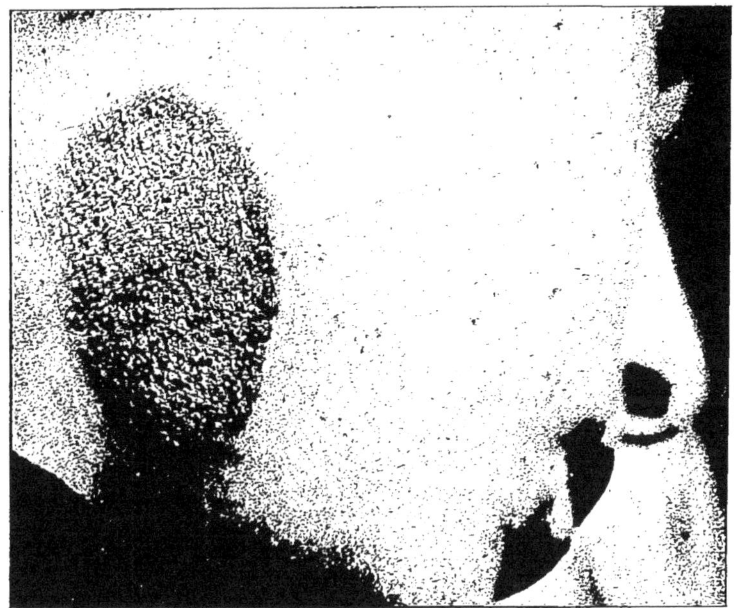

Fig. 105. — Herpès circiné du cou, dû au *Trichophyton crateriforme*.

telle lésion impose, au seul aspect objectif, le diagnostic de trichophytie. Cependant, même pour le spécialiste, elle ne saurait imposer le diagnostic de l'espèce trichophytique causale. C'est la tondante, quand elle existe au cuir chevelu du même sujet, qui peut donner une présomption fondée concernant l'espèce parasitaire causale, et la culture seule donne une preuve sans réplique.

J'en pourrais dire autant de la lésion suivante (fig. 105) :

Placard d'herpès circiné trichophytique de la région du cou chez une grande fille de neuf ans. C'était un médaillon ovale, rose et squameux en son centre, largement liséré et cerné de rouge. Sur toute sa surface, la peau était hyperkératosique et écailleuse, criblée de petites acuminations qui représentaient des vésicules sèches. Pour trouver des vésicules, il fallait les chercher sur le bord du placard, au niveau du liséré rouge, où elles apparaissaient aussi fines que les vésicules d'une miliaire sudorale.

Il y a quelque variété, d'ailleurs, d'un cas à l'autre, principalement dans le degré d'inflammation, de réaction dermique, épidermique, de vésiculation et d'exfoliation. La même lésion passe aussi par des aspects différents, suivant qu'elle est jeune, et alors plus rose et vésiculeuse, ou, sur son déclin, et alors plus sèche et exfoliative.

III. ***Étude microscopique***. — **1. *Examen microscopique du parasite dans l'épiderme corné.*** — L'examen microscopique de la squame de l'herpès circiné trichophytique et du cheveu trichophytique est facile.

Dans la squame ces parasites sont constitués par des articles mycéliens courts, agminés en filaments (fig. 106). Ces filaments vivent

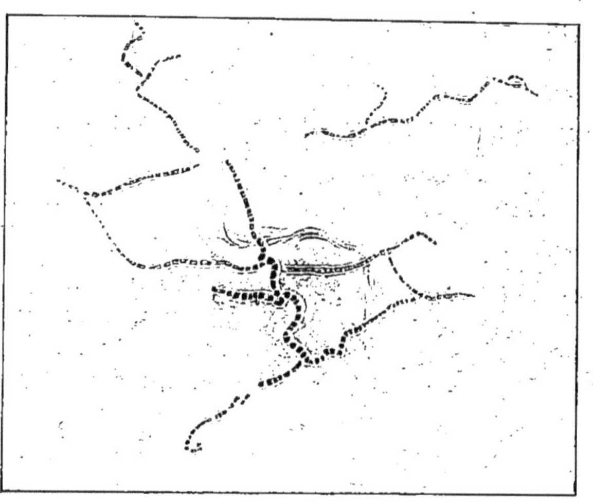

Fig. 106. — Squame prélevée au bord d'un cercle trichophytique de la peau glabre (*Tr. crateriforme*). Bleu de Sahli × 260.

exclusivement dans l'épiderme, au niveau de ses couches cornées. Ils s'insinuent entre les couches cellulaires horizontalement et y constituent peu à peu, par leurs bifurcations successives, un véritable réseau (fig. 107) que l'on aperçoit bien sans coloration, mais que la coloration met en valeur.

Dans l'épiderme, les éléments cellulaires du parasite affectent presque tous la forme carrée ou rectangulaire, en sorte que les filaments mycéliens ont des parois rectilignes et paraissent rubanés. Ces articles sont toujours faits d'une enveloppe cellulosique que les colorants indiquent à peine, tandis que leur contenu protoplasmique, très condensé,

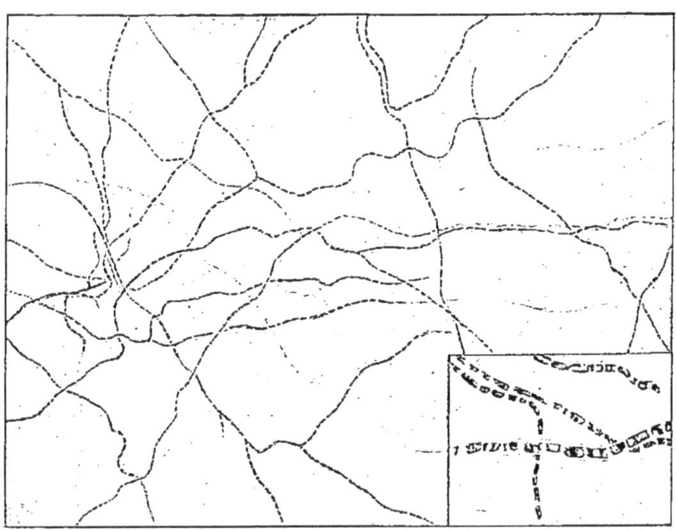

Fig. 107. — Autre squame provenant de la même malade. Bleu de Sahli × 260. Le carton × 750.

est coloré par granulations (carton de la figure 107). Ces cellules mycéliennes ne montrent aucun noyau.

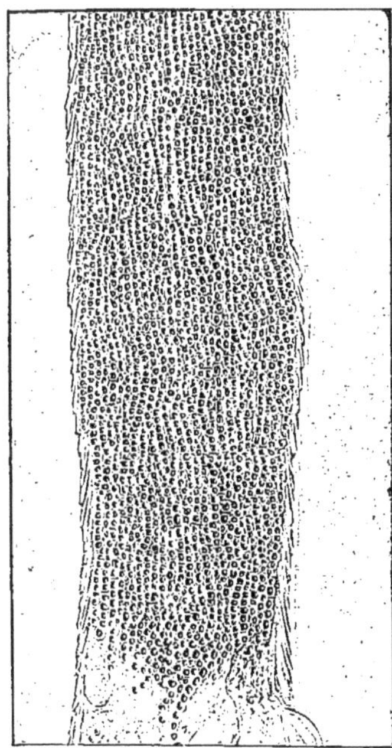

2. — ***Examen microscopique du parasite dans les cheveux des deux tondantes trichophytiques.*** — Lorsqu'on connaît bien les deux types inverses de cultures que donnent nos tondantes trichophytiques ordinaires, on s'attend à ce que l'examen microscopique montre des différences reconnaissables et constantes entre les cas dont les cheveux donneront lieu à la culture cratériforme, et ceux dont les cheveux fourniront la culture acuminée. C'est bien ce que j'avais avancé en 1892-93 et schématisé en disant : « Les Trichophytons qui font les deux tondantes... se différencient en ce que le Tricho-

Fig. 108. — Trichophyton à culture cratériforme dans le cheveu. Remarquer la régularité des articles qui composent les filaments mycéliens et leur forme quadrangulaire. Sans coloration. × 260.

phyton à culture cratériforme présente dans le cheveu des filaments mycéliens résistants, tandis que le Trichophyton à culture acuminée présente dans le cheveu un mycélium fragile dont les articles sont facilement déhiscents. »

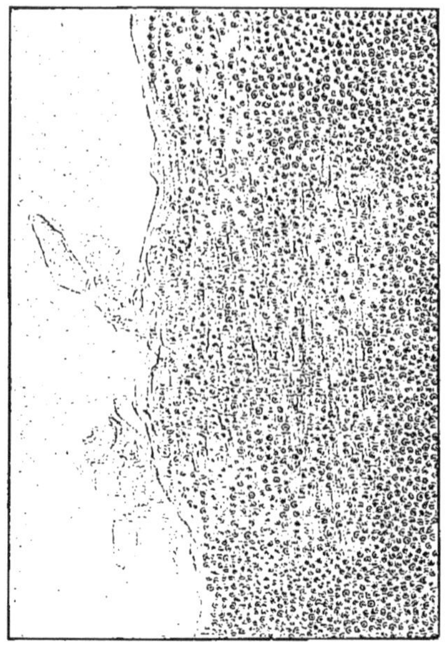

Fig. 109. — Trichophyton à culture acuminée dans le cheveu. Remarquer que les filaments mycéliens sont presque tous rompus et qu'ils étaient composés de cellules arrondies. Sans coloration. × 260.

Ce qui est vrai, c'est que ces deux Trichophytons sont *endothrix*, et ils le sont complètement et exclusivement dès qu'est passée la période d'envahissement du cheveu, lequel s'opère par le dehors, comme nous le savons. Pour le reste, la vérité est moins simple.

Sans doute, il arrive que mon affirmation d'autrefois se justifie ; ainsi que le montrent la figure 108 représentant le Trichophyton à culture cratériforme et la figure 109, le Trichophyton à culture acuminée.

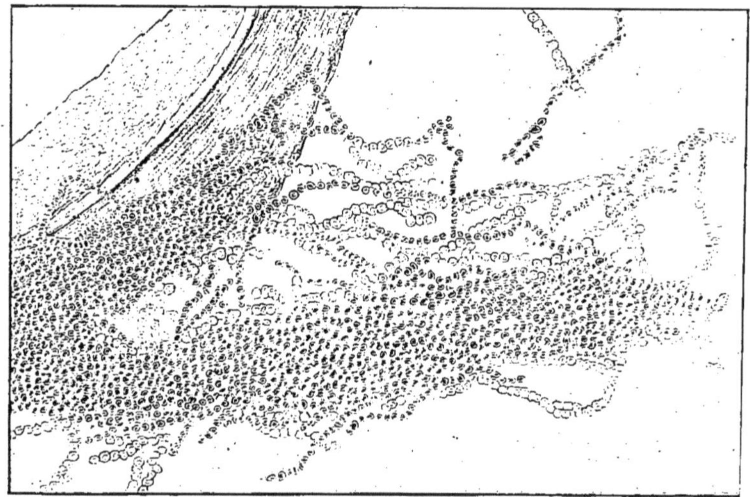

Fig. 110. — Cheveu de *Trichophyton acuminatum* : trousseau de filaments mycéliens sorti d'un cheveu pendant la préparation par la potasse. Les filaments ont conservé leur forme et les articles sporulaires leur adhérence réciproque. Remarquer cependant la forme ronde ou ovale de ces éléments. Sans coloration. × 260.

Mais, tandis que le Trichophyton à culture cratériforme garde presque toujours sa même forme élémentaire sur des spécimens normaux et bien préparés, car sa morphologie dans le cheveu est remarquablement fixe, il s'en faut de beaucoup que l'on puisse dire la même chose du cheveu qui donnera lieu à la culture acuminée. Si j'avais examiné autrefois, par exemple, la préparation qui a fait

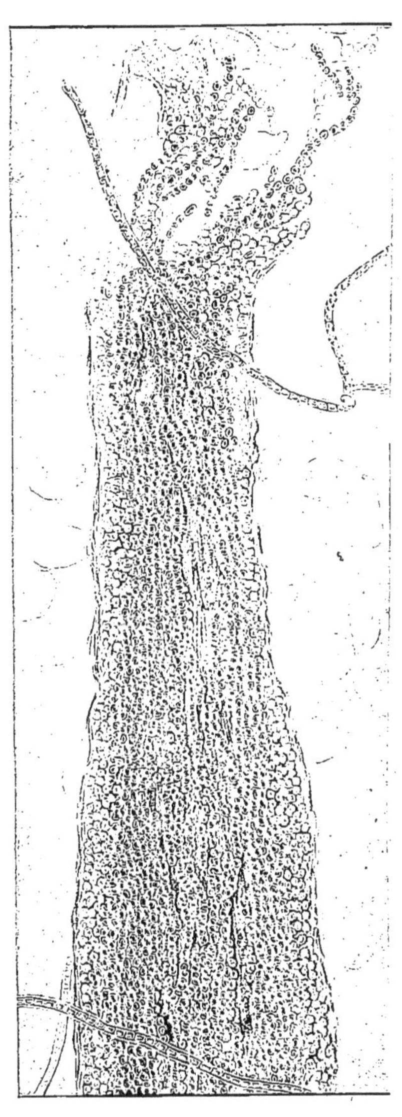

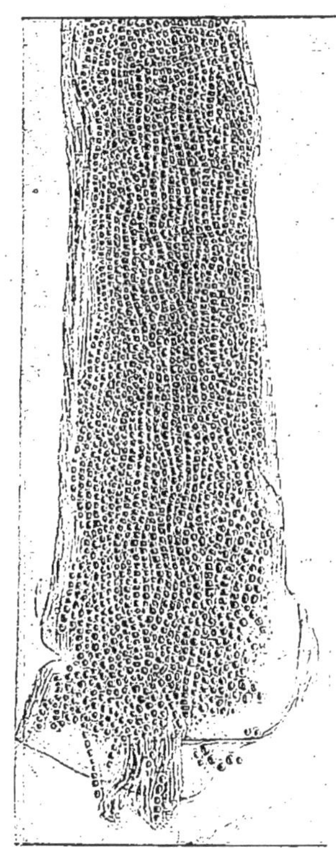

Fig. 111. — Cheveu de *Trichophyton crateriforme* : filaments composés d'articles quadrangulaires, formant des mycéliums en rubans. Sans coloration. × 260.

Fig. 112. — Cheveu de *Trichophyton acuminatum* : filaments composés d'articles ordinairement ovalaires, formant des mycéliums moniliformes ou en chapelet. Remarquer au contraire la forme rubanée de quelques mycéliums extrapilaires. Sans coloration. × 260.

la figure 110, j'aurais pensé voir un *Trichophyton crateriforme*. Et il s'agit d'un *Trichophyton acuminatum*. C'est que le stade, représenté par le mycélium fragile composé d'articles sporulaires déhiscents, correspond, semble-t-il, à un stade de maturité du Parasite. Ce stade de maturité est précédé d'un autre, dans lequel les cellules mycéliennes, incomplètement formées, sont beaucoup plus adhérentes entre elles et gardent la forme filamenteuse.

La distinction des cheveux trichophytiques par espèce, suivant la résistance à la rupture des articles mycéliens qui le

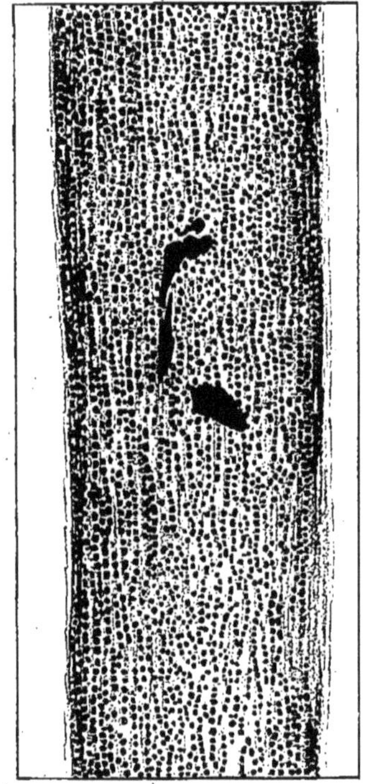

Fig. 113. — Tronçon de cheveu envahi par le *Tr. crateriforme*. Remarquer la régularité de disposition des filaments parasitaires et la forme quadrangulaire de leurs éléments. Bleu de Sahli × 260.

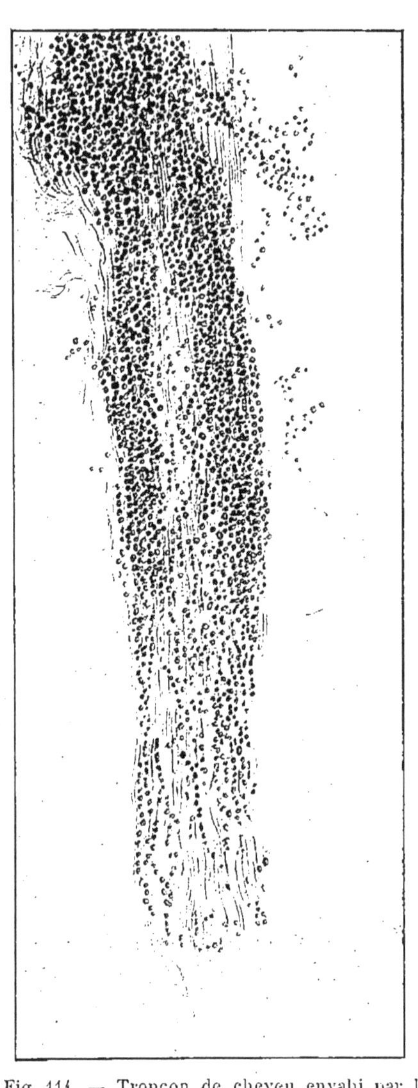

Fig. 114. — Tronçon de cheveu envahi par le *Tr. acuminatum*. Remarquer l'irrégularité de disposition des filaments parasitaires, la forme ronde ou ovale de ces éléments et leur déhiscence à maturité. Bleu de Sahli × 260,

composent, doit donc être considérée comme schématique et ne cor-

(1) *Trichophyties humaines*, 75.

respondant pas à la vérité d'une façon assez constante pour que ce

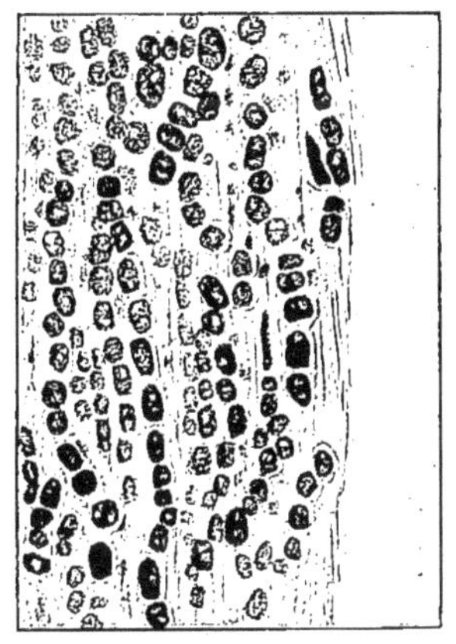

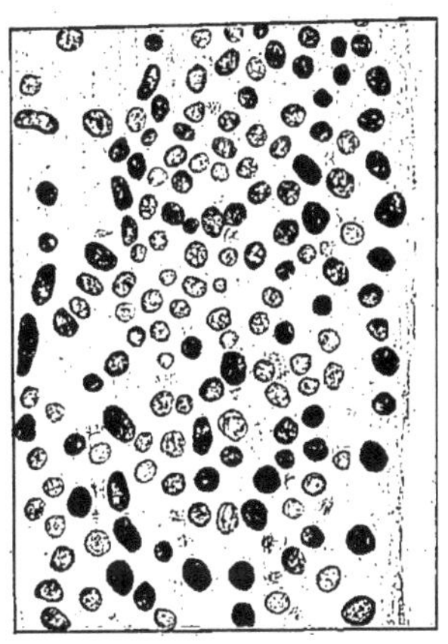

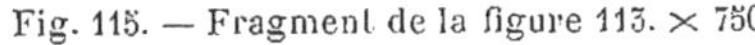

Fig. 115. — Fragment de la figure 113. × 750.

Fig. 116. — Fragment de la figure 114. × 750.

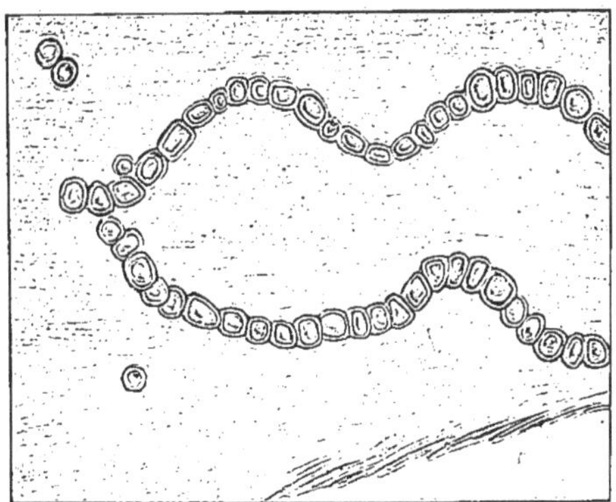

caractère puisse assurer un diagnostic différentiel.

J'ajoutais, dans ma description première, que le filament mycélien de la culture cratériforme avait, dans le cheveu, la forme d'un *ruban*, et celui de la culture acuminée, celle d'un *chapelet*. Les figures ci-contre appuient ce détail ; des préparations colorées mettent mieux en opposition les caractères des cheveux trichophytiques suivant leur espèce (fig. 113 et 114), surtout lorsqu'on les examine à un très fort grossissement (fig. 115 et suiv.). Mais les différences observées entre le mycélium qui donnera la culture acuminée et celui qui donnera la

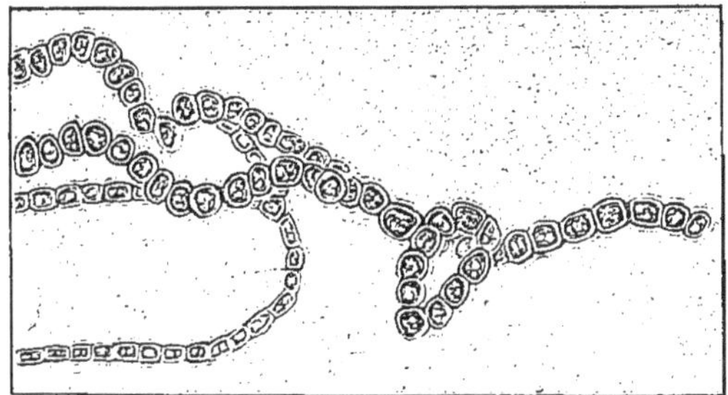

Fig. 117 et 118. — Éléments du *Tr. crateriforme* dans le cheveu (117) ou sortis du cheveu (118) examinés dans la potasse 40 pour 100. Sans coloration. × 750.

(1) *Trichophyties humaines*, 1884, p. 74 ; cf. atlas, fig. 71.

culture cratériforme ne sont pas de celles qui s'affirment d'elles-mêmes et dans tous les cas, et la culture est le seul moyen sans réplique de différencier les deux espèces trichophytiques qui font, à Paris, nos tondantes banales.

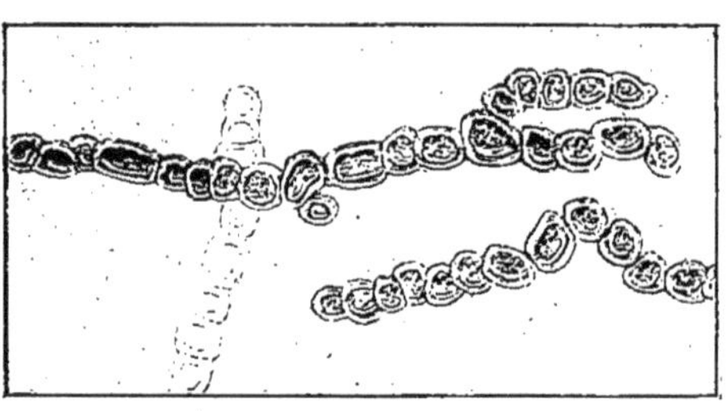

Fig. 119. — Éléments du *Tr. acuminatum*, hors du cheveu, examinés dans la potasse à 40 pour 100. Sans coloration. × 750.

IV. ***Inoculations***. — En ce qui concerne les inoculations à l'animal des *Trichophytons acuminatum* et *crateriforme*, on peut dire que ces deux espèces parasitaires sont régulièrement inoculables au Cobaye; mais elles donnent lieu à des lésions peu durables qui guérissent spontanément en vingt-cinq jours.

Nous avons pratiqué quinze inoculations de ces parasites au Cobaye. Le douzième jour après l'inoculation chaque point s'entoure d'une aréole inflammatoire qui grandit, sur laquelle l'épiderme est bientôt remplacé par une squame séro-croûteuse, d'un rouge brunâtre, dans laquelle les poils de la région sont emprisonnés. Les meilleurs examens microscopiques de cette lésion se feront du quinzième au vingtième jour après l'inoculation; on trouve alors, dans le poil, un, deux ou trois filaments, nettement septés en cellules quadrangulaires, plongeant dans le cheveu vers son bulbe, chacun composé, par exemple, de quinze ou vingt éléments agminés en chaîne. L'examen microscopique fournit des résultats identiques, quand on le pratique sur les points inoculés

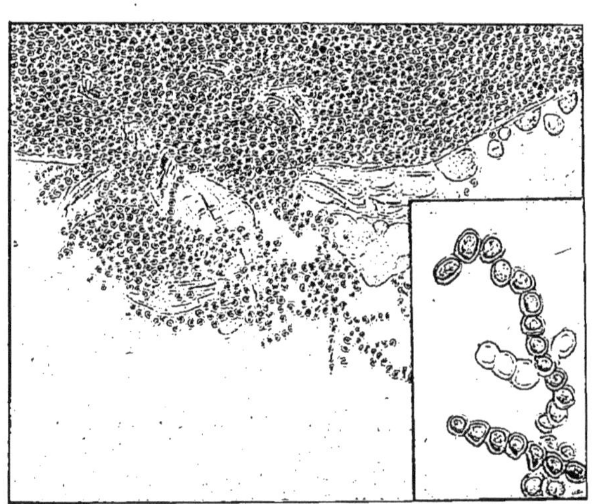

Fig. 120. — Fracture latérale d'un cheveu rempli de *Tr. acuminatum*. Les files de spores sont presque partout méconnaissables. Les « spores » libres sont rondes. Préparation sans coloration par la potasse. × 260. — Le carton représente les mêmes éléments. × 750.

avec la culture, ou inoculés directement avec le cheveu de l'enfant.

Qu'il s'agisse de la culture acuminée ou de la culture cratériforme, il n'y a vraiment aucune différence à mentionner dans les résultats des inoculations. A peine peut-on dire que les inoculations du *Tr. crateriforme* semblent un peu plus actives, et peut-être aussi les inoculations de *Tr. acuminatum* sont-elles un peu plus tôt guéries, mais ce sont là des différences minimes.

Nous avons inoculé aussi le duvet blanc pléomorphique obtenu du *Tr. crateriforme*. Une culture de trois mois portant des spores externes nous a fourni une inoculation positive impossible à différencier, dans ses symptômes, de celles que la culture-mère nous avait données. Les lésions ainsi produites ont évolué dans le même temps et guéri de même. Les examens microscopiques positifs ont montré les filaments parasitaires intra-épidermiques non septés, non sporulés. On a trouvé des filaments de ce genre, rampant côte à côte sur le poil, mais sans en trouver qui pénètrent dans sa substance. La culture de retour faite après dix-huit jours a fourni de nouveau le duvet blanc pléomorphique et non la culture cratériforme primitive.

III. — TRICHOPHYTON VIOLACEUM

Le troisième Trichophyton que nous étudierons sera le *Trichophyton violaceum*. Le nombre de ses inoculations — à Paris — est notablement moindre que le nombre de celles des *Tr. acuminatum* et *crateriforme*, mais il paraît, en certains pays, avoir un rôle prédominant et tenir précisément la place de ceux que nous venons d'étudier.

En outre, l'existence de ce Trichophyton en des pays très divers, la possibilité qu'on a de le retrouver dans les quatre localisations trichophytiques humaines : sur la peau glabre, au cuir chevelu, à la barbe et aux ongles, l'importance des problèmes généraux concernant toutes les teignes et que son étude a permis d'élucider, toutes ces raisons doivent faire faire du Trichophyton violaceum une étude très attentive.

Tondante. — La tondante déterminée par le *Tr. violaceum* peut ne se différencier en aucune manière de celle que détermine le *Tr. acuminatum*. C'est même le cas le plus ordinaire à Paris. En pratique on peut présumer, non pas affirmer, à laquelle de ces deux espèces appartient un cas donné. Les deux tondantes ont la même lésion élémentaire, le même cheveu cassé, ayant perdu toute consistance, et contourné dans l'orifice pilaire, ou bien couché sous l'épiderme corné qui le laisse voir par transparence comme un sigma grec ou comme une boucle de point d'interrogation.

Cependant le *Tr. violaceum* peut présenter une tondante de développement considérable auquel le *Tr. acuminatum* arrive rarement. Ce sont de grandes plaques de déglabration, criblées de points noirs qui sont les restes des cheveux malades. Dans ces cas, la plaque première a créé autour d'elle d'innombrables points d'infection secondaire qui, en se développant, se sont réunis. Alors la plaque maîtresse peut dépasser les dimensions de la paume de la main. Alors aussi, sur la plaque malade, il reste très peu de cheveux sains; au centre on peut n'en plus voir. A la périphérie, au contraire, il reste de petits groupes de cheveux sains, qui deviennent de plus en plus nombreux et importants à mesure qu'on examine la tête plus loin de la plaque-mère. Dans presque tous les cas, le cuir chevelu montre beaucoup de points d'infection seconde. Chacun est fait de deux, trois, dix cheveux malades se présentant sous le même aspect (¹).

Le *Tr. violaceum* peut donner lieu à des tondantes bien moins graves, de lésions moins étendues et plus discrètes : mais, dans ces cas même, le nombre des points d'infection seconde reste ordinairement considérable. Quelquefois certains cheveux malades, au lieu d'être cassés dans la peau, la dépassent de un ou deux millimètres. Ils sont tout au moins très courts, tout noirs, hérissés en sens divers, et plus ou moins nombreux parmi les points noirs inclus dans la peau, décrits tout à l'heure.

Les auteurs italiens ont signalé une tondante en forme de kérion due au *Tr. violaceum*. Je n'ai observé que trois fois ce Parasite dans des lésions suppurées. En France, cette tondante du Trichophyton à culture violette est d'évolution lente et de durée longue, qui se compte par années. Un fait assez typique accompagne souvent sa régression spontanée et en hâte la terminaison. Après plus ou moins longtemps, lorsque la guérison va se produire, il est ordinaire de voir chaque orifice folliculaire, contenant un cheveu malade, s'entourer d'un liséré rouge à peine perceptible; en examinant la tête à une certaine distance, on aperçoit chaque point malade comme une petite tache d'un rouge sombre, punctiforme. Si alors on cherche à épiler les cheveux qui occupent ces follicules, on réussira assez souvent à les épiler entiers, avec leur racine et leur bulbe noir, et toute la racine pourra être entourée d'une gaine vitreuse tout à fait analogue à celle que le cheveu favique montre si souvent. Tout ceci indique un pro-

(¹) Dans sa toute récente étude (voir p. 303) Nicoulau signale avoir, quoique assez rarement, rencontré dans cette tondante des cheveux ayant à l'œil nu un aspect analogue à celui que présentent les cheveux atteints de *Tr. crateriforme*, mais l'aspect qu'ils lui ont montré d'ordinaire est celui que nous décrivons.

cessus sourd de folliculite expulsive, non pas suppurée mais nettement inflammatoire. A partir de ce moment, la maladie régresse rapidement; en quelques mois, tous les cheveux malades sont expulsés; tout cheveu expulsé est guéri. De ces cheveux, beaucoup repousseront et repousseront sains, mais certains aussi ne repousseront pas et seront remplacés par une cicatrice punctiforme. Il est bien rare, quand la guérison est survenue, que la tête ne garde pas la trace visible des principales plaques de tondante qu'elle a présentées, sous la forme d'une alopécie cicatricielle par petits points, alopécie qu'on croit à tort avoir été causée par le traitement, et qui résulte d'une évolution spontanée de la maladie.

Herpès circiné. — J'ai vu deux fois seulement le *Tr. violaceum* créer une lésion épidermique. Dans les deux cas, cette lésion était vésico-pustuleuse et de réaction inflammatoire marquée.

Dans un cas, l'épiderme corné du bord cubital de la main était soulevé par de grosses vésicules en cercle, vésicules remplies d'un liquide louche assez abondant; chaque vésicule était cernée d'une aréole rouge. Le pus, très liquide, séreux, ressemblait au pus des phlyctènes streptococciques de l'impétigo. Le cercle formé de ces éléments était oblong, les vésico-pustules étaient disséminées sur toute la surface du cercle et presque juxtaposées sur ses bords. La lésion très active, qui grandissait rapidement, était fort douloureuse. Une deuxième lésion commençait au long du petit doigt.

Dans le second cas observé, il s'agissait, sur une de nos infirmières épileuses, d'une lésion ayant le siège et presque l'aspect d'une tourniole, d'un panari péri-unguéal à l'index gauche, qui entraîna l'infection trichophytique de l'ongle.

Dans les deux cas, ces lésions furent arrêtées et guéries par les traitements ordinaires, abrasion parfaite de l'épiderme décollé, et nettoyage de la cavité vésiculaire avec une solution alcoolique iodée faible, en attouchements répétés.

Barbe. — J'ai décrit la trichophytie à culture violette dans le poil de la barbe, en 1895, dans un texte que je puis répéter aujourd'hui, car il reste vrai. Décrivant en ce siège les trichophyties sèches je disais : « Il y a d'abord un type exactement semblable au point de vue objectif à la tondante trichophytique vulgaire de l'enfant. Ce sont les mêmes petits placards disséminés en maints endroits. Chaque placard, irrégulier, comprend de deux à dix poils cassés. Les poils cassés ne font pas de saillie sur la peau. Ils sont incurvés dans l'épaisseur de l'épiderme, où ils forment une demi-boucle visible par transparence. Ces lésions excessivement torpides peuvent durer plusieurs années, huit ans et davantage. Le Trichophyton causal de cette espèce morbide est caractérisé par une culture violet foncé. »

Les lésions superficielles de l'épiderme sont banales, tantôt l'épiderme de surface est légèrement squameux, blanc, tantôt les squames plus grosses s'accumulent davantage sur des segments de cercle rouge très incomplètement tracés. Le plus souvent, les lésions épidermiques sont très peu marquées, et les lésions pilaires constituent toute la maladie. J'ai vu cette trichophytie s'accompagner de lésions plus actives; les follicules envahis marqués d'un point rouge ou même suppuré sous-épidermique; quelquefois même, les plaques sont légèrement infiltrées en totalité, mais le fait est exceptionnel.

Onychose. — L'onychose trichophytique est rare en France. Le seul cas que j'en aie observé depuis trois ans est celui dont j'ai parlé tout à l'heure. Le traitement fut aussitôt pratiqué rigoureusement. Décortication de l'épiderme péri-unguéal et frictions répétées avec

Alcool à 90°	20 gr.
Teinture d'iode fraiche.	100 gr.

rugination de l'ongle et pansement humide permanent à la solution iodo-iodurée au 1/1000. Il n'y eut pas de propagation de la maladie aux autres ongles, et l'ongle envahi guérit après six semaines de traitement.

Culture. — Les premières cultures du *Tr. violaceum* sur milieu d'épreuve maltosée sont d'un beau violet, arrondies, légèrement bombées, avec un centre marqué parfois d'un petit bouton. La surface luisante est assez régulièrement unie, souvent partagée par des plis radiés en cinq ou six secteurs assez réguliers (Pl. X, fig. I). Mais, après un ou deux renouvellements sur le même milieu, la teinte violettetend à disparaître, la culture un peu plus vivace et abondante devient d'un gris jaunâtre, plus humide, moins régulière, avec une tendance aux plissements en forme de circonvolutions (Pl. X, fig. I² et II²) : souvent la coloration violette n'occupe plus qu'un segment très nettement délimité de la culture. Dans certains cas, on voit sur de vieilles cultures se développer un duvet blanc, très court, occupant exactement un tiers ou la moitié de la culture et quelquefois respectant le centre violet (Pl. X, fig. I').

Le *Tr. violaceum* est un Trichophyton à culture lente, à développement assez pauvre. Quand on ensemence ensemble un *Tr. crateriforme* et un *Tr. violaceum*, le premier aura toujours pris, dans le même temps, un développement double du second. A son maximum de développement, la culture ne dépasse pas trois centimètres de diamètre. Avant que sa surface ne devienne bosselée et contournée, la culture violette est acuminée mais non très saillante. L'aspect humide que prend d'abord et que garde presque toujours cette culture la rapproche des cultures faviques et faviformes et la ressemblance se poursuit jusque dans les formes mycologiques des cultures en goutte. Si donc on prenait exclusivement la forme culturale pour guide, nul doute qu'il ne fallût faire, du *Tr. violaceum*, le premier des Trichophytons faviformes, que nous aurons à étudier par la suite; mais comme mœurs cliniques, comme origine, comme forme microscopique, cette espèce se rapproche trop étroitement des Trichophytons banals et s'éloigne trop des Trichophytons à culture faviforme pour être décrite avec eux.

En ce qui concerne la naissance à la surface des vieilles cultures d'un duvet blanc, que l'une même des figures de la Pl. X démontre, il faut distinguer deux ordres de faits très différents tantôt le report de ce duvet sur milieu d'épreuve le ramène au type de la culture primaire plus ou moins altérée ; dans ce cas, il s'agit d'altérations de sénilité ; tantôt ce duvet est fixe et, reporté sur milieu neuf conserve sa forme duveteuse, l'activité de son développement est dans ce cas très supérieure à celui de la culture primitive et il prend un aspect des plus analogues à l'aspect du duvet pléomorphique du *Tr. crateriforme* (fig. 101). Il s'agit dans ce cas d'une véritable transformation pléomorphique.

Histoire. Bibliographie. — J'ai découvert et cultivé pour la première fois le Tr. violaceum en 1892, dans un cas de trichophytie cutanée, chez un homme qui revenait du Soudan ([1]). Je décrivis sa culture sur gélose maltosée : culture acuminée, violet lilas, dont la surface dorsale noire est incisée profondément. Ces seuls caractères, si spéciaux dans la série des Trichophytons, suffiraient à faire reconnaître cette espèce. Toutefois, je je la décrivis plus exactement en 1895 ([2]).

Le premier auteur qui retrouva cette espèce fut Mibelli ([3]), de Parme, qui compléta son histoire. Il observa ce parasite dans la barbe de l'Homme et dans l'ongle, montrant que, contrairement à la règle ordinaire en France, un Trichophyton peut s'observer avec les quatre localisations trichophytiques : tondante, herpès circiné, trichophytie de la barbe et onyxis. Il observa que cette tondante ressemblait à ma tondante peladoïde (*Tr. acuminatum*), ce qui est tout à fait véridique. Il décrivit la trichophytie de la barbe, à laquelle cette espèce donnait lieu sous la forme sycosique, et nota que cette trichophytie pouvait s'observer avec des caractères plus inflammatoires que ceux que je lui avais d'abord assignés.

([1]) Contribution à l'étude de la Trichophytie humaine. *Annales de Dermat. et de Syph.*, 1892, nov. Cf. aussi : *Trichophyties humaines*, p. 128-129.

([2]) Sabouraud. Traitement de la pelade et des teignes de l'enfant. Rueff, édit., 1895, p. 202.

([3]) V. Mibelli. Sur la pluralité des trichophytons. *Annales de Dermat. et de Syph.*, 1895, p. 733. Cf. p. 749.

LÉGENDE DE LA PLANCHE X

Trichophyton violaceum* et son *satellite (Tr. glabrum).

TRICHOPHYTON VIOLACEUM.

I, I. — Cultures de 2 mois sur gélose maltosée.

I'. — Culture de même date sur même milieu. Début de dégénérescence pléomorphique duveteuse sur gélose maltosé.

I², I². — Cultures de 1 mois — (Vieilles cultures ayant plus d'un an de laboratoire et ayant pris la forme spongieuse.)

II, II. — Cultures de 2 mois sur gélose glucosée.

II², II². — Cultures de 1 mois — (Vieilles cultures ayant pris la forme spongieuse.)

TRICHOPHYTON GLABRUM.

III. — Cultures de six semaines sur gélose maltosée (en tubes).

III². — Cultures de six semaines sur gélose glucosée (en tubes).

III³. — Cultures de six semaines — (en matras).

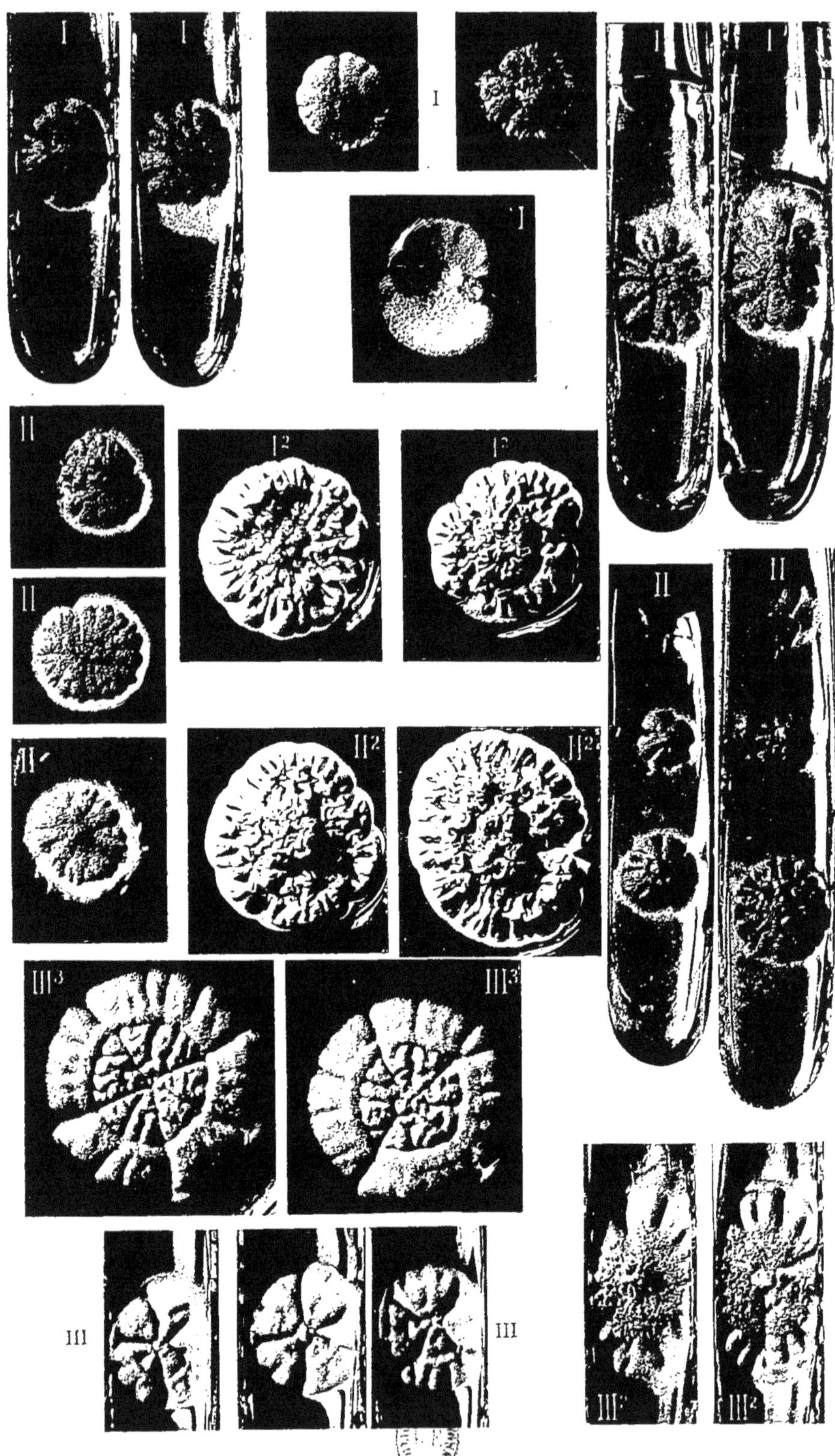

Masson et Cie, Éditeurs

Phototypie Berthaud, Paris.

C'est un élève de Mibelli, M. Pelagatti, qui reprit ensuite la question et qui donna la première statistique concernant la trichophytie à culture violette (1). Sur 56 cas étudiés, Pelagatti avait 30 fois trouvé la culture violette, et ces 30 cas comprenaient 24 tondantes, 4 trichophyties de la barbe, 1 herpès circiné, 1 onychose. Depuis lors, beaucoup d'auteurs rencontrèrent cette culture violette, parmi lesquels Ducrey et Reale, qui en produisirent, ainsi que moi, des cultures, au Congrès de Londres de 1896, et mentionnèrent, pour la première fois, son altération duveteuse (2).

En 1902, M. Truffi la retrouva en notable proportion à Pavie (3). En 1904, c'est elle que Galais retrouve à Alger, le plus souvent sur les enfants de la population arabe et juive. C'est donc à tort que Minne, de Gand, décrivit ce Trichophyton comme nouveau en 1904 (4). Sa description clinique de la tondante à culture violette est, cependant, une des meilleures qui ait été donnée, celle qui se rapproche le plus exactement de ce que je l'ai vue à Paris. Il s'agissait d'un cas datant au moins de deux ans, et tout à fait identique aux tondantes banales. Toutefois, *elle se terminait par des points alopéciques, sans qu'on ait pu voir, en ces points, de suppuration.* Minne décrit aussi fort bien la culture et insiste justement sur ses caractères faviformes. Depuis lors, le *Tr. violaceum* s'est encore rencontré, la plus fréquente des espèces que Krzystallowicz observa à Cracovie en 1905 (5). A Genève, Du Bois a trouvé 13 fois la culture violette sur 104 cas de teigne examinés. Presque tous ces cas venaient de Russie. De ces 13 cas, l'un était une trichophytie de la barbe, sycosiforme. Les tondantes à culture violette étaient légèrement inflammatoires et même, quelquefois, suppurées, mais, sans avoir les caractères du vrai kérion dû au *Tr. gypseum* (6). Bruno Bloch, de Bâle, insiste sur ce fait, qu'il a rencontré principalement le Tr. violaceum sur les enfants d'émigrants italiens (7).

En Angleterre, c'est Adamson qui a retrouvé le premier le Tr. violaceum ; comme nous en France, Colcott Fox, à Londres, a trouvé le Tr. violaceum dans 15 pour 100 des tondantes (8). Il a vu, avec Radcliffe Crocker, le Tr. violaceum dans une trichophytie sycosiforme de la barbe.

J'ajoute à ces documents ceux que veut bien m'envoyer Uriburu, de Buenos-Ayres. Sur 35 tondantes trichophytiques, il a rencontré 31 fois le Trichophyton à culture violette, proportion qui dépasse les plus hauts chiffres donnés par les maîtres italiens. Ceci n'a rien de très étonnant, quand on sait le chiffre considérable de l'immigration italienne en Argentine. Au moment où je corrige les épreuves de ce volume vient de paraître un très important travail de S. Nicoulau : Étude sur la tricho-

(1) M. PELAGATTI. I trichophyton della provincia di Parma. *Giorniale italiano della malat. vener. et della pelle*, 1896, fasc. 6, p. 724.

(2) DUCREY et REALE. *Transactions of the third international Congress of Dermatology* of London, 1896, p. 580.

(3) M. TRUFFI. *Sulle tigne*, 1902.

(4) A. MINNE. Sur un nouveau Trichophyton à cultures violettes, dans nos Flandres. *Annales de la Soc. de méd. de Gand*, 1904, 2e fasc., p. 49.

(5) KRZYSTALLOWICZ (Communication écrite).

(6) DU BOIS (de Genève). Note manuscrite.

(7) BRUNO BLOCH. *Die Trichophyten*. Medizinische Klinik., n° 51, 1908.

(8) COLCOTT FOX. A further contribution to the study of the Endothrix Trichophyta Flora in London, illustrated by a collection of cultures and photographs. Reprinted from the *Proceedings of the royal Society of medicine*, january, 1909.

phytie du cuir chevelu en Roumanie (*Annales de Dermatologie et de Syphiligraphie*, novembre 1909, p. 609). Ce travail très sérieux et documenté, montre que si ce Trichophyton n'est pas le seul à Bucharest, il y est du moins de beaucoup le plus fréquent. Il a été trouvé 45 fois sur 45 malades observés. Cette proportion de 100 pour 100 est unique jusqu'ici.

Facies du Tr. violaceum en France. — En France, j'ai dit qu'il y a 15 pour 100 de tondantes à culture violette, mais cette proportion n'est véridique que pour les tondantes. J'ai observé, en tout, 39 cas de Tr. violaceum sur 500 dermatomycoses, soit un peu plus de 7 pour 100. Sur ces 39 cas étudiés, il y avait 35 tondantes, 3 trichophyties de la barbe, 1 cas d'herpès circiné et 1 onychomycose.

La proportion de 7 pour 100 accusée par ma statistique demande à être discutée, car, sur les 39 cas étudiés, 14 seulement concernaient des Français. Ce seul fait vérifie — ce que les statistiques étrangères prouvent — que cette teigne est plus fréquente en d'autres pays que la France. Chose plus inattendue, dans les 25 cas provenant de l'étranger il y avait au moins 20 Israélites. Et ces Israélites provenaient de trois foyers : Le Levant, la Russie de la mer Noire, et la Pologne autrichienne. J'en observai un cas sur un Argentin dont le nom accusait l'origine italienne.

Comment interpréter le nombre considérable d'Israélites atteints de cette teigne, je l'explique de deux manières. D'abord parce que les colonies juives sont dispersées sur tout le pourtour de la Méditerranée et en rapports constants les unes avec les autres. Ensuite parce que, les écoles juives étant presque partout spéciales, les enfants juifs de toutes nationalités en auront pu rencontrer le germe par suite de la perpétuelle mobilité de certains d'entre eux. Quoi qu'il en soit de ces explications, le fait est certain et méritait d'être signalé.

Ainsi donc et pour résumer les documents fragmentaires que je possède sur la question, le *Tr. violaceum* est dispersé sur une immense surface du monde, mais, rare en Angleterre, en Belgique et en France, il paraît très commun sur tout le pourtour de la Méditerranée, spécialement en Asie Mineure, dans le sud de la Russie, la Roumanie et la Pologne autrichienne, dans l'Italie tout entière jusqu'en Suisse et en Algérie.

Les mœurs de cette trichophytie semblent varier un peu suivant le pays où on l'observe. Elle paraît causer, dans les pays méridionaux, des lésions un peu plus inflammatoires que dans les pays de latitude plus élevée [1].

Dans nos pays, cette tondante est d'allures chroniques et je l'ai vu

(1) Cependant, en Roumanie, Nicoulau ne semble pas avoir observé les formes suppurées signalées par les auteurs italiens.

durer plusieurs années. Elle semble, comme toutes les tondantes trichophytiques, être un peu plus fréquentes chez les filles. Je l'ai vue exister chez des jeunes gens de 14 à 16 ans, au moins comme reliquat encore important de tondantes contractées à un âge plus jeune. J'en ai observé un cas chez une femme de 35 ans, venant d'Alep, et un autre, à 50 ans, chez une femme russe de Kiew.

L'*origine* du *Tr. violaceum* s'il vient à l'Homme par l'Animal est tout à fait inconnue. Une observation m'avait fait soupçonner qu'il venait du Chien, une remarque de Mibelli aurait pu faire accuser le Cheval. Minne, dans son observation précitée, attribuait cette trichophytie à des Poules, ou à des Pigeons peut-être malades, mais qu'il n'avait pas vus. La grande fréquence du *Tr. violaceum* en certains pays semble prouver que, dans ces pays au moins, la contamination de l'enfant par l'enfant est le cas le plus ordinaire. Ce qu'on peut dire en tous cas, c'est que si le *Tr. violaceum* existe chez l'Animal cette origine animale reste à prouver encore aujourd'hui. L'inoculation à l'Animal en est d'ailleurs restée impossible jusqu'ici.

Examen microscopique. — *Herpès circiné.* — La préparation que représente la fig. 121 fut faite avec l'épiderme corné des vésicules tri-

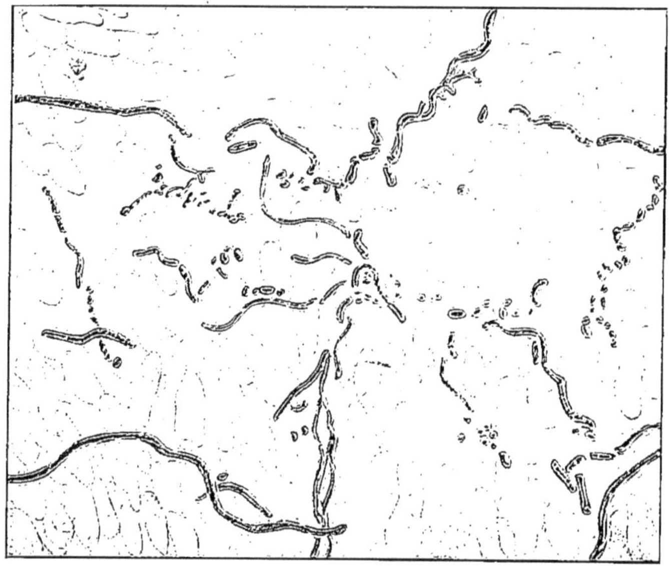

Fig. 121. — *Trichophyton violaceum* dans sa lésion épidermique. × 260.

chophytiques du cas d'herpès circiné dont j'ai parlé plus haut. Le Parasite s'y présentait sous des formes assez diverses, mais toutes très jeunes, de longs filaments rubanés minces (2 à 3 μ), presque rectilignes, à peine cloisonnés à de longs intervalles, formant un réseau lâche à grandes mailles. En de nombreuses places, existent des éléments parasitaires dissociés, sous forme de cellules quadrangulaires à angles mousses, par petits amas ou par unités. En aucun point ne se voyaient des filaments, en forme de chapelets de cellules rondes juxtaposées. Donc le tableau ci-contre semble représenter un type

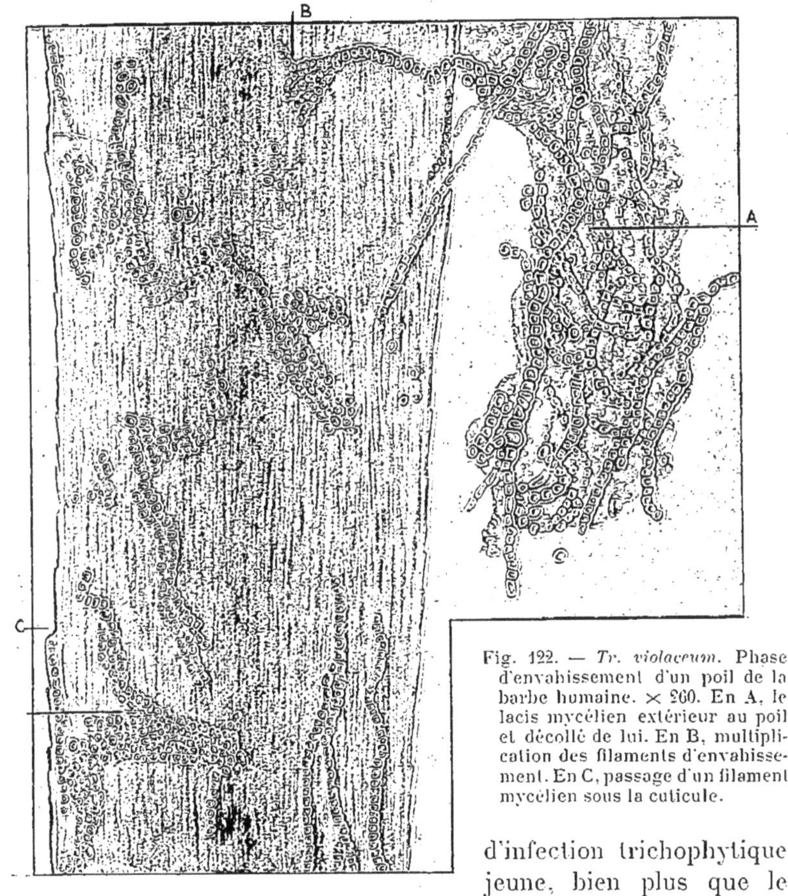

Fig. 122. — *Tr. violaceum.* Phase d'envahissement d'un poil de la barbe humaine. × 260. En A, le lacis mycélien extérieur au poil et décollé de lui. En B, multiplication des filaments d'envahissement. En C, passage d'un filament mycélien sous la cuticule.

d'infection trichophytique jeune, bien plus que le type particulier de l'infection épidermique propre au Trichophyton à culture violette.

Tondante et Trichophytie de la barbe. — La question de l'endothricité ou de l'endo-ectothricité de ce Parasite a donné lieu à des controverses. Je l'avais décrit comme un endo-ectothrix. Mibelli ayant étudié un cas dans lequel le parasitisme était pleinement constitué, décrivit ce Trichophyton comme endothrix, mais ayant observé comme moi, dans la barbe de l'Homme, un cas plus près sans doute de son début, il signala l'endo-ectothricité du parasite en ce siège. Et il mentionna, extérieurement au poil, l'existence « de filaments mycéliens plus ou moins longs, simples ou ramifiés, souvent sporulés à des intervalles irréguliers, mêlés à des spores très variées de forme et de dimension », ce qui est, comme nous le savons (¹), la caractéristique de l'envahissement parasitaire du poil au moment où il se produit; et il oppose ces caractères à ce qu'il a vu dans une tondante où les spores, toutes contenues dans le cheveu, étaient « sphériques et très régulières ». Minne à Gand, Adamson à Londres, et Colcott Fox après lui, décrivent ce parasite comme exclusivement contenu dans l'intérieur du cheveu, c'est-à-dire comme un Endo thrix pur. Krzystallowicz fait du *Tr. violaceum* un Endothrix à mycélium résistant, mais toute fois il a observé son ectothricité partielle dans un cas de trichophytie d'aspect impétigoïde. Et il est remarquable de voir à quel point les faits qu'il a observés sont identiques à ceux qu'avait décrits Mibelli. Voici comment, ces faits, d'apparence contradictoire, se trouvent également vrais et se concilient. Si l'on examine une de ces trichophyties au moment où elle se constitue, on trouve le parasite presque purement ectothrix, avec des chaînes faites d'éléments gros et souvent difformes. Si l'on envisage l'infection bien établie, on voit à n'en pas douter que le *Tr. violaceum* est un Endothrix pur (fig. 125). La phase d'envahissement du Tr. violaceum est courte et ne me semblerait pas justifier l'incorporation de ce Parasite au groupe des Tr. Néo-endothrix chez lesquels cette phase persiste beaucoup plus longtemps et devient un caractère différentiel.

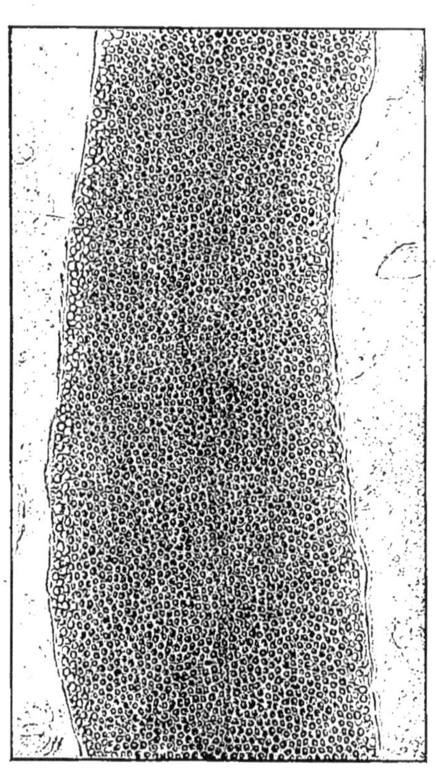

Fig. 125. — *Tr. violaceum*. L'envahissement du cheveu est pleinement constitué et le Parasite est endothrix. × 260.

(¹) Cf. ce vol. p. 266.

Mais pour ce Trichophyton comme pour le *Tr. crateriforme* lui-même, la phase primaire de l'infection, étant caractérisée par le passage du parasite, de l'épiderme folliculaire dans le cheveu, comporte toujours un court moment où l'ectothricité du Parasite est nécessaire.

D'ailleurs, lors de cette phase d'envahissement, un caractère

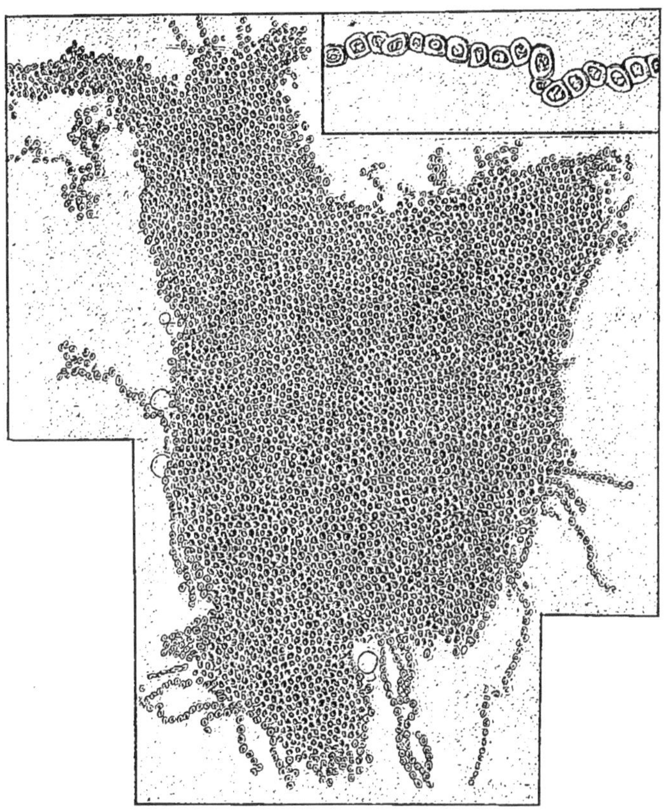

Fig. 121. — *Tr. violaceum*. Fragment de cheveu presque dissous, montrant l'état morphologique exact du Parasite qu'il contient × 260. Carton × 750.

constant du Parasite est la grosseur et la multiformité des éléments parasitaires, c'est ce qu'indique très bien la fig. 122. Au contraire dans l'infection constituée les éléments du Parasite sont devenus parfaitement homogènes, réguliers, monomorphes, et toujours plus petits qu'à la phase d'envahissement. Leur filament est devenu moniliforme et, quand le cheveu est rempli par le Parasite, ce qui est de règle, on dirait un sac rempli de noix (fig. 123). L'examen microscopique ne nous fournit donc pas d'éléments suffisants pour différencier le Tr. violaceum des autres Endothrix du même groupe (fig. 124).

Du reste, lorsqu'est passée la phase d'envahissement, les cheveux ou les poils présentent une identité absolue entre eux; en tous les cheveux ou poils, le Parasite est d'une endothricité parfaite.

Onychomycose. — Je ne connais que la phase d'envahissement de l'ongle par le Tr. violaceum. A cette phase, ses éléments sont tout à fait identiques à ce que je les ai vus dans l'épiderme corné. Ce sont les mêmes filaments longs, minces, rectilignes, à division rare et dichotomique, avec, par places, une division cellulaire déjà bien marquée.

Importance doctrinale du Trichophyton violaceum. — Entre tous les Trichophytons, le *Tr. violaceum* est l'un de ceux qui ont le plus servi à l'évolution et à la progression des idées scientifiques concernant les Dermatophytes, et l'un de ceux qui montrent le mieux quelles méthodes doivent être nécessairement suivies en leur étude.

I. — On se rappelle que, pour la dermatologie d'il y a vingt ans, le Trichophyton était une espèce unique; il n'y avait qu'un Trichophyton capable de donner lieu, suivant le hasard des inoculations, à l'une des quatre formes morbides : herpès circiné, tondante, mentagre, onyxis. Or, mes premières recherches montrèrent, d'abord, que cette opinion unitaire était inexacte, et qu'il existait un grand nombre de Trichophytons.

II. — Dans tous les pays où le *Tr. violaceum* est fréquent, la pluralité trichophytique a été très vite admise. Sa culture est, en effet, l'une des cultures trichophytiques les plus particulières et les plus reconnaissables. Tous les auteurs qui l'ont étudiée, bien qu'en remarquant son polymorphisme, l'inconstance de sa coloration violette, etc., ont convenu aisément qu'ils la reconnaissaient sans faute à travers ses modifications accidentelles, que sa culture était stable et gardait ses caractères propres indéfiniment. Par l'exemple de ce Trichophyton, ils ont conclu pour les autres semblablement. Cette espèce a donc servi de pierre de touche à la doctrine de la pluralité trichophytique.

III. — Entre autres conclusions, mes recherches de 1892-94 arrivaient à celle-ci que : les Parasites qui font presque toutes nos tondantes infantiles banales, le *Microsporum Audouïni* et le *Tr. crateriforme* ne se rencontrent pas dans les Trichophyties de la barbe, tandis que les Parasites qui font les Trichophyties de la barbe ne font qu'exceptionnellement des tondantes.

Cette règle, qui reste encore vraie en France, n'est pas vraie partout; il y a des Trichophytons capables de réaliser les quatre modalités trichophytiques, ainsi que le voulait le schéma clinique tracé par la dermatologie ancienne. Ainsi, le *Tr. violaceum* peut faire également des Trichophyties de tous sièges et les maîtres italiens le retrouvèrent dans les tondantes et les mentagres.

Ces faits prouvaient donc deux choses : la première, que chaque espèce trichophytique a ses mœurs cliniques, différentes des mœurs des autres espèces. La seconde, que chaque espèce trichophytique se présente avec une répartition géographique propre; tel Trichophyton fréquent dans un pays étant rare dans un autre.

De ces deux faits, une conclusion s'impose : c'est que la multiplicité des espèces trichophytiques, la variété de leurs mœurs et de leur répartition géographique doivent empêcher d'établir, à leur sujet, des lois générales, parce que ces lois ne seront vraies que pour certaines espèces et en une contrée.

IV. — Le Trichophyton à culture violette a rendu encore d'autres services aux études trichophytiques. En France, nous n'observons guère ce Parasite que comme un être dépaysé ; pour cette raison ou pour toute autre, les lésions que nous lui voyons créer sont assez torpides. La plus violente que j'aie vue, je l'ai vue sur un étranger arrivant en France. Au contraire, en Suisse, en Italie, en Pologne, ce Parasite, bien qu'il crée le plus souvent, comme chez nous, des lésions torpides, peut quelquefois déterminer des lésions à réaction inflammatoire plus marquée. Nous devons enregistrer ces faits tels que les auteurs étrangers nous les donnent. Cela prouverait qu'un Parasite de cet ordre peut changer de virulence en changeant de pays.

V. — On comprend aussi que les auteurs italiens, observant d'autres Trichophytons que nous et n'observant pas les nôtres, aient taxé d'erreur les lois qui régissent chez nous nos trichophyties, parce qu'ils ne les vérifiaient pas chez eux. Le même *Tr. violaceum* leur servait à battre en brèche toutes les règles que notre étude expérimentale avait cru pouvoir établir.

Nous disions : Les Trichophytons qui font nos tondantes habituelles ne sont pas ceux qui font les mentagres. Et les Italiens trouvaient le Trichophyton violet, dans les unes comme dans les autres.

Nous disions : Les Trichophytons qui donnent lieu à des réactions inflammatoires ne sont pas ceux qui donnent les trichophyties torpides et sans réaction. Or, en Italie, le Trichophyton violet, tantôt donne lieu à des lésions inflammatoires, et tantôt à des lésions pilaires simples.

Nous disions : Ceux qui font les tondantes sont endothrix, et ceux qui font les mentagres sont endo-ectothrix. Et les observateurs trouvaient le Trichophyton violet, endothrix dans les deux localisations (Adamson-Minne), ou endothrix dans l'une et endo-ectothrix dans l'autre (Mibelli-Krzystallowicz). Et ce Trichophyton, les Italiens le rencontraient à chaque instant et ne rencontraient presque que lui. Comment n'auraient-ils pas été tentés, en observant ses mœurs particulières, de les ériger en règle et de croire fausses les lois générales qui continuent de régir les trichophyties de notre contrée [1].

VI. — Ces faits, non seulement appuient notre conclusion précédente : qu'il n'y a pas de lois communes internationales qui régissent les Trichophyties, en général, mais ils montrent aussi que les études internationales sur ces sujets, pour être fructueuses, ne peuvent plus envisager la question du point de vue de la clinique et disposer l'étude du sujet sous les quatre rubriques : herpès circiné, tondante, mentagre et onyxis. L'étude de vingt Trichophytons qui ont chacun leurs mœurs, leurs localisations et leurs caractères cliniques, ne peut plus se prêter à une com-

(1) Ce chapitre était déjà livré à l'impression quand parut le travail de Dalla Favera, élève de Mibelli et qui répète ses conclusions. Les figures qui accompagnent notre étude suffisent pour démontrer la véracité de nos opinions et infirmer celles de notre honorable contradicteur. Le travail plus récent encore de Nicoulau (cité page 303) affirme l'endothricité du *Tr. violaceum* dans le cheveu et son auteur a parfaitement vu et compris l'ectothricité apparente de ce Parasite à la phase de l'envahissement du cheveu.

pression didactique si artificielle. Une seule méthode existe pour mener à bien cette étude, c'est de consacrer une note monographique à chacune des espèces dermatophytiques et d'y présenter ses mœurs cliniques, sa répartition géographique, etc., comme de consacrer à ses caractères cliniques, microscopiques et mycologiques, le bref chapitre qu'ils demandent. Il est impossible que ces études analytiques, faites en divers pays, ne se raccordent pas entre elles, et ne préparent ainsi, pour l'avenir, les seules synthèses que le sujet peut comporter. C'est cette méthode analytique que nous suivons, parce qu'aucune autre ne pourrait être considérée comme logique désormais.

II. — ESPÈCES SATELLITES DES PRINCIPAUX TRICHOPHYTONS ENDOTHRIX

Chacun des trois grands Trichophytons endothrix que nous venons d'étudier doit être conçu comme le type d'un groupe d'espèces analogues. Ainsi nous avons rencontré une variété de *Tr. acuminatum*, une variété de *Tr. violaceum* et quatre variétés de *Tr. crateriforme*.

A Paris ces variétés s'observent rarement, ainsi que le tableau suivant — fragment de notre statistique de 500 cas — le démontre.

	CUIR CHEVELU.	BARBE.	PEAU GLABRE.	ONGLES.	TOTAL.
Trich. cratériforme	112	0	3	0	115
Espèces satellites. Tr. effractum . .	7	0	0	0	7
Espèces satellites. Tr. fumatum . .	1	0	0	0	1
Espèces satellites. Tr. umbilicatum.	1	0	0	0	1
Espèces satellites. Tr. regulare. . .	1	0	0	0	1
Trich. acuminatum	47	1	4	0	52
Espèce satellite. Tr. pilosum.. . .	2	0	0	0	2
Trich. violaceum	35	2	1	1	39
Espèce satellite. Tr. glabrum. . .	1	0	0	0	1

En pratique elles sont toujours confondues d'abord avec leur prototype. C'est par la culture seule qu'on peut les différencier. Dans tel cas on croyait obtenir la culture cratériforme et voilà que peu à peu c'est une autre qu'on obtient et *rien* ne peut ramener ces cultures étranges au type dont elles ne semblent pourtant qu'un *accident fixé*, comme disent les horticulteurs [1].

(1) C'est ce que j'avais observé et dit en 1894 : « Ces cultures qui se ressem-

C'est ce que C. Fox, à Londres, vient d'observer semblablement (1). Il s'agit donc bien là d'un phénomène commun en divers pays. C'est comme si chaque type important de Trichophyton possédait quelques satellites. Et c'est par ce nom que je désignerai ces espèces ou variétés fixes.

Il est fort possible que ces espèces, rares en France, soient fréquentes en un pays voisin, d'où elles seraient venues par immigration. C'est même l'hypothèse la plus probable et qu'un récent travail vient de prouver pour le *Tr. fumatum*. Ce Trichophyton rare en France est fréquent en Italie (2).

Quoi qu'il en soit, je passerai brièvement en revue ces espèces, et après elles les espèces analogues trouvées en d'autres pays et que je connais par leurs cultures sans les avoir observées moi-même.

Un satellite du Tr. violaceum : Trich. glabrum (Sabouraud, 1909).

Nous avons rencontré une fois, cette espèce dans une tondante trichophytique offrant les caractères typiques des tondantes dues au *Tr. violaceum* ou *acuminatum*. C'était chez l'enfant d'un émigré russe, israélite, venant d'Odessa.

La culture de ce Trichophyton, plus vivace que celle du *Tr. violaceum*, atteint jusqu'à quatre centimètres de diamètre sur milieux d'épreuve en six semaines.

Cette culture n'est jamais devenue violette, même partiellement. Mais elle est restée sur gélose maltosée de la couleur brun pâle, à surface humide et luisante, que les cultures du *Tr. violaceum* montrent souvent à la deuxième ou troisième génération (Pl. X, III). Sur gélose glucosée, ces cultures étaient plates, et leur centre occupé par des sortes de papilles épaisses et grosses, de la même couleur que la culture, humides comme elles (Pl. X, III2). En matras, leur centre restait glabre, mais entouré d'un anneau formé des mêmes papilles, et que la photographie indique nettement (Pl. X, III3). Pendant de

blent de très près sans être identiques, ni la culture sur aucun milieu très riche ou très pauvre, ni le passage même sérié sur l'Homme, sur les Animaux, expériences qui pour certaines espèces durent depuis plus de vingt mois n'ont pu altérer leur identité propre, ramener leur type au type d'une autre, restée au bout de ce temps exactement aussi proche d'elle et cependant aussi distincte »..... Ainsi parmi les Trichophytons, « s'il y a des groupes excessivement distincts les uns des autres, et dans ces groupes, des espèces proches entre elles, chacune de ces espèces, aussi bien les plus proches que les plus distinctes sont des espèces fixées, non pas des variétés de caractères transitoires. » *Trichophyties humaines*, p. 57-58.

(1) Colcott Fox. Endothrix trichophyta flora (*déjà cité*).

(2) Dalla Favera. Les Trichophytons dans la province de Parme (*Annales de Dermatologie*, juillet 1909, p. 433).

longues génération, ces cultures ont gardé leurs caractères sans subir les boursouflements et les altérations que montrent les cultures du Tr. violaceum. J'appelle ce Trichophyton : *Tr. glabrum* à cause de sa surface lisse et humide. Je le considère comme une variété fixe du Tr. violaceum, dont il ne saurait être différencié par ses caractères microscopiques, mycologiques et cliniques. Les inoculations de ce Trichophyton au Cobaye sont restées impossibles comme celles du *Tr. violaceum*.

Un satellite du Tr. acuminatum : Tr. pilosum (Sabouraud, 1909).

A côté du *Tr. acuminatum* doit être placé un type cultural qui semble aussi n'être qu'une simple variété fixe (Pl. XI, 1, 1², 1³).

Entre ces deux Trichophytons, on n'a pu relever de différences, ni dans la lésion (observée d'ailleurs une seule fois, au cuir chevelu, sous la forme d'une tondante) ni dans le mode du parasitisme de la squame ou du cheveu, ni dans les formes mycologiques étudiées en goutte suspendue, ni dans les résultats d'inoculation, mais seulement, entre leurs cultures, des différences constantes, héréditaires. Tandis que la culture adulte du *Tr. acuminatum* se recouvre d'une sorte de poussière d'un brun rose, les cultures de cette variété sont recouvertes, sur milieux d'épreuve, d'un duvet court et dense comme un velours. En dehors de cette surface veloutée qui différencie cette culture de celle du *Tr. acuminatum*, en tout le reste elle lui est semblable. Son acumination centrale couronnée de quatre ou cinq petites excroissances barbues, son contour extérieur, polygonal d'abord, qui ne devient circulaire que quand la culture a pris son plein développement, sa surface mamelonnaire et ses bords godronés, tout copie la culture du Tr. acuminatum. On comprend dès lors que nous mentionnions cette variété sans y insister autrement.

ESPÈCES SATELLITES DU TRICHOPHYTON CRATERIFORME

Je mentionnerai quatre espèces rares, ou variétés fixes, dont les cultures se différencient du *Tr. crateriforme* quoiqu'elles s'en rapprochent avec évidence.

Leur découverte est toujours une surprise de laboratoire.

En 1892-1894 j'en avais observé plusieurs et je les avais mentionnées, mais sans chercher à les classer et à les nommer. Voici leurs caractères de culture.

I. — Trichophyton effractum (Sabouraud, 1909).

Le premier m'est connu depuis 1893 [1], mais il n'a jamais été encore étudié, il présente des caractères de culture assez singuliers.

La culture qui est presque identique en sa forme à la culture cratériforme est plus mince. Très promptement elle se fend et s'ouvre, elle apparaît alors toute fenêtrée, d'où son nom de *Trich. effractum*. Ces caractères étranges sont si fixes que tout observateur qui rencontrera cette espèce la reconnaîtra [2]. En dehors du centre effracté, la culture montre une zone périphérique plissée en rayons et bornée par une frange immergée. Sur les cultures en tubes, certains rayons de cette frange, plus accusés que les autres, ressemblent à des brins de mousse (Pl. XI, II et II²). Cliniquement et microscopiquement, je n'ai pu relever entre ce Trichophyton et le crateriforme aucune différence.

II. — Trichophyton fumatum (Sabouraud, 1909).

Le travail de Dalla Favera vient de nous révéler que cette espèce est commune dans la région parmesane. Nous ne l'avons rencontrée qu'une fois, à Paris, dans une tondante banale; microscopiquement il s'agissait d'un Tr. endothrix, mais à la période d'envahissement du cheveu, ou quelques filaments extra-pilaires persistaient encore sur certains cheveux. La figure 125 reproduit un cheveu dont le parasitisme est déjà avancé; le Parasite y est endothrix pur; au centre du cheveu se voit pourtant une chaîne transversale de gros articles ovoïdes qui est encore une forme parasitaire de la phase d'invasion du cheveu. Dans ce cheveu, l'invasion était encore incomplète.

Les cultures du *Tr. fumatum* sont du type cratériforme, comme le montrent les cultures en tube de la pl. XI, III. Mais après avoir présenté comme elles, sur milieu maltosé, la forme d'un bouton à centre déprimé avec un *umbo* saillant, toute la saillie de la culture s'affaisse pendant que la culture, s'accroissant, se plisse et se chiffonne d'une façon qui rappelle le *Tr. effractum*, mais sans qu'il se produise d'effraction ni de brisures (Pl. XI, III²).

(1) Sabouraud. *Trichophyties humaines*. Atlas, p. 91, fig. 51.

(2) Sur des milieux mal préparés la culture du *Tr. crateriforme* peut se fendre aussi, mais c'est là un phénomène accidentel qui ne se produit pas sur un milieu bien fait, et ne se reproduit pas en série. Pour le *Tr. effractum* il se reproduit tant qu'on veut et sans exception.

LÉGENDE DE LA PLANCHE XI

Trychophytons satellites des principaux endothrix.

I. Trichophyton pilosum.

I, I. — Cultures de 20 jours sur gélose maltosée.

I^2, I^2. — Cultures de 35 jours —

I^3, I^3. — Cultures de 2 mois —

II. Trichophyton effractum.

II, II, II. — Cultures de 45 jours sur gélose maltosée (en tubes).

II^2, II^2. — Cultures de 15 jours — (en matras).

III. Trichophyton fumatum.

III, III, III. — Cultures de 45 jours sur gélose maltosée (en tubes).

III^2, III^2. — Cultures de 15 jours — (en matras).

IV. Trichophyton umbilicatum.

IV, IV. — Cultures de 20 jours sur gélose maltosée.

IV^2, IV^2. — Cultures de 35 jours —

IV^3, IV^3. — Cultures de 2 mois —

LÉGENDE DE LA PLANCHE XI

Trychophytons satellites des principaux endothrix.

I. Trichophyton pilosum.

I, I. — Cultures de 20 jours sur gélose maltosée.

I^2, I^2. — Cultures de 35 jours —

I^3, I^3. — Cultures de 2 mois —

II. Trichophyton effractum.

II, II, II. — Cultures de 45 jours sur gélose maltosée (en tubes).

II^2, II^2. — Cultures de 45 jours — (en matras).

III. Trichophyton fumatum.

III, III, III. — Cultures de 45 jours sur gélose maltosée (en tubes).

III^2, III^2. — Cultures de 45 jours — (en matras).

IV. Trichophyton umbilicatum.

IV, IV. — Cultures de 20 jours sur gélose maltosée.

IV^2, IV^2. — Cultures de 35 jours —

IV^3, IV^3. — Cultures de 2 mois —

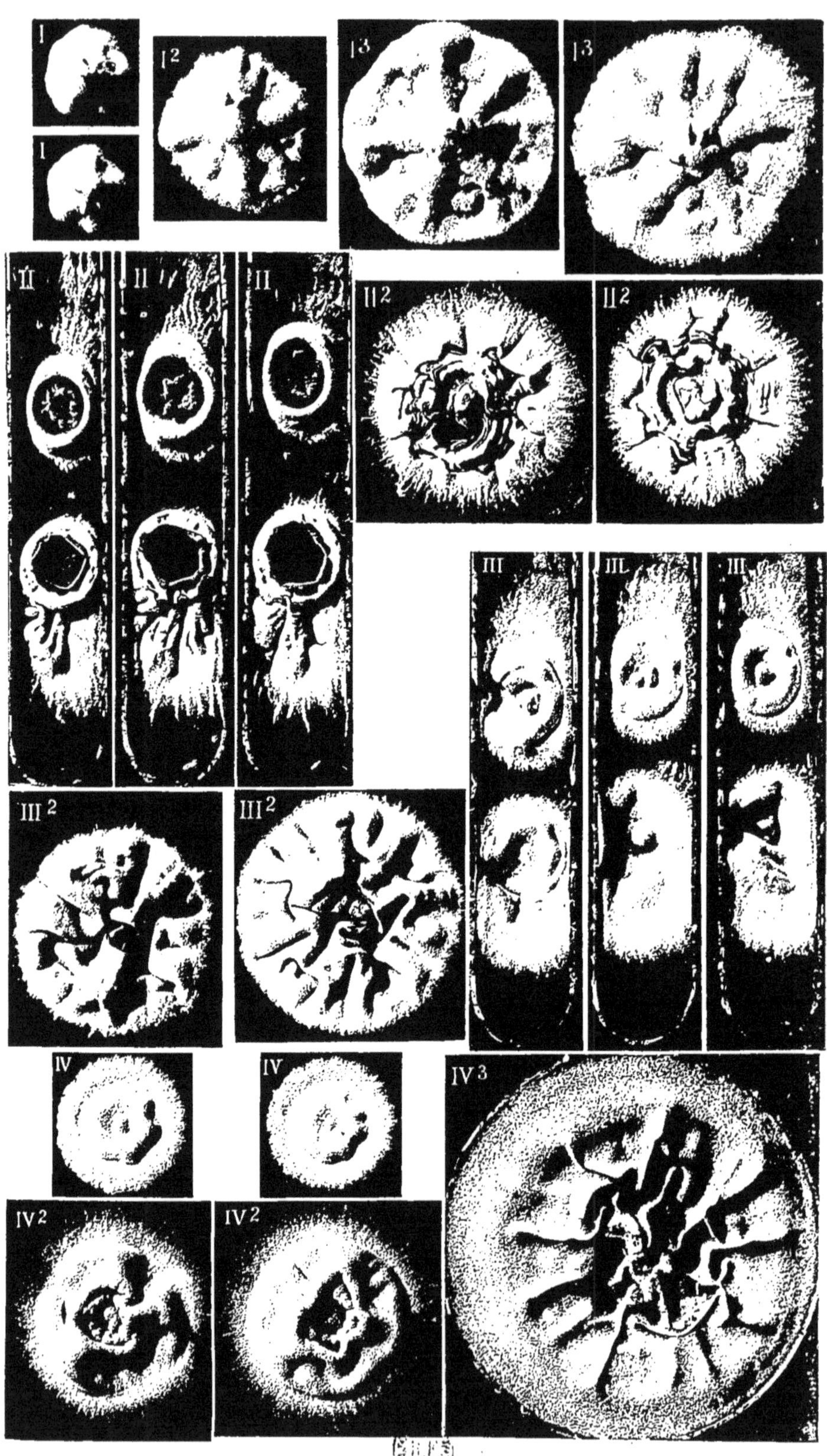

Masson & Cie, Éditeurs

Le nom du *Tr. fumatum* rappelle sa couleur enfumée, d'un brun feuille morte, particulière et constante. Souvent on observe, à la périphérie des cultures, une série de sillons concentriques inscrits les uns dans les autres, à un millimètre d'intervalle. Mais ce caractère (surtout visible sur les cultures en tube, fig. III, de la pl. XI est inconstant).

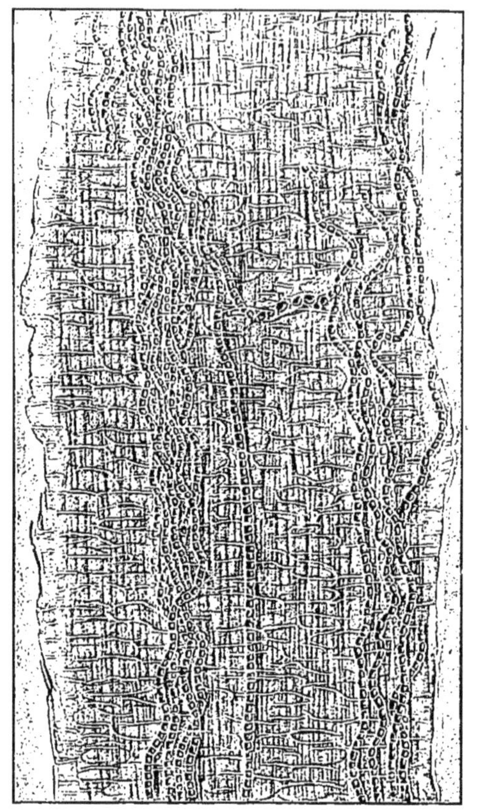

Fig. 125. — *Tr. fumatum* dans le cheveu de l'enfant × 260.

III. — Trichophyton umbilicatum (Sabouraud, 1909).

Cas unique : tondante de type cratériforme, et d'aspect extérieur rappelant la teigne amiantacée d'Alibert; type microscopique : endothrix pur.

Sur gélose maltosée, la culture prend au début une forme florale remarquable que les figures IV de la pl. XI reproduisent exactement. Adulte, elle se présente comme la face inférieure d'un fruit, avec l'ombilic creux qui tient la place de la fleur ancienne. Cet aspect déjà très spécial est accentué par une fine frange radiée qui auréole la culture (Pl. XI, IV[2]). Lorsque celle-ci parvient à la période de sénilité, elle prend un aspect contourné et plissé qui la rapproche des autres cultures du même groupe (Pl. XI, IV[3]). Sur ces vieilles cultures, j'ai vu naître des duvets blancs que l'on pouvait croire pléomorphiques et, cependant, quand je les ai ensemencés, je n'ai jamais obtenu que la culture primaire. Mais il est possible que ces duvets fussent trop peu développés pour que leur transplantation ait été possible.

IV. — Trichophyton regulare (Sabouraud, 1909).

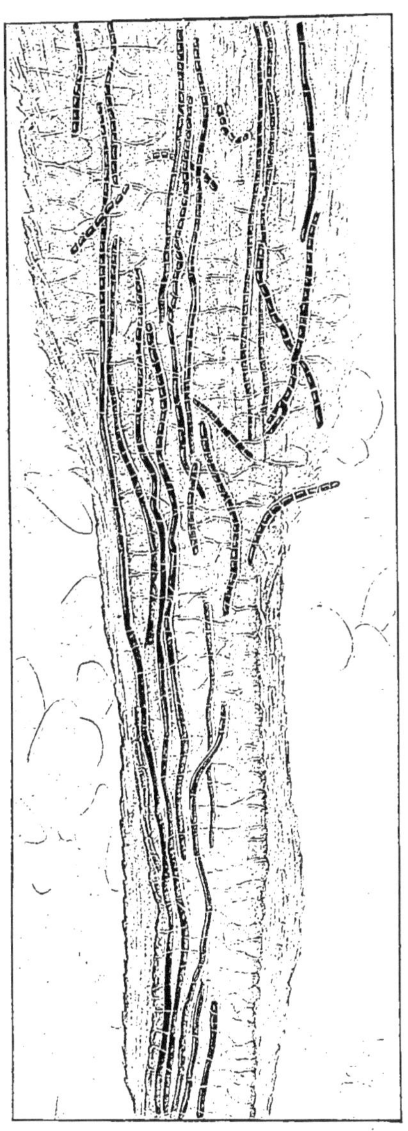

Fig. 126. — *Tr. regulare* dans le poil du Cobaye. 15 jours après l'inoculation × 260.

Ce Trichophyton a été retrouvé en Italie par Dalla Favera. Après avoir clos ma statistique je l'ai retrouvé deux autres fois. Au total deux tondantes, une Trichophytie de la barbe. Les tondantes sans caractères spéciaux différentiels, la trichophytie de la barbe à grands cercles faits d'un liséré rosé, large de trois millimètres; sur le centre apparemment sain, quelques poils malades, cassés court. A l'examen microscopique : Tr. endothrix, type. La culture, du type cratériforme, se développe plus rapidement et atteint à des dimensions supérieures. Même quand elle vieillit, elle garde une forme d'une régularité parfaite. Sur tubes de gélose maltosée (Pl. XII, 1[1], 1[1]), la comparaison est facile et la différence entre les cultures des deux espèces reste constante, mais elle est beaucoup plus évidente sur matras, où les cultures ne gardent pas l'aspect crateriforme, parce que les bords du cratère s'infléchissent en dedans et se couchent vers le centre (Pl. XII, 1[2], 1[3]). Et comme la surface de la culture est radiée régulièrement, on dirait l'ouverture d'une bourse fermée à coulisse, ou encore une roue dont le moyeu aurait été enlevé. La photographie en donne une idée meilleure que toute description. Sa couleur est d'un blanc crémeux, moins jaune que la plupart des cultures du même groupe. Je ne connais pas de duvet pléomorphique à cette culture.

LÉGENDE DE LA PLANCHE XII

Trichophytons satellites des principaux endothrix.

I. Trichophyton regulare.

I, I. — Cultures de 18 jours sur gélose maltosée.
I^2, I^2. — Cultures de 35 jours —
I^3. — Cultures de 2 mois —
I^4, I^4, I^4. — Cultures de 2 mois — (sur tubes).

II. Trichophyton polygonium.

II, II. — Cultures de 15 jours sur gélose maltosée.
II^2. — Cultures de 25 jours —
II^3. — Cultures de 35 jours —

III. Trichophyton exsiccatum.

III. — Cultures de 15 jours sur gélose maltosée.
III^2, III^2. — Cultures de 25 jours —
III^3, III^3. — Cultures de 35 jours —

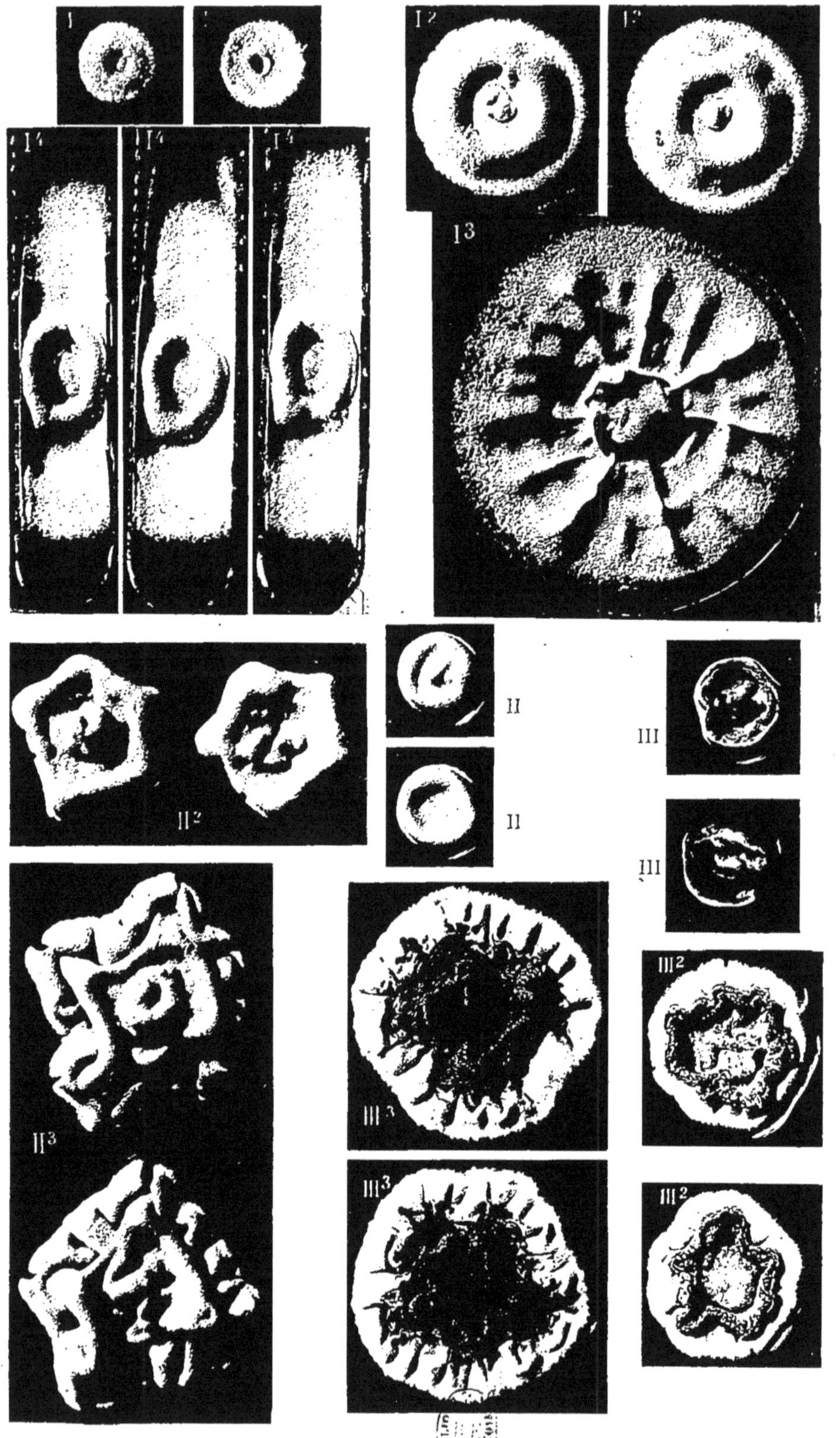

Masson et Cie, Éditeurs

L'inoculation du *Tr. regulare* au Cobaye lui donne, dix jours après, une lésion croûteuse qui se termine, par dépilation, quinze jours plus tard et dans laquelle on trouve, sans grande peine, des poils envahis de rubans mycéliens très distincts et du type endothrix.

LES TRICHOPHYTONS ENDOTHRIX HORS DE FRANCE

Je crois que le nombre des espèces trichophytiques endothrix du monde entier est considérable et que nous ne connaissons encore que très peu d'entre elles.

En Angleterre, l'étude approfondie des Endothrix types que Colcott Fox y fit l'an passé montre :

Le *Tr. crateriforme* avec une fréquence de 38 pour 100.
Le *Tr. acuminatum* — 26 — 100.
Le *Tr. violaceum* — 15 — 100.

Et un nouveau Trichophyton couleur de primevère (*primrose coloured crater*), inconnu en France, sauf quelques cas d'importation, s'y observe avec une fréquence de 21 pour 100.

Le même travail, poursuivi à Parme par Dalla Favera, lui montre :

Le *violaceum* avec une fréquence de 21,5 pour 100.
L'*acuminatum* — 16,6 — 100.

Et le *fumatum*, que nous n'avons rencontré en France qu'une fois sur 500 cas, se présente dans 14,6 pour 100 des cas observés à Parme.

J. Uriburu m'envoie deux cultures de Tr. endothrix obtenues à Buenos-Aires, ni l'une ni l'autre ne nous est connue, fût-ce par un seul cas, quoique l'une au moins se rapporte nettement au type cultural des Cratériformes.

Enfin deux fois nous avons obtenu, de nègres de nos colonies de l'Ouest africain une culture d'Endothrix analogue à l'une des cultures de Buenos-Aires, mais différant beaucoup de tous les Endothrix connus ici.

J'ai présenté le *Tr. fumatum* avec les Endothrix rares que j'ai rencontrés moi-même. Je vais maintenant présenter les quatre Trichophytons étrangers qui me sont connus. Mais l'intérêt de cette présentation résultera surtout de leur figuration.

I. — Trichophyton sulfureum (Colcott Fox, 1908).

Trichophyton (primose coloured crater).

Ce Parasite est un Endothrix pur et typique. Sa culture, au début, est un duvet, mais, en son centre, apparaît bientôt un nodule rouge et le reste de la culture prend une délicate couleur de primevère. Cet état de choses persiste pendant que la culture croît en dimension et devient poudreuse. Sa couleur jaune soufre persiste. Le centre de la culture est souvent tacheté (speckled) et la base du cratère souvent irrégulière. Le creux du cratère peut être découpé par des plis comme on en voit souvent à la culture crateriforme (C. Fox).

Voici la figure qu'a pris sur nos milieux le *Tr. sulfureum* (fig. 127). La couleur rouge orange du centre s'est vite atténuée par les réensemencements, mais la couleur soufre de la culture y est restée permanente; et nous paraît le principal caractère qui puisse servir à son identification.

J'ai rencontré quatre fois à Paris le Tr. sulfureum : une fois dans la seule trichophytie blépharo-ciliaire que j'aie observée, chez une jeune fille anglaise que je perdis de vue après trois mois (1896). Une seconde fois, dans une famille dont les deux fillettes avaient été contaminées par leur jeune institutrice anglaise (de 20 ans) qui présentait, au cuir chevelu, dix ou quinze points d'une tondante ancienne (1901).

II. — Trichophyton exsiccatum (Uriburu, 1909).

Le *Tr. exsiccatum* m'a été adressé de Buenos-Aires par Uriburu. Il provenait de tondantes infantiles et avait dans le cheveu les caractères d'un Trichophyton endothrix. Je ne sais rien concernant son histoire clinique.

Ses cultures appartiennent très évidemment au type crateriforme. Mais elles poussent avec lenteur et comme avec difficulté sur les milieux d'épreuve. Toute la surface du cratère, dont les bords sont irréguliers, est craquelée finement et semble desséchée, d'où le nom de cette espèce. En vieillissant, ces cultures s'entourent d'un large liséré blanc, coupé, de plis radiés qui fait au cratère central comme une auréole (Pl. XII, III, III^2, III^3). L'inoculation au cobaye est positive et donne des résultats identiques à l'inoculation de notre Tr. crateriforme.

III. — Trichophyton polygonum (Uriburu, 1909).

Pas plus que pour l'espèce précédente je n'ai de détails cliniques concernant celle-ci. C'est un Endothrix. Très crateriforme au début, sa culture sur milieu d'épreuve devient vite polygonale, et reste presque toujours quadrilatère. Sa surface est chiffonnée, à gros plis, ronds, épais; sa couleur est nettement blanche; sa surface, d'abord veloutée, devient poudreuse. Très promptement son contour qui est d'abord

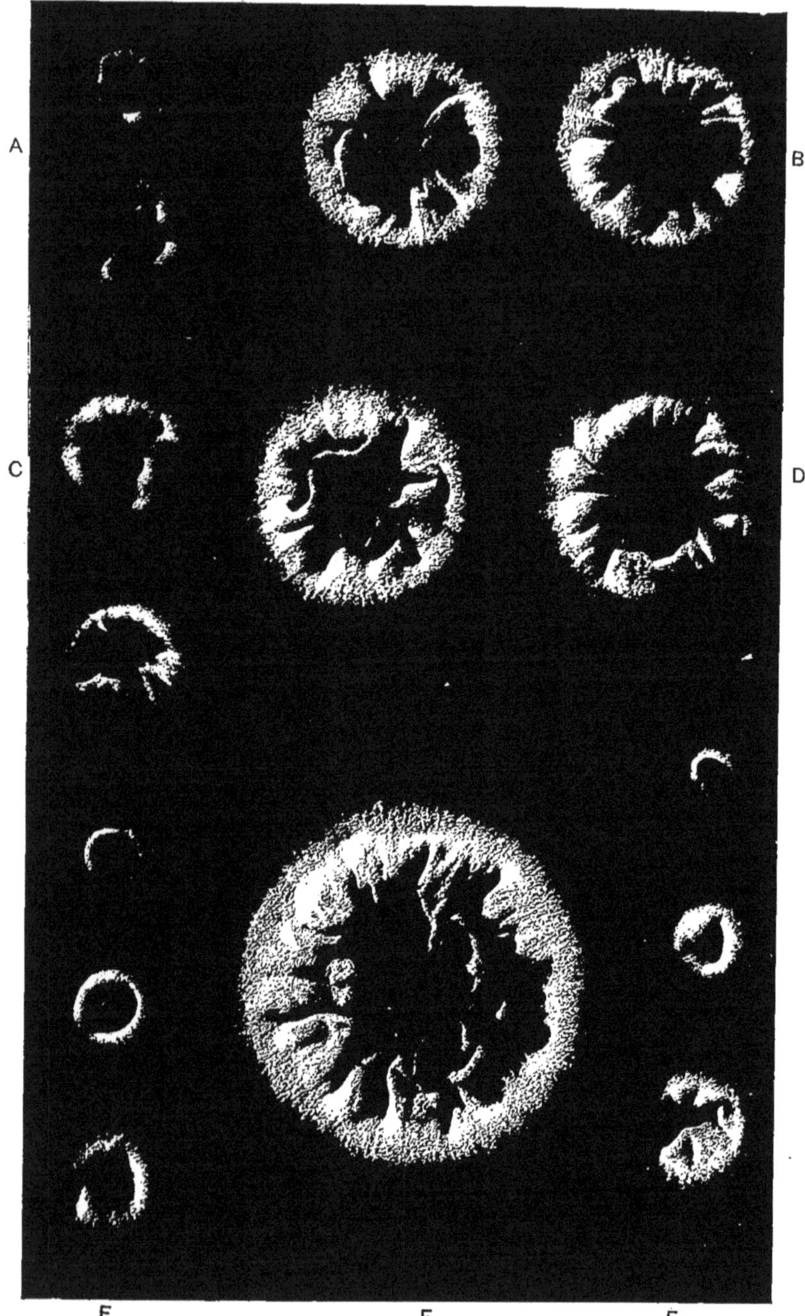

Fig. 127. — *Trichophyton sulfureum* : A, sur gélose maltosée, 15 jours. — B, sur gélose maltosée, 25 jours. — C, sur gélose glucosée, 15 jours. — D, sur gélose glucosée, 25 jours. — E, sur gélose maltosée en tubes, 15 jours. — F, sur gélose maltosée, 35 jours, en matras d'Erlenmeyer.

rond devient polygonal, ce qui donne à la culture un aspect caractéristique et permanent (Pl. XII, fig. II, II² et II³).

IV. — Trichophyton circonvolutum (Sabouraud, 1902-1909).

En dernier lieu, je placerai un Trichophyton endothrix, d'origine dahoméenne, observée deux fois, par moi, sur un Homme et sur sa fillette. L'homme présentait des lésions circinées des fesses, chacune

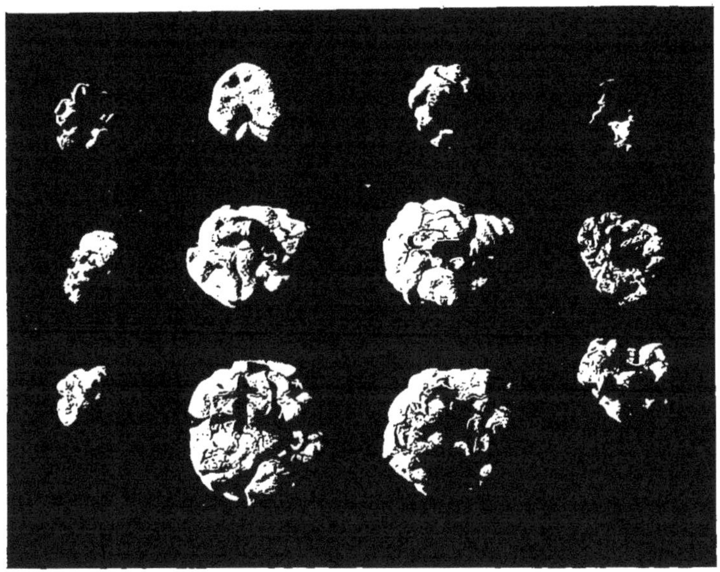

Fig. 128. — *Trich. circonvolutum*. Gélose maltosée. Age : 15, 20, 30 et 40 jours.

de 3-4 centimètres de diamètre, érythémateuses, dont le bord était couvert de squames adhérentes. Chez l'enfant : tondante du type cratériforme à points multiples, d'évolution froide. Voici l'aspect de la culture.

III. — TRICHOPHYTONS NÉO-ENDOTHRIX

(ENDOTHRIX PSEUDO-ECTOTHRIX)

A côté des Trichophytons endothrix purs, et en dehors des Trichophytons ectothrix, doivent se placer deux espèces qui n'appartiennent tout à fait ni au premier type ni au second.

Elles n'appartiennent pas au second, car, dès que la trichophytie qu'elles déterminent a passé au stade d'état, on trouve, dans leurs lésions, de nombreux cheveux malades dans lesquels le parasite reste strictement endothrix.

Et elles n'appartiennent pas tout à fait au type des Endothrix purs parce que, pendant toute la durée des lésions qu'elles déterminent, on peut trouver quelques poils qui non seulement sont envahis par le Parasite, mais en présentent quelques filaments autour d'eux. Je définirai donc ces Trichophytons, des Endothrix qui gardent, pendant presque toute leur vie, sur certains poils ou cheveux, les caractères d'ectothricité que présentent tous les Trichophytons à leur période d'envahissement.

Et j'étudierai dans ce groupe deux espèces trichophytiques, l'une très fréquente et l'autre rare, à Paris du moins : le *Tr. cerebriforme* et le *Tr. plicatile*. Voici un tableau qui montre leur fréquence et leurs localisations.

		CUIR CHEVELU.	BARBE.	PEAU GLABRE.	ONGLES.	TOTAL.
Tr. endothrix purs.	Trichophyton crateriforme. . .	112	0	3	0	115
	Tr. effractum	7	0	0	0	7
	Tr. fumatum.	1	0	0	0	1
	Tr. umbilicatum	1	0	0	0	1
	Tr. regulare..	1	0	0	0	1
	Trichophyton acuminatum. . .	47	1	4	0	52
	Tr. pilosum	2	0	0	0	2
	Trichophyton violaceum. . . .	35	2	1	1	39
	Tr. glabrum	1	0	0	0	*
Tr. néo-endothrix.	Trichophyton cerebriforme . .	5	7	1	0	13
	Trichophyton plicatile.	0	2	0	0	2

* Ce cas a été rencontré après ma statistique arrêtée et n'en fait pas partie.

Tableau montrant la fréquence relative des principaux Trichophytons endothrix et Néo endothrix sur 500 Dermatomycoses, à Paris en 1906-1909.

TRICHOPHYTON CEREBRIFORME (Sabouraud 1893).

J'ai observé treize fois l'espèce trichophytique dont je vais parler maintenant. Elle n'est donc pas des plus rares. Elle tire un intérêt particulier de ce fait qu'elle ressemble beaucoup en ses cultures au *Tr. crateriforme*, surtout au début, et que plusieurs auteurs, des meilleurs en ces questions, ont confondu ces deux espèces, d'où un grand nombre d'erreurs assez faciles à dissiper désormais.

Il y a quinze ans, je n'avais pas nommé botaniquement les diverses espèces de Dermatophytes que j'avais reconnues et différenciées. Et j'avais désigné cette espèce sous le nom de Trichophyton à culture *jaune*, craquelée, vermiculaire [1]. Bodin latinisa ce nom et ce Trichophyton devint le *Tr. flavum*. Je trouve ce nom médiocre, car beaucoup de Dermatophytes ont une culture jaune sur milieux d'épreuve, et je crois, puisque le présent travail a pour but de refondre et d'unifier toutes les recherches déjà faites sur ces sujets, devoir lui donner le nom bien plus caractéristique de *cerebriforme* qui, non seulement désigne mieux l'aspect spécial de ce Parasite en culture, mais, par sa forme et sa consonance, fait à la fois symétrie et opposition au nom du *Tr. crateriforme*, celui de tous les Trichophytons avec lequel il a le plus de ressemblance et dont il importe le plus de le distinguer.

Cultures. — Ce qui caractérise sa culture sur les milieux d'épreuve, c'est que, dès son origine, et de plus en plus, sa surface est comme chiffonnée. A son tout premier début, on peut penser à une culture cratériforme, mais bientôt sa surface se plisse et perd sa régularité. A l'âge où la culture cratériforme prend l'aspect d'un bouton, celle-ci est bosselée, contournée et sa surface prend peu à peu un aspect cérébriforme tout à fait caractéristique et qui s'accusera avec l'âge. Alors sa forme ne ressemble plus que de très loin à celle de la culture cratériforme adulte. Sa couleur est blanche d'abord, puis elle devient crème sur milieu d'épreuve. Plusieurs autres caractères distinguent cette culture de la culture cratériforme. Lorsqu'elle vieillit, son centre prend un aspect finement craquelé caractéristique que les figures 1⁴, 1⁴ de la planche XIII, mettent en valeur. Cette surface ressemble très exactement à la face profonde d'une pelure de poire desséchée, craquelée, grumeleuse, jaunâtre. Le pourtour de la culture présente aussi des particularités très différentielles : tandis que les rayons qui entourent la culture cratériforme sont tous égaux et très fins, constituant autour de la culture une auréole poudreuse très égale, les rayons qui entou rent la culture cérébriforme sont distincts un par un et inégaux; leur dos est poudreux quand ils affleurent la surface: vus par transparence ils ressemblent à des brins de mousse.

Tout cela est très étranger à la culture cratériforme. Sur aucun milieu, d'ailleurs, le *Tr. cerebriforme* ne peut se confondre avec le *Tr. crateriforme*.

(1) SABOURAUD. Contribution à l'étude de la trichophytie humaine. IIIe mémoire. *Annales de Dermat. et de Syph.*, juin 1893, p. 815.

LÉGENDE DE LA PLANCHE XIII

Trichophytons néo-endothrix.

I. TRICHOPHYTON CEREBRIFORME.

I. I. — Cultures de 23 jours sur gélose maltosée.

I^2. I^2. — Cultures de 35 jours —

I^3. I^3. — Cultures de 2 mois —

I^4. I^4. — Cultures de 2 mois — en tubes.

I^5. I^5. — Cultures de 2 mois sur gélose glucosée.

II. TRICHOPHYTON PLICATILE.

II. II. — Cultures de 20 jours sur gélose maltosée.

II^2, II^2. — Cultures de 35 jours —

II^3. II^3. — Cultures de 2 mois —

II^4. II^4. — Cultures de 2 mois — en tubes.

LÉGENDE DE LA PLANCHE XIII

Trichophytons néo-endothrix.

I. TRICHOPHYTON CEREBRIFORME.

I, I. — Cultures de 25 jours sur gélose maltosée.

I^2, I^2. — Cultures de 35 jours —

I^3, I^3. — Cultures de 2 mois —

I^4, I^4. — Cultures de 2 mois — (en tubes).

I^5, I^5. — Cultures de 2 mois sur gélose glucosée.

II. TRICHOPHYTON PLICATILE.

II, II. — Cultures de 20 jours sur gélose maltosée.

II^2, II^2. — Cultures de 35 jours —

II^3, II^3. — Cultures de 2 mois —

II^4, II^4. — Cultures de 2 mois — (en tubes).

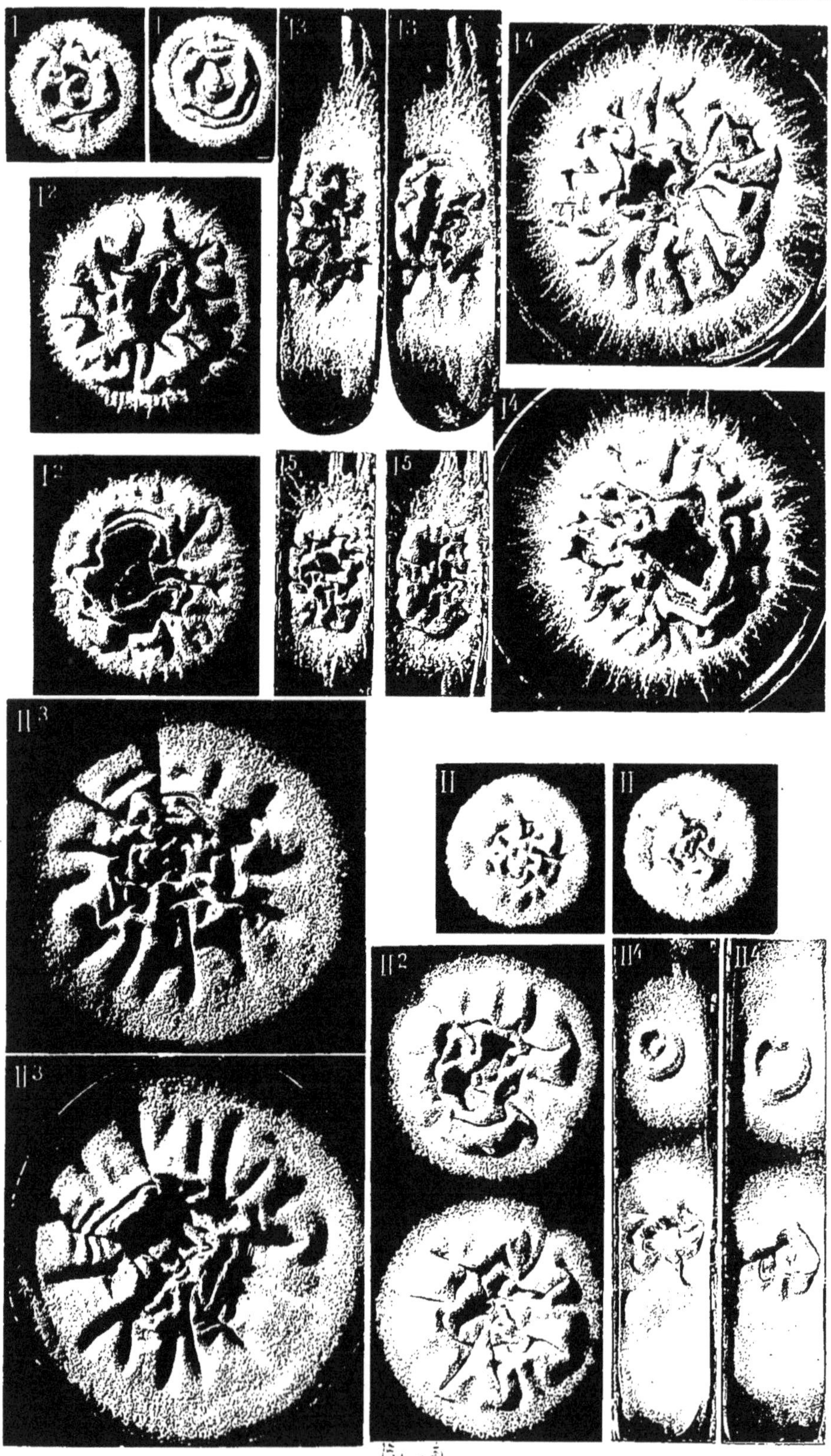

Masson et Cie, Éditeurs

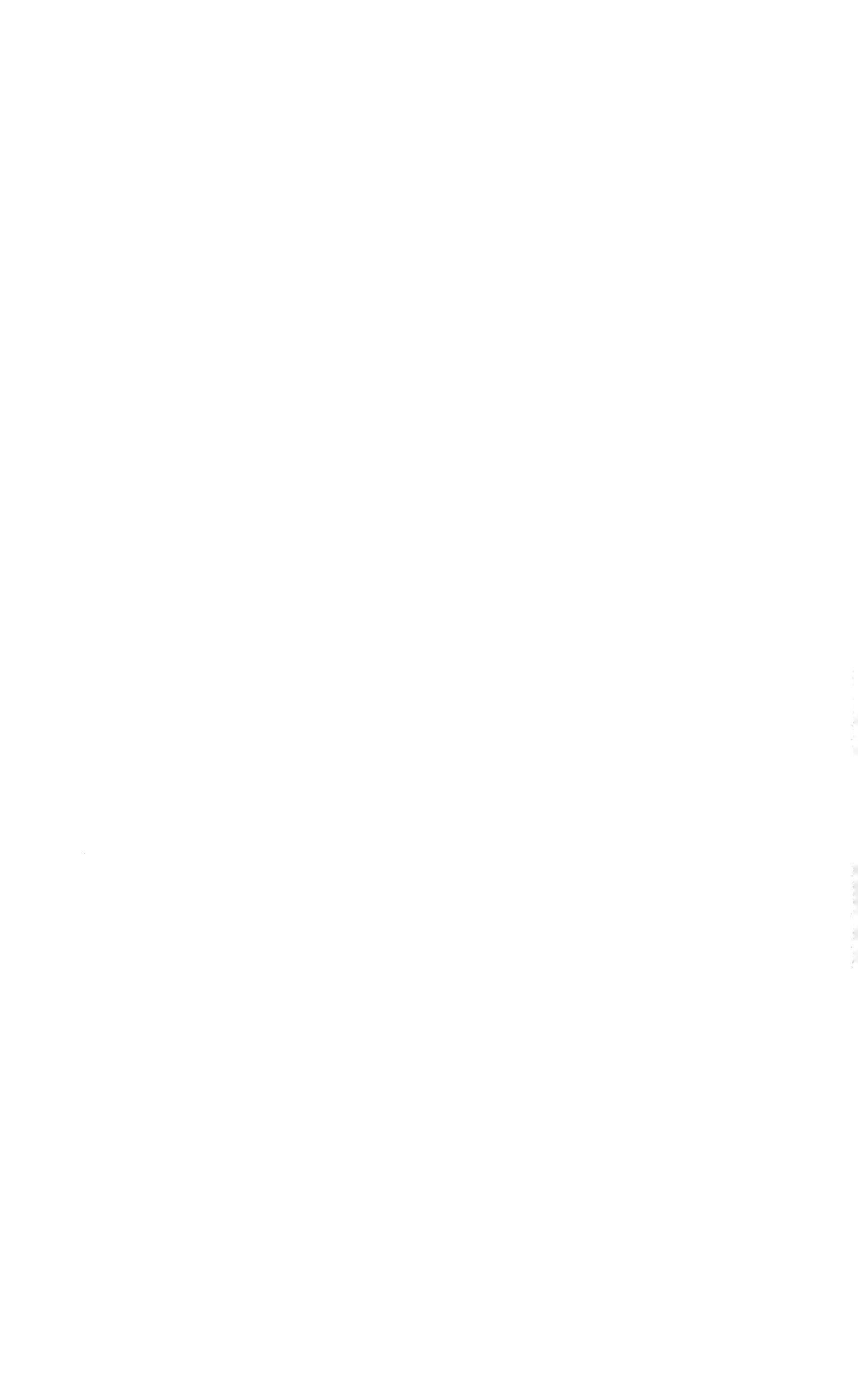

Histoire et bibliographie. — Lorsque je rencontrai cette espèce, en 1893, je la confondis d'abord avec le Tr. cratériforme (1). C'est quelques mois plus tard que je la différenciai, en des termes qui ne peuvent prêter à aucun doute. J'établis ses caractères propres de culture sur moût de bière gélosé, sur pomme de terre, sur milieu d'épreuve où « la culture se présente avec un centre craquelé formé de contournements cérébriformes ». En outre, j'en fournis dans l'Atlas des *Trichophyties humaines* deux photographies caractéristiques (2), et j'explique comment on doit éviter la confusion de cette espèce et de l'espèce à culture cratériforme (3). Cette faute signalée n'empêcha pas plusieurs auteurs de la refaire après moi. En 1895 (4), et même en 1906 (5), Adamson croit que le *Tr. crateriforme* fait la moitié des trichophyties de la barbe en Angleterre. Cependant, Mibelli, en 1896, retrouvait à Parme mon « Trichophyton à culture vermiculaire », dans 4 trichophyties légères *de la barbe* sans véritables nodules sycosiques (6). Mais, en 1900, Bodin publia, comme Adamson, un cas de trichophytie de la barbe dû au *Tr. crateriforme* (7), et il affirme de nouveau le fait dans son petit ouvrage sur les *Champignons parasites de l'homme* (8). A la vérité, personne ne peut dire que le *Tr. crateriforme* ne se rencontrera jamais dans une trichophytie de la barbe, néanmoins, parmi les 400 cas de dermatomycoses soumis par moi à la culture en 1892-1894, et parmi les 500 cas étudiés par moi depuis 1906, je ne l'ai jamais rencontré. Si les auteurs précités avaient connu le *Tr. cerebriforme*, on pourrait provisoirement admettre leur opinion, mais jamais ils n'en ont expressément différencié le soi-disant *Tr. crateriforme* qu'ils rencontraient dans la barbe. Bodin, nommant ce parasite *Tr. flavum*, d'après mes travaux ajoute même qu'aucun auteur, après moi, ne l'a signalé. C'est que ceux qui l'avaient rencontré l'avaient méconnu.

Origine animale du Tr. cerebriforme. — Sur l'origine animale de ce Trichophyton, il n'a été écrit, je crois, que des erreurs. Les premières sont venues de moi. J'avais obtenu cette culture, en 1893, d'une trichophytie de la barbe chez un officier d'artillerie de la garnison d'Orléans. Cet officier me raconta que depuis dix-huit mois, les chevaux de son régiment avaient présenté 150 cas d'herpès circiné, et que 6 infirmiers-vétérinaires en avaient été atteints.

Je me mis aussitôt en rapport avec M. Angot, vétérinaire en premier du régiment, et j'allai étudier cette épidémie à Orléans. Elle touchait à sa fin; je vis plusieurs chevaux guéris ou en guérison, j'examinai des squames et des poils, j'en emportai même pour en essayer la culture. Cependant, ces cultures restèrent infructueuses, bien que l'examen microscopique m'ait montré le parasite dans plusieurs poils. J'ignorais

(1) SABOURAUD. Contribution à l'étude de la trichophytie humaine. IIe mémoire. *Annales de Dermat. et de Syph.* février, 1893, p. 116.

(2) Atlas des *Trichophyties humaines*, fig. 124-125.

(3) *Trichophyties humaines*, p. 189, note 1.

(4) ADAMSON. Observations on the parasites of Ringworm. *British Journal of Dermat.*, 1895, VIII, p. 201.

(5) Lettre particulière.

(6) V. MIBELLI. Sur la pluralité des Trichophytons. *Annales de Dermat et de Syph.*, 1896, p. 733. Il est à remarquer que d'après les plus récents travaux le *Tr. cratériforme* n'existe pas en Italie.

(7) *Annales de Dermat. et de Syph.*, décembre 1900, p. 1205.

(8) E. BODIN. *Les Champignons parasites de l'homme. Encyclopédie Léauté*, p. 108.

encore que l'ensemencement du poil de Cheval trichophytique ne doit être pratiqué qu'avec le millimètre inférieur de sa portion radiculaire. J'ignorais aussi que les poils de nos Animaux domestiques portent, le plus souvent, des germes de Moisissures en grand nombre, et que si on ensemence par tronçons leur portion aérienne à côté de leur portion radiculaire, les cultures seront presque toujours recouvertes de Champignons étrangers, et perdues sans recours. Enfin, je ne connaissais pas alors les Trichophytons ordinaires du Cheval.

Aussi, devant l'ensemble si imposant des commémoratifs, je ne crus pas pouvoir mettre en doute l'origine équine du Trichophyton que l'officier m'avait présenté. C'est seulement plusieurs années après qu'un doute m'est venu. Et voici mes raisons de douter encore :

1° Les six cas de trichophytie cutanée des infirmiers-vétérinaires étaient déjà guéris quand je fus à Orléans. Chaque fois, le parasite n'avait attaqué que l'épiderme, bien que plusieurs cercles parasitaires aient eu la barbe pour siège et eussent été mal traités. Ceci est contraire aux mœurs du *Tr. cerebriforme*, qui envahit les poils, sans faute, lorsqu'il a créé sur les joues la première lésion d'herpès circiné. Il est, à la rigueur, possible que l'officier dont j'avais ma première culture, eût contracté sa trichophytie ailleurs qu'au régiment. En tous cas, je n'ai pas fourni la preuve de son origine.

2° Jamais, par la suite, dans aucun des cas de trichophytie animale directement étudiés par moi ou par d'autres, on n'a retrouvé ce Trichophyton. J'en ai trouvé beaucoup d'autres et, en particulier, un qui pouvait bien avoir été la cause de l'épidémie d'Orléans, et qui a été décrit et cultivé pour la première fois en 1898, par Matruchot et Dassonville [1].

Plus tard, ne retrouvant pas ce Trichophyton chez le Cheval, et l'ayant observé chez des ruraux, je crus qu'il s'agissait d'un Trichophyton du Veau. Bodin, l'étudiant dans sa monographie des Trichophytons du Cheval, le crut, pour les mêmes raisons, originaire des bovidés [2].

Lorsque R. Blanchard résuma les plus récents travaux parus à cette époque sur les Dermatophytes, dans le *Traité de pathologie générale* de Bouchard [3], il crut les symptômes observés par moi sur le Cheval dans l'épidémie d'Orléans, identiques à ceux que Mégnin avait donnés à la trichophytie équine spéciale qu'il avait attribuée à un *Trichophyton depilans*, hypothétique [4]. Mon Trichophyton « à culture jaune craquelée, vermiculaire », devenait ainsi le *Trichophyton depilans du Cheval* (Mégnin).

Plus tard enfin, Gueguen [5], supposant certaine cette identification de Blanchard, décrit, *d'après moi*, les cultures craquelées, vermiculaires, en les attribuant au *Tr. depilans de Megnin*. Et il ajoute, d'après Mégnin, (qui n'avait point fait de cultures), que ce Trichophyton produit des lésions

(1) MATRUCHOT et DASSONVILLE. Recherches expérimentales sur l'Herpès du Cheval; un nouveau Trichophyton producteur d'herpès. *Congrès de l'A.F.A.S.*, Nantes, 11 août 1898.

(2) E. BODIN. *Les teignes tondantes du Cheval et leurs inoculations humaines*, 1896, p. 86.

(3) R. BLANCHARD. Parasites végétaux (à l'exclusion des bactéries). *Traité de Pathologie générale de Bouchard*, Paris, 1896, Masson et Cie, édit., t. II, p. 811-925.

(4) WEBER et MÉGNIN. Note sur le *Trichophyton depilans*. *Bull. Soc. centr. de méd. vétér.*, 1882, p. 1247-1250.

(5) GUEGUEN, *Les Champignons parasites de l'Homme et des Animaux*. Paris, 1904, p. 141.

chez le Veau, chez le Cheval, chez l'Homme, et qu'il existe probablement sur le Bœuf et sur le Mouton. Or, de ce que je viens de raconter, il ressort qu'on n'a jamais obtenu une seule fois cette culture d'un Animal quelconque : Cheval ou Veau, Bœuf ou Mouton, et que l'Homme est jusqu'ici, son seul hôte connu de façon certaine[1]. La proportion des cas de trichophytie dûs à ce Parasite paraît largement différer suivant les pays. Tandis que nous observions ce Parasite 15 fois seulement sur 500 dermatomycoses à Paris, Dalla Favera à Parme rencontrait 45 fois le même *Tr. cerebriforme* sur 144 observations : 35 fois à la barbe, 4 fois au cuir chevelu, 6 fois sur la peau glabre. La préférence de ce Trichophyton pour la barbe de l'Homme paraît donc partout évidente, et encore plus à Parme qu'à Paris.

Étude clinique. — L'affection à laquelle donne lieu le *Tr. cerebriforme* peut s'observer sous forme d'Herpès circiné, de Trichophytie de la barbe et de Tondante trichophytique, mais, chose remarquable, surtout à Paris où les trichophyties de la barbe sont rares relativement aux tondantes, c'est surtout dans les trichophyties de la barbe qu'on le rencontre.

I. Le cercle d'*herpès circiné* auquel donne lieu le Parasite peut atteindre et dépasser les dimensions d'une pièce de 5 francs. C'est un cercle rose, légèrement saillant en totalité au-dessus de la peau voisine, sec d'abord et pour ainsi dire non vésiculeux; puis quand la lésion vieillit, la surface de l'épiderme corné est soulevée par un suintement léger, pseudo-impétigineux, et, sous la squame-croûte qui se forme ainsi, on peut trouver quelques pustulettes folliculaires orificielles disséminées.

II. *A la barbe* de l'Homme la lésion débute ordinairement de même, et cette trichophytie est l'une de celles qui montrent à leur début le cercle d'herpès circiné le plus longtemps remarquable; mais souvent une partie du cercle s'atténue, alors que le reste demeure, et la lésion se réduit à un segment de cercle.

Les poils malades sont d'abord peu nombreux, souvent disséminés sur la surface du cercle, par groupes de trois à cinq poils malades, séparés par des poils sains.

Ces groupes se multiplient et persistent après la disparition des cercles, et ceci représente une deuxième phase de l'affection. Alors, les cercles ont disparu complètement, les groupes de cheveux malades sont très nombreux et, sur ces points, s'observent de petites lésions

[1] Peut-être faut-il faire une exception et ce serait pour le Chat. En effet, Bunch, élève de J.-J. Pringle qui a publié l'un des meilleurs travaux expérimentaux sur les dermatomycoses communes à l'Homme et aux Animaux a trouvé, sur un Enfant de 9 ans, et sur le Chat de la maison, des plaques de tondante dont la culture pourrait être celle du Trichophyton cerebriforme. Mais cette identification n'est point certaine. Cf. J.-R. Bunch. On ringworm infection in man and animals. *British medical journal*, février 1891 (6e cas).

épidermiques pseudo-impétigineuses. Ce sont des points que le bout du doigt cacherait; leur surface est facilement humide au grattage, et, à cause de cela, montre souvent de petites croûtelles séreuses, jaunes, comme de la poussière de résine ([1]).

A cette deuxième phase, plus durable que la première, succède ordinairement une troisième : phase des abcès moniliformes, phase sycosique. L'irritation de surface des points malades disparaît, mais, audessous de plusieurs d'entre eux, la peau s'infiltre, et il se forme dans son épaisseur des séries de petits abcès oblongs, intra-cutanés, distincts les uns des autres, le plus souvent allongés dans le sens transversal. Ces abcès, douloureux, et d'évolution lente, varient en dimension de celle d'un grain de blé à celle d'un noyau d'olive. On peut en voir plusieurs, disposés l'un au bout de l'autre et communiquants. La barbe entière en présente de cinq à vingt ; même lorsqu'ils sont nombreux, ils restent distincts sans que leur réunion ait jamais formé un cercle de kérion ([2]).

Lorsque j'ai décrit pour la première fois cette trichophytie spéciale, je croyais que ces abcès n'étaient pas trichophytiques mais microbiens, sans doute parce que l'un des abcès que j'avais ensemencés avait été infecté secondairement. En réalité, chaque abcès se collecte autour d'un débris de poil trichophytique, qui en fait le centre, et qu'on y retrouve assez facilement sur des coupes sériées.

La culture de ces abcès reste stérile, ou bien, quand on a ensemencé le cheveu qui est en leur centre, elle donne le Trichophyton causal. Ces abcès, comme je le disais, « ont peu de tendance à s'ouvrir spontanément, et persistent par places, isolés les uns des autres » pendant des mois, obligeant souvent à de petites ponctions évacuatrices au galvano-cautère, pour arriver à la guérison.

A la barbe, cette trichophytie, présente donc trois phases : 1. une première phase d'invasion épidermique : cercle d'Herpès circiné.

2. — Une deuxième phase d'envahissement pilaire, au cours de

([1]) Voici en quels termes je décrivais ces lésions en 1894 :
« *Trichophytie de la barbe, à forme de dermite humide disséminée....* Sa première caractéristique est la dissémination des lésions par petits placards. On trouve de deux à dix et douze points malades où l'épiderme est exfolié comme par une application vésicante ou une brûlure légère. Il y a à leur surface une légère exsudation séreuse, et quelquefois, une gouttelette concrétée d'un jaune d'or, est attachée, deci-delà à la base d'un poil sain ou malade. » *Trichophyties humaines*, 1894, p. 187.

([2]) Voici ce qu'en disait mon texte de 1894 : « Quelquefois, mais seulement plus tard on voit apparaître des points d'induration. Mais ces points sont hypodermiques, et, de plus, tous isolés, sans que ce processus se complique de folliculite agminée.... Ces points indurés, profonds, et disséminés aboutissent rarement à former des rudiments d'abcès qui peuvent se disposer en chapelets moniliformes, suivant les plis sous-mentaux. » (*Trichophyties humaines*, p. 188.)

laquelle les lésions épidermiques se réduisent au minimum et les lésions pilaires sont plus nombreuses et plus distinctes.

3. — Et une troisième phase d'abcès moniliformes sous-cutanés disséminés.

Aspect du poil malade. Dans cette trichophytie, le poil malade est gros, grisâtre, quelquefois contourné dans la peau, suivant le type trichophytique, en *w* ou en *z*, à la surface de l'épiderme ou dans l'épaisseur de l'épiderme corné; le plus souvent, il dépasse la peau de trois millimètres: il est cassant à l'épilation, et amène parfois avec lui une collerette épidermique infiltrée de parasite.

III. *La tondante.* — La tondante infantile, à laquelle ce parasite donne lieu quelquefois, se présente sous un aspect ordinairement reconnaissable. Car, d'abord, elle débute par un cercle de trois à quatre centimètres de diamètre, plus rose, plus saillant, plus durable et par conséquent plus visible que celui qui précède la tondante à culture cratériforme. En second lieu, cette lésion épidermique crée très vite une sécrétion légère sur toute sa surface, en sorte que la lésion se trouve recouverte de squames, grisâtres sur leur face externe, jaunâtres sur leur face profonde qui est moite. Au-dessous d'elles on voit de petites pustules miliaires, assez peu nombreuses.

Les cheveux malades, grisâtres, repliés en *w* ou en *z* sont tout à fait analogues aux cheveux du *Tr. crateriforme*.

L'inflammation impétigineuse de surface demeure assez permanente mais superficielle. Après la guérison, la tache ronde restera longtemps teintée de rose, mais jamais je n'ai vu cette lésion passer par un stade inflammatoire du type du kérion, ni même par une phase d'abcès moniliformes du type que crée le même Trichophyton à la barbe de l'Homme adulte.

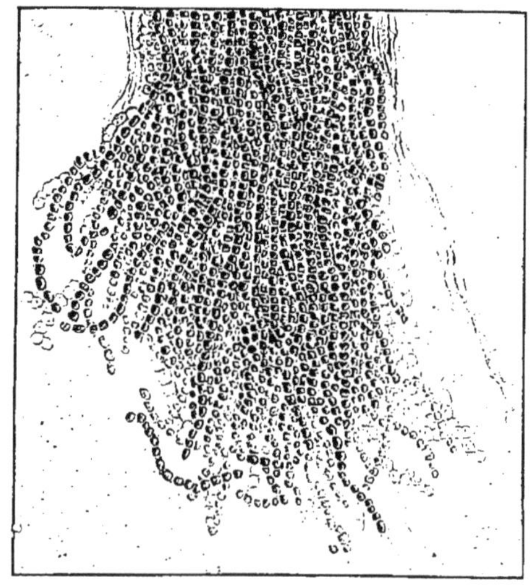

Fig. 129. — *Tr. cerebriforme* dans le cheveu de l'enfant. × 260.

Étude microscopique. — Dans l'étude microscopique du poil ou cheveu atteint par le *Tr. cerebriforme*, voici les points qui me paraissent devoir être mis en lumière.

Au premier examen, s'il est fait d'une façon rapide, rien ne distingue le parasite du *Tr. cratériforme*, si l'on examine un cheveu tel que le représente la fig. 129, par exemple.

Mais si nous examinons successivement cinq ou six cheveux d'une préparation, nous ne tarderons pas à en rencontrer plusieurs qui montreront, en dehors d'eux, des filaments parasitaires parallèles au cheveu. Le *Tr. cérébriforme* n'est donc pas un endothrix exclusif quoiqu'il soit endothrix pur sur certains cheveux (fig. 130).

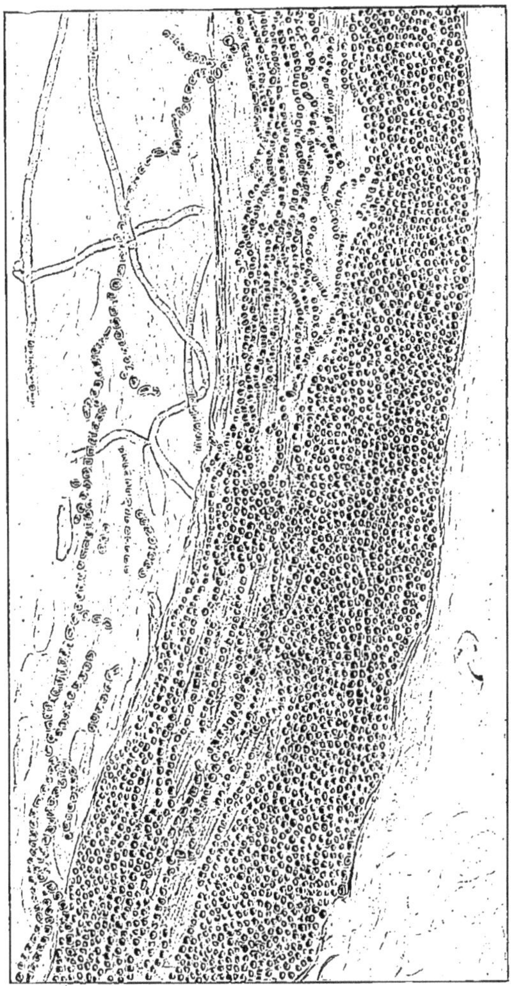

Fig. 130. — *Tr. cerebriforme*. Aspect du parasite néo-endothrix. × 260.

Et tandis que le parasite dans le cheveu est composé de spores moyennes, ovalaires, en chaînes plus ou moins distinctes, les filaments extra-pilaires seront plus gros, rubanés, découpés par des cloisons en éléments carrés, ou bien faits de chaînes d'éléments subsphériques de grosseur diverse, irrégulièrement dichotomisées (fig. 131).

Il est à remarquer que le *Tr. cérébriforme* se présente comme les Trichophytons endothrix, tantôt sous forme d'éléments quadrangulaires à angles mousses, réunis en chaîne, et ces chaînes résistent pour la plupart à la dissociation par la potasse (fig. 132); tantôt, au contraire, les cellules parasitaires sont dissociées une par une; elles ont perdu toute cohésion (fig. 133), et il semble bien que ce fait soit indépendant du degré de dissolution du cheveu dans la solution potassique, car on peut dans la même préparation observer les deux types pour ainsi dire côte à côte, ou sur des fragments de poil voisins. Ceci semble dépendre du degré de maturité des éléments sporulaires.

Les filaments parasitaires situés hors du cheveu gardent plus longtemps les formes rubanées, et les éléments gros et difformes qui sont caractéristiques du stade d'invasion des Dermatophytes.

Les caractères microscopiques de ce parasite ne sont pas tels d'ailleurs qu'ils suffisent à faire affirmer son espèce. On peut seulement l'induire des caractères cliniques et microscopiques. Et c'est la culture seule qui donnera une certitude.

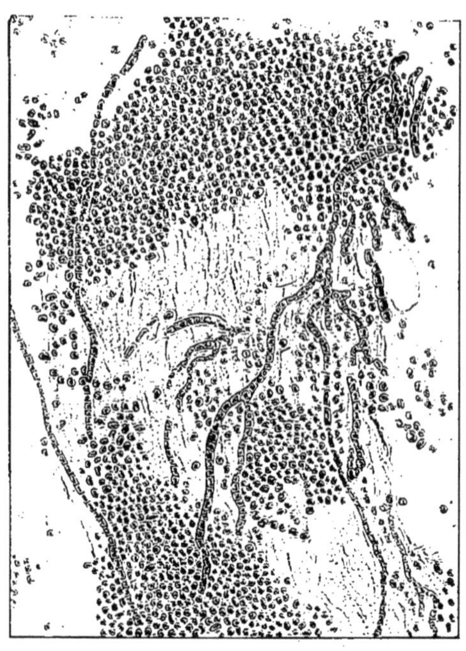

Fig. 151. — *Tr. cerebriforme*. Cellules arrondies dans le cheveu; filaments hors de lui. × 260.

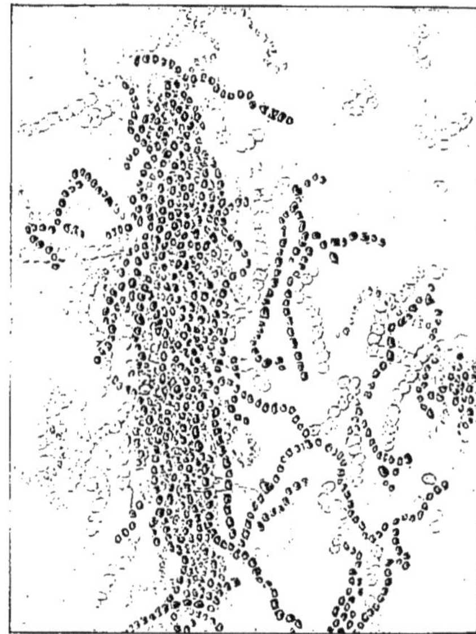

Fig. 152. — *Tr. cerebriforme*. Le cheveu dissous, presque toutes les cellules parasitaires conservent leur organisation en filaments. × 260.

Inoculations. — L'inoculation du *Tr. cerebriforme* au Cobaye, pratiquée suivant les techniques ordinaires, est aisément positive.

Dix jours après l'inoculation, apparaît, au centre d'une aréole rouge, une croûte roussâtre englobant les poils à leur base.

Ces poils repris et examinés 4 ou 5 jours plus tard montrent des filaments mycéliens dans leur épaisseur.

La lésion du Cobaye est toujours fugace, elle dure 15 jours environ et guérit par dessiccation et chute de la croûte et des poils, comme toutes les lésions similaires.

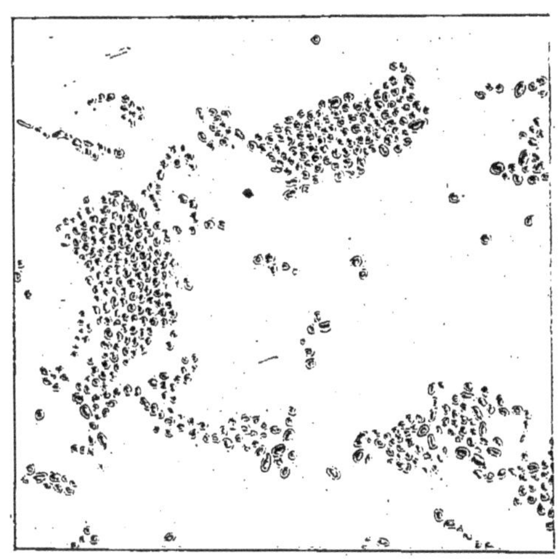

Fig. 155. — *Tr. cerebriforme*. Le cheveu étant dissous, presque tous les filaments sont rompus et les cellules parasitaires dissociées. × 260.

TRICHOPHYTON PLICATILE (Sabouraud, 1909).

Nous n'avons rencontré le *Tr. plicatile* que deux fois sur 500 dermatomycoses; les deux fois, dans la barbe de l'Homme et avec les caractères suivants (¹) :

Emmanuel Bl..., homme de 50 ans portait une trichophytie suppurée de la barbe, du type que nous nommons le kérion en coupole : lésions très saillantes, arrondies, indurées, dont la surface est criblée de pustules. Très facilement on trouvait sur ces lésions, d'ailleurs nombreuses et disséminées sur toute la région de la barbe, des poils cassés à deux millimètres au-dessus de la peau, gris, faciles à saisir avec la pince, mais cassant à l'épilation, tandis que d'autres, ordinairement sains, s'épilaient entiers, sans traction.

Le second malade : *Victor Ric...*, 25 ans, lorsque je l'ai vu pour la première fois, montrait sur les joues une trichophytie sèche à cercles rouges, couverts de nombreux poils gris, cassés à deux millimètres au-dessus de la peau, et fragiles.

Un peu plus tard les lésions, sans faire de kérion proprement dit, changèrent d'aspect. Il se forma au-dessous d'elles de nombreuses nodosités intra-cutanées disséminées, distinctes les unes des autres ou fusionnées, quelques-unes très douloureuses.

Le premier malade fut guéri par les émollients, l'épilation et les badigeons d'alcool faiblement iodés.

Le second nous quitta en cours de traitement.

Examen microscopique. — Le *Tr. plicatile* est un type des Tri-

(¹) En 1909, HENRIK BANG, étudiant les trichophyties de Copenhagne (*inédit*) vient de rencontrer, sur 80 cas mis en culture, 57 cas de *Tr. plicatile* : 29 fois dans la barbe avec ou sans localisations accessoires à la peau glabre, 6 fois sur la peau glabre seule, 2 fois dans une tondante de l'enfant. Cette fréquence, en Danemark, d'une trichophytie rare en France est très remarquable.

chophytons néo-endothrix. Dans la même préparation de poils prove-

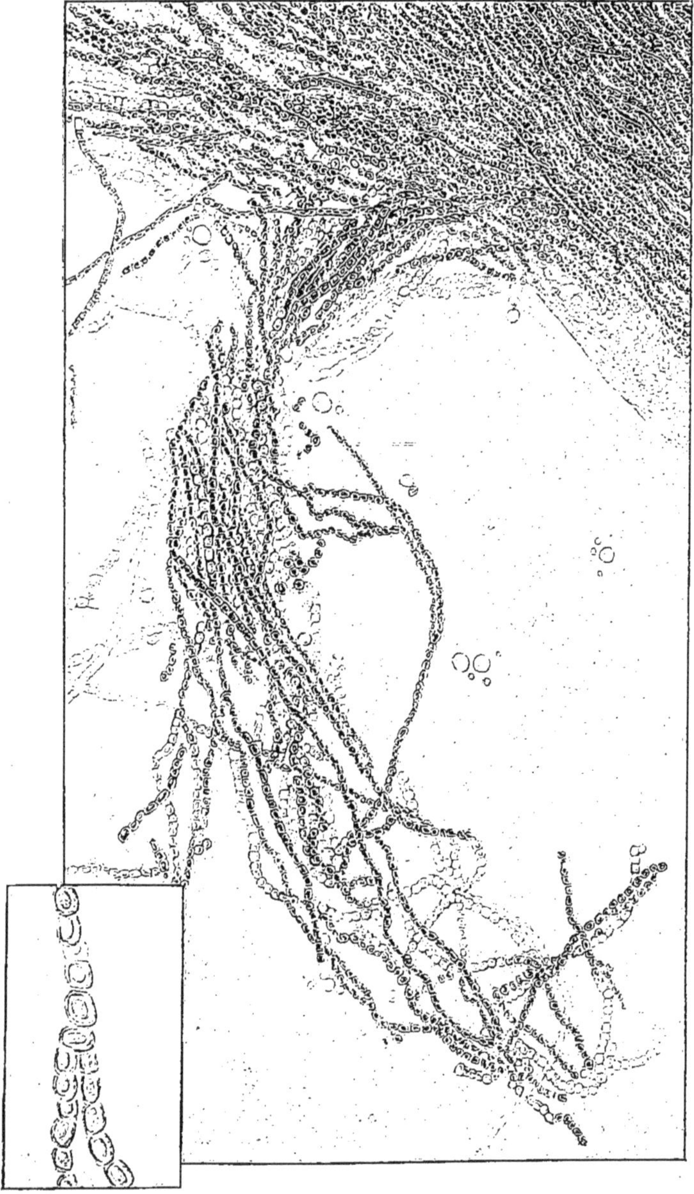

Fig 134. — *Trichophyton plicatile* dans le poil de la barbe humaine. × 260. Le carton à 760.

nant du même sujet, on trouve le parasite rigoureusement endothrix et d'autres cheveux sont entourés de quelques filaments rubanès. Plus on examine des poils provenant de lésions anciennes, moins on y retrouve semble-t-il de trousseaux filamenteux parasitaires hors du cheveu.

Cultures. — *Les cultures* du *Tr. plicatile* sont nettement analogues aux cultures du type cratériforme. Elles sont blanches, de consistance cartonneuse et de surface poudreuse.

Leur surface donne l'idée d'une étoffe soyeuse qu'on aurait laissé retomber sur elle-même de façon que son centre soit tout fait de plis chiffonnés. La photographie en donne une idée plus nette que la meilleure description et fournit aussi sa différenciation avec le *Tr. cerebriforme* (Pl. XIII, fig. 11[2] et 11[3]).

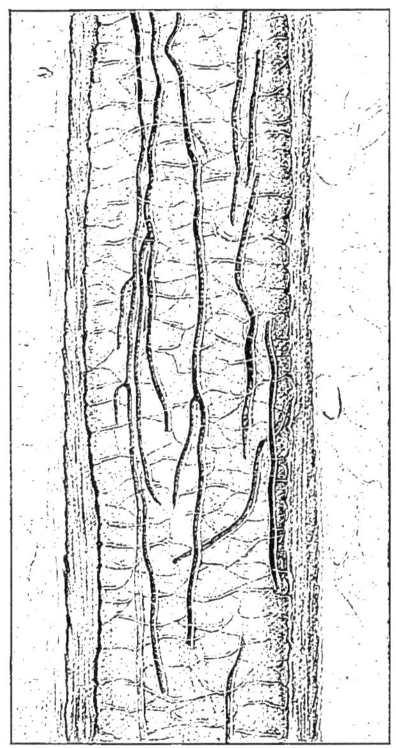

Fig. 155. — *Trichophyton plicatile*, dans le poil du Cobaye, 15 jours après l'inoculation. × 260.

Lorsque les cultures vieillissent elles s'entourent d'une aréole poudreuse moins visiblement rayonnée que celles du *Tr. cerebriforme*.

Sur leur surface il arrive que les plicatures se fendillent, mais rien, dans ce phénomène, ne rappelle les lacunes qui caractérisent les cultures même jeunes du *Tr. effractum*, pas plus que leur surface poudreuse ne rappelle l'aspect grumeleux du centre des cultures du *Tr. cerebriforme*. Leur aspect spécial est particulièrement visible sur les cultures en tube de la Pl. XIII, fig. 11[3]).

Inoculations. — L'inoculation du *Tr. plicatile* au Cobaye est facile et donne, dans le poil l'aspect d'un Tr. endothrix pur, dont les filaments jeunes, descendant dans le cheveu, font de nombreuses dichotomies et ne sont coupés de cloisons qu'à de longs intervalles.

Trichophyties suppurées et Trichophytons endothrix. — En 1892-94, je croyais que toutes les trichophyties suppurées étaient d'origine animale et causées par des Trichophytons ectothrix. Cette opinion est trop absolue, il faudrait remplacer le mot *toutes* par *la plupart*, car il y a des trichophyties suppurées causées par des Trichophytons endothrix.

Le fait fut observé, d'abord par Mibelli, puis par Colcott Fox et Blaxall. Dans deux cas, ces auteurs virent de larges trichophyties vésico-pustuleuses du scalp, causées par un Tr. endothrix. Plus tard, ils observèrent cinq cas de « kérions spontanés typiques » associés à la présence d'un Trichophyton endothrix dont la culture fut cratériforme. J'avais déjà montré à cette époque, à côté du *Tr. crateriforme*, l'existence du *Tr. cerebriforme*, mais ce fait n'avait pas été remarqué, et les observateurs anglais crurent que le *Tr. crateriforme* rencontré dans les kérions était le même qui fait nos tondantes trichophytiques. Ils en vinrent même à considérer qu'une trichophytie montrant des pustules isolées, traversées chacune par un cheveu malade, ou encore des pustulettes réunies en petits groupes, étaient des caractères qui devaient suggérer l'hypothèse d'un Tr. endothrix [1]. Mac Leod [2] insiste, un peu plus tard, sur un cas semblable dans lequel la lésion rouge, saillante, large de deux pouces, ne pouvait avoir d'autre nom que kérion et où l'on trouvait un Trichophyton endothrix.

Le dernier travail de Colcott Fox sur les Endothrix de Londres remet les choses au point, en donnant, à peu de chose près, aux Trichophyties endothrix, les caractères que nous leur avons toujours attribués.

Il n'en demeure pas moins trois faits vrais à mentionner : 1° que dans de rares cas, le *Tr. crateriforme* lui-même peut donner au cuir chevelu une lésion légèrement inflammatoire et finement pustuleuse, de caractères assez analogues à ceux que le même Trichophyton donne à certains de ses cercles d'herpès circiné de la peau glabre.

2° Que l'on peut rencontrer des Trichophytons endothrix, par exemple le *Tr. violaceum*, dans des lésions nettement inflammatoires et pustuleuses.

3° Enfin, que certains néo-endothrix, comme le *Tr. cerebriforme* et le *Tr. plicatile*, donnent lieu à des lésions qui peuvent sans doute aller jusqu'au kérion vrai, mais sont normalement sycosiformes.

L'étude scientifique, positive, et la détermination en chaque pays des espèces de Trichophytons endothrix capables de créer des lésions folliculitiques et suppurées est encore à faire.

IV. — LES TRICHOPHYTONS ECTOTHRIX MICROÏDES

Avec l'étude des Trichophytons microïdes nous abordons un chapitre nouveau de notre sujet. Et il est nouveau non seulement parce qu'il aura pour objet des faits très différents de ceux que nous connaissons, mais aussi parce que ces faits sont en grande partie méconnus et qu'ils n'ont jamais été envisagés comme il convient.

Nous définirons les Microïdes : des Trichophytons caractérisés, à l'examen microscopique du cheveu, par la petitesse de leurs spores

(1) Fox et Blaxall. *Loc. cit.*, 1899, p. 9.

(2) Mac Leod. Kerion Celsi. *Dermat. Soc. of London*, 15 mars 1901.

extrapilaires qui constituent au cheveu une gaine analogue à celle des Microsporums, avec cette différence que cette gaine est faite, toute ou partiellement, de spores en chaîne dont les files sont aisément distinctes et reconnaissables.

Avant de commencer l'étude analytique des Trichophytons microïdes, je crois utile de présenter de leur groupe une vue générale et synthétique. Et puisque la caractéristique première du groupe est microscopique, c'est par l'étude de leurs caractères microscopiques que je commencerai.

Examen microscopique des Trichophytons microïdes. — Ces Trichophytons se rencontrent habituellement dans des trichophyties suppurées; cependant l'examen microscopique doit porter sur le cheveu ou le poil malade plutôt que sur la squame ou sur le pus.

Nous savons que l'aspect des divers Trichophytons n'est pas caractéristique dans la squame. Il en est de même dans le pus. Le pus trichophytique contient presque toujours du Parasite, car sa culture est presque toujours facile, abondante, et pure. Mais, dans le pus, l'examen direct, avec ou sans coloration, ne montre que peu d'éléments parasitaires reconnaissables, sans doute parce qu'ils y existent dissociés et se présentent à l'œil comme des débris nucléaires dont le pus foisonne.

Souvent l'examen du pus n'est positif que quand on y rencontre un fragment de poil ou de follet, ou de l'écorce parasitaire qui revêtait un poil malade; alors il montre à l'état de débris ce que l'examen du poil montrera plus précisément.

Beaucoup d'auteurs ont affirmé que la recherche d'un poil malade dans un kérion était difficile; cela est vrai si l'on cherche un poil malade sur une lésion en régression, ou même à la période d'état. Car souvent les poils malades ont été expulsés déjà de leur follicule par la suppuration. Mais au premier stade d'un kérion, les cheveux malades abondent et leur recherche est facile. Leur préparation extemporanée ou définitive se fera toujours d'après les règles techniques déjà établies.

Ces cheveux ou poils présentent un aspect si particulier qu'un dermatologiste avisé, peut, avant toute culture, les reconnaître au seul examen microscopique.

Et d'abord on peut dire que de tous les Dermatophytes les Tr. microïdes sont les plus complexes. Ils montrent réunis des éléments morphologiques que nous connaissons pour les avoir rencontrés chez les Microsporums, chez les Trichophytons, ou que nous verrons chez les Achorions, mais qui n'existent chez chacun d'eux que séparément, tandis qu'ici ils sont réunis.

1° Le caractère premier des Microïdes qui a causé bien des erreurs, est de faire autour du cheveu une écorce sporulaire très analogue, presque semblable au premier abord, à celle du *M. Audouïni*. Ces spores ont à peu près la même dimension, et souvent il semble qu'elles soient agminées l'une près de l'autre sans enchaînement. Mais lorsqu'on dissocie cette gaine on rencontre toujours, au milieu des spores égrenées, des multitudes de *chapelets de spores* que les Microsporums ne montrent jamais.

2° Comme les Microsporums, les *Tr. Microïdes* ont un mycélium intrapilaire. Il est fait de tigelles minces, septées à de lointains intervalles comme celui des Microsporums, mais aussi de rubans d'éléments quadrangulaires que le corps du cheveu microsporique ne montre jamais.

La plus curieuse des caractéristiques des Microïdes est le polymorphisme étrange de leurs éléments intrapilaires, polymorphisme au moins égal à celui que nous montrera plus loin le cheveu favique.

On trouve côte à côte des filaments flexueux et d'autres rectilignes (ceux-ci, comme ceux des Microsporums, apparaissent bleutés sur des préparations non colorées); des spores en chaîne de dimension et de réfringence divers, le tout dans un cheveu criblé de bulles disséminées que nous retrouverons dans le corps du cheveu favique (fig. 136).

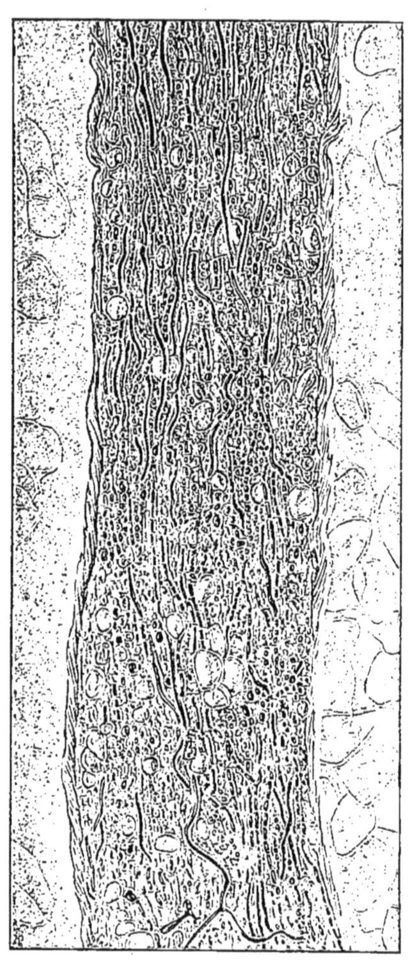

Fig. 136. — Mycélium intrapilaire d'un Tr. microïde. × 260.

Lorsqu'on examine un seul point du cheveu, le diagnostic peut être hésitant. Mais la réunion des éléments disparates fait d'abord penser au diagnostic vrai, car les différents aspects que nous représenterons séparément, coexistent dans la même préparation.

Enfin l'un des moyens les plus simples et les meilleurs de faire un diagnostic extemporané rapide est de procéder par écrasement du cheveu. Après chauffage dans la solution de potasse, on écrase et on examine. Au milieu de la fourmilière de petites spores qu'on aura dissociées autour du cheveu par écrasement, se verront de très nombreuses files de spores tout à fait étrangères à la morphologie des Microsporums. Ce tableau n'est offert que par les Trichophytons ectothrix du groupe des Microïdes. Les très nombreuses figures que nous en présenterons, montreront, un par un, les différents aspects que ces parasites peuvent présenter, et serviront mieux que toute description à les faire bien reconnaître.

Les Trichophytons microïdes forment deux groupes culturalement très distincts. Les *Gypseums* dont la culture est poudreuse ou plâtreuse et les *Niveums*, dont la culture est un duvet neigeux.

Nous étudierons d'abord le groupe des *Tr. gypseums*. Il comprend aujourd'hui six espèces ou variétés fixes, qui se ressemblent étroitement par leurs caractères de cultures. Je présenterai d'abord le tableau comparatif de leur fréquence à Paris sur 500 dermatomycoses consécutives.

TRICHOPHYTONS MICROIDES Groupe des gypseums.	CUIR CHEVELU.	BARBE.	PEAU GLABRE.	ONGLES.	TOTAL.
Tr. asteroïdes	5	0	10	0	15
Tr. radiolatum.	0	0	1	0	1
Tr. lacticolor	0	1	1	0	2
Tr. granulosum.	Ce parasite n'a été rencontré que dans une épidémie animale en province.				
Tr. farinulentum.	1	1	2	0	4
Tr. persicolor	0	0	2	0	2

C'est la première fois que ces espèces sont différenciées, figurées et qu'on en présentera l'histoire.

Dès 1894, j'affirmais que les cultures trichophytiques permettaient « non seulement la différenciation d'un nombre d'espèces indéfini, mais le groupement de ces espèces par familles » ; et que le groupe devenu aujourd'hui celui des Gypseums prouverait mieux que tout autre combien l'établissement de ces groupes est naturel et « spontané; combien sont évidentes à la fois la parenté et l'individualité propre des espèces d'un même groupe naturel, et enfin combien les espèces proches entre elles constituent cliniquement des trichophyties de symptômes objectifs analogues » (1).

C'est qu'en effet la proche parenté des espèces qui composent ce groupe est affirmée par la parité de leurs mœurs cliniques, par l'analogie objective de leur culture, et celles de leurs formes mycologiques

(1) *Trichophyties humaines*, p. 112.

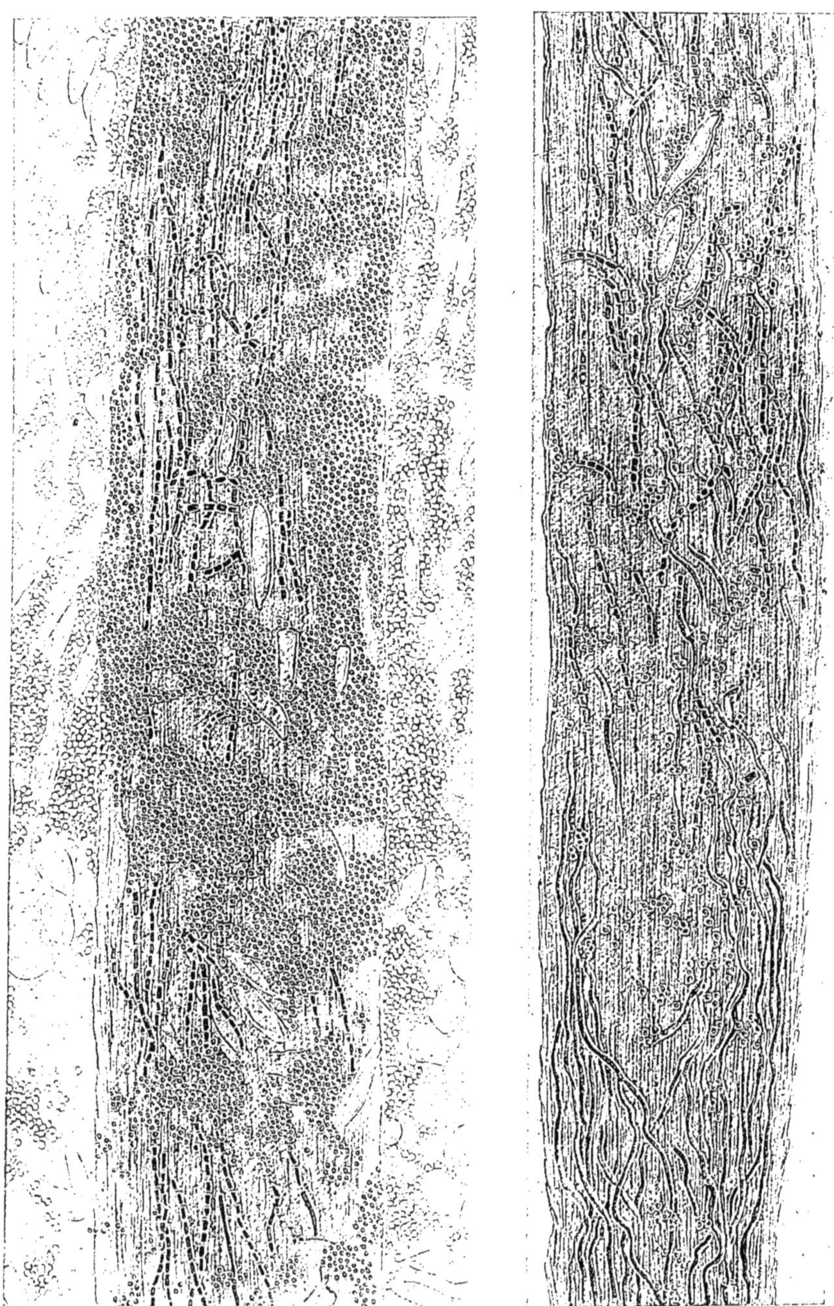

Fig. 137. — Poil de barbe envahi par un *Tr. : microïde* (Tr. : *astéroïdes*). Les 2 figures représentent les deux segments du même poil. La figure de droite étant normalement placée au-dessous de celle de gauche. × 260.

comme par la similitude de leur aspect microscopique dans la lésion humaine qu'elles déterminent.

Cultures. — La culture de tous les *Trichophytons gypseums* est parmi celles dont l'obtention est le plus facile. Duclaux le premier (¹) avait signalé ce fait qu'on obtenait des cultures pures en ensemençant le contenu des vésico-pustules trichophytiques. Les pustules des kérions, comme je l'ai montré en 1893(²), confirment pleinement cette règle qui a été vérifiée après moi par tous ceux qui se sont occupés de la question(³). Ces cultures sont aisément praticables sur tous milieux. Elles poussent à la température du laboratoire,à partir de 10 à 12° C. En ce qui concerne leur aspect, leur vitalité, leur résistance à la destruction, la constance de leurs altérations pléomorphiques, les cultures des Trichophytons que nous étudions en font le plus homogène des groupes dermatophytiques.

Les espèces qui le composent sont douées d'une vitalité, d'une rusticité très supérieures à celles des Trichophytons ordinaires. Leur rapidité de développement est frappante. Sur les tableaux d'ensemencement faits avec tous les Dermatophytes, on les voit prendre et garder sur toutes autres espèces une avance qui les fait deux fois plus grandes que les autres (⁴).

La plupart de leurs cultures se ressemblent au point qu'on se demande d'abord si elles ne sont pas identiques. Toutes sont caractérisées sur milieu d'épreuve d'abord par leur aspect plâtreux ou farineux.

Plusieurs étendent, autour du centre de la culture, des rayons flexueux immergés dont le dos, affleurant le milieu de culture, se couvre de poudre plâtreuse, ce qui donne à la culture une figure caractéristique. Certains diffèrent par leur couleur jaunâtre ou rose, mais dans l'ensemble l'analogie de leur dimension, de leur couleur, de la poudre de leur surface est plus frappante que leurs caractères différentiels.

Et cependant je n'ai jamais pu ramener à l'unité, même les variétés de ce groupe qui à tous points de vue apparaissent comme les plus proches entre elles.

Pour bien mettre en lumière leur différenciation, il faut s'adresser à des milieux spéciaux. J'avais remarqué autrefois que les milieux

(¹) Duclaux, in thèse de Feulard : Teignes et teigneux, p. 96.

(²) « Les cultures faites en strie sur gélose au moût de bière, avec le pus recueilli de vésico-pustules ou de pustules non ouvertes, peuvent donner des lignes ininterrompues de cultures sur tous les tubes ; pas un des tubes ensemencés avec la même lésion ne fournissant la moindre colonie d'une bactérie pyogène quelconque. *Trichophyties humaines*, p. 110.

(³) E. Bodin. *Tondantes du cheval*, 1895, p. 62.

M. Truffi. *Sulle tigne*, 1902, p. 91.

(⁴) J'en excepte les Microsporums animaux les plus vivaces et les Trichophytons *niveums*, Var : *radians* et Var : *denticulatum*, très proches des *Gypseums*.

LÉGENDE DE LA PLANCHE XIV

Les six Trichophytons gypseums.

TABLEAU COMPARÉ SUR GÉLOSE PEPTONISÉE 5 0/0.
(*Milieu de conservation.*)

I, I. — Trich. ASTEROIDES. Cultures de 25 jours (en tubes).
I², I². — — Cultures de 15 jours.
II, II. — Trich. RADIOLATUM. Cultures de 25 jours (en tubes).
II², II². — — Cultures de 15 jours.
III, III. — Trich. GRANULOSUM. Cultures de 25 jours.
III², III². — — Cultures de 15 jours (en tubes).
IV, IV. — Trich. LACTICOLOR. Cultures de 25 jours.
IV², IV². — — Cultures de 15 jours.
V, V. — Trich. FARINULENTUM. Cultures de 25 jours.
V², V². — — Cultures de 15 jours (en tubes).
VI, VI. — Trich. PERSICOLOR. Cultures de 25 jours.
VI², VI². — — Cultures de 15 jours (en tubes).

LÉGENDE DE LA PLANCHE XIV

Les six Trichophytons gypseums.

TABLEAU COMPARÉ SUR GÉLOSE PEPTONISÉE 3 0/0.
(*Milieu de conservation.*)

I, I. — TRICH. ASTEROÏDES. Cultures de 25 jours (en tubes).

I^2, I^2. — — Cultures de 45 jours.

II, II. — TRICH. RADIOLATUM. Cultures de 25 jours (en tubes).

II^2, II^2. — — Cultures de 45 jours.

III, III. — TRICH. GRANULOSUM. Cultures de 25 jours.

III^2, III^2. — — Cultures de 45 jours (en tubes).

IV, IV. — TRICH. LACTICOLOR. Cultures de 25 jours.

IV^2, IV^2. — — Cultures de 45 jours.

V, V. — TRICH. FARINULENTUM. Cultures de 25 jours.

V^2, V^2. — — Cultures de 45 jours (en tubes).

VI, VI. — TRICH. PERSICOLOR. Cultures de 25 jours.

VI^2, VI^2. — — Cultures de 45 jours (en tubes).

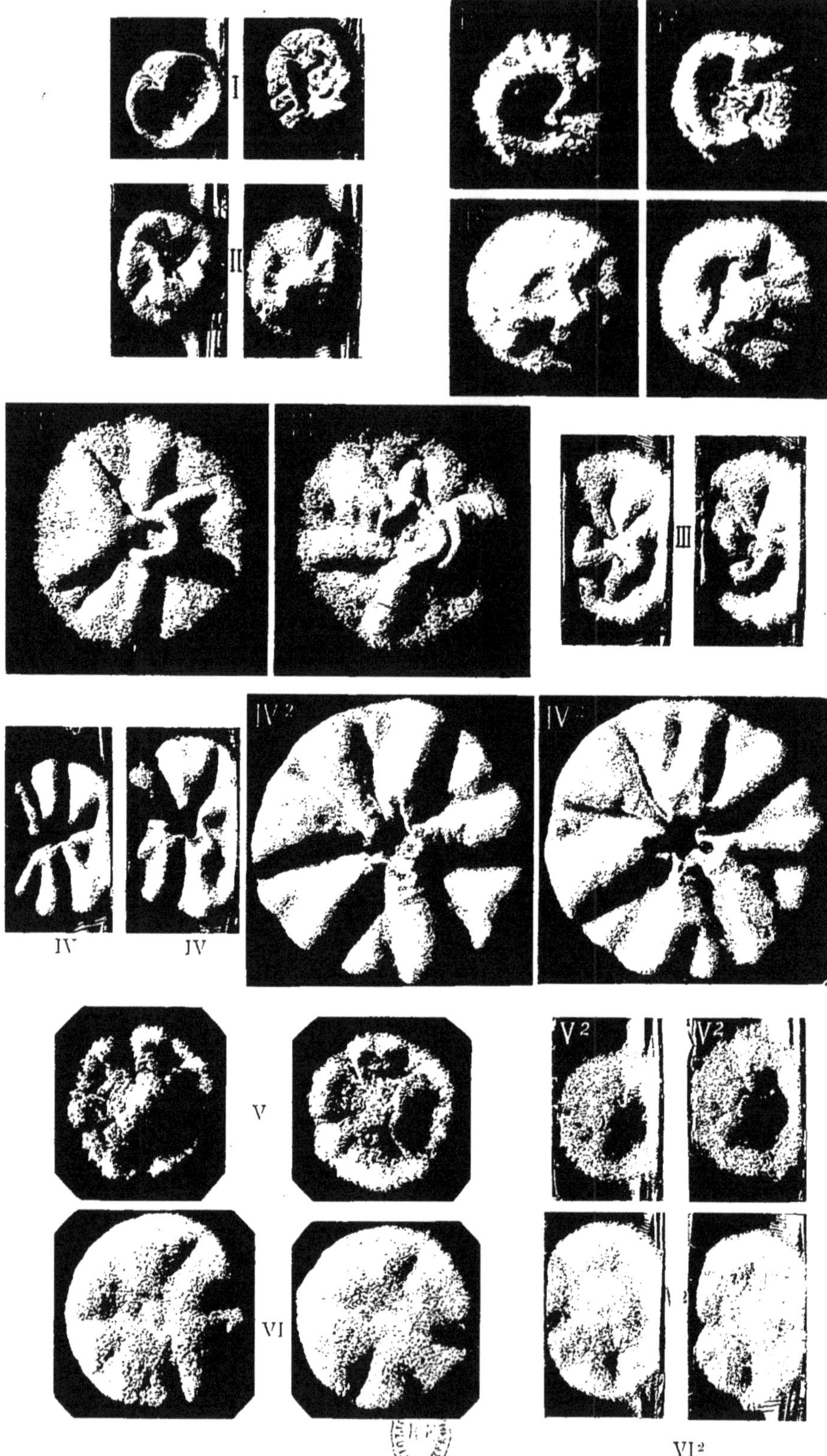
I
II
III
IV
IV
IV²
IV²
V
V²
V²
VI
VI²

d'épreuve y suffisaient mal, et j'avais tenté une meilleure différenciation avec des géloses au moût de bière dilué.

C'est notre milieu de conservation (peptone 3 pour 100) non sucré, milieu sur lequel les cultures se gardent sans altération pléomorphique qui donne aux diverses espèces du groupe des Microïdes les caractères les plus spéciaux. C'est pourquoi j'en donnerai ici la figuration sur ce milieu (Planche XIV). Malheureusement, la photographie, si parfaite qu'elle soit, ne peut donner à ces figures ce qu'y ajoute le relief et la couleur, etc....

Sur ce milieu pourtant la différenciation de ces cultures est extrêmement nette. Leur ressemblance éclate au contraire sur les milieux sucrés d'épreuve, à ce point que cinq sur six pourraient y être confondues par un observateur superficiel.

Un caractère du groupe des *Tr. gypseums* est la facilité et la constance avec laquelle tous donnent lieu à des dégénérescences pléomorphiques. Dès le dix-huitième ou vingtième jour, le centre de la culture se couvre de duvet blanc. Plus tard ce duvet recouvrira la culture primitive complètement. On sait que tous les duvets blancs pléomorphiques se ressemblent entre eux. On ne s'étonnera pas que ceux des Tr. gypseums soient encore plus difficiles à différencier entre eux que leur culture mère. Pour nous cependant, qui suivons cette étude depuis si longtemps, nous pouvons très bien, sur leurs caractères objectifs, attribuer certaines cultures pléomorphiques de Tr. gypseum à leur culture d'origine, mais cela n'est pas possible pour toutes, et certaines sont indifférenciables entre elles.

VI. ***Inoculations.*** — Les inoculations des Trichophytons microïdes sont les plus simples et les plus aisément réalisables. Elles réussissent à coup sûr, à peu près sur quelque animal que ce soit : Chien, Chat, Lapin, Cobaye. Contrairement à ce qu'on observe pour beaucoup de cultures trichophytiques, la vieillesse de la culture ne défavorise pas l'inoculation, et des espèces maintenues en culture artificielle depuis des années restent toujours aussi facilement inoculables. Lorsqu'on veut réussir une inoculation à coup sûr, c'est toujours une culture de Tr. gypseum que l'on inocule.

Sur le Cobaye, ces inoculations pratiquées par piqûre ou par friction et grattage, sont d'évolution toujours identique. La lésion apparaît au 8e jour et disparaît au 28e. L'évolution de la lésion comprend un stade érythémateux de 3 jours. La lésion s'étend encore pendant 8 jours, et sa surface est recouverte d'une croûte épaisse, jaune-rougeâtre, englobant les poils. A ce moment, qui est le 19e de l'inoculation et le 11e de la maladie, la croûte tombe avec les poils qu'elle englobe. L'animal, sous l'influence du prurit, enlève ses croûtes par morsure et par grattage, la lésion devient alors ulcéreuse, et ce stade ulcéreux se termine par l'épidermisation de la plaie et la guérison complète, 6 à 8 jours plus tard. Il ne reste plus alors, autour de la lésion blanche et glabre, qu'un bourrelet périphérique sensible à la palpation et qui disparaît peu à peu, pendant que, lentement, le poil repousse.

Jamais je n'ai observé chez le Cobaye de lésions extensives, serpigineuses, comme j'en ai pu voir une fois sur le Lapin. Dans ce cas j'avais pu reprendre la semence, dans les lésions, après plusieurs mois, et le Lapin avait toute sa fourrure ravagée par l'extension de la maladie. Chez le Cobaye il n'en est pas ainsi; autant on aura fait de points d'inoculation, autant de plaques surviendront, mais pas une de plus et toutes guériront spontanément.

VII. **Origine animale des Trichophytons microïdes.** — Il est prouvé pour la plupart, et probable pour tous, que les *Trichophytons microïdes* sont des parasites ordinaires des Animaux et que l'Homme les reçoit de ses Animaux domestiques. L'origine équine de plusieurs d'entre eux est aujourd'hui un fait démontré, mais cette origine ne paraît pas devoir être unique. L'Ane, le Mouton, le Porc, le Chien, ont été plusieurs fois incriminés avec vraisemblance.

Chose remarquable, alors qu'on a souvent observé des épidémies animales nombreuses, causées par l'un ou par l'autre de ces Trichophytons, on n'en a presque jamais observé d'épidémies humaines de plus de deux ou trois cas. Ces Parasites sont donc des parasites animaux qui n'habitent sur l'Homme que par occasion. Il est remarquable de voir ainsi des Dermatophytes, qui sont plus virulents sur l'Homme que ses propres Trichophytons, n'avoir pas réussi à s'acclimater sur lui, quand l'occasion leur en fut offerte.

VIII. **Étude clinique.** — Les *Trichophytons microïdes* ne donnent pas invariablement lieu sur l'Homme à une lésion identique, néanmoins, la lésion qu'ils causent diffère surtout d'aspect, suivant qu'on l'observe à son début, à sa période de maturité ou à sa période de déclin, car si on compare, au même âge, diverses lésions causées par ces mêmes Parasites, elles diffèrent vraiment très peu d'une espèce à l'autre, et c'est ce qui permet d'en tracer le tableau clinique général.

1er Stade (de début). — Au début, c'est une lésion érythémateuse, très peu surélevée au dessus de la peau voisine, couverte de squamules adhérentes et assez épaisses, presque croûtelleuses. La lésion peut être petite (5 centimètres de diamètre), moyenne (4 centimètres), ou même très grande (10 centimètres), mais, dans ce cas, elle résulte de la fusion de plusieurs cercles.

Cette lésion, nos statistiques le prouvent, a deux sièges de prédilection : les mains et les poignets chez l'adulte, et le cuir chevelu chez l'enfant. Elle affecte les mêmes caractères sur les régions pilaires et sur les régions glabres.

A ce premier stade, au cuir chevelu, les cheveux malades sont très nombreux et très visibles. Certains sont cassés au ras de la peau, mais les autres sont demeurés assez longs, gris et un peu décolorés; ceux-là sont fragiles et cassent à l'extraction, très peu au dessous du niveau de leur émergence hors de la peau. Leur portion radiculaire est engainée d'une enveloppe grisâtre qui, au niveau où le cheveu sort de la peau, lui fait une collerette. L'aspect de la plaque et du cheveu n'est pas très loin de rappeler, à cette période, la plaque et le cheveu du *Microsporum lanosum*. Mais la lésion va évoluer rapidement et ne gardera pas longtemps ses premiers caractères. Telle que nous l'avons décrite, elle comptait six jours environ depuis son apparition, mais six ou huit jours plus tard, des points jaunes de suppuration seront apparus, par ci par là, aux orifices folliculaires. On les aperçoit par transparence au dessous de la couche cornée. En même temps, la lésion, gardant son contour arrondi, se surélève et prend la forme exacte d'un macaron avec un bord talué et une surface plate. Elle est devenue douloureuse et un peu chaude, mais ordinairement elle retentit peu sur l'état général, et même elle s'accompagne de peu de symptômes fonctionnels.

IIe *Stade* (d'état). — Au quinzième jour, le stade d'état est atteint complètement. Sur la lésion saillante, mais de surface à peu près plate, les pustules folliculaires se sont multipliées et ont évolué ; elles se sont ouvertes, et du pus s'effuse par les orifices pilaires considérablement dilatés. Ce pus effusé se concrète et va revêtir irrégulièrement la surface du kérion d'une croûte jaune, raboteuse, craquelée, incomplète, qu'on peut enlever sans grande douleur et qui entraîne avec elle, beaucoup de cheveux ou poils détachés de leur racine et morts sur place. Beaucoup de cheveux, dont le follicule ne suppure pas, sont mortifiés quand même, et la pince les enlève sans aucune résistance.

Lorsqu'on exprime la peau malade entre deux doigts, il sort de chaque orifice folliculaire un pus épais et d'un jaune verdâtre. Sous l'influence de pansements émollients appliqués en permanence, la lésion se déterge et marche peu à peu vers son stade de régression et de guérison.

Même détergée et nettoyée, la lésion, gardant d'abord sa forme en macaron, et sa surface criblée d'orifices folliculaires dilatés, est tout à fait caractéristique, et aucun dermatologiste, sur son seul aspect, ne doit hésiter à reconnaître sa vraie nature.

IIIe *Stade* (de régression). — Lorsque chaque follicule a évacué le pus qu'il contenait, il se rétrécit et ressemble à un trou de grosse épingle. Mais le processus inflammatoire n'évolue pas du même pas sur toute la surface malade, et quelques follicules suppurent encore lorsque les autres sont déjà vides. Cependant, de jour en jour, la lésion s'affaisse, et comme elle s'affaisse inégalement, elle devient mamelonnaire, surtout au cuir chevelu, où des abcès folliculaires profonds, disséminés, existent encore çà et là.

A ce moment, il ne reste plus de cheveux sur toute la lésion; tous sont morts et ont été enlevés. Peu à peu, les orifices folliculaires se comblent et s'épidermisent; toute la lésion reste rose, et son épiderme vernissé. Les derniers abcès s'évacuent spontanément ou par quelques ponctuations galvaniques, faites sur chacun d'eux. Enfin la surface mamelonnaire et capitonnée de la lésion s'aplanit.

Lorsque le kérion est dû à l'un des Trichophytons microïdes, la repousse du cheveu s'effectue presque toujours. au moins partiellement. On voit d'abord naître un duvet blond irrégulier, qui grandit et dont la couleur s'accuse. Les cheveux se reproduisent ainsi sur toute la surface anciennement malade, sauf aux points signalés par une ulcération de la peau qui a détruit totalement la papille pilaire. Ainsi peut-on souvent reconnaître, après des années, la place d'un kérion ancien. Elle est signalée par un amincissement définitif de la peau et par des points cicatriciels disséminés sur toute sa surface. En outre, l'étendue d'un ancien kérion reste longtemps raboteuse, et sa surface, criblée de dépressions vermiculaires, ressemble à celle d'une peau sur laquelle a été appliquée de l'huile de croton à dose caustique.

Sur les régions non pilaires, longtemps aussi, la place d'un kérion reste signalée par une tache rouge, et, plus tard, par une tache pigmentaire qui, après des mois, s'atténue et disparaît.

Telle est l'évolution presque constante des kérions dus aux divers Trichophytons microïdes. Il va sans dire qu'une de ces lésions, prise et bien traitée à son tout premier début, n'évoluera pas, et s'arrêtera à son premier stade, sans arriver à faire un kérion proprement dit. Mais, à partir d'une certaine date, lorsque les premiers points pustuleux apparaissent à sa surface, le kérion ne peut plus être conjuré.

Il est bien remarquable de voir que l'évolution de ces lésions est presque toujours plus rapide que celle des trichophyties sèches; elle se compte par semaines et non par mois, sauf exceptions rares, car ce sont des trichophyties autophages : l'évolution des trichophyties ordinaires est chronique parce que le parasite se cantonne dans la racine du cheveu au fond du follicule; or ceci ne peut arriver avec les Trichophytons microïdes, puisque la suppuration du follicule détache le cheveu et l'évacue au dehors.

Les inoculations, sur l'Homme, des Trichophytons de ce type sont habituellement peu nombreuses. La lésion est le plus souvent unique, ou bien, autour d'une grande, quelques-unes, plus petites, peuvent évoluer. Rarement un cuir chevelu est pris à ce point qu'il reste moins de places nettes qu'il n'y a de places malades, ce que j'ai vu pourtant, après des traitements mal dirigés.

Dans tous les cas, au début, le traitement doit comprendre l'épilation totale de la région infectée, et des applications quotidiennes d'une teinture d'iode très diluée (au 1/10e). A partir du moment où la pustulation est apparue, le traitement doit être plus antiphlogistique qu'antiseptique; les applications iodées *faibles* restent utiles, mais les applications émollientes, cataplasmes ou pansements humides, le sont bien plus, ainsi que la détersion minutieuse des abcès folliculaires par expression, lavage à l'eau bouillie et épilation des poils morts.

IX. ***Histoire des Trichophytons microïdes.*** — Les Trichophytons gypseums ont été parmi les premières espèces trichophytiques rencontrées au cours de mes recherches de 1892-94. Comme tous les Parasites rencontrés étaient cultivés, il ne fut pas difficile de reconnaître la spécificité de leurs caractères culturaux, et de s'apercevoir que ces Trichophytons se rencontraient habituellement dans les kérions. Ils furent étudiés d'abord dans un mémoire sur les trichophyties de la barbe [1], puis dans une monographie consacrée plus spécialement aux folliculites agminées trichophytiques, c'est-à-dire au premier Trichophyton gypseum et à ses quatre ou cinq variétés [2]. Enfin, dans les *Trichophyties humaines*, un chapitre est consacré à ces mêmes espèces parasitaires. Ce chapitre renfermait, à côté de plusieurs erreurs, l'essentiel des faits que les recherches ultérieures et celles-ci, même, ont confirmés [3].

Rappelons d'abord les erreurs faites. Ces Parasites furent trop exclusivement pour moi les agents des kérions. D'autres Trichophytons sont capables de créer des lésions similaires. C'était peut-être trop s'avancer aussi, que d'écrire : L'origine équine de la maladie humaine paraît cliniquement indiscutable dans le plus grand nombre des cas [4] ». On l'établit souvent, on peut la supposer plus souvent encore, mais il reste des cas de contamination humaine qu'on ne sait à quelle origine attribuer. Ma plus grosse faute en ce sujet fut microscopique : je ne décrivis la petitesse des spores extra-pilaires que chez une des espèces de ce groupe, en attribuant de grosses spores aux autres, alors que toutes les espèces de ce groupe sont microsporides. Cette erreur ayant eu des suites sera étudiée tout à l'heure plus spécialement.

Mes premières statistiques montraient ces Trichophytons rares chez la Femme, ce que mes nouvelles recherches confirment tout à fait, mais elles les faisaient rares aussi au cuir chevelu de l'enfant, alors qu'ils se trouvent aussi fréquents, avec cette localisation, que sur les régions découvertes de l'homme adulte, où ils déterminent aussi un kérion. D'après mes statistiques anciennes, je croyais ce Trichophyton plus fréquent à la barbe que mon observation récente ne me l'a montré. Mais, il entre dans les cas que l'on rencontre une part de hasard.

(1) SABOURAUD. Contribution à l'étude des trichophyties humaines, IIe mémoire. Les trichophyties de la barbe. *Annales de Dermatologie et de Syphiligraphie*, juillet 1893.

(2) La folliculite agminée et son origine animale. *Annales de l'Institut Pasteur*.

(3) *Trichophyties humaines*, 1894, p. 94 et Atlas, p. 29.

(4) La folliculite agminée et son origine animale. *Loc. citat.*, p. 510.

Tels sont les points de mon premier travail que les recherches ultérieures ont dû corriger. En revanche, ce travail établissait :

1° La fréquence et la spécificité du Trichophyton gypseum chef du groupe, et ce fait capital qu'on le retrouvait toujours dans une lésion de type inflammatoire et évoluant vers le kérion;

2° Avec ce travail, j'établissais l'origine trichophytique du kérion des régions glabres, considéré jusque-là comme une maladie non trichophytique, sous le nom de folliculite agminée, et différencié à tort du kérion de la barbe;

3° J'établissais, par cet exemple, la spécificité des Trichophytons qui font les kérions, leur faculté pyogène, leur différenciation avec les Trichophytons vulgaires de nos tondantes et avec les Microsporums;

4° Par l'inoculation à l'Animal et la rétroculture, je prouvais la spécificité du type trichophytique. Enfin, je démontrais positivement l'origine équine d'un certain nombre des kérions que ces Trichophytons déterminent.

Le premier auteur qui retrouva l'espèce principale du groupe et l'étudia fut Bodin, dans son travail sur les teignes du Cheval et leurs inoculations humaines (1). Comme moi, il vit le Parasite ectothrix, mais sans insister sur la petitesse des spores et l'apparence microsporique de leur disposition autour du cheveu (2). Il ne parle des spores que pour dire qu'elles sont disposées en chaînes plus ou moins longues, et aussi qu'elles sont irrégulières (3).

Bodin répéta aussi mes recherches sur la mycologie de ce Trichophyton et les vérifia (4). Il répéta mes inoculations et crut, comme moi, que la maladie inoculée au Cobaye avait une durée indéfinie (5), ce qui est contraire à la règle, et, en tous cas, fort rare. Mais, où il apporta un fait nouveau et personnel, c'est quand il affirma que d'autres Trichophytons que le Gypseum pouvaient créer des kérions.

« Il ne faut pas, écrit-il, restreindre au seul Trichophyton pyogène à culture blanche, d'origine équine, la possibilité de créer la trichophytie en forme de folliculite suppurée. J'ai vu plusieurs Trichophytons des équidés, différents au point de vue botanique du Trichophyton à cultures blanches, donner sur le tégument des lésions identiques (6). »

Depuis cette époque, les Trichophytons gypseums ont été retrouvés un peu partout et en Angleterre dès 1895, par Adamson. Dans le premier et seul cas de kérion du bras qu'il eût étudié, le malade était cocher, et la culture décrite paraît bien avoir été celle d'un Tr. gypseum. Plus tard, en 1906, le même auteur m'écrivait : « Ce Trichophyton n'est pas rare en Angleterre, et *il y cause les trichophyties de la barbe les plus enflammées* ».

En 1901, un des meilleurs élèves de J.J. Pringle, Bunch fit paraître une

(1) E. Bodin. Thèse de Paris, 1896.

(2) « Les Trichophytons d'origine équine, dit-il, ont un habitat intra- et péripilaire tout à la fois; ils forment au poil une gaine qui l'accompagne jusqu'à sa sortie de l'épiderme, mais contrairement à celle que les spores du Microsporum Audouïni constituent, la gaine végétale des Trichophytons endo-ectothrix s'arrête à l'orifice du follicule pileux et s'évase en collerette à ce niveau. » E. Bodin. *Loc. citat.*, p. 55.

(3) *Loc. citat.*, p. 55 et 56.

(4) *Loc. citat.*, p. 80.

(5) *Loc. citat.*, p. 79.

(6) *Loc. citat.*, p. 52.

excellente étude sur l'infection trichophytique de l'Homme et des Animaux [1]. Le premier Trichophyton qu'il rencontra sur le Cheval fut un *Tr. gypseum*. Il venait, d'ailleurs, de l'extraire de la lésion humaine qui en était dérivée. De même, Kryzstallowicz m'écrivait, l'an passé, de Cracovie, qu'il y a extrait d'une folliculite agminée de l'Homme et de la lésion causale d'un Cheval, une culture de Trichophyton *gypseum*.

Enfin, mon élève et ami, J. Uriburu, de Buenos-Aires, vient de retrouver cinq fois le *Tr. gypseum asteroïdes* dans des trichophyties de l'enfance et dans des kérions de la barbe.

Ainsi, ces Trichophytons ont été retrouvés, sur les points du monde les plus différents, toujours avec leurs caractères, et dans des trichophyties à tendance suppurative.

X. ***Confusions faites entre les Trichophytons gypseum et les Microsporums banals.*** — Ma première étude générale des trichophyties réunissait dans un même groupe les Trichophytons gypseums, les Trichophytons niveums que nous étudierons après eux, et quelques autres qu'il faut en séparer dorénavant.

Mêlant ces espèces en un seul groupe, je devais dire que certaines de ces espèces ont des spores grosses, et d'autres des spores, relativement petites. C'est ce que je fis, en attirant tout particulièrement l'attention sur la petitesse des spores qui pourrait faire attribuer à tort au Microsporum des lésions dues aux Trichophytons de ce groupe.

Je crois utile de reproduire mon texte de 1894 sur ce point.

« Enfin, quelquefois, dans un sycosis d'aspect ordinairement très bénin et peu végétant, on trouvera ces spores relativement petites, dont nous avons déjà parlé en étudiant les Trichophytons ectothrix dans le cheveu.... »

«.... Elles simuleraient vraiment un Microsporum Audouïni aux yeux de celui qui ne connaîtrait pas cette espèce. Mais, là encore, ce n'est qu'une espèce différente du même groupe, et la culture évitera toute méprise. Elle redonnera le type si caractéristique et si spécial des cultures que je vais décrire. Du reste, un examen plus attentif montrerait par places, même pour cette espèce, des files de spores régulières et des spores à double contour. »

« Ces différences dans l'aspect microscopique du poil que je prends soin de signaler, pour qu'on ne cherche pas à tort à réfuter par elles ma description si je la faisais unique, ont une valeur grande en ce qu'elles correspondent à des espèces multiples du type trichophytique ectothrix à dermite profonde, à cultures blanches. J'ajoute une fois de plus que, pour un même cas, tous les poils de la lésion offrent à l'examen microscopique, un Parasite d'aspect morphologique identique [3] ».

Toutefois, à l'époque où j'écrivais, les Microsporums étaient à peine connus à l'étranger, et partout mal différenciés. Et comme à ce moment aucun dermatologiste, même micrographe, n'avait la pratique méthodique des cultures, ce point spécial du sujet fut pour presque tous une pierre d'achoppement.

(1) Bunch. On ringworm infection in man and animals. *British medical Journal*, n° 2093, 1901, p. 323.

(2) Comparer dans l'atlas des Trichophyties humaines, les fig. 109 et 111 qui représentent les types mêmes des groupes *niveum* et *gypseum*.

(3) Sabouraud. *Trichophyties humaines*, p. 106-107.

A peine le texte de 1893 que je viens de rappeler était-il écrit, que paraissait dans la *Gazette des hôpitaux* de Copenhague, un article de H.-C. Slomann de Vejle sur *deux* cas de kérion dont *un* lui avait fourni des éléments d'étude microscopique (1).

Il y trouva des spores relativement petites, hors du cheveu, et il crut avoir affaire au *Microsporum Audouïni*.

« L'auteur en conclut que le Microsporum Audouïni, contrairement aux résultats de mes recherches, peut causer le kérion de Celse. Bien plus, le même cas s'accompagnait d'une plaque de folliculite agminée du front. L'auteur conclut encore que, contrairement à mes observations, le Microsporum Audouïni peut s'accompagner de cercle trichophytique confirmé de la peau glabre (2).

De son examen microscopique, unique, et sans culture, l'auteur concluait naturellement que ces faits ne s'accordaient pas du tout avec les résultats de mes observations.

On comprend très bien l'erreur de l'observateur danois lorsqu'on connaît la morphologie des Microïdes et qu'on a soi-même rencontrés au cours de ses recherches, des cas semblables. C'est là une erreur d'interprétation qui n'est évitable que si l'on pratique la culture des cas que l'on observe, et qu'on étudie (3).

On trouve la même erreur faite par les travaux anglais de la même époque (4).

Bunch s'est heurté aux mêmes difficultés. Lui aussi a trouvé difficile de différencier Ectothrix et Microsporums, mais il a compris que les cultures éclairent la route et empêchent toute erreur (5).

Ce qui est certain c'est qu'en l'absence de culture l'erreur était sûre partout, et partout elle s'est produite. Ainsi, à Berne, Frédéric répète l'erreur de de Slomann presque dans les mêmes termes : L'examen mi-

(1) H. C. Slomann. 2 Tilfaelde af kerion Celsi. *Hospitalstidende*, 16 août 1893, n° 33.

(2) Et cependant l'auteur lui-même mentionne plus haut que, d'après ce que j'ai dit, « le Microsporum ne montre jamais de rameau mycélien sporulé, et dans le cas qu'il rapporte :

« Les cheveux examinés contenaient surtout des filaments mycéliens remplis de spores. Ces filaments formaient notamment une couche extérieure à la substance corticale du cheveu et occupaient cette substance corticale jusqu'au-dessous de la cuticule.... En outre, toute la partie radiculaire du cheveu était entourée d'une couche *épaisse* de spores, en partie disposées irrégulièrement, en partie disposées en files régulières, entre le cheveu même et la gaine interne de sa racine. »

(3) Rappelant le travail de H. C. Slomann dans les *Trichophyties humaines*, 1894 (note de la page 106.) J'ajoute : « Il s'agissait de l'espèce de Trichophyton ectothrix à culture blanche, à spores relativement petites, mais agminées en chaînes, dont je viens de parler. Je n'avais si précisément décrit ses caractères microscopiques que pour rendre impossible cette erreur très facile à faire en l'absence d'examens microscopiques multipliés ».

(4) Adamson. Observations on the parasites of ringworm. *British Journal of Dermatology*, 1895, p. 201. A chaque instant lorsque, Fox et Blaxall examinent un Trichophyton ectothrix, la mention revient que les spores sont « certainly not bigger than Microsporum ». Tous ces doutes sans la culture ne pouvaient être levés et c'est par la culture que les auteurs anglais les ont éclaircis. Désormais, il n'y a pour eux aucun doute sur la réalité de la différenciation des Microsporums, des Trichophytons endothrix et ectothrix.

(5) Bunch, *loc. citat.*

croscopique disait microsporie; pourtant la réaction inflammatoire était vive et l'histologie montrait des cellules géantes. *Pas de culture* (1).

Tous ces exemples montrent d'une façon absolue et surabondante la nécessité des cultures en la matière. Elles y apportent une clarté parfaite, et avec elles presque toutes les difficultés du sujet s'effacent.

En terminant il me paraît curieux de faire remarquer que ces difficultés avaient frappé Gruby le premier, car c'est lui qui avait nommé le MICROSPORUM *Audouïni*, et quand il rencontra un kérion de la barbe, il nomma aussi MICROSPORUM *mentagrophytes* le Parasite qu'il y rencontrait. Mais tout en soulignant par un nom analogue les ressemblances des deux Parasites, il ne les avait point identifiés.

Après cette étude générale des Trichophytons microïdes, nous devons envisager maintenant une par une les espèces dont leur groupe est composé; elles sont pour le moment au nombre de huit : six Trichophytons à culture poudreuse ou *gypseums*, deux à culture duveteuse ou *niveums*.

PREMIER GROUPE DES TRICHOPHYTONS MICROIDES

I. — TRICHOPHYTONS GYPSEUMS

TR. (GYPSEUM) ASTEROÏDES (Sabouraud, 1893).

Le premier des *Trichophytons gypseums* est le *Trichophyton asteroïdes*. Je résumerai d'abord en quelques lignes l'histoire des cas dus à ce Parasite, que j'ai rencontrés. Je les grouperai par formes et localisations analogues.

Chez l'Enfant, j'ai observé cette espèce 7 fois.

1. *Juliette Séj*... (fig. 158). Lésion occupant la tempe droite sous forme d'une très large plaque rose couverte de petites squames grasses jaunes et de cheveux malades cassés à 4 millimètres, décolorés, fragiles ; d'autres, cassés au ras de la peau, épilés, se montraient entourés d'une collerette. Le traitement par les rayons X provoqua l'alopécie temporaire. La plaque resta longtemps marquée en rose, mais l'évolution complète du kérion fut évitée. Repousse normale dans le temps normal.

2. *Blaise M*..., cas similaire; mais l'évolution du kérion, traité plus tard, fut plus complète.

3. *Anne-Marie Page*.... Beaucoup de points d'inoculation récente impétiginisés. Peu d'inflammation dermique profonde.

(1) J. FREDERIC. Beitrag zur Frage der mikrosporie (*Archiv f. Dermatologie u. Syph.*, 1902, t. LIX, p. 43).

4. *Riss*..., fils d'un cocher. Kérion en pleine période d'état : tous cheveux décollés s'épilant sans traction et sans douleur.

5. *Vall.* Kérion en régression ; plaque unique de 6 centimètres de diamètre, d'évolution rapide. La peau est décollée par une nappe de pus très liquide auquel on donne issue par trois ou quatre pointes de galvanocautère. La peau se recolle et la repousse s'effectue peu à peu complète.

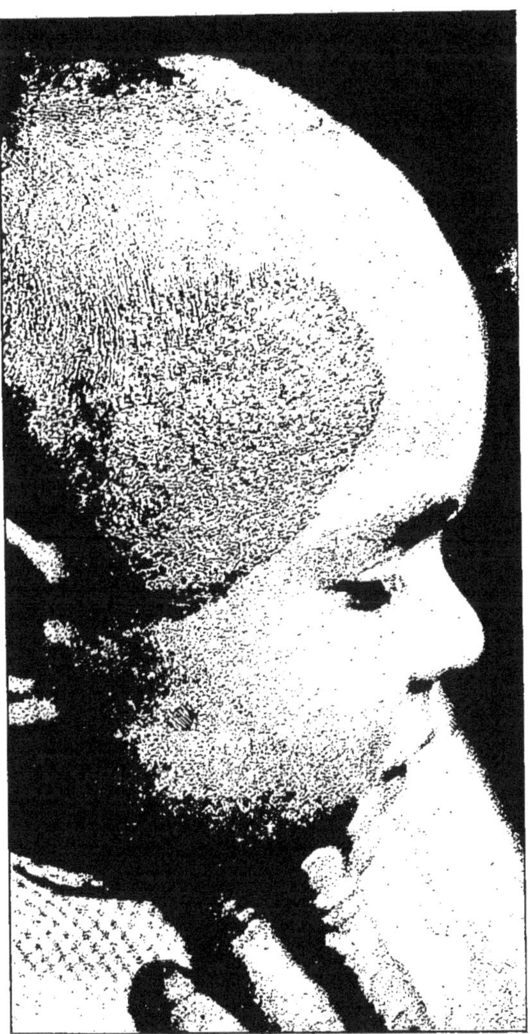

Fig. 138. — *Juliette Séj*... Kerion au début. *Tr. asteroïdes*.

6. *Louise Lej*.... Sur l'avant-bras, beau cercle d'herpès circiné à fonds rouge, semé de vésico-pustules, faisant sur la peau un relief total égal à celui d'une pièce de cinq francs environ.

7. *Marius Van L*.... Trichophytie semblable du dos de la main empiétant sur le dos des doigts.

J'ai observé le même Trichophyton sur huit adultes, deux femmes et six hommes.

Parmi les femmes :

8. *Claudine Pico*..., servante arrivant de la campagne. Large placard de trichophytie suppurée du dos du poignet : Kérion typique.

9. *Mme Delau*.... Cercle vésico-pustuleux du dos de la main.

Parmi les hommes :

10. *M. Coutu*..., cocher. Large kérion plat, d'intensité moyenne à la face palmaire du poignet.

11. *Ch. Duna*..., charretier : sur l'avant-bras droit, plusieurs petits kérions de deux centimètres et demi de diamètre et d'intensité très moyenne.

12. *Alph. Ch*..., notre garçon de laboratoire, contaminé sans doute en nettoyant des tubes de culture ; sur l'avant-bras un médaillon de trois centimètres de diamètre, détruit sans qu'on ait attendu son développement.

13. *M. Mérou*.... Sur tout le corps, une dizaine de macarons, tous semés de points de folliculite, mais assez discrets de symptômes et de dimension petite.

14. *Jean Hare*..., machiniste : grand placard de folliculite agminée au dessous du jarret ; à côté de lui, deux petites lésions commençantes.

15. Le *Dr Breg*.... Autour du cou trois petits kérions bénins traités au début de la suppuration folliculaire.

Depuis ma statistique arrêtée, deux cas de kérions de la barbe dus au même Parasite ont été observés, mais tous deux peu graves, malgré la dermite assez intense et la suppuration folliculaire.

En outre, en 1906, quelques mois avant de reprendre systématiquement l'étude des trichophyties, j'avais recueilli une observation si précise que je veux l'ajouter aux précédentes.

Lieutenant du C..., appartenant à un régiment de cavalerie, envoyé dans le département du Nord au cours d'une grève, pendant 8 jours ne s'est pas couché, dormant roulé dans des couvertures de Cheval. (Par la suite, j'ai appris que les Chevaux de son régiment avaient présenté des cas d'Herpès). Double kérion de la barbe, deux plaques égales de cinq centimètres de diamètre, avec l'aspect du kérion type au stade d'état. Œdème périphérique considérable, déformant le cou. Réaction ganglionnaire vive.

Observation animale. — Je n'ai observé la maladie chez le Cheval qu'une fois, en 1895. Je transcrirai la description faite alors :

«.... Chez le Cheval, la lésion occupait l'angle inférieur et la partie externe du naseau... (elle) formait un placard large de six centimètres environ à peu près circiné, et d'aspect général furonculeux. »

« La lésion, guérie dans sa moitié antérieure, n'avait laissé qu'une plaque érythémateuse un peu indurée, trace de la folliculite passée. La partie postérieure était encore en activité. Son rebord était couvert d'une croûte adhérente engainant les poils et les agglutinant à leur base. Par places, la croûte était épaissie et acuminée, semblant recouvrir autant de lésions distinctes ; cet aspect, grossièrement analogue en ces points à des boutons de vaccine en régression, justifiait assez l'erreur diagnostique du vétérinaire »; qui avait pris cette trichophytie pour du *horse-pox*.

« Enfin, en dehors de ce rebord croûteux, sur la moitié postérieure de l'aire occupée par la lésion, on pouvait voir une dizaine de pustules acuminées, émergeant du disque de dermite qui, chez le Cheval comme chez l'Homme font le fond de la lésion. »

« Ces pustules, toutes semblables, de disposition assez régulière, à peine grosses comme un grain de chènevis laissent voir, quand on les

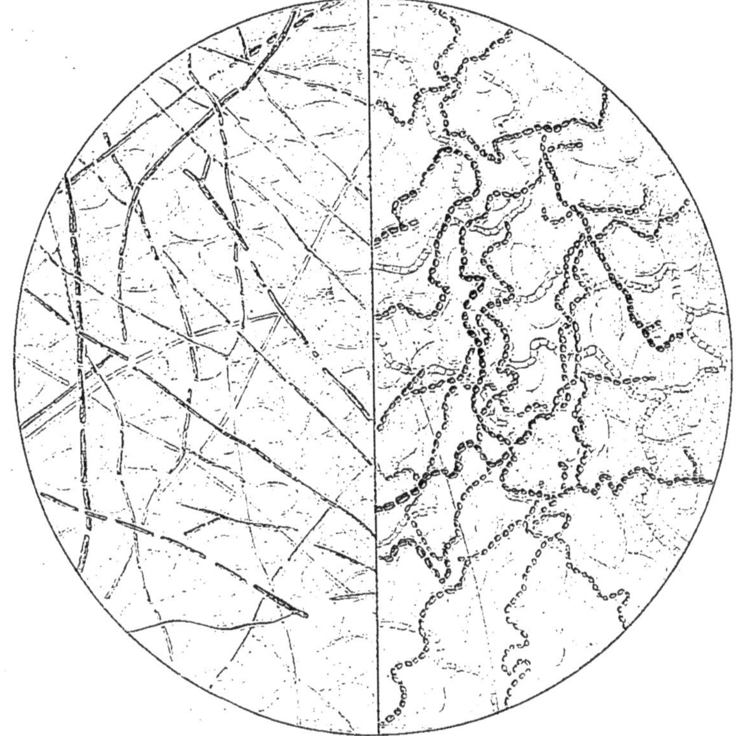

Fig. 159. — *Tr.* (gypseum) *asteroïdes*. Squames prélevées autour d'un kérion à son premier stade. A gauche : mycélium jeune. A droite, mycélium adulte « sporulé ». × 260.

ouvre par grattage, un infundibulum assez profond et taillé comme à l'emporte-pièce. On voit par cette description que la ressemblance entre la lésion du Cheval et celle de l'Homme est fort accusée. Il paraît que chez le Cheval elle n'est pas d'une évolution très lente. Sur l'Animal que j'ai observé, la lésion s'était formée en quelques jours, et sa durée totale, après traitement par une pommade mercurielle simple, n'a pas dépassé cinq semaines. »

« Elle n'a pas laissé de cicatrice malgré l'induration très apparente du derme, et la profondeur de chaque petit abcès folliculaire. C'est un point que j'ai pu vérifier, ayant examiné le Cheval deux mois plus tard. »

« Il ne m'a pas paru non plus qu'elle ait déterminé localement de l'alopécie ; en tous cas pas d'alopécie totale. »

« Elle existait seule et n'a causé, ni sur l'Animal ni sur ses voisins d'écurie, de contagion secondaire. Le Cheval était âgé de dix ans [1] ».

Examen microscopique. — Les squames prises à la surface de la lésion jeune ou au pourtour de la lésion adulte montrent des filaments mycéliens en abondance. Les plus fins sont les plus jeunes, les plus fréquemment septés sont les plus âgés, faits de chapelets de spores ovoïdes de 3-4 μ, non plus rectilignes mais sinueux (fig. 139).

Même dans les kérions des régions glabres, l'examen d'un follet est très important. Il faut chercher, au bord de la lésion, un petit poil portant à son point d'émergence de la peau une collerette d'apparence épidermique. Voici fig. 140 un follet semblable coloré au bleu polychrome. On a extirpé avec lui quelques cellules épidermiques qui lui sont restées adhérentes. On les reconnaît à leur forte coloration, à leur forme losangique, à leur situation extérieure au poil. Dans le poil, le Parasite se présente sous la double forme, constante chez les Tr. microïdes, de filaments mycéliens réguliers et de spores détachées. Les filaments occupent le corps du poil et les éléments sporulaires lui font une écorce extérieure.

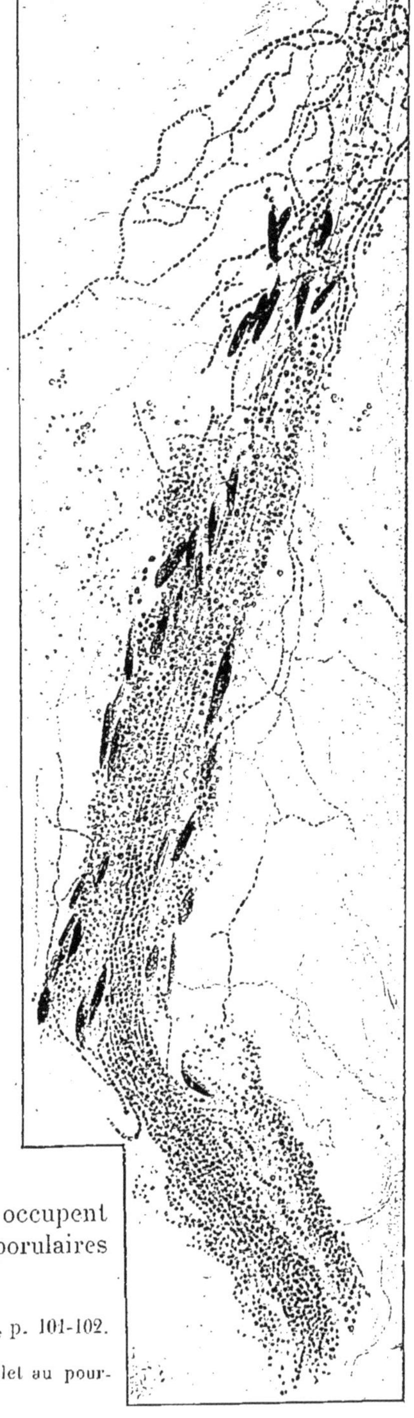

(1) SABOURAUD. *Trichophyties humaines*, p. 101-102.

Fig. 140. — *Tr.* (gypseum) *asteroides*. Poil follet au pourtour d'un kérion. × 260. Bleu polychrome.

Même l'écorce sporulaire du cheveu montre un mélange de spores issociées et de filaments, ce qui est la caractéristique des Tr. microïdes; on remarquera la petitesse des éléments sporulaires très analogues à ceux de l'écorce péripilaire des Microsporums.

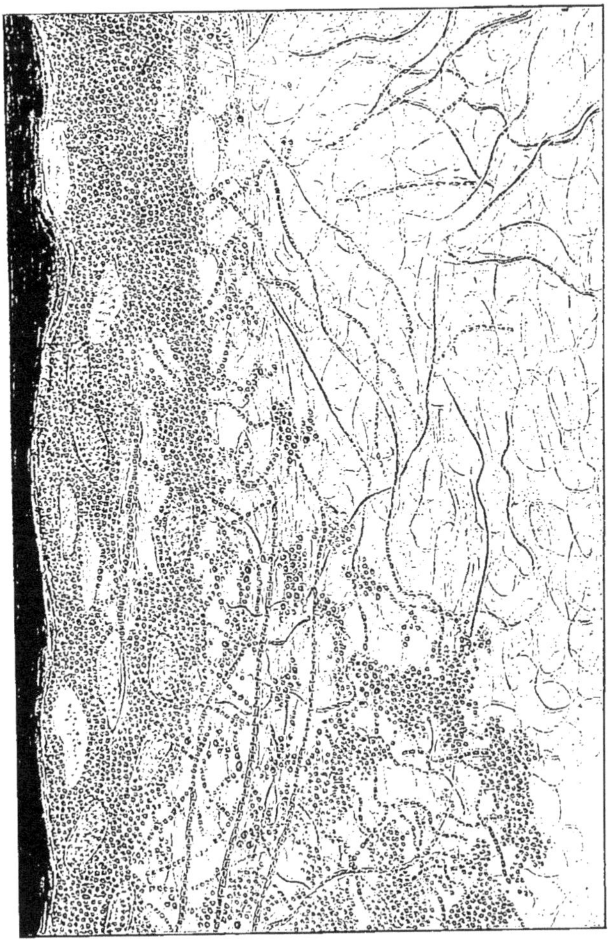

Fig. 141. — *Tr.* (gypseum) *asteroïdes* autour d'un poil de la barbe. Mélange de spores petites et de filaments. × 260

Cultures. — Sur gélose glucosée, les cultures du *Trichophyton asteroïdes* prennent un aspect très élégant et ornemental. Au début, c'est une éminence ronde, saillante, entourée de quelques rayons poudreux. (Pl. XV, fig. II et II²). Plus tard l'éminence centrale est devenue une calotte ombiliquée d'où partent des rayons lancéolés. Plus tard encore, ces rayons augmenteront de nombre, et tous ceux qui affleurent le milieu sont recouverts de la même poudre blanche. Après 4-5 semaines, la petite coupole centrale se recouvrira d'un duvet blanc qui croît peu à peu. C'est la forme pléomorphique, duveteuse, qui apparaît. En un mois ces cultures peuvent dépasser 6 et 7 centimètres de diamètre (Pl. XV. fig. IV).

Sur gélose maltosée, le développement est le même et la rapidité de croissance très peu supérieure. La coupole centrale est moins régu-

LÉGENDE DE LA PLANCHE XV

Les Trichophytons gypseums.

TRICHOPHYTON ASTEROÏDES.

I, I, I. — Cultures de 20 jours sur gélose maltosée (en tubes).

I². — Culture de 30 jours —

II, II, II. — Cultures de 20 jours sur gélose glucosée (en tubes).

II². — Culture de 30 jours. —

III. — Culture de 20 jours sur gélose peptonisée 5 0/0 (en tubes).

III². — Cultures de 15 jours. —

IV. — Forme pléomorphique duveteuse, tout à fait purifiée de la culture primaire. Culture de 25 jours sur gélose maltosée.

LÉGENDE DE LA PLANCHE XV

Les Trichophytons gypseums.

TRICHOPHYTON ASTEROÏDES.

I, I, I. — Cultures de 20 jours sur gélose maltosée (en tubes).

I^2. — Culture de 50 jours —

II, II, II. — Cultures de 20 jours sur gélose glucosée (en tubes).

II^2. — Culture de 30 jours. —

III. — Culture de 20 jours sur gélose peptonisée 5 0/0 (en tubes).

III^2. — Cultures de 45 jours —

IV. — *Forme pléomorphique duveteuse*, tout à fait purifiée de la culture primaire. Culture de 25 jours sur gélose maltosée.

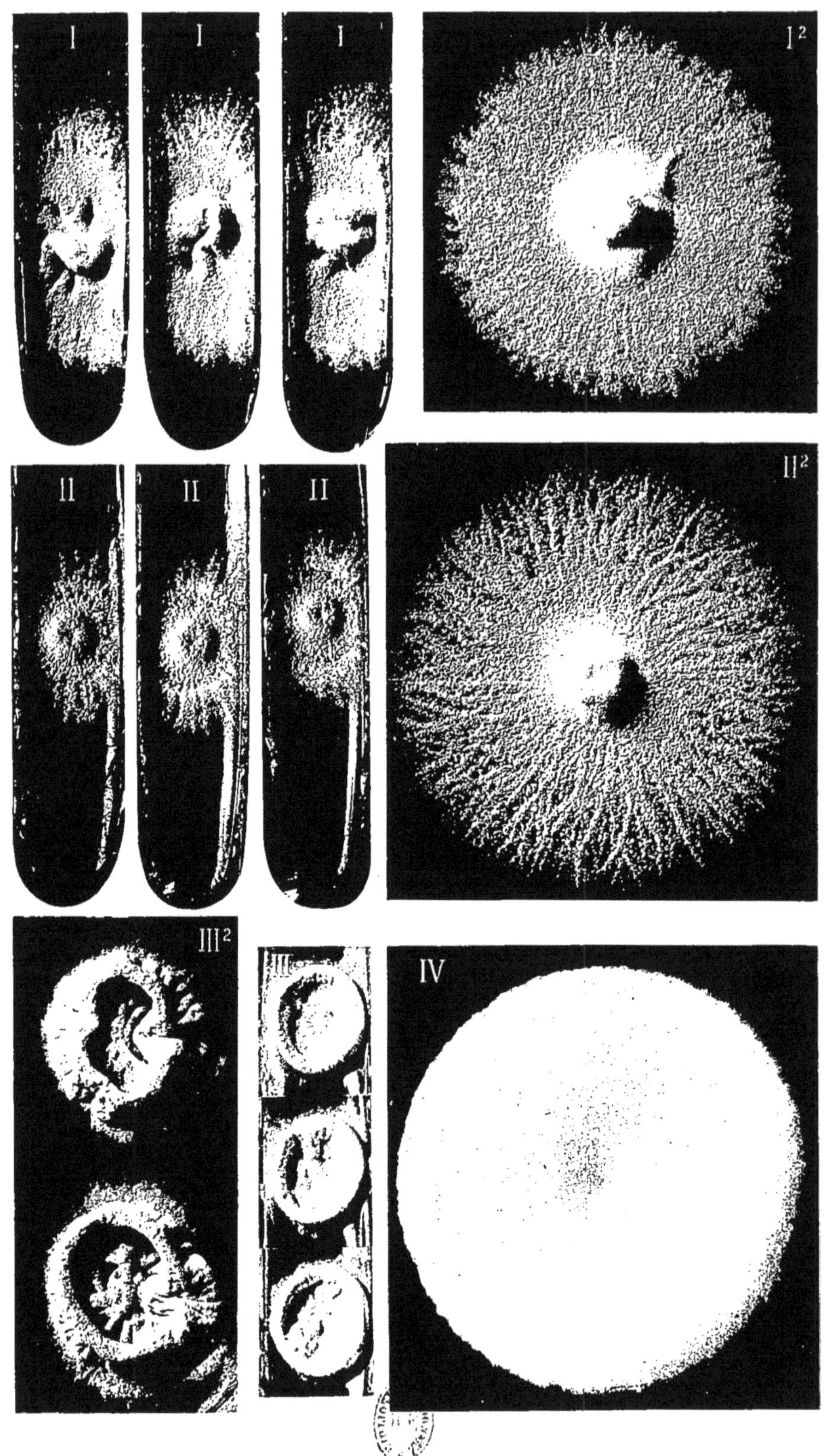

Masson & Cie, Éditeurs

lière, affaissée par places, ou incisée de sillons creux. Les rayons lancéolés n'existent qu'à l'état rudimentaire, comme une frange, autour d'un disque de poudre blanche. La culture ne prend tout son développement qu'en un mois et demi. Elle atteint alors 10 centimètres de diamètre (Pl. XV, I, I²).

Sur les cultures en tubes, on conçoit que des cultures aussi vivaces se trouvent vite gênées et ne puissent se développer que dans un sens, ce que les figures I, I, I, de la Pl. XV montrent déjà; néanmoins leur forme et leurs caractéristiques y restent reconnaissables. Sur gélose sucrée, la face dorsale des cultures présente une couleur rougeâtre très utile pour le diagnostic de l'espèce.

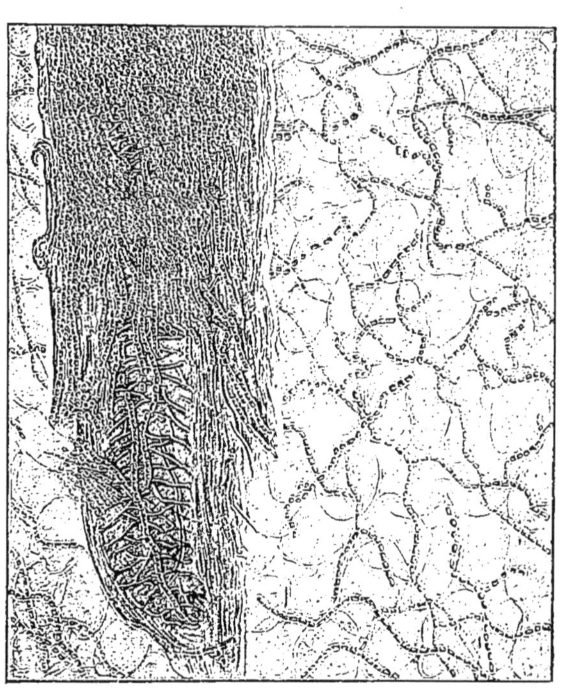

Fig. 142. — *Tr. asteroïdes.* Poil de Cobaye onze jours après l'inoculation. × 260.

Sur le milieu de conservation, (peptone 5 pour 100), le Trichophyton asteroïdes prend des caractères différents, mais aussi spéciaux. En tubes, c'est une petite cupule exactement ronde, toute blanche, peu poudreuse, entourée, dans l'épaisseur du milieu, d'une aréole de fins rayons (Pl. XV, III). Sur matras où la culture peut se développer davantage, elle prend l'aspect connu des cratères lunaires, quelquefois un peu difformes, et elle se recouvre de la même poudre farineuse que les cultures sur milieux sucrés, mais beaucoup moins épaisse et abondante (Pl. X, III²).

Lorsque la culture vieillit et que le duvet pléomorphique est apparu à sa surface, on peut le prélever et l'ensemencer séparément. Sa culture est totalement différente de la culture primaire. C'est un disque parfait de duvet velouté : le disque est quelquefois ombiliqué en son centre (Pl. XV, IV).

Il est à remarquer que lorsqu'on prélève, au centre d'une culture primaire vieillie, une trace de duvet pléomorphique, on n'obtient pas d'emblée la culture que je viens de décrire. On obtient d'abord une culture duveteuse, à rayons lancéolés qui représente déjà une dégradation de la culture primaire, mais qui en garde encore beaucoup de caractères (Pl. I, II, III); ce n'est que peu à peu, par ses ensemencements successifs de cultures vieilles qu'on parvient à la forme dégradée que la figure IV, pl. XV représente. Et si l'on suit les transformations mycologiques connexes de la transformation culturale, on voit la culture perdre de plus en plus ses formes différenciées, pour arriver à n'être plus qu'un lacis mycélien tout à fait stérile.

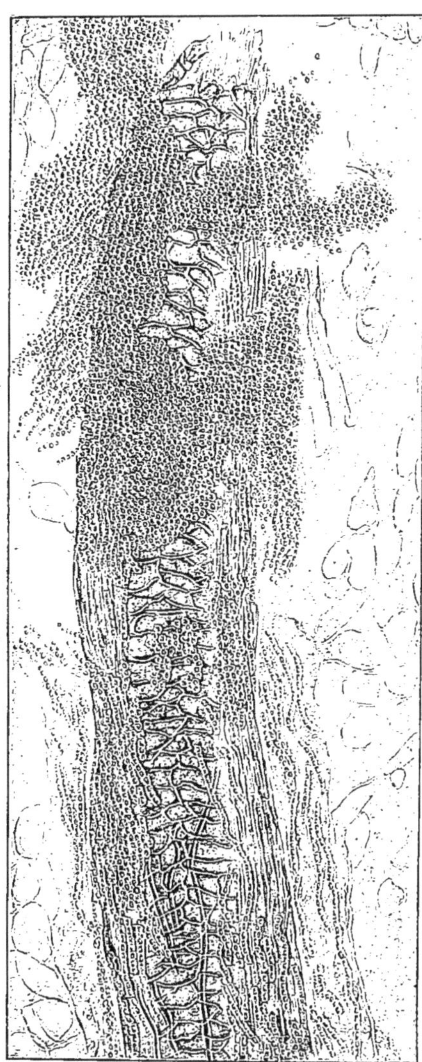

Fig. 145. — *Tr. asteroïdes.* Poil de Cobaye inoculé de la forme pléomorphique duveteuse du Parasite. × 260.

Inoculations. — L'inoculation du Trichophyton asteroïdes est régulièrement positive au Cobaye, même si l'on se sert de vieilles cultures conservées depuis un an et plus au laboratoire. Ce sont les cultures dermatophytiques les plus robustes, celles qui conservent le mieux leur virulence intégrale, même quand elles paraissent desséchées. L'inoculation ne se montre positive qu'au huitième jour, sous la forme d'un point rose qui devient croûteux vers le onzième. Il s'étend progressivement et, sur sa surface, on trouve les poils agglutinés dont quelques-uns largement parasités.

Ces poils sont entourés de squames largement infectées de filaments mycéliens. Les poils malades sont recouverts de filaments sporulés verticaux qui lui forment une écorce lacunaire, et la disposition de leurs spores en chaîne peut être distinguée même après dissociation.

Le corps même du poil peut être pénétré de semblables filaments (fig. 145). Lorsqu'on suit ces filaments jusqu'au point sus-bulbaire, où l'extrémité du poil épilé se fracture, on y retrouve les mêmes filaments, plus fins, non septés formant la frange décrite par Adamson (fig. 144).

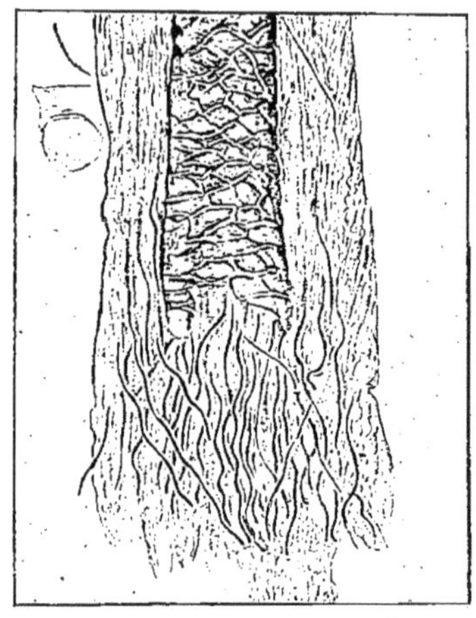

Fig. 144. — *Tr. asteroïdes*. Extrémité radiculaire fracturée d'un poil de Cobaye inoculé de la forme duveteuse du Parasite. × 260.

Les résultats de l'inoculation sont identiques, soit qu'on la pratique avec la culture primaire plâtreuse, soit qu'on inocule la forme secondaire duveteuse. Mais celle-ci meurt plus vite que la culture primaire et peut perdre, avant même de mourir, la possibilité de vivre sur l'Animal et de faire des inoculations positives.

II. — TRICHOPHYTON RADIOLATUM (Sabouraud, 1910).

Clinique. — Le *Trichophyton radiolatum* a été observé en 1893-94, mais non étudié à cette époque. Espèce rare : un cas sur 500 dermatomycoses. Depuis que ma statistique a été arrêtée, j'en ai observé une épidémie familiale de trois cas.

1. *J. Chand...*, 18 ans, cuisinière. A l'avant-bras droit, large kérion typique, lésion rouge, dure, infiltrée, bien ronde, en forme de macaron, criblée de points suppurés visibles à travers la couche cornée.

2. *Mme Laur...*. Assez large placard de trichophytie vésico-pustuleuse, de développement rapide, siégeant sur le dos de la main et des doigts. La malade soignait un de ses enfants pour « une succession d'abcès » et croyait s'être inoculée de l'un d'eux, ce que la culture démontra. Lésion au début, sans infiltration dermique sous-jacente.

3 et 4. Des deux enfants *Laur...*, l'un, contaminé par son frère, ne montrait que trois points d'inoculation récente; l'autre présentait la tête dans le plus pitoyable état. Il était traité chirurgicalement pour des kérions, supposés abcès furonculeux, et ouverts au bistouri. Cuir chevelu à demi dépilé, couvert de plaques rouges bosselées, fluctuantes. Des points cicatriciels signalaient les orifices par lesquels des abcès

s'étaient partiellement vidés.... La repousse s'effectua cependant sans encombre, sauf sur les cicatrices spontanées et chirurgicales.

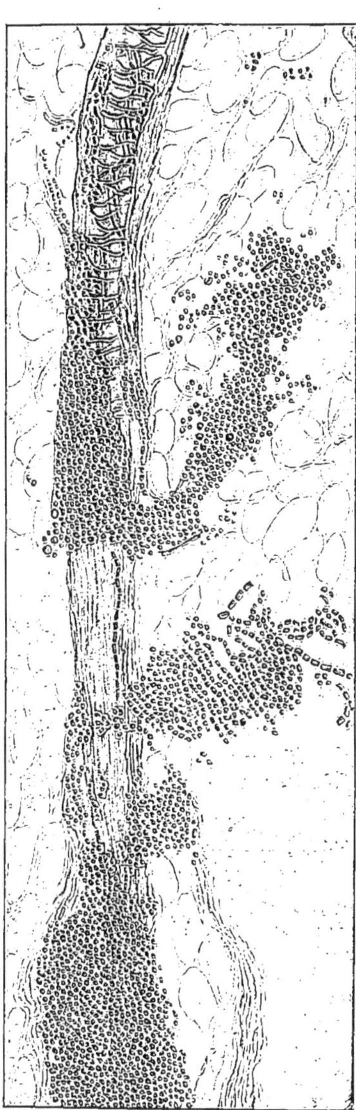

Fig. 145. — *Tr. radiolatum*. Poil de Cobaye, 12 jours après l'inoculation. × 260.

Examen microscopique. — L'examen microscopique montra un cheveu identique à celui du *Trichophyton asteroïdes*. Sa description et sa figuration nous paraissent donc inutiles.

Cultures. — La culture à son début paraît celle du *Trichophyton asteroïdes* quoique dès l'abord sa couleur ne soit pas d'un blanc aussi pur. Peu à peu les différences se précisent. Sur gélose maltosée en tubes, le centre de la culture est plus régulièrement arrondi; sur gélose glucosée, l'aspect radié en soleil est plus confus et les rayons gladiolés moins distincts. Ces différences s'accusent bien plus nettement sur matras. Leur couleur seule, plus rose, les différencierait déjà sur gélose maltosée. Sur gélose glucosée, les rayons ne sont distincts qu'au pourtour de la culture autour d'un disque plein pulvérulent (Pl. XVI, II).

Après 3-4 semaines les cultures sur milieux sucrés donnent lieu à un duvet blanc pléomorphique que la Pl. XVI, III reproduit. On trouve entre les duvets blancs de ces deux Trichophytons microïdes des différences à peu près aussi marquées qu'entre leurs cultures primaires.

Inoculations. — L'inoculation toujours positive au Cobaye, donne du dixième au douzième jour des poils parasités qui reproduisent d'une façon typique l'aspect du cheveu humain atteint par le même Parasite (fig. 145).

On y trouve quelques mycéliums rubanés dans le cheveu, et une écorce sporulaire de spores petites (3-4 μ) dont l'agmination en filaments reste partout distincte.

III. — **TRICHOPHYTON GRANULOSUM** (Sabouraud, 1908).

Au cours de l'année 1908, M. le vétérinaire en premier Pécus vint soumettre à mon examen des poils de Chevaux provenant d'une épidémie qui avait sévi l'année précédente sur les Chevaux du XIVe Régiment de Dragons à Sedan.

Les premiers cas étaient à peu près passés inaperçus, bientôt ils se multiplièrent au point que 800 chevaux furent atteints en une année.

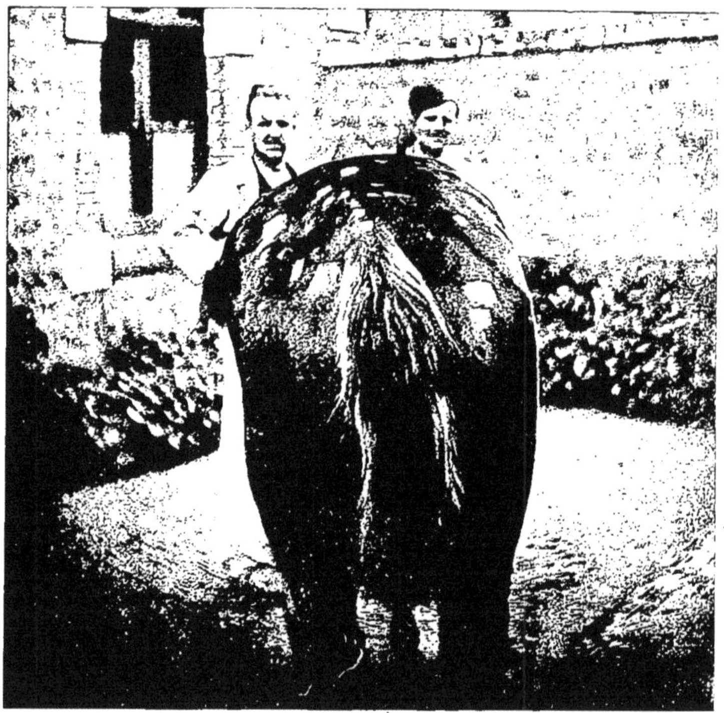

Fig. 146. — Cheval de l'épidémie trichophytique de Sedan (1908). Cliché de M. Pécus.

La maladie s'annonçait par une éruption de petites taches sur lesquelles le poil était ébouriffé. En observant de plus près, on trouvait, sur chaque tache, le poil agglutiné en petits pinceaux qui semblaient trempés de colle. Puis le poil tombait, avec une squame-croûte, dont on pouvait dissocier des pellicules blanches et des particules de sérum desséché. Le poil tombé laissait des plaques noires, nues, sèches, sur lesquelles le poil repoussait ensuite lentement.

Quelques caractères donnaient à cette épidémie une physio-

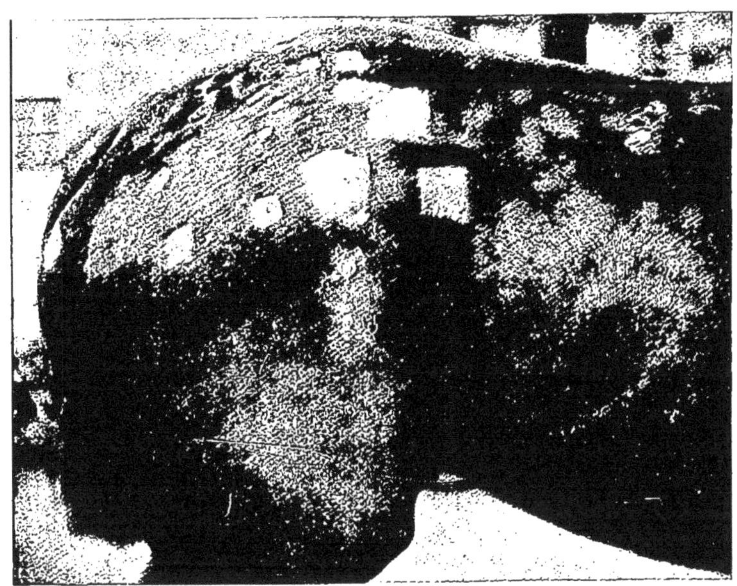

Fig. 147. — Cheval de l'épidémie trichophytique de Sedan (1908). Cliché de M. Pécus.

nomie spéciale. Les plaques étaient innombrables et toutes petites. Et la maladie procédait par poussées successives, et persistait de longs mois sur le même sujet.

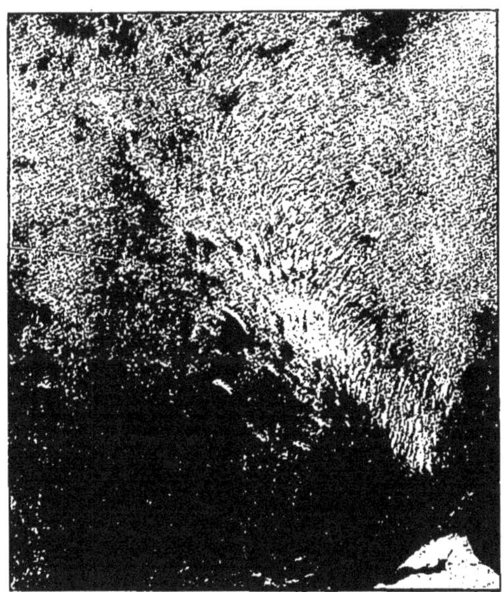

Fig. 148. — *Tr. granulosum*. Repousse du poil sur le Cheval après guérison. Des touffes de poil, de croissance plus rapide, indiquent encore la place des lésions. Cliché de M. Pécus.

M. Pécus m'apporta des touffes de poils agglutinés, prélevés six mois avant sur une dizaine de Chevaux. Et leur examen certifia aussitôt la nature trichophytique de l'affection.

La culture fut faite en partant de trois Chevaux différents. Elle fut posi-

LÉGENDE DE LA PLANCHE XVI

Les Trichophytons gypseums.

TRICHOPHYTON RADIOLATUM.

I, I. — Culture de 25 jours sur gélose maltosée.
I². — Culture de 30 jours — (en tubes).
II, II. — Culture de 25 jours sur gélose glucosée.
II². — Cultures de 30 jours — (en tubes).
III. — *Forme pléomorphique duveteuse*, Culture de 30 jours sur gélose maltosée.

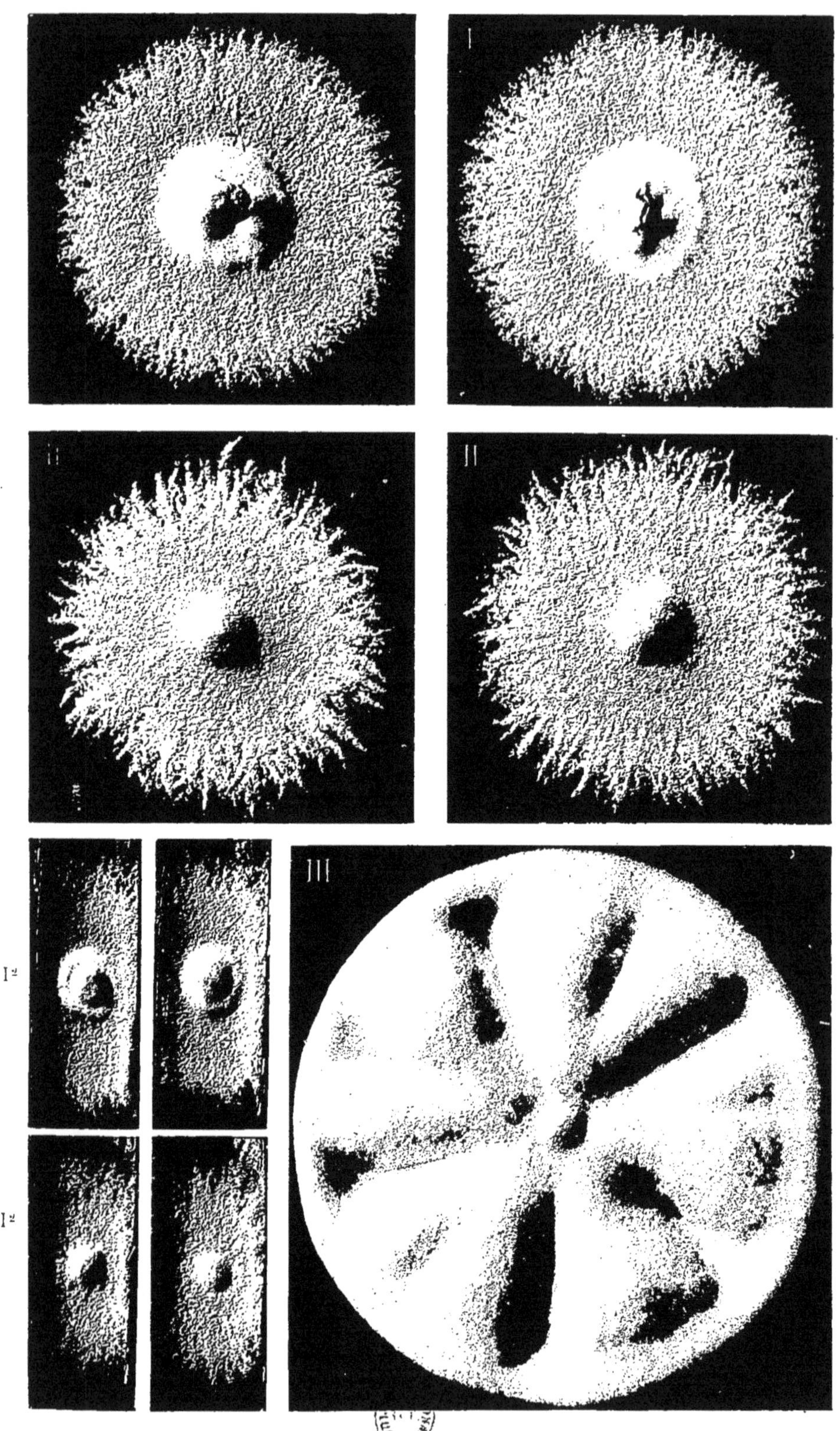

Masson & Cie, Éditeurs

Phototypie Berthaud, Paris

tive pour les trois Animaux et identiques sur tous les tubes. L'inoculation au Cobaye, aisément positive, et la rétroculture, certifièrent la

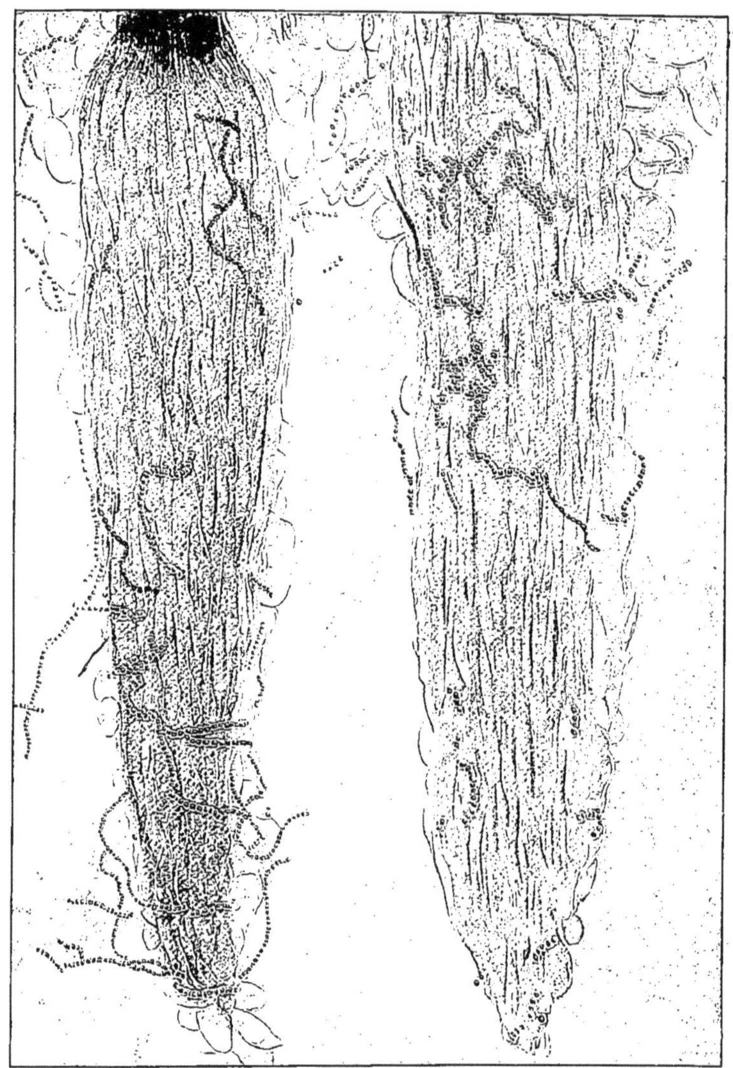

Fig. 149. — *Tr. granulosum* autour de la partie radiculaire du poil de Cheval. × 260.

spécificité du Parasite. C'était un Trichophyton microïde d'espèce un peu différente de celles que nous connaissions déjà [1].

[1] M. Pécus. Une épidémie de trichophytie équine (800 cas), analyse mycologique par M. le Dr Sabouraud. (*Revue générale de médecine vétérinaire*, 15 mai 1909, n° 154).

Sur l'Homme ce Trichophyton n'a jamais été observé en France,

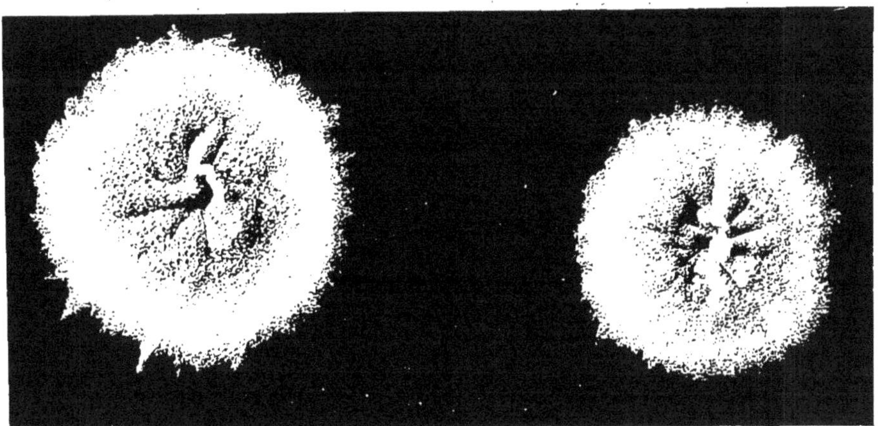

Fig. 150. — Culture jeune du *Tr. granulosum* sur milieu d'épreuve.

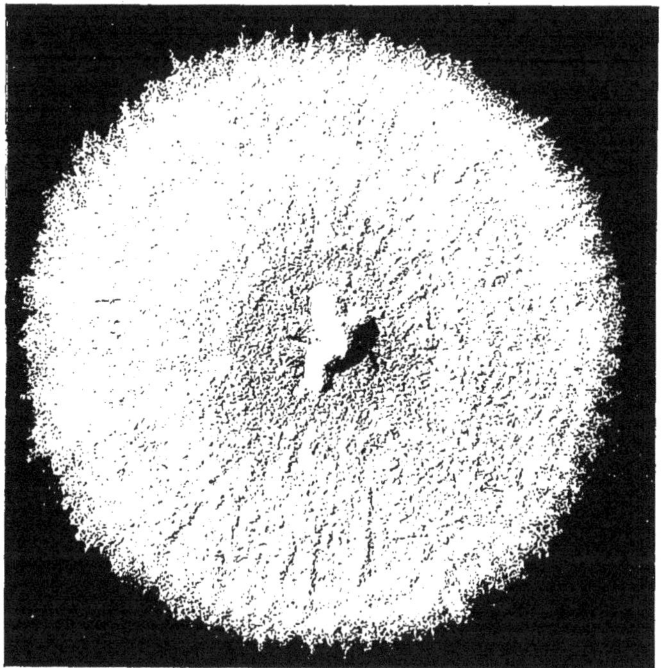

Fig. 151. — Culture adulte du *Tr. granulosum* sur milieu d'épreuve.

mais une fois, en Italie, par Dalla Favera qui a bien voulu nous en envoyer la culture (1909).

Pendant toute l'épidémie équine de Sedan, il n'y aurait eu aucune inoculation humaine, sauf un cercle du dos du doigt chez un maréchal-ferrant du régiment. Nous ne connaissons donc pas la lésion humaine de ce Parasite et le type morphologique qu'il prend sur le cheveu ou le poil humain.

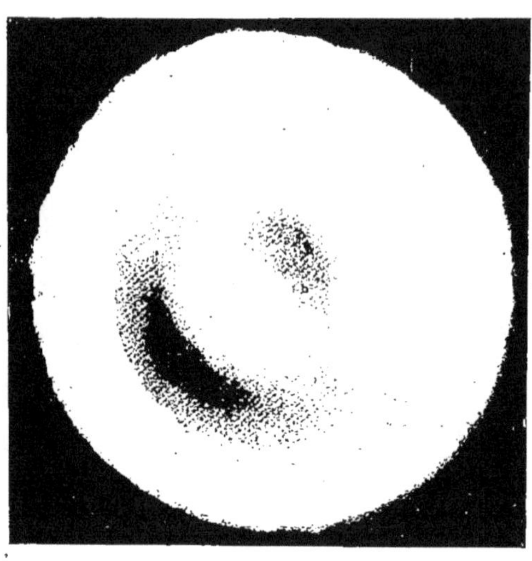

Fig. 152. — Duvet pléomorphique du *Tr. granulosum*. Age adulte. Milieu d'épreuve.

Microscopiquement les poils de Chevaux nous ont montré, parmi beaucoup de poils sains, quelques-uns assez pauvrement parasités. C'étaient de très courtes chaînes dispersées autour de la partie radiculaire du poil. On ne trouvait ni filaments parasitaires dans le poil, ni une gaine sporulaire complète autour de lui ; les spores subcubiques de grosseur médiocre (3-4 μ), étaient agminées en filaments de direction curviligne et irrégulière (fig. 149).

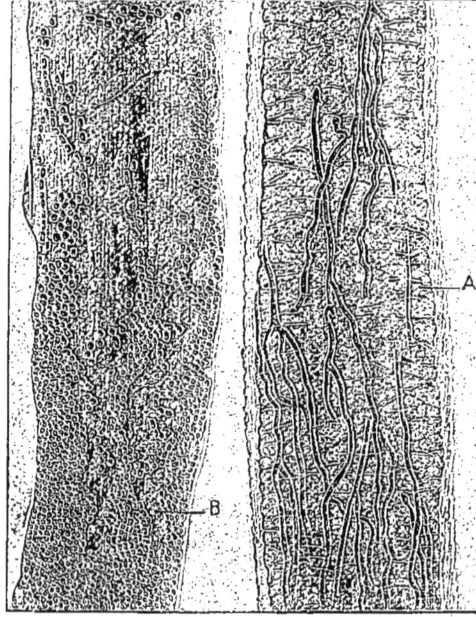

Fig. 153. — *Tr. granulosum*. Poil du Cobaye, 12 jours après l'inoculation. × 260.

Culture. — La culture, sur milieux d'épreuve, est un disque de poudre d'un blanc jaunâtre semé de granulations plus grosses. Au centre un ombilic saillant ou creux, radié et souvent à demi capuchonné. Culture presque identique sur milieux maltosé et glucosé, Pl. XVII, I, II, I', II². Sur peptone

5 pour 100, culture plus petite; son centre occupe plus de place dans la culture, son pourtour est denticulé, sa surface se couvre quelquefois de perles d'eau de condensation (fig. 150 et 151). Sur milieux sucrés, la forme duveteuse pléomorphique survient vite. Sur tous milieux, elle se comporte presque exactement comme le même duvet des *Trichophytons radiolatum* et *asteroïdes* (fig. 152 et Pl. XVII, III, III².

Inoculations. — Le *Trichophyton granulosum* est très facilement inoculable au Cobaye et reproduit, dans les délais et avec ses caractères ordinaires, une trichophytie typique.

Sur le poil du Cobaye, ce Trichophyton reprend d'une façon parfaite les caractères des Trichophytons microïdes : un mycélium fin, branchu, ramifié, intra-pilaire, et une coque de spores petites agminées en chaînes reconnaissables. Ce que la figure 153 reproduit exactement.

IV. — TRICHOPHYTON LACTICOLOR (Sabouraud, 1910).

Étude clinique. — Cette espèce, observée en 1892, n'a pas été étudiée jusqu'ici. Son nom rappelle la couleur crémeuse jaunâtre de sa surface, et son aspect grumeleux comme celui de la crème de lait bouilli : Espèce rare, observée deux fois seulement sur 500 dermatomycoses. Tous ses caractères la rapprochent de celles dont nous savons l'origine animale, mais nous ignorons son Animal d'origine.

1. *Lerigol...*, ouvrier agricole, 35 ans, attribuait son origine à un rasage malpropre, opinion qui peut être vraie, mais qui est commune à tous les malades atteints de trichophytie de la barbe.

Les photographies ci-contre montrent l'aspect des lésions (fig. 154 et 155). Elles étaient très nombreuses et de date variable. Toutes suivirent sous nos yeux la même évolution. C'était, au début, quelques poils malades sur une tache érythémateuse, cernée d'une collerette squameuse.

Ensuite des points suppurés apparaissaient aux orifices pilaires. A mesure qu'ils augmentaient de nombre, la lésion augmentait de diamètre et d'épaisseur jusqu'à constituer des macarons de 2-4 centimètres de diamètre, gonflés de pus. Bientôt ces lésions dispersées se fusionnèrent, la barbe entière fut prise, surtout au-dessous de la mâchoire. Douze jours après le premier début, les régions maxillaires et la région antérieure du cou étaient le siège d'un vaste phlegmon : Ouverture au galvano; écoulement de pus en quantité considérable; la palpation rendait compte de vastes décollements sous-cutanés et de clapiers communiquants.

LÉGENDE DE LA PLANCHE XVII

Les Trichophytons gypseums.

TRICHOPHYTON GRANULOSUM.

I. — Culture de 20 jours sur gélose maltosée.

Ia. — Culture de 30 jours.

II. — Cultures de 20 jours sur gélose glucosée.

IIa. — Culture de 30 jours.

III. — Forme pléomorphique duveteuse.

Culture de 20 jours sur gélose maltosée.

IIIa. — Culture de 30 jours.

LÉGENDE DE LA PLANCHE XVII

Les Trichophytons gypseums.

TRICHOPHYTON GRANULOSUM.

I. — Culture de 20 jours sur gélose maltosée.

I². — Culture de 30 jours —

II. — Cultures de 20 jours sur gélose glucosée.

II². — Culture de 30 jours —

III. — *Forme pléomorphique duveteuse.*

Culture de 20 jours sur gélose maltosée.

III². — Culture de 30 jours —

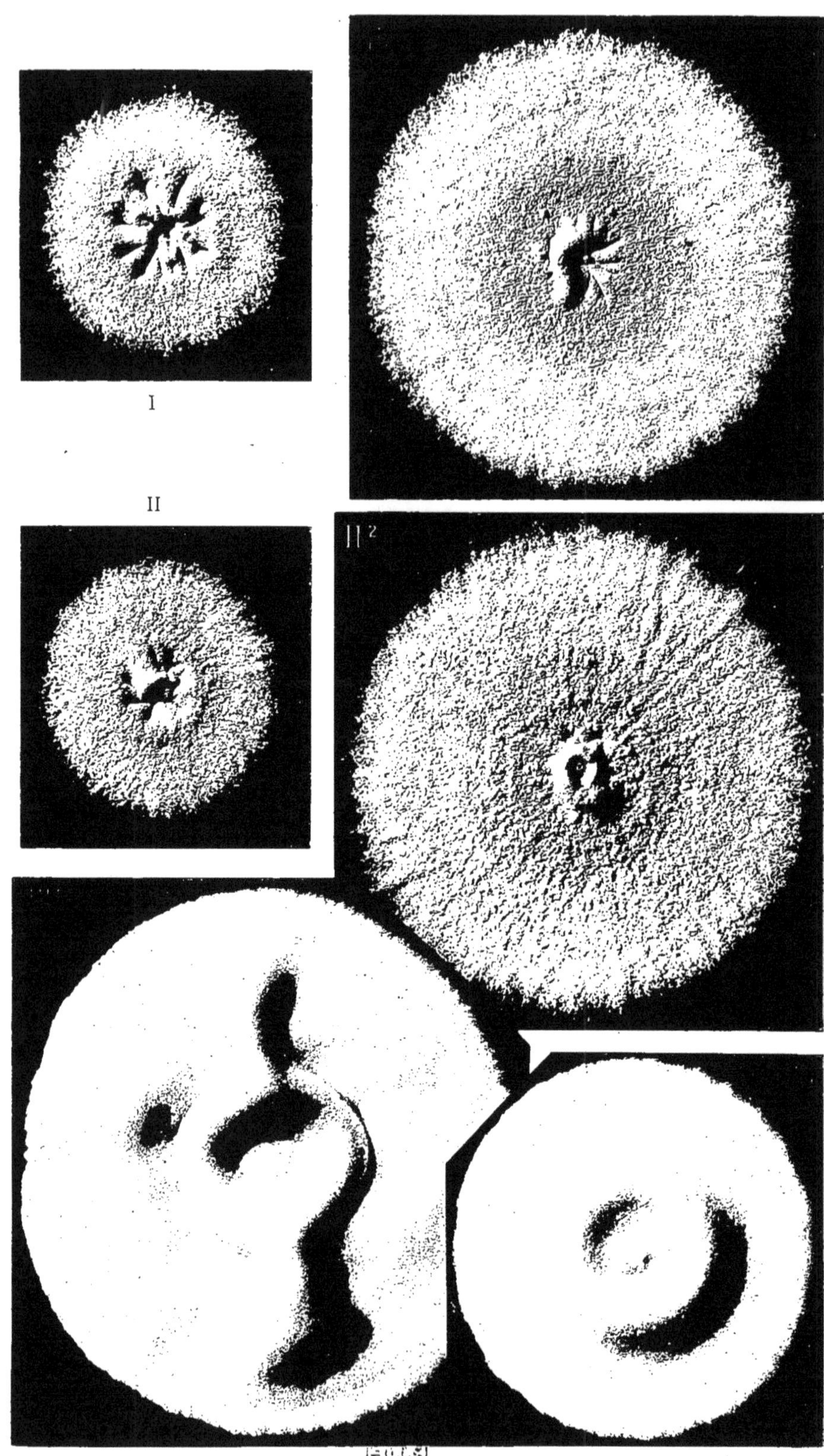

Masson & Cie, Éditeurs

La régression commença vers le vingtième jour. A plusieurs reprises, il fallut ouvrir de nouvelles collections purulentes isolées. Le poil mortifié tomba partout. La guérison demanda cinq semaines. Un mois plus tard, le malade présentait à chaque orifice d'écoulement du pus, spontané ou chirurgical, d'énormes cicatrices pseudo-kéloïdiennes et difformes qui s'affaissèrent peu à peu.

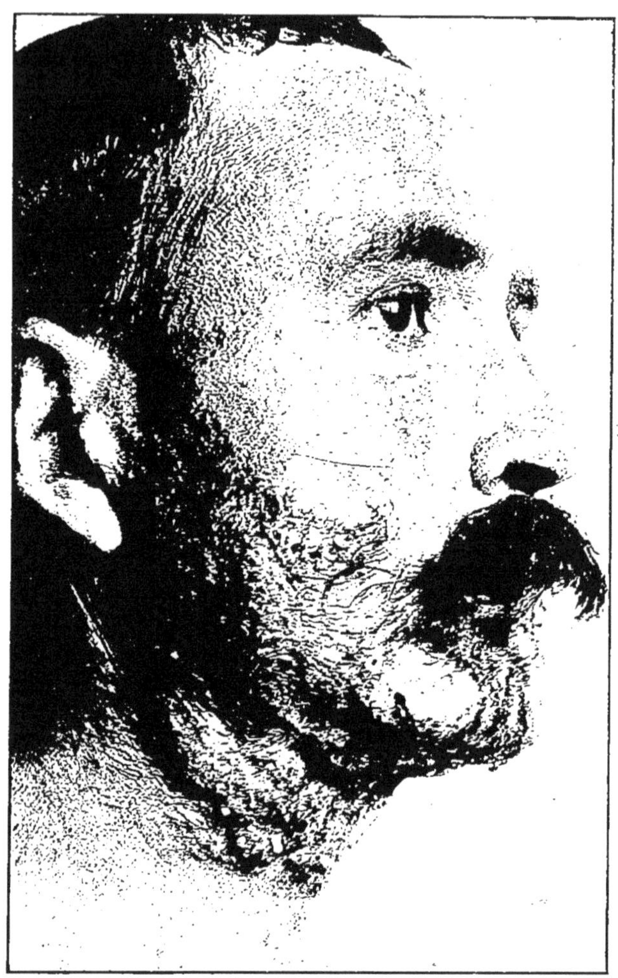

Fig. 154. — Kérions multiples de la barbe dus au *Tr. lacticolor*.

2. *Laurent Fuc...*, déménageur, 50 ans : Énorme kérion de l'avant-bras. Au début, lésion à peine saillante, rose, croûtelleuse, entourée de quatre inoculations de voisinage. En peu de jours cette lésion de-

vint énorme, couverte d'abcès folliculaires qui suppurèrent abondamment : œdème de l'avant-bras et tracés lymphangitiques. Après 12 jours, l'inflammation céda aux applications émollientes. Un mois

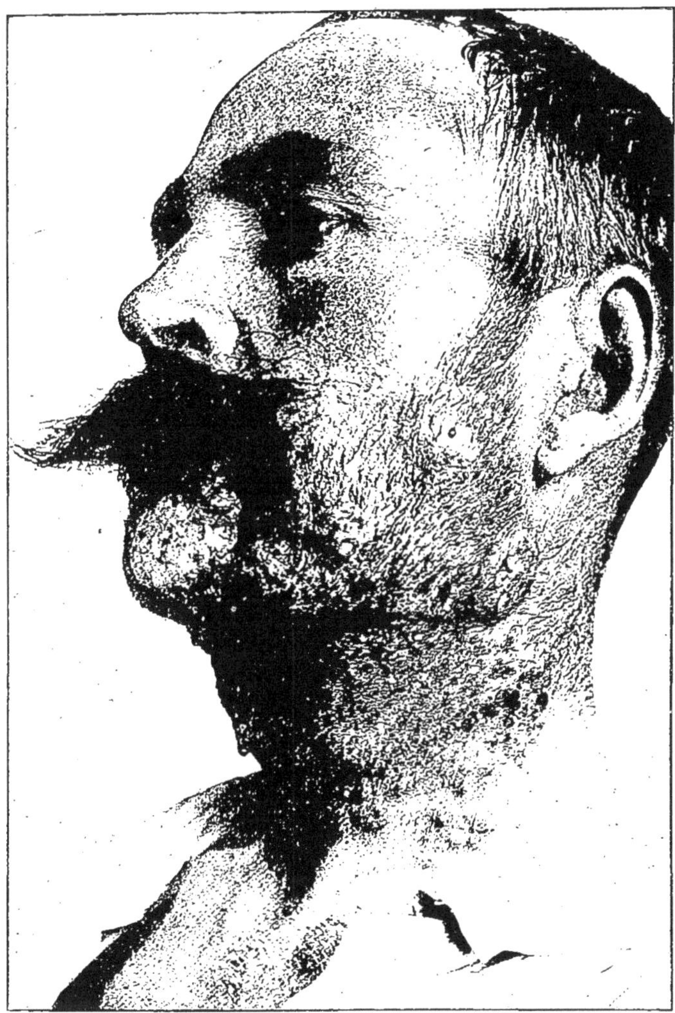

Fig. 155. — Même malade que la fig. 154. Autre profil trois jours plus tard.

et demi plus tard, la lésion guérie restait marquée d'une large tache pigmentée.

Ces deux observations se rapportent à deux des plus considérables kérions que j'aie jamais vus, et à la même espèce trichophytique. On ne peut pourtant conclure sans réserve à sa virulence particulière.

Examen microscopique. — L'examen microscopique de la squame nous a montré une abondance de filaments mycéliens, comme il arrive toujours autour d'une lésion active en accroissement rapide (fig. 156) mais sans caractères spéciaux reconnaissables.

Le poil ou cheveu a les caractères que lui donnent tous les Trichophytons microïdes : Une épaisse cuirasse de spores petites, très

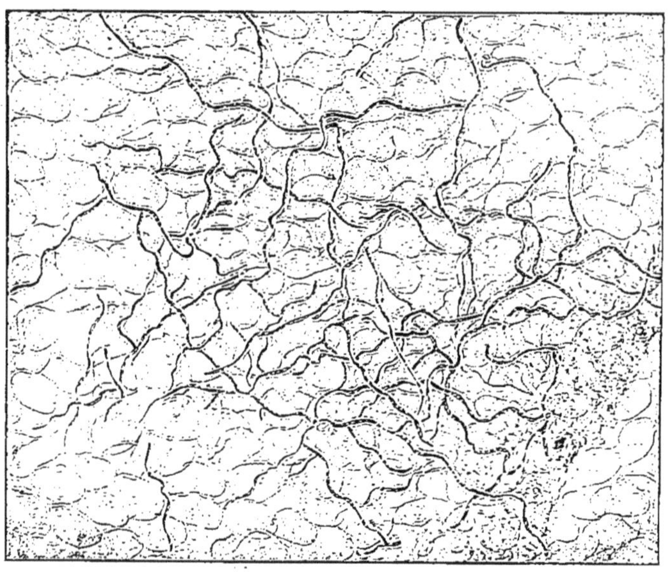

Fig. 156. — *Tr. lacticolor.* Filaments mycéliens dans une squame à la périphérie d'un kérion de l'avant-bras. × 260.

analogue à celle du *Microsporum*, mais facile à résoudre en filaments.

Notons les filaments de la squame, auprès du poil. Ils sont faits d'éléments cubiques qu'on n'observe pas dans la Microsporie, même dans la squame.

Culture. — Les cultures primaires du Trichophyton lacticolor sont discoïdes, plates avec des sillons radiés peu profonds, presque identiques sur les deux milieux d'épreuve; leur surface est jaune-crème, grumeleuse (Pl. XVIII, I et II).

Sur milieu de conservation (pept. 3 pour 100) culture de forme tronconique, creusée en surface de cannelures radiées, et en son centre d'un ombilic profond; surface couverte d'un duvet court blanc, velouté (Pl. XVIII, III).

Le duvet pléomorphique blanc apparaît vite sur les cultures primaires en milieux sucrés. Isolé, il donne sur les deux milieux d'épreuve un gâteau de duvet blanc court, dont le centre saillit peu à peu et se creuse en un cratère irrégulier dont les bords finissent par se déjeter quand la culture vieillit. Sur gélose maltosée, cette culture devient un gâteau plat bordé d'un large anneau de duvet (Pl. XVIII, IV), très ressemblant à la culture primaire sur milieu de conservation.

Toutes ces cultures sont caractéristiques de forme et couleur. Il

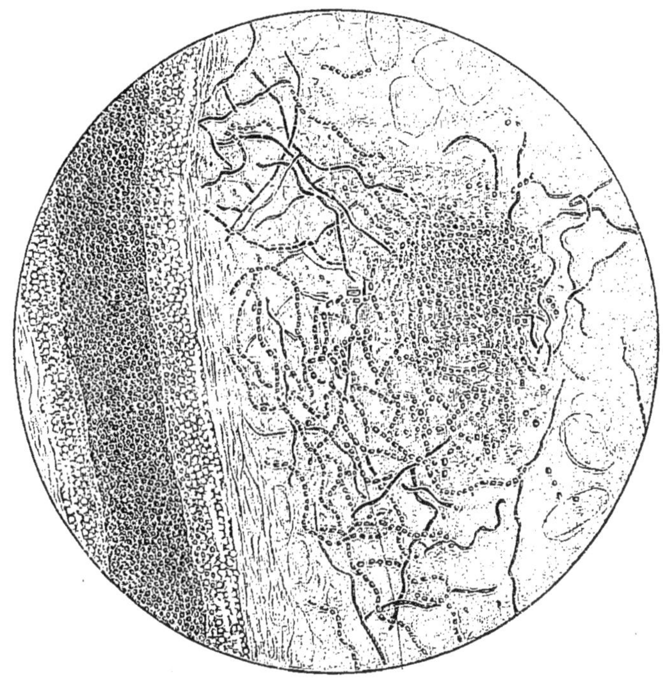

Fig. 157. — *Tr. lacticolor*. Poil et squame de l'homme. × 260.

faut noter la couleur jaune-serin que prend la face profonde de la culture en milieu glucosé.

Inoculations. — L'inoculation du Trichophyton lacticolor au Cobaye est facile et toujours positive, l'évolution de la lésion est identique à celles des Microïdes précédents. Les résultats sont les mêmes si l'on inocule la culture primaire ou celle du duvet blanc pléomorphique.

Le poil présente un revêtement incomplet de spores petites et moyennes. Il est envahi en outre par un mycélium flexueux, curviligne, de direction capricieuse.

LÉGENDE DE LA PLANCHE XVIII.

Les Trichophytons gypseums.

TRICHOPHYTON LACTICOLOR.

I, I. — Cultures de 30 jours sur gélose maltosée (en tubes).

I². — Culture de 12 jours — (en matras).

I³. — Culture de 18 jours —

I⁴. — Culture de 30 jours —

II. — Cultures de 30 jours sur gélose glucosée (en tubes).

III, III. — Cultures de 18 jours sur gélose peptonisée 5 0/0 (en matras).

IV, IV. — *Forme duveteuse pléomorphique.*

Culture de 25 jours sur gélose maltosée.

LÉGENDE DE LA PLANCHE XVIII.

Les Trichophytons gypseums.

TRICHOPHYTON LACTICOLOR.

I, I. — Cultures de 30 jours sur gélose maltosée (en tubes).

I^2. — Culture de 12 jours — (en matras).

I^3. — Culture de 18 jours —

I^4. — Culture de 30 jours —

II. — Cultures de 30 jours sur gélose glucosée (en tubes).

III, III. — Cultures de 18 jours sur gélose peptonisée 3 0/0 (en matras).

IV, IV. — *Forme duveteuse pléomorphique.*

Culture de 25 jours sur gélose maltosée.

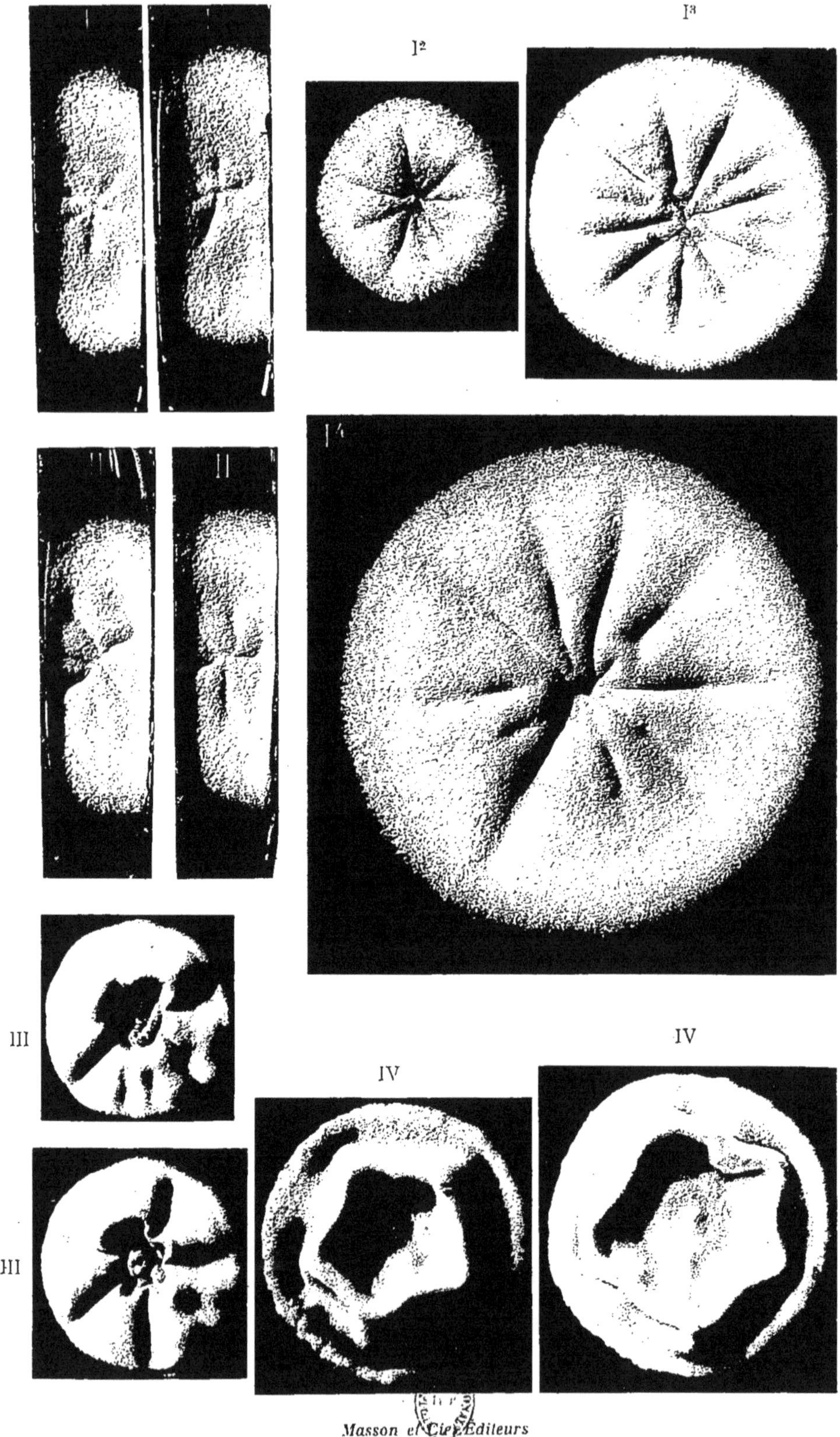

Masson et Cie, Éditeurs

La fig. 159 montre hors du poil de très grosses spores dans une lamelle épidermique. Ce sont les spores géantes qui signalent la

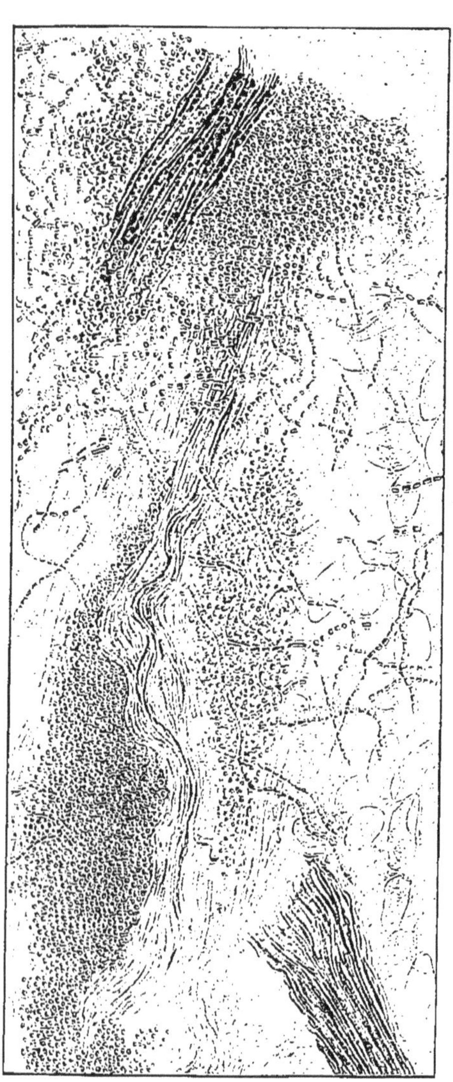

Fig. 158. — *Tr. lacticolor*. Cheveu humain dissocié laissant voir le mélange des amas de spores et des filaments. × 260.

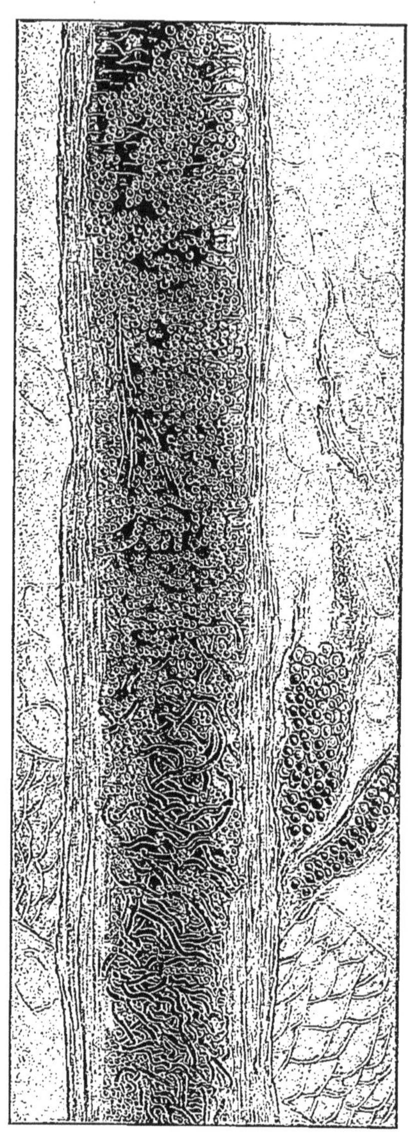

Fig. 159. — *Tr. lacticolor*. Poil du Cobaye 11 jours après l'inoculation. × 260.

période d'envahissement du follicule et du cheveu. Elles ne doivent pas être confondues avec les spores péripilaires, beaucoup plus petites lorsque le parasitisme est pleinement établi.

V. — TRICHOPHYTON FARINULENTUM (Sabouraud, 1910).

Cette espèce n'a qu'une brève histoire. Je l'avais autrefois rencontrée (1893) sur un employé de l'abattoir spécial des Porcs, rue des Fourneaux. Je l'avais décrit p. 114, des *Trichophyties humaines* et fig. 117 de l'atlas du même ouvrage.

La lésion située à l'annulaire, et sous un anneau, avait débuté comme un petit cercle oblong couvert de pustulettes remplies d'un liquide louche dont la culture avait donné une pluie de petites et « fines étoiles blanches délicates comme une dentelle ».

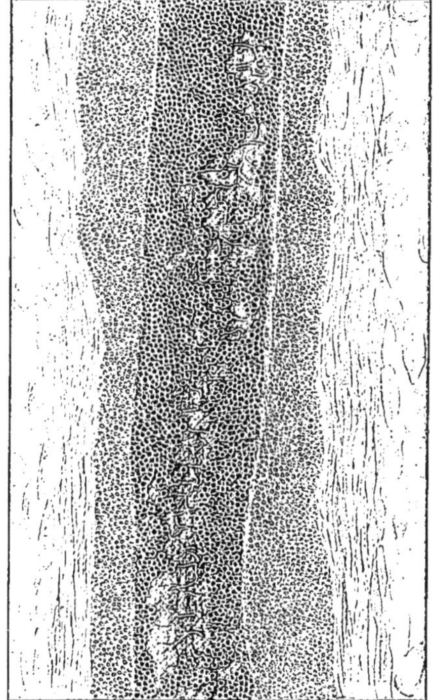

Fig. 160. — *Tr. farinulentum*. Poil du Cobaye 13 jours après l'inoculation. × 260.

J'ai retrouvé cette espèce quatre fois en trois ans sur 500 dermatomycoses.

1. *Jean Rich*..., 47 ans, ouvrier agricole : kérion de la nuque, à moitié sur les surfaces pilaires et glabres de la région. Kérion vrai, exulcéré, couverte de puits purulents folliculaires, déjà vides de leurs cheveux. A la joue, deuxième lésion ovale, petite, moins active que la première sur une région glabre.

2. *René Ben*..., enfant de 7 ans : 2 kérions, l'un au sommet du cuir chevelu, l'autre à la tempe gauche.

Le premier énorme (7 cent. de diam.), le deuxième plus petit (3 cent.). Lésions déjà en régression, avec la peau violette encore décollée sur de larges surfaces, bosselée par une série d'abcès communiquants. Plus de cheveux malades.

3. *Ernestine Jourd*..., 13 ans, large cercle rouge surélevé de la région du poignet. Lésion au début ; à peine quelques pustules disséminées. Guérison en 15 jours.

4. *Dech...*, malade adulte appartenant au service du Dr Queyrat, à l'hôpital Ricord. Semence apportée par un élève qui fréquentait ce service et mon laboratoire : Sur le dos, placard rond, rouge, squameux avec des pustules folliculaires.

Le malade avait couché dans le lit de son frère atteint d'un semblable cercle au poignet. Tous deux accusaient un Chat qui nous fut amené et qui était sain.

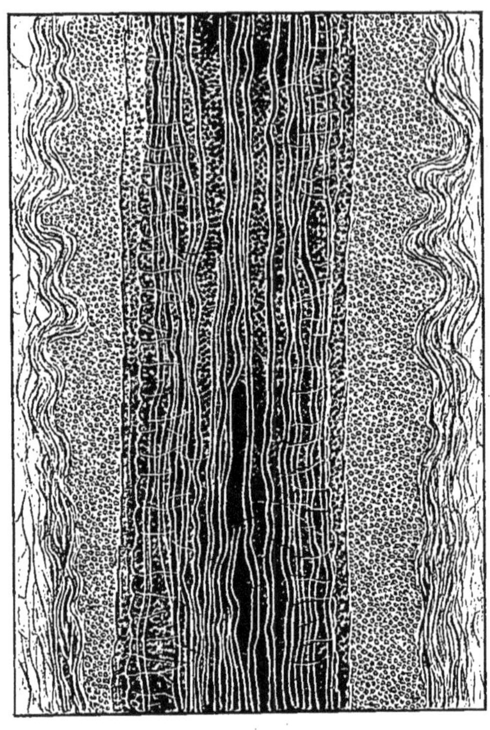

Fig. 161. — *Tr. farinulentum*. Poil du Cobaye, 15 jours après l'inoculation. × 260.

Pour résumer les cas précédents, on peut dire que ce Trichophyton rare cause, chez l'enfant et l'adulte, la même lésion, un kérion qui semble bénin à la peau glabre, plus grave au cuir chevelu où il s'est accompagné d'abcès sous-cutanés, peu douloureux, longs à guérir.

Le hasard ne nous a montré sa lésion, au début, que sur les régions glabres : toutes les lésions pilaires que nous avons vues étaient déjà déglabrées en sorte que l'examen objectif et microscopique du cheveu malade nous manque.

L'origine animale de cette espèce comme des autres Microïdes, paraît certaine, mais, pour cette espèce, reste sans preuves.

Culture. — La culture du *Trichophyton farinulentum* est facile à individualiser sur les deux milieux d'épreuve; c'est d'abord un disque poudreux, blanc, ombiliqué, coupé de radiations plus ou moins creuses. Ensuite le centre devient un *umbo* saillant en coupole, sur lequel apparaîtra vite le premier duvet blanc pléomorphique. Souvent la périphérie de la culture montre une auréole de rayons immergés : auréole plus marquée sur gélose glucosée où elle est séparée du corps de la culture par un trait circulaire glabre (Pl. XIX, fig. I, I^{5}, II).

Sur milieux sucrés, le duvet pléomorphique apparaît après trois semaines, sur le centre umboné, ou excentriquement. Ce duvet séparé donne, sur même milieu, un disque presque plat, blanc, neigeux, velouté, avec, autour d'un centre en extumescence légère, des saillies et dépressions concentriques et des plis radiés. Souvent sa surface montre des perles d'eau de condensation (Pl. XIX, fig. VI).

La culture primaire du *Trichophyton farinulentum* a un caractère spécifique particulier. Sur gélose peptonisée sans sucre, elle est glabre, jaune, presque humide et sans duvet. D'abord en forme de coupole aplatie, elle se montre ensuite découpée à sa périphérie par des plis radiés qui se multiplient quand la culture vieillit. Alors on peut voir son pourtour devenir finement poudreux, et le centre toujours jaune, glabre, humide, se hérisser de poils jaunes, courts, tout à fait spéciaux. Ces caractères suffiraient à faire différencier cette culture de toutes les autres du même groupe (Pl. XIX, III, III², III³).

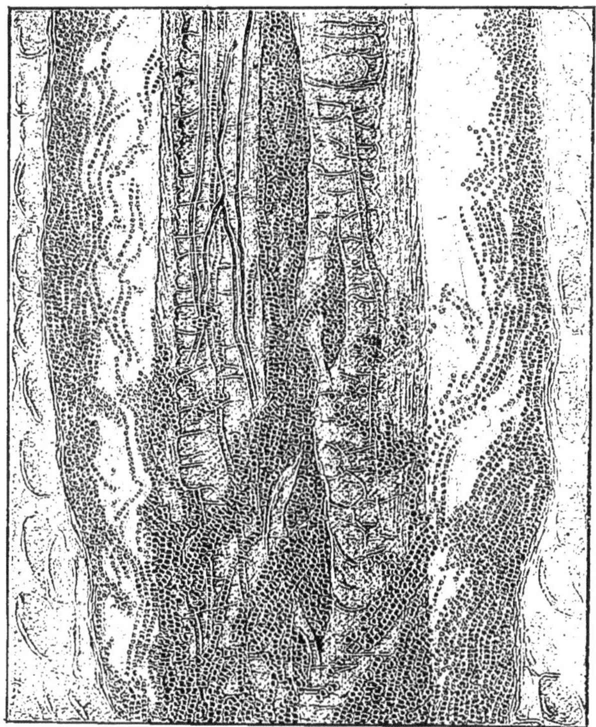

Fig. 162. — *Tr. farinulentum*. Poil du Cobaye, 15 jours après l'inoculation. × 260.

Inoculations. — Comme nous n'avons jamais observé ce Trichophyton dans le cheveu humain, nous avons très soigneusement relevé sa morphologie dans le poil du Cobaye, auquel son inoculation est aussi facile que celle des autres Trichophytons du type Gypseum. Elle confirme absolument les caractères microïdes de ce Parasite.

Au premier aspect on dirait le cheveu entouré de l'écorce sporulaire des Microsporums (fig. 160). Mais si l'on éclaircit davantage le corps même du poil on le voit occupé par une longue série de mycéliums

LÉGENDE DE LA PLANCHE XIX

Les Trichophytons gypseums.

Tricophyton farinulentum.

I. — Culture de 12 jours sur gélose maltosée.

I^2, I^2. — Culture de 18 jours — (en tubes).

I^3. — Culture de 30 jours —
Débuts de la transformation pléomorphique.

II. — Culture de 18 jours sur gélose glucosée.

II^2. — Culture de 30 jours —

III, III. — Culture de 12 jours sur gélose peptonisée 3 0/0.

III^2. — Culture de 18 jours — (en tubes).

III^3. — Cultures de 30 jours —

IV. — *Forme duveteuse pléomorphique.*
Culture de 30 jours sur gélose maltosée.

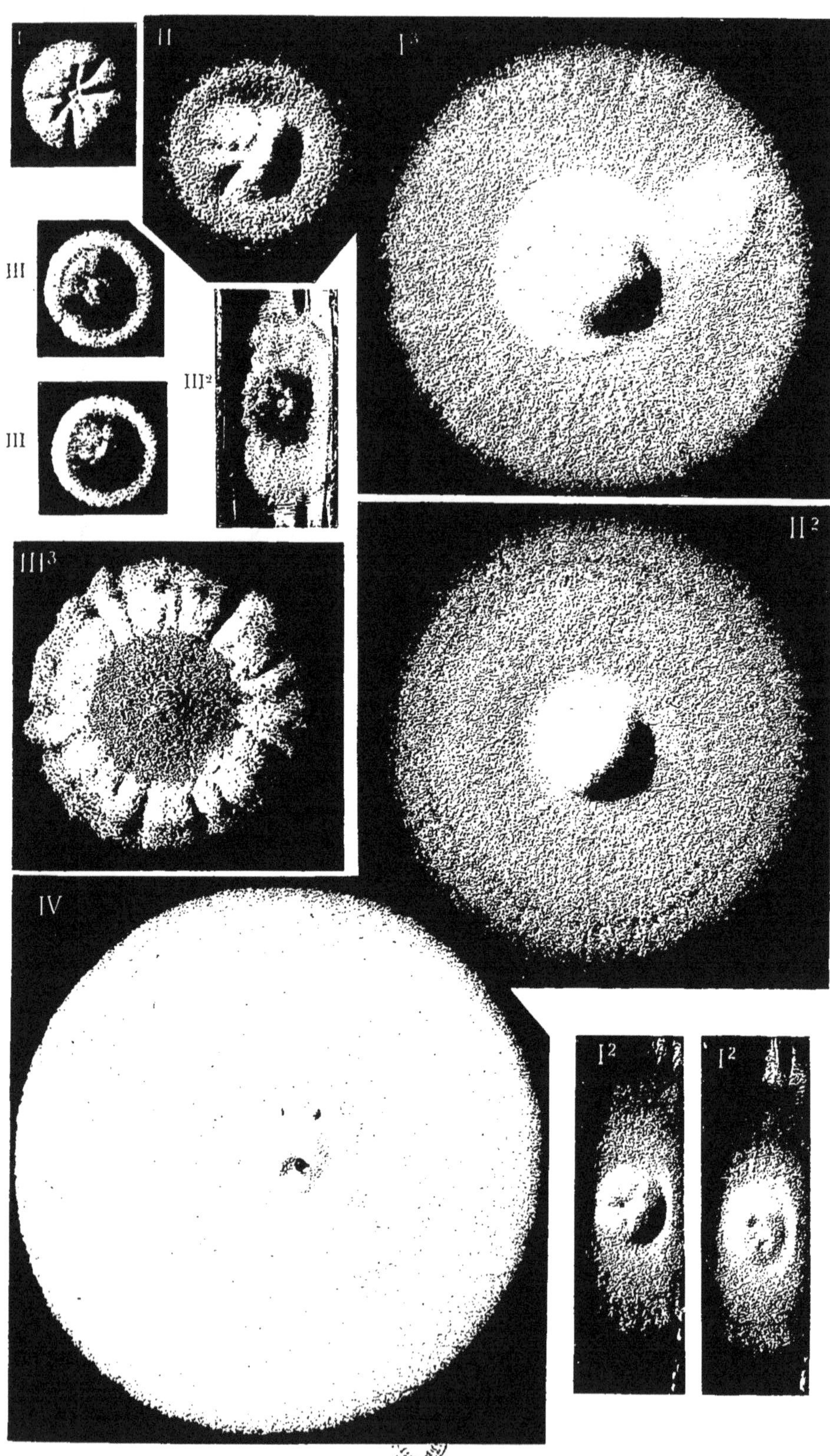

Masson & Cie, Éditeurs

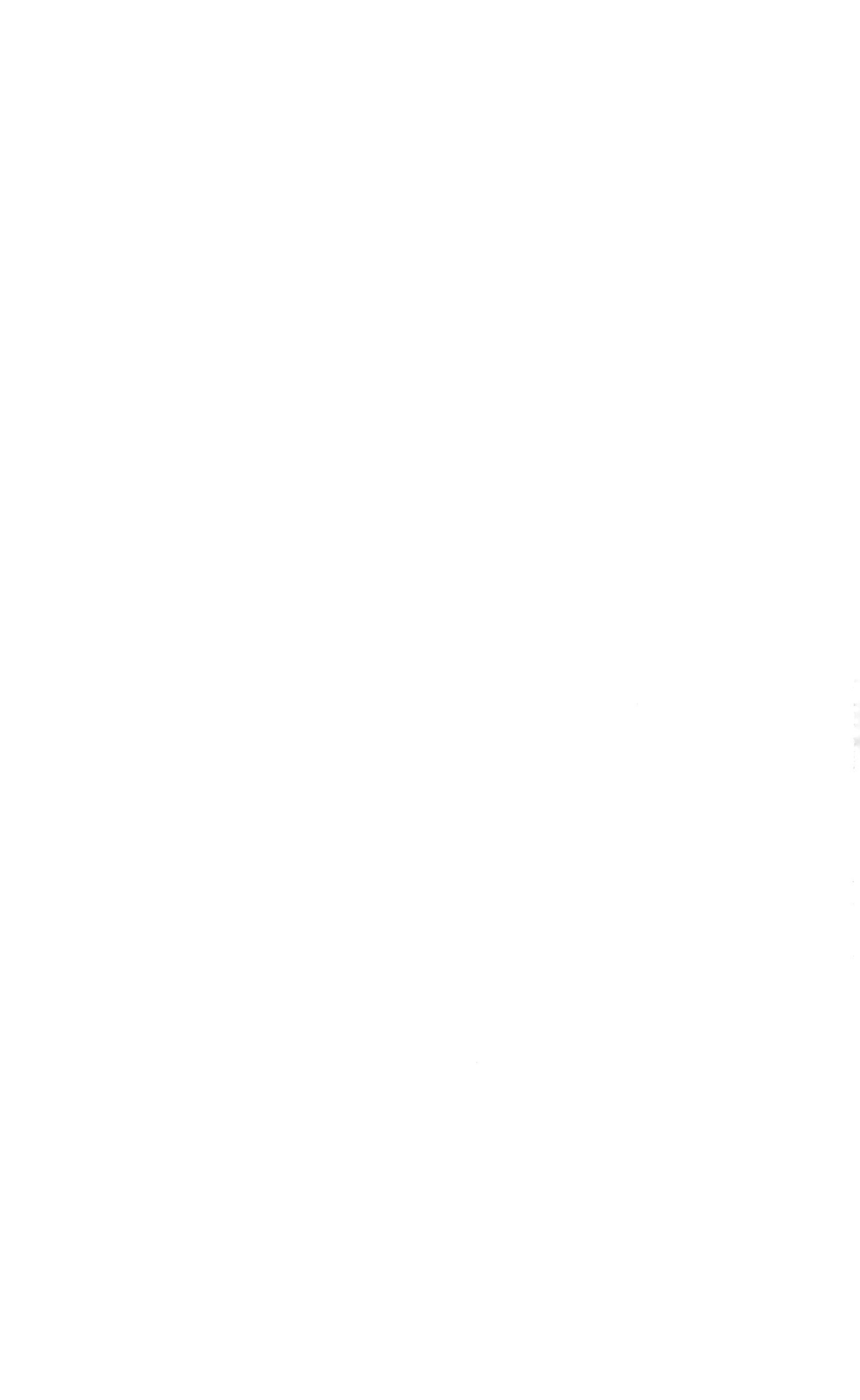

parallèles qui semblent non cloisonnés, et présentent peu de dichotomies (fig. 161) : et si l'on pousse la dissociation de l'écorce sporulaire, on la voit constituée, non par un aggloméral de spores irrégulièrement accolées, mais par des chaînes régulières que la préparation dissocie, mais dont la structure filamenteuse est on ne peut plus évidente (fig. 162).

Ces trois figures sont parmi les plus démonstratives et les plus caractéristiques qu'on puisse obtenir des Trichophytons microïdes, et montrent, on ne peut mieux, les ressemblances de ces Parasites avec les Microsporums et leurs caractères distinctifs.

VI. — TRICHOPHYTON PERSICOLOR (Sabouraud, 1910).

Le dernier des Trichophytons gypseums n'a jamais été étudié. Il a dû être vu par Adamson qui rencontra « dans une trichophytie palmaire » présumée d'origine tropicale, un Trichophyton à culture « couleur de pêche, (peach-coloured) ».

Aucune comparaison ne donne une plus juste idée de la couleur et de l'aspect de sa culture. Aussi conserverons-nous à ce Parasite le nom donné par Adamson en le latinisant simplement. Et ce sera le *Trichophyton persicolor*.

Étude clinique. — Nous avons observé deux fois cette trichophytie.

La première au menton, chez un jeune Homme de 20 ans presque glabre : lésion peu visiblement circinée, à peine squameuse, un peu rouge, très peu et irrégulièrement saillante, mamelonnaire. Chacune des saillies de ce placard était acuminée, rose, et marquée d'un point central de suppuration. La lésion resta unique, d'évolution bénigne ; elle guérit, en deux semaines, par des applications iodées faibles. A aucun moment on ne put observer de follets envahis par le Parasite. L'examen microscopique des squamules était aisément positif ; la culture du pus des folliculites très facile.

Le second cas concernait un Homme de 45 ans, atteint, comme le malade d'Adamson, d'une trichophytie palmaire typique de la main droite. La lésion occupait presque toute la paume de la main, elle avait un centre et des bords. Les bords étaient faits d'une multitude de phlyctènes plates, presque cohérentes, et dont plusieurs fusionnées ; les plus grosses d'un centimètre de diamètre, les plus petites comme une tête de grosse épingle, toutes plates ; leur coupole faite d'un épiderme corné épais, jaune, difficile à rompre. Elles contenaient un liquide louche, non puriforme ; abrasées et vidées, les phlyctènes semblaient taillées à l'emporte-pièce, toujours rondes ou polymicrocycliques, à fond rouge. En soulevant l'épiderme, on voyait que des phlyctènes voisines étaient communicantes alors qu'on les croyait isolées. Les phlyctènes les plus excentriques étaient les plus vivantes et les plus actives. Elles étaient entourées d'un anneau rose d'inflammation circonvoisine.

En dedans d'elles, les phlyctènes moins récentes contenaient moins de liquide, plusieurs étaient comme flétries, et plusieurs sèches. Sous leur épiderme corné, abrasé, on trouvait des lamelles d'épiderme micacé, blanc, brillanté, superposées en strates, et faciles à dissocier en parcelles. Quant à la lésion du centre, c'était une énorme phlyctène sèche semblable à celles que je viens de décrire, mais elle occupait les deux tiers de la paume de la main. Ces lésions s'étendaient de jour en jour. Une médication appropriée : abrasion aux ciseaux de l'épiderme décollé, et nettoyage du fond des phlyctènes à la teinture d'iode au dixième, amena la guérison en trois semaines.

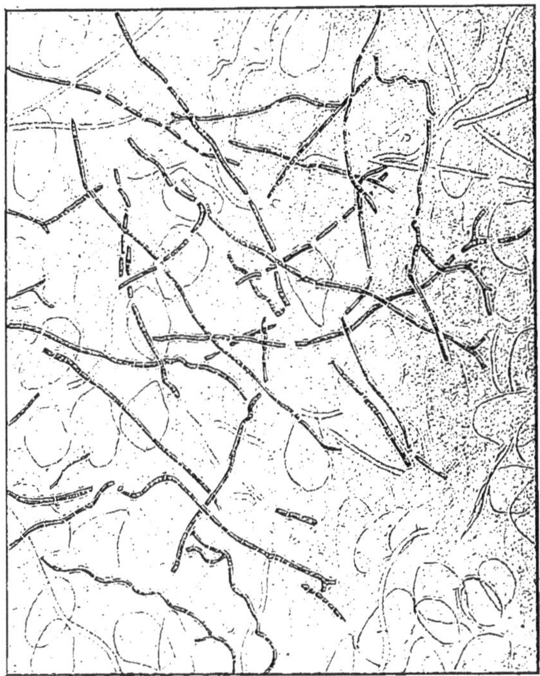

Fig. 165. — *Trichophyton persicolor*. Squame de l'épiderme palmaire infiltré de filaments mycéliens. × 260.

Quelques nouvelles phlyctènes apparurent entre les plus excentriques et furent arrêtées par les mêmes moyens. Dans aucun des deux cas que nous avons observés, les commémoratifs n'indiquaient nettement l'origine animale possible de la maladie.

Examen microscopique. — L'examen microscopique des squames micacées des vésicules sèches était facile et probant. Elles étaient toutes infiltrées de filaments mycéliens rubanés de 3 μ de large, composés de cellules rectangulaires de 9-10 μ de long, sans rien qui indiquât d'ailleurs une espèce trichophytique nouvelle et rare.

LÉGENDE DE LA PLANCHE XX.

Les Trichophytons gypseums.

TRICHOPHYTON PERSICOLOR.

I. — Cultures de 12 jours sur gélose peptonisée 5 0/0.

I^{1}, I^{2}. — Cultures de 18 jours —

I^{3}. — Culture de 25 jours —

II, II. — Cultures de 20 jours sur gélose maltosée.

III. — Culture de 50 jours sur gélose glucosée.

Débuts de la transformation pléomorphique.

IV. — *Forme duveteuse blanche pléomorphique.*

Culture de 20 jours sur gélose maltosée.

IV^{1}. — Culture de 50 jours —

LÉGENDE DE LA PLANCHE XX

Les Trichophytons gypseums.

TRICHOPHYTON PERSICOLOR.

I. — Cultures de 12 jours sur gélose peptonisée 3 0/0.

I^{2}, I^{2}. — Cultures de 18 jours —

I^{3}. — Culture de 25 jours —

II, II. — Cultures de 20 jours sur gélose maltosée.

III. — Culture de 30 jours sur gélose glucosée.

Débuts de la transformation pléomorphique.

IV. — *Forme duveteuse blanche pléomorphique.*

Culture de 20 jours sur gélose maltosée.

IV^{2}. — Culture de 30 jours —

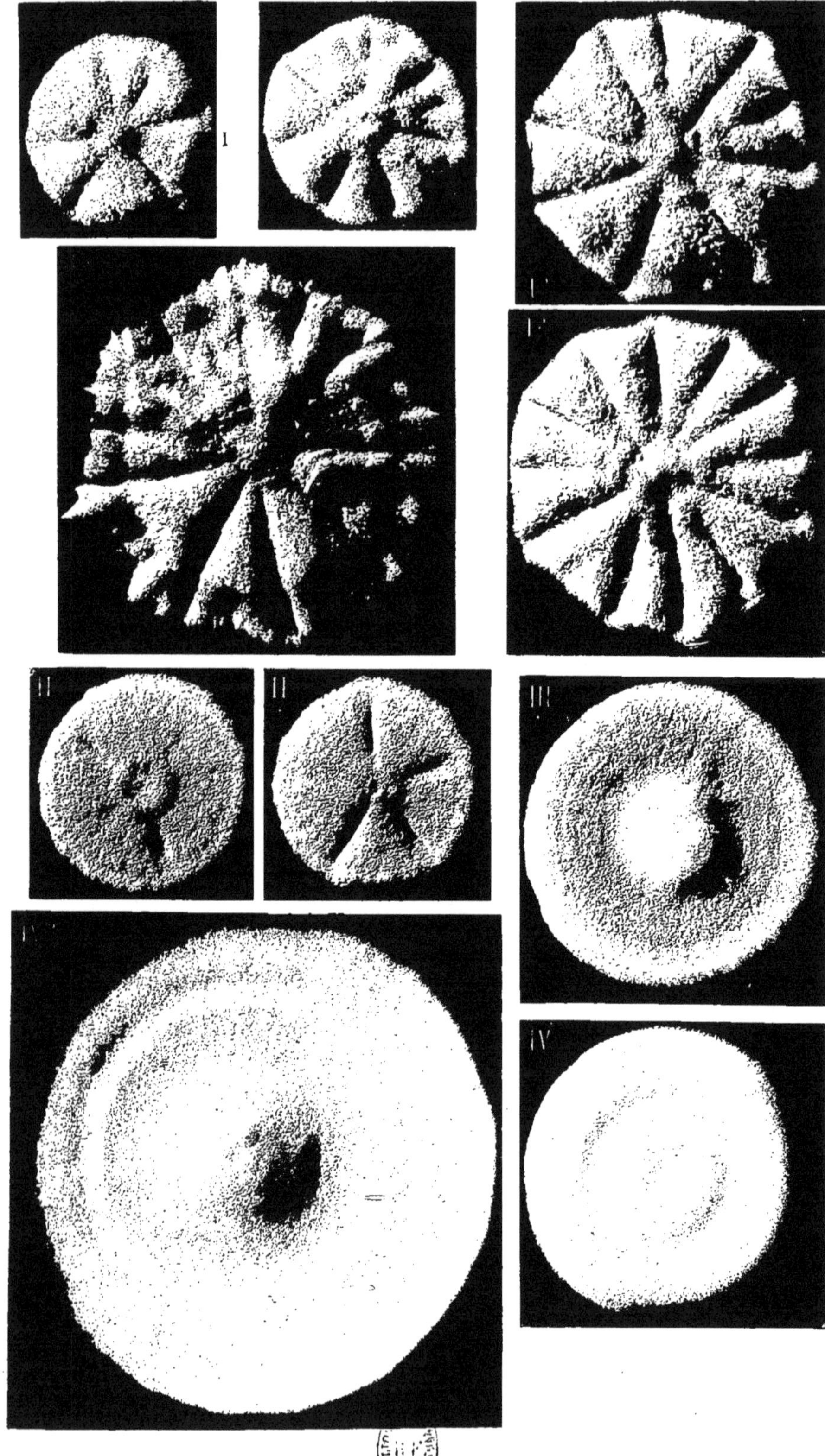

Masson & Cie, Éditeurs

Cultures. — Dans les deux cas observés, la culture fut aisée. Dans le premier, le pus des folliculites, dans le second, le liquide séro-purulent prélevé à la pipette et projeté à la surface des milieux, donnèrent lieu à des centaines de colonies pures d'emblée. De même l'ensemencement parcellaire de l'épiderme malade fut aussi probant, lorsqu'on le répéta après plusieurs semaines.

Les cultures du Trichophyton *persicolor* poussent mieux sur milieux peptonisés simples (peptone 5 0/0) que sur milieux peptonisés et sucrés, et ceci est très contraire à la règle générale. Ces cultures sont d'un rose lilas, vineux, et leur surface ressemble à du feutre ou à de la bourre de coton. La comparaison faite par Adamson de ces cultures à la peau d'une pêche bien mûre reste la meilleure possible. La culture du *Trichophyton persicolor* d'abord ronde, devient polygonale et étoilée, divisée en secteurs plus ou moins réguliers par des incisures radiées.

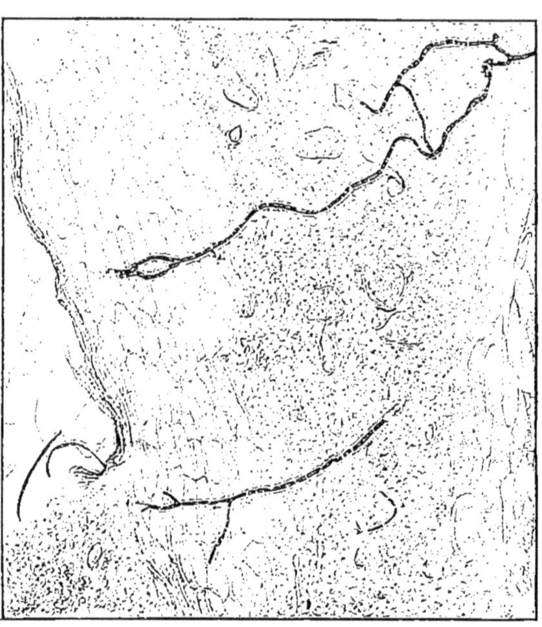

Fig. 164. — *Tr. persicolor*. Squame de Cobaye 18 jours après l'inoculation × 260.

Sur milieux peptonisés, elle arrive à cinq centimètres de diamètre, et alors ses bords sont déchiquetés, élégants et sa surface marquée, de cercles concentriques de couleur plus foncée (Pl. XX, I, I², I³). Sur milieux sucrés la culture peut être radiée, mais elle est plus ronde, poudreuse, rosâtre (Pl. XX, II). A peine a-t-elle atteint quatre centimètres, qu'en son centre se développe un bouquet de duvet blanc pléomorphique (III). Ce duvet est très actif et envahissant. Il est facile à prélever sur la culture- mère et à cultiver séparément; sa culture devient vite plus grande que la culture-mère. Elle est faite d'un duvet blanc très égal, mais la culture est marquée de zones concentriques alternativement saillantes et creuses (Pl. XX, IV, IV²). Dans l'ensemble, ces cultures pléomorphiques ressemblent à la plupart des duvets blancs pléomorphiques des Trichophytons.

Inoculations. — L'inoculation de ce Trichophyton au Cobaye est difficile. Nous l'avons recommencée plusieurs fois. L'inoculation pratiquée par piqûre et insertion de culture adulte amène, pour ainsi dire constamment, dix jours plus tard, un point rouge qui va croissant et se recouvre de squames, mais, sur sa surface, nous n'avons jamais pu trouver un poil parasité. La plupart des squames même ne montrent aucun filament parasitaire. Et il nous a fallu faire beaucoup de préparations négatives avant d'obtenir celle que représente la figure 164, et elle est bien pauvre. Le mycélium y paraît irrégulier et contourné, irrégulièrement dichotomisé, et septé; il montre quelques bourgeons mycéliens latéraux, ébauches de dichotomie. Tous ces caractères sont d'un Parasite en souffrance. De fait, la lésion du Cobaye guérit vers le 20e ou le 22e jour sans avoir envahi le poil, et sans qu'il tombe.

N. B.— Comme nous n'avons jamais vu de poil ou cheveu infecté par ce Trichophyton, son classement parmi les Microïdes reste problématique. Il est motivé par les ressemblances de sa culture avec les cultures des autres Parasites du même groupe. La préférence de ses cultures pour les milieux azotés, non sucrés, l'éloigne pourtant de tout autre. Son classement parmi les Microïdes est donc à considérer comme provisoire.

DEUXIÈME GROUPE DES TRICHOPHYTONS MICROIDES

LES TRICHOPHYTONS NIVEUMS

TRICH. RADIANS (Sabouraud, 1894).
TRICH. DENTICULATUM (Sabouraud, 1910).

A côté des six *Trichophytons gypseums* doivent être placés deux autres Trichophytons, dont la culture présente avec la leur les plus considérables affinités de forme et de développement. Seulement, au lieu d'être plâtreuses elles sont duveteuses, elles sont d'un blanc de neige; leurs formes mycologiques diffèrent notablement de celles des *Tr. gypseums* et elles ne présentent jamais de dégénérescence pléomorphique.

Leur couleur et leur duvet neigeux leur ont fait donner le nom de *Tr. niveums*. Elles sont très proches l'une de l'autre, aussi proches entre elles que les divers *Tr. gypseums* entre eux.

Cultures. — Que l'on compare leurs deux cultures sur milieu maltosé (Pl. XXI et XXII), sur milieu glucosé, sur les deux milieux elles sont, on peut dire, identiques.

A première vue leurs différences sont, saisissantes car l'une, *Tr. radians* est entourée d'une multitude de délicats rayons gladiolés, quelques-uns flexueux et entrecroisés qui occupent plus de moitié

LÉGENDE DE LA PLANCHE XXI

Les Trichophytons niveums.

I. TRICHOPHYTON RADIANS.

I. — Culture de 18 jours sur gélose maltosée.

I^2, I^3. — Culture de 25 jours —

I^4, I^5. — Culture de 35 jours —

II. — Culture de 18 jours sur gélose glucosée.

II^2. — Culture de 25 jours —

II^3. — Culture de 35 jours —

LÉGENDE DE LA PLANCHE XXI

Les Trichophytons niveums.

I. Trichophyton radians.

I. — Culture de 18 jours sur gélose maltosée.

I^2, I^2. — Culture de 25 jours —

I^3, I^3. — Culture de 35 jours —

II. — Culture de 18 jours sur gélose glucosée.

II^2. — Culture de 25 jours —

II^3. — Culture de 35 jours —

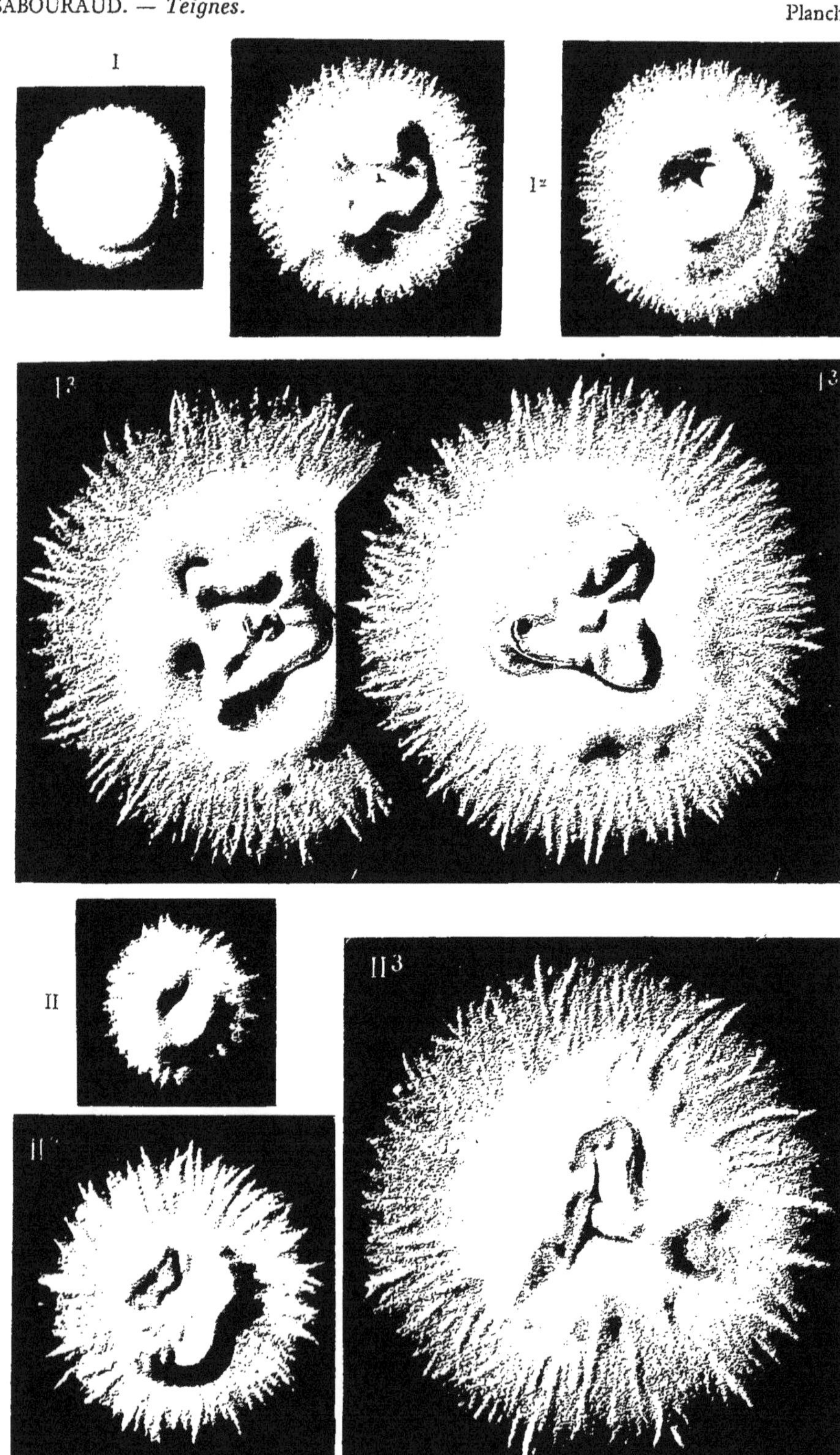

Masson et Cie, Éditeurs

de sa surface totale, tandis que l'autre, *Tr. denticulatum* est un simple tapis rond de velours blanc, frangé seulement de denticulations qui sont comme les pointes des rayons plus larges et soudés de la culture précédente.

Malgré cette différence considérable entre les cultures, leurs ressemblances, pour le spécialiste, sont plus considérables encore. C'est le même duvet, le même tapis, la même blancheur de neige, la même remarquable luxuriance de développement. Ce sont comme deux cultures de même espèce, dans lesquelles, pour l'une, le tapis de duvet central, et dans l'autre, les rayons gladiolés du pourtour, auraient pris plus de développement.

Quoiqu'il en soit les caractères de ces deux variétés sont fixes et nous n'avons pu ramener l'une au type de l'autre. Gomme je le disais pour les Trichophytons du type précédent, des Gypseums, ce sont des variétés proches entre elles mais qu'on ne peut pas confondre.

Hypothèse sur l'origine pléomorphique naturelle des Trichophytons niveums. — Lorsqu'on cultive longuement, dans une collection, les deux *Tr. niveums*, d'une part, et, d'autre part, les duvets blancs pléomorphiques issus des *Tr. gypseums*, on ne peut pas ne pas être frappé de leur ressemblance. Rappelons ce que nous savons du duvet blanc pléomorphique des *Tr. gypseums*. Le plus souvent on ne les obtient pas d'abord tels qu'ils resteront. Ils ressemblent d'abord à la culture-mère dont ils procèdent. Et ce n'est qu'ensuite, et lentement, qu'on leur fait perdre leurs caractères différentiels, en les épurant.

Envisageons, par exemple (Pl. XXI), en regard de la culture primaire du *Tr. asteroïdes*, les premières cultures pléomorphiques qu'on en obtient (fig. II), nous aurons un aspect qu'on peut dire identique à celui du *Tr. radians* à l'état jeune. Et si nous purifions la culture, elle arrivera à ressembler, en ses caractères, à la culture adulte du *Tr. denticulatum* (Pl. I, XXII, fig. II[2]).

Si l'on rapproche ces faits de cet autre que les *Tr. niveums* n'ont pas de dégénérescence pléomorphique, ce qui se comprendrait à merveille s'ils étaient déjà eux-mêmes une forme pléomorphique fixée.... Si on ajoute que le duvet pléomorphique des *Tr. gypseums* et la culture directe des *Tr. niveums* présentent de grosses analogies mycologiques, on serait très disposé à conclure que les deux *Tr. niveums* ne sont que les pléomorphismes fixés de *Tr. gypseums*. Ceci serait d'une importance doctrinale considérable.

Tout ce que nous savons, tout ce que la pratique des ensemencements trichophytiques nous a appris, est contraire à ce qui précède. Fit-on cent cultures d'un même kérion, on aura cent fois la même culture, et si c'est celle du *Gypseum asteroïdes*, les cent seront identiques. Le même fait est aussi certain quand on rencontre un *Tr. niveum*. C'est toujours lui tout seul qu'on extraira de la lésion.

Mais, on pourrait admettre hypothétiquement que, sous l'influence de causes à déterminer, la transformation pléomorphique qui survient toujours sur les vieilles cultures des *Tr. gypseums*, en milieu sucré, se soit produite *une fois* sur un Animal qui le portait.

Or, nous savons que ce duvet, une fois né, n'est plus réversible à sa culture-mère, et que, même transmis à l'Animal par l'inoculation, il gardera sa forme nouvelle. Si donc l'accident hypothétique que nous imaginons s'était produit, nous aurions aujourd'hui dans la nature, deux Trichophytons fixés : *asteroïdes* et *radians*, nés l'un de l'autre, et pourtant irréversibles.

Sans que nous puissions du tout affirmer qu'il en ait été ainsi, nous devions présenter cette hypothèse comme séduisante. Elle s'offrira de nouveau à notre esprit à propos d'un *Achorion* duveteux, l'*Achorion Quinckeanum*. Il n'y a d'ailleurs pas d'autre espèce dermatophytique pour laquelle cette hypothèse puisse être soutenue avec apparence plausible.

Étude clinique. — Notre première observation clinique de *Tr. niveum radians* a présenté un intérêt particulier. C'était sur un vétérinaire de la ville, *spécialisé dans le traitement des petits Animaux*, un large placard très vésiculeux et pustuleux du dos de la main et un deuxième du poignet, l'un de 5 et l'autre de 7 centimètres de diamètre. Après 15 jours, épaississement de la peau légèrement surélevée et d'un rouge violet, la lésion restant largement vésiculeuse, sans faire un véritable Kérion. Le malade attribuait sa lésion au Chat, sans qu'il y ait eu vérification de l'hypothèse.

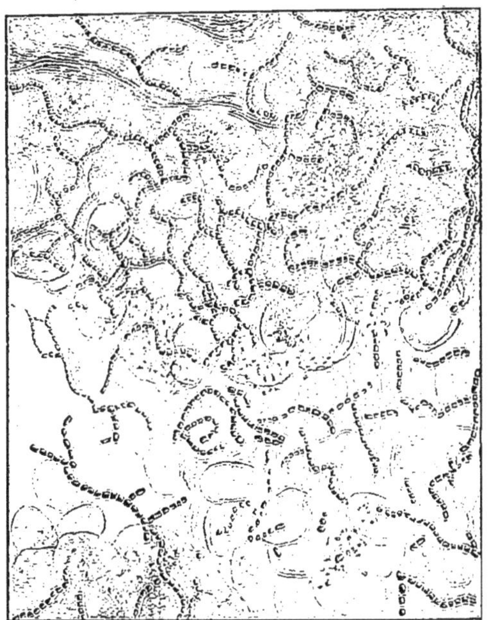

Fig. 165. — *Tr.* (niveum) *radians*, squame d'un kérion de la main. × 260.

Nos trois autres observations de la même espèce eurent pour objet des enfants :

Edmond Coul... : Placard vésico-pustuleux de la nuque, hors du cuir chevelu, de cinq centimètres de diamètre et de surface impétiginisée.

Louis Can... : Observation identique, même siège symétrique, même aspect.

Marcel Lefeu... : Placard érythémato-croûteux du front, empiétant sur le sourcil, sans parasitisme décelable des poils du sourcil. Squames-croûtes impétigineuses recouvrant un placard rouge, suintant.

LÉGENDE DE LA PLANCHE XXII.

Les Trichophytons niveums

I. TRICHOPHYTON DENTICULATUM.

I, I. — Culture de 18 jours sur gélose maltosée.

I². — Culture de 25 jours —

I³, I³. — Culture de 35 jours —

II, II. — Culture de 18 jours sur gélose glucosée.

II³. — Culture de 35 jours —

LÉGENDE DE LA PLANCHE XXII.

Les Trichophytons niveums.

I. TRICHOPHYTON DENTICULATUM.

I, I. — Culture de 18 jours sur gélose maltosée.

I^2. — Culture de 25 jours —

I^3, I^3. — Culture de 35 jours —

II, II. — Culture de 18 jours sur gélose glucosée.

II^3. — Culture de 35 jours —

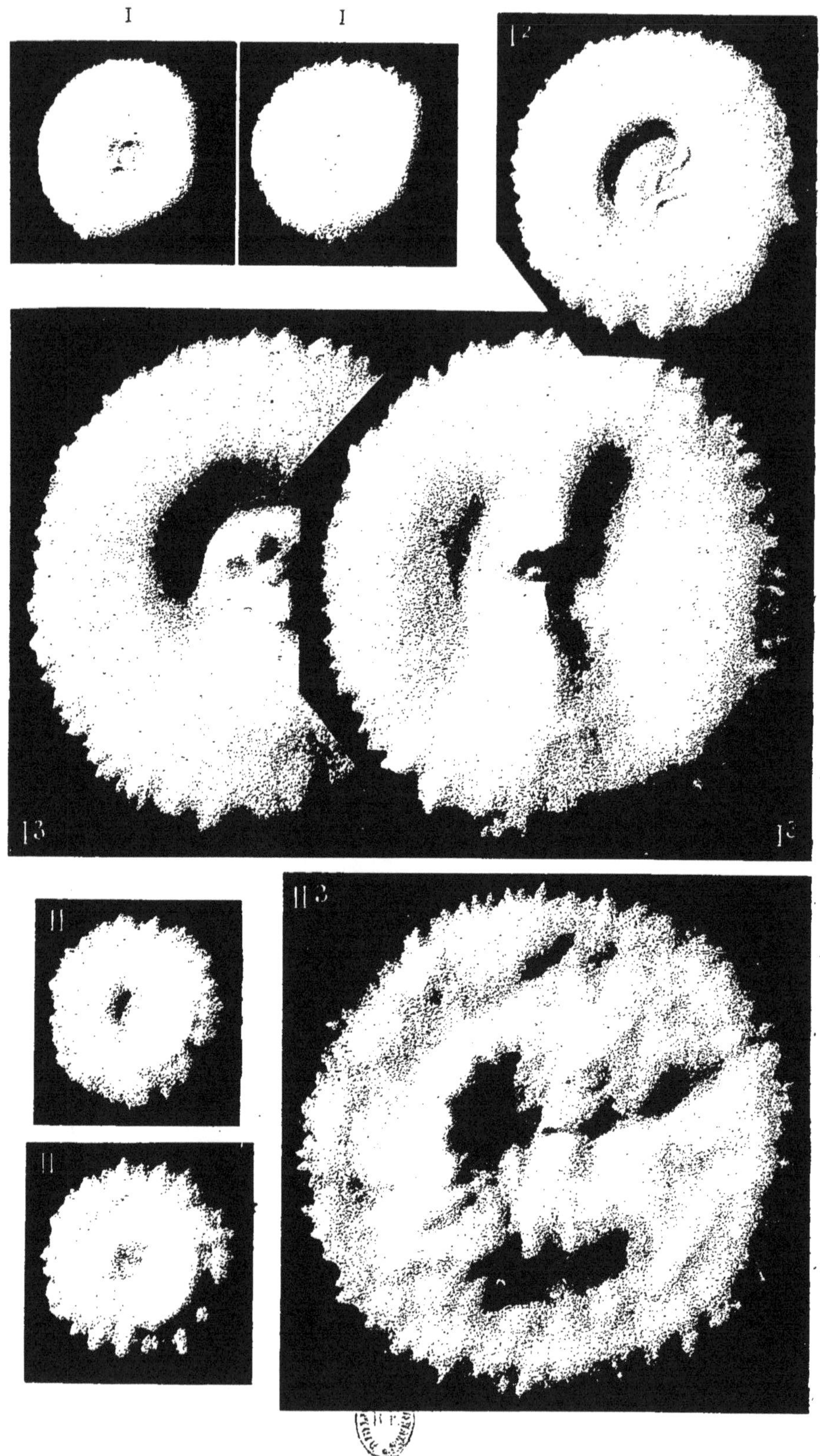

ı & Cie, Éditeurs

Mes anciennes observations (1893-95) accusaient également le Chat. La caractéristique des lésions avait été leur aspect vésiculeux. L'une en forme de cocarde à double cercle de vésicules; les vésicules remplies d'un pus séreux et louche dont la culture directe était aisée et pure.

Voici maintenant nos observations du *Tr.* : *denticulatum.*

Charles Gal..., garçon épicier; Sycosis parasitaire par placards disséminés dans la barbe : lésions très inflammatoires, avec adénite, figure difforme, douleur pendant la mastication; léger état saburral et fébrile : Kérion grave.

Jeanne Pasq... : Petit placard du dos du cou en bordure des follets de la nuque. Surface rouge, suintante, squamo-croûteuse, impétiginisée.

Une troisième observation fut faite de cette espèce une fois close ma statistique.

Gondr..., palefrenier : Kérion de la barbe, d'intensité moyenne, mais nettement folliculitique et suppuré; croûtes épaisses agglutinant les poils malades.

D'après ces observations le *Tr. denticulatum* semblerait donner des lésions plus souvent pilaires et bien plus inflammatoires que le *Tr. radians*.

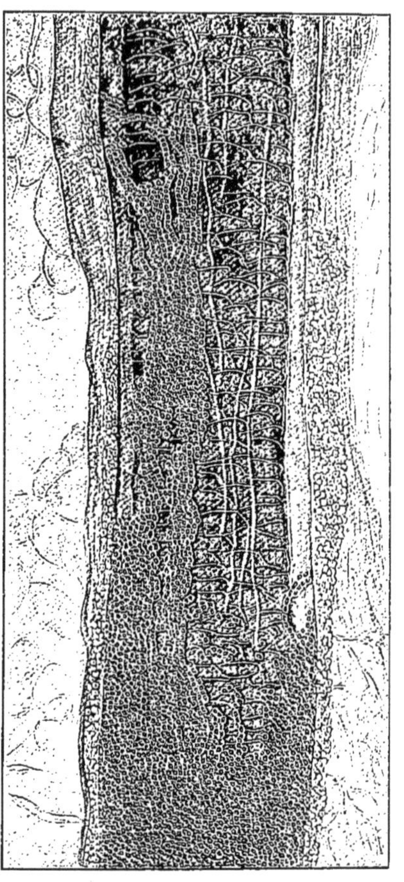

Fig. 166. — *Trichophyton denticulateum* dans le poil humain et autour de lui. × 260.

Étude microscopique. — Il est difficile de trouver un poil humain atteint de *Tr. niveum*, car ces Parasites font surtout des Kérions des régions glabres. Sur les lésions on trouve assez facilement des squames parasitées dans lesquelles l'aspect du Parasite est assez banal (fig. 165), mais c'est seulement sur notre dernier malade que nous avons pu rencontrer, dans des poils de la barbe, un Parasite dont voici la figuration (fig. 166). Ces figures semblent bien rattacher les *Tr. niveum* aux *Tr. microïdes*.

Inoculations. — Les inoculations des *Tr.* : *niveum* sont aussi aisément et constamment positives que celles des *Tr. gypseum*, au Cobaye du moins. Et le tableau microscopique que présentent les poils malades est impossible à différencier de celui des poils de Cobaye atteints

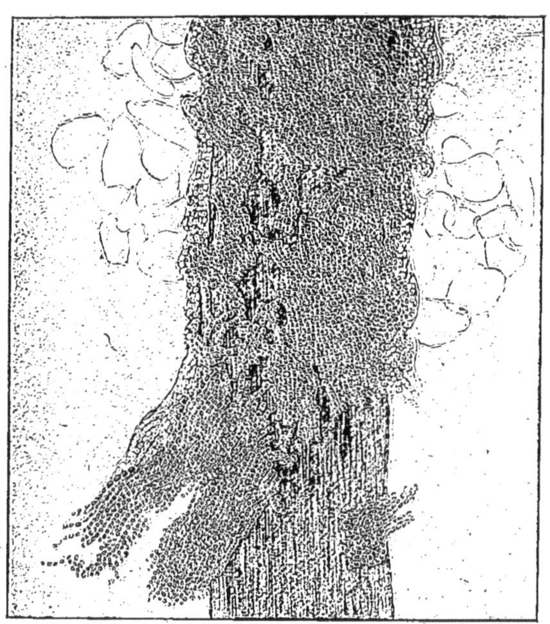

Fig. 167. — *Tr. radians*. Poil du cobaye 12 jours après l'inoculation × 260.

de *Tr. gypseum*. C'est le même mycélium intra-pilaire et la même écorce de petites spores formant des filaments souvent agminés en faisceaux collés au poil comme une écorce à un arbre (fig. 167).

Jusqu'à plus ample informé, il me paraît impossible de trouver un caractère différentiel entre ces deux groupes par l'inoculation et l'examen des poils malades.

V. — TRICHOPHYTONS ECTOTHRIX MÉGASPORES

Avec les sept dernières espèces trichophytiques que nous allons étudier, nous passons de la famille des Ectothrix microïdes à la famille des Ectothrix à grosse spore. Elle se partage en deux groupes.

Ectothrix mégaspores	I. Culture duveteuse. . .	Tr. rosaceum. Tr. vinosum. Tr. equinum (de Matruchot). Tr. caninum (de Matruchot).
	II. Culture faviforme . .	Tr. ochraceum. Tr. album. Tr. discoïdes.

Nous étudierons ces deux groupes l'un après l'autre et nous commencerons par celui dont les cultures sont duveteuses.

I. — TRICHOPHYTONS ECTOTHRIX MÉGASPORES A CULTURE DUVETEUSE

I. — Trichophyton rosaceum (Sabouraud, 1893).

Le premier Trichophyton que nous étudierons dans ce groupe est le *Trichophyton rosaceum*.

Son inoculation spontanée à l'Homme est fort rare, puisque, en sept ans d'études suivies, (1892-1894 et 1906-1910), et sur plus de huit cents Dermatomycoses cultivées, il n'a été rencontré en tout que huit fois. Cette grande rareté était déjà constatée dans les TRICHOPHYTIES HUMAINES [1].

La lésion humaine peut être épidermique ou pilaire.

1° *Epidermique*, elle est faite de tronçons de circonférences, réguliers dans leur forme. Rarement le cercle est complet, plus souvent il est en partie effacé, toujours sec, peu saillant au-dessus de la peau

[1] « Bien que j'aie soumis systématiquement à la culture tous les cas de trichophytie qui se présentaient à moi, quel que fût leur siège, j'ai passé huit mois sans retrouver un second cas de cette espèce. » R. SABOURAUD. Trichophyties pilaires de la barbe (*Annales de Dermatologie*, 1893, p. 833). Le fait vient de se renouveler au cours de ma nouvelle série de recherches. Dix mois ont passé sans en rencontrer un exemplaire.

voisine, ne montrant pas de vésiculation visible à l'œil nu. Ces cercles sont en général assez stables et résistants au traitement; ils peuvent manquer complètement, au niveau d'une région dont les poils sont envahis.

2° La lésion *folliculaire* de cette maladie est aussi caractéristique que possible, et ma description de 1910 ne pourra que copier celle de 1893 [1]. On ne l'observe guère qu'à la barbe de l'Homme.

En cette région l'extension de la maladie peut être considérable, et le nombre des poils malades peut égaler celui des poils sains. Sur des surfaces de trois et quatre centimètres, tous les poils peuvent être pris; tous se ressemblent. Ils sont gros, gris, engainés d'un étui épidermique visible, cassés à un, deux ou trois millimètres au-dessus de la peau. A leur point d'émergence est un cône corné, d'où le poil cassé semble sortir. Tantôt ce cône est complet, plus souvent il est incomplet et légèrement tronqué, de façon à faire autour du poil un anneau grisâtre. Ces cônes gris sont caractéristiques et permettent ordinairement de faire le diagnostic objectif de l'espèce parasitaire. La peau des joues, hérissée de petites saillies cornées, ressemble à la peau des bras dans la kératose ou ichthyose pilaire.

Ordinairement, « dans cette forme, on n'observe aucune trace d'un processus inflammatoire quelconque. C'est une trichophytie sèche, absolument sèche [2] ». Je dis : ordinairement, et non pas toujours, comme je l'ai cru longtemps. J'ai vu, en effet, deux cas évoluer vers la suppuration en masse, suppuration non épidermique ou folliculaire, mais dermique et hypodermique, quasi phlegmoneuse. Les autres ont évolué d'une façon lente et torpide vers la guérison, par les méthodes ordinaires, en gardant jusqu'à la fin leur lésion élémentaire primitive.

Cette trichophytie s'observe sur l'Homme par cas isolés. Aucun des cas observés n'en a causé d'autres autour de lui, et presque tous ont semblé naître spontanément.

Depuis que j'ai repris mes recherches sur les Trichophytons, c'est-à-dire depuis quatre ans passés, j'ai rencontré ce Trichophyton cinq fois dans la barbe de l'Homme. Mes malades étaient un brigadier de dragons, un militaire venu de l'hôpital Saint-Martin, un garçon

(1) Je disais : *Trichophytie sèche de la barbe, en forme d'ichthyose pilaire.* Chaque poil occupe le sommet d'un petit cône, comme dans la xérodermie ou kératodermie pilaire. Ce cône est sec, très peu squameux. Le poil qui en émerge est cassé à trois ou quatre millimètres de la peau. Il est engainé d'un étui épidermique visible qui lui forme une collerette à un millimètre au-dessus de son point d'émergence. Le poil est gros, un peu grisâtre. Il casse à l'épilation mais assez près de la racine. Il est toujours facile, dans cette forme, de retrouver les poils malades qui sont disséminés en petits placards et même isolés parmi les cheveux sains (*Loc. cit.*, p. 832). »

(2) *Loc. citat.*, p. 832.

boucher de Bougival, un instituteur à Paris et un artiste musicien. Rien en ceci n'éclaircit l'origine de leur contagion.

Examen microscopique. — L'aspect du Parasite dans le poil de l'Homme paraît d'une remarquable fixité. Mes plus récentes prépara-

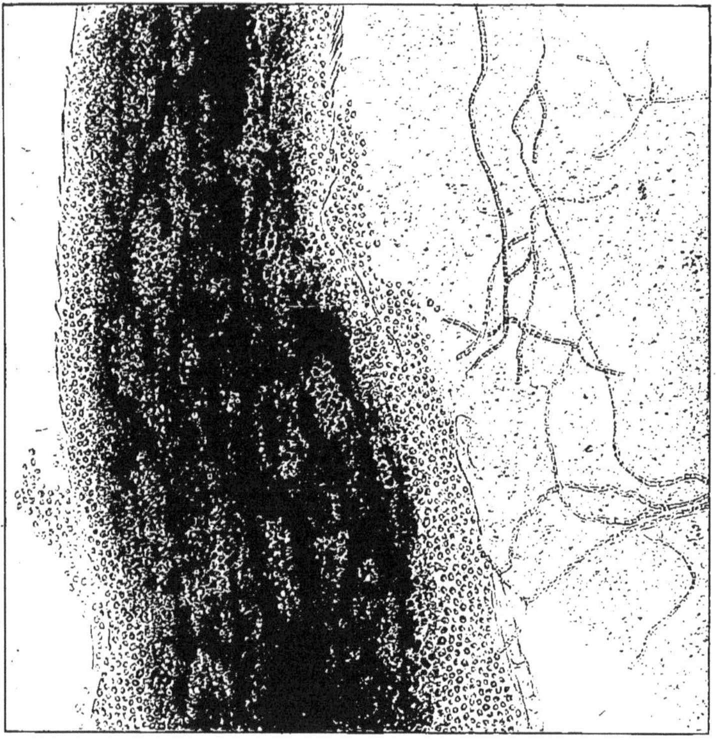

Fig. 168. — *Trichophyton rosaceum* ayant envahi complètement le poil de la barbe chez l'Homme. Il est constitué par des cellules arrondies, tandis que ces filaments mycéliens habitant le follicule sont des rubans composés d'éléments rectangulaires × 260.

tions pourraient illustrer le texte écrit autrefois d'après mes plus anciennes [1], et que voici : « Le poil, disais-je, est occupé par des séries

[1] Le *Trichophyton rosaceum* est l'un des premiers types de Trichophytons ectothrix que j'ai rencontrés, décrits et figurés, car j'en ai publié la description en juin 1893. C'est pour lui et pour les Trichophytons à culture blanche que j'ai inventé le terme *ectothrix* que plusieurs ont transformé en ce second terme plus précis mais plus long : *endo-ectothrix*. Cette substitution a été faite, parce que beaucoup d'auteurs, lisant plutôt des analyses que des travaux originaux supposaient, à tort, que je divisais les Trichophytons en deux types : ceux qui végètent dans le poil et ceux qui végètent hors de lui. Cette opinion est fausse de tous points, et tous mes textes et dessins de cette époque la contredisent. Lorsque, dans ce premier travail, je parle du Trichophyton à culture rose sur

linéaires de grosses spores rondes à double contour qui le remplissent complètement (fig. 168). Quand le poil, dissocié par la potasse, est tant soit peu écrasé, toutes ces spores se dissocient et s'égrènent dans le champ de la préparation sans garder leur agmination en longs filaments. »

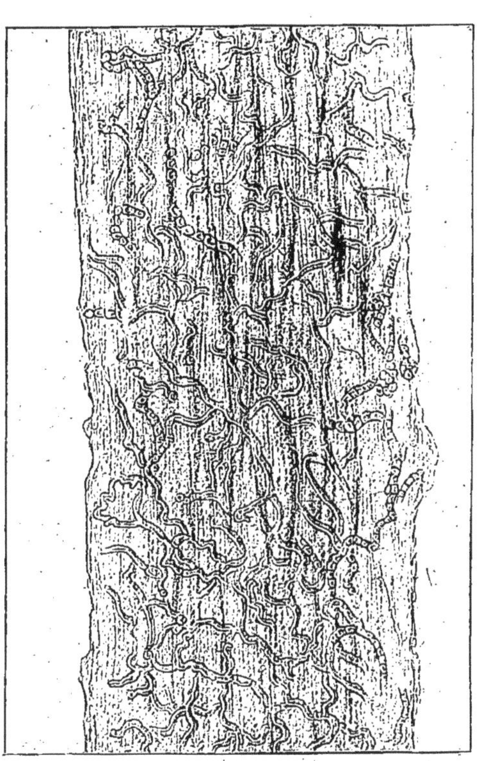

Fig. 169. — *Trichophyton rosaceum.* — Réseau de filaments mycéliens jeunes à la surface du poil de la barbe chez l'homme. × 280.

« Dans la gaine, au contraire, les filaments mycéliens, beaucoup plus grêles que les chaînes de spores, sont cependant beaucoup plus solides, ils sont sporulés par places, non sporulés à leur extrémité [1]. Au lieu d'être dirigés suivant le grand axe du poil, comme les files de spores que le poil contient, les écheveaux mycéliens de la gaine ont une direction ondulée, curviligne (fig. 169) et plutôt transversale au grand axe du poil. Sur des préparations bien faites, on peut observer ainsi sur deux plans successifs : 1° les minces filaments mycéliens de la gaine folliculaire, faisant un réseau autour du poil ; 2° le poil bourré de grosses spores contenu dans ce réseau comme dans une cage. »

Cependant on ne peut s'attendre à rencontrer ce double tableau tout à fait identique sur chaque cheveu. Plus souvent on rencontre chacun des deux aspects du parasite sur des cheveux différents ou en deux points différents du même cheveu.

l'Homme, j'écris . « L'examen microscopique du poil montre que le parasite occupe *non seulement le poil*, mais sa gaine ». Et telle a toujours été ma définition des Trichophytons ectothrix. Les deux planches qui accompagnent ce mémoire (Pl. IV et V) ne sont pas moins affirmatives sur ce point. R. SABOURAUD, Contribution à l'étude de la trichophytie humaine, IIIe mémoire. Les trichophyties de la barbe (*Annales de dermatologie et de syphiligraphie*, juin 1893, p. 832).

[1] J'ai vu plusieurs fois aussi le contraire, comme le montre la figure 168.

Cultures. — Les caractères du Trichophyton rosaceum en culture sont si spéciaux qu'ils ne laissent prise à aucun doute en ce qui concerne son identification. Sa culture est blanche, d'un blanc de neige quand elle est jeune, et duveteuse comme un velours; puis, son blanc pur se colore en rose pâle en veillissant pendant que sa face profonde devient

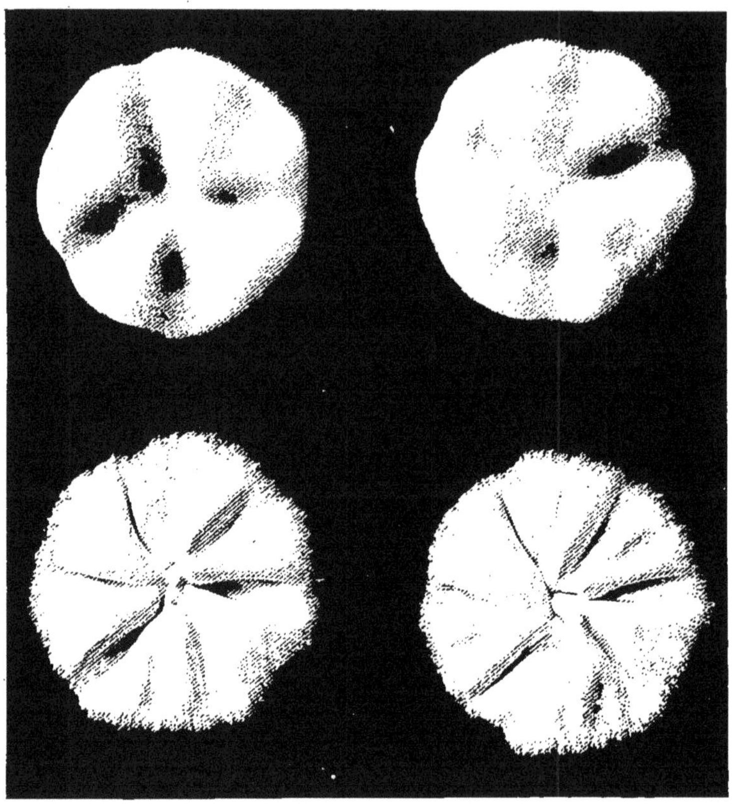

Fig. 170. — *Trichophyton rosaceum.* Cultures de 2 mois sur gélose, maltosée, 4 pour 100; peptonisée, 1 pour 100. Au-dessous d'elles, leur transformation pléomorphique au même âge sur le même milieu.

d'un beau violet groseille. Sur les milieux sucrés, cette apparence est constante. La culture naît comme un bouton blanc velouté. En vieillissant elle se partage en secteurs plus ou moins réguliers, chacun de ces secteurs prenant une forme arrondie, saillante et comme potelée. (Pl. XXIII, I^5, I^5). A ce moment sa couleur rose, fleur de pêcher, commence à se prononcer. Il faut retourner la culture pour observer, à sa face profonde, la couleur groseille caractéristique. Plus tard, on voit souvent sur un point de son pourtour, naître comme un croissant duveteux, blanc pur, qui pourra constituer, autour de la culture, un anneau complet, gardant les caractères de la culture-mère, mais qui peut aussi devenir l'origine de sa transformation pléomorphique (1). La figure 170 et la fig. II de la Pl. XXI, II représente cette forme seconde pléomorphique, à l'âge adulte. Cette forme a perdu tout pouvoir de faire du pigment, et on ne peut jamais le lui faire récupérer. Sa face dorsale est blanche; la culture ne présente plus du tout ses formes arrondies et bossuées, mais au contraire une forme plus géométrique, à plicatures radiées régulières.

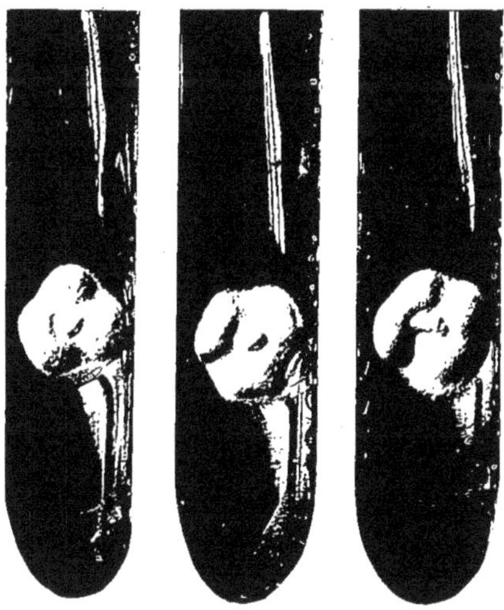

Fig. 171. — *Trichophyton rosaceum*. Culture primaire d'un mois et demi sur gélose peptone, 5 pour 100.

C'est sur le *milieu de conservation* (peptone 5 0/0) que ces deux cultures primaire et pléomorphique apparaissent comme le plus distinctes; la culture primaire y perd, cela est vrai, sa couleur rose de surface, et change sa couleur violette de la profondeur en une couleur d'un noir d'encre (fig. 171), mais elle garde sa forme et ses rotondités caractéristiques, et d'autre part, la forme pléomorphique du parasite y prend un aspect tout à fait spécial que la figure 172 montre assez nettement pour qu'elle supplée à toute description.

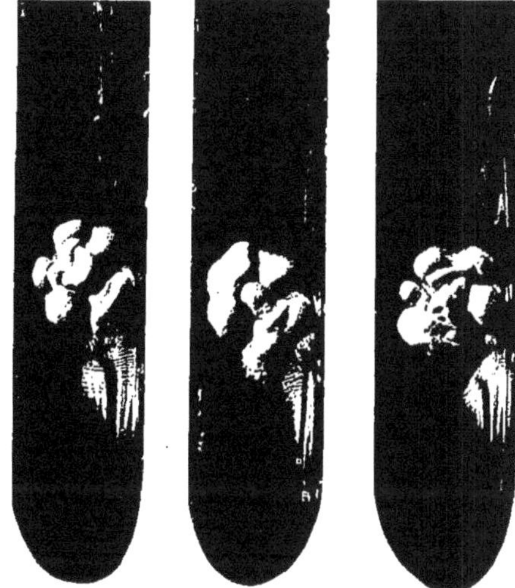

Fig. 172. — *Trichophyton rosaceum*. Culture de un mois et demi sur gélose peptone (5 pour 100) de la forme seconde ou pléomorphique.

Inoculations. — L'inoculation du *Trichophyton rosaceum*, quatre fois répétée sur le Cobaye, a donné quatre succès. Après dix jours aux points d'inoculation se produit une

(1) Ensemencé en strie sur pomme de terre, le *Trichophyton rosaceum* donne lieu à des colonies isolées au long de la strie, acuminées, violâtres, peu actives.

LÉGENDE DE LA PLANCHE XXIII.

Trichophytons mégaspores à culture duveteuse.

I. Trichophyton rosaceum.

I, I. — Cultures de 18 jours sur gélose maltosée.

I², I². — Cultures de 50 jours —

I³, I³. — Cultures de 45 jours —

I⁴, I⁴. — *Forme pléomorphique décolorée du Trichophyton rosaceum.* Cultures de 45 jours sur gélose maltosée.

II. Trichophyton equinum.

II, II. — Cultures de 18 jours sur gélose maltosée.

II², II². — Cultures de 25 jours —

II³, II³. — Cultures de 35 jours —

LÉGENDE DE LA PLANCHE XXIII

Trichophytons mégaspores à culture duveteuse.

I. Trichophyton rosaceum.

I, I. — Cultures de 18 jours sur gélose maltosée.

I^2, I^2. — Cultures de 30 jours —

I^3, I^3. — Cultures de 45 jours —

I^4, I^4. — *Forme pléomorphique décolorée du Trichophyton rosaceum.* Cultures de 45 jours sur gélose maltosée.

II. Trichophyton equinum.

II, II. — Cultures de 18 jours sur gélose maltosée.

II^2, II^2. — Cultures de 25 jours —

II^3, II^3. — Cultures de 35 jours —

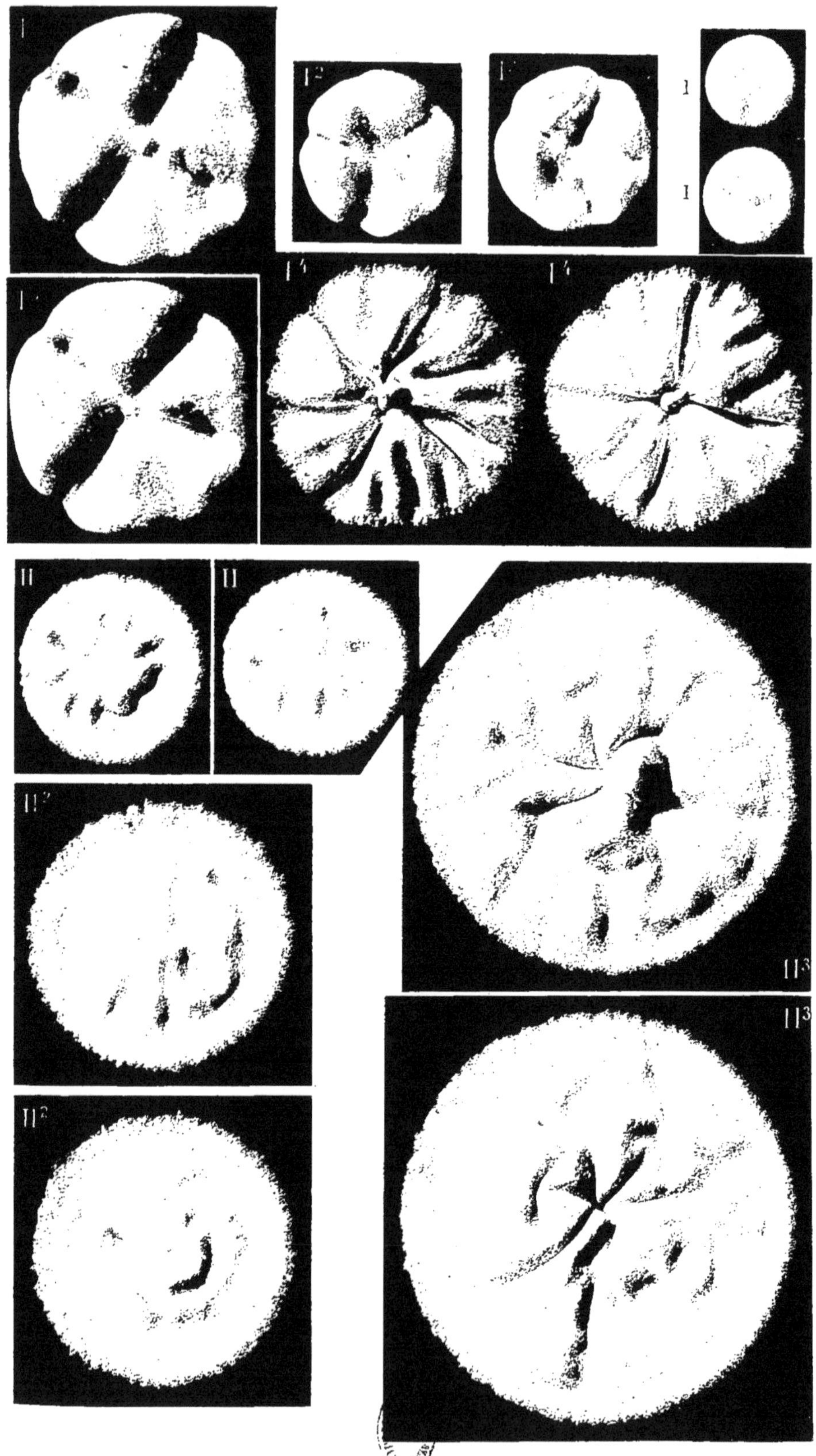

Masson & Cie, Éditeurs

érythémato-squameuse qui devient croûteuse, la croûte engainant les poils et les épilant lorsqu'on l'enlève quelques jours plus tard. La croûte disparue laisse une tache un peu irrégulière, glabre, sèche, entourée d'un léger bourrelet qui disparaît peu à peu.

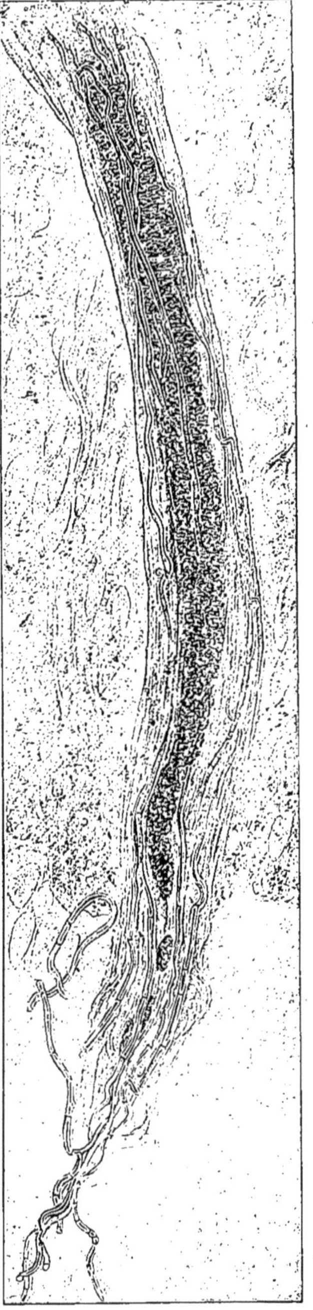

Les poils du Cobaye ne sont pas tous infectés, mais, avec un peu de soin, en examinant l'extrémité de leur racine, on trouve assez aisément un poil parasité, analogue à celui que représente la figure 173.

Sur le Cobaye le Parasite nous a paru endothrix, composé de filaments jeunes, onduleux, de 3 μ de large, segmentés en général à d'assez grandes distances (15-20 μ). En d'autres points, les septa se rapprochent de façon à constituer l'aspect bien connu du mycélium trichophytique dans le cheveu de l'enfant.

La maladie chez le Cobaye commence apparemment dix à douze jours après l'inoculation et se termine vingt-huit ou trente jours après elle par la guérison spontanée.

VI. ***Histoire du Tr. rosaceum.*** — L'histoire du *Tr. rosaceum* doit être rappelée ici pour éviter dans l'avenir les confusions auxquelles on lui a vu donner lieu dans le passé.

Je l'ai découvert et décrit en 1893. A cette époque, mes cultures, examinées par Duclaux, lui parurent semblables à celles qu'il avait obtenues trois ans plus tôt, d'une dermatomycose de la Poule décrite par Mégnin, et qui sera étudiée à son rang parmi les Favus des Animaux. Un an plus tard, Mégnin m'envoya la tête et le cou d'une Poule morte de cette dermatomycose, et la culture que j'en fis me parut semblable à celle du *Tr. rosaceum*. J'identifiai donc la dermatomycose de la Poule à la trichophytie sèche en forme d'ich-

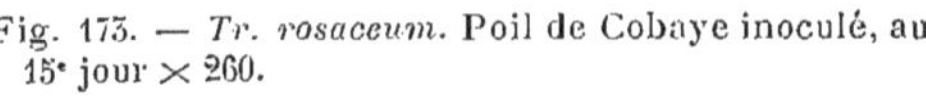

Fig. 173. — *Tr. rosaceum*. Poil de Cobaye inoculé, au 15e jour × 260.

tyose pilaire de la barbe chez l'Homme. Et cette identification était appuyée par ce fait que la lésion humaine du *Tr. rosaceum* ressemble vraiment beaucoup à celle du favus de la Poule chez la Poule. En outre, les commémoratifs, dans les deux premiers cas que j'avais rencontrés, semblaient accuser une origine aviaire, car, dans le premier, le malade avait nettoyé un pigeonnier quinze jours avant le début de sa maladie, et, chez le second, la lésion s'était développée autour d'une blessure qu'on me dit avoir été due au coup de bec d'un Coq. Dans ces conditions, on pouvait croire et dire, comme je l'ai fait, que le *Trichophyton rosaceum* se rencontre chez la Poule et cause chez elle une trichophytie. Néanmoins, au cours de ces derniers mois, Suis, Suffran et moi, avons étudié un très grand nombre de cas de la dermatomycose décrite par Mégnin, Neumann, Sabrazès, sous le nom de favus de la Poule et qui, effectivement, est un favus. L'Achorion causal de cette mycose, en culture, ressemble de très près au *Tr. rosaceum* et, je pense aujourd'hui que j'ai dû, en 1894, identifier à tort les deux Parasites. Depuis mes premières recherches, le *Tr. rosaceum* a été étudié par V. Mibelli [1] et M. Pelagatti [2]. Ces deux auteurs n'ont observé ce Parasite que sur l'Homme. Mibelli a vérifié son endo-ectothricité dans le poil de la barbe humaine. Pelagatti insiste sur sa rareté en Italie. Il ne l'a rencontré qu'une fois sur 56 cas. Tout récemment, Dalla Favera, à Parme, a repris cette recherche ; sur 144 trichophyties, il a rencontré 6 fois le *Tr. rosaceum*, dont 2 fois dans le cuir chevelu de l'enfant, une fois dans l'ongle.

Au point où nous en sommes aujourd'hui, nous ne savons donc rien de l'origine animale de ce Parasite, bien que sa rareté sur l'Homme semble devoir faire induire sa plus grande fréquence sur quelque espèce animale d'où ses rares inoculations à l'Homme proviendraient. Cette espèce parasitaire est singulière à bien des titres. Sa lésion pilaire sur l'Homme est si caractéristique qu'elle permet ordinairement le diagnostic de l'espèce, au seul examen objectif de la lésion, comme pour la microsporie de l'enfant, par exemple.

Mes recherches des trois années dernières ne l'ont jamais rencontrée qu'à la barbe chez l'Homme ; je ne l'ai trouvée ni au cuir chevelu de l'enfant ni en forme d'herpès circiné sur la peau glabre ; une seule fois j'ai cru en observer un cas féminin, mais cette espèce n'est pas identique au *Trichophyton rosaceum* et je vais en présenter en deux mots l'histoire et en fixer les caractères.

II. — **TRICHOPHYTON VINOSUM** (Sabouraud, 1910).

Je placerai provisoirement cette espèce à côté du *Trichophyton rosaceum*, parce qu'elle lui ressemble à beaucoup d'égards. Mais comme

(1) V. Mibelli. Sur la pluralité des Trichophytons (*Annales de Dermatologie et de Syphiligraphie*, 1895, p. 533).

(2) M. Pelagatti. I trichophyton della provincia di Parma (*Giornale italiano delle malat. vener. e della pelle*. 1896, fasc. 6, p. 724).

je n'ai jamais rencontré ce Trichophyton dans une lésion pilaire,

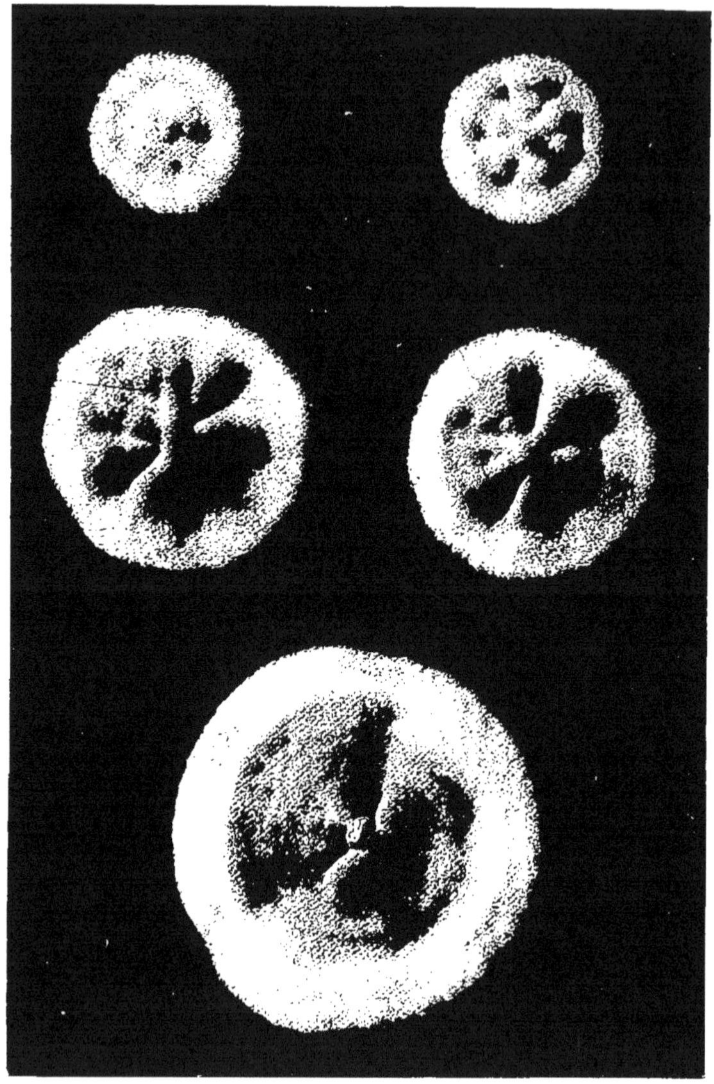

Fig. 174. — *Trichophyton vinosum*. Culture de 1 mois., 2 mois et 2 mois 1/2 sur gélose maltosée.

j'ignore son aspect dans le poil, aspect qui pourrait modifier sa place dans la classification que j'ai adoptée.

Dans le seul cas observé, *Julia Big*... 24 ans, domestique, il s'agissait de trois plaques de trichophytie circinée non vésiculeuse, situées au visage, la plus grande de trois centimètres de diamètre, les autres de deux. La malade en présentait trois autres semblables, sur l'épaule gauche, et deux sur l'épaule droite. Toutes offraient un centre squameux et des bords rouges bien nets formant liséré.

La culture, à cause de sa couleur rose, me parut d'abord celle du *Trichophyton rosaceum*, mais elle s'en distingua de plus en plus, et jamais ses dissemblances ne s'affaiblirent avec les réensemencements. En vieillissant le rose pâle du début s'accuse et devient d'un rouge vineux, d'où le nom donné à ce Parasite. La culture sur milieux d'épreuve, d'abord légèrement acuminée, umbonée en son centre, radiée et ourlée d'un bord plat tout à fait blanc, grandit sans accuser son acumination; au contraire elle s'aplatit. Elle ne présente jamais les rotondités si caractéristiques des cultures du *Tr. rosaceum* ni leur tache dorsale violet foncé. Après deux mois, la culture, plus grande que celle du *Trichophyton rosaceum* ne le devient jamais, présente un double ourlet blanc velouté autour du centre rouge lie de vin et poudreux de la culture.

Je ne sais rien concernant l'origine animale possible de cette espèce.

III. — TRICHOPHYTON EQUINUM (Matruchot et Dassonville 1898).

Le troisième des Ectothrix mégaspores à culture duveteuse fut découvert et très étudié en 1898 par Matruchot et Dassonville tant au point de vue vétérinaire qu'au point de vue microscopique, cultural et mycologique (1). Les deux auteurs en firent des inoculations à l'Homme et à l'Animal, en sorte qu'on peut dire que l'histoire de ce Trichophyton, ignoré avant eux, eut par eux, d'un seul coup, son histoire faite. Je ne crois pas que depuis lors ce Parasite ait été étudié par personne.

C'est un des premiers Dermatophytes que j'eus l'occasion de retrouver au cours de ma nouvelle enquête. Ce fut sur le Cheval d'une voiture qui me conduisait à l'hôpital. Je connaissais depuis longtemps l'aspect des teignes tondantes du Cheval et celle-là était typique. Je pinçai une touffe de poils que j'enlevai avec une croûtelle recouvrant la lésion et j'arrivai au laboratoire en la tenant à la main. La culture aussitôt pratiquée m'était inconnue, mais Matruchot et Dassonville l'avaient si précisément décrite que son identification certaine fut des plus faciles. L'opposition entre ses cultures sur milieu d'épreuve qui

(1) MATRUCHOT et DASSONVILLE. Recherches expérimentales sur l'herpès du Cheval; un nouveau Trichophyton producteur d'herpès (Congrès de l'A. F. A. S. Session de Nantes, 11 août 1898).

le rapprochent des grands Trichophytons microïdes à culture blanche; et sa culture sur pomme de terre qui l'en éloigne est tout à fait caractéristique. Et ce fait montre combien les auteurs, lorsqu'ils découvrent un Dermatophyte nouveau, doivent rechercher sa caractéristique principale, la plus facile à retrouver pour tous, afin que l'identification ultérieure de leur Parasite soit facile à faire par ceux qui pourront le rencontrer. A cette époque (1907) je désirais beaucoup retrouver sur le Cheval le Microsporum que j'avais observé en 1895; je m'adressai pour cela à M. Drouin, directeur de la cavalerie de la Compagnie générale des Voitures à Paris, qui se mit à ma disposition avec une parfaite obligeance. Pendant toute l'année 1907, on rencontra 8 fois des cas de dermatophytie dans les écuries de la Compagnie. Aux huit fois je reçus la semence, et la culture fut pratiquée, et huit fois ce fut le même Trichophyton de Matruchot dont j'obtins la culture. Or chacune de ces semences provenait d'une écurie différente et d'un Cheval qui ne pouvait avoir eu avec les autres, dont j'avais reçu les squames, aucune cohabitation et aucun rapport (Drouin).

Dans ces conditions on peut penser que ce Trichophyton est pour le moment le plus fréquent sur le Cheval à Paris, et qu'il devait être plus rare à l'époque où Bodin et moi avons étudié nombre de teignes du Cheval sans le rencontrer (1892-1895).

La maladie chez le Cheval. — Matruchot et Dassonville décrivent la maladie chez le Cheval telle que je l'ai vue moi-même. Mais je dois dire que, sauf une teigne due au *Trichophyton asteroides*, toutes celles que j'ai observées sur le Cheval, même causées par des Parasites différents, étaient semblables. Peut-être faudrait-il, pour différencier ces dermatoses du Cheval, une plus attentive observation des détails, mais cette différenciation ne pourrait être faite que par la comparaison de beaucoup de cas, et par conséquent par un vétérinaire [1].

M. et D. décrivent la maladie sous la forme d'une éruption de taches

[1] Voici la description de M. et D. (*Loc. citat.*) : « Les plaques isolées sont perceptibles au toucher avant de devenir apparentes aux yeux : en passant la main sur la région malade, on constate l'existence de petites surélévations planes qui sont le début de la lésion. Quelques jours plus tard, les plaques deviennent visibles; c'est qu'en effet, les poils de ces régions sont fortement et irrégulièrement couchés, offrant une disposition très caractéristique, qu'on ne saurait mieux comparer qu'à la *verse* des céréales. A cet état, les poils sont très facilement caducs : le moindre effort de traction ou le plus léger frottement exercé à la surface d'une plaque détache, d'un seul bloc, tous les poils attaqués, lesquels restent maintenus à leur base par une croûte squameuse. La plaque enlevée, les couches profondes de l'épiderme apparaissent entièrement glabres; la surface en est humide et de nuance rosâtre ou gris clair. Bientôt après, la plaque se détache, devient furfuracée ou farineuse, et prend une teinte plus foncée, gris ardoisé, La lésion s'étend de proche en proche par la chute des poils périphériques mais ne dépasse pas trois centimètres de diamètre. »

petites et multiples, situées sur la croupe, les épaules, et pouvant s'observer confluentes sous la selle. Dans le cas que j'ai vu, il pouvait y avoir une centaine de plaques, petites, disséminées principalement sur les reins et la croupe, et sans tendance aucune à l'agmination. Les plus grandes pouvaient avoir un centimètre et demi de diamètre. La plupart ne dépassaient pas la dimension d'une pièce de 50 centimes.

La maladie chez l'Homme. — Matruchot et Dassonville ont inoculé ce Trichophyton à l'Homme. La lésion apparaît au dixième jour comme une tache rosée desquamative.

Adulte, elle présente quatre zones :

1° *La zone centrale est d'un rose pâle, striée transversalement.* Ces stries ou moirures sont produites par le phénomène de l'exfoliation épidermique. On l'observe semblable dans beaucoup d'éruptions cutanées, et particulièrement dans le Pityriasis rosé de Gibert ;

2° *Autour de ce centre, un anneau rouge vif de trois millimètres de large et à peine squameux.* Ce liséré existait aussi dans toutes les lésions cutanées adultes que j'ai observées ;

3° *Un liséré épidermique blanchâtre*, que les auteurs disent d'*aspect crustacé*, nous dirions croûtelleux. C'est, en effet, sur ce liséré, une série de squamules, lenticulaires, disséminées, résidu de petites vésicules fugaces qui font le pourtour de la lésion. Enfin Matruchot décrit une quatrième zone ;...

4° ... Périphérique, rose pâle, parsemée de petits points (vésiculeux) jaunâtres, un peu surélevés et de la grosseur d'une tête d'épingle.

J'ai observé trois fois le Trichophyton de Matruchot dans des lésions spontanées de l'Homme : une fois sur des régions glabres, et deux fois sur des régions pilaires. Sur les régions glabres, c'était chez une femme de cinquante ans, grasse, rougeaude et de peau fanée. Tout le tour du cou, la nuque, le menton étaient criblés de larges cercles trichophytiques, d'un rose violâtre, de toutes dimensions, mais dont le plus large avait près de six centimètres de diamètre. Ils étaient placés irrégulièrement, quelques-uns se coupaient, et leurs parties intersectées semblaient disparaître ; ces lésions étaient de différents âges et de diverses grandeurs, mais toutes d'une similitude frappante.

Dans l'ensemble ils étaient d'un violet lilas clair, et chacun frangé de squamules blanches qui leur faisaient une menue broderie circonférentielle, en somme très analogue au grand cercle initial du Pityriasis rosé. Même centre d'un rose éteint et bistré, strié de moirures, même liséré rouge bordé de squamules blanches [1].

[1] Des trichophyties de type objectif analogue ont été décrites par plusieurs auteurs. Ainsi, Feulard a présenté à la réunion des médecins de Saint-Louis, du jeudi 14 mars 1889, un garçon boucher de 19 ans, atteint d'une trichophytie

J'ai vu deux fois ce Trichophyton chez l'Homme dans des lésions suppurées à leur début, à la barbe.

Desfour..., 24 ans, maçon : kérion de la barbe ; premier placard large de trois centimètres et demi, très surélevé au-dessus de la peau et largement suppuratif, entouré de points multiples d'infection secondaire couverts de poils parasités.

Hay..., 55 ans, charcutier. Au coin du menton, petite lésion de un centimètre et demi de diamètre légèrement irritée, saillante, sur laquelle à peine pouvait-on observer microscopiquement le début du parasitisme des poils. Lésion à son début.

Examen microscopique. — Matruchot et Dassonville n'ont pas décrit le Parasite dans la squame de la lésion du Cheval. Les filaments y sont rares, ondulés, mais d'une direction générale presque rectiligne. Les éléments composant les chaînes sont très égaux et assez petits. Cependant la figure 175 représente le Parasite coloré : la

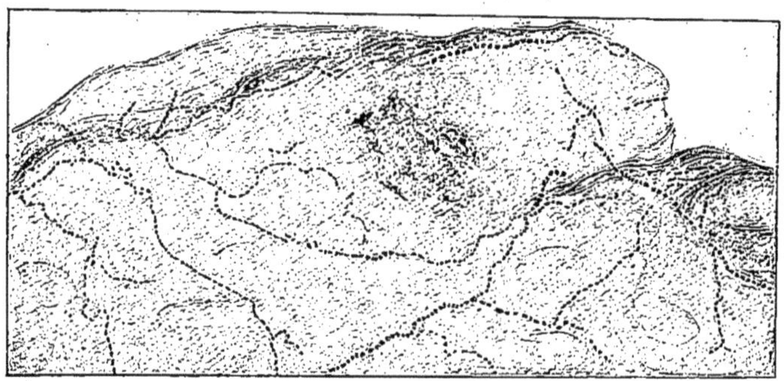

Fig. 175. — *Tr. equinum* dans la squame de la lésion du Cheval × 260. Bleu méthylène. Les dimensions du Parasite paraissent plus petites qu'elles ne sont en réalité, la coloration ne portant que sur le protoplasma et non sur l'enveloppe cellulaire.

coloration respectant l'enveloppe cellulaire du Parasite lui donne ainsi des dimensions apparentes deux fois moindres que celles qu'il présenterait si on l'avait préparé à la potasse, celle-ci gonflant au contraire les cellules parasitaires et leur enveloppe.

Je ferai la même remarque pour le poil du Cheval que représente la figure 176 obtenue de même. Le Parasite n'occupe pas tout le corps du poil et végète dans le poil assez pauvrement. Il paraît y être endo-

du cou constituée par de nombreux cercles érythémateux desquamatifs, avec un cercle sur la joue et un autre sur la poitrine. Ce garçon s'était servi d'une couverture appartenant à son patron, et son Cheval, vu par un externe du service était couvert de tonsures.... Cette histoire se rapporte tout à fait à celle que nous venons de raconter, mais la preuve de la culture ne fut pas faite à cette époque.

thrix d'une façon constante, et ce point est à souligner, car j'ai remarqué le même fait dans l'inoculation, au Cobaye, de ce Parasite et du *Trichophyton rosaceum*. Ce fait pourrait être constant, à opposer à l'ectothricité de ces deux Parasites sur l'Homme.

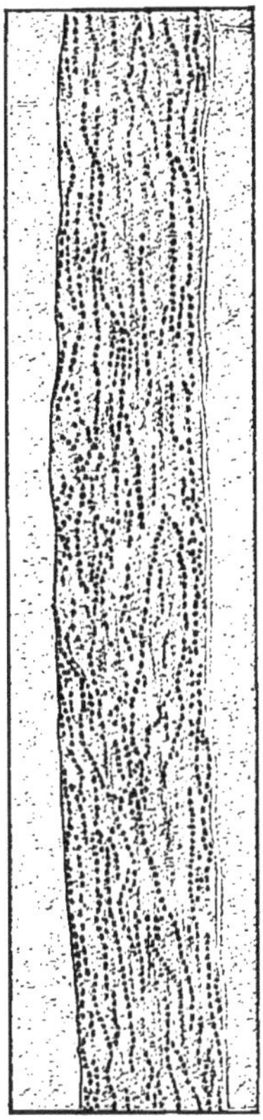

Fig. 176. — *Tr. equinum* Portion radiculaire du poil du Cheval × 260. Bleu méthylène. Même remarque que pour la figure précédente.

Chez l'Homme, le poil apparaissait avec sa longueur naturelle, mais engainé d'une collerette blanche faisant une saillie de deux millimètres au-dessus de la peau. A l'épilation, le poil cassait, mais profondément, et entraînait avec lui sa gaine épaisse, blanche et tout à fait caractéristique à un faible grossissement (fig. 177).

A un grossissement plus fort, le poil montrait un Trichophyton ectothrix typique, à grosses spores, dont les files peu distinctes constituaient la gaine dans sa totalité, sauf une mince écorce épidermique.

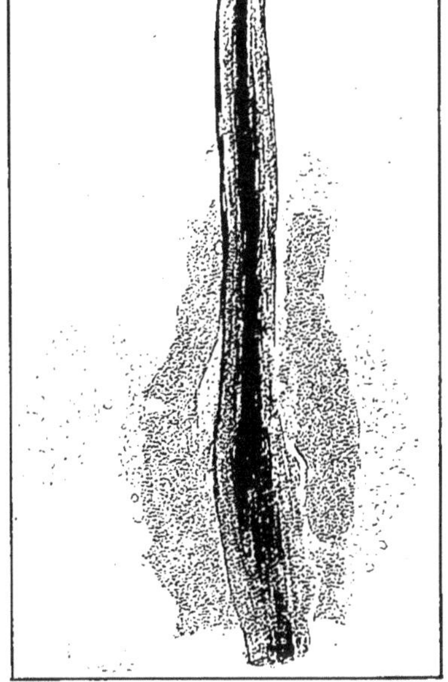

Fig. 177. — *Tr. equinum* (Matruchot), aspect du poil de la barbe de l'Homme à 20 diamètres

Dans l'intérieur du cheveu on n'observait que des chaînes d'éléments irréguliers, quelques-uns énormes, qui sont spéciaux à la période d'envahissement du cheveu et quelques chapelets de spores plus régulières, semblables à celles de l'écorce parasitaire du poil (fig. 178).

Cet aspect très caractéristique des Ectothrix mégaspores ne saurait être différencié de celui que nous verrons donné au cheveu par les Trichophytons à culture faviforme, et ne semble pas permettre l'identification de l'espèce, mais seulement du groupe trichophytique.

Tous les poils examinés présentaient une semblable figure.

Cultures. — En étudiant les cultures de ce Dermatophyte, Matruchot et Dassonville ont cherché par eux-mêmes, et sans s'aider de personne, à identifier leur Parasite à tel ou tel Trichophyton déjà décrit, et ils en établissent explicitement le diagnostic différentiel d'une façon qui peut servir de modèle.

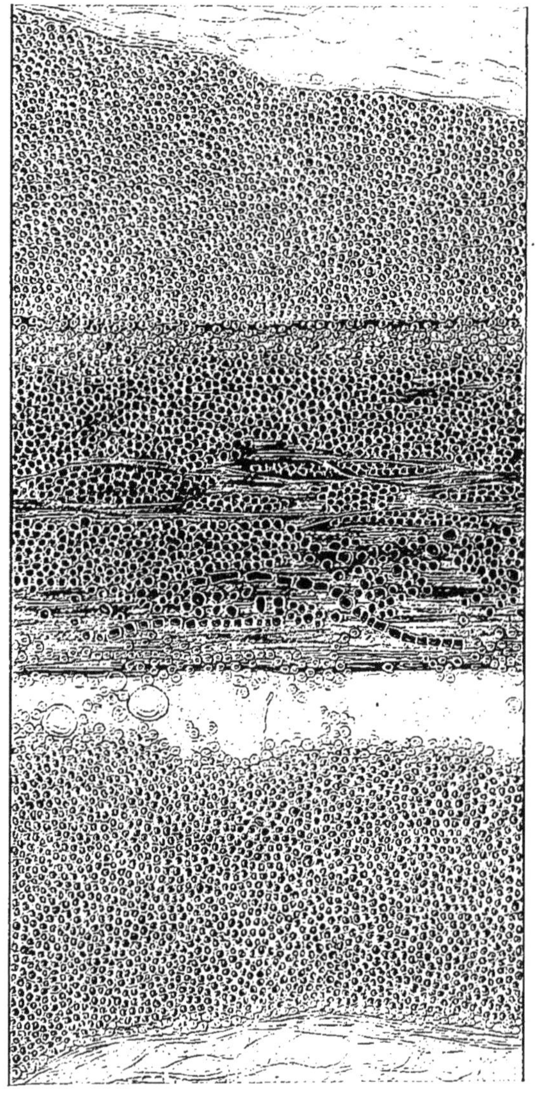

Fig. 178. — *Tr. equinum* (Matruchot), autour du poil humain et dans le poil humain. × 260.

Comparant les caractères microscopiques et culturaux de leur Parasite à mes textes et à ceux de Bodin, ils éliminent la possibilité d'un *Microsporum equinum* par la disposition du Parasite dans le poil, disposition qui est celle d'un Trichophyton et non celle d'un Microsporum. Ils éliminent de même le Trichophyton que j'avais décrit comme d'origine équine possible avec une culture jaune, craquelée, vermiculaire (*Trichophyton cerebriforme*), en ce que les caractères de culture de ce nouveau Trichophyton sur milieu d'épreuve n'étaient pas les mêmes.

En somme ils concluent : « La forme dont il (ce parasite en culture) se rapproche le plus, est le Trichophyton « *ectothrix pyogène à culture blanche* [*Tr. asteroides*]. Comme celui-ci, il donne sur le milieu maltosé de Sabouraud une culture blanche, mais cette culture n'a pas l'aspect d'auréole poudreuse avec sillons rayonnants que décrit Bodin. D'autre part, les cultures sur pomme de terre fournissent un critérium très net de différenciation entre les deux formes » ; car, sur pomme de terre, le Trichophyton gypseum donne une traînée plâtreuse blanche, tandis que le nouveau Trichophyton donnait une traînée humide d'un jaune d'ocre. Ce signe est absolu. Et sur lui les deux auteurs n'hésitent pas à baser leur différenciation. Et cette différenciation est si nette que lorsque je retrouve à mon tour le Parasite je ne puis pas hésiter à le reconnaître aux caractères observés par Matruchot et Dassonville.

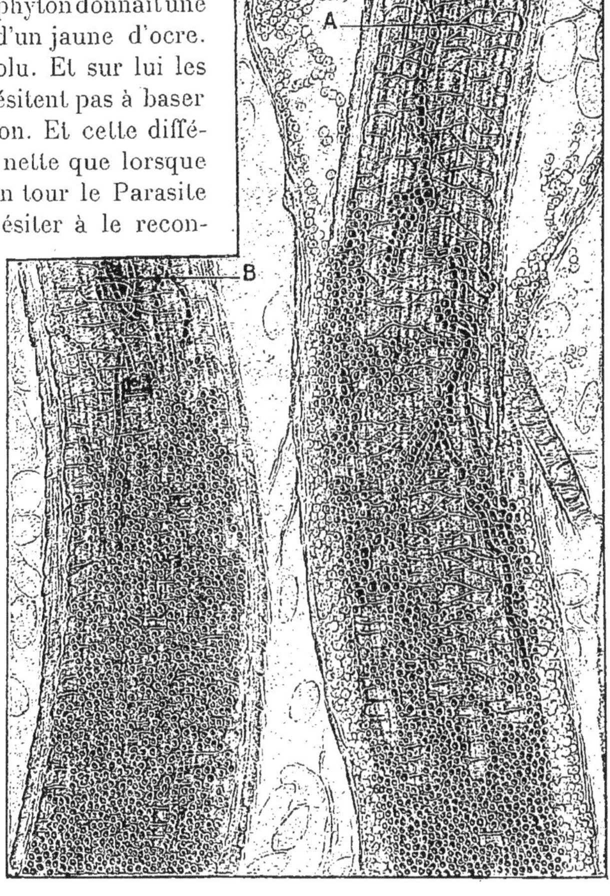

Fig. 179. — Poil de Cobaye inoculé du *Trichophyton equinum* de Matruchot × 260.

Ceci montre combien la fixité des caractères d'un Trichophyton, sur un milieu donné, est bien vraiment le seul moyen de déterminer sûrement quel est le Trichophyton que l'on étudie. Cet exemple montre, en outre, qu'il faut se servir à l'habitude des milieux de différenciation que l'expérience a montrés comme les meilleurs, ainsi les milieux sucrés d'épreuve, mais qu'il ne faut pas avoir le fétichisme d'un milieu même excellent d'ordinaire, et qu'il faut toujours chercher si un milieu de culture quelconque, simple et facile, ne donne pas, à l'espèce spéciale qu'on manie, des caractères tellement différentiels qu'une seule expérience suffise pour assurer pleinement son identification. Ainsi, pour le Parasite dont je parle, il suffit d'obtenir une culture trichophytique duveteuse blanche sur milieu d'épreuve, qui portée sur pomme de terre donne une traînée humide jaune d'ocre, pour certifier le *Trichophyton equinum* de Matruchot.

Inoculations. — J'ai dit les inoculations humaines faites par Matruchot et Dassonville et leurs résultats.

Chez le Cobaye ces auteurs ont vu, « après 19 jours, une lésion glabre au centre, écailleuse au pourtour, de 15 millimètres de large. Et la guérison spontanée est survenue quatre jours plus tard.

« A la périphérie de la lésion on trouvait sur les poils des spores en faible quantité.... »

A la vérité la lésion du Cobaye, comme toutes les lésions trichophytiques positives, commence au 8e jour, mais le premier stade d'érythème puis d'exsudation et de croûte a passé inaperçu des observateurs qui ne se trouvent avoir décrit que la période d'état et de régression de la maladie. La guérison survient en effet du 25e au 30e jour, comme pour les autres trichophyties inoculées au Cobaye. A la période d'exsudation et de croûte, il est assez facile d'étudier le poil malade.

Il montre à sa surface de grosses spores en chaînes, à divisions dichotomiques vers la profondeur. Le parasite, d'abord ectothrix au stade d'envahissement, devient endothrix quand l'infection du poil est au stade d'état (B. fig. 179) [1].

Il est à remarquer que les spores, telles que nous les avons observées sur le Cobaye, ont des dimensions correspondantes à celles que Matruchot et Dassonville ont vues chez le Cheval.

IV. — TRICHOPHYTON CANINUM (Matruchot-Dassonville, 1902).

Je placerai ici — mais sous toutes réserves, car je ne l'ai jamais rencontré ni sur l'Homme ni sur l'Animal — le *Trichophyton caninum* décrit en 1902 par Matruchot et Dassonville [2], comme produisant *la folliculite dépilante* du Chien. Nous savons par le *Microsporum lanosum* ou *caninum* qui donne aussi une lésion folliculitique (Suis) que cette réaction est trop banale pour qu'on puisse baser sur elle seule le diagnostic d'une espèce parasitaire.

L'examen microscopique du poil malade en fait un Trichophyton ectothrix. Cependant la figure qu'en donnent les auteurs est insuffisante pour une bonne démonstration, aussi bien en ce qui concerne

[1] Le poil B est représenté la tête en bas, en sens inverse du poil A, tels qu'ils se trouvaient réciproquement dans la préparation.

[2] MATRUCHOT et DASSONVILLE. Sur les teignes du Chien (*Bull. Soc. centr. de méd. vétér.*, 1902, p. 50-71).

la distribution topographique du Parasite dans le poil que sa morphologie élémentaire. Dans ces conditions sa place parmi les mégaspores n'est peut-être pas définitive.

Les auteurs le disent fait d'éléments ovales, parfois sphériques; mais aussi fréquemment allongés de 3-5 μ de diamètre. Les filaments non sporulés sont tortueux, peu ou pas ramifiés et de 4 μ de diamètre

« Son mycélium, écrit Gueguen [1], est cylindrique à l'origine et se dissocie terminalement en articles sphériques, ovales ou oblongs, bicellulaires de 3-5 μ de large. » Cette description n'est point spécifique.

Cultures. — Sur milieu d'épreuve glucosé, d'après Matruchot, la culture est floconneuse, d'un blanc de neige et colore le milieu en jaune.

Sur gélose peptonisée simple, la culture est plus lente, jaune orange au centre. Elle est glabre, plissée, et le centre est déprimé.

Sur pomme de terre, culture plus lente encore, faite de petites colonies distinctes, nées sur la strie d'ensemencement, chacune faisant un pigment jaune d'or qui diffuse autour d'elle.

Sur carotte et sur potiron la culture est duveteuse et peu colorée.

Il semble que la caractéristique de ces cultures à peu près constante sur tous milieux soit la production du pigment jaune d'or, diffusible; ce caractère étant marqué surtout sur milieux glucosés. J'insiste sur ce point parce que nul Dermatophyte, connu de nous, n'ayant présenté ce caractère, il semble qu'il doive être spécifique [2].

Les inoculations du Trichophyton caninum sont faciles, soit au Chien, et chaque poil malade s'entoure d'une collerette blanche évasée faisant saillie au-dessus de la peau; soit au Cobaye chez lequel l'inoculation donne lieu à la lésion trichophytique banale guérissant spontanément dans le délai habituel.

DEUXIÈME GROUPE DES TRICHOPHYTONS ECTOTHRIX MÉGASPORES.

TRICHOPHYTONS FAVIFORMES

J'arrive au dernier groupe des Trichophytons ectothrix et des Trichophytons en général, au groupe des *Trichophytons à culture faviforme*, nommés ainsi de leur ressemblance extérieure avec la culture de l'Achorion banal.

(1) GUEGUEN, *Les champignons parasites de l'Homme et des Animaux*, p. 139.

(2) GUEGUEN ajoute à son article sur le *Tr. caninum* ces mots : « Sabouraud en a obtenu une variété dont les cultures ont une teinte café au lait clair »; ceci est une erreur; la culture dont il est question n'appartient pas au type du Trichophyton caninum, mais bien à l'*Achorion gypseum*. Voir plus loin le chapitre qui concerne ce Parasite.

Et ce groupe comprend trois espèces, dont voici la fréquence dans notre statistique.

TRICH. FAVIFORMES.	CUIR CHEVELU	BARBE	PEAU GLABRE	ONGLES	TOTAL
Tr. ochraceum.	1	1	5	0	6
Tr. album	0	0	1	0	1
Tr. discoides.	0	1	1	0	2
Total sur 500 dermatomycoses. .					9

Généralités. Historique. — En 1893, je rencontrai une fois un Trichophyton d'un type tout à fait distinct de tout ce que j'avais observé jusqu'alors. C'était chez un enfant de 9 à 10 ans, atteint au niveau de la tempe droite d'une plaque ronde, large de cinq centimètres environ, de surface tout à fait impétiginisée, couverte de croûtes gommeuses, craquelées. La culture s'en développa mais avec une extrême lenteur et, à mon grand étonnement, elle acquit peu à peu des caractères analogues à ceux des cultures de l'Achorion du favus. Cependant les préparations de cheveux malades montraient un Trichophyton ectothrix, à grosses spores enchaînées, ayant les caractères microscopiques les plus typiques des Trichophytons d'origine animale, j'ai encore ces préparations.

A cette époque il fallait lutter pour faire accepter de tous l'idée de la pluralité trichophytique. J'avais déjà affirmé l'existence de dix-neuf espèces trichophytiques, en apporter une vingtième, une seule fois observée et si différente de toutes autres, si incomplètement étudiée, ne me parut pas opportun, et j'en passai la culture à mon ami, le Dr E. Bodin. Celui-ci l'étudia et fut assez heureux pour retrouver plusieurs cas nouveaux analogues; ce fut l'origine du chapitre qui va suivre, des Trichophytons à cultures faviformes. Bodin en publia la première étude dans sa thèse sur les teignes tondantes du Cheval et leurs inoculations humaines (1). Il publia également à cette époque une note sur le même sujet à la Société de Biologie (2). Sur des Chevaux, sur un Ane, sur un Veau, il isola, dans des lésions trichophytiques des Champignons d'espèce très analogue qu'il considéra comme des variétés l'une de l'autre, et dont les cultures étaient plus proches des cultures de l'Achorion que des cultures trichophytiques.

(1) Bodin. Les teignes tondantes du Cheval et leurs inoculations humaines (*Thèse*, Paris, 1896, p. 90).

(2) Bodin. Sur les favus à lésions trichophytoïdes (Comptes rendus de la *Société de biologie*, 4 juillet 1896, p. 711).

Observations de Bodin. — Cette question des Trichophytons faviformes est encore peu connue, il importe de rappeler tout ce qu'on en sait.

Bodin a décrit dans sa thèse : 1° un Trichophyton faviforme à culture brune, saillante, irrégulière, originaire du Cheval (¹). Un Cheval venant de Danemark avait apporté la contagion dans une écurie de Clichy-Levallois. Un mois plus tard, plusieurs Chevaux étaient déjà contaminés. L'écurie comprenait quarante Chevaux. Tous furent atteints, excepté deux vieux sujets. L'épidémie dura trois mois.

L'éruption était constituée par des plaques de cinq à six centimètres de diamètre dont la confluence dessinait de vastes placards à contours serpigineux. Tous ces placards étaient revêtus de croûtes sèches. Cependant trois jeunes Chevaux avaient présenté des vésico-pustules sous les squames. L'examen microscopique, qui montrait à peine un poil envahi sur dix ou quinze demeurés indemnes, faisait du Parasite un Trichophyton ectothrix pur.

Chose rare et bien remarquable, Bodin put observer en outre neuf personnes contaminées, et il décrivit la lésion humaine comme un kérion épais en forme de coupole criblé de folliculites suppurées. Chez l'Homme le parasite était endo-ectothrix (²).

Les cultures lentes, pauvres, montraient en surface les contournements des cultures de l'Achorion (³).

Dans le même travail (⁴) Bodin décrivit un Trichophyton faviforme à culture grise observé chez un jeune Ane malade depuis un mois. La maladie se présentait sous la forme de placards glabres, irréguliers, de surface sèche, recouverts d'une épaisse couche de squames grisâtres, sans suppuration sous-jacente, ni folliculite, ni poil cassé. Ces placards siégeaient au cou et aux oreilles.

Sur quatre personnes qui approchaient l'Ane, trois furent contaminées. Les lésions humaines étaient de simples cercles rouges à peine squameux, semés de petites vésico-pustules pleines d'un pus blanc, crémeux. Toutes étaient semblables. Leur centre s'éteignait quand leur périphérie augmentait. Pas d'examens de poils sur l'Homme ; dans les squames les formes mycéliennes étaient indifférentes. La culture, faite sur moût de bière, était acuminée, grise, grosse comme

(¹) *Loc. cit.*, p. 90.

(²) Nous avons retrouvé plusieurs fois cette forme clinique avec le *Tr. ochraceum*, et encore une fois très récemment sur un enfant de 12 ans, six plaques toutes terminées par cicatrice.

(³) Sur milieu d'épreuve la culture se présentait, après quatre ou cinq semaines, sous la forme d'une petite masse cérébriforme brune. Sur moût agarisé, même aspect, mais croissance plus lente. Sur pomme de terre, après trois semaines, petites colonies grisâtres, isolées, peu saillantes.

(⁴) *Loc. cit.*, p. 101-110.

un pois, et entourée d'une auréole de rayons immergés dans le milieu, et en forme de feuille de fougère (1).

L'inoculation sous-cutanée donnait un abcès au Cobaye : par inoculation cutanée on obtenait l'envahissement des poils et le Trichophyton se présentait comme un ectothrix.

Ce Trichophyton que Bodin appela plus tard *verrucosum* (2) fut trouvé sur l'Ane, sur les jambes d'un enfant qui l'avait monté et en troisième lieu chez le Veau.

En résumé Bodin décrivit deux espèces de Trichophytons faviformes. La première, dont la culture, d'un aspect de carton pâte, est saillante sur le milieu et ne le pénètre pas.

La seconde à culture d'un gris bleuâtre est presque toute immergée et ne fait saillir que son centre au-dessus du milieu.

Depuis lors, les Trichophytons faviformes furent retrouvés par plusieurs auteurs.

Dans l'article que j'ai souvent cité, écrit en collaboration avec Blaxall, C. Fox fournit la photographie d'un Trichophyton faviforme obtenu d'un Chien (3). Au congrès de Londres, Ducrey et Reale apportèrent un Trichophyton à culture faviforme du Veau, provenant de la province de Rome. Bunch crut aussi avoir trouvé un Trichophyton faviforme aviaire (4).

Plus tard, Plaut donna l'étude d'un Champignon de provenance animale extrait de lésions en forme de kérion et d'allures faviques en culture (5). En 1901, Mac Leod (6) trouve sur le poignet d'un enfant qui soignait des canaris, une plaque nummulaire de trichophytie dont il extrait une culture faviforme. De même Krzystallowicz, étudiant à Cracovie les teignes polonaises, retrouva quelques cas de Trichophyton faviforme, et aussi dans des kérions (Lettre personnelle).

(1) Sur milieu d'épreuve maltosé c'était d'abord une petite étoile grise immergée, puis un disque arrondi, régulier, de deux centimètres de diamètre, immergé, à mamelon central aréolé de gris blanchâtre, s'atténuant périphériquement en une surface grise, humide, souvent striée de sillons radiaires, et à bords nettement coupés. Sur moût agarisé, le développement de la culture était plus lent, sa surface irrégulière. Sur pomme de terre, culture lente; traînée grise, humide, peu saillante, raboteuse, quelquefois finement tomenteuse par places.

(2) E. Bodin. Les Champignons parasites de l'Homme (Paris, 1902).

(3) C. Fox et Blaxall. An inquiry into the plurality of Fungi, etc. (*British Journ. of dermat.*, 1896, p. 45 et p. 60). (Cf. la fig. 6. Planche IX.)

(4) Dans ce cas il s'agissait d'une fillette de 13 ans présentant une tache d'herpès circiné sur l'avant-bras, tache de surface écailleuse et papulo-vésiculeuse dont l'auteur croit avoir obtenu une culture faviforme, ainsi que des plumes d'un Canari appartenant à l'enfant. Il est difficile d'identifier l'espèce en question d'après la photographie donnée de la culture, mais je crois qu'on peut, sur son aspect, écarter l'idée d'un Trichophyton faviforme.

(5) Plaut. Favusanliche oder kerionpilze (*Handbuch pathologischen Microorganismen.* De Kalle et Wassermann, t. I, p. 633-642).

(6) Mac Leod. Trichophytie des oiseaux (*Dermatological Society of London*, 17 avril 1901).

Enfin le récent travail de Dalla Favera a montré la fréquence de ce type trichophytique dans la province de Parme où, sur 144 observations, les Trichophytons faviformes ont été rencontrés quatorze fois (¹). L'aire géographique d'extension de ces espèces paraît donc considérable.

Les Trichophytons à cultures faviformes ne sont-ils pas des Favus à lésions trichophytoïdes. — Je crois qu'il n'y a plus à discuter ce point doctrinal.

1. — Sans doute on peut objecter que le favus ordinaire peut s'observer avec des lésions trichophytoïdes : *Favus herpeticus*. Mais dans l'évolution du favus, ce qui est la règle c'est la formation du godet. Or jamais un Trichophyton à cultures faviformes n'a été cultivé en partant d'un godet, ni d'aucune surproduction qui y ressemblât. Leur lésion à la peau glabre est toujours un cercle, ayant tous les caractères des cercles trichophytiques, témoin les figures que nous en donnons plus loin.

2. — Non seulement la lésion cutanée, mais la lésion pilaire de ces Parasites est trichophytique à l'œil nu, car le cheveu malade est visiblement engainé d'une manchette grise tout à fait comparable à celle que j'ai décrite dans les trichophyties ectothrix en 1892. En outre, il est de règle que, dans le favus, le cheveu vienne entier à l'épilation et que dans la trichophytie le cheveu casse. Or dans les trichophyties à culture faviforme, le cheveu est cassé, cassant et ne vient qu'exceptionnellement entier à l'épilation.

3. — Il semble de plus en plus prouvé que ces Trichophytons à culture faviforme sont des parasites ordinaires des Équidés et plus encore des Bovidés. Lorsqu'on a rencontré ces Parasites sur le Cheval, sur l'Ane et sur le Veau, ils donnaient lieu comme chez l'Homme à des lésions objectivement trichophytiques, non pas à des lésions faviques.

4. — Microscopiquement, mêmes remarques. Nulle part dans les lésions des Trichophytons faviformes on ne trouve aucun agglomérat de mycéliums constituant quelque chose d'analogue au godet, mais, dans ces squames, on observe des lacis mycéliens comme dans les trichophyties cutanées (fig. 181 et 191) et, quant à la disposition du Parasite dans le cheveu ou autour de lui, c'est celle des Trichophytons ectothrix ou endo-ectothrix types (fig. 185 et 192).

5. — La ressemblance des cultures était certainement l'argument le plus frappant qu'on pût donner de la parenté des Trichophytons faviformes avec l'Achorion du favus. C'était presque le seul. Mais cet

(¹) Dalla Favera Les Trichophytons dans la province de Parme (*Annales de Dermatologie*, juillet 1909, p. 433.)

argument a perdu sa valeur depuis qu'on connaît des Achorions dont la culture est duveteuse. En outre, il y a un Trichophyton, le *Trichophyton violaceum*, qui est un Trichophyton endothrix dont les lésions épidermiques et pilaires sont du type trichophytique le plus parfait, et dont la culture violette, humide, dégénère promptement en une culture aussi faviforme que possible. Les Trichophytons faviformes se rapprochent donc autant, par leurs cultures, du *Trichophyton violaceum* que de l'Achorion banal.

6. — L'argument mycologique n'a pas plus de valeur. Les cultures faviformes prennent cet aspect faviforme sur les milieux de culture qui ne conviennent qu'imparfaitement à leur croissance. Cet aspect est lié à l'impossibilité pour elles d'émettre des organes de fructification différenciés. Dès lors qu'une culture sera faviforme, elle n'en émettra pas. Ce caractère négatif ne peut être retenu comme un caractère positif, pour rapprocher les uns des autres les Dermatophytes qui le présentent, surtout depuis que nous connaissons des Achorions duveteux, ayant des organes de reproduction différenciés.

En résumé, l'aspect extérieur des cultures ne paraît pas un élément assez important pour faire classer, parmi les Achorions, les Trichophytons faviformes, alors que les lésions qu'ils déterminent, leur aspect dans ces lésions et leurs mœurs cliniques s'accordent pour en faire toute autre chose que des Achorions.

J'insiste sur ce point parce que plusieurs auteurs ont voulu voir dans les Trichophytons faviformes une soudure entre le genre Trichophyton et le genre Achorions, un terme de passage entre des groupes dermatophytiques différents ([1]). En fait, tous les Dermatophytes sont si proches entre eux qu'il n'est pas besoin de chercher entre leurs groupes des termes de passage. En tous cas, les espèces qui pourraient jouer ce rôle seraient bien plus, pour moi, les Achorions à culture duveteuse montrant des organes de fructification identiques à ceux des Trichophytons et des Microsporums, que les Trichophytons à culture faviforme ([2]).

Sur les Kérions soi-disant dus à l'Achorion Schönleïnii. — Les Trichophytons à culture faviforme soulèvent une question doc-

([1]) « Ce groupe constitue, à mon sens, un trait d'union entre les Champignons du favus et ceux des trichophyties, puisque ses représentants participent aux principaux caractères des deux groupes entre lesquels ils jouent le rôle de soudure. » BODIN. (*Les Champignons parasites de l'homme*, p. 122.)

([2]) Au Congrès international de Dermatologie de Londres (1896), la conviction de Malcolm Morris était que beaucoup de cas étiquetés trichophyties étaient des cas de favus, et qu'entre ces deux entités il y a une frontière mitoyenne. Sabrazès en plusieurs de ses études montrait une conviction analogue. A mon avis, cette opinion est vraie, mais *tous* les faits sur lesquels ces auteurs avaient voulu l'appuyer sont aujourd'hui controuvés.

trinale importante. Majocchi et Truffi ont rapporté chacun un cas de « Kérion dû à l'Achorion de Schönlein » ([1]). L'Achorion est-il réellement capable de causer un Kérion, ou ce prétendu Achorion n'était-il qu'un Trichophyton à culture faviforme? Bien qu'on ne puisse nier un fait qu'on n'a pas vu, je crois cette dernière opinion beaucoup plus probable que celle qu'ont soutenue les deux auteurs italiens. Je n'ai pu lire le mémoire de Majocchi, mais, dans celui de Truffi, le malade décrit présentait une vingtaine de taches dont la dimension variait de celle d'une lentille à celle d'un sou, un peu saillantes, *recouvertes de croûtes molles*, jaune *foncé ou noirâtres*.... L'examen de la culture démontraient l'Achorion. Mais le diagnostic différentiel avec les Trichophytons à culture faviforme n'est pas même indiqué.

Nos figures (Pl. XXIV) montreront qu'il n'est pas si facile à faire; et, quant aux lésions à surface impétiginisée auxquelles donnent lieu les Trichophytons à culture faviforme, elles correspondent exactement à la description de Truffi. La culture, à elle seule, ne pourrait être différenciée de celle du favus, sans expériences conduites avec des techniques parfaites. Et l'examen microscopique paraît, dans ce cas, avoir été succinct. L'anatomie pathologique de ce travail est bien traitée et démontre bien qu'il s'agissait d'un kérion, non pas d'un mélange de lésions faviques et pyodermiques. La question reste donc entière. On comprend son importance doctrinale. On comprend aussi quelle cause d'erreur, en ce sujet, apportent les Trichophytons à culture faviforme. Je me rappelle avoir, en 1892, rencontré une tache mycosique de la joue chez un enfant. J'y trouvai un poil ayant les caractères des Trichophytons ectothrix. Mais à la culture je crus avoir rencontré un Achorion, et, comme j'avais limité mes recherches aux Trichophytons, je n'en poursuivis pas l'étude.

Je crois que les faits de Majocchi et de Truffi ont comporté les mêmes erreurs d'interprétation.

Raisons qui ont retardé l'étude de ces espèces. — Beaucoup de raisons ont retardé l'étude de ces espèces. D'abord elles sont rares. Sur cinq cents teignes étudiées, nous avons rencontré neuf cas dus à des Trichophytons à culture faviforme, de trois espèces. Et cette proportion pourrait être supérieure à la vérité si l'on compare notre deuxième statistique (500 cas : 9 Trichophytons faviformes) à notre première (400 cas : 1 Trichophyton faviforme). Cette erreur dans la proportionnalité exacte des Trichophytons à culture faviforme pourrait provenir de ce fait que nos amis et nos maîtres à l'hôpital Saint-

([1]) M. Truffi. Un caso di kerion dovuto all' achorion di Schönleïn, granuloma del tessuto cutaneo provocato dall' Achorion (*Giornale italiano delle malatte veneree e della pelle*, 1902, fasc. 4, p. 491).

Louis nous ont envoyé à plusieurs reprises leurs cas de Dermatomycoses dès qu'ils sortaient du type ordinaire, et, parmi ces cas, trois ou quatre trichophyties à cultures faviformes.

Inversement, dans notre première statistique, plusieurs faits de culture faviforme avaient dû nous échapper, témoin celui que nous relatons plus haut. Sur ce point l'histoire d'un de nos cas est typique. Il s'agissait d'une trichophytie de la barbe, chez un Homme faisant le commerce des Bœufs de Nîmes à Paris. L'examen microscopique montrait un Trichophyton endo-ectothrix évident. Les cultures faites et refaites, gardées comme toutes nos cultures de teigne à la température du laboratoire, restèrent stériles en totalité, excepté une sur laquelle se manifesta l'apparence d'une frange mycosique à peine perceptible autour du fragment du poil ensemencé. Mais cette culture s'arrêta, et, réensemencée, mourut. Après trois mois, l'idée me vint de recommencer ces cultures et de les mettre à l'étuve à 28°, où elles poussèrent de suite, non pas très vite, mais peu à peu, jusqu'aux proportions que la photographie montrera. Peut-être avons-nous laissé de côté autrefois certaines cultures demeurées stériles, sans comprendre le pourquoi de leur stérilité. Je me rappelle certaines cultures d'onychomycoses dont j'ai cru le Parasite incultivable et qui étaient peut-être dues à des Trichophytons faviformes, de même une certaine Trichophytie siamoise dont je ne pus obtenir la culture. Les Trichophytons faviformes sont du reste les seuls Trichophytons dont la culture bénéficie de l'étuve.

En tous cas, les exemples de trichophyties à culture faviforme restent certainement rares en nos contrées. Et non seulement elles sont rares, mais d'espèces multiples, et l'une, de culture apparemment si proche des cultures de favus, qu'un observateur non averti ne manquerait pas de les confondre.

Leur rareté, leur difficulté de culture, leur apparence favique ont contribué certainement à retarder les progrès de leur étude. Le chapitre qui va suivre cherchera à combler certaines des lacunes qui persistent dans leur histoire.

Les Trichophytons à culture faviforme sont des Parasites des Bovidés. — Pour aucun Dermatophyte, l'origine animale n'est aussi évidente que pour les Trichophytons à culture faviforme. Nous en connaissons trois espèces ; pour les trois la même origine est avérée. Dans la majorité des cas, le contact direct avec les Veaux, les Vaches, peut être relevé sans peine, et, le plus ordinairement, le patient accuse ces Animaux, même quand on ne l'interroge pas à ce sujet.

Parmi nos malades, l'enfant *Tribot*... arrivait de la campagne où il gardait les Vaches; le malade *Lagarri*... convoyait à Paris des Bestiaux de province ; *Léona Drie*... gardait les Vaches dans le Jura ; *Jules Sim*... de même ; *Louis Peric*... était toucheur de Bestiaux, *Marcel Leser*... tueur de Bœufs à la Villette, et *Gustave Chart*... garçon de ferme. *Arsène Lej*..., *Camille Je*... et *Mme Pica*... seuls ne pouvaient dire d'où leur lésion était venue. En somme, on trouve rarement des commémoratifs aussi précis dans l'histoire clinique des autres Trichophytons, même de ceux dont l'origine animale est le plus certaine.

Bodin a vu la lésion sur le Veau vivant. Je ne l'ai vue que sur la tête d'un Veau mort, conservée il y a quelques années à l'Institut Pasteur par MM. Matruchot et Dassonville. On sait combien les lésions cutanées changent à la mort, je n'en puis rien dire. Les lésions du poil étaient encore très nettes, chaque poil engainé d'une gaine crayeuse, blanche, haute d'un à deux millimètres, collée au poil et rappelant étrangement ce que l'on voit être le cheveu de la microsporie chez l'enfant. Tel nous avons vu d'ailleurs le poil de la barbe de l'Homme lorsqu'il est atteint par les mêmes Parasites.

Espèces connues de Trichophytons à culture faviforme. — Je décrirai trois espèces de Trichophytons à culture faviforme et il est bien difficile de décider si les unes ou les autres correspondent aux deux espèces que Bodin a décrites.

Bodin n'a fourni un véritable état signalétique qu'à l'espèce qu'il a nommée : *Tr. verrucosum* et le voici :

« Sur les milieux peu azotés, dit-il, le *Tr. verrucosum* se développe pauvrement.

« Sur gélose ou moût de bière, en un mois la culture forme un petit gâteau, en partie immergé dans l'agar, dont la surface est irrégulière, verruqueuse, humide et grise.

« Sur la gélose peptonisée maltosée, culture à surface grise, en partie immergés dans le milieu avec acumination centrale également humide et grise.

« Sur la pomme de terre, en quinze jours, le long de la strie d'ensemencement, il se produit une traînée grisâtre, humide, légèrement saillante et irrégulière sur laquelle il se forme parfois par places de petits îlots de duvet blanc, court et fin (¹). »

Le *Trichophyton* que j'ai nommé *ochraceum* correspondrait assez bien à ce signalement, mais sa culture sur gélose maltosée forme des boutons saillants d'un jaune d'ocre éclatant, et sur aucun milieu sa culture n'est grise.

Quoi qu'il en soit, les trois espèces que nous présenterons ont chacune des signes particuliers capables d'assurer dans l'avenir leur reconnaissance et leur identification.

(¹) E. Bodin. *Loc. citat.*, p. 123.

La première : *Tr. ochraceum* cultivée sur milieu d'épreuve présente

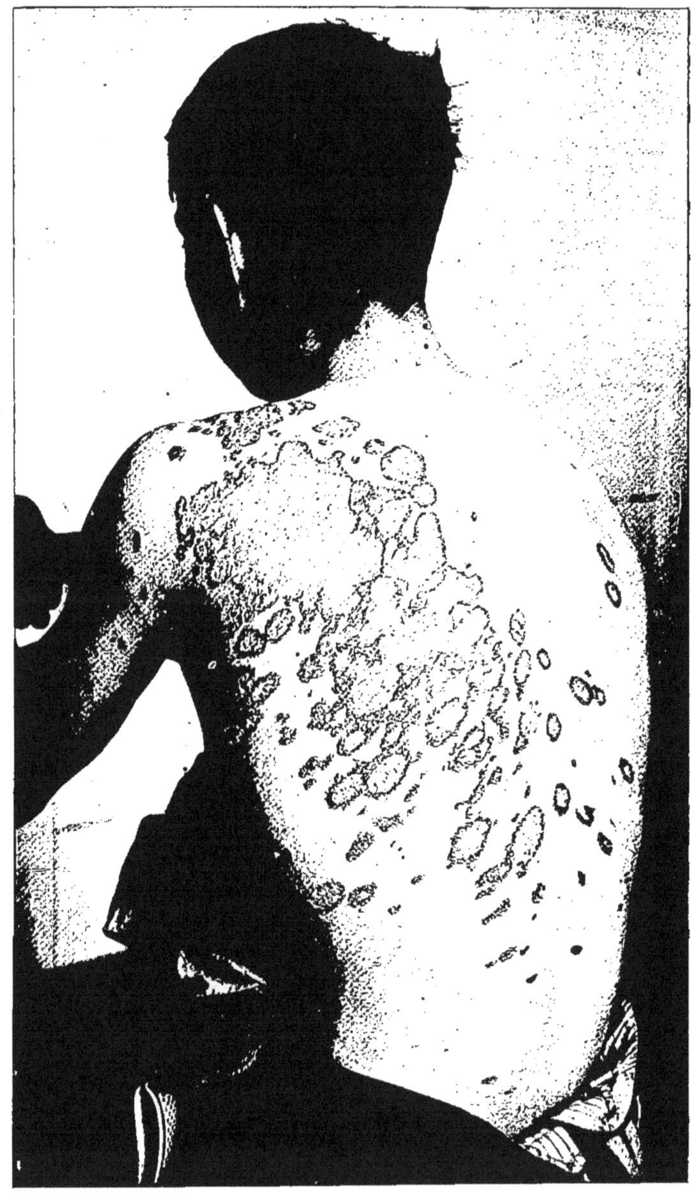

Fig. 180. — Éruption due au *Tr.* (faviforme) *album*.

des cultures d'abord en forme de boutons, ensuite acuminées, glabres et d'une couleur ocre jaune; la seconde : *Trich. album*, sur milieu d'épreuve présente des cultures tellement identiques à celles de l'Achorion banal qu'on pourrait les confondre avec elles, n'étaient le duvet blanc très court de ses bords, la disposition parasitaire du Trichophyton à culture faviforme autour du poil dans la lésion, et la forme de sa lésion elle-même qui est essentiellement trichophytique.

La troisième que nous avons cru longtemps n'être qu'une variété de la précédente s'en est différenciée pourtant d'une façon si constante et définitive que nous devons forcément en faire une espèce spéciale, sous le nom de *Tr. discoïdes*. Elle se présente sous la forme d'un disque parfaitement rond, glabre et humide présentant en son centre un petit umbo comme les boucliers. Sa couleur est d'un gris jaunâtre.

I. — Trichophyton album (Sabouraud, 1909).

Clinique. — Le *Trichophyton album* s'est présenté à nous chez un jeune garçon de ferme, sous la forme d'une éruption de très nombreuses taches érythémateuse, quelques-unes confluentes, et dont la

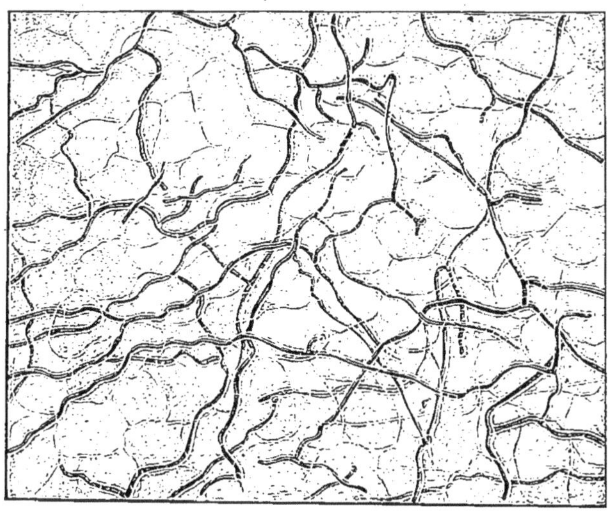

Fig. 181. — *Trichophyton* (faviforme) *album* dans la squame. Préparation provenant du malade de la fig. précédente. × 260.

photographie indiquera, mieux qu'aucune description, la dimension et la dispersion (fig. 180).

Le foyer primitif et principal de l'éruption était au niveau de l'omoplate gauche, où les lésions s'étaient fusionnées pour faire un énorme placard liséré de rouge. Autour de cette lésion première, de très nombreuses lésions secondaires s'étaient disséminées, d'autant plus petites et plus éparses qu'elles étaient situées plus loin de la plaque initiale (fig. 180).

Chacune ressemblait assez à une efflorescence de pityriasis rosé de Gibert, mais dans laquelle les symptômes inflammatoires : rougeur, exfoliation, seraient considérablement augmentés. Chaque plaque présentait un cercle rouge périphérique, irrégulièrement vésiculeux, entourant une surface blanche en exfoliation épidermique. Les lésions les plus jeunes étaient uniformément rouges, de surface chagrinée. L'évolution durait depuis un mois et des plaques nouvelles apparaissaient en tous lieux. Des applications iodées et une pommade chrysophanique au $\frac{1}{100}$ eurent rapidement raison de la maladie.

Examen microscopique. — Ce Trichophyton, dans la squame de la lésion humaine, se présente sous la forme d'un mycélium flexueux à cloisons espacées, à multiples dichotomies; mycélium très abondant, facile à voir, mais, au total, d'aspect trop banal pour en inférer l'espèce ou le groupe trichophytique (fig. 181).

Je n'ai observé aucun cas de cette espèce, sur les régions pilaires, ayant pu donner lieu à des préparations de poils valables. Et tout ce que je puis dire c'est que l'examen des follets, à la surface des plaques trichophytiques du précédent malade, a montré quelques poils parasités, analogues à ceux que montreront les figures suivantes.

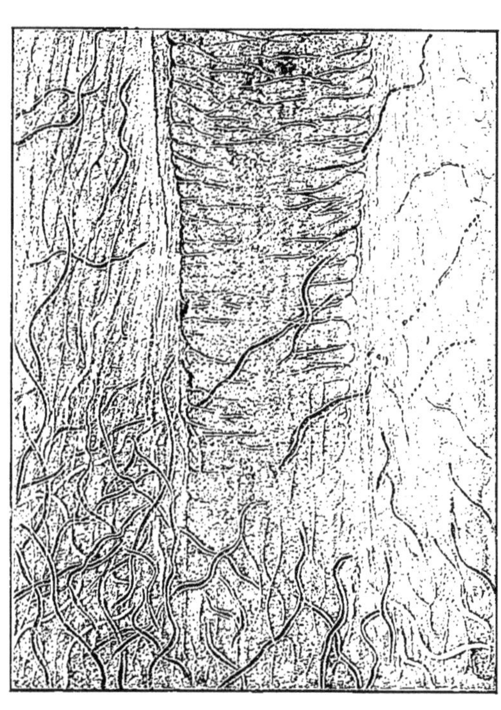

Fig. 182. — *Tr.* (faviforme) *album* autour du poil du Cobaye. × 260.

L'inoculation du *Trichophyton album* au Cobaye est aisée, mais le développement du Parasite reste pauvre, surtout dans le poil (fig. 182). Il fait dans l'épiderme folliculaire autour du poil un lacis de rubans mycéliens très peu septés ; la lésion, née 8-9 jours après l'inoculation, évolue comme toutes les lésions similaires et marche vers la guérison à partir du 20e jour.

II. — Trichophyton discoides (Sabouraud, 1909).

Clinique. — Le *Trichophyton discoides* s'est offert à nous deux fois. Le premier de nos deux malades, *Marcel Leser*..., tueur de bœufs, présentait une remarquable trichophytie de la barbe. Au début on aurait dit des plaques multiples de microsporie. Sur les plaques nombreuses et chacune grande, presque tous les poils étaient pris : Tous gris, droits cassés à quatre millimètres de hauteur, engainés comme d'une mince pellicule grise les revêtant sur une certaine partie de leur hauteur. Dès ce moment, chaque placard était rose et infiltrée. En quelques jours, l'inflammation grandit au point de faire de chacun d'eux un kérion typique, et, comme plusieurs des placards étaient devenus confluents, l'aspect était d'un kérion énorme.

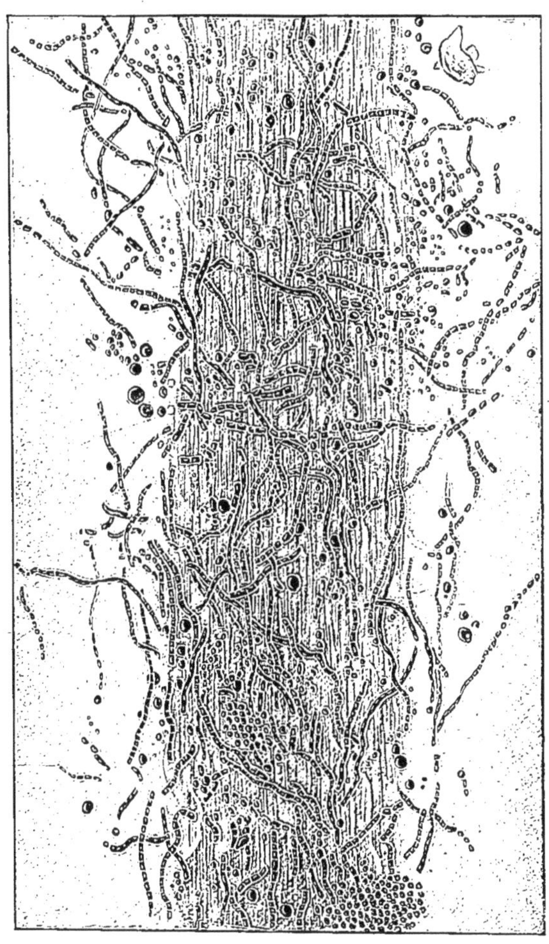

Fig. 185. — *Trichophyton* (faviforme) *discoides* autour du poil humain. × 260.

La suppuration considérable fut plutôt sous-cutanée que folliculaire.

Il fallut lui donner issue par de nombreuses ponctuations de galvano-cautère et même par quelques incisions. La cicatrice de celles-ci fut longtemps hypertrophique et comme chéloïdienne. Les traces des lésions, même spontanées, demeurèrent cicatricielles, et ce cas resta finalement celui de tous ceux que j'ai vus dont les lésions trichophytiques se sont le moins bien réparées.

Mme Picu... nous présenta quatre placards ressemblant à des placards d'eczéma séborrhéique sur un avant-bras. Lésions peu intenses, peu actives, peu saillantes et qui guérirent assez vite par un traitement simple.

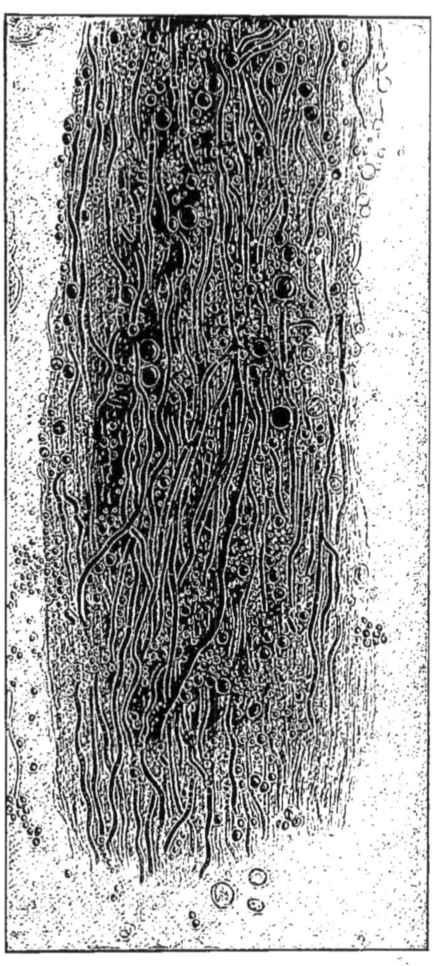

Fig. 184. — *Tr.* (faviforme) *discoides* dans la partie radiculaire d'un poil humain. × 260.

Examen microscopique. — Voici les différents aspects sous lesquels le *Tr. discoides* s'est montré autour du poil et dans le poil humain. Une première figure représente, autour du cheveu, de très nombreux rubans mycéliens flexueux de toutes directions, et par places des îlots de spores en mosaïque (fig. 183). Il semble que cette figure corresponde, comme tous les aspects polymorphes des Dermatophytes, à un stade de jeunesse et d'envahissement. Dans sa partie radiculaire, le poil montra un trousseau de filaments mycéliens verticaux à peine sinueux, dichotomisés de place en place vers la profondeur, et qui n'était pas sans présenter quelque ressemblance avec le mycélium intra-radiculaire du Microsporum Audouïni, d'autant qu'on trouve à la surface du cheveu, des ilôts de spores en mosaïque. Mais ces spores sont de la grosseur ordinaire des spores trichophytiques, 5-7 μ de diamètre (fig. 184).

Les deux aspects que représentent les fig. 183 et 184 ne sont pas du type que les cheveux atteints de Trichophyton faviforme montrent le plus fréquemment.

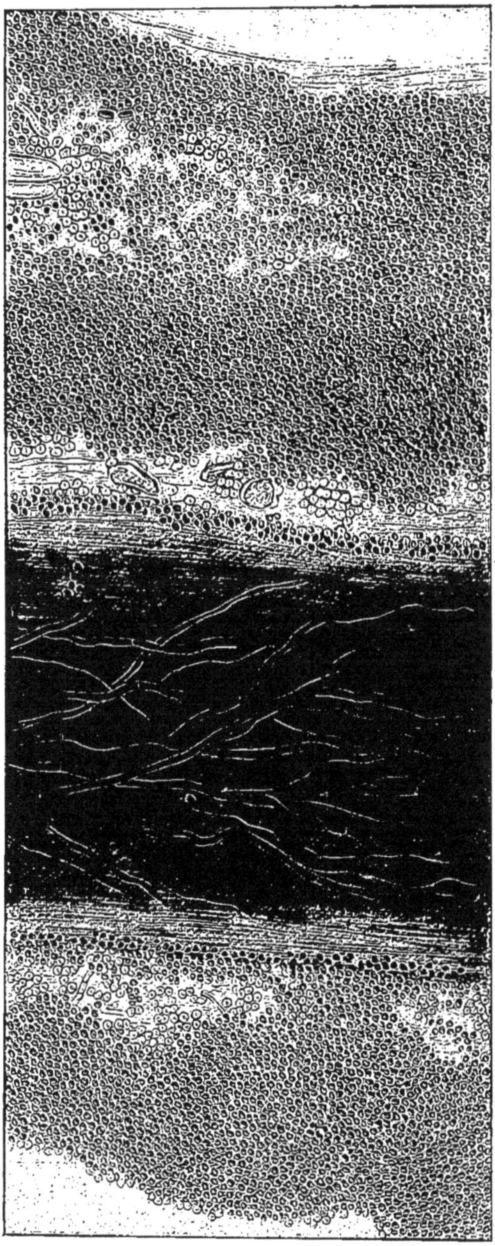

L'aspect qu'ils offrent d'ordinaire est celui que fournit la figure suivante (fig. 185).

Fig. 185. — *Tr.* (faviforme) *discoides* autour du poil humain. × 260.

Les Trichophytons faviformes sont par excellence du type des Trichophytons ectothrix. Sans doute ils ont un mycélium intrapilaire plus ou moins développé, mais ce qui les caractérise essentiellement, c'est l'existence, autour du poil, d'un fourreau de spores mycéliennes compact, très analogue à la gaine des Microsporums, comme disposition autour du cheveu, et très différente d'elle morphologiquement.

Au long du poil, ce sont de gros filaments faits d'articles mycéliens dont l'enchaînement est visible; et, extérieurement à eux, de grosses spores dissociées, dont l'enchaînement en files n'est plus aucunement visible et qui sont parmi les plus grosses spores de toute la série trichophytique.

Ainsi les Trichophytons faviformes et spécialement le *Trichophyton discoides* se trouve l'un de ceux qui justifient le mieux la description que j'avais donnée des Trichophytons ectothrix (ou endo-ectothrix), dans lesquels le parasite prend un habitat péripilaire et dont les spores très grosses (5 — 8 μ) ne sauraient être confondues par personne avec celles des Microsporums.

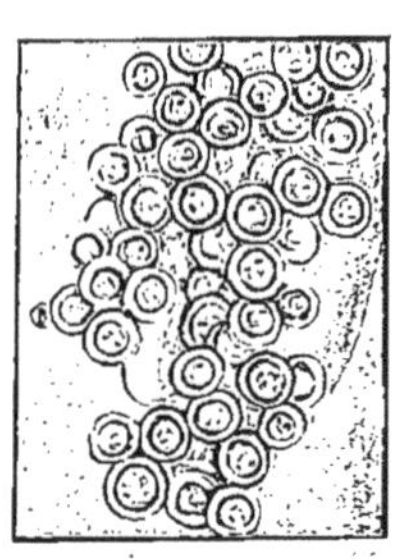

Fig. 186. — Éléments ronds du *Tr. discoïdes* autour du cheveu. × 750.

Aucun autre Trichophyton, sauf le *Tr. equinum* de Matruchot et peut-être le *Tr. rosaceum*, ne présentent de caractères analogues à ceux des Trichophytons à culture faviforme, en ce qui concerne l'aspect de ces Parasites dans le poil et autour de lui.

Un détail morphologique remarquable concerne le double aspect fréquent sur le même cheveu : 1° des filaments rubanés faits d'éléments quadrangulaires ou rectangulaires, comme en montre, au long du cheveu, la fig. 185 et 2° l'aspect en mosaïque des spores rondes dont la disposition en files n'est plus reconnaissable et qui forment un matelas épais autour du cheveu (fig. 185).

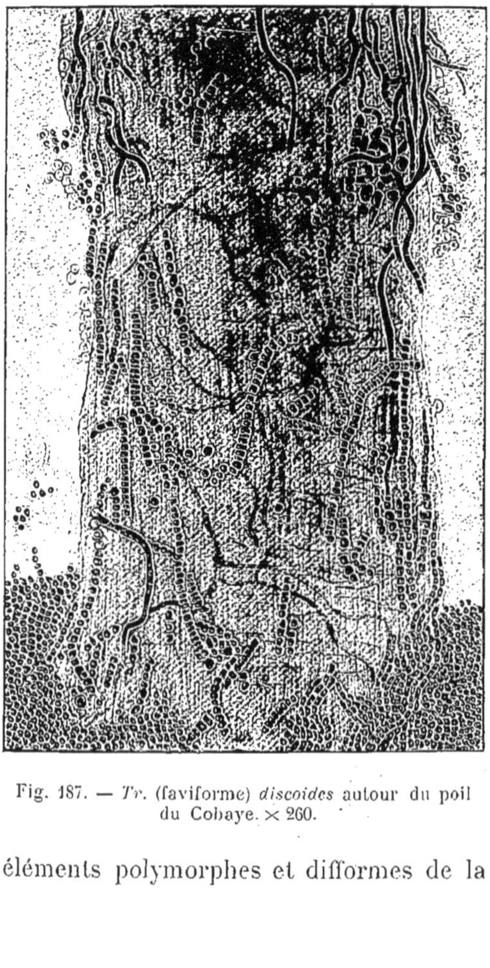

Fig. 187. — *Tr.* (faviforme) *discoides* autour du poil du Cobaye. × 260.

Notons aussi dans la fig. 185 la différence si nette des filaments intrapilaires, larges rubans à peine septés, et des éléments ronds irréguliers de la cuirasse extra-pilaire (fig. 186).

Le *Trichophyton discoides* inoculé au Cobaye retrouve, dans le poil de l'Animal, les principaux caractères qu'on lui voit dans le poil humain. C'est ce que la fig. 187 synthétise très bien.

En haut, ce sont les éléments polymorphes et difformes de la phase d'envahissement du

Parasite. Dans le poil on aperçoit par transparence les mycéliums sinueux qui commencent à l'envahir, tandis qu'à la surface les rubans mycéliens septés à intervalles très brefs vont constituer un peu plus bas, autour du poil, une gaine de grosses spores où les files vont bientôt devenir indistinctes.

III. — Trichophyton ochraceum (Sabouraud, 1909).

Le *Trichophyton ochraceum* est le plus fréquemment rencontré en France de tous les Trichophytons faviformes. Je répète qu'il est bien possible, en dépit des différences qu'on trouve entre les descriptions

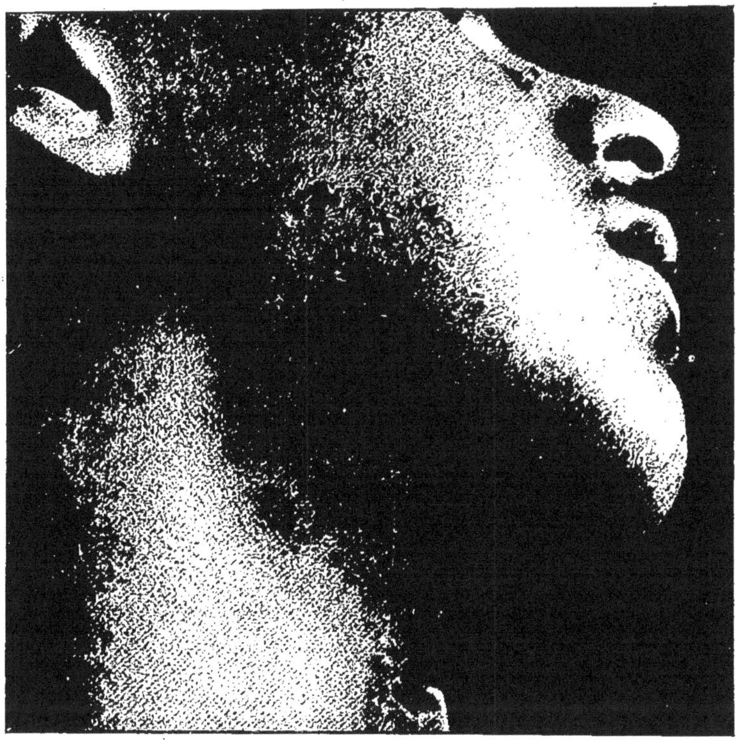

Fig. 188. — *Trichophyton* (faviforme) *ochraceum*, lésions de la peau glabre.

de Bodin et les nôtres, que notre *Trichophyton ochraceum* et son *Trichophyton verrucosum* soient identiques.

Voici brièvement les observations que nous avons recueillies concernant les trichophyties de cette espèce :

Enfant *Tribot*... : lésion du sourcil présentant assez les caractères d'un kérion à son début; placard oblong de 3 centimètres semé de petites pustules folliculaires superficielles. En dépit de tous traitements, ce kérion doubla, et continua si bien d'augmenter qu'il envahit la bordure du cuir chevelu et qu'il fallut recourir aux rayons X pour faire tomber les cheveux malades. Très longtemps, par la suite, la lésion guérie laissa une couleur rouge prononcée, parsemée de petites dépressions marquant la trace des folliculites passées.

L'enfant *Camille Je*... était un garçon de 10 ans, que m'avait adressé mon maître et ami L. Brocq. Il portait, sur la jambe, deux énormes lé-

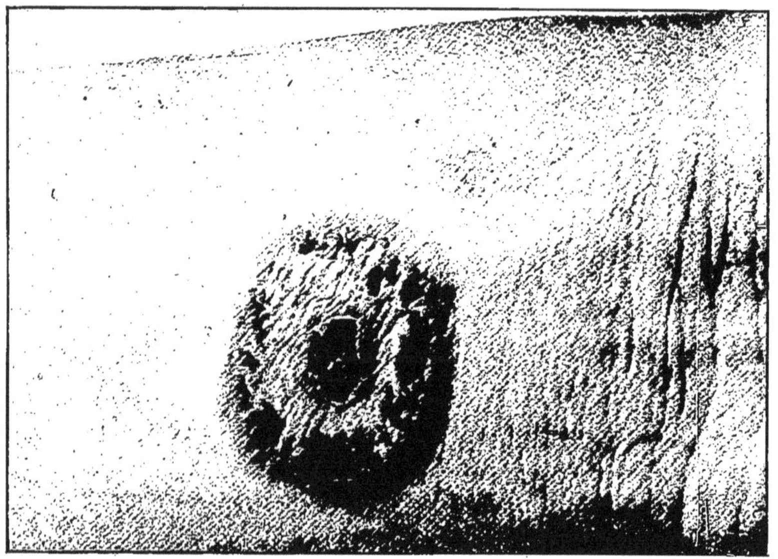

Fig. 189. — *Trichophyton* (faviforme) *ochraceum*.

sions circinées, suintantes, couvertes de croûtes papyracées impétigineuses, sous lesquelles un suintement très prononcé. L'examen des squames et du suintement fut pratiqué sans résultat, alors que l'examen des follets fournit de suite des préparations positives de la plus grande perfection.

Léona Dri..., jeune fille arrivant du Jura où elle était gardeuse de bestiaux, présentait six lésions, dont trois au visage, l'une de la région maxillaire droite, large de quatre centimètres de diamètre, faite d'un cercle bistre en guérison avec un pourtour rouge semé de folliculites espacées, et d'exfoliation épidermique. Au-dessous de cette première lésion en existait une seconde plus jeune, érythémato-squameuse sans folliculite (fig. 188).

Enfin sur le cou, à 3 centimètres de distance, une lésion que le bout du doigt aurait couverte, érythémato-squameuse et pustuleuse.

Sur le bras, la même malade présentait deux autres lésions, toutes deux analogues : l'une de trois centimètres, l'autre de six environ, faite de plusieurs confluentes. Lésions de fond rouge, sur lequel l'épiderme corné était soulevé et phlycténisé, ce qui donnait à l'ensemble un aspect impétigoïde (fig. 189 et 190).

Du reste, la lésion la plus grande et la plus âgée était couverte de croûtelles jaune ambré, partout où l'épiderme s'était exfolié. L'aspect impétigineux des lésions créées par les Trichophytons faviformes est un phénomène très fréquent.

L'enfant *Arsène Lej...* me fut adressé par un confrère de banlieue avec le diagnostic psoriasis. Il avait sur la région du cou et de l'épaule une grande plaque maîtresse de 6 centimètres de diamètre environ entourée de 10 ou 12 plus petites toutes semblables. Toutes présentaient un centre bistre guéri et une périphérie signalée par un liséré rouge squameux. Dans l'ensemble, chaque médaillon ressemblant assez à ceux, beaucoup

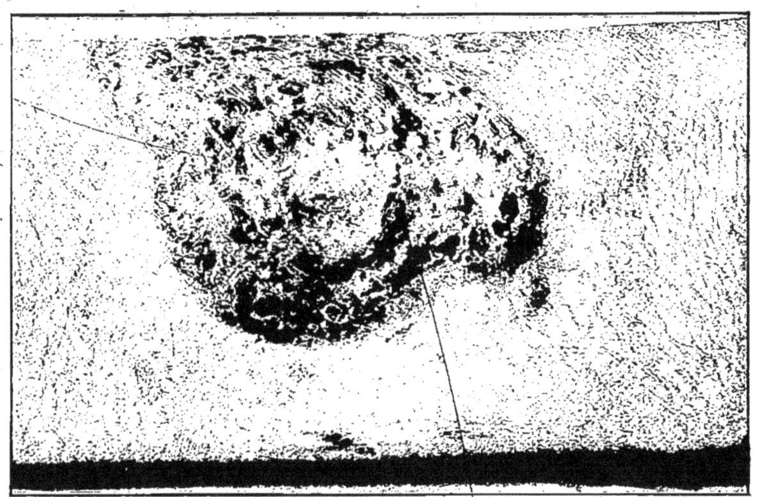

Fig. 190. — *Trichophyton* (faviforme) *ochraceum*.

plus nombreux et plus larges que représente la figure 180. L'évolution fut simple et la guérison rapide par le traitement banal à la teinture d'iode dilué.

Louis Peric..., gardeur de bestiaux, présentait un sycosis nodulaire de la barbe, avec un point trichophytique de la moustache (chose rare) et une vingtaine de plaques trichophytiques du corps. Sur le corps c'était de petits kérions bénins à folliculites superficielles. A la barbe, chaque point trichophytique au début portait de nombreux cheveux malades, courts, cassants, presque inclus dans la peau. Chaque point était soustendu d'un point d'œdème inflammatoire nodulaire, qui dura fort longtemps. Le malade fut perdu de vue avant d'être guéri complètement.

Jules Sim..., gardeur de bestiaux, vint nous montrer quatre cercles trichophytiques des bras, érythémateux d'abord, puis impétiginisés et recouverts de croûtes jaunes minces craquelées d'uu type analogue à celui des lésions de Camille Jean.

Tels furent les six malades qui nous présentèrent à la culture le *Trichophyton* (faviforme) *ochraceum*.

Examen microscopique. — L'examen microscopique de la squame des trichophyties que nous venons d'étudier indique sans peine leur nature trichophytique, mais non l'espèce trichophytique. C'est un lacis mycélien composé de filaments rubanés, septés à longs intervalles (fig. 191).

Quant à l'aspect du poil humain parasité par ce Trichophyton, il est exactement semblable à celui que montre le Trichophyton discoides. Cet aspect permet à coup sûr le diagnostic du groupe trichophytique des Mégaspores.

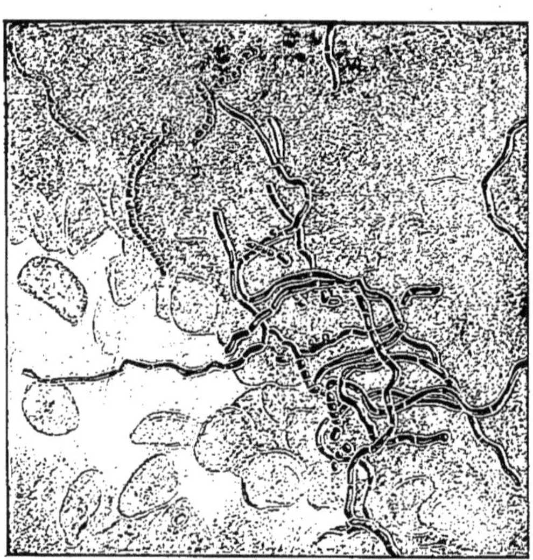

Fig. 191. — Mycélium du *Tr. ochraceum* dans la squame de la lésion humaine. × 260.

Le Trichophyton est presque purement ectothrix et les sporules, qui font au cheveu comme une écorce, sont parmi les spores trichophytiques les plus grosses que l'on puisse rencontrer. Ces spores peuvent s'observer en chaînes régulières, mais elles sont souvent dissociées, et leur ordre en files peut n'être plus reconnaissable.

Le centre du cheveu ne montre que des rubans mycéliens simples qui présentent de temps à autre des bifurcations dirigées vers la racine du poil. Ce mycélium peut sembler manquer totalement. Il paraît plus abondant à mesure que l'on examine le cheveu sur un point plus voisin de sa racine.

Inoculations. — Les inoculations au Cobaye du *Trichophyton ochraceum* sont toujours positives régulièrement, et suivent le type habituel que les inoculations des espèces précédentes nous ont appris à connaître.

On les voit positives au huitième jour ; le point croûteux englobant les poils au dixième jour, époque où doivent être pratiqués les examens des poils. Ceux-ci montrent un mycélium trichophytique rare et une cuirasse épaisse de spores ectothrix enchaînées fort grosses, dont les figures sont semblables à celles que donne le Trichophyton discoides dont l'étude précède. Le tableau est si exactement le même que le dessin nous a paru inutile (Voir fig. 185).

Cultures des trois espèces de Trichophytons faviformes. — Les cultures du *Trichophyton* faviforme *album* présentent avec celles de l'Achorion banal une telle ressemblance qu'il est difficile de les distinguer tout d'abord.

Sur milieu peptonisé (3 pour 100), c'est la même culture d'aspect

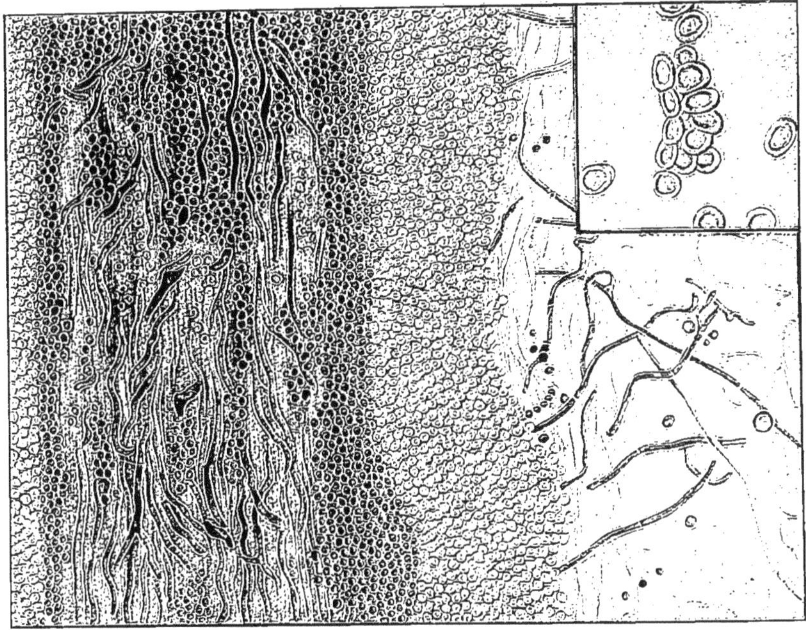

Fig. 192. — *Trich.* (faviforme) *ochraceum*. Poil de la barbe de l'Homme ×260. Le carton ×750.

cireux, couleur de la cire de cierge, de surface spongoïde et vermicellée. Et cette ressemblance se poursuit sur gélose maltosée, tandis que sur gélose glucosée les deux cultures de l'Achorion banal et du Trichophyton album se différencient absolument; celle-ci vivant dans l'épaisseur du milieu et formant trois zones distinctes : un centre faviforme, une auréole poudreuse blanche et une auréole incolore de rayons immergés.

Ces cultures sont extrêmement lentes, et leur développement aussi médiocre que celui des plus médiocres cultures d'Achorion. Les premières cultures doivent être mises à l'étuve, sans quoi on peut n'obtenir aucun développement. Les cultures successives poussent de mieux en

LÉGENDE DE LA PLANCHE XXIV

Trichophytons à culture faviforme.

I. Trichophyton album.

I, I. — Cultures de 5 mois sur gélose maltosée.

I^2, I^2. — Cultures de 5 mois sur gélose glucosée.

I^3, I^3. — Cultures de 5 mois sur gélose peptonisée 5 0/0.

II. Trichophyton discoïdes.

II, II. — Cultures de 30 jours sur gélose maltosée.

II^2, II^2. — Cultures de 2 mois — —

II^3, II^3. — Cultures de 2 mois sur gélose peptonisée 5 0/0.

II^4, II^4. — Cultures de 2 mois sur gélose glucosée.

III. Trichophyton ochraceum.

III, III. — Cultures de 5 mois sur gélose maltosée.

III^2, III^2. — Cultures de 5 mois sur gélose glucosée.

III^3, III^3. — Cultures de 5 mois sur gélose peptonisée 5 0/0.

LÉGENDE DE LA PLANCHE XXIV

Trichophytons à culture faviforme.

I. TRICHOPHYTON ALBUM.

I, I, I. — Cultures de 3 mois sur gélose maltosée.

I^2, I^2. — Cultures de 3 mois sur gélose glucosée.

I^3, I^3. — Cultures de 3 mois sur gélose peptonisée 3 0/0

II. TRICHOPHYTON DISCOÏDES.

II, II. — Cultures de 30 jours sur gélose maltosée.

II^2, II^2. — Cultures de 2 mois —

II^3, II^3. — Cultures de 2 mois sur gélose peptonisée 3 0/0.

II^4, II^4. — Cultures de 2 mois sur gélose glucosée.

III. TRICHOPHYTON OCHRACEUM.

III, III. — Cultures de 3 mois sur gélose maltosée.

III^2, III^2. — Cultures de 3 mois sur gélose glucosée.

III^3, III^3. — Cultures de 3 mois sur gélose peptonisée 3 0/0.

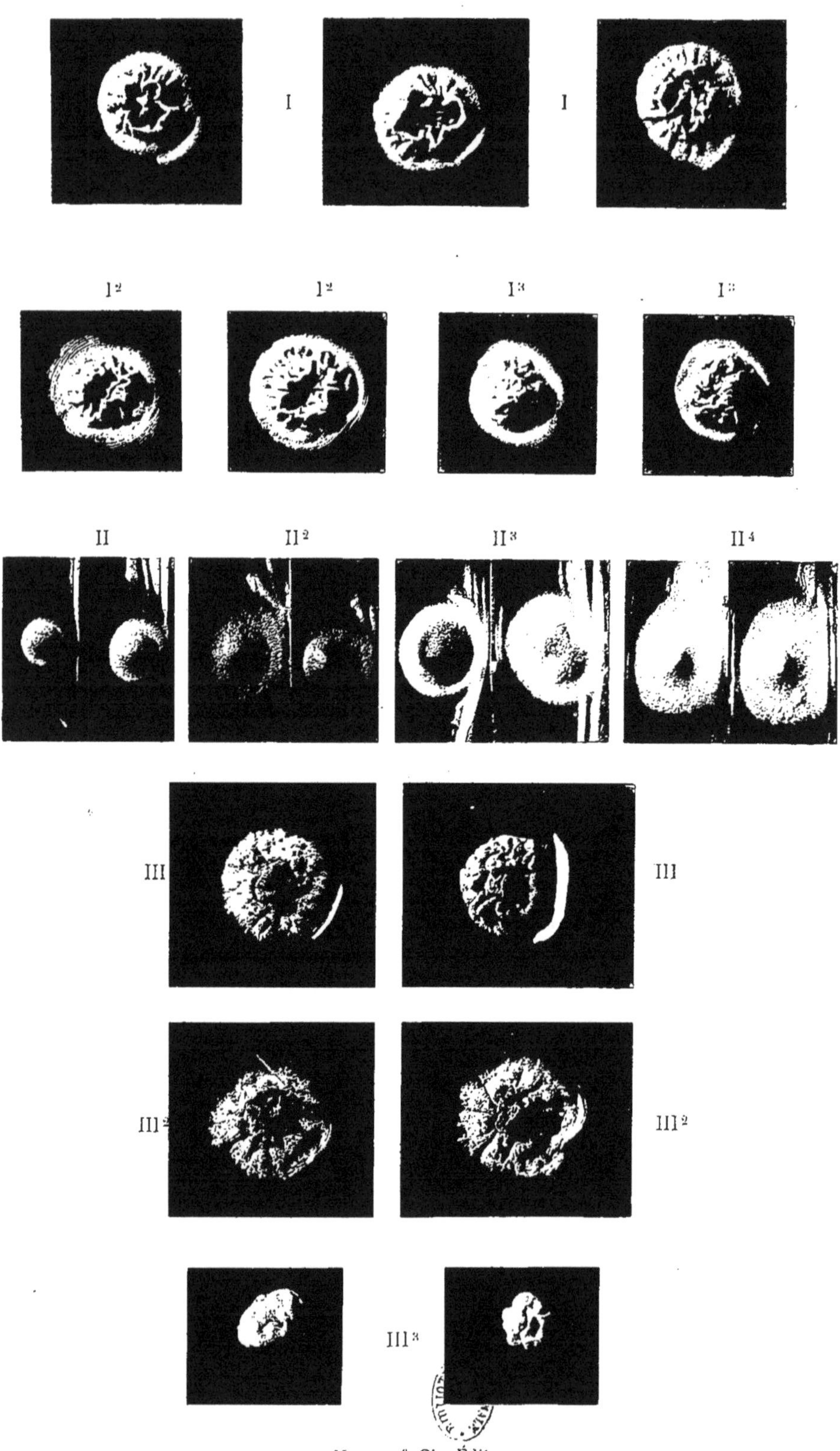

Masson & Cie, Éditeurs

mieux, à la température du laboratoire; les photographies de la planche XXIV, I, I², I³ les montrent à l'âge de trois mois.

II. — Le *Trichophyton discoides* présente avec le *Trichophyton album* les plus étroites ressemblances lorsque ses cultures se développent, mais leur forme est, dès le début, beaucoup plus nettement ronde, et ses caractères différentiels, au lieu de s'atténuer, s'accusent à mesure que la culture s'habitue aux milieux artificiels. Sa physionomie se rapproche alors beaucoup de celle du *Tr. violaceum* lorsque celui-ci a perdu sa couleur violette et forme un disque bombé avec un umbo central, le tout d'une couleur neutre brunâtre, d'une surface lisse et humide. Quelquefois la culture du *Trichophyton discoides* montre, en son centre, une touffe de poils gros, de même couleur neutre, tandis que l'aréole de la culture se couvre d'un court duvet. Le plus souvent la culture reste glabre, humide et d'un jaune terne, toute sa vie (Pl. XXIV, II, II², II³, II⁴.)

III. — Le *Trichophyton ochraceum* en culture a d'abord les caractères généraux communs à tous les Trichophytons faviformes. Il pousse très lentement et très mal au-dessous de 20 degrés, la culture première surtout, car, de génération en génération, ces cultures deviennent plus faciles et leur croissance un peu plus rapide à la température du laboratoire.

Le caractère spécifique de ces cultures est de naître à la surface du milieu comme de petits tubercules d'un jaune d'ocre, presque toujours auréolé d'un liséré jaune soufre. En vieillissant, ces cultures se recouvrent d'un duvet blanc si court qu'on le devine plutôt qu'on ne le voit, mais le centre de la culture, qui est acuminée et peut faire une saillie de près d'un centimètre sur certaines cultures, reste d'un jaune d'ocre permanent, d'où le nom que j'ai donné à l'espèce. Le pourtour de la culture, sur le milieu d'épreuve glucosé, fait dans le milieu une courte frange de rayons arborescents, blancs. Sur les deux milieux sucrés, la couleur ocracée existe et elle est, on peut le dire, absolument caractéristique. Sur la gélose peptonisée à 3 pour 100, la culture est plus analogue à celle de l'Achorion, ainsi que la photographie en témoigne. C'est une masse arrondie, un peu cérébriforme et de couleur grise, un peu jaunâtre (Pl. XXIV, III, III², III³.)

Pour résumer ce que nous savons désormais de ces Trichophytons, nous dirons : Il existe un groupe très important de Trichophytons *à culture faviforme*, c'est-à-dire dont la culture ressemble à celle de l'Achorion de Schönlein. Toutefois leur culture les différencie de celles du favus banal, malgré leurs analogies, et permet même d'en différencier plusieurs espèces. La plus fréquente, caractérisée par sa couleur d'ocre jaune, est peut-être celle que Bodin avait appelée *verrucosum*, la seconde dont la culture ronde, d'un jaune terne, a la forme d'un disque, la troisième qui ressemble à la coulure d'un flambeau de cire.

Ces Trichophytons faviformes paraissent tous originaires des Bovidés ou quelquefois des Équidés. Chez l'Homme ils créent, sur les régions glabres des lésions, circinées impétigineuses et sur les régions pilaires des trichophyties qui dégénèrent en kérion d'une façon presque constante. On peut voir en outre ces Trichophytons créer des éruptions roses, circinées, squameuses, composées de nombreux cercles sur le même individu.

A l'examen microscopique, les Trichophytons à culture faviforme sont les types des *Trichophytons megaspores ectothrix* lesquels se reconnaissent dans le cheveu et le poil, et autour de lui, parce qu'ils lui constituent une gaine épaisse de spores énormes, alors que le corps du cheveu montre à peine quelques filaments mycéliens.

Ces Trichophytons sont aisément inoculables au Cobaye, mais sans causer sur lui de lésions objectivement différentes des autres trichophyties.

COUP D'ŒIL D'ENSEMBLE SUR LES TRICHOPHYTONS

Nous voici arrivés au terme de notre étude analytique des diverses espèces trichophytiques, de leurs localisations, de leurs caractères symptomatiques, de leur morphologie microscopique, de leurs inoculations à l'Animal. Il nous semble utile de donner ici un coup d'œil d'ensemble à cette foule d'espèces au milieu desquelles il semble d'abord difficile de se reconnaître; on verra par ce tableau succinct que leur synthèse est facile.

Nous avons vu que les Trichophytons se partagent d'abord en deux grandes classes : Endothrix, contenus dans le cheveu : Ectothrix habitant non seulement dans le cheveu mais autour de lui.

I. — Les *Endothrix* principaux, ceux qui font l'énorme majorité des tondantes trichophytiques, sont de trois espèces :

Trichophyton crateriforme, environ 50 pour 100. [1]
Trichophyton acuminatum, — 30 pour 100.
Trichophyton violaceum, — 15 pour 100.

II. — Les pays étrangers n'ont pas tous ces trois espèces et ils en ont d'autres, que les dermatologistes devront, peu à peu, en chaque pays, apprendre à connaître.

(1) Ces chiffres ne se rapportent qu'aux seules tondantes trichophytiques. La proportion générale suivant laquelle on rencontre ces espèces peut se déduire du tableau que nous donnons plus loin, p. 582 et qui résume toute notre enquête sur le sujet.

III. — En outre, à côté de ces trois Endothrix principaux, doivent être rangées de très nombreuses variétés fixes, peu importantes à Paris par le nombre des contagions qu'elles provoquent, mais dont plusieurs pourraient être fréquentes en d'autres pays, et ceci est déjà prouvé pour l'une d'entre elles, rare chez nous et fréquente en Italie.

IV. — Enfin deux espèces, dont l'Endothricité est moins absolue, causent chez nous des trichophyties ordinairement inflammatoires du cuir chevelu et de la barbe :

Trichophyton cerebriforme ;
Trichophyton plicatile.

Le premier, assez commun ; le dernier, rare [1].

V. — Si nous passons aux *Trichophytons ectothrix*, nous voyons qu'ils se divisent tout naturellement en deux groupes très nets : Les Microïdes et les Mégaspores.

VI. — Les *Microïdes*, analogues aux Microsporums à cause de leur cuirasse de spores petites, s'en distinguent en ce que ces spores sont en chaînes ; ils se divisent en deux types :

α. — A culture plâtreuse, ou *gypseums* (6 espèces).

β. — A culture duveteuse ou *niveums* (2 espèces) ; toutes ces espèces, pyogènes et créatrices de folliculites agminées paraissent originaires des Animaux et principalement des Équidés.

VII. — Quant aux Ectothrix *mégaspores* que leur nom différencie à lui seul des précédents, ils font les deux groupes que nous venons d'étudier en dernier lieu.

α. — L'un à culture *veloutée* (3 espèces).

β. — L'autre à culture *faviforme* (5 espèces).

Parmi les premiers, le Trichophyton rosaceum donne lieu ordinairement à une lésion sèche, les autres font des kérions. L'*equinum* est fréquent sur le Cheval, les faviformes viennent à l'Homme plus souvent par les Bovidés.

Tels sont les faits que le tableau suivant résume :

Trichophytons.	I. Endothrix.	1. Endothrix purs.	. . . . . Tr. crateriforme. Tr. acuminatum. Tr. violaceum.
			Une dizaine d'espèces subalternes dont plusieurs étrangères.
		2. Néo-endothrix (endothrix au stade de jeunesse).	Tr. cerebriforme. Tr. plicatile.
	II. Ectothrix.	1. Microïdes ou microsporides.	Tr. gypseums (6 esp. Tr. niveums (2 esp.).
		2. Mégaspores.	duveteux (3 espèces). faviformes (3 esp.).

(1) Le *Trichophyton plicatile* rare à Paris est le plus commun des Trichophytons en Danemark comme nous l'avons dit plus haut.

VI. — TRICHOPHYTIES DE SIÈGE OU DE FORME INACCOUTUMÉE

Ayant terminé l'étude analytique des diverses espèces trichophytiques aujourd'hui connues, je crois utile d'envisager, en quelques pages, un certain nombre de Trichophyties de formes ou de siège particuliers et qui revêtent de ce fait une sorte d'autonomie.

I. — Nous envisagerons d'abord la très spéciale affection trichophytoïde décrite par Hebra sous le nom d'Eczema marginatum et qui a pour siège les plis ano-cruraux-génitaux. Et, comme elle est toujours causée par un Parasite spécial, différent des autres Trichophytons, nous présenterons en même temps la description de son Parasite.

II. Nous étudierons ensuite brièvement la trichophytie blépharo-ciliaire, plus fréquente en d'autres pays que dans le nôtre.

III. — Ensuite la trichophytie symptomatiquement très particulière des épidermes cornés épais : palmaires et plantaires.

IV. — Après elle, nous présenterons le peu que nous savons des Trichophyties unguéales.

Et nous terminerons par l'étude de deux questions dont l'importance est surtout doctrinale :

V. — L'existence de prétendus Trichophytons ayant donné lieu à des godets analogues aux godets faviques.

VI. — Et l'existence de prétendues Trichophyties des muqueuses.

I. — « ECZEMA MARGINATUM » DE HEBRA

« TRICHOPHYTIE INGUINALE » ET SON PARASITE

(*Epidermophyton inguinale*, Sabouraud, 1908.)

Étude clinique. — J'étudierai d'abord une sorte de trichophytie spéciale aux plis naturels, et plus particulièrement au pli inguinal, causée par un parasite mycosique d'espèce spéciale, que j'ai appelé : l'*Epidermophyton inguinale* (1).

(1) Je l'avais nommé d'abord : *Trichophyton intertriginis* (*Dermatologie topographique*, 1905, p. 308), mais on m'a objecté que ce nom pouvait être traduit : Trichophyton de l'intertrigo, et donner lieu à des confusions.

Il y a trois dermatoses communes qui ont le pli inguinal pour lieu d'élection : l'intertrigo, l'érythrasma et l'épidermophytie trichophytoïde dont je parlerai ici.

L'*intertrigo* est caractérisé par une fissure du pli inguino-scrotal, et, de chaque côté de cette fissure, par une épidermite humide dont les surfaces se correspondent quand le pli est fermé.

L'*érythrasma* est une épidermite sèche, caractérisée par des placards arrondis, ou polycycliques, d'un rouge sombre, où l'épiderme corné est très finement desquamatif, et qui occupent la racine de la cuisse à sa face interne.

L'épidermophytie trichophytoïde enfin, dont je vais parler, a tous les caractères d'une trichophytie des régions glabres, de l'*herpès circiné* des vieux auteurs. Elle est caractérisée par de larges surfaces assez finement lisérées et ourlées de rouge, polycycliques, d'un tracé beaucoup plus large et plus capricieux que l'érythrasma, mais occupant, primitivement au moins, le même siège.

On peut supposer que ces trois affections, en raison de leurs ressemblances objectives et topographiques, de leur origine parasitaire et de leur siège anatomique commun, au niveau de l'épiderme corné, ont été longtemps confondues, et le sont encore tous les jours.

I. ***Histoire allemande de l'eczema marginatum.*** — En 1860, Hebra, le maître de l'École de Vienne, fournit une description mémorable et classique de l'épidermophytie inguinale sous le nom d'*Eczema marginatum*. *Eczéma* était fâcheux, *marginatum* était meilleur, car un des premiers caractères de la maladie est son liséré circonférentiel.

Je transcrirai sans y rien changer la description de Hebra. La valeur de ce tableau clinique n'a point changé. On verra aisément, par la suite de ce chapitre, ce que les travaux contemporains ou postérieurs y ont ajouté[1].

« Je donne le nom d'eczema marginatum, dit Hebra, à une forme particulière d'eczéma qui diffère de toutes les autres par sa constante localisation à la face interne des cuisses, au pubis, et aux fesses ; par sa marche centrifuge et sa guérison simultanée au centre ; par la netteté tranchée de sa circonférence, présentant l'aspect le plus marqué de l'éruption, et enfin parce qu'on l'observe presque exclusivement chez les hommes et, notamment, chez les cordonniers[2].

« L'observation de la marche de cette maladie montre qu'elle commence toujours sur le côté interne de la cuisse, avec lequel le scrotum se trouve en contact, et, par conséquent, on l'observe bien plus fréquemment à gauche qu'à droite. Là, on voit d'abord une plaque rouge, élevée, arrondie, ayant à peu près les dimensions d'une pièce de un franc : elle

(1) FERD. HEBRA. *Traité des maladies de la peau* (t. I. Traduction Doyon, 1869, p. 523 et suiv).

(2) Aucun des malades que j'ai examinés n'exerçait cette profession. Peut-être faut-il voir, en cette opinion, la généralisation trop prompte de coïncidences dues au hasard.

cause de la démangeaison, on la gratte, aussi se couvre-t-elle de petites excoriations punctiformes. Peu après, le centre devient pâle, et la périphérie seule conserve les caractères ci-dessus décrits. On observe successivement en ce point des papules, des vésicules, des excoriations, et ensuite de petites croûtes brunes ou noires, formées par l'exsudation qui s'est desséchée et le sang provenant des grattages. A mesure que le

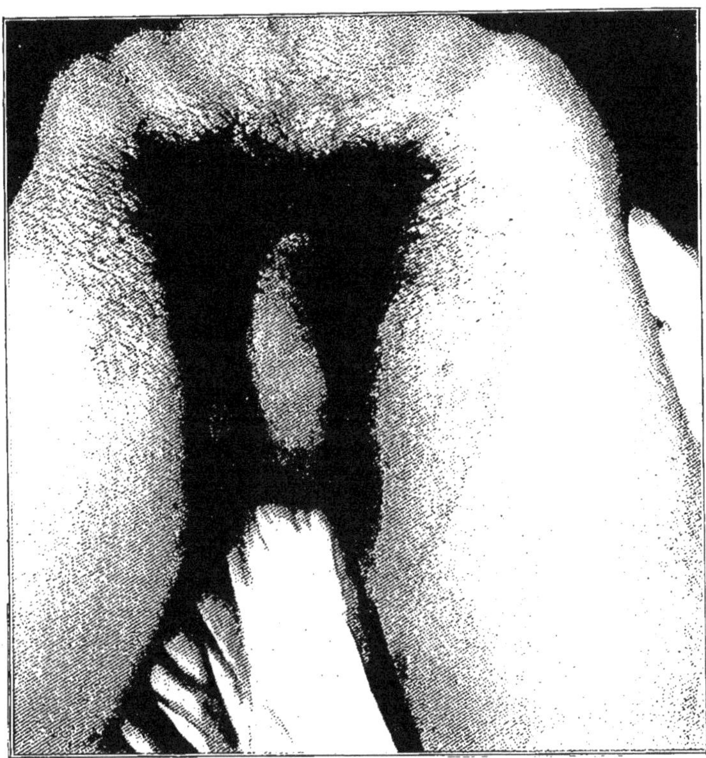

Fig. 195. M. Gr., étudiant, vingt-trois ans. « Éruption circinée parasitaire avec circinations incluses dans le grand cercle périphérique. » (Service de M. le Dr Brocq, à l'hôpital Saint-Louis. Cliché Sottas.)

centre se cicatrise, la circonférence s'étend, de sorte que la plaque primitive peut atteindre les dimensions d'une pièce de cinq francs et même de la paume de la main. On aperçoit alors, d'une manière évidente, que les parties centrales ont pris une teinte plus foncée, et présentent un contraste marqué avec le cercle d'eczéma qui l'entoure et avec la peau saine ambiante. On remarque çà et là de petits points isolés d'éruption nouvelle, même dans cette région pigmentée centrale; mais les principaux symptômes de l'eczéma sont limités au rebord le plus éloigné du centre; et plus loin s'étend le progrès centrifuge de l'affection, plus ils sont complètement bornés à cette marge étroite, indéfiniment extensive. Il est rare de ne trouver sur la cuisse qu'une seule plaque eczémateuse de cette nature : il en survient ordinairement, près de la première, de nouvelles qui suivent une marche exactement semblable ; ou bien la même affection apparaît sur la surface correspondante de l'autre cuisse, en sorte que toutes les deux sont graduellement et symétriquement recouvertes de nombreux cercles d'eczéma de diverses grandeurs, qui s'étendent dans toutes les directions, sur les faces antérieures et postérieures des cuisses, vers le pubis et les genoux. Si la maladie continue de progresser sans être réprimée, les cercles, qui avancent, peuvent dans la suite se réunir

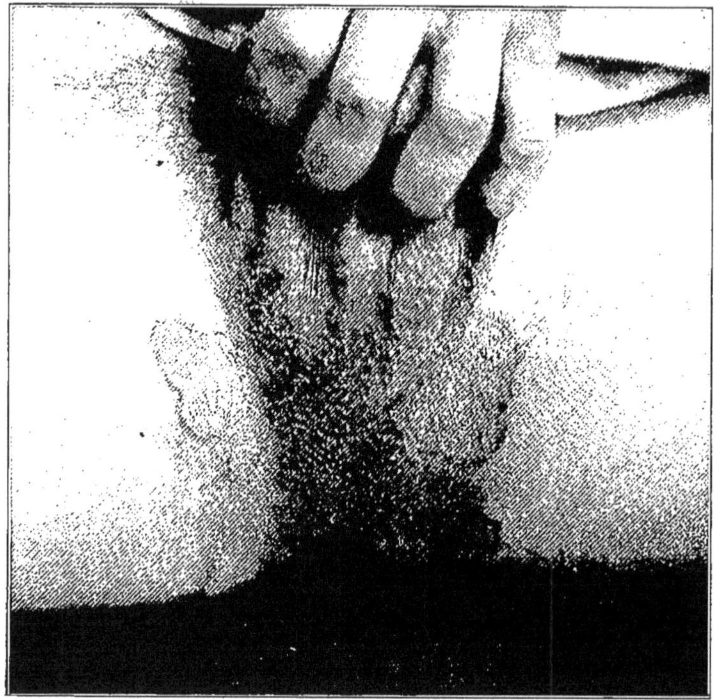

Fig. 194. — M. X., vingt-deux ans. « Trichophytie des plis inguino-scrotaux » (Service de M. le Dr E. Bodin, à l'Hôtel-Dieu de Rennes).

dans la région hypogastrique, et arriver jusqu'à l'ombilic, tandis qu'ils se confondent aussi en arrière dans le sillon interfessier. »

« On observe dès le début que les cercles séparés, à mesure, que par leur extension graduelle, ils se trouvent en contact, se réunissent en ces points. Et ici se confirme la loi générale que j'ai eu souvent l'occasion de constater, que quand des lésions cutanées ont une extension centrifuge sur plusieurs endroits, les effets qu'elles produisent disparaissent aussitôt qu'elles se touchent l'une l'autre, et circonscrivent une surface saine ou marquée seulement par une augmentation de pigment. Par suite de cet obstacle à leur développement, les cercles eczémateux ne peuvent s'étendre que lorsqu'ils n'en rencontrent pas d'autres, et il se forme ainsi un bord serpigineux, composé d'autant de segments de cercle qu'il y avait de plaques au début. Quand un *E. marginatum* double s'est étendu jusqu'à ce que les deux côtés se rejoignent, au-dessus des pubis en avant, et sur la région fessière en arrière, une réunion semblable aura lieu en ces points, et il se formera ainsi un grand cercle que l'on peut indiquer comme il suit : commençant à l'ombilic, il passe au-dessus des régions hypogastrique et inguinale en avant de la cuisse, descendant en bas jusqu'aux deux tiers de sa longueur, et tournant alors vers sa face interne, il s'élève jusqu'à la région fessière, et complète enfin son cercle

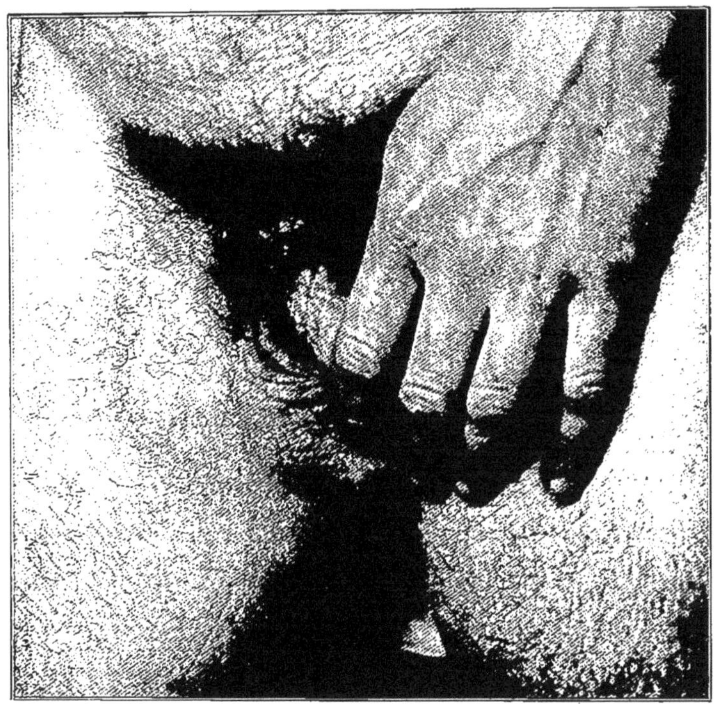

Fig. 195. — M. de C., vingt-trois ans. Officier de chasseurs. « Épidermophytie inguinale. » Au-dessous du grand cercle on en voit un plus petit. Malade du Dr Sabouraud. Cliché de Noiré.

au niveau du sacrum par sa jonction avec l'éruption correspondante du côté opposé(1). »

« Lorsqu'un malade ainsi affecté est placé dans la position horizontale, avec les deux cuisses fléchies dans l'abduction, on voit, d'un seul coup d'œil, toute l'étendue de la maladie, et l'on se rend compte de la manière remarquable selon laquelle le pénis et le scrotum restent indemnes(2). »

(1) Ce tableau clinique merveilleux me paraît avoir été tracé d'après un cas de développement rare et inaccoutumé. Les cas ordinaires sont d'un développement moindre et d'un aspect moins schématique.

(2) Selon mon observation, cette remarque n'est vraie ni pour le pénis, ni pour

« Quand l'*E. marginatum* a duré un certain temps, on voit survenir, dans d'autres régions, de nouvelles éruptions tout à fait analogues, en premier lieu sur l'abdomen ou la cuisse, et même sur le sacrum, dans le voisinage des parties primitivement affectées. J'ai remarqué par la suite, et souvent même avant la guérison de ces dernières, la même forme de la maladie sur les points les plus divers : au dos, aux seins, à la nuque, et (dans un cas chez une femme) aux extrémités(¹). »

« Dans ces circonstances, la maladie conservait ses caractères distinctifs, un rebord eczémateux d'une largeur uniforme (environ une ligne) et en dedans, une surface d'une coloration foncée : pendant que, dans les cas les plus tenaces et les plus étendus, il ne s'est jamais manifesté d'autres changements, tels que formation de pustules ou d'ulcères. Lorsque la guérison a lieu spontanément, ou à l'aide d'un traitement approprié, tous les symptômes disparaissent complètement et ne laissent après eux qu'une légère pigmentation qui diminue graduellement, jusqu'à ce qu'il ne reste plus aucune trace de la maladie, ni cicatrices, ni épaississement, ni blancheur de la peau(²). »

Telle fut la description fournie par Hebra de l'épidermophytie inguinale. Elle est parfaite. Et il semble bien que les élèves de Hebra, lorsqu'ils voulurent la refaire, ne la rendirent pas meilleure. Le texte de Kaposi, trente ans plus tard, sera certainement beaucoup moins valable que celui de son maître(³).

Cependant Köbner(⁴), à Breslau, reprenant sur ce sujet des études

le scrotum, sur lequel les vestiges de la maladie sont assez fréquents, mais les cercles y sont toujours peu visibles, presque effacés.

(¹) Les déterminations secondaires que j'ai observées au cours de cette maladie avaient toujours les plis naturels pour siège, ou bien il s'est agi d'inoculations secondaires fugaces. J'ai vu cependant quelques placards aberrants et durables, à la face interne de la cuisse, jusqu'auprès du genou. J'ai cru longtemps à une erreur de Hebra en ce qui concerne la localisation de cette maladie aux extrémités. Au moment où je corrige ces épreuves je viens d'en rencontrer un exemple. Tous les espaces interdigitaux des mains et des pieds sont atteints. L'affection présente une sorte de mélange de lésions eczématiformes ou dyshidroïques et de segments de cercles à peine reconnaissables. J'ai soigné ce cas pendant 5 semaines sans me rendre compte de sa nature.

(²) Hebra. *Loc. citat.*, p. 525.

(³) M. Kaposi. *Pathologie et traitement des maladies de la peau.* Traduction d'Ernest Besnier et Ad. Doyon, 2ᵉ édit., 1891, p. 675-676.

(⁴) Il importe, comme on le verra tout à l'heure, de fixer d'une façon précise les dates des différents travaux sur ce point. Je l'ai pu, grâce à l'obligeance du regretté Doyon (d'Uriage) et de M. le professeur Ehrmann (de Vienne), et la précision des renseignements qu'ils m'ont fournis me préservera de toute erreur. La première description que fit Hebra de l'Eczema marginatum parut dans le *Handbuch der speciellen Pathologie und Therapie, Virchow* (vol. III, p. 31. Erlangen, 1860, Enke, édit.). Köbner décrivit ensuite le mycélium et sa première inoculation dans *Klinische und Mittheilungen aus der Dermatologie und Syphilis*, p. 6 (Erlangen, 1864, Enke, édit.). Le mémoire confirmatif de Pick est inséré dans *Archiv für Dermatologie und Syphilis*, 1869, p. 61 : « Das Eczema marginatum. Eine Studie ueber die Natur und das Wesen dieser Krankheit » (*Cf. Annales de Dermat.* 1869, p. 327). D'après Pick, Hebra distinguait alors la trichophytie inguinale, *déjà signalée par Baerensprung*, de son eczema marginatum. Pick rapporte dans son travail six cas diagnostiqués : Eczema marginatum par Hebra et dans lequel il trouva le Trichophyton tonsurans. Enfin, c'est dans le premier volume de *Archiv. für Dermatologie und Syphilis*, 1869, p. 163) que Hebra admet

cliniques et expérimentales bien conduites, affirma la nature parasitaire de l'*Eczema marginatum* par la présence d'éléments mycéliens dans les squames et leur inoculabilité. Plus tard encore, Pick s'inocula avec succès des pellicules de l'ourlet de l'*Eczema marginatum* et conclut que « l'Eczema marginatum de Hebra était une affection cutanée parasitaire présentant les symptômes de l'herpès tonsurant, vésiculeux, réunis à ceux de l'intertrigo [1].

Enfin, Hebra lui-même, reprenant avec Kaposi l'étude du même problème, tout en maintenant le nom de l'*Eczema marginatum* et en refusant d'en faire une trichophytie, convint qu'on y trouvait, dans certains cas, des productions végétales évidentes, bien qu'il n'en eût pas admis l'existence de prime abord. Et cette conception resta pour Kaposi [2] l'expression de la vérité, jusqu'à la fin de sa vie.

Kaposi ne pouvait d'ailleurs penser autrement. A cette époque, personne n'avait l'idée de la pluralité des Champignons trichophytiques et de la diversité des mœurs de chaque espèce. C'est une idée que Kaposi n'acceptera qu'en 1896, après les preuves apportées de ce fait au congrès de Londres [3].

Ainsi, et si nous résumons la part de l'école de Vienne en cette question, nous trouvons (Hebra, 1860) un admirable tableau clinique de la maladie, si parfait que l'on n'y pourra plus ajouter que des traits secondaires et accessoires ; la découverte par Köbner (1864), Pick (1869), Hebra et Kaposi (1869) de mycélium parasitaire que Pick seul identifie à celui du Trichophyton.

II. ***Histoire de la trichophytie inguinale.*** — Trois ans avant le texte de Hebra, dès 1857, la trichophytie inguinale était connue et décrite en France, et sa nature trichophytique mentionnée par Devergie [4].

la présence de mycéliums dans l'eczema marginatum, sur la foi d'une préparation de Kaposi. Ce texte est accompagné d'une figure.

(1) Cf. aussi : *Annales de Dermatologie et de Syphiligraphie*, 1869, nos 4 et 5 et deux cas d'eczéma marginé, p. V. HEBRA (*Arch. of Dermat*, 1878, p. 171).

(2) M. KAPOSI. *Pathologie et traitement des maladies de la peau.* Traduction (avec notes et additions) d'Ernest Besnier et Ad. Doyon, 2e édit., 1891, p. 675-676.

« Depuis que nous avons, Köbner, Pick et moi ensuite (später), dit-il, constaté la présence de Champignons dans les couches épidermiques de l'eczéma marginé, cette circonstance ne fait plus de doute pour personne. La seule question à ce sujet est de savoir si on doit identifier cette affection avec l'herpès tonsurant. Or, elle se distingue de ce dernier par sa ténacité, — elle persiste quelquefois pendant quinze à vingt ans et plus encore, — par le violent prurit qu'elle détermine, par sa faible contagiosité, et par sa grande tendance à récidiver sur place. »

(3) Il est à noter que très peu de travaux allemands se sont produits sur cette question. Jusqu'à sa mort, Kaposi identifiait le pityriasis rosé de Gibert aux trichophyties généralisées du corps. Le 8 février 1899, il présentait à la *Wiener dermatologische Gesellschaft* un homme qui montrait de larges plaques de trichophytie *inguinale*, à forme maculeuse, et il s'appuyait sur la présence des mycéliums trichophytiques pour affirmer *que le pityriasis rosé n'était pas une maladie différente des trichophyties épidermiques*. Il est curieux que, depuis cinquante ans, aucun micrographe viennois n'ait étudié cette question d'une façon définitive, pour la vider une bonne fois, en montrant que les trichophyties généralisées ne sont pas le pityriasis rosé de Gibert et que le pityriasis rosé n'est pas une trichophytie.

(4) Voici le propre texte de DEVERGIE (*Maladies de la peau*, 2e édition, 1857,

Mais les descriptions de l'École française ne sauraient être mises en parallèle avec le tableau clinique magistral fourni par Hebra. Elles sont beaucoup moins étendues et moins précises. Néanmoins, elles différencient la trichophytie inguinale de l'intertrigo, ce que la description de Hebra n'avait pas fait, et elles ne font pas d'erreur sur la nature de cette affection.

Il est intéressant aussi de voir Devergie, comme Hebra, mettre en relief le principal caractère objectif de la trichophytie inguinale, le bourrelet circulaire qui fait son bord *marginé*, et, bien que cet auteur fût toujours à demi hostile à l'origine mycosique des teignes, il n'attendit pourtant pas les travaux de Köbner, de Pick et de Kaposi, pour déceler dans la trichophytie inguinale des filaments mycéliens(1) :

A son texte est jointe une planche gravée d'après une préparation microscopique de squames. Même aujourd'hui, le diagnostic serait d'une absolue certitude, sur cette seule préparation, tant le dessin en est exact. Et la légende dit : *Herpès inguinal microsporon*.

A la génération médicale suivante, contemporaine en France de Köbner, de Pick et de Kaposi, on retrouve la même clarté dans les textes dermatologiques de nos auteurs. Dès sa traduction du texte de Hebra, Doyon (2) nie énergiquement la propriété du terme *Eczema* marginatum. Il affirme, contre Hebra, sa nature trichophytique, car, « dans le tableau qu'il donne de cette affection, on trouve tous les signes caractéristiques de l herpes tonsurans ».

De même, Besnier(3) dira que l'école de Vienne a réuni et confondu, sous la dénomination unique d'eczéma marginé, des affections dues à des Microphytes divers : Trichophyton, Microsporum minutissimum, etc.

Hardy(4), plus brièvement, mais très nettement, dira qu'à son avis on a « confondu dans la région inguinale l'intertrigo, l'érythrasma et l'herpès circiné ».

p. 275). « Dans les deux variétés d'herpès, il en est une, l'herpès à centre non dégagé, que l'on observe très communément à la partie interne et supérieure des cuisses, dans le voisinage des bourses. C'est une sorte d'herpès dans laquelle les vésicules sont plus apparentes et plus sécrétantes, en même temps qu'elles amènent de la cuisson avec chaleur, ce qui tient probablement à son siège. On la confond souvent avec l'intertrigo, car le contact des bourses avec les cuisses développe également les deux affections. L'existence d'un bourrelet circulaire dans l'herpès, l'absence de ce bourrelet et une sécrétion plus abondante de l'intertrigo distinguent parfaitement les deux maladies. »

Plus loin il écrit : « L'intertrigo des parties génitales ou plutôt de la partie interne et supérieure des cuisses n'est pas l'herpès circiné de ces parties. Dans l'herpès il y a un bourrelet très franchement vésiculeux et très saillant, tandis que, dans l'intertrigo, il n'y en a pas (*Loc. cit.*, p. 505).

(1) « Nous doutons que dans ce cas il y ait une production végétale. Si nous ne résolvons pas la question, c'est qu'au moment où nous écrivons cette découverte n'a que deux ou trois mois de date. Ce qui me porte à émettre cette opinion, c'est que la maladie cède à des moyens fort simples. »

(2) F. Hebra. *Traité des maladies de la peau* (Traduction Doyon, 1869, t. I, note de la page 525).

(3) E. Besnier et A. Doyon. Traduction (avec notes et additions) de l'ouvrage de Kaposi : *Pathologie et Traitement des maladies de la peau*, 2e édit., 1891, t. I, p. 676. note 1).

(4) Hardy. *Leçons sur les affections cutanées dartreuses*. 1862.

Chose étrange, la génération médicale suivante, en France, ignorera l'eczema marginatum de Hebra. En 1881, Balzer ([1]) en décrit un cas avec précision sans l'identifier.

En 1883, il revient sur ce sujet[2] et publie cinq cas d'érythème trichophytique, dont quatre de localisation inguino-crurale, qu'il identifie à l'érythème trichophytique crural de Duhring, mais non à l'Eczema marginatum de Hebra.

Nous verrons plus tard Perrin décrire cette affection comme un Eczéma séborrhéique, et les plus récents et les plus considérables traités dermatologiques ne pas la décrire du tout.

III. ***Contagion et épidémicité de l'épidermophytie inguinale.*** — L'histoire anglaise de l'eczema marginatum offre quelque obscurité ([3]).

([1]) Balzer. Etudes sur la trichophytie et le favus (*Arch. gén de méd.* 1881, p. 409). « Dans un cas que nous avons eu l'occasion d'étudier avec M. Siredey, interne de M. Besnier, nous avons bien pu suivre les diverses phases de l'évolution du Trichophyton. Il s'agissait d'un Homme qui portait, depuis plusieurs années, une éruption érythémateuse à contours diffus développée dans la région fémoro-scrotale. Le produit du raclage transporté sous le champ du microscope, après coloration par le violet de méthylaniline ou par l'éosine, montra tout d'abord des chaînes de spores elliptiques ou ovalaires remarquablement développées. La végétation était tellement abondante, les spores tellement volumineuses que nous crûmes d'abord, ainsi que M. Siredey, nous trouver en présence d'un Parasite spécial non décrit jusque-là. Mais la constatation des longs tubes fins, peu ramifiés, offrant la même disposition que ceux que l'on rencontre dans l'herpès circiné, ne pouvait nous laisser longtemps dans le doute. Deux autres cas observés à la même époque dans le service de M. Fournier, l'un chez un Enfant porteur d'une éruption circinée bien caractéristique, l'autre chez un Homme présentant un érythème de la peau des bourses et de la partie supérieure de la cuisse, vinrent bientôt nous confirmer dans notre diagnostic. »

([2]) Balzer. Contribution à l'étude de l'érythème trichophytique (Trichophyton géant). (*Arch. de physiologie*, 1883, t. I, p. 171.). — Entre autres remarques, B. insiste sur l'origine obscure de cette trichophytie, et sur ce fait qu'elle n'envahit pas le poil. B. pense que ce Trichophyton n'est pas spécial, mais que ses éléments peuvent être plus gros que la normale, du fait d'un terrain propice.

Plus tard, à propos de la dimension, variable suivant les cas, des éléments trichophytiques *dans les trichophyties épidermiques circinées*, Balzer écrira : « Deux hypothèses peuvent expliquer ces anomalies : ou bien il s'agit d'une variété spéciale de Trichophyton, *à grosses spores*, ou bien il s'agit d'un Trichophyton dont la végétation a pris accidentellement un développement extraordinaire, en vertu du siège qu'elle occupe.... Cette dernière disposition nous paraît la plus vraisemblable. » (*Arch. gén. de méd.*, octobre 1886.) S'appuyant sur ce texte, Gaucher conclut (*in* traité de Brouardel et Gilbert : *Maladies de la peau*, p. 465, 1909) que « Balzer avait déjà distingué très nettement la teigne à grosses spores de la teigne à petites spores », avant mes travaux. Il est à peine besoin de rectifier les faits et de dire que l'observation de Balzer, portant sur des trichophyties cutanées, ne pouvait pas avoir trait à la différenciation de la trichophytie et de la microsporie. En outre, Balzer conclut à l'identité d'espèce des spores de grosseurs diverses, bien loin d'admettre leur différenciation spécifique.

([3]) *Cf.* M. C. Anderson. On eczema marginatum (*Brit. med. cliniq. review*, 1868, t. XLII, p. 540).

Bulker. De l'eczéma marginé de Hebra : tinea circinata cruris (*Rev. des sc. méd.* Hayem t. XII, p. 363. *Arch. of. dermat.*, 1878, p. 169 et 57).

Hazlehurst. Eczema marginatum (*Arch. of dermat.*, janvier 1879, p. 77).

Il ne semble pas que cette affection présente, en ce pays, les mêmes caractères qu'à Vienne ou à Paris, et il se pourrait que le Parasite causal n'y fût pas le même. Ainsi Malcom Morris, sous le non d'Eczéma marginatum, « qui serait mieux appelé Tinea marginata », décrit une forme morbide plus proche de l'eczéma ou de l'intertrigo que de la trichophytie inguinale, telle que Hebra l'a décrite et telle que nous l'avons observée ([1]).

Néanmoins, c'est par l'École anglaise que fut mise hors de doute la contagion familiale de l'affection qui nous occupe, et même, plus largement, son épidémicité. En 1878, Fox ([2]) observa la première épidémie de trichophytie inguinale, épidémie de sept cas comprenant le père, trois fils, une fille, un serviteur et un ami de la famille. L'auteur incrimine le blanchisseur commun à toutes les personnes atteintes.

A partir de cette époque, les observations que j'ai pu retrouver dans la littérature dermatologique sont toutes françaises.

C'est d'abord une admirable observation d'épidémie relatée par W. Dubreuilh et L. Foutrein. Le 5 août 1894, dans une discussion de la Société de Dermatologie et de Syphiligraphie, Dubreuilh, répondant à un rapport que je présentais sur la pluralité trichophytique, raconte l'histoire d'une assez grosse épidémie de trichophytie inguinale à l'École de médecine navale de Bordeaux ([3]).

Et l'auteur signale la culture *jaune citron* faite par le Dr Sabrazès, et fournie par tous les ensemencements.

La thèse de Lilas Foutrein ([4]) parut à Bordeaux l'année suivante. Il avait été élève à l'École de médecine navale de Bordeaux, et sa thèse nous présente le résultat de ses observations sur ses propres camarades. L'épidémie avait continué d'évoluer même après la communication de Dubreuilh, car elle compta finalement vingt cas. Toutes les

([1]) MALCOLM MORRIS. Ringworm, in the Light of recent researches (Londres, 1898, p. 77). « The whole process... often assumes an eczematoïd character free exsudation taking place, with subsequent scaling and crustation. » Jamieson aussi décrit cette affection comme « a compound of eczema and tinea tonsurans ». Tout cela ne ressemble pas beaucoup au type morbide si précisément décrit par Hebra. A noter aussi que Thin avait affirmé que la *tinea marginata* n'était jamais ni endémique ni épidémique, et qu'elle se présentait cliniquement comme non contagieuse.

([2]) E. FOX. So Called Eczema marginatum (*Arch. of dermat.*, 1878, p. 291).

([3]) « Je voudrais — dit-il — signaler une épidémie que j'ai observée dans un établissement d'enseignement supérieur à Bordeaux. Une quinzaine de jeunes gens ont été atteints, dans le courant de l'année, d'une forme particulière de trichophytie des régions génito-crurales. La maladie forme de grandes plaques à contour net, serpigineux, sans bordure manifeste, de couleur grisâtre, à surface squameuse sans réaction inflammatoire ; elles offraient une grande analogie avec des plaques d'érythrasma. Ce diagnostic de premier aspect a cependant été infirmé par l'examen microscopique qui m'a montré un abondant mycélium et des chapelets de spores, appartenant à un Trichophyton à grosses spores. » *Annales de Dermatologie et de Syphiligraphie*, 1894, p. 997.

([4]) L. FOUTREIN. *Sur une épidémie de trichophytie inguinale*. Bordeaux, 1895.

observations montrent chez les divers malades une identité symptomatique frappante. Il s'agissait de plaques trichophytiques circinées, larges, ou polycircinées avec centre bistre, desquamant, bordées de rouge; les plaques occupaient la racine de la cuisse à sa face interne, et le scrotum aux parties correspondantes. Le processus était d'une grande bénignité ordinaire. Quelquefois même, la guérison était survenue spontanément. Pourtant la durée de la maladie, en général, s'était montrée assez longue. Le prurit était marqué, surtout nocturne. On observa des points de contamination secondaire, fréquents aux cuisses, aux mollets, aux jarrets, aux cous-de-pied, aux aisselles.

L'auteur insiste lui-même sur l'extraordinaire similitude des divers cas : « Ce qui caractérise cette épidémie, au point de vue clinique, c'est le siège invariable des lésions et leur identité pour ainsi dire absolue chez les sujets intéressés (1). »

Deux ans plus tard, le Dr Frèche, élève du même maître, W. Dubreuilh, étudia deux autres cas de la même affection (2). Ses deux malades étaient atteints aux aisselles et aux aines de la même trichophytie sous forme de placards jaune rougeâtre, bien limités, à contours polycycliques; l'examen microscopique montrait un mycélium long, abondamment ramifié et de grosses spores. Et l'auteur mentionne *l'intégrité des poils*, ce symptôme négatif si important et qui, très évidemment, sans que les auteurs en aient souvent parlé, a causé beaucoup des confusions qui ont obscurci ce sujet.

IV. ***Contagion par rapports sexuels.*** — A propos de la contagion par rapports sexuels, je dois mentionner la communication faite au IIIe Congrès international de Dermatologie de Londres (7 août 1896) par Perrin (de Marseille) (3), *Sur la transmissibilité de l'Eczéma séborrhéique inguinal.*

Sans doute l'auteur, qui est dermatologiste, élimine sommairement la trichophytie dans le diagnostic différentiel de l'affection dont il parle, mais il reste plus qu'un doute néanmoins sur la validité de cette élimination, car des examens négatifs n'ont pas la valeur de preuves positives, et il est facile de ne pas trouver de Parasite quand on ne sait pas dans quelle région de la lésion il faut prélever les matériaux d'examen.

D'autre part, si l'on se reporte au texte même de Perrin, l'idée de la trichophytie inguinale s'impose vraiment à l'esprit de ceux qui en ont étudié d'autres exemples. « Dans tous les cas que nous rapportons

(1) L. Foutrein. *Loc. citat.*, p. 30.

(2) D. Frèche. Trichophytie inguinale (*Annales de la Polyclinique de Bordeaux*, mai 1897, p. 453).

(3) Perrin (de Marseille). *Third international Congress of Dermatology*. Transactions, p. 724.

— dit-il — *l'éruption était figurée, discoïde, annulaire, circinée, formant, par la réunion de ses éléments et par l'effacement de leurs bords de contact, des surfaces, quelquefois très grandes, à contours arrondis et polycycliques.* » N'est-ce pas l' *Eczema marginatum* lui-même, cette description reproduisant jusqu'à l'erreur du maître viennois concernant la nature de l'espèce morbide ?

Les cinq cas que l'auteur rapporte concernaient trois hommes et deux femmes, tous de 20 à 30 ans. Je note en passant que les trois hommes se livraient à des exercices physiques tels que l'équitation, l'escrime, le tennis. L'équitation est un commémoratif que j'ai retrouvé dans le plus grand nombre des cas masculins que j'ai observés ; ceci, sans vouloir en rien conclure. Ce qui rend si intéressantes les observations de Perrin, c'est leur précision en ce qui concerne la transmission de la maladie par les rapports sexuels. Dans l'observation I, qui concerne un jeune homme : « Au niveau des plis génitocruraux, l'éruption est circinée et formée par des cercles, des anneaux multiples, des croissants rouges et squameux, elle est festonnée, serpigineuse et représente des figures élégantes. »

Une femme (Obs. II) vivant avec le sujet de l'observation I contracte l'affection dans les mêmes régions inguino-crurales ; l'éruption au début a été rouge et humide ; ensuite elle est devenue sèche, constituée par des placards circinés avec des intervalles de peau saine. Cette femme, sujet de l'observation II, quitte son premier amant pour un second, et lui transmet l'affection qu'elle tenait du premier (Obs. III). Ce jeune homme, comme le premier, était un sportif et faisait de l'équitation, etc. Après quatre semaines de vie commune, il présente la même éruption inguino-crurale à anneaux multiples : aspect érythémato-squameux, fruste en certains points....

Les deux autres observations de ce même et très important mémoire sont distinctes des trois premières. Il s'agit d'une femme de 24 ans, qui, « au niveau des régions inguinale et pubienne, présente une éruption superficielle en forme d'anneaux et de croissants rouges et squameux, avec une très grande finesse des bords, présentant un aspect circiné et festonné » (Obs. IV).

L'amant de cette femme (Obs. V) est atteint à son tour. Son éruption, de même siège, est constituée par des cercles, des segments de cercles isolés ou adhérents par leurs bords, formant, avec des intervalles de peau saine, une éruption circinée, érythémateuse ou furfuracée.

Ce travail, qui émane d'un clinicien éminent, montre, comme le mémoire original de Hebra cité au début de cet article, que des observations cliniques, quand elles ont été précises, restent valables lors même qu'on y a joint des opinions étiologiques erronées que des recherches ultérieures réformeront.

A l'époque où Perrin observait d'ailleurs, on doit constater que les notions apportées par Hebra, Devergie et tant d'autres, étaient quasi tout oubliées. Il suffit, pour s'en rendre compte, de parcourir tous les récents traités dermatologiques. La plupart ne mentionnent même pas la trichophytie inguinale et en passent la description sous silence (1).

V. ***Recherches de mon laboratoire.*** — J'ai procédé en l'étude de cette question, comme en toutes mes études sur les teignes, par une méthode d'observation inverse aux précédentes. J'analysais expérimentalement tous les cas de trichophytie qui se présentaient à moi.

Je rencontrai ainsi un premier cas d'épidermophytie inguinale en 1895, deux autres en 1897. J'ai encore leur culture datée de cette époque. C'est à ma troisième observation seulement, que je reconnus l'extraordinaire parité clinique des cas observés ; j'écrivis alors un paragraphe les concernant, dans l'article trichophyties de la *Pratique dermatologique* (2).

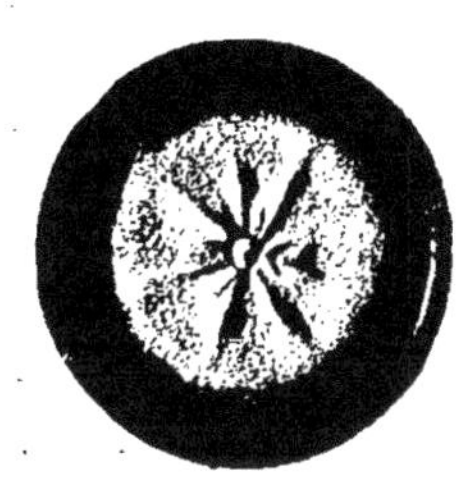

Fig. 196. — Figure que j'ai fournie de *l'Épidermophytie inguinale* en 1904.

Cependant, d'année en année, mes observations cliniques de cas semblables croissaient en nombre, et la culture étant toujours la même, il fallait accepter l'idée d'une épidermophytie inguinale, non pilaire, maladie spécifique, de caractères objectifs presque uniformes et d'espèce mycosique constante. J'en donnai donc une description clinique plus exacte que la première, en mon manuel de *Dermatologie topographique* (1905), aux chapitres concernant les dermatoses de l'aine, de l'aisselle, de la région sous-mammaire, etc. Ces

(1) *Cf.* à ce sujet, et pour voir la tranformation subie par le concept de Hebra à Vienne même, l'observation de Neumann. On a combination of eczema marginatum with onychomycosis and on a parasitic sycosis (*Arch. of. dermat.*, 1874, p. 340). *Herpès tonsurant des membres et eczéma marginé des membres inférieurs*, Neumann. Wiener dermatologische Gesellschaft, 22 mai 1901.

(2) « L'érythrasma est peu connu de beaucoup de dermatologistes et j'ai vu souvent un érythrasma manifeste baptisé trichophytie. Mais j'ai vu des lésions rouges ayant le siège de l'érythrasma et dont la culture m'a donné un Trichophyton. Ce sont des lésions trop rouges pour un érythrasma ordinaire, et dont les contours sont semés de vésicules, ce qui n'existe jamais, je crois, dans l'érythrasma vrai. »

« L'examen microscopique lève les doutes, car les filaments du plus fin des Trichophytons sont encore dix fois plus gros que les plus gros du *Microsporum minutissimum*. Voici la culture que m'a fournie le dernier de ces cas sur gélose glucosée à 4 pour 100 peptone 1 (fig. 196). Il s'agissait d'un Trichophyton encore innomé. Jusqu'à plus ample informé, je crois que les cultures d'érythrasma qu'on a prétendu avoir obtenues ont toujours été des cultures de trichophytie érythrasmoïde. J'ai vu de même des trichophyties simulant à ce point l'intertrigo, que le diagnostic vrai aurait pu être méconnu. » (La figure 196 a pour légende : Trichophytons extraits de lésions ayant le siège et l'aspect de l'érythrasma) (Article *Trichophyties de la Pratique dermatologique*, t. IV, 1904, p. 497).

descriptions contiennent encore quelques erreurs, cependant le tableau clinique se précise. L'aspect, le siège des lésions, la surprenante identité du Parasite causal dans tous les cas, tout cela commence à être mieux défini.

C'est alors que mon élève et ami Phothinos[1], d'Athènes, consacra à cette affection une étude clinique, brève mais presque parfaite de tous points, dans sa monographie dermatologique de la région inguinale. A peine peut-on reprocher à sa description d'être encore un peu schématique; mais elle met définitivement en valeur l'unité du type morbide, l'unité et la spécificité de son Parasite.

VI. **Contagions et épidémies.** — Je fus témoin, en 1906, d'une épidémie d'épidermophytie inguinale qui évolua dans un des collèges de Paris, préparatoire à nos grandes écoles. Cette histoire met en relief certains des caractères propres à cette affection et il faut la raconter brièvement.

Un élève en apporta le premier cas dans la maison, au retour des vacances, en octobre 1905. Sa classe comprenait des jeunes gens de 18 à 19 ans. Les cas s'y multiplièrent bientôt d'une façon inquiétante, inquiétante surtout parce que certains des jeunes gens contaminés s'imaginèrent que cette maladie, en ce siège, ne pouvait être que la vérole. Bien que l'idée de la syphilis fût écartée d'emblée par les deux médecins de l'établissement, les Drs Rénon et Chaillou, la nature exacte de la maladie leur restait douteuse : eczéma, intertrigo contagieux, mycose? J'ai dit combien le diagnostic positif de cette affection est rarement posé, aujourd'hui encore, même par les dermatologistes professionnels. Et c'est dans ces conditions que je fus mandé.

A cette époque (mars 1906) treize des dix-sept jeunes gens qui avaient été contaminés portaient encore au moins un reste d'éruption caractéristique, quelques-uns une éruption encore en activité.

Je ne voulus pas me prononcer sans examen microscopique entre l'hypothèse d'un érythrasma d'une intensité inaccoutumée ou celle d'une trichophytie épidémique. C'est le microscope qui trancha la question. Et la culture fut celle que j'avais recueillie dans tous les cas antérieurs de la même affection.

Les lésions qui me furent montrées se présentaient sous trois types : un très fréquent et deux autres rares.

1° *Type marginé.* — Le premier était le type même de l'eczéma marginé de Hebra, avec le grand développement de ses lésions, leur marge rouge en liséré festonné, polycyclique, leur centre bistre, à

(1) GEO. T. PHOTINOS. *Contribution à l'étude et au traitement des affections cutanées et ganglionnaires de la région inguino-crurale*, 1906. Maloine, édit., p. 51.

peine squameux, déjà guéri, sur lequel on pouvait voir quelques rudiments de lésions nouvelles, demi-cercles ou croissants rouges isolés. C'est le type auquel se rapportent toutes les photographies présentées plus haut. C'est, on peut dire, le type normal de la lésion.

2° *Type érythémateux, non marginé.* — Mais la lésion, au début, présente d'autres caractères. Elle est toute érythémateuse, également rouge et furfureuse sur toute sa surface. C'est le type de l'*herpès à centre non dégagé de Devergie*. Tantôt l'érythème est peu marqué et la lésion ressemble beaucoup à celle de l'érythrasma ou à la lésion primaire d'un pityriasis rosé au début; tantôt la lésion est d'un type un peu plus inflammatoire et forme un léger relief sur la peau voisine. Le plus souvent ce type symptomatique est transitoire. Peu à peu, à mesure que la lésion grandit, son centre s'affaisse et guérit. Sa marge seule demeure et le type de l'eczéma marginé se trouve constitué.

3° *Type eczématoïde.* — Une fois, au contraire, le processus inflammatoire s'était accentué sur toute la surface de la lésion, qui faisait alors une saillie de 2 ou 3 millimètres environ sur la peau saine, et sa surface était toute criblée de petites vésico-pustules. Sans doute est-ce une lésion analogue à celle que les auteurs anglais décrivent en ce siège, comme un « compound » d'eczéma et de trichophytie. Je n'ai observé qu'une seule fois ce type sur les dix-sept malades de l'épidémie dont je parle.

Dans tous les cas que j'ai vus, la lésion première occupait le pli inguinal, mais les placards secondaires aberrants furent assez nombreux. On en voyait surtout à la face interne de la cuisse, assez bas, jusqu'auprès du genou, sur le bas-ventre, la région sacrée, le creux poplité; la plupart en guérison d'ailleurs, et d'allure bénigne.

Cette épidémie dura un an, du mois d'octobre 1905 au mois de novembre 1906. Elle comprit au total 23 cas. Les élèves, tous de 18 et 19 ans, en furent seuls victimes; aucun membre du personnel de l'école ne fut atteint.

De ces 23 jeunes gens, 9 ne présentèrent que des atteintes légères de la maladie qui, chez eux, dura de 8 jours à 3 semaines; 14 furent plus fortement atteints, chez eux la maladie dura de 1 à 3 mois.

La marche de l'épidémie comporta quelque irrégularité. Le premier cas, seul observé en octobre 1905, en fit quatre autres en novembre, un en décembre. Brusquement, huit cas surviennent en janvier. Quatre autres suivent en février, puis deux en mars, et l'épidémie, dont les derniers cas furent vigoureusement traités, sembla terminée. Elle le fut, en effet, mais pourtant, pendant les grandes vacances suivantes, au mois de septembre, deux jeunes gens, qui n'avaient pas été touchés par l'épidémie, furent atteints de la même affection, alors qu'ils étaient dans leur famille, et hors du collège depuis un mois. Un dernier cas, issu de ceux-là, sans doute, se produisit encore au collège en octobre 1906. Et ce fut tout ([1]).

Résumé clinique. Traitement. — Après ce qui précède, je considère comme inutile de tracer de nouveau le tableau symptomatique de l'*Épidermophytie inguinale*.

Sous le nom d'*Eczéma marginatum*, Hebra a décrit d'une façon parfaite et définitive sa forme la plus fréquente, bien qu'elle puisse, dans des cas rares, ou à son début, affecter des modalités cliniques un peu différentes du tableau qu'en a tracé le maître viennois. Ses symptômes sont ceux d'une trichophytie circinée des régions glabres à grand développement. Sa caractéristique essentielle est sa localisation aux plis naturels, et aux plis inguinaux d'abord, et à la région supéro-interne de la cuisse. C'est une maladie qui peut s'observer dans les deux sexes, mais qui est beaucoup plus fréquente chez l'homme, chez le jeune homme surtout, de 18 à 25 ans. C'est une maladie qu'on observe dans toutes les classes de la société, je dirais presque, surtout dans la plus haute.

Elle s'observe assez souvent sporadique, à l'état de cas isolé, sans qu'il soit possible de connaître son origine, et sans qu'elle montre sa transmissibilité. Le sujet la garde pendant des mois ou des années. Dans d'autres cas, au contraire, le pouvoir contagieux de la maladie est étonnamment marqué. Elle passe d'un sujet à l'autre avec une extrême facilité. La contagion par les rapports sexuels est logique et semble prouvée par le mémoire de Perrin ([2]), la contagion familiale, sans rapports sexuels, par l'observation de Fox, l'épidémicité par l'épidémie de l'École de médecine navale de Bordeaux, relatée par Dubreuilh et Foutrein, et par l'épidémie scolaire observée par Rénon, Chaillou et moi, et que je viens de raconter. Dans ces cas, le mode de propagation reste obscur.

Le traitement de cette maladie est facile mais il demande à être bien appliqué. Il comprend, pendant dix ou quinze jours consécutifs, des frictions rigoureuses avec un pinceau dur, mouillé de teinture d'iode mitigée au 1/10e.

Alcool à 90°	100	grammes.
Teinture d'iode fraîche	10	—

([1]) J'ai observé cette épidémie si remarquable avec M. le Dr Rénon, professeur agrégé à la Faculté, et M. le Dr Chaillou, médecin attaché à l'Institut Pasteur. Les détails concernant l'évolution de l'épidémie m'ont été fournis très obligeamment par ce dernier. Je suis heureux de l'en remercier ici.

([2]) Depuis un an, j'en ai observé plusieurs nouveaux cas qui offrent une précision clinique vraiment expérimentale.

J'ai employé dans les cas récidivants, et toujours avec succès, une pommade à la chrysarobine au 1/100e.

Vaseline	30 grammes.
Oxyde de zinc	3 —
Chrysarobine.	0^{gr},30

qui a eu raison, en huit à dix jours, des lésions les plus tenaces.

Étude expérimentale de l'Épidermophyton inguinale.

Contrairement aux mœurs de tous les Trichophytons, *l'Epidermophyton inguinale* reste exclusivement confiné à l'épiderme corné, sans jamais atteindre le poil, bien qu'il végète souvent et abondamment dans l'épiderme corné des régions pilaires.

La localisation première de ce Dermatophyte aux plis naturels lui constitue une deuxième caractéristique personnelle et exclusive. Je ne l'ai jamais rencontré dans une lésion de trichophytie banale, de la surface du corps, à moins que ce ne fût une lésion secondaire, dérivée d'une lésion primitive, inguinale ou axillaire. Encore ces lésions dépaysées sont-elles le plus souvent abortives et de durée brève, et s'éteignent spontanément. Aucun Trichophyton ne présente de caractères analogues et ne végète plus facilement dans les plis que sur la peau sèche et aérée, au contraire. Ainsi, je n'ai qu'une seule fois rencontré dans un pli axillaire un autre Trichophyton [*Trichophyton (gypseum) asteroïdes* (1)]. En dehors de ce seul cas, toutes les lésions trichophytoïdes des plis que j'ai étudiées m'ont donné à la culture le même parasite, celui-là (2).

Ainsi, bien que ce Parasite se rapproche beaucoup des Trichophytons, il forme, dans ce groupe une espèce sans équivalent. Ceci sera prouvé lorsque nous étudierons sa morphologie en culture. Et la maladie qu'il détermine apparaît aussi uniforme, aussi univoque, aussi spécifique, que l'*Erythrasma* ou le *Pityriasis versicolor*.

Sur une trentaine de cas observés, j'ai pu en soumettre une quinzaine à l'étude expérimentale. Tous m'ont fourni la même culture, et non pas seulement les cas, qui, provenant d'une même épi-

(1) Il est possible que l'observation de Neumann, plus haut citée, se rapporte à un cas semblable, ce que la coexistence d'un sycosis de la barbe tendrait à faire admettre.

(2) Il est entendu que j'excepte de toute cette étude l'érythrasma qui est une épidermophytie de même siège (pli inguinal et face interne de la cuisse), mais dont le parasite, le *Microsporum minutissimum* de Burckhardt (1859) se distingue aisément de tous les Trichophytons par son extrême petitesse, ses caractères morphologiques spéciaux et l'impossibilité où nous sommes d'en obtenir la culture.

démie, avaient eu un même premier cas pour commune origine, mais tous les cas, sporadiques ou épidémiques, que j'ai étudiés.

Enfin, le seul caractère, fourni par Dubreuilh, concernant la culture obtenue par Sabrazès, de l'épidémie de Bordeaux, suffit à faire affirmer qu'il s'agissait de la même espèce, car sur les milieux peptonisés et sucrés, la couleur jaune-citron de la culture est très assurément son caractère primordial et distinctif [1].

Ainsi le Parasite que je vais étudier, bien qu'il doive, sans doute, prendre place à côté des Trichophytons, déjà décrits, se présente avec des caractères d'exception, soit en ce qui concerne sa morphologie en culture et sa culture, comme je le montrerai plus loin, soit en ce qui concerne sa constante identité, ses mœurs spéciales et celles de la maladie qu'il détermine.

I. **Étude microscopique extemporanée.** — Pour se rendre

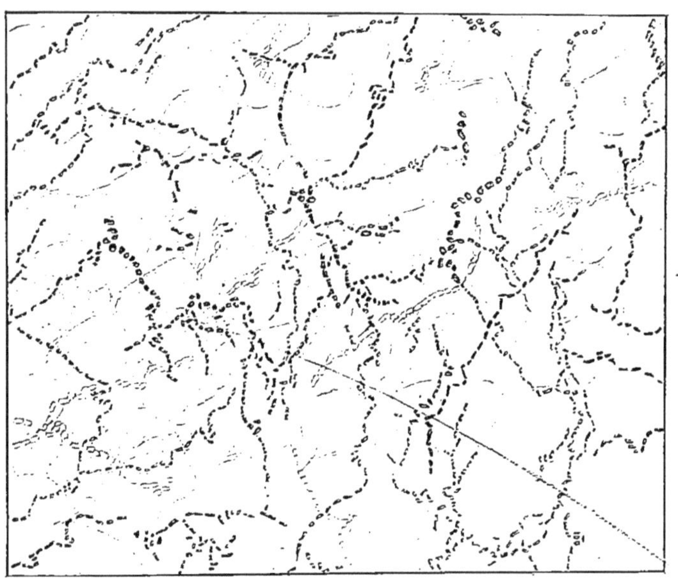

Fig. 197. — *Malade Tanc...*, jeune homme, 25 ans. — Réseau mycélien de l'*Epidermophyton inguinale* dans une squame épidermique de la bordure de la lésion (×260). Remarquer les éléments quadrangulaires du mycélium et sa fragilité. Des agglomérats de cellules dissociées rompent la régularité du filament.

compte immédiatement de la nature parasitaire de l'*Eczéma marginatum*, il faut prendre toujours les squames à examiner sur le rebord

(1) Je ferai remarquer plus loin une importante cause d'erreur, sur ce point, provenant de la transformation pléomorphique de cette culture première en une culture duveteuse blanche plus vivace.

margíné rouge de la lésion, jamais dans l'aire que ce rebord circonscrit.

Il semble que le Parasite soit en grande partie expulsé de l'épiderme avec son exfoliation au niveau de la lésion marginée, et que l'épiderme irrité continue de s'exfolier visiblement plusieurs fois, même après l'expulsion plus ou moins complète du Parasite. Si donc on examinait les squames de cette exfolliation secondaire, on pourrait n'y trouver aucun mycélium et éliminer à tort l'idée d'une Épidermophytie en s'appuyant sur une insuffisante vérification expérimentale.

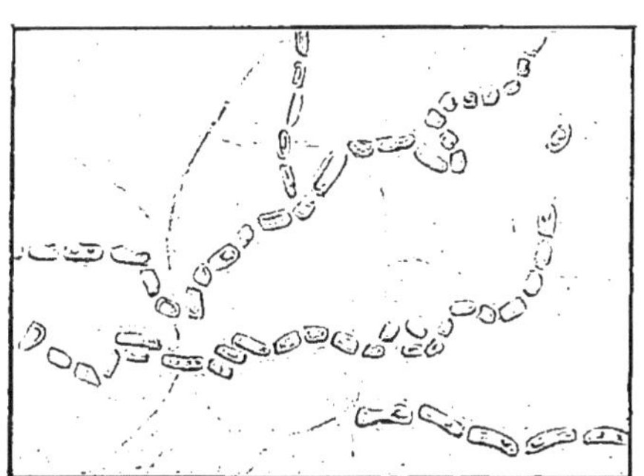

Fig. 198. — Fragment de la préparation précédente, × 750, montrant la structure élémentaire du parasite.

Donc il faut recueillir les matériaux d'examen au niveau de la marge

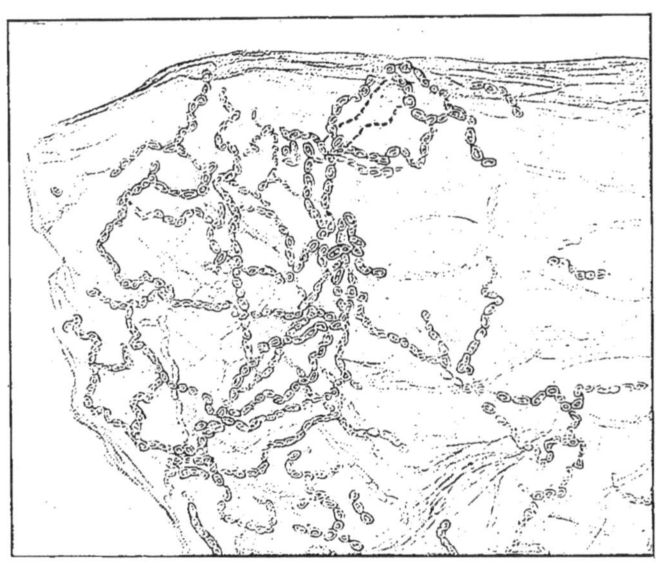

Fig. 199. — *Jacques de L...* — Réseau mycélien dans une squame d'épidermophytie inguinale; filaments formés de cellules olivaires (× 260).

rouge. On en fera l'examen extemporané sans coloration ou avec coloration par les procédés habituels. Le Parasite est toujours composé d'élément mycéliens, mais ils sont très polymorphes. Leur aspect le plus ordinaire est celui que nous fournit la figure 197 et qui est très caractéristique : Un réseau de filaments mycéliens entre les couches de l'épiderme corné; filaments composés de cellules quadrangulaires disposées bout à bout et dont le diamètre transversal varie peu, tandis que leur diamètre longitudinal varie du simple au triple (fig. 198); cellules à double contour comprenant une enveloppe cellulosique assez épaisse et un protoplasma très peu granuleux. Le diamètre extérieur des filaments est de 4 à 5 μ environ. Ces filaments sont fragiles; les manœuvres de montage de la préparation les dissocient. Alors les

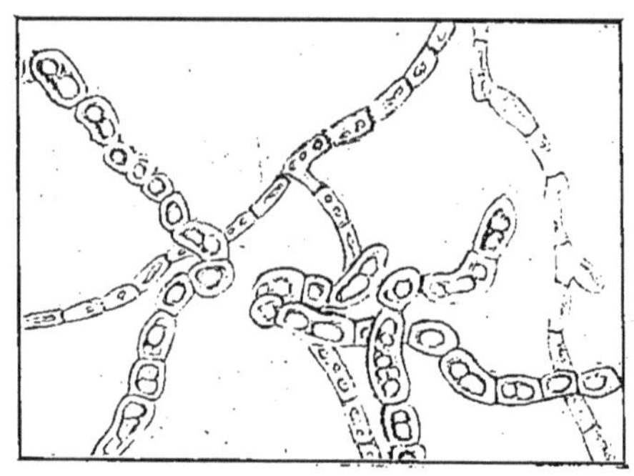

Fig. 200. — Fragment de la préparation précédente, × 750, montrant la structure élémentaire du Parasite.

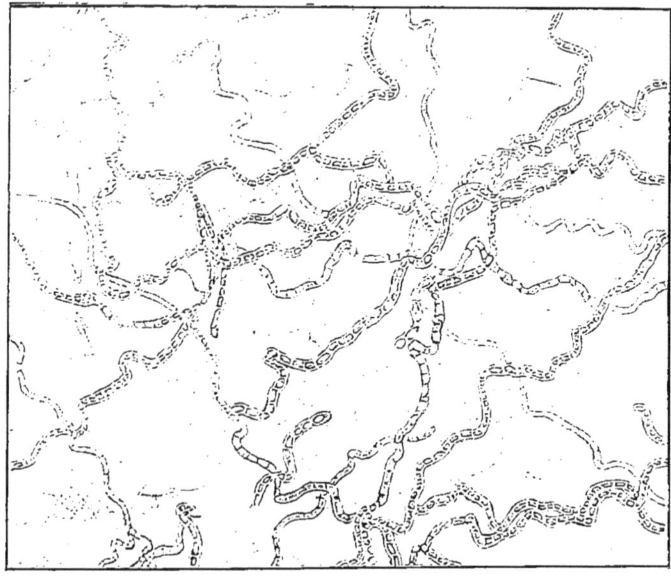

Fig. 201. — *Jacques de L....* — Rubans mycéliens faits de cellules incomplètement mûres et non déhiscentes (× 260 sans coloration).

cellules quadrangulaires se séparent les unes des autres puis s'accolent entre elles, ce qui rompt la régularité des filaments. Ces figures sont caractéristiques et je ne les ai observées que dans l'épidermophytie inguinale. La préparation 199 : *Jacques de L...* 24 ans, sportsman, présente un autre aspect du même Parasite. On y retrouve sur un plan, profond, les filaments à cellules quadrangulaires déjà décrites; mais on y voit surtout des chaînes de cellules oblongues ou ovoïdes, plus ou moins longues, renflées dans le sens transversal et pouvant atteindre 7 à 8 μ de diamètre. Il semble (fig. 200) qu'on voie en chaque cellule un ou plusieurs noyaux, mais ce sont des agglomérations protoplasmiques sans réaction nucléaire aux colorants basiques.

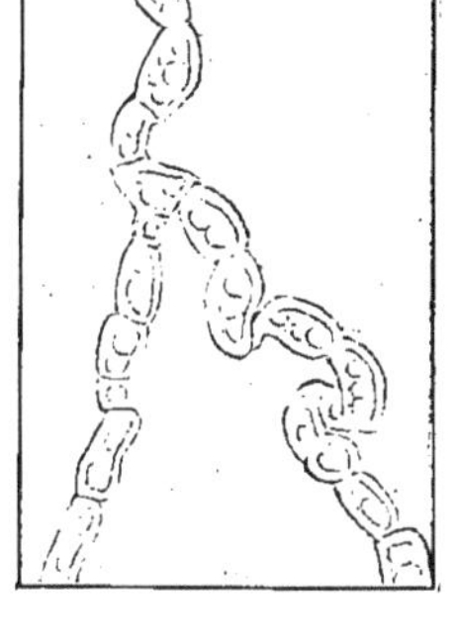
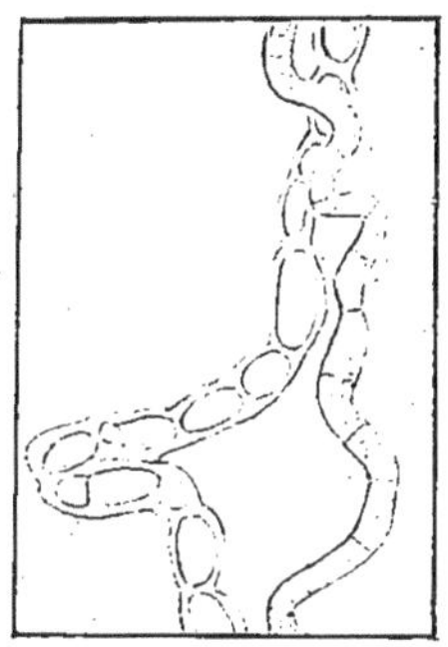

Fig. 202. — Deux fragments de la préparation précédente. ×750, montrant la double structure élémentaire du parasite. A droite, filament jeune ; à gauche, filament plus vieux.

La figure 201 provenant du même malade nous montre encore un autre aspect du même Parasite. Ici les rubans mycéliens sont pour la plupart solides, et le montage de la préparation ne les brise pas. On observe que les filaments ont des bords réguliers et que les cellules y sont comme incluses. Cependant certains filaments sont déjà composés de cellules plus mûres et deviennent moniliformes.

Remarquer aussi que dans le filament jeune (à droite, fig. 202) on ne voit aucune granulation protoplasmique, tandis que les cellules du filament plus vieux (à gauche, fig. 202) en sont pleines.

La figure 203 provient d'une autre malade *Mme V...*, et ses deux parties soulignent encore mieux la différence qui existe entre le filament mycélien jeune (à gauche) et le filament adulte (à droite), dont les éléments sont déhiscents [1].

Les caractères de l'*Epidermophyton inguinale*, dans la squame, le rattachent, on le voit, aux Trichophytons. Pour tous les Dermatologistes expérimentés, les figures précédentes affirment une trichophytie épidermique.

Ce mycélium peu flexueux, rectiligne, ne ressemble pas à celui des

[1] Il n'est pas sans intérêt de rappeler, après l'examen des préparations précédentes, que la préparation microscopique de l' « herpès inguinal » placée par Devergie, dans son Traité pratique des maladies de la peau, 2e édition. 1857, pl. VI, montre superposés ces mycéliums rubanés et les chapelets d'articles olivaires dans la même préparation, et que cette préparation est *d'une extrême véracité*.

Microsporums. La régularité de son ordonnance cellulaire exclut le *Favus*. La dimension et la disposition de ses éléments excluent l'idée

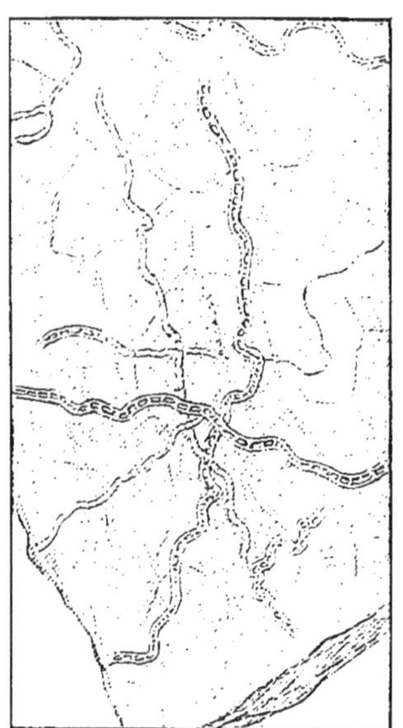
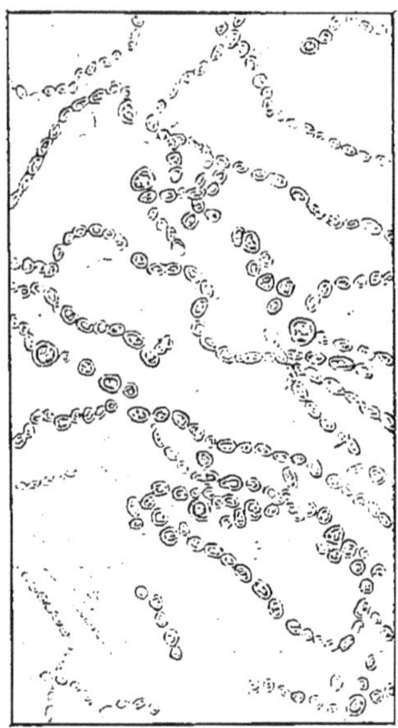

Fig. 205. — Mme V... — Deux fragments d'une même préparation. Squame de la marge d'une épidermophytie axillaire. A gauche, mycéliums rubanés jeunes; à droite, chapelets d'éléments olivaires, adultes, granuleux, déhiscents (× 260).

d'un *Erythrasma*. L'absence de nids de spores et la régularité de division des my, céliums excluent enfin le *Microsporum furfur* du *Pityriasis versicolor*.

II. ***Étude culturale***. — Contrairement à la description de Foutrein et suivant ce que Hebra, Photinos et moi avons observé, l'épidermophytie inguinale est vésiculeuse au niveau de l'ourlet qui en délimite les bords, mais les vésicules sont ordinairement si fines qu'il faut les bien chercher pour les apercevoir. Lorsqu'on veut opérer l'ensemencement du Parasite en partant des lésions, il faut, avec une curette ou le bord d'une lame de verre, pratiquer un raclage du liséré rouge qui en fait la marge. Ensuite on ensemence le déchet épidermique ainsi prélevé, par fines parcelles, à la surface de la gélose nutritive. En général les squames de cette épidermophytie ne sont pas très infectées secondairement et la culture sur milieux d'épreuve est facile.

L'*Epidermophyton inguinale* n'est pas un Parasite d'une vitalité comparable à celle des grands Trichophytons pyogènes.

Sa culture se présente six à sept jours après l'ensemencement, comme un point jaunâtre hérissé de duvet. Sa croissance est lente car la figure 1 de la planche XXV le représente âgé de 18 jours sur milieu d'épreuve. A ce moment, cette culture radiée présente ordinairement un point un peu excentrique, saillant comme un capuchon. Elle est d'une couleur jaune verdâtre très caractéristique, analogue à celle d'un citron incomplètement mûr. Elle est aride et poudreuse (fig. 1², pl. XXV). En vieillissant, elle grandira peu à peu, mais sans beaucoup dépasser 2 centimètres de diamètre. Elle gardera ses caractères, son orbicularité, ses radiations qui, avec l'âge, augmentent de nombre, et même, le plus souvent, son capuchon excentrique; elle gardera toujours sa couleur jaune citron, sa consistance cartonnée, et sa surface poudreuse. Les quatre figures désignées plus haut qui sont semblables deux à deux, montrent l'identité que revêt ordinairement la culture de ce Parasite, quand il est placé dans les mêmes conditions physico-chimiques (1).

Altérations de sénilité. Pléomorphisme. — Un caractère de ces cultures tend à les distinguer de toutes autres, c'est la promptitude avec laquelle elles montrent des formes de sénilité et de dégénérescence. Bien que la plupart des cultures trichophytiques puissent, dans des conditions données, présenter des formes pléomorphiques, l'*Epidermophyton inguinale* se distingue de toutes sous ce rapport.

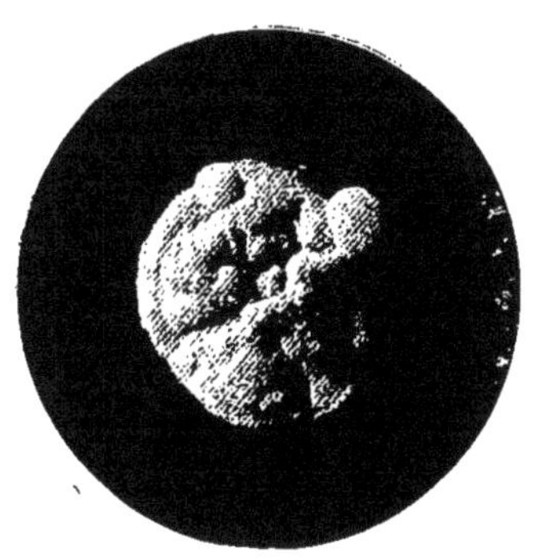

Fig. 204. — Protubérances séniles sur une culture de l'*Epidermophyton inguinale* après 90 jours.

Pendant que les cultures poursuivent leur développement avec lenteur, après 3 ou 4 semaines environ, la culture commence à perdre sa couleur jaune verdâtre et à prendre une teinte grise plus neutre. Vers cette époque apparaissent en divers points de petites protubérances, grosses comme des têtes d'épingle, et qui grandiront peu à peu. Elles sont blanches, ou grises, ou jaunes, d'abord duveteuses comme la culture-mère, mais souvent d'une couleur un peu différente (fig. 204). Ces points altérés, si on les transfère sur milieu neuf, donnent encore lieu à la culture primaire que nous avons décrite plus haut. Mais,

(1) Il faut noter toutefois que sur tous milieux, aussi semblables à eux-mêmes qu'on puisse les faire, on observe d'un ensemencement à l'autre quelques petites différences dans la saillie des cultures et leur forme, un peu plus que dans aucune autre espèce du groupe. Voyez Pl. XXV, 1' 1' Leur couleur jaune verdâtre et leur aspect aride sont constants. Si on doutait de l'identification de ce Parasite, l'apparition précoce de ses formes de sénilité, leurs particularités, et ses caractères botaniques spéciaux suffiraient à en faire affirmer l'espèce.

LÉGENDE DE LA PLANCHE XXV

Épidermophyton inguinale.

II. — Cultures de 18 jours sur gélose maltosée.

I¹, I¹. — Variété, une fois rencontrée, d'*Épidermophyton inguinale*. Cultures de 18 jours sur gélose maltosée.

I², I². — Cultures de 30 jours —

I³, I³. — Cultures de 30 jours sur gélose peptonisée 5 0/0.

1, 2, 3, 4. — Apparition et développement (sur la culture première de l'Épidermophyton) de la forme duveteuse pléomorphique secondaire. Après 30 jours.

II. II. — *Forme pléomorphique duveteuse de l'Epidermophyton inguinale.*

Cultures de 30 jours sur gélose maltosée.

II², II². — Cultures de 15 jours —

II³, II³. — Cultures de 30 jours sur gélose peptonisée 5 0/0.

II⁴, II⁴. — Culture mixte de la forme primaire et de la forme pléomorphique mélangées.

LÉGENDE DE LA PLANCHE XXV

Épidermophyton inguinale.

I I. — Cultures de 18 jours sur gélose maltosée.

I[1], I[1]. — Variété, une fois rencontrée, d'*Epidermophyton inguinale*. Cultures de 18 jours sur gélose maltosée.

I[2], I[2]. — Cultures de 30 jours —

I[3], I[3]. — Cultures de 30 jours sur gélose peptonisée 3 0/0.

1, 2, 3, 4. — Apparition et développement (sur la culture première de l'Épidermophyton) de la forme duveteuse pléomorphique secondaire. Après 30 jours.

II, II. — *Forme pléomorphique duveteuse de l'Épidermophyton inguinale.* Cultures de 30 jours sur gélose maltosée.

II[2], II[2]. — Cultures de 45 jours —

II[3], II[3]. — Cultures de 30 jours sur gélose peptonisée 3 0/0.

II[1], II[1]. — Culture mixte de la forme primaire et de la forme pléomorphique mélangées.

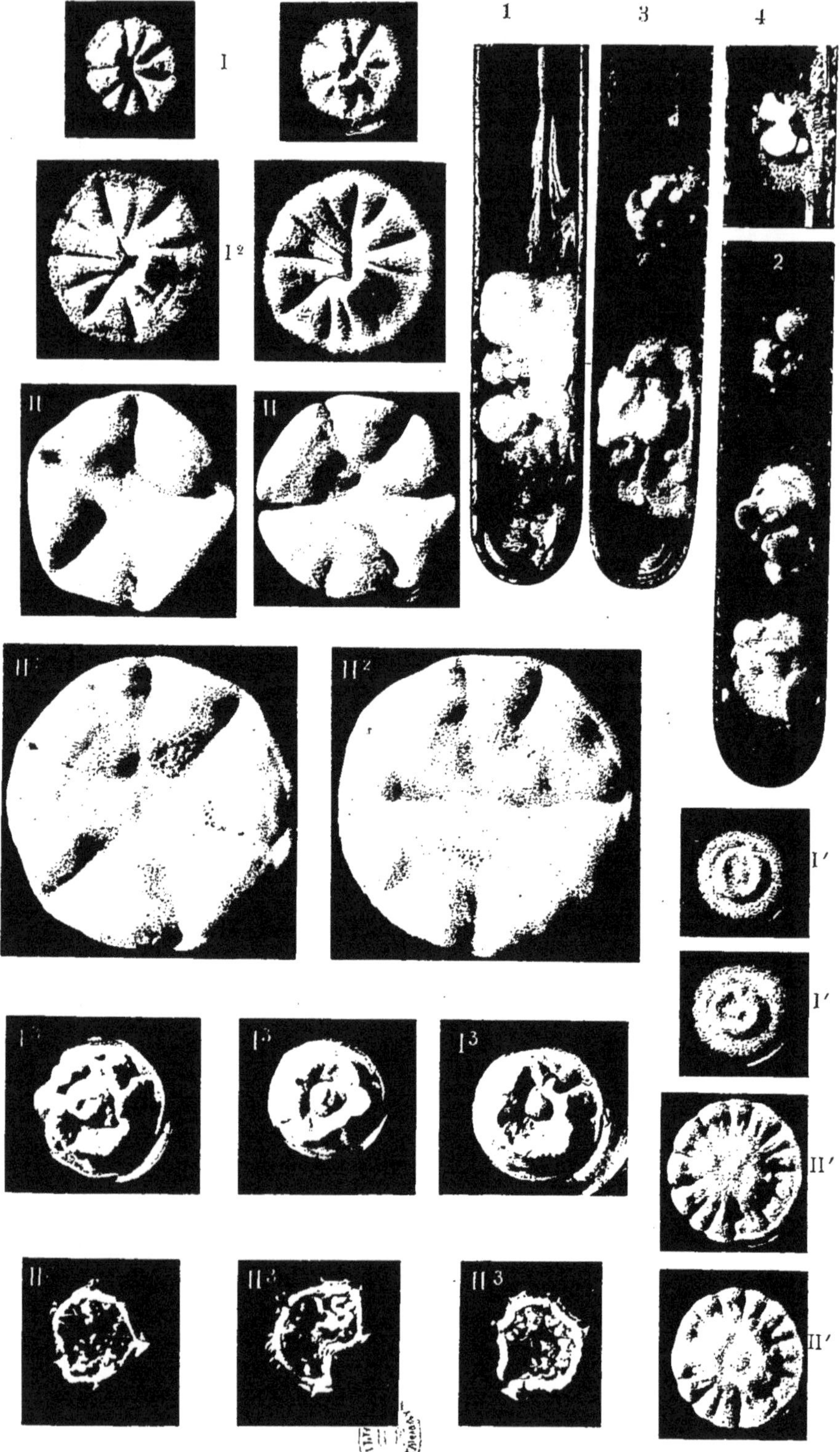

Masson et Cie, Éditeurs

bientôt, de nouveaux points blancs surgissent, ceux-ci tout à fait duveteux, d'un blanc de neige, contrastant avec la couleur neutre de la culture primitive (pl. XXV, fig. 1, 2, 3, 4). Et ces duvets prennent de jour en jour, dans la physionomie de la culture, une importance prépondérante.

Ces duvets blancs représentent une altération définitive de la culture, et une transformation pléomorphique transmissible par hérédité. Si on laisse encore la culture vieillir, rapidement le duvet blanc

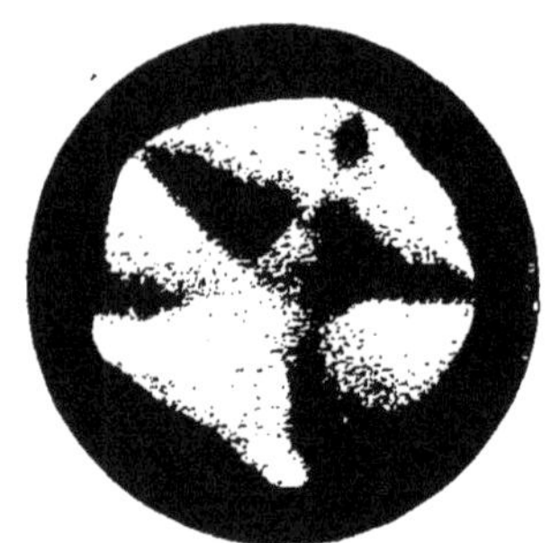
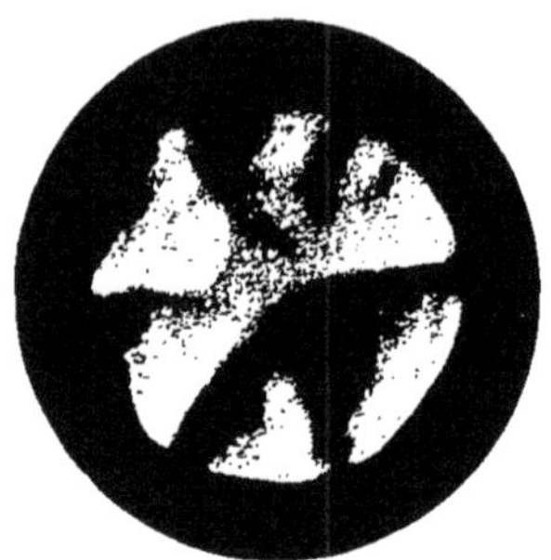

Fig. 205. — *Epidermophyton inguinale.* — Culture du duvet blanc pléomorphique âgée de 30 jours sur milieu d'épreuve. Grandeur naturelle.

la recouvrira toute entière. Partout de nouvelles touffes de duvet blanc surgiront, et la culture primitive, tout à fait cachée, sera devenue méconnaissable.

Le pléomorphisme de l'*Épidermophyton inguinale* comme celui des autres Dermatophites est évitable, mais à condition de maintenir les cultures-mères sur des milieux *de conservation* exclusivement azotés et ne contentant aucun hydrate de carbone. Si l'on garde ainsi l'*Epidermophyton inguinale* sur milieu peptonisé à 5 0/0, voici les cultures que l'on obtiendra (Pl. XXV, $1^5 1^5 1^5$).

Elles diffèrent beaucoup, comme forme, des mêmes cultures sur *milieu d'épreuve*, mais elles gardent leur couleur jaune citron et leur aspect poudreux, ainsi que leur consistance cartonnée. Seulement elles ont pris un aspect montueux et un centre creusé en godet avec un *umbo* saillant au milieu de la dépression centrale. Elles garderont, sur ce milieu, ce même aspect indéfiniment, sans jamais fournir de duvet blanc, permanent, héréditaire pléomorphique. Ainsi peut-on conserver, pure de toute altération, celle de toutes les cultures de Dermatophytes qui a le plus de tendance à s'altérer et à perdre son type primitif.

Quand on prend la culture pléomorphique blanche de l'*Epidermophyton inguinale* et qu'on la transporte sur une une gélose peptonisée à 5 0/0 et non sucrée, voici la culture que l'on obtient pl. XXV, n[5]). C'est une culture craquelée, atrophique misérable; on voit que le milieu convient peu au Champignon ainsi transformé. La culture meurt dans cette forme sans être revenue à son type originel.

III. *Inoculations*. — Quelques moyens que nous ayons pris, l'inoculation de la culture de l'Épidermophyton inguinale est restée négative au Cobaye, au Chien et à l'Homme et de même celle de son duvet blanc pléomorphique.

II. — TRICHOPHYTIE BLÉPHARO-CILIAIRE

La trichophytie blépharo-ciliaire est en France une exception rare; on en rencontre à peine quelques observations dans les auteurs, et presque toutes appartiennent à des auteurs étrangers.

La première est de Gailleton ([1]). Il s'agit d'un homme de 37 ans atteint d'herpès circiné et de sycosis trichophytique de la barbe. La portion externe du bord libre des paupières était presque entièrement dépilée. On y trouvait beaucoup de poils cassés, évidemment trichophytiques. De même dans les sourcils. Le cuir chevelu était indemne. « Au microscope, cheveux infiltrés de spores. »,

En 1894, Mibelli publia sur le sujet un travail intéressant parce qu'il résume quatre observations de Majocchi et Pellizari et deux siennes ([2]). On a vu la trichophytie d'un seul ou des deux côtés, sur une ou les deux paupières, avec ou sans herpès circiné de la paupière, chez l'enfant et chez l'adulte, les lésions avaient un degré variable d'inflammation. Mibelli insiste sur la présence de croûtes cachant les poils trichophytiques, ce que mon cas a vérifié, et sur la lenteur d'évolution de la maladie.

Je ne connais que deux autres cas français, celui de Dubreuilh ([3]) et celui de Hallopeau ([4]). Dans ce dernier il s'agissait d'un cercle palpébral, d'une lésion cutanée, non ciliaire, car, dit l'auteur : « les cils sont conservés et indemnes ». Cependant, « au microscope » on voit « les follets entourés au niveau de leur racine d'un amas de spores réfringentes, il n'y en a qu'un petit nombre dans les squames ». Pas de culture.

A ces cas il faut en ajouter encore deux autres. Celui de Truffi ([5])

([1]) GAILLETON. Trichophytie des cils (*Gaz. hebdom.*, 21 juin 1889).

([2]) MIBELLI. Tricofizia blefaro ciliare (blepharitis trichophytica) (*Giorn. ital. delle mal. vene. e della pelle*. Sept. 1894, p. 383 et *Monats. fur Prakt dermat.* B[e] *XIX*, 1894).

([3]) DUBREUILH. *Précis de dermatologie*, 1900.

([4]) HALLOPEAU. Sur un cas de trichophytie palpébrale (*Soc. de dermat.* du 4 décembre 1902. *Annales de dermat.*, 1902, p. 1139).

([5]) TRUFFI. Sulla tigne, 1902.

et celui de Lefébvre[1]. Celui de Truffi, comme plusieurs des auteurs précédents, était un véritable sycosis avec état inflammatoire et suppuratif.

Si nous cherchons à synthétiser ces cas divers, et à les résumer le plus simplement possible, nous dirons qu'ils se partagent assez facilement en deux types. Les uns sont causés par un Trichophyton endothrix, les autres par un ou des Trichophytons ectothrix.

Parmi ces derniers cas est celui de Lefébvre : une jeune fille est contaminée par un Veau ; l'extension d'un cercle aux paupières y détermine la trichophytie des cils : Trichophyton ectothrix.

De même, dans certaines des observations de Majocchi et de Mibelli recueillies à Parme où la trichophytie des bovidés est fréquente : Un enfant atteint de trichophytie palpébrale était aussi atteint de kérion du cuir chevelu et son père avait un sycosis de la barbe. L'origine de leur maladie était la contagion par un Bœuf trichophytique.

Dans ces cas on doit trouver à la culture un Trichophyton faviforme ou un Gypseum, c'est-à-dire dans les deux cas un Ectothrix, mégaspore (faviforme) ou microïde (gypseum).

Dans d'autres cas, on trouve un Trichophyton endothrix; dans le mien, le pseudo-cratériforme anglais de Colcott Fox : *Trichophyton sulfureum*, et peut-être y trouvera-t-on le *Trichophyton violaceum*, si fréquent en Italie. Ce sont des endothrix, mais on sait, et je le rappelle, que les poils récemment infectés, même quand ils le sont par des Trichophytons endothrix, peuvent présenter quelques filaments mycéliens plongeants extérieurs au poil, et en imposer pour des ectothrix, ce qu'a observé Mibelli.

La trichophytie blépharo-ciliaire paraît plus fréquente en Italie que partout ailleurs, de même que la trichophytie unguéale. Il semble donc que c'est de ce pays qu'il faille attendre des faits nouveaux sur la question.

Je n'ai vu qu'un cas de trichophytie blépharo-ciliaire en 1896, chez une jeune Anglaise en France depuis quelques mois. Les quatre bords ciliaires étaient pris inégalement avec des parties saines : les points malades signalés par des croûtelles grasses, de couleur jaunâtre, d'un millimètre d'épaisseur, recouvrant par place de très fines pustulettes centrées par un cil. En ces points, entre les cils sains il en manquait deux ou trois. Les croûtelles enlevées, les cils malades cassés dans la peau apparaissaient comme des points noirs. L'aspect des paupières était spécial, à cause des parties saines alternant avec les parties malades, mais je ne sais si le fait est constant. Dans le cas observé, ce seul signe eût empêché de porter le diagnostic de blépharite simple.

(1) Lefébvre, *loc. citat.*, 1903, p. 8.

A un examen plus attentif, la ressemblance des lésions élémentaires avec celles des tondantes trichophytiques était évidente.

A l'examen microscopique le Trichophyton était endothrix à spores rondes et la culture me montra l'espèce rencontrée par moi quatre fois en quinze ans, que C. Fox a bien voulu m'envoyer l'an dernier d'Angleterre où elle est fréquente. C'était le *Trichophyton sulfureum*.

J'ignore les autres aspects que la trichophytie blépharo-ciliaire peut présenter. Je croirais volontiers que le *Trichophyton violaceum*, qui est également un endothrix et qui est très ubiquitaire, pourrait s'observer aussi avec cette localisation. Car il est fréquent, en Italie, et les observations italiennes de trichophytie blépharo-ciliaire à *Trichophyton endothrix* ne sont pas rares.

III. — TRICHOPHYTIE PALMAIRE ET PLANTAIRE

TRICHOPHYTIES DES ÉPIDERMES CORNÉS ÉPAIS

La trichophytie palmaire et plantaire n'a pas une histoire clinique très ancienne, et s'il existe quelques travaux qui l'ont mentionnée autrefois, sa description clinique précise date des travaux de Djeladdin-Mouktar en 1892. Sans doute, on peut reconnaître la trichophytie palmaire dans telle figure de l'Atlas de Rayer (1) mais sous un faux nom. D'autres fois la nature de la lésion a été reconnue, mais grâce à la concomitance d'une lésion classique du dos de la main ou des doigts, comme dans le cas de Tilbury Fox (2). Rarement le diagnostic de la lésion solitaire a été fait, excepté peut-être en deux observations de Pellizari (3).

Le cas observé par Désir de Fortunet et J. Courmont (4) et d'ailleurs sans doute mal catalogué par eux, n'appartient pas vraiment à ce sujet,

(1) RAYER. *Atlas*, 1835, fig. 1, pz. XI *bis*. La lésion est nommée psoriasis palmaire centrifuge.

(2) T. FOX. *Brit. med. journ.*, 1870. Il s'agit d'une lésion du dos de la main passant par un espace interdigital et venant faire à la paume des vésico-pustules prises pour de l'infection secondaire.

(3) C. PELLIZARI (Ricerche sul trichophyton tonsurans (*Giorn. ital. del mal. ven. e del. pel.*, 1888, mars.) a rencontré sept fois sur 150 cas, la trichophytie de la paume de la main ou de la plante du pied, à la Clinique dermatologique de Pise, et presque toujours sous un aspect insolite. Il en donne deux observations détaillées.

(4) DÉSIR DE FORTUNET et J. COURMONT. Étude expérimentale sur un Champignon trouvé chez l'Homme dans une lésion circinée de la peau qu'il faut considérer comme une lésion favique (*Annales de dermat.*, 1890, p. 238). La description clinique est d'une lésion micro-vésiculeuse d'un espace interdigital. La culture était blanc de neige et veloutée. Les auteurs concluent : favus, parce que la lésion devient croûteuse, ulcéreuse et nécrosante avec perforation du crâne chez la souris. Mais tout porte à croire qu'il s'agissait d'un Trichophyton niveum.

car quelle que soit la nature de la Dermatomycose qu'ils ont observée, elle avait pour siège un espace interdigital. Les cas d'Arnozan et Dubreuilh sont de ceux dont le diagnostic était facilité par la coexistence de lésions dorsales de la main ou des ongles (1). L'observation de Mansouroff (2) concerne bien une trichophytie palmaire dont la nature trichophytique avait été méconnue, et c'est alors que commencèrent les recherches de Djelaleddin-Mouktar sur le sujet. Sa première observation sur la trichophytie des régions à épiderme corné épais, fut présentée à la Société de Dermatologie le 28 janvier 1892 (3). A son propos, Vidal rappela l'observation précitée de Mansouroff et la commenta. La discussion qui eut lieu alors au sein de la Société montre combien paraissait chimérique à ce moment la pluralité des Trichophytons qu'on devait démontrer huit mois plus tard.

A partir de ce moment les observations de Djelaleddin se multiplient : Observation d'une trichophytie de la plante du pied datant de six ans et simulant la syphilis (4) ; Observation de trichophytie plantaire greffée sur un eczéma (5)... et bien d'autres (6). Vers la même époque, Ehlers, de Copenhague, publia une observation (7) confirmative des précédentes, et, à la fin de 1892, Djelaleddin synthétisa la question dans un très bon travail résumant ses seize observations personnelles et les travaux antérieurs aux siens (8).

(1) DUBREUILH. *Une observation à la Soc. de méd. et de chir. de Bordeaux*, 20 janvier 1891.

DUBREUILH et ARNOZAN. De la trichophytie des mains et des ongles (*Arch. clin. de Bordeaux*, 1892, n° 1 et 2).

(2) N. MANSOUROFF. Un cas de dermatomycose circonscrite de la main (Inosis dermica) (*Atlas international des maladies rares de la peau*, 1891, fasc. V, pl. XV, fig. 2). Il s'agit d'une fille de 18 ans, présentant une lésion palmaire de deux mois ayant débuté autour de l'ongle du pouce gauche, devenue humide et ayant suivi une marche serpigineuse. Les cultures ont été faites, mais la description qui en est donnée ne peut les faire identifier.

(3) *Annales de dermatologie et de siphiligraphie*, 1892, p. 152 (Voir l'opinion de Vidal et la discussion de la Société, p. 180).

(4) DJELALEDDIN-MOUKTAR. Trichophytie de la plante du pied datant de six ans et simulant la syphilis (*Annales de dermat. et de syph.*, 1892, p. 301).

(5) DJELALEDDIN-MOUKTAR. Trichophytie des pieds greffée sur un eczéma (*Annales de dermat. et de syph.*, 1892, p. 651). Il s'agit d'un malade de 21 ans dont les pieds et les mains sont eczématiques. On trouve du Trichophyton seulement dans les plaques plantaires. L'auteur croit à une infection trichophytique secondaire. La culture n'a pas été pratiquée.

(6) DJELALEDDIN-MOUKTAR. Trichophytie des pieds (*Annales de dermat.*, 1892, p. 855).

(7) Il s'agissait d'une trichophytie plantaire datant de deux ans chez un agriculteur. La lésion guérie par son centre s'élargissait par le pourtour et ne présentait de symptômes fonctionnels qu'en ce point. Guérison par des applications de teinture d'iode.

EHLERS. Trichophytie de la plante du pied (*Annales de dermat. et de syph.*, 1892, p. 282).

(8) DJELALEDDIN-MOUKTAR. La trichophytie des régions palmaires et plantaires (*Annales de dermat. et de syph.*, 1892, p. 894).

J'ai vu plusieurs cas de Dermatophyties palmaires et tous semblent se rapporter à deux types. Ce sont ce qu'on pourrait appeler les cas bénins et les cas graves. J'ai observé deux fois, au moins, sur moi-même, la trichophytie palmaire bénigne. C'était une lésion de contours géographiques, située de part et d'autre d'un pli, symétriquement à ce pli : lésion desquamante sèche, de bords blanchâtres, demi-exfoliés. Cette lésion unilatérale et unique, d'évolution lente, persiste sur place de longs mois et finit par guérir presque sans traitement, par le ponçage et le savonnage. L'examen microscopique, très difficilement probant, montre un mycélium rare et grêle On peut n'en trouver quelques débris qu'après une série d'examens négatifs.

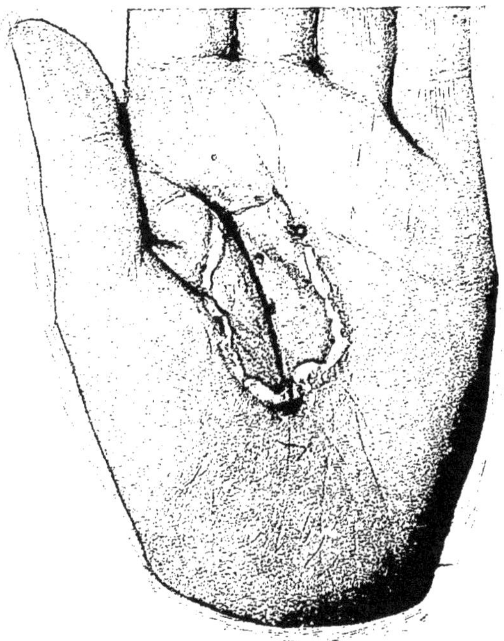

Fig. 206. — Trichophytie palmaire. — Malade de A. Fournier. Observ. de Djelaleddin. Moulage du Musée de l'hôp. Saint-Louis, n° 1650.

Les cas plus sérieux présentent encore quelque dissemblance dans le nombre et l'aspect des lésions. Si la trichophytie palmaire est presque toujours unilatérale, la lésion elle-même peut être simple ou multiple; simple, elle est cyclique ou polycyclique; multiple, elle est faite de taches distinctes dont quelques-unes fusionnées.

Ces lésions commencent par un décollement épidermique en forme de vésicule plate. Si l'on ouvre l'épaisse couche cornée qui la recouvre, on trouve cette vésicule à son début remplie d'un liquide séreux, clair ou louche, qui souvent disparaît lorsque la vésicule vieillit et qu'elle arrive spontanément à s'ouvrir. Alors elle est remplie de minces lames épidermiques feuilletées, que le grattage exfolie. Arrivée à ce stade, la lésion ouverte continue de grandir par ses bords, elle est limitée par une collerette d'épiderme corné épais, décollé vers le centre, adhérent par son bord périphérique, et si on soulève cette collerette, on trouve souvent, sous l'épiderme corné, des vésicules remplies de sérum clair. Ces vésicules, plus ou moins claires et nombreuses, sont parfaitement visibles au travers de l'épiderme corné, à la manière de la vésicule de la dyshidrose. Les trois phases de leur évolution sont très nettement décrites par Djelaleddin. « Une vésicule de la grandeur d'une lentille apparaît sous l'épiderme d'apparence saine; elle peut être parfois toute petite comme une tête d'épingle..., elle contient un liquide clair; elle se dessèche en un ou deux jours, et il reste à sa place une macule brunâtre; plus tard on voit une tache blanchâtre où l'épiderme se fendille, se désagrège et tombe par places; à ce stade, on voit une petite plaque sans aréole congestive, entourée d'une bordure épidermique et reposant sur le derme qui paraît sain ». Lorsque la lésion vieille s'est agrandie, son centre tend à la guérison. Il paraît recouvert d'un épiderme neuf, mince et rose, au sein duquel de nouvelles vésico-pustules peuvent apparaître.

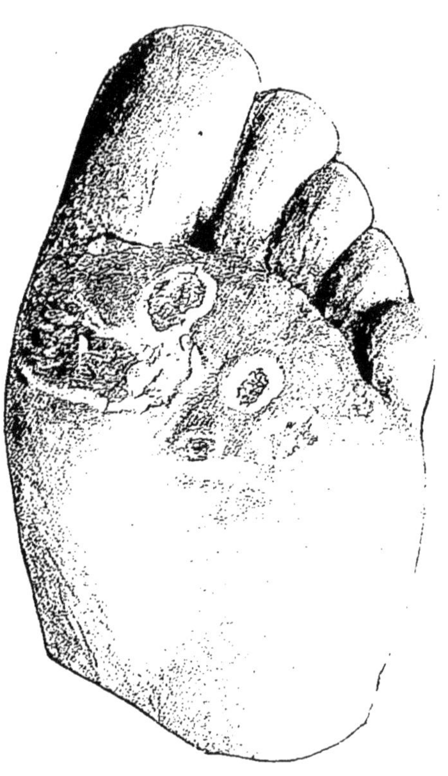

Fig. 207. — Trichophytie plantaire. — Malade de E. Besnier. Observation de Djelaleddin. Moulage n° 1637 du Musée de l'hôp. Saint-Louis.

Souvent, au pourtour de cette lésion principale, d'autres plus jeunes, plus petites peuvent naître. Elles sont dues au développement autonome d'une des vésicules périphériques qui font normalement l'accroissement de la lésion-mère. Et alors cette lésion-mère se trouve cantonnée de lésions plus petites ayant suivi la même évolution et présentant le même aspect. C'est ce que montre la figure ci-contre (fig. 207).

L'examen microscopique de telles lésions est délicat, même pour des techniciens habiles, car on peut, après bien des préparations nulles, déclarer non trichophytique une lésion dont la culture montrera le Parasite.

Quelquefois la lésion est plus aiguë que celle que je viens de décrire ; les vésicules y sont devenues des pustules, ou bien l'afflux séreux, plus abondant en chacune, fait faire à toutes une saillie qui leur donne l'aspect d'éléments géants de dyshidrose. En d'autres cas, autour de la lésion squameuse, de minimes pustules disséminées s'observent, des pustules vraies, faites de pus épais, jaune, exclusivement trichophytique, comme le démontre la culture. Et dans tous ces cas, l'examen microscopique quelquefois aisé, peut être difficilement positif. Il faut, de préférence, prendre, par abrasion aux ciseaux, la coupole d'une vésicule, la transporter sur une lamelle, en la renversant, et l'examiner comme une squame, après l'avoir lentement dissoute à demi dans une goutte de potasse à 40 0/0. Dans la vésicule sèche, certaines squames feuilletées, mais non pas toutes, montreront des filaments mycéliens. Étant donnée la possibilité d'examens négatifs répétés, il ne faut pas se hâter de conclure qu'une lésion palmaire n'est pas trichophytique, et on doit recourir à la culture dans les cas douteux.

L'espèce des Parasites qu'on peut trouver dans une dermatophytie palmaire nous semble pouvoir être très diverse. C'est un sujet qui garde encore des inconnues car, à grand tort, Djelaleddin l'a tout à fait laissé dans l'ombre. Les lésions bénignes que j'ai observées sur moi étaient dues au *Tr. crateriforme*. Une malade de Hallopeau, envoyée par lui à mon examen, devait sa lésion au *Tr. acuminatum*. Une lésion vésiculeuse très active de la région hypothénar était due au *Tr. violaceum*. Deux lésions du centre de la paume étaient causées par le *Tr. persicolor*, et il faut rappeler que Adamson avait observé antérieurement un cas semblable. Enfin, chose plus extraordinaire, je viens de trouver dans une lésion circinée, finement pustuleuse de l'éminence thénar, chez une jeune femme, le *Microsporum Audouïni* de l'enfant, qui donne si rarement lieu à des lésions épidermiques des régions glabres, surtout chez l'adulte.

J'ai insisté assez sur la forme et l'aspect des lésions pour qu'on en puisse établir le diagnostic différentiel. Les éléments du diagnostic objectif sont la forme des lésions, annulaire ou polycyclique, leur progression excentrique, et l'existence, sous leur frange périphérique cornée, de vésicules ou pustules signalant la bordure active de la lésion. On se rappellera à ce propos les paroles si sages de E. Besnier [1], précédant les travaux de Djelaleddin : « Cet érythème [trichophytique] simple ou vésiculeux peut s'observer isolément à la paume de la main. Dans ce cas, l'affection est généralement méconnue, confondue avec les diverses affections desquamatives des régions palmaires. On y devra surtout songer dans les cas de lésion palmaire eczématoïde ou dysidrosiforme de ces régions, en notant que la trichophytie est unilatérale ou asymétrique ».

[1] E. Besnier et J. Doyon. *Notes de Kaposi* (t. II, p. 802).

D'après Djelaleddin, il y a deux périodes où l'on doit savoir faire le diagnostic des trichophyties palmaires :

1° Au début, alors qu'il n'y a encore que des vésicules.

Dans ce cas, c'est l'extension, par exfoliation périphérique, d'une lésion ou de plusieurs, qui aide au diagnostic ;

2° Quand il y a déjà, outre les vésicules, des plaques à collerette épidermique, plus ou moins psoriasiformes ou syphiloïdes. Dans ce second cas, les caractères qui font faire le diagnostic sont :

α) l'existence d'une zone rouge ou brune, prurigineuse, autour de la plaque extensive ;

β) l'existence de vésicules fermées, isolées autour de la plaque extensive :

γ) les vésicules se sèchent et s'exfolient souvent sans s'ouvrir ;

δ) l'examen microscopique des feuillets hyperkératosiques en exfoliation certifie le diagnostic.

Sous les réserves que nous avons exposées, relatives surtout à la rareté du mycélium dans certaines lésions, et à la difficulté de l'examen microscopique positif, nos recherches personnelles ont pleinement confirmé les opinions exprimées par Djelaleddin Mouktar et la réalité des faits qu'il a observés.

IV. — ONYCHOSE TRICHOPHYTIQUE

La trichophytie de l'ongle fut découverte, comme le favus de l'ongle, par Mahon l'aîné, et décrite par Mahon le jeune en 1820 [1]. Cette description est déjà bonne puisque l'auteur signale l'épaississement de l'ongle dans ces deux maladies, sa forme en griffe et la différence de couleur qu'on lui voit prendre dans la trichophytie où elle est blanche, alors qu'elle est jaune dans le favus.

Cependant cette description est succincte et de tous les auteurs qui suivirent, aucun ne la précisa. Bazin, Michelacci, Gamberini parlent à peine de l'onychose trichophytique quoiqu'ils disent l'avoir observée [2]. Köbner, Bergh, Purser en ont décrit de rares cas. Entre tous, à cette époque, Tilbury Fox est le seul à ne pas considérer comme rare la trichophytie des ongles. La première monographie fut fournie sur le sujet par Vidal [3], et la seconde beaucoup plus importante par Pellizari. Celle-ci résume 20 cas d'onychomycose [4].

[1] MAHON. *Recherches sur le siège et la nature des teignes*, 1820, p. 159.

[2] BAZIN. Cité par Lailler. *Leçons cliniques sur les teignes*, recueillies par Landouzy. 1878, p. 49.

[3] E. VIDAL. Trichophytie unguéale. *Gazette des hôpitaux*, 1880.

[4] C. PELLIZARI. Ricerche s. Trich. tons. Milano, mars 1888, IV, p. 17. *C R.*,

Nous aurons à faire à ce travail de nombreux emprunts. Depuis lors, H. Fournier [1], Dubreuilh [2], Arnozan [3] et leurs élèves apportèrent de nouvelles études analytiques du sujet. Les deux dernières observations que je connaisse sont de Colcott Fox [4] et ont trait à une onychose chez un enfant atteint de tondante trichophytique due à un Endothrix, et à une onychose chez une infirmière (attendant nurse). En exposant ce qu'est l'onychose trichophytique, nous reviendrons sur de nombreux points que leurs observations ont précisés.

A Paris, l'onychose trichophytique est rare. J'ai pu examiner 500 cas de dermatomycoses sans rencontrer plus d'un sujet qui en fût atteint. Je crois que l'hôpital St-Louis n'en reçoit pas plus de quatre ou cinq cas par an [5]. Cette rareté n'est pas la même partout en France. Les nombreux travaux de l'école de Bordeaux sur le même sujet accusent en cette région une fréquence plus grande de cette modalité trichophytique [6]. Il en est de même en Italie, puisque Celso Pellizari trouvait 20 cas d'onychose sur 150 observations de trichophytie [7].

Cette affection est rare chez l'enfant. On peut presque dire qu'on ne l'observe jamais chez lui. J'en ai vu autrefois un cas à quinze ans chez un jeune garçon contaminé par sa grande sœur. Sur la série des malades observés par Lespinasse le plus jeune avait 19 ans [8]. Il semble que l'onychose trichophytique puisse se voir également dans les deux sexes. La contagion familiale, sans être de règle, n'est pas très rare; je viens d'en donner un exemple ; Frèche en a donné deux plus beaux; l'un de 5 cas l'autre de deux [9]. Le plus souvent il s'agit de cas spora-

Cong. méd. de Pavie. SIREDEY in *Annales de Dermat. et de Syph.*, 1888 a résumé l'étude de Pellizari.

(1) H. FOURNIER. Étude sur la trichophytie des ongles (*Journal des maladies cutanées et syphilitiques*, 1889, p. 3).

(2) H. DUBREUILH. Deux cas d'onychomycose (*Jour. de méd. de Bordeaux*, 23 fév. 1890, p. 322).

(3) ARNOZAN. *Soc. de méd. et de chir. de Bordeaux*, 29 janvier 1891.

(4) E. COLCOTT FOX. Endothrix trichophyta Flora (*Proceedings of the royal Society of medicine.* Janvier 1909).

(5) HALLOPEAU et FOUQUET. Sur un nouveau cas d'onychomycose (*Soc. de Derm.*, 1er mai 1902. *Annales*, p. 502) en donnant, sans culture, la description d'un cas clinique, déclarent bien cette localisation trichophytique fréquente. Mais l'argument apporté est que les auteurs en ont observé deux cas en un an, ce qui confirme notre opinion.

(6) ARNOZAN et DUBREUILH. De la trichophytie des mains et des ongles (*Arch. clin. de Bordeaux*, janv. et fév. 1892) ont observé à Bordeaux 135 cas de trichophytie, 29 cas de favus. Sur ce total, 17 onychoses dont 12 trichophytiques et 5 faviques.

J. BOYER, élève de Dubreuilh, a pu recueillir pour sa thèse : *De la trichophytie unguéale* (Bordeaux, 1895-96), 18 observations d'onychose trichophytique.

(7) CELSO PELLIZARI. *Loc. cit.*

(8) H. LESPINASSE. *Étude sur les onychomycoses trichophytiques et faviques et la pelade unguéale* (Bordeaux, nov. 1889).

(9) M. FRÈCHE. Trichophytie familiale des ongles (*Soc. de méd. et de chir. de Bordeaux*, 4 juin 1897). La première présentation est celle d'un grand-père, de

diques chez l'homme adulte et leur cause directe reste inconnue [1].

Tous les auteurs sont d'avis que l'onychose trichophytique est ordinairement secondaire à une lésion préalable de l'épiderme de la main. Je me contenterai de citer sur ce point Pellizari [2], Besnier [3], Dubreuilh [4] et Lespinasse [5]. Ce dernier a vu la trichophytie succéder même à un traumatisme, à un eczéma ou à un psoriasis chronique. Trois observations de Mendès da Costa [6] ne sont pas moins probantes sur ce point. On a même pu voir des lésions trichophytiques de l'épiderme demeurer chroniques autour des ongles atteints d'onychomycose [7].

Le cas que j'ai vu naître sous mes yeux est né d'une lésion épidermique, péri-unguéale, qui a infecté l'ongle par un de ses bords latéraux, comme Pellizari l'a observé le plus fréquemment.

Lorsqu'on observe pour la première fois la lésion, elle peut être déjà exclusivement unguéale ou encore épidermique ; dans ce dernier cas, c'est la lésion trichophytique banale, ou bien une lésion deja ancienne, squameuse eczématiforme, à peine reconnaissable à son bord périphérique régulier. Plusieurs auteurs ont décrit la lésion unguéale à son début. Celle que nous avons vue était, au long du bord latéral, une tache opaque, blanc jaunâtre, de bords irréguliers, extensive, au dessous de la table externe conservée. Mais Pellizari, Lespinasse décrivent ces taches jaunes avec la forme de dendrites ou de cristaux givrés comme ceux qu'on voit à l'intérieur des morceaux de sucre candi.

la mère, d'une tante, d'un enfant et de sa sœur atteints de semblables lésions unguéales. Il est bien regrettable que cette observation et la suivante n'aient pas compris la culture du Parasite.

(1) Je ne suis pas du tout de l'avis de MALCOLM MORRIS. « It is perhaps most frequently developped in nurses who have charge of children suffering from ringworm (*The ringworm*, etc..., p. 75).

(2) C. PELLIZARI. *Loc. cit.*

(3) E. BESNIER et DOYON. *Notes de Kaposi*, t. II, p. 840.

(4) DUBREUILH. *Loc. cit.*

(5) H. LESPINASSE. *Loc. cit.*

(6) MENDÈS DA COSTA. *Soc. néerland. de dermat.*, 13 déc. 1896. Des trois malades présentés atteints d'onychose trichophytique, l'un présentait une plaque annulaire au poignet, le second, des cercles aux avant-bras et seul le troisième ne présentait pas de lésions épidermiques.

(7) H. LESPINASSE. Trichophytie unguéale ; érythème trichophytique chronique (*Annales de la policlinique de Bordeaux*, juillet 1889). C'est l'observation d'un homme de 73 ans, dont les deux pouces et les deux derniers doigts de la main droite présentaient leurs ongles épaissis de 5 millimètres environ et faits de deux couches, l'une superficielle, cornée, compacte, une profonde, friable. L'ongle soulevé en dos d'âne était mou à la pression. Il existait, en outre, un érythème du dos des deux mains et du quart inférieur de l'avant-bras. La lésion d'un rouge violet était exclusivement épidermique et squameuse. Il n'y avait ni gonflement ni vésicules, mais de larges squames dans lesquelles des filaments mycéliens abondants et ramifiés. Les poils du dos de la main étaient infiltrés de spores.

Cette observation que je n'ai pu confirmer est assez précise pour n'être pas négligée.

Lorsque l'onychose totale est véritablement constituée elle peut prendre deux formes très différentes d'aspect, suivant que la table externe de l'ongle est conservée ou détruite (1).

Si elle est conservée, elle peut recouvrir un ongle épais, en moelle de jonc, ayant de trois à cinq fois son épaisseur ordinaire, et dont la substance se présente, au bord libre, friable et facile à dissocier avec une aiguille. En surface l'ongle malade est souvent concave et pétaloïde, quelquefois fissuré dans sa longueur. Il apparaît opaque et d'un blanc gris, un peu jaunâtre. Dans un autre cas, cette moelle de l'ongle est tellement friable que les soins de propreté l'ont dissociée et enlevée. La table externe recouvre un vide où l'on peut introduire un stylet et qui occupe souvent plus de la moitié de la hauteur de l'ongle. Dans ce cas l'ongle est convexe dans les deux sens, il prend la forme d'une griffe : onychogryphose.

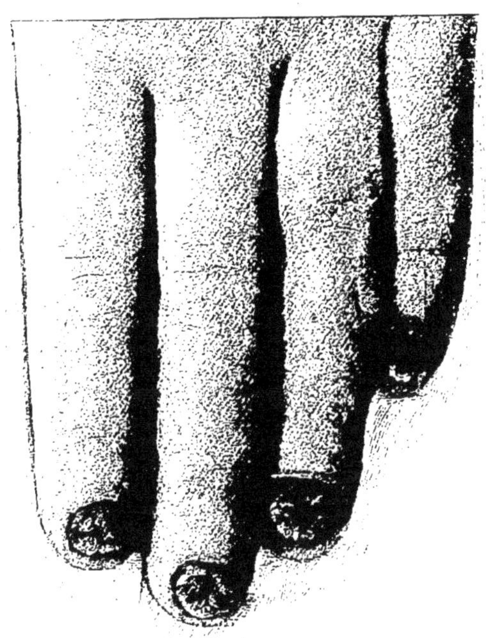

Fig. 208. — Trichophytie unguéale. Musée de l'hôpital Saint-Louis n° 1195.

Enfin, et quelquefois dès le début de l'affection, la table externe de l'ongle peut être détruite. Elle s'est effritée en surface, la lésion d'abord profonde arrivant à affleurer la surface, la table externe se fissure et s'ouvre. Par ses points ouverts on peut enlever la substance unguéale comme de la fibre d'amiante. Ces points s'étendent et se

(1) Lespinasse décrit à l'ongle trichophytique trois aspects : Dans le premier cas, l'ongle est épaissi en moelle de jonc et ordinairement concave ou pétaloïde ; dans le second, il est évidé et décollé, ordinairement recourbé en griffe (onychogryphose); dans une troisième forme plus aiguë, la table externe est érodée et a partiellement disparu. Il nous semble que les deux premiers cas, quoique objectivement très différents, ne sont que des formes d'un même type caractérisé par la conservation de la table externe.

rejoignent, la plus grande partie de l'ongle disparaît. Il semble devenu atrophique, réduit à la moitié de sa longueur. Sa surface est raboteuse, salie par toutes les poussières. Son aspect est alors caractéristique, c'est celui que les fig. 208 et 209 représentent.

Toute cette évolution se poursuit le plus souvent sans concomitance de phénomènes inflammatoires. Le doigt et l'ongle sont devenus sensibles aux traumatismes, mais ils ne sont pas sensibles spontanément.

Il est rare que l'onychose trichophytique reste localisée à un seul ongle, et rare inversement que les dix ongles des mains soient pris. Et comme ils se contaminent l'un l'autre, leur état varie longtemps de degré avant qu'ils soient pris tous également. Quelquefois un ou plusieurs ongles restent saufs au cours des cinq ou dix ans que l'onychose trichophytique des ongles voisins durera.

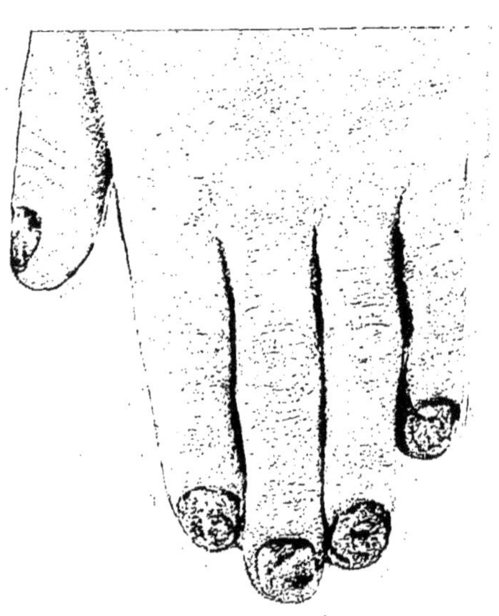

Fig. 209. — Trichophytie unguéale. Musée de l'hôpital Saint-Louis n° 2186.

D'autrefois, les ongles des pieds sont pris comme ceux des mains, un, ou plusieurs. On a pu observer les vingt ongles contaminés. La conservation de la table externe de l'ongle s'explique par ce fait que la pullulation mycélienne se fait toujours plus intense dans la profondeur, quoiqu'elle se limite strictement aux parties kératinisées. Ainsi que l'avait vu C. Pellizari, elle n'envahit la surface de l'ongle que secondairement et par places (¹). Pour faire des préparations valables, il faut donc étudier les détritus de la profondeur de l'ongle. Cette étude a été faite surtout par Arnozan et Dubreuilh dans un travail muni de planches excellentes (²).

(¹) Il serait possible que certaines espèces trichophytiques les plus robustes, les *Tr. gypseum*, par exemple, fussent seules capables d'envahir la surface de l'ongle, les espèces moins actives restant confinées dans la profondeur, car la surface de l'ongle paraît offrir une particulière résistance au parasitisme, mais le petit nombre des cas que j'ai pu étudier ne me permet d'émettre cette idée, que comme une hypothèse.

(²) Arnozan et Dubreuilh. De la trichophytie des mains et des ongles (*Arch. clin. de Bordeaux*, 1892.)

Mais il semble que les éléments parasitaires, surtout disposés autour de petites cavités creusées dans l'ongle, s'y montrent d'ordinaire assez peu différenciés, comme dans la squame trichophytique, par exemple. Il s'ensuit que le diagnostic de la trichophytie et du favus de l'ongle par l'examen microscopique peut ne pas être toujours possible. Les auteurs considèrent le diagnostic à l'œil nu comme plus facile, car l'onychose favique montre sous la table externe de l'ongle des taches d'un jaune soufre très différentes des taches jaunâtres presque blanches de l'ongle trichophytique [1].

Les onychoses mycosiques peuvent ne s'accompagner d'aucune lésion épidermique ou pilaire qui puisse certifier le diagnostic. D'abord l'onychose a pu naître d'une lésion épidermique fugace, très vite disparue. En outre, toutes les lésions trichophytiques sont moins chroniques que celles-là, elles ont eu le temps de disparaître, alors que celle-là demeurait. Il n'en est pas souvent de même dans le favus, pour cette raison inverse que le favus est au cuir chevelu comme aux ongles, d'une durée indéfinie.

En somme, toutes les fois que le dermatologiste rencontre une onychose, il doit chercher si elle n'est pas mycosique, d'autant que toute une école a eu tendance à voir, dans les lésions des ongles, des troubles trophiques résultant de dyscrasies générales. J'ai trouvé, en 1894, une onychose trichophytique diagnostiquée hystérique....

La durée de l'onychose trichophytique est illimitée. Elle se compte toujours par années. On en voit durer dix ans et plus. Quelquefois cependant, ont voit un ongle guérir spontanément. Plus souvent l'ongle non traité ne guérit pas et la maladie continue.

Nous étudierons son traitement, avec celui de la trichophytie en général.

C'est ici le lieu de dire que toutes les onychoses mycosiques que l'on rencontre ne sont peut-être pas dues à des Parasites connus, cultivés et catalogués. A diverses reprises je n'ai pu obtenir la culture de lésions unguéales que le microscope montrait mycosiques. J'ai cru d'abord à des erreurs de technique de ma part. Mais on ne peut y croire lorsque les particules restées stériles à la surface du milieu, reprises et examinées au microscope se montrent, bourrées de Parasites.

La première culture de certains Trichophytons ne poussant qu'à l'étuve (Trichophytons faviformes), j'ai pu croire aussi que plusieurs de mes cultures d'autrefois étaient restées stériles, pour avoir été gardées à de basses températures. Mais le fait s'étant répété depuis que j'en eus fait la remarque, et sur des cultures mises à l'étuve à 27°, cette

(1) Cf. aussi : Dubreuilh. Deux cas d'onychomycose (*Journ. de méd. de Bordeaux*, n° 30, 1890) et aussi la thèse déjà citée de Lespinasse (*Étude sur les onychomycoses*, Bordeaux, 1890).

objection n'est plus possible au moins pour tous les cas. D'ailleurs cette remarque que j'ai faite depuis six ou sept ans, a été faite semblablement par plusieurs auteurs, spécialement par Lewandowsky [1]. Il semble donc bien que certaines onychomycoses soient déterminées par des Parasites mycéliens pour le moment incultivables.

Ce fait, joint à la rareté des exemples de trichophytie unguéale que j'ai rencontrés, ne me permet pas d'établir encore quels sont les Trichophytons qui donnent lieu le plus fréquemment à la trichophytie unguéale. Les travaux d'autrui ne le permettent pas davantage. Presque aucun d'eux n'a comporté de culture [2].

Le Trichophyton que j'ai observé le plus récemment dans l'ongle était le *Tr. violaceum*. Dans de précédentes recherches j'y avais observé le *Tr. acuminatum*.

Ces deux Trichophytons sont endothrix dans le poil. Ceci correspond à l'observation de Mendès da Costa d'une onychose coïncidant avec une trichophytie tondante due à un Endothrix. Mais, dans le cas, cet Endothrix n'avait pas été cultivé [3].

La question reste presque entière.

V. — SUR LES SOI-DISANT TRICHOPHYTONS PRODUCTEURS DE GODETS

De tous temps les frontières entre le favus et la trichophytie ont été mitoyennes, et leur délimitation assez ambiguë. Il est à remarquer,

(1) M. LEWANDOWSKY (de Berne) Onychomycose mit bisher nicht kultivierbaren Fadenpilzen (9e *Congrès de la Soc. derm. allemande*, Berne, 12-14 sep. 1906). L'auteur présente deux observations. La première, d'un malade venu à la clinique dermatologique, dont les ongles examinés présentaient des myceliums simples ou sporulés, et où la culture par toutes méthodes et sur tous milieux est demeurée impossible. Le deuxième cas concerne une femme médecin, venant de Sibérie et présentant, depuis l'âge de cinq ans, une onychomycose à plusieurs doigts dont un s'est guéri spontanément. L'auteur rapproche, de ces deux cas, un cas présenté par de Beurmann et Gougerot à la Soc. de dermat. de Paris : onychomycose caractéristique, dont les cultures faites par Sabouraud à plusieurs reprises sont restées stériles.

(2) Les 20 malades de Pellizari (1888), les 16 cas d'Arnozan et Dubreuilh (1892), 11 malades de Boyer sur 18 (1895) n'ont été l'objet d'aucun essai de culture. De même, les 3 malades de Mendès da Costa (1896), les 7 cas de Frèche (1897), 2 cas de Censi (1898) et les 2 cas de Hallopeau (1902). J. Boyer a cultivé 7 cas, dont il est impossible de reconnaître l'espèce à la description (J. BOYER. *De la trichophytie unguéale*, Bordeaux 1895-96). Le travail de DREW, *Sur un nouveau Parasite des ongles* (*Monatshefte für Dermat.*, Bd. 36, 1903) semble se rapporter à un Trichophyton gypseum ou niveum, mais ses figures et ses descriptions sont incapables d'éliminer d'une façon sûre l'idée d'un Microsporum animal à culture vivace. Tout ceci pour justifier l'affirmation qui précède.

(3) MENDÈS DA COSTA. Trichophytie des ongles (*Vereeniging van Nederlandsche Dermatologen*, 1900).

au sujet de ces disputes d'école, que les faits éclaircis ont toujours tendu à différencier plus absolument les deux maladies l'une de l'autre, tandis que la tendance dogmatique des maîtres a toujours été de chercher à les rapprocher jusqu'à les confondre (1). Nous verrons cette même lutte entre les faits et les hommes se poursuivre jusqu'aujourd'hui.

Ainsi Sabrazès et Brengues (2), et Mewborn (3) ont trouvé dans des godets un Parasite qui est un Achorion rare et qu'ils ont pris pour un Trichophyton gypseum. Bodin (4) a rectifié cette erreur en étudiant de nouveau ce Parasite avec la précision qui caractérise ses travaux et a démontré qu'il s'agissait d'un Parasite encore non classé mais très différent des Trichophytons (5).

Ce sont des faits qu'il faut préciser, car les erreurs faites sont de celles qui suffisent à jeter le trouble dans toute une série de claires notions bien établies, je montrerai que ces erreurs d'interprétation une fois relevées, les faits s'éclaircissent d'eux-mêmes, et que s'ils sont partiellement nouveaux, ils ne prévalent en rien contre les faits antérieurement établis.

Avec un Champignon « ayant tous les caractères d'un Trichophyton pyogène » Sabrazès et Brengues ont produit des godets faviques sur l'homme et sur la souris (6). Le kérion de la barbe dont leur semence provenait a été minutieusement étudié par les deux auteurs. Il était typique. Ce cas est de ceux qui ont précisé nos connaissances sur l'anatomie pathologique des kérions, nous en reparlerons en traitant du sujet (7). Mais les auteurs ayant cultivé ce Parasite ont cru pouvoir affirmer que tous ses caractères en faisaient un Trichophyton pyogène à culture blanche du type que j'avais décrit en 1892-94. Ils inoculèrent ce Parasite à l'Animal et à l'Homme. Le résultat de ces inoculations fut communiqué à l'Académie des Sciences et en voici le compte rendu :

« L'inoculation sur l'épiderme de l'homme d'un Champignon morphologiquement trichophytique, extrait d'un sycosis parasitaire profond

(1) KRAL. Untersuchungen über Favus, II. Mychologischer (Theil *Arch. f. derm. Syph.*, Jahrgang, 1891, 1 heft.).

(2) SABRAZÈS. *Sur le favus de l'homme, de la poule et du chien* (Th. de Bordeaux, 1893). SABRAZÈS et BRENGUES. Production de godets faviques par l'inoculation à l'homme et à la souris, d'un Trichophyton pyogène (*C. R. de l'Ac. des sciences*, Paris, 18 avril 1898, tome CXXVI, p. 1160).

(3) MEWBORN. Voir la note 2 de la page suivante.

(4) BODIN. Sur un nouveau Champignon du favus (Achorion gypseum) (*Annales de Dermat. et de Syph.*, 1907, p. 585).

(5) Voir p. 571.

(6) SABRAZÈS et BRENGUES. *Société d'anatomie et de physiologie de Bordeaux*. Séance du 14 mars 1898, p. 80.

(7) SABRAZÈS et BRENGUES. Trichophytie profonde de la barbe. Étude historique, clinique et anatomo-pathologique (*Actes de la Société linnéenne de Bordeaux*, tome LIII).

de la barbe, observé dans le service de M. le Pr Lannelongue, a déterminé l'apparition d'une plaque suppurative, parsemée de *godets* jaune soufre de petites dimensions, ayant les caractères objectifs et *microscopiques* des godets faviques. Les rétrocultures ont fourni le Champignon inoculé qui paraît se confondre avec le Trichophyton pyogène du cheval, bien connu depuis les travaux de M. Sabouraud [*Trichophyton gypseum asteroïdes*]. Ce même Champignon inoculé à deux souris, a produit des godets faviques, ainsi que le démontrent l'*aspect objectif*, l'*étude microscopique* et les *rétrocultures* (¹). »

Toutefois les auteurs ajoutent : « Ces godets sont moins envahissants que ceux qui résultent de l'inoculation des Champignons du favus humain et du favus du Chien ». En effet, sur une aquarelle que Sabrazès nous a très obligeamment adressée, ce sont deux points jaunes, de la dimension d'une tête d'épingle sur l'Homme et une croûte irrégulière de quelques millimètres de diamètre à la base de l'oreille d'une Souris. Ces points jaunes gros comme une tête d'épingle « chez l'homme sont rapidement masqués par le processus suppuratif inhérent à la vie du Parasite dans l'épiderme, et dans le follicule pileux » ; chez l'Animal ils ne se développent pas non plus, ils se détachent, « laissant à nu des exulcérations suintantes et dépilées des téguments ».

La conclusion toute naturelle des auteurs, c'est que certains Champignons classés comme trichophytiques sont capables dans certains cas de donner lieu à des godets. Et, d'après leur texte, les deux auteurs semblent bien voir en cette observation un fait qui pourrait être général.

Voici maintenant le résumé d'une observation de Mewborn (²) qui se rapporte à des faits analogues : Un mulâtre de 30 ans, domestique, montre à la racine de la cuisse gauche, dans la région en contact avec le scrotum, une tache grande comme la main, sèche, rouge, écailleuse, bordée d'un liséré surélevé, papulo-vésiculeux, polycyclique. Cette plaque est entourée d'autres taches analogues, irrégulières. Sur le scrotum, onze godets faviques, jaunes, secs, friables, concaves, enchâssés dans la peau. Les coupes montrent la structure du godet typique. Voilà une observation nette et certaine d'un favus se présentant, à la fois, et comme on en observe maints exemples, sous les deux formes de *favus circiné ou herpeticus* des auteurs anciens et sous la forme de *godets*.

(¹) SABRAZÈS et BRENGUES. *Loc. cit. C. R. de l'Ac. des sciences*, 18 avril 1898, tome CXXVI, p. 1160.

(²) A.-D. MEWBORN. Report of a case of favus of scrotum, coexisting with ringworm of the thigh, giving identical trichophyton-like cultures (*Journal of cutaneous diseases*, janv. 1903, p. 11).

L'inoculation fut pratiquée; elle ne réussit pas sur la Souris de maison, mais elle réussit sur le Lapin. Après une semaine, on vit apparaître un petit godet de la dimension d'une tête d'épingle qui, après deux semaines, fit un « large conglomerate favus cup.... » Et la description en est saisissante : « These cups were oval to circular in form, sulphur yellow in color, dry and friable, concavo-convex... » Il n'y a aucun doute que ce ne soit là de vrais godets. Mais voici le point étrange : les cultures ne montrent point la forme bien connue des cultures faviques, mais l'aspect très typique des cultures trichophytiques, duveteuses, blanches. Que conclure?

La conclusion de l'auteur est inattendue : « Il semble que cette observation doive être regardée comme un cas dans lequel le même *Trichophyton* : un *Trichophyton megalosporon ectothrix* d'origine animale probable (?), sur le même patient, mais en différentes parties du corps où les conditions du terrain sont différentes, produisit deux maladies cliniquement distinctes : favus et trichophytie. »

Cependant il existe dès à présent trois Achorions rares dont l'existence est on ne peut plus certaine : l'*Achorion gallinae* de Mégnin-Sabrazès, l'*Achorion muris*, dit *Quinckeanum* par Bodin, et l'*Achorion gypseum*, découvert et décrit par le même auteur, dont la culture est tout à fait analogue à celles de certains Microsporums animaux ou de Trichophytons ectothrix, et qui l'un et l'autre se rencontrent en des lésions circinées, accompagnées ou non de godets et, inoculés à l'Animal, déterminent des godets.

Qu'ils puissent faire des cercles d'herpès circiné comme l'Achorion banal, quoi d'étonnant? Cela suffit-il pour qu'on fasse de l'Achorion banal un Trichophyton? Il semble donc que la conclusion logique de Mewborn aurait dû être : qu'il avait trouvé dans un cas de favus, montrant des cercles et des godets, un *Achorion atypique* dont il aurait dû observer et décrire les particularités culturales de telle manière qu'on pût l'identifier par la suite si on l'avait retrouvé, car il ne suffit pas que les cultures d'un Dermatophyte ressemblent à celles des Trichophytons pour être trichophytiques, puisqu'il existe dejà trois Achorions authentiques dont la culture ressemble bien plus à celles des Trichophytons qu'à celles du Favus banal.

Je dois dire que grâce à l'extrême obligeance de Sabrazès, j'ai reçu de lui, outre les dessins, planches et observations correspondant à son cas, ses vieilles cultures, et que leur aspect objectif et leur mycologie permettent en sécurité parfaite de caractériser le Parasite en question qui est l'Achorion gypseum si bien décrit par Bodin en 1907 et que nous étudierons plus loin [1].

[1] Voir l'article le concernant au chapitre qui étudie les Favus des animaux.

En conséquence que reste-t-il de cette affirmation « qu'il faut, entre les Trichophytons et les Achorions, faire tomber les barrières trop absolues que la plupart des travaux antérieurs avaient édifiées? » Il reste deux cas où l'on a pris pour des Trichophytons faisant des godets un Achorion atypique [1].

VI. — PRÉTENDUES TRICHOPHYTIES DES MUQUEUSES

J'ai vu quelque fois une trichophytie des lèvres et de la barbe envahir le bord rouge des lèvres et de la demi muqueuse jusqu'au point où les lèvres fermées se touchent. Mais j'ai toujours vu les lésions s'arrêter là et je crois que jamais elles ne vont plus loin.

C'est exactement ce qu'a vu Robinson dans un cas présenté à la Société de Dermatologie de New-York [2]; je n'ai jamais vu, comme Malcolm-Morris, la trichophytie de la vulve et de la bouche, même en « de rares cas » comme il l'a dit [3]. Je n'ai jamais rien vu, non plus, de comparable à ce qu'a décrit Stern, une trichophytie du menton ayant envahi la face muqueuse de la lèvre inférieure et un autre cas vésiculeux aigü ayant gagné la muqueuse buccale [4]. Et quant à l'observation d'Alessandro Giletti, d'un cas de trichophytie primitive de la muqueuse buccale [5], je la tiens pour une erreur certaine que la planche même qui accompagne son travail suffit à démontrer. Il est visible que l'on a pris les arêtes cellulaires et les espaces intercellulaires de l'épithélium pour des mycéliums ramifiés, car jamais on ne voit les filaments trichophytiques suivre les arêtes mêmes des cellules entre lesquelles ils passent.

(1) Mais s'il ne me paraît pas prouvé qu'avec un Trichophyton pyogène, ou non, ayant les caractères morphologiques des Trichophytons dans le poil, on puisse déterminer des godets sur l'Animal, je ne dis pas que le fait soit impossible. Puisque tout le monde sait que l'Achorion banal peut faire non seulement des godets, mais des cercles, un Trichophyton pourrait bien produire non seulement des cercles, mais des godets. Ce qu'il faut dire, c'est que la démonstration n'en est pas faite, et que, dans des centaines d'expériences, c'est un phénomène que je n'ai jamais reproduit, que les Trichophytons les plus faviformes ne le font pas, et qu'il n'existe aucune préparation ou figuration authentique d'un godet fait par un Trichophyton.

(2) Robinson. 224e regular meeting of the New-York dermatological Society, 1895, avec la réponse du D. Cutler qui a vu la trichophytie de la muqueuse.

(3) Malcolm-Morris. Ringworm at the light of new researches, etc., p. 71.

(4) E. Stern. Ueber einige bisher noch nicht beschriebene Formen von herpes tonsurans (*Arch. f. Dermat. et Syph.*, 1898, t. XLIV, p. 280).

(5) Alessandro Giletti. *Tricofitiasi primitiva della mucosa boccale.*

ANATOMIE PATHOLOGIQUE DES TRICHOPHYTIES ET MICROSPORIES

Avant de quitter l'étude des Trichophyties pour celle des favus, je crois nécessaire de résumer brièvement les lésions anatomo-pathologiques créées par les Parasites que nous avons étudiés jusqu'ici. Et comme elles sont de type peu nombreux l'étude en sera vite faite(1).

Lésions de surface. — Les croûtelles qui signalent la surface d'un point du cuir chevelu atteint de teigne tondante et qui durent autant que lui sont faites, par un triple processus : d'*exfoliation épidermique*, d'*exocytose* et d'*exosérose* (2).

1° L'exfoliation de la surface épidermique est le processus essentiel qui fait la squame. Il résulte d'un excès de reproduction des cellules épidermiques des couches profondes (*hyper-acanthose*) et d'un arrêt dans les dernières transformations de la couche cornée dont certaines cellules conservent leur noyau (*parakératose*) (3).

2° L'exocytose est l'effusion de cellules migratrices au travers de l'épiderme et à sa surface (fig. 210).

Ces deux processus sont le plus souvent mêlés et combinés (4). Ils peuvent exister sans combinaison d'exosérose. Ainsi dans les fig. 211 et 212 où l'on voit alterner les lits de leucocytes et les couches cornées feuilletées.

En général, ces processus s'observent au plus près du Parasite et au contact du cheveu infecté.

A distance, au contraire, se produit l'exosérose. On voit au sommet d'une papille une suffusion séreuse se produire qui dissocie les cellules épidermiques et crée entre elles des lacs, plus ou moins visiblement communiquants.

Ce sérum se coagulera et les jours suivants ces blocs séreux portés

(1) Sabouraud. Sur l'histologie des teignes (*Annales de Dermat. et de Syphiligraphie*, 1902, p. 1139).

(2) Sabouraud. The histogenesis of scales and crust (*The journal of cutaneous diseases*. New-York, Feb. 1903, XXI, n° 245, p. 61-72).

(3) Sabouraud. *Les maladies desquamatives*, p. 279.

(4) Ch. Du Bois. *Pathogénie et histologie de la squame dans les teignes tondantes* (Genève. Kundig, édit. 1902, p. 25). Cf. comparativement D. Mario Truffi. Ricerche sperimentali sulle tigne (Estrato dal *Giornale italiano delle malattie veneree e della pelle*, p. 106, 1902. Milano).

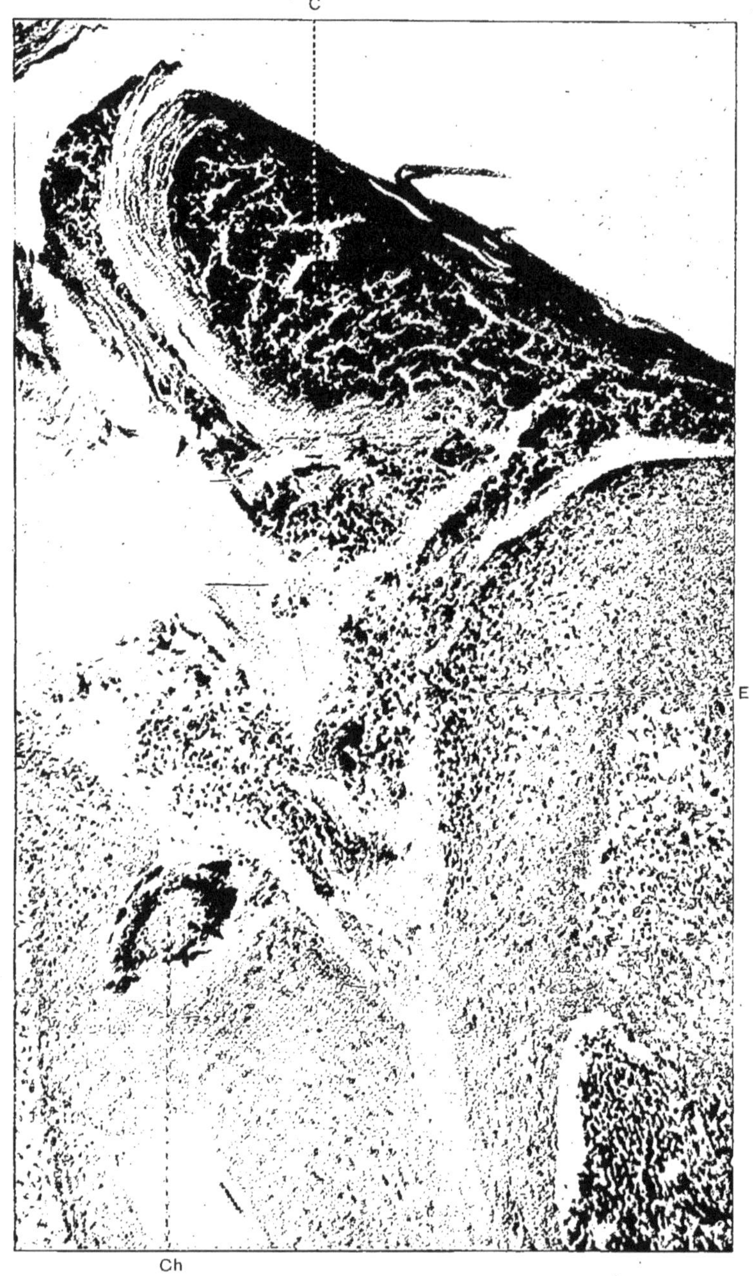

Fig. 210. — *Mécanisme de la formation des squames-croûtes à la surface des plaques de tondante trichophytique.* Ch, cheveu trichophytique enclavé dans la paroi épidermique de son follicule. E, *exocytose*, effusion de leucocytes dans la cavité du follicule. C, croûtelle entourée d'une lame épidermique cornée et faite de milliers de noyaux de leucocytes effusés. × 180.

par l'ascension épidermique se trouveront compris dans la croûte. C'est ce que les deux figures 214 et 215 empruntées à du Bois montrent d'une façon parfaitement claire. L'exsudation séreuse peut dépasser l'épiderme et se concréter à sa surface. C'est proprement le méca-

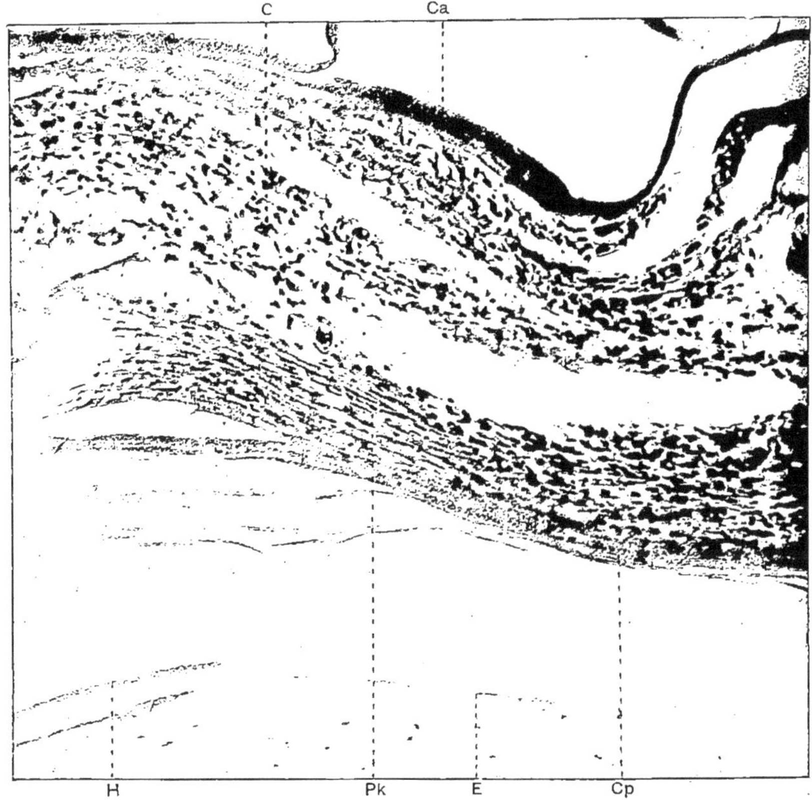

Fig. 211. — *Squame-croûte à la surface d'une plaque de trichophytie du cuir chevelu.* C, croûte faite de lits alternés de leucocytes morts et de feuillets épidermiques cornés. Elle est comprise entre les couches cornées. Ca, couche antérieure. Cp, couche postérieure à sa formation. Pk, couches cornées en parakératose. Hk, kyperkératose à la surface de l'épiderme corné E.

nisme qui fait la croûte. Mais souvent l'effusion ne se fait pas au dehors, l'infiltration est intra-épidermique (fig. 214).

Quelquefois cette suffusion se produit au niveau d'un éperon épidermique bordant un follicule. Alors cet éperon est prolongé par une croûtelle recouvrant le cheveu couché sur la peau (fig. 215).

L'exosérose donne ainsi lieu à une sorte de capuchon demi-croûteux demi-squameux recouvrant le point d'émergence du cheveu hors de la peau.

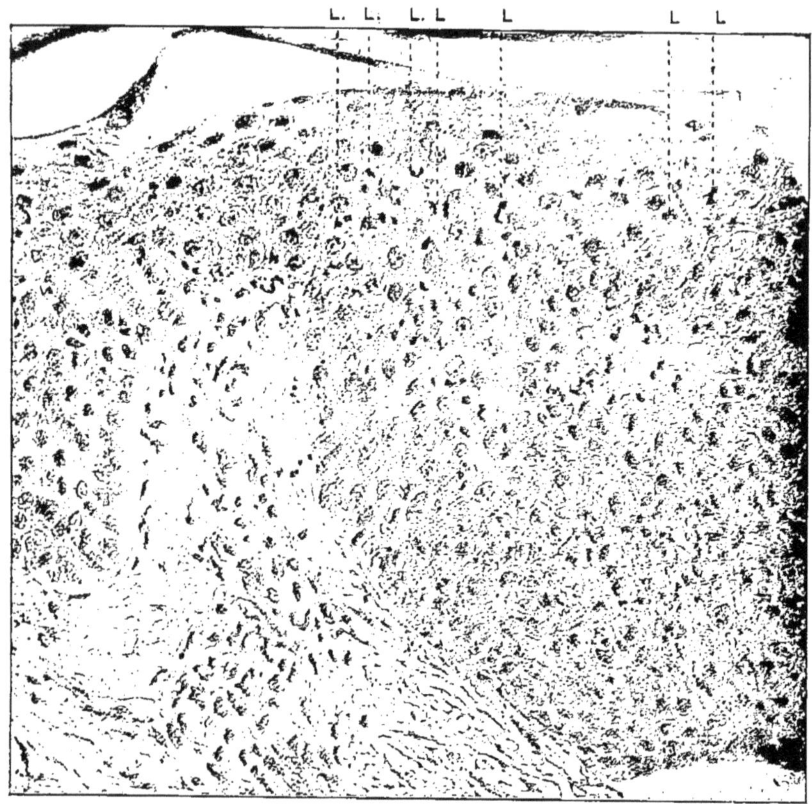

Fig. 212. — *Exocytose au niveau d'une plaque de trichophytie.* De très nombreux leucocytes dont quelques-uns seulement, indiqués par des traits L, L L montent vers la surface de l'épiderme. × 260.

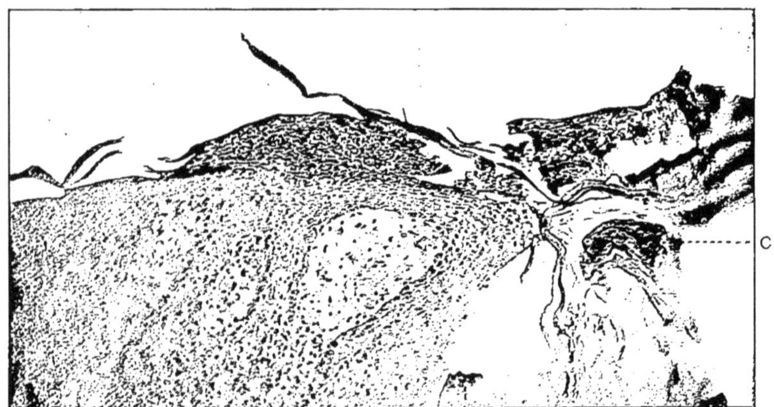

Fig. 213. — *Trichophytie du cuir chevelu.* Croûtelle composée de lits alternés de leucocytes morts et de cellules épidermiques cornées à côté d'un follicule infecté. C, fragment de cheveu envahi par un Trichophyton endothrix. × 75.

La tondante trichophytique démontre un processus identique, ainsi que le démontre la figure 217. L'hyperkératose, la parakératose et l'exosérose pouvant se combiner en toutes proportions. En C est le cheveu malade tronçonné, en D les strates épidermiques folliculaires autour du cheveu; en A, les boules de sérum coagulé entre les lits d'épiderme hyperkératosique, et à la surface de la croûtelle les éléments qui le composent s'émiettent : B.

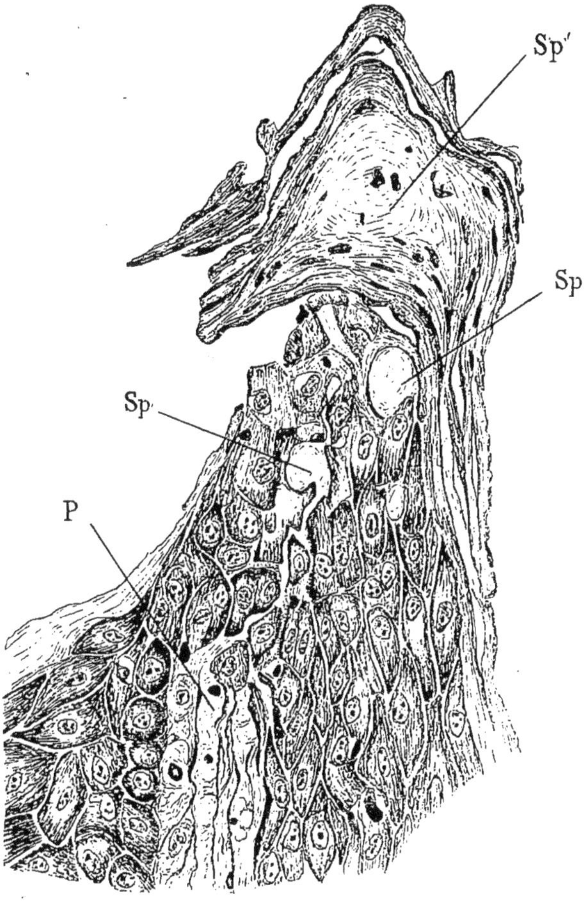

Ainsi lorsque le cheveu est couché, il est recouvert par une squame croûte en capuchon. Lorsque sa direction est plus verticale, il détermine, en anneau autour de l'orifice pilaire, une exosérose qui produira une croûte en couronne (fig. 218). Et cet anneau d'exosérose apparaît sur une coupe verticale de l'épiderme sous la forme de deux croûtes méniscoïdes rattachées par leur enveloppe cornée au follicule, siège du Parasite causal. Ces croûtes sont stériles et ne montrent pas un filament parasitaire (fig. 219).

Fig. 214. — Exemple d'exosérose dans la *Trichophytie épidermique* (d'après Du Bois de Genève). P, papille et son vaisseau central gorgé de liquide. Sp, deux lacs séreux rattachés à la papille par une coulée de sérum visible. Sp' croûte séreuse produite par le même mécanisme d'exosérose.

Ainsi peuvent être résumés la nature et le mode de formation des squames-croûtes à la surface des lésions trichophytiques. Mais ces lésions superficielles se combinent à d'autres plus profondes et que nous allons examiner.

Lésions profondes. — En ce qui concerne les lésions profondes il

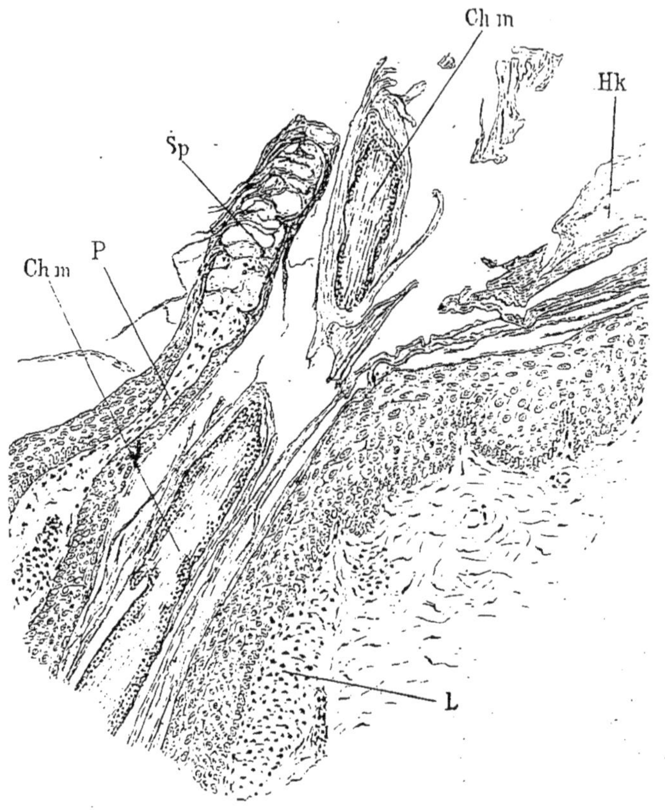

Fig. 215. — Exosérose dans la *microsporie*. Ch. m, cheveu malade. P, sommet de la papille. Sp, spongiose (exosérose). Hk, Hyperkératose. L, leucocytes et cellules fixes du tissu conjonctif. (D'après Du Bois de Genève.)

est curieux de constater d'abord qu'elles peuvent manquer, même à l'état de trace, même à l'examen microscopique. C'est ce que démontre, par exemple, la fig. 220. Coupe d'une teigne tondante trichophytique existant depuis plusieurs mois et où le parasitisme du cheveu est le seul état pathologique qu'on puisse relever; la réaction des tissus du voisinage étant absolument nulle. Nous pourrons observer par la suite tous les degrés dans le processus inflammatoire que la trichophytie pilaire peut déterminer.

Notons en passant le contournement du cheveu trichophytique dans son follicule. C'est un fait qu'on n'observe pour ainsi dire jamais dans la Microsporie et qu'on observe presque sur tous les cheveux atteints de Trichophytons endothrix. Leur infiltration par le Parasite les a rendus mous et comme plastiques. Il sont poussés au dehors parce

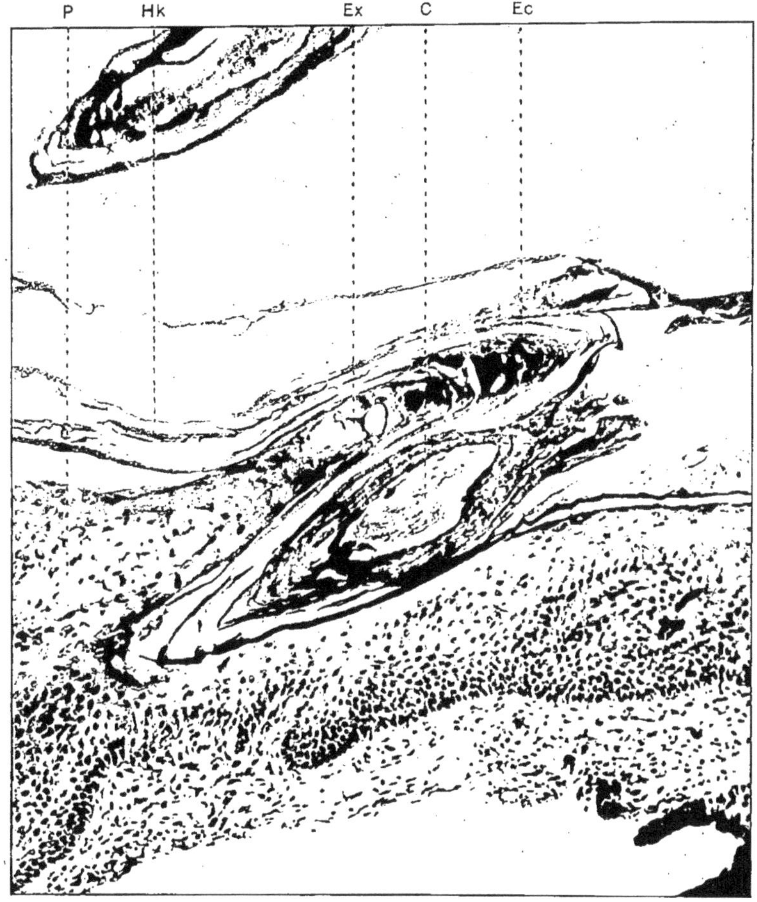

Fig. 216. — *Exosérose dans la tondante microsporique*. P. papille. Hk. Hyperkératose. C. cheveu. Ex. Exosérose faisant un capuchon au cheveu à son émergence.

que leur papille continue de les faire croître, et ils se replient sur eux-mêmes en tous sens [1].

[1] Je crois que ce contournement du cheveu trichophytique dans le follicule a été décrit et figuré pour la première fois par G. Thin. On the condition of the skin in tinea tonsurans (Vol. LXI. Of the *Medical chirurgical transactions*, mars 1878. Planche XII, fig. 1 et 4).

Ces contournements du cheveu trichophytique dans le follicule, qui font couper dix fois le même cheveu dans la même coupe ont des conséquences qui n'ont pas été suffisamment énoncées et que je considère comme très importantes car elles me paraissent

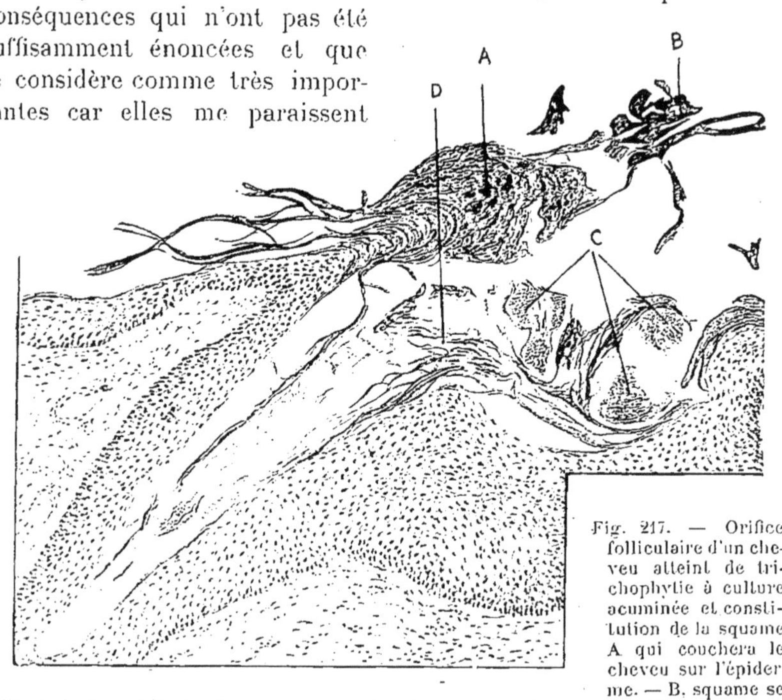

Fig. 217. — Orifice folliculaire d'un cheveu atteint de trichophytie à culture acuminée et constitution de la squame A qui couchera le cheveu sur l'épiderme. — B, squame se délitant : D, hyperkératose folliculaire. Carmin-orange, bleu polychrome. × 80.

avoir donné lieu à de grosses erreurs.

Dans ces contournements, il arrive, et même assez fréquemment, que l'anse d'un cheveu fait hernie à travers un follicule (fig. 221), *jusque dans le derme*.

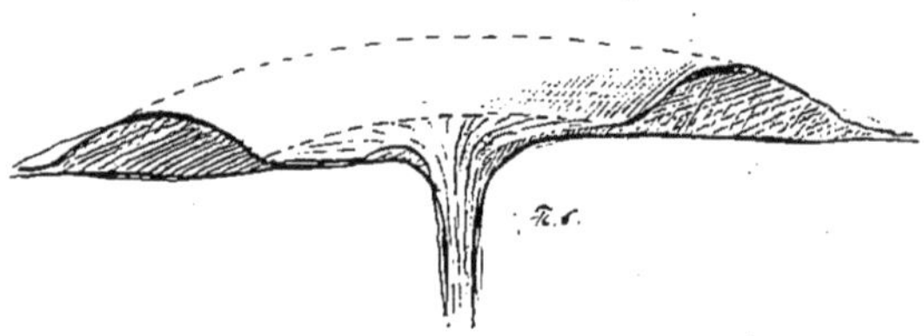

Fig. 218. — Schéma expliquant la fig. 219. Croûtelle annulaire produite par exosérose autour d'un follicule contenant un cheveu trichophytique.

Ainsi n'est-il pas rare de trouver, dans le derme même, et souvent au sein d'un nodule inflammatoire, quelque débris de cheveu séquestré. C'est à ce fait sans doute, qu'on doit la description de trichophyties dermiques. Car je n'ai jamais vu de trichophyties dermiques proprement dites.

Il y a des abcès trichophytiques dans le derme, mais ils sont toujours primitivement causés par la présence d'un cheveu trichophytique que l'on trouve encore en son centre. Et comme la culture du pus dans ce cas est toujours positive, on est bien forcé d'admettre qu'il y existe des éléments parasitaires, d'ailleurs à peu près impos-

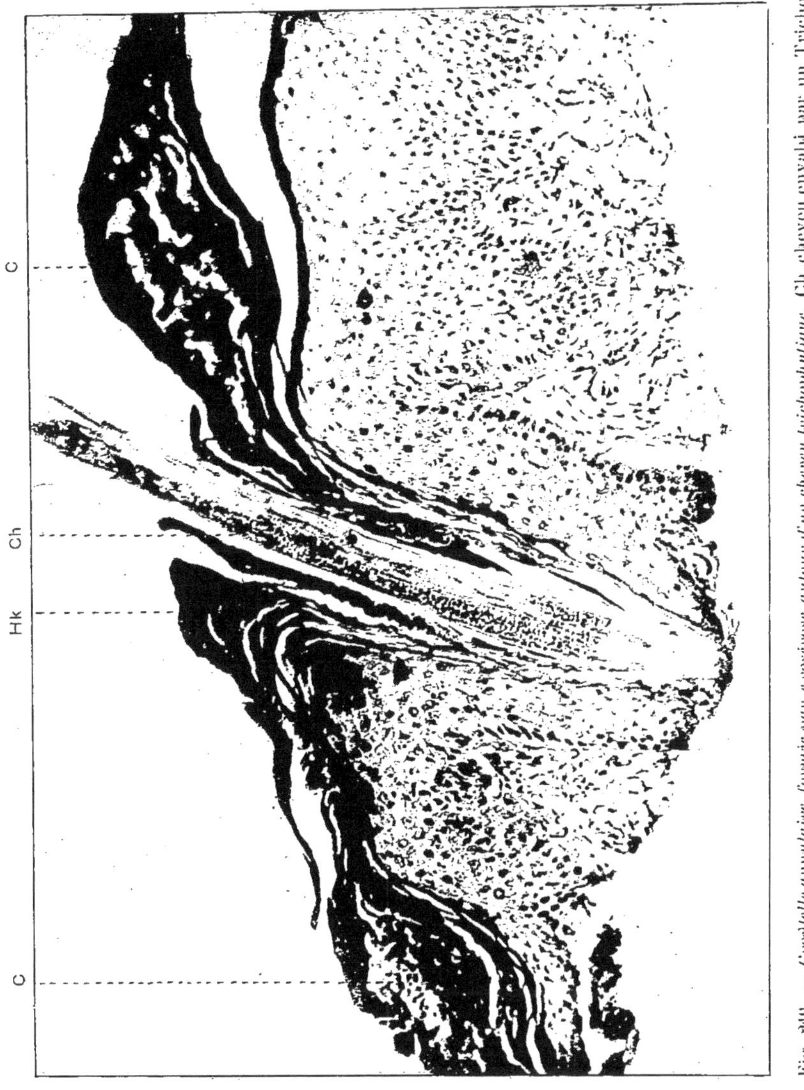

Fig. 249. — *Croûtelle annulaire formée par exosérose autour d'un cheveu trichophytique.* Ch, cheveu envahi par un Trichophyton endothrix. Hk, hyperkératose accentuant l'éperon folliculaire. C. C, sections de la croûtelle annulaire.

sibles à reconnaître au milieu des leucocytes vivants ou désintégrés. En tous cas je n'ai jamais observé d'éléments mycéliens ayant pénétré activement dans les fentes lymphatiques comme certains auteurs en ont décrit. Et quand on rencontre des éléments du Trichophyton dans le derme, c'est au sein d'un reste de cheveu issu de son follicule et ayant fait hernie dans le derme. Nos recherches appuient donc tout à fait l'opinion de Georges Thin, qui vérifiait déjà l'affirmation portée en 1855 par Kuchenmeister, que le Trichophyton est un hôte exclusif des couches cornées (¹).

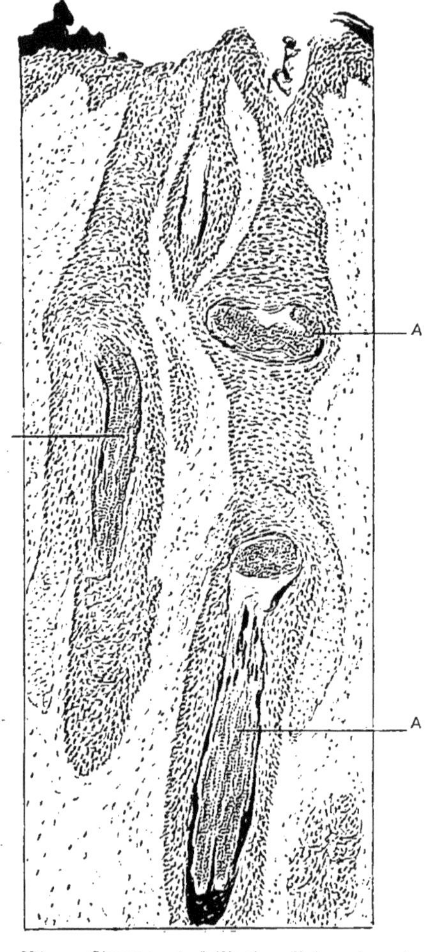

Fig. 220. — Cheveu et follicule pilaire dans la tondante trichophytique à culture cratériforme. En A, le cheveu dans son follicule. Il y est rarement droit, souvent oblique, quelquefois couché en travers. Remarquer l'endothricité absolue du Parasite. Gram-picrocarmin. × 80.

Ces contournements du cheveu trichophytique ne sont jamais plus fréquents que dans la trichophytie à culture acuminée, et à l'orifice même du follicule (figure 222).

Il n'est pas inutile de remarquer une fois de plus, dans toutes ces préparations, à quel point l'endothricité du parasite est un fait précis et constant. L'épiderme folliculaire qui réagit pourtant à distance ne contient aucun élément parasitaire ; il en est de même des squames de surface, une fois la tondante constituée. A partir de ce moment, les squames ne représentent plus que de simples phénomènes réactionnels de voisinage ; quand on y trouve des spores, c'est au sein des tronçons de cheveux qu'elles englobent.

Bien qu'une tondante trichophytique due aux Trichophytons endothrix puisse ne s'accompagner d'aucune réaction inflammatoire quelconque, néanmoins des

(¹) J. Thin. Path. and treatment of Ringworm (in-8°, 87 pages. London 1887). Cf. également :
Ziemssen. Syk. paras. s. Mentagra. *Greifswalder med. Beiträge.* Bᵈ 2.
Lenin. Ueber par. Syc. *Charité-Annalen*, I, 1874).

lésions inflammatoires peuvent exister histologiquement, même dans les Trichophyties banales qui ne montrent pas à l'œil nu de symptômes inflammatoires visibles. Au dessous ou à côté des croûtelles de surface, dont nous avons d'abord étudié la forme et la disposition, il n'est

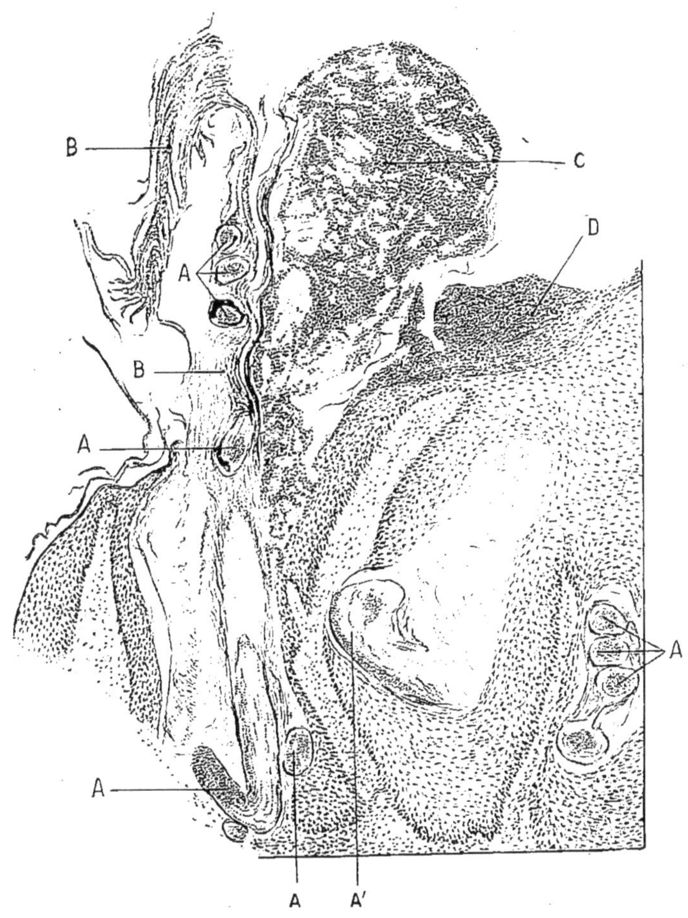

Fig. 221. — Coupe verticale du cuir chevelu dans une *tondante trichophytique*. A, cheveux parasités. A' cheveu malade faisant hernie dans le derme à travers la paroi du follicule. B, Écorce épidermique du follicule. C, collection leucocytaire effusée. D, squame-croûte. × 75.

pas rare de rencontrer dans l'épiderme même, de petits abcès intra-épidermiques (fig. 223) et un fort afflux leucocytaire dans le derme, autour des follicules contenant les cheveux malades et jusque dans la cavité même de ces follicules. Ce sont des phénomènes qu'on y observe à tous les degrés.

Il va de soi que lorsque l'inflammation retentit sur le corps papillaire, « les papilles sont œdématiées, souvent de manière très notable.

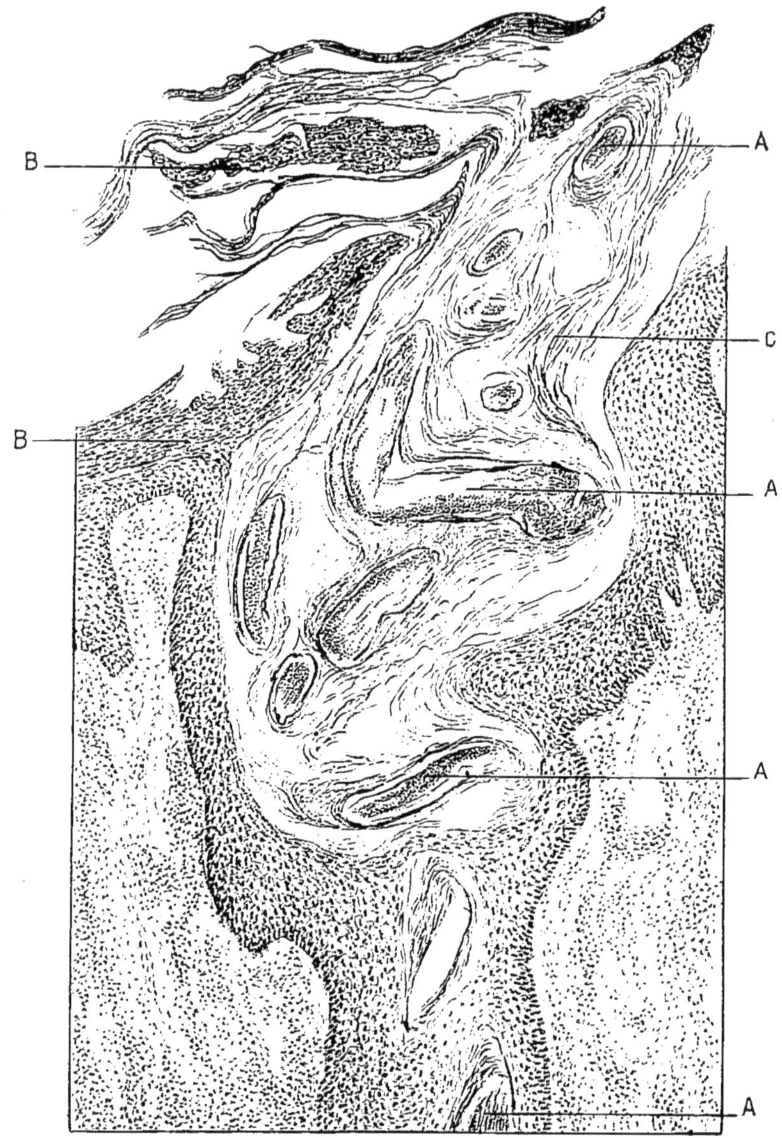

Fig. 222. — Un orifice folliculaire contenant un cheveu malade dans la *trichophytie à culture acuminée*. — A, fragments du cheveu malade contourné, sectionné suivant un même plan ; B, parakératose épidermique constituant la squame ; C, strates épidermiques cornées folliculaires entourant le cheveu. Remarquer autour du follicule une réaction leucocytaire assez intense dans le derme et le corps papillaire. Carmin orange, bleu polychrome. × 75.

Leurs cellules conjonctives fixes sont hyperthrophiées et leur protoplasma est basophile. Dans les mailles du réticulum conjonctif, élargies par l'œdème, s'infiltrent des polynucléaires et des mononu-

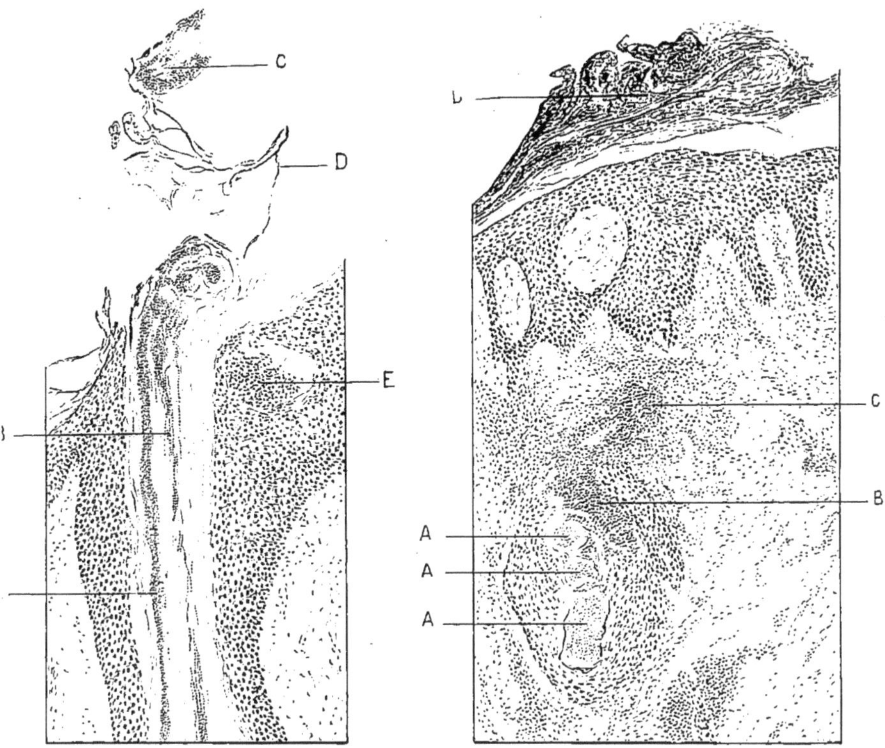

Fig. 223. — Tondante trichophytique banale. A.B, cheveu trichophytique, C. un fragment de sa partie extra-folliculaire. D, Écorce épidermique cornée du follicule. E, abcès intra-épidermique de voisinage. × 7.

Fig. 224. — Coupe du cuir chevelu dans la tondante trichophytique banale. A, tronçons de cheveux parasités. B, afflux leucocytaire dans la cavité du follicule. C, afflux leucocytaire à distance. D, squame-croûte. × 75.

cléaires, les vaisseaux sont dilatés, leur endothélium est tuméfié, et ils sont entourés d'un manchon de mononucléaires [1] ».

Folliculite aiguë suppurée. — Lorsque le processus inflammatoire s'exagère autour des cheveux trichophytiques, il aboutit à créer une folliculite suppurée. Le follicule, dans lequel affluent de plus en plus les polynucléaires, se transforme en une pustule au centre de laquelle flotte un fragment de poil ou de cheveu encore bourré d'éléments

(1) RUBENS-DUVAL. *Note manuscrite.*

mycéliens. Cette pustule folliculaire peut être régulière ou irrégulière, lobée ou partagée par des étranglements, en plusieurs étages (fig. 225). Jusque-là la paroi de la pustule est faite de cellules épidermiques qui ne présentent que des altérations mécaniques de compression et par places, témoignent de l'exocytose.

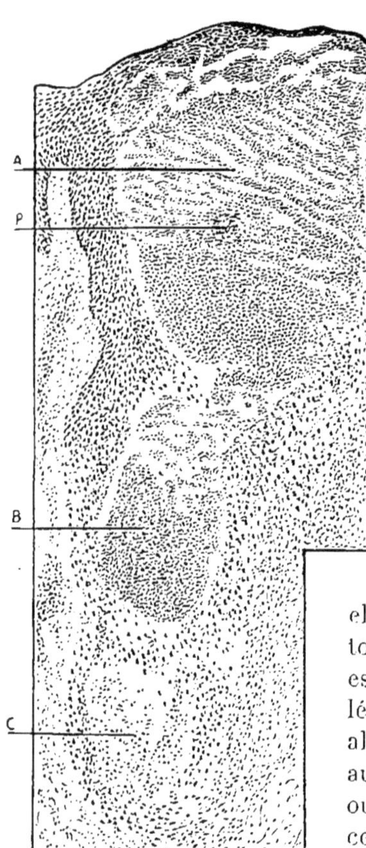

Fig. 225. — Abcès folliculitique autour d'un cheveu atteint de Trichophyton faviforme. × 75. A, abcès supérieur. P,. poil parasité. B, abcès situé à mi-hauteur du follicule. C, abcès situé à la base du follicule.

Mais la pustule ainsi faite s'ouvrira et s'évacuera au dehors ou bien elle pourra se rompre dans l'épaisseur même du derme. Le follicule est alors détruit en tout ou partie (fig. 226). A la pustule folliculaire fait suite l'abcès dermique, au centre duquel un tronçon de poil parasité atteste seul le siège initial de la collection suppurée.

Celle-ci n'est plus circonscrite ; elle n'a plus de paroi propre, et, tout autour d'elle, des polynucléaires infiltrent les espaces conjonctifs du derme. « C'est une lésion suppurative massive et pure. Elle aboutit à la guérison rapide par ouverture au dehors et expulsion du pus parasitaire, ou bien elle passe à la chronicité, et, dans ce cas, des mononucléaires se disposent autour de la collection, la circonscrivent et lui forment une paroi, ébauche de réaction inflammatoire chronique qui fait la transition entre la folliculite aiguë suppurée et la folliculite chronique (1) dont la description va suivre.

Folliculite chronique. — La folliculite chronique fait suite à une folliculite aiguë suppurée rompue dans le derme. Voici la description faite par Rubens-Duval d'une de mes préparations.

« Le follicule a totalement disparu, l'épiderme s'est même reformé au-dessus de lui en revêtement continu sensiblement normal. Le pro-

(1) RUBENS-DUVAL. *Note manuscrite.*

cessus inflammatoire réactionnel s'est circonscrit. En dehors du foyer trichophytique, tous les tissus sont revenus à la normale, à part quelques capillaires sanguins, dont l'endothélium est tuméfié et qui sont entourés d'un infiltrat composé de mononucléaires et de Plasmazellen. Il s'est organisé : ce n'est plus une suppuration diffuse à pus plus ou moins bien collecté, c'est un véritable abcès à paroi nettement différenciée. »

« On reconnaît le siège initial, folliculaire, de la lésion, à ce qu'elle est centrée par un débris de poil. Entre les cellules cornées de celui-ci

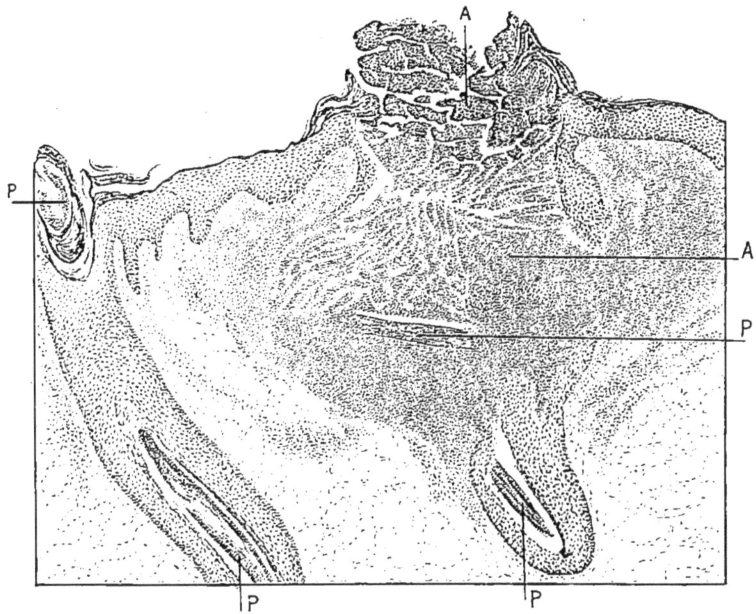

Fig. 226. — *Abcès trichophytique subaigu.* En A, la masse de l'abcès trichophytique, qui, à droite, s'est rompu dans le derme. En P, le tronçon de poil trichophytique, centre de l'abcès, et poils du voisinage parasités. En A, cratère de l'abcès. × 75.

des files de grosses spores cubiques apparaissent nettement. Le fragment de poil est englobé par du pus constitué en majeure partie par des polynucléaires neutrophiles. A ceux-ci se joignent, en assez grand nombre, des macrophages, les uns en pleine activité phagocytaire et renfermant dans leurs vacuoles de nombreux débris de polynucléaires, les autres, frappés de dystrophie érythrophile et à protoplasma homogène. »

« Ce pus est contenu dans un abcès à paroi épaisse différenciée en plusieurs couches. La couche interne (qui provient des modifications des mononucléaires que nous avons vus entourer la folliculite aiguë suppurée passant à la chronicité), est formée de cellules conjonctives qui, hypertrophiées mais frappées de dystrophie érythrophile, se conforment en cellules épithélioïdes et en cellules géantes. Certaines d'entre elles conservent encore dans leur protoplasme des enclaves cellulaires qui témoignent des fonctions macrophagiques qu'elles accomplissaient antérieurement. Les cellules épithélioïdes uninucléées sont beaucoup plus nombreuses que les cellules géantes multinucléées. Elles forment à peu près exclusivement la paroi interne de l'abcès, se disposant en une couche continue — simple assise en quelques points — double ou triple, le plus souvent. »

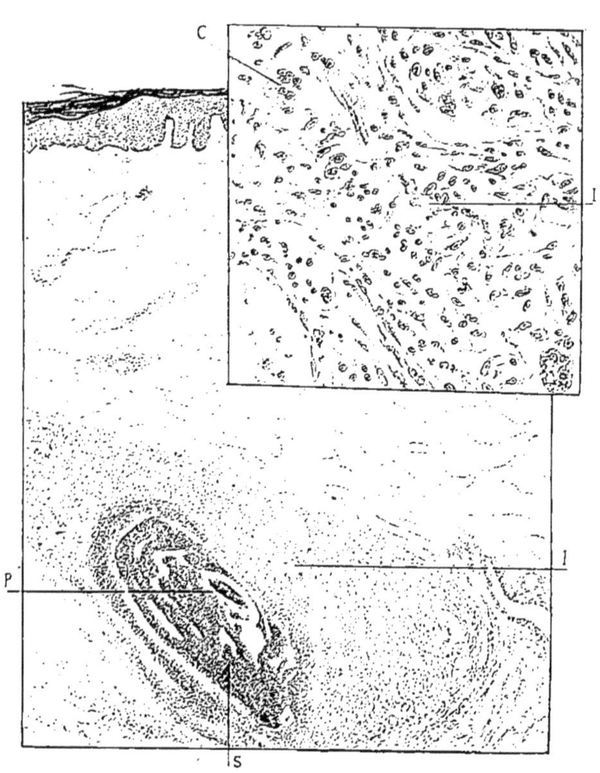

Fig. 227. — Folliculite chronique trichophytique. En P, débris de poil parasité centrant l'abcès. S, En I, infiltrat périphérique. × 35 reproduit × 200 en carton. C, cellule géante.

« Au-dessous de la couche des cellules épithélioïdes se trouve une zone œdémateuse formée de grandes cellules conjonctives fixes anastomotiques et de grêles faisceaux conjonctifs disposés en un réticulum lâche à mailles élargies par le liquide d'œdème. Les cellules conjonctives fixes sont en réaction inflammatoire simple; elles sont hypertrophiées et leur protoplasme est basophile. Un certain nombre parmi elles sont frappées de dystrophie érythrophile, leur protoplasme s'accroît encore, mais, de basophile, devient acidophile ; en même temps leurs noyaux se multiplient. Elles se conforment ainsi en cellules géantes. Ces cellules géantes sont disséminées çà et là dans la zone œdémateuse et, contrairement à ce qui s'observe dans la couche interne, elles sont nombreuses, tandis que les cellules épithélioïdes sont rares. »

« Dans les mailles du réticulum conjonctif ainsi modifié sont infiltrés de nombreux éléments cellulaires, assez clairsemés toutefois pour que l'état œdémateux reste appréciable. Ces éléments sont surtout des polynucléaires neutrophiles, mais il s'y joint aussi d'assez nombreux mononucléaires, surtout des moyens mononucléaires. »

« Dans cette couche œdémateuse les capillaires sanguins de néoformation sont nombreux. Leur endothélium est tuméfié, leur paroi généralement épaisse et souvent infiltrée de nombreux leucocytes. »

« Au delà de la zone œdémateuse, on trouve une zone de sclérose en évolution. De volumineuses cellules conjonctives hypertrophiées, et à protoplasma basophile élaborent des faisceaux conjonctifs fibreux. Dans cette zone de sclérose se trouvent de nombreux vaisseaux sanguins à parois épaisses et entourées de manchons lymphocytaires. »

« Dans l'épaisseur même de la paroi de l'abcès, dans la zone œdémateuse, s'est développé un abcès secondaire. Son contenu est formé de polynucléaires et de macrophages, mais on n'y trouve pas de Parasites reconnaissables au microscope. La paroi interne est formée de cellules conjonctives hypertrophiées, en grande activité phagocytaire et qui commencent à subir la dystrophie érythrophile et à se conformer en cellules épithélioïdes. La paroi externe œdémateuse et semée de cellules géantes se confond avec la couche œdémateuse de l'abcès principal. »

Trichophytie dermique et ***granulome de Majocchi***. — La question de la pénétration du Trichophyton dans le derme, étroitement liée, comme on le verra, aux faits précédents et à ceux qui suivent, a toute une littérature.

En 1883, D. Majocchi décrivit le premier sous le nom caractéristique de *Granuloma trichophyticum*, des lésions intra-dermiques, caractérisées par de véritables nodules néoplasiques faits d'un tissu de granulation, accompagné de cellules géantes et épithélioïdes, nodules ayant pour centre des éléments trichophytiques certains.

Un peu plus tard, en 1887, Campana, dans un cas de trichophytie scroto-périnéale, observa et figura des tubes mycéliens et des spores dans les fentes lymphatiques du derme [1]. En 1888, Pellizari, non seulement croit à la trichophytie dermique, mais croit qu'elle peut exister en dehors de tout processus phlegmasique reconnaissable [2]. Et il croit même que dans le sycosis, considéré comme non trichophytique, le Trichophyton existe dans le derme, et il invoque à ce propos l'observation de Campana. Deux travaux ultérieurs de Campana exis-

[1] R. Campana. Trichophytiase dermique (*Giorn. ital. del. malat. vener. e della pelle*, juillet-août 1887).

[2] Celso Pellizari. Recherches sur le trichophyton tonsurans (*Giorn. ital. del. malat. vener. e della pelle*, mars 1888).

tent encore sur le même sujet, mais ils pourraient, en dépit de leur titre, se rapporter à un cas méconnu de Sporotrichose[1]. En tous cas je n'ai jamais vu de faits cliniques analogues à ceux qu'ils décrivent, et je considère qu'ils ne sont pas tels qu'ils suffisent à établir à eux seuls la nature des faits qu'ils ont étudiés.

Tout autres sont les travaux de Majocchi et de ses élèves.

Un des meilleurs est celui de Pini, élève de Majocchi et dont l'étude a été faite dans le service même de son maître. Il définit le granulome comme constitué par des saillies dures, de consistance presque fibreuse, alopéciques, d'évolution lente, et donnant issue à du pus, du sang et un liquide jaune rosé.

Il y décrit anatomiquement le granulome, la disparition en son centre des fibres élastiques, des altérations allant jusqu'à la fonte purulente, l'abcès entouré d'une zone d'éléments épithélioïdes et de cellules géantes.

Le cas de Colombini est un peu différent, car il s'agit d'une lésion infiltrée, papulo-tuberculeuse, mais peu suppurante, et où l'élément néoplasique avait pris tant d'importance que les lésions ne paraissaient pas à l'auteur avoir été originairement folliculaires, alors qu'elles m'ont toujours semblé l'être. Pour Mazza, le granulome de Majocchi constitue un type spécial, distinct du kérion et du sycosis. On n'y rencontre pas de réaction inflammatoire aiguë primitive, mais au contraire, quand la suppuration se produit, c'est secondairement et comme une complication. Ceci s'oppose aux observations de Pini, car le liquide rosé, jaunâtre, extrait des lésions décrites par Pini, s'observe toujours au voisinage de lésions suppurées, et Pini lui-même décrit la fonte purulente des follicules. Mazza attribue la formation granulomateuse à l'involution atrophique du follicule.

Majocchi lui-même est revenu deux fois sur cette même question [5], discutée aussi par beaucoup d'autres.

[1] Il s'agit d'un adulte en fâcheux état général : néphrite chronique, éruptions diverses de tout le corps, onychogryphose de tous les orteils, et présentant une tumeur grosse comme un œuf de poule, fibreuse, subissant au centre une nécrobiose. La tumeur contenait un mycélium renflé, ou à bourgeonnements latéraux, des articles cubiques en filaments, le tout, dans les lacunes lymphatiques. Les vaisseaux de la tumeur étaient petits, atteints d'endo- et de péri-artérite, mais sans Parasite dans leur paroi ni dans leur cavité. R. CAMPANA. Trich. tonsurans épidermique ; tumeur trichophytique (Clinique dermo-sphilopathique de l'Univ. de Gênes (*Riforma medica*, 28 avril 1888). Cf. aussi : R. CAMPANA, Trichophytiasis dermica (*Arch. f. Dermat. u. Syph.*, 1889, n° 1).

[2] G. PINI. Granuloma trichophyticum Majocchi (*Giorn. ital. del. malat. vener e de la pelle*, 1897, p. 710, fasc. VI).

[3] COLOMBINI. Ueber ein Fall von granuloma trichophyticum Majocchi (*Dermatologischen Zeitschrift*, 1902, t. IX, p. 641).

[4] MAZZA. Ueber das « *Granuloma trichophyticum Majocchi* » (*Arch. für Dermatologie und Syphilis*, 1907, t. XXXVII, p. 25).

[5] D. MAJOCCHI. Sul granuloma tricofitico (*Atti Della VIII riunione della Società*

Le plus récent et l'un des meilleurs travaux sur cette question est celui de C. Vignolo-Lutati [1] qui a bien voulu nous prêter ses clichés microscopiques que nous reproduisons ici. Ils démontrent d'une façon péremptoire l'existence de centres granulomateux en plein derme, en dehors de toute attache visible avec les follicules (fig. 228).

Mais la coexistence de suppurations folliculaires y est certaine (fig. 229). Quant aux transformations des tissus à la périphérie du tissu granulomateux, ce sont celles des trichophyties chroniques que nous venons de décrire plus haut, ainsi que la fig. 230 le démontre. Le granulome ne nous semble donc pas intéressant par les types cellulaires soi-disant spécifiques qu'on y pourrait rencontrer, mais bien *par la topographie* de ses lésions, indiquant la pénétration effective d'un noyau d'éléments parasitaires au sein du derme, et la production autour de ce noyau d'une réaction cellulaire analogue à celle du granulome tuberculeux.

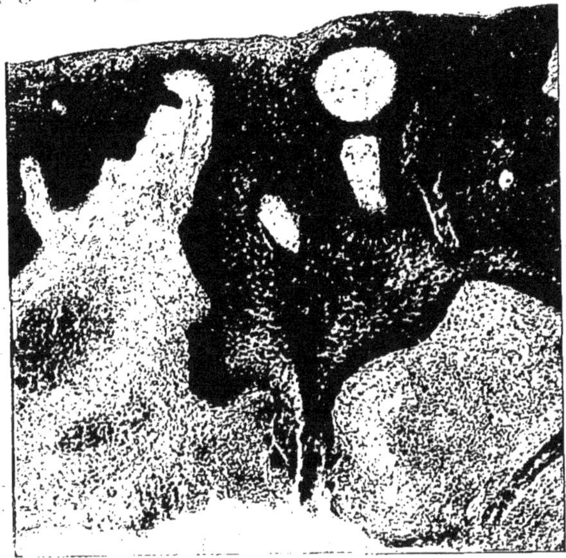

Fig. 228. — *Granuloma trichophyticum de Majocchi.* Coupe topographique montrant l'existence entre les follicules pilaires, d'une lésion analogue au granulome tuberculeux. × 50-75. (Observation et cliché de Vignolo Lutadi.)

Le granulome trichophytique existe sous deux formes cliniques. Tantôt on voit sur une trichophytie banale, torpide, ou sur une trichophytie suppurée une nodosité dure survenir, qui évoluera très lentement vers la suppuration ou la résorption. En d'autres cas, c'est

Ital. di Derm. e Sifil., Milano, 17-20 sept. 1906). — M. Truffi. Sul granulome tricofitico, *ibid.* — G. Mazza. Sul granuloma tricofitico (*Ibid.*, p. 66). — D. Barduzzi. Granuloma tricofitico elefantiaco del cuoio capellute (*Atti della Soc. di Derm. e Sifil. riunione VIII*, Milano, 1906). — V. Chirivino. Granuloma tricofitico Majocchi (*Giornale internazionale di Scienze mediche*, A. XXIX, 1907). — D. Majocchi. Alcune considerazioni clinico-critiche e ricerche sperimentali intorno al granuloma tricofitico (*Communicazione alla Società italiana di Dermat. e. Sifil.* Roma, 18 déc. 1907. *Giornale Ital. della malattie veneree e della pelle*. Fascicolo II, 1908).

(1) C. Vignolo-Lutati (*Monatshefte f. praktische Dermatologie*. Bd XLVI, 1908).

toute la surface d'un placard qui est parsemée de nodosités semblables. On peut du reste voir cette évolution au cuir chevelu, à la barbe, ou sur une région glabre. Je l'ai observée il y a cinq ans sur le dos de la main, et le cercle trichophytique originel ayant complètement disparu, le diagnostic était impossible. Le malade venant des Antilles, on avait pensé à la lèpre, et le prétendu léprome biopsié montra, au centre de chaque nodosité, un fragment de poil trichophytique, enrobé ou non de pus, mais centre d'une formation

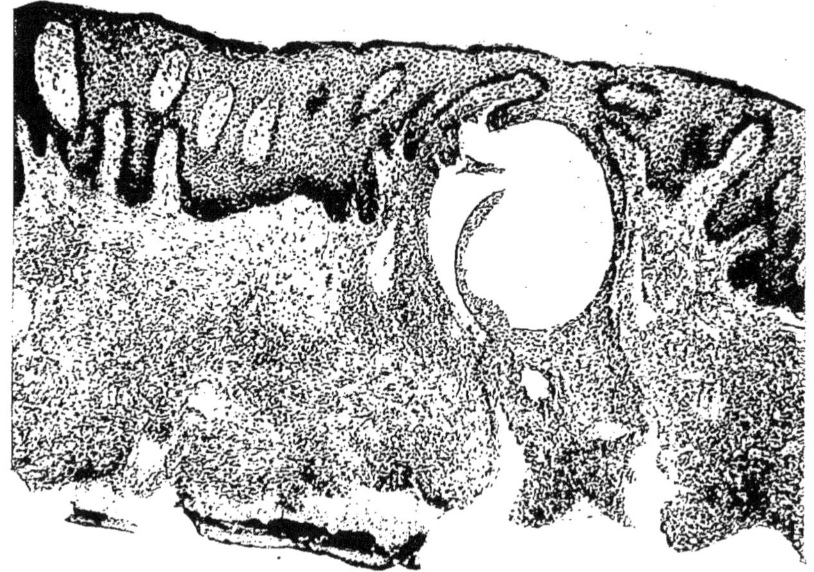

Fig. 228. — *Granuloma trichophyticum de Majocchi* × 60-80.

granulomateuse. Un fait me paraît dominer toute cette question, c'est qu'au centre de chaque granulome on trouve un résidu *pilaire* reconnaissable, et dans *tous* ceux que j'ai étudiés, j'ai vu entre les éléments trichophytiques qui centrent le granulome, au moins quelques cellules corticales de cheveu ou de poil reconnaissables encore à leur forme et à leur pigment.

Or, nous l'avons montré plus haut, le phénomène qui fait passer dans le derme un fragment de cheveu parasité n'est pas rare; il se produit de deux manières. Tantôt le cheveu malade d'une trichophytie sèche, contourné dans son follicule, en use la paroi à la façon d'un anévrisme et une parcelle de cheveu se trouvera *extravasée* ainsi dans le derme périfolliculaire, sans réaction suppurative préalable.

Tantôt il s'est fait, autour d'un cheveu trichophytique, un petit abcès qui a détruit le follicule en un point et s'est étendu au derme du voisinage. Avec cette suppuration, un fragment du cheveu est sorti du follicule et va s'enclaver dans le derme si le foyer de suppuration se résorbe sans s'ouvrir.

De quelque manière que le fait se soit d'abord constitué, il en résulte qu'un véritable nodus tuberculoïde s'organise dans le derme autour de ce corps étranger. C'est ainsi qu'au centre du granulome on trouve un reste de cheveu, quelquefois réduit à quelques cellules cornées, pigmentées, avec les éléments parasitaires entre elles.

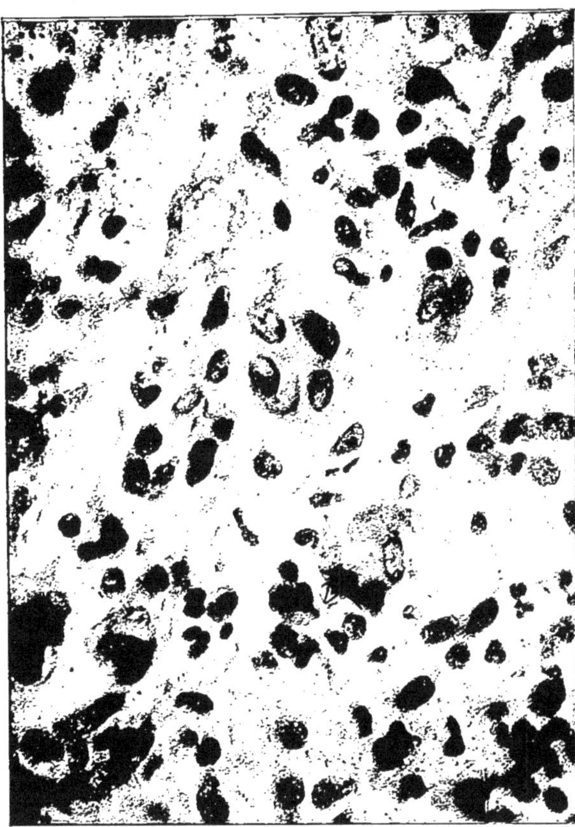

Fig. 229. — *Granuloma trichophyticum de Majocchi*. Transformations cellulaires et constitution de cellules géantes à la périphérie d'un élément de granulome × 5-600.

Résulte-t-il de ce fait que le Trichophyton puisse jamais envahir le derme et y vivre? Je suis, pour ma part, tout à fait opposé à cette opinion que les faits ne me paraissent pas démontrer.

Quand on trouve un peloton mycélien au sein d'un granulome, il est toujours très petit, cantonné auprès du résidu de cheveu qui l'a apporté là où il se trouve. Il ne s'agit pas d'une pénétration active du Parasite. Le Parasite y est venu passivement, attaché au débris pilaire issu d'un follicule, séquestré et enclavé dans le derme.

Étant donné le mode de naissance de ces éléments, on se rend compte que chaque nodule peut être, ou non, suppuré en son centre et que la part de suppuration et la part d'hyperplasie puissent varier l'un cas à l'autre et d'un nodule à l'autre.

Tel est à mon avis le granulome de Majocchi.

On a pensé que cet accident anatomique pouvait être dû à l'espèce parasitaire. Il serait dû, pour Mazza, au *Trichophyton violaceum* (1 cas); Pini aurait rencontré un Trichophyton à culture poudreuse jaune (*Trichophyton cerebriforme? Trichophyton regulare?*) et un Trichophyton à culture d'un blanc de neige. (*Tr. gypseum?*) Colombini a pratiqué la culture du cas qu'il a observé, mais il ne désigne ni ne décrit l'espèce qu'il a isolée. En fait, les Trichophytons qu'on trouvera le plus souvent dans le granulome trichophytique sont ceux qui s'accompagnent de phénomènes inflammatoires légers, permettant à la lésion une évolution chronique. Dans le cas que je relatais tout à l'heure, c'est aussi le Trichophyton violaceum que j'ai rencontré. Mais nul doute que cette modalité clinique puisse s'observer avec plusieurs espèces parasitaires. Elle représente un des types anatomo-pathologiques que peut revêtir la trichophytie, un type intermédiaire entre les lésions trichophytiques à peine inflammatoires, et les lésions trichophytiques aiguës, suppurées. L'étude du kérion qui va suivre montrera les nombreuses analogies et les quelques points de similitude des kérions et des granulomes.

Kérion. — Le kérion est fait de folliculites suppurées, contiguës, agminées, englobées dans un tissu inflammatoire commun, au sein duquel les folliculites élémentaires perdent rapidement leur autonomie. Alors les zones périphériques aux foyers de suppuration se pénètrent réciproquement et leur distribution topographique arrive à défier toute description. Voici néanmoins celle que Rubens-Duval donne d'une coupe de kérion de ma collection :

« Au-dessous d'un épiderme plus ou moins respecté, souvent exulcéré par places, entre des follicules irrégulièrement orientés, déformés, tortueux, et encombrés de débris épidermiques, ou suppurés en leur centre, on trouve un tissu conjonctivo-vasculaire enflammé, présentant, disséminées sans ordre apparent, toutes les lésions décrites dans les autres modalités anatomiques de la trichophytie. Ici c'est un tissu œdémateux, infiltré de polynucléaires, de lymphocytes, de moyens mononucléaires, de *Plasmazellen*; là, un infiltrat plus dense, formé surtout de mononucléaires et de *Plasmazellen*, parfois presque uniquement de *Plasmazellen* (Plasmome de Unna); ailleurs ce sont des cellules géantes disséminées dans le tissu conjonctif œdématié, ou réunies par petits groupes. Les vaisseaux sanguins sont dilatés; leur endothélium est tuméfié, leurs parois épaissies. Les lymphatiques ont une lumière très élargie, tantôt vide, tantôt bourrée d'éléments lymphatiques : lymphocytes surtout, et, parfois aussi, macrophages. »

« En outre, on y rencontre çà et là, de petits abcès miliaires formés d'un centre purulent et d'une paroi de cellules épithélioïdes, auxquelles peuvent se joindre quelques cellules géantes ; ils représentent de nouveaux centres d'infection trichophytique et de résistance organique à l'infection ; bien que le Trichophyton ne soit pas décelable à leur intérieur, ils sont un élément important pour le diagnostic histologique de l'affection. »

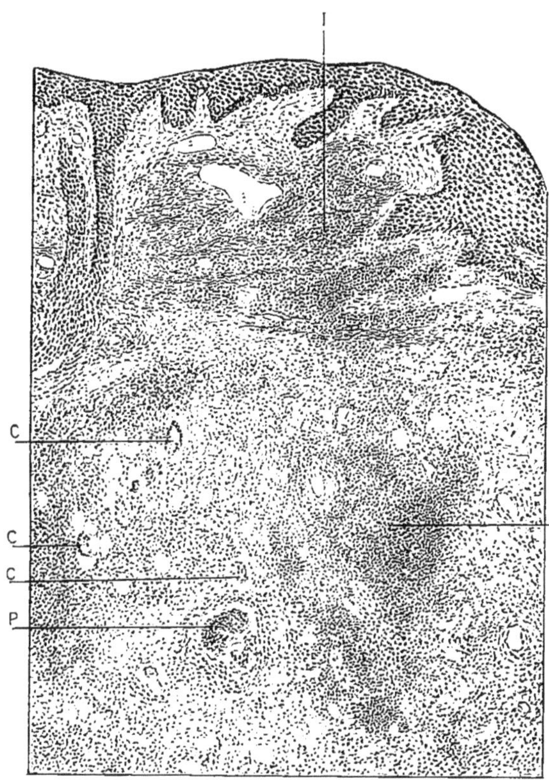

Fig. 230. — *Kérion*. Un point pris dans l'intervalle des abcès. En P, un poil dans son follicule conservé presque intact. En C, cellules géantes. I, infiltrat inflammatoire surtout constitué de mononucléaires et de Plasmazellen.

Le kérion peut être de marche plus aiguë et d'évolution plus largement suppurative. Ainsi était celui qu'ont décrit Sabrazès et Brengues [1].

« Constitué par une agglomération de foyers inflammatoires dermiques, pour la plupart intra et périfolliculaires. Les parties profondes des follicules sont englobées dans un manchon de cellules à noyau polymorphe qui se sont insinuées en rangs serrés dans l'interstice des gaines. Celles-ci sont dissociées, défoncées, et finalement désintégrées ; aux follicules se sont substitués des îlots cellulaires arrondis et ovalaires, mesurant plus d'un millimètre de diamètre, en voie de suppuration,

(1) J. Sabrazès et Brengues. Trichophytie profonde de la barbe (*Extrait des actes de la Société linnéenne de Bordeaux*, tome LIII). Mais nous rappelons que le Parasite, cause de ces lésions, est à identifier avec l'*Achorion gypseum*, étudié plus loin parmi les *Achorions animaux*.

situés à diverses hauteurs par rapport à la surface du revêtement cutané. Parmi ces abcès, quelques-uns bombent au niveau de l'épiderme, le débordent en des points où ils sont rompus et s'évacuent à l'extérieur: d'autres sont situés à un millimètre environ au-dessous de la couche cornée. »

« Au centre des îlots, un espace vide... qui résulte de la fonte purulente des follicules abcédés et de la mortification progressive du tissu inflammatoire, abrite encore parfois un tronçon de poil cassé et inégalement pigmenté. Les cellules entassées à la périphérie des poils malades sont dégénérées et agglutinées en amas très denses[1]. »

« Enfin à côté de ces abcès qui ont eu pour point de départ les follicules, il en est autour desquels il ne reste plus de trace des gaines péripilaires ; ils sont cohérents, mal limités, et se diffusent, soit vers les régions papillaires, soit profondément jusqu'au tissu cellulo-adipeux sous-cutané ; le territoire dermique qu'ils occupent est dépourvu de follicules, ou n'en présente que des reliquats. »

« Les muscles érecteurs des poils, les glandes sébacées, les glandes sudoripares sont compris dans la fonte purulente. Les fibrilles conjonctives sont considérablement raréfiées par rapport au derme sain (fuchsine acide picriquée); il en est de même du tissu élastique (orcéine-acide). Des éléments du Champignon, très facilement reconnaissables, existent seulement au sein des follicules qui ne sont pas encore complètement désorganisés. On les trouve autour et dans la substance même des fragments de poils dépigmentés et dissociés. »

Mais Sabrazès et Brengues, Rubens, Duval et moi n'avons pu voir d'éléments parasitaires, en dehors des points où persistent des cellules épithéliales ou pilaires : « Nous n'avons pu en déceler dans les foyers inflammatoires extra-folliculaires. Dans les foyers folliculaires, ce sont des spores mycéliennes rondes ou cubiques mesurant 4 μ, 5 environ, à double contour, disposées en amas ou en courtes chaînes et des segments de mycélium sinueux, cloisonné à courts intervalles, avec quelques ramifications.... » Quant aux ganglions extirpés, atteints d'adénite suppurée staphylococcique et de périadénite banale, ils ne contenaient pas de Parasite, mais Sabrazès ne dit pas si la culture des ganglions est restée stérile, car les suppurations du kérion peuvent donner presque jusqu'à sa période de cicatrisation des cultures positives en abondance. Et peut-être en eût-on pu obtenir des ganglions.

(1) Tel était aussi le cas bien décrit par M. B. Hartzell. Unic case of agminate folliculitis of parasitic origin. (*Journ. of cutan. and genito-urin. diseases*, nov. 1895, p. 455).

CINQUIÈME PARTIE

FAVUS

Nous connaissons maintenant deux des termes de cette trilogie que forment les teignes : la Microsporie, la Trichophytie. Nous allons étudier maintenant son troisième terme qui est le Favus.

INTRODUCTION ET DIVISION

Nous savons déjà, au moins en partie, par son histoire, ce qu'est la maladie qu'on nomme le Favus. Nous savons que cette affection contagieuse chronique, due à l'Achorion Schönleinii, plus fréquente au cuir chevelu que sur les régions glabres, est surtout caractérisée par des surproductions parasitaires d'apparence croûteuse, connues sous le nom de *godets faviques* et, en outre, au cuir chevelu, par des cheveux malades d'un aspect caractéristique, longs, secs, gris et décolorés. Les pages qui suivront seront consacrées à son étude. Mais cette étude est trop complexe pour n'être pas divisée, et elle se divise naturellement en trois parties : une partie concernant l'étude clinique ; une deuxième consacrée à l'étude expérimentale ; la troisième ayant pour objet la pluralité des Achorions.

I. **Partie clinique.** — L'étude clinique du Favus se subdivise à son tour en plusieurs chapitres.

1. Dans un premier, nous étudierons son étiologie, sa contagiosité, son existence endémique et épidémique, son transfert au loin par les émigrants, et les cas de contagion de l'Homme par l'Animal.

2. Dans un second chapitre nous présenterons le Favus en sa localisation la plus fréquente, au cuir chevelu.

3. Et comme la caractéristique la plus ordinaire et la plus typique de la maladie est le *godet favique*, nous l'étudierons en détail.

4. Cependant il existe des favus sans godets que nous présenterons ensuite.

5. Et comme dans ces cas, le *cheveu favique* est le seul élément caractéristique qui reste à la maladie, nous lui consacrerons le chapitre suivant.

6. Nous terminerons naturellement l'étude du Favus du cuir chevelu par celle de sa période ultime, atrophique et cicatricielle.

7. Et par l'examen du mécanisme de formation des cicatrices, spéciales au Favus du cuir chevelu.

8. Après avoir ainsi étudié le Favus du cuir chevelu, ses diverses formes, son évolution, nous examinerons le Favus du corps, et d'abord son début par des taches épidermiques, érythémato-squameuses ou des cercles herpétiformes.

9. On présentra les cas où le Favus multiplie ses lésions sur tout le corps, ce qui peut ne pas s'observer sans des troubles généraux notables.

10. D'autres fois, le Favus demeure localisé à une seule région comme l'ongle, le scrotum, la jambe, la face, la paupière. Et c'est par le tableau de ces Favus localisés que nous terminerons l'étude clinique du Favus humain.

II. ***Partie expérimentale.*** — Une deuxième partie de notre exposé sera consacrée à l'étude expérimentale du Favus.

I. Nous y présenterons d'abord les cultures du Favus humain, et leur dégénérescence pléomorphique.

II. Et en second lieu, les résultats obtenus par l'inoculation de l'Achorion Schönleinii à l'Homme et aux Animaux.

III. ***Étude de la pluralité des Achorions.*** — La troisième partie de notre étude sera consacrée à la pluralité des Achorions, et aux Favus des Animaux.

1. La question de l'unité ou de la pluralité des Favus a été longuement et âprement débattue en des travaux que nous résumerons d'abord.

2. Nous présenterons ensuite, un par un, les quatre Achorions animaux aujourd'hui connus : Le premier est l'*Achorion muris* ou *Quinckeanum*, de Bodin.

3. Le second est l'*Achorion gallinae* de Mégnin, Sabrazès, Matruchot et Dassonville.

4. Le troisième est l'*Oospora canina* de Sabrazès.

5. Et le quatrième l'*Achorion gypseum* de Bodin.

Nous réserverons l'étude mycologique et biologique des Achorions pour l'étude mycologique et biologique générale que nous ferons ensemble de tous les Dermatophytes.

I. — FAVUS HUMAIN

ÉTIOLOGIE. CONTAGION

La maladie nommée Favus et dont l'Achorion Schönleinii est la cause première, demande ordinairement pour naître un ensemble de causes accessoires dont le rôle, dans son étiologie, n'est pas négligeable.

On peut observer des cas de Favus nés en ville, et dans une classe sociale élevée; en général pourtant le Favus est une teigne rurale qu'on n'observe guère hors de la classe pauvre.

La contagion du favus est possible à tout âge sans doute, puisqu'on a pu obtenir des inoculations positives sur l'adulte, mais en pratique, on ne voit guère le favus naître qu'à l'âge scolaire. Il est rare chez les nourrissons, bien qu'on en ait vu quelquefois contaminés par leur mère. Il est plus rare encore chez l'adulte. Chez le vieillard il n'est que le reliquat d'une ancienne contamination.

La contagion se fait par l'école et par la famille; souvent on trouve à l'origine d'un cas de favus une cohabitation étroite et prolongée d'un enfant sain avec un individu malade. Cette condition n'est jamais mieux réalisée que dans les familles pauvres où la sordidité et la promiscuité sont constantes.

Suivant les pays, le favus se présente à l'état d'endémo-épidémie permanente, ou au contraire par cas sporadiques. Tel est le cas en nos contrées. On ne l'observe guère, dans la région parisienne, que par cas isolés ou peu nombreux, si bien que de bons auteurs ont pu douter jadis de la contagion (¹). Et comme toujours, ceux qui niaient la contagion à l'origine du favus croyaient à l'hérédité de la maladie (²). Ces opinions d'auteurs qui étaient de bons cliniciens prouvent au moins que la contagion du favus n'est pas, dans tous les cas, aisée à suivre. C'est qu'elle peut ne pas survenir, même quand sont réunies toutes les

(¹) Alibert après l'avoir admise l'a révoquée en doute. Gibert admettait encore la naissance spontanée du favus. Cazenave qui croit absolument à la contagion ajoute : « Pourtant il existe des faits qui établissent d'une façon bien évidente que le favus peut se développer spontanément. » (*Loc. cit.*, p. 249).

(²) Alibert disait (*loc. cit.*, p. 502) : « Les deux tiers des individus qu'on a occasion de rencontrer dans les hôpitaux sont venus au monde avec le *levain* teigneux. »

conditions qui paraissent la favoriser. Nos maîtres l'avaient vue déjà [1]. Je sais deux frères qui ont couché ensemble pendant des mois sans que l'un ait contracté le favus de l'autre. Plus fréquemment encore voit-on un mari favique ne pas avoir contaminé sa femme après une cohabitation de plusieurs années. J'ai observé ainsi une femme indemne de favus après 14 ans de mariage; le mari présentait, même sur le corps, un favus extraordinairement développé.

Le rôle du traumatisme dans l'inoculation n'est pas négligeable; il crée une porte d'entrée au parasite [2].

Quoi qu'il en soit, les contagions familiales se bornent le plus souvent à 1 ou 2 cas, même parmi cinq ou six enfants.

Ce qu'on remarque dans l'épidémiologie du favus, c'est l'existence en un pays, de localités ou de groupes humains dans lesquels l'endémie existe continûment, perpétuellement entretenue par les cas dispersés dans la population infantile du groupe ou de la région [3].

Nulle part, je crois, cette étude du favus endémique n'a été mieux faite que par le Dr Ciarrocchi [4] dans la campagne de Rome. En compulsant les registres de l'hôpital S. Gallicano, il a pu constater qu'on y avait traité 5374 cas de favus pendant tout le XIXe siècle. Tous ces cas provenant de la province de Rome, et les neuf dixièmes de ces cas provenant de la région du Transtévère, c'est-à-dire de la partie sud-est de la province située au-dessous du Tibre. Presque tous étaient de provenance rurale. Les deux tiers des malades étaient des garçons, un tiers des filles. L'âge de la contagion était de la seconde enfance. Et les cas extrêmes avaient été vus à 2 et à 18 ans.

Plus on étudie l'origine du favus, mieux on se rend compte que chaque cas de favus humain procède d'un autre cas humain de favus. C'est encore un des points le mieux établi par Ciarrocchi. Les faits qu'il a observés lui « font conclure que la cause presque exclusive est la contagion directe d'un homme à l'autre ». Il a retrouvé des familles faveuses depuis trois générations. En d'autres, on voit, en permanence, des cas de favus depuis un siècle, comme en témoignent les registres hospitaliers; et ce qui crée le favus permanent dans ces familles, c'est la longue durée de chaque cas, car chacun se montre peu contagieux. Et, malgré cela, cette contrée, délivrée de 5374 cas de favus, en garde à peu près autant à la fin du siècle qu'à son début. Ainsi en est-il, aux chiffres près, dans nos départements du Midi, où

(1) E. BESNIER et DOYON. *Notes au traité de Kaposi*, t. II, p. 782-783.

(2) P. AUBERT. Rôle du traumatisme dans l'étiologie de la teigne faveuse. *Annales de Dermat. et de Syph.*, 1881, p. 288. L'auteur présente 20 observations. D'après l'auteur, l'effraction est d'origine pédiculaire.

(3) H. FEULARD. *Teignes et teigneux*, 1886.

(4) G. CIARROCCHI (de Rome). La répartition géographique du favus dans la province de Rome. *C. R. du IVe Congrès international de dermat.*, Paris, p. 439.

le favus est endémique, dans l'Hérault, le Vaucluse et le Rhône par exemple. Mais rien n'a été écrit de plus caractéristique et de plus explicite que l'étude de Ciarocchi sur le favus endémique autochtone.

Il y a des pays où deux races coexistent et où le favus n'existe endémiquement que dans la race pauvre et sujette. Ainsi chez les Juifs en Pologne, chez les Arabes en Algérie. Rien que ce fait montre l'importance des conditions sociales et de l'hygiène dans le développement ou l'extinction de cette maladie.

Les principaux foyers de favus actuellement connus sont : la Pologne russe et autrichienne et les pays musulmans. Le foyer favique polonais semble le plus important de l'Europe, car c'est de lui que viennent la plupart des cas d'importation de favus en France.

Favus d'importation. — Car il faut distinguer, au moins à Paris, entre le favus indigène et le favus importé. C'est ce que l'on n'a pas fait jusqu'ici suffisamment. A Paris, où il existe quelques rares cas de favus sporadique, beaucoup plus de cas s'observent venant du dehors. Je crois que c'est là un phénomène commun à toutes les grandes agglomérations (1). En tout cas c'est un fait que nous vérifions constamment à l'école Lailler, où un tiers de nos cas de favus est fourni par des Juifs russes et des Italiens du Sud. On comprend que cet apport continu doive devenir l'origine de quelques cas autochtones et qu'on n'arrive pas à les détruire tous avant qu'ils aient porté graine.

Plus que nous encore, les Américains, malgré les lois qui les garantissent, se plaignent que l'immigration leur apporte du favus, alors qu'ils n'en présentaient pas de cas autochtones. Pourtant il semble que le favus existe désormais en Amérique, en dehors des cas d'importation, bien que les cas indigènes soient fort rares (2).

Même dans les pays où le favus existe endémiquement, les cas en sont le plus souvent sporadiques, néanmoins on peut en observer de véritables épidémies. J'en ai vu trois, toutes trois hospitalières, nées

(1) D'une façon générale, on peut croire que le favus décroît en France. D'après Besnier et Doyon, il aurait décru de moitié de 1867 à 1892. Mais tous les auteurs ne pensent pas de même, et certains auteurs, à Lyon par exemple, ont pu croire, au cours de leur carrière, que les cas de favus avaient augmenté de moitié. Cf. Besnier-Doyon, t. II de Kaposi, p. 781 et aussi : E.-J. BERGERON. *Étude sur la géographie et la prophylaxie des teignes*. Paris, 1865. CHERVIN. *Annales de démographie internationale*, 1880, p. 727, ainsi que H. FEULARD. *Teignes et teigneux*, 1886, p. 189 et suiv.

(2) Presque tous les cas de favus observés à Boston, l'ont été sur des Polonais et Italiens immigrés. JAMES C. WHITE. Immigrant dermatoses (*Jour. of cut. and genit. urin. diseases*, oct. 1889, p. 369). G.-W. WENDE. An interesting case of tinea favosa epidermidis (*Jour. of cut. and. gén.-ur. dis.*, oct. 1896, p. 383). Il s'agit d'un cas de favus généralisé sur un enfant de 12 ans, américain d'origine. A ce propos, l'auteur s'élève contre la légende qui voulait qu'il n'existât en Amérique que des cas de favus importés. A Buffalo, sur 29 cas de favus, 22 étaient d'origine locale et 7 importés d'Europe.

dans des sanatoria d'enfants tuberculeux. Elles se sont développées avec une rapidité surprenante, aussi vite que des épidémies de teignes tondantes, et il a fallu d'extrêmes précautions pour les enrayer. Ces épidémies de favus, comme les épidémies de tondante, paraissaient dues à la contamination par les coiffures échangées entre les enfants.

Origine animale du favus humain. — Le favus peut s'observer même spontanément chez plusieurs espèces animales.

Depuis 1847, où Jacquetant [1] a mentionné pour la première fois l'existence du favus chez le Chat et Benett [2] sur la Souris, beaucoup d'auteurs l'ont retrouvé sur divers animaux [3], sur le Chat, sur le Chien et le Lapin. Il n'y a d'ailleurs aucun doute que les Animaux puissent passer leur favus à l'Homme. Nombre d'auteurs ont cité des exemples de ce fait, ainsi Draper, Anderson, Horand [4]. Et Saint-Cyr a même contracté sans inoculation le favus des Animaux qu'il étudiait. Inversement, les Animaux domestiques peuvent contracter le favus de l'Homme [5].

Bref l'existence du favus chez les Animaux et la transmission réciproque des Animaux à l'Homme et de l'Homme à l'Animal est chose prouvée. En fait elle semble peu fréquente, et la génération médicale antérieure à nous a insisté sur ce point plus que les faits aujourd'hui vérifiés ne le montrent vrais [6].

Les Souris étant les Animaux qui sont le plus fréquemment atteints du favus, certains auteurs ont supposé artificiellement une filiation de la maladie passant de la Souris au Chat, du Chat au Chien, etc.... Cette origine muridienne du favus humain n'est étayée sur aucune recherche expérimentale valable. Nulle part d'ailleurs la proportionnalité des cas de favus d'origine animale n'est établie, et les cas de

(1) J.-C. Jacquetant. *Essai sur le favus.* Thèse de Lyon, 1847.

(2) Benett. *Monthly, Journal of medical science*, 1850, p. 48.

(3) Les études de Trastour (1868) sont restées classiques. Cf. : Zanden. Uber epiphyten der Thiere und des Menschen (*Arch. f. pathology anal.* XIV, 1858). Saint-Cyr. De la teigne faveuse du Chien et du Chat (*Jour. de méd. vétér.* de Lyon, 1868, p. 5. *Ibid.* 1869, p. 395). Étude sur la teigne faveuse chez les Animaux domestiques. (*Recueil de méd. vétér. prat.*, 1869, p. 641). Trasbot. *Bull. soc. cent de méd. vét.*, 1870-71, p. 211) et Cadiot (*Bull. soc. cent. de méd. vét.*, 1889, p. 423).

(4) Walter G. Smith. Cases of favus; specimens of favus from the cat, etc... (*The Dublin journ. of medic. sciences*, 1879, p. 450).

(5) Dès 1847, Jacquetant en avait été témoin. « J'ai vu, dit-il, dans le service des enfants teigneux (il observait à l'Antiquaille, à Lyon) deux Chats, avec lesquels jouaient les petites malades, contracter le favus, et un favus absolument semblable à celui dont elles étaient elles-mêmes, pour la plupart, affectées. »

(6) Horand croit à la contagion facile de l'Homme par les Rats faviques qui seraient fréquents à Lyon. E. Besnier insiste sur l'origine animale du favus humain. *Notes de Kaposi*, t. II, p. 782. Cf. aussi la thèse de Gigard.

favus humain, vérifiés par la culture, et observés spontanément chez l'animal sont ultra-rares ([1]).

Si l'on veut résumer en peu de mots la question de l'étiologie du favus, on pourra dire que cette maladie naît à l'âge scolaire, toujours par contagion, ordinairement sporadique. Elle ne se montre épidémique que dans des cas tout à fait rares. C'est en général une maladie peu contagieuse, demandant pour se transmettre des conditions assez rarement réunies, entre lesquelles la pauvreté et la promiscuité paraissent les principales. Et c'est la chronicité de la maladie, sur le sujet une fois contaminé, qui assure son passage à d'autres sujets. Les conditions de l'hygiène moderne rendent le favus de plus en plus rare. En beaucoup de contrées son extinction est presque accomplie, et l'on n'y rencontre guère que des cas d'importation provenant de pays où la maladie existe encore largement.

La proportionnalité des cas de favus humain provenant des Animaux est certainement très faible, et, dans l'ensemble, presque négligeable.

II. — FAVUS DU CUIR CHEVELU

Étude clinique. *Début.* — On voit peu le début d'un favus du cuir chevelu, c'est une tache érythémateuse et un peu squameuse, irrégulière, d'un centimètre carré de surface environ, rose, très légèrement surélevée sur la peau du voisinage. Cette tache signale l'envahissement parasitaire de l'épiderme, qui précède l'envahissement du follicule et du poil. Et c'est sur ce placard rouge et squameux que naissent dans l'épaisseur de l'épiderme, au niveau des orifices folliculaires, les petits points jaunes pseudo-pustuleux dont le développement constituera les godets faviques. Tel semble le mode ordinaire de naissance d'un placard de favus au cuir chevelu. Mais il en existe un autre mode plus rare, je crois, mais que j'ai observé pourtant à diverses reprises, toujours dans les cas de contagions multiples, lorsque le favus prend une allure épidémique.

Dans ce type clinique, le favus se présente d'abord sous la forme

([1]) S. SHERWELL. Cases of favus contagion from the lower animals (*The american veterniary review*, nov. 1892). L'auteur résume un certain nombre de cas de favus humain qui semblent dus aux Souris et aux Rats. Il rappelle en outre le cas d'une famille composée de deux jeunes filles, un jeune garçon et leur mère qui semblent avoir reçu le favus de Chiens qui probablement l'avaient contracté eux-mêmes de Rats malades. Il répète ce qu'on sait du favus des Rats, des Chats, des Chiens, du Furet, etc. Cf. aussi M. B. HUTCHINS. A case of favus in a negro (*Jour. of cut. and genito-urinary diseases*, sep. 1895, p. 377). Il s'agit d'un enfant de race nègre, âgé de 10 ans, ayant depuis trois ans un favus du cuir chevelu qu'il semblait avoir contracté de trois Rats blancs. C'est le seul cas de favus indigène que l'auteur avait observé en Amérique (à Atlanta).

d'une croûte mince, parcheminée, grise en surface, jaune par sa face profonde, plus mince que l'ongle, très adhérente par son pourtour, et peu adhérente à la peau sous-jacente à elle. En cherchant à la mobiliser, on la fragmente : et l'on découvre au-dessous d'elle une plaie épidermique, humide, très rouge, analogue à celle que laisse l'avulsion des godets du favus typique. Dans plusieurs cas, au-dessous de cette croûte, quand on l'enlève, on trouve enchâssés dans la plaie épidermique des godets rares, très petits. Ils peuvent manquer. C'est le *favus papyroïde*, dont la croûte parcheminée est un godet en nappe. C'est ce que Bazin eût appelé un *favus squarreux d'emblée* (1).

Période d'état. — Presque toujours on n'observe un cas de favus au cuir chevelu que lorsqu'il y existe depuis longtemps. Il présente alors deux éléments de diagnostic qui sont capitaux : ce sont d'abord des sortes de croûtes jaunâtres, sèches, incrustées dans la peau et faisant corps avec elle : elles sont sèches et friables et s'émiettent au grattage. Ce sont des godets faviques conglomérés. Ils font généralement au-dessus de la peau une saillie notable. Le second élément de diagnostic est le cheveu favique. Les cheveux sortent de toute la surface des godets : ces cheveux faviques sont gris et décolorés. Ils ne sont pas cassés, ni très cassants, ils sont moins adhérents à la peau que les cheveux voisins des régions saines. Et parmi les cheveux que l'on épile d'une pincée, beaucoup viennent avec une gaine grasse épidermique, intra-folliculaire que le cheveu a entraînée avec lui.

Lorsque les godets sont nombreux et confluents, et qu'ils forment une carapace de croûtes, leur odeur devient perceptible, elle correspond assez exactement, pour notre odorat, à l'odeur d'une nichée de souris. Cette comparaison est classique, mais ce symptôme du favus, quoique très fréquent, n'est pas d'une valeur diagnostique très

(1) Les cas que j'ai observés de cette forme de début se ressemblaient tous. Cinq sont nés sous mes yeux en moins de six semaines, d'un premier cas introduit dans un établissement hospitalier. Cette forme paraît donc plus contagieuse que le favus banal et il semble qu'on doive s'en défier autant que des trichophyties les plus malignes. Tous les cheveux existant sur la surface malade ne sont pas parasités. L'examen de la croûte montrait un agglomérat de mycéliums enchevêtrés, très analogue à l'agglomérat qui constitue le godet, mais mince et plat. Le favus qui naît sous cette forme ne garde pas cette physionomie spéciale, mais la croûte se développe à la manière des godets faviques confluents.

Cette forme n'est pour ainsi dire pas décrite par les auteurs, on en trouve cependant quelques observations plus ou moins précises. Je citerai entre autres celle de DERVILLE : Un cas de favus épidermique (*Journ. des Soc. médic. de Lille*, 15 juillet 1892, p. 40). Il s'agit d'un enfant de quatre ans, présentant un favus à godets de la face et du cou, et, dans l'angle de l'œil, une plaque croûteuse, grisâtre en surface, jaune par sa face profonde. Sur le menton et au cou, deux cercles non vésiculeux mais érythémateux, de favus sans godets : *favus herpeticus*. On pourrait peut-être rattacher au même type clinique le cas observé par PETRINI (de Galatz). *Arch. f. Dermatol. u. Syph.*, 1898, t. XLIV, p. 39. Ein Fall von ungewöhnlichen favus.

grande, car pour qu'il existe nettement, comme a dit Aubert, il faut une proportion de matière favique assez considérable, et, dans ce cas, la vue a déjà posé le diagnostic avant que l'odorat n'intervienne ([1]).

Un troisième symptôme du favus du cuir chevelu est la forte rougeur marquant toute la surface des régions malades. Même lorsqu'on a fait tomber les croûtes et nettoyé la surface d'un cuir chevelu favique, on voit toujours persister « la rougeur à la fois intense, et nettement limitée des espaces malades » ([2]). Ce caractère est à retenir, car il différencie le favus de beaucoup d'affections croûteuses du cuir chevelu, et il est constant. Entre les parties saines et les parties malades, la démarcation est d'ailleurs nette et franche et la réaction des tissus aux lésions est marquée autour d'elles par un mince liséré rouge qui les borde. Entre de larges placards faviques peuvent persister des îlots de cheveux sains qui resteront toujours indemnes ([3]). Tel est l'aspect ordinaire d'un cuir chevelu favique, au stade d'état de la maladie, stade dont la durée est illimitée.

Avec les années, le favus qui s'accroît lentement peut envahir la presque totalité du cuir chevelu en ne respectant qu'un centimètre de sa bordure et ce liséré continu, non détruit, est très singulier et caractéristique.

III. — LE GODET FAVIQUE ET SA STRUCTURE

Le godet est le premier élément caractéristique du favus, aussi doit-il être décrit avec soin. Il se présente à l'œil, lorsqu'il a sa forme parfaite, comme une croûte lenticulaire, déprimée en son centre, et cupuliforme, d'où son nom ([4]). En fait c'est un aggloméral d'éléments cryptogamiques constituant un anneau à l'orifice folliculaire, dans l'épaisseur de l'épiderme corné ; cet anneau qui est à peine visible à sa naissance peut couramment atteindre aux dimensions d'un pois et même quoique plus rarement à celle d'une pièce de deux francs ou même de cinq francs.

([1]) P. Aubert. Diagnostic de la teigne faveuse. (*Annales de Dermat.*, 1880, p. 35).

([2]) *Ibid.*, p. 37.

([3]) « Nous manquons rarement, dans nos cliniques, l'occasion de faire remarquer l'étonnante intégrité d'îlots du cuir chevelu cernés de toutes parts par le favus voisin, et en permanence couverts de poussière favique » (Besnier et Doyon. *Notes de Kaposi*, t. II, p. 782).

([4]) J'ai dit plus haut que la forme du godet l'avait fait comparer pendant des siècles à la graine du lupin, d'où le nom de *tinea lupinosa*. Alibert, par une confusion, détournant le mot favus (rayon de miel) de son ancien sens d'impétigo, l'appliqua à tort à notre favus actuel, en supposant à ce mot le sens d'*alvéole d'abeille*, le mot favus devint alors le nom de la maladie et celui du godet d'où le terme de *favus sine favis* pour désigner le favus sans godets.

La naissance du godet autour d'un orifice pilaire est constante, mais c'est seulement Cazenave [1] qui l'a dit, et le fait n'a pas été admis sans résistance par beaucoup, et par Devergie entre autres [2]. Non pas toujours, mais fréquemment, il naît autour de l'orifice pilaire, avec l'aspect exact d'une pustulette intra-épidermique, d'une porofolliculite, comme disait Besnier, comme l'élément qui fait l'impétigo folliculaire (impétigo de Bockhart). C'est ce début du godet sous l'apparence d'une pustule qui a fait longtemps considérer le godet favique comme formé de pus desséché et qui a fait ranger le favus parmi les maladies pustuleuses dans la classification willanique.

Lorsqu'on examine avec soin cette pustule qui est plate et intra-épidermique, on ne voit le pus qu'elle contient que par transparence de l'épiderme corné. Ce pus est blanc et non pas verdâtre comme celui de l'impétigo staphylococcique de Bockhart. Si l'on ouvre cette pustulette, il en sort une gouttelette de pus liquide qu'on enlève, et, au fond de la pustule, on trouve alors un minuscule disque jaunâtre qui est le godet favique à son début. L'anatomie pathologique nous montrera dans le godet, encore jeune mais bien formé, la trace et la preuve de ce premier stade pustuleux du godet favique. Néanmoins ce stade est si fugitif qu'il faut être bon observateur pour le voir, beaucoup d'auteurs ne l'ont pas vu et l'ont nié. Ainsi Devergie [3]. Cazenave [4] au contraire a décrit cette phase du godet en toute

(1) Là où il n'y pas de poil il n'y a pas de favus (godet), écrit Cazenave (*loc. cit.*, 1880, p. 236).

(2) Devergie objectait qu'il avait vu des godets sur le gland dont on prenait alors la peau pour une muqueuse (*loc. cit.*, p. 528), et c'est Bazin qui montra, même dans un cas semblable, l'existence d'un follet microscopique dans l'axe du godet.

(3) Devergie (*Loc. cit.*, p. 519).

(4) « C'est à l'endroit même occupé par les cryptes, à l'extrémité du conduit pilifère, que se développe le favus, débutant par un petit point jaune *liquide*, gras, enchâssé dans la peau et traversé au centre par un cheveu. Ce liquide augmente rapidement de consistance : en 24 heures, quelquefois en moins de temps, surtout quand la maladie est déjà ancienne, il se concrète (Cazenave, *Traité des maladies du cuir chevelu*, 1850, p. 230). De même il avait écrit ailleurs : « Le porrigo débute par des pustules excessivement petites que l'on peut à peine apercevoir le premier jour; elles sont au niveau de la peau, dans l'épaisseur de laquelle elles sont évidemment enchâssées; cependant on les distingue parfaitement avec un peu d'attention. Elles présentent une couleur jaune remarquable et comme safranée; elles sont toujours traversées par un cheveu, et cette circonstance est très importante, puisqu'elle peut jeter un grand jour sur la nature du siège de la maladie. Dès le début, ces pustules sont liquides, mais cet état dure peu; la matière qu'elles renferment se concrète bientôt, et de prime abord les croûtes offrent un caractère particulier qui doit devenir comme pathognomonique de la maladie (il est certain qu'on ne connaît rien d'analogue en fait de croûtes ou d'écailles épidermiques). Ce caractère est une dépression centrale toujours appréciable à la coupe, souvent même à l'œil nu. Cette dépression augmente à mesure que la croûte se développe et devient de plus en plus prononcée en forme de godet. » (Texte cité par Robin, *Loc. cit.*, p. 454-455, sans désignation de lieu d'origine).

perfection. De même Besnier, de même et plus récemment Mibelli [1].

Je ne crois pas que tous les godets naissent forcément au milieu d'une pustulette. Le développement du godet doit pouvoir se faire sans réaction suppurative autour de lui, car on voit souvent des godets à peine formés, et gros comme une graine de pavot, nés sans apparence de suppuration autour d'eux, sous une squame sèche. Cela est particulièrement évident dans le favus à forme pityroïde qui sera décrit plus loin. Lorsque le godet naît sous une pustulette primitive il grandit et toute sa partie périphérique s'imprègne des éléments du pus qu'il remplace et que le microscope retrouvera. Alors la pustule primitive se trouve transformée en un godet, fait d'une matière jaune pâle en surface, jaune d'or dans les parties humides profondes, ayant la consistance d'une argile sèche qu'on peut émietter entre les doigts. Sa forme est celle d'un ménisque convexo-concave, puisque sa face supérieure est ombiliquée. D'abord intra-épidermique comme un abcès, il augmente en diamètre et aussi un peu en hauteur. Ensuite l'épiderme corné s'exfolie à sa surface, entraînant les parties du godet les plus superficielles, qui sont détruites comme des roches par le phénomène de l'érosion. C'est alors que « la matière faveuse », qui a pris la couleur de la terre à four, devenant « de plus en plus desséchée, se brise elle-même et se répand sur le cuir chevelu en débris semblables à des parcelles de mortier pulvérisé [2] ».

L'évolution des godets varie suivant les cas. On les voit quelquefois rester tous petits et distincts, c'était le *favus urcéolaire* de Bazin. D'autres fois, plus rarement, chacun s'étale et grandit en surface, et leur surface présente des rides concentriques. C'est le *favus* en écu ou *scutiforme* de Bazin. Enfin très souvent les godets s'agglomèrent en masses rocheuses qui ont perdu toute forme distincte. C'est le favus *squarreux* de Bazin [3].

D'autres fois, les godets conglomérés restent plats, formant par coalescence une sorte de croûte qu'il faut quelque attention pour distinguer, à travers les cheveux, d'une croûte banale de lésions impéti-

[1] Entro ciascuna di queste pustole io trovavo constantemente un nucleo sferico di vegetazione acarina recente a lunghi filamenti miceliali, che stava immersa in un liquido purolento e che per cosi dire colivava in esso liquido. Tentavivi di cultura fatti con il liquido di queste pustole, riprodussero sempre colonie pure di Achorion e mai di altri microorganismi. V. MIBELLI. *Auto osservazione di favus corporis*, 1909.

[2] CAZENAVE. *Loc. cit.*, p. 231.

[3] Cette classification du favus en trois types, urcéolaire, scutiforme et squarreux, fut adoptée par tous les contemporains de Bazin. Mais Bazin semblait y voir comme trois favus différents (*Recherches sur la nature et le traitement des Teignes*, 1852). Hardy, au contraire, n'accepte les trois favus de Bazin que comme trois stades ou degrés de la même maladie (HARDY. *Loc. cit.*, p. 334, 1886). C'était aussi l'opinion de LAILLER. De la teigne faveuse. Conférence clinique à l'hôpital Saint-Louis (*Annales de Dermat.*, 1875-1876, p. 417).

gineuses ou séborrhéiques. Même dans ces cas, en procédant par raclage et abrasion partielle de cette croûte, sa consistance, les godets distincts qu'on retrouve sous elle, leur couleur jaune-soufre

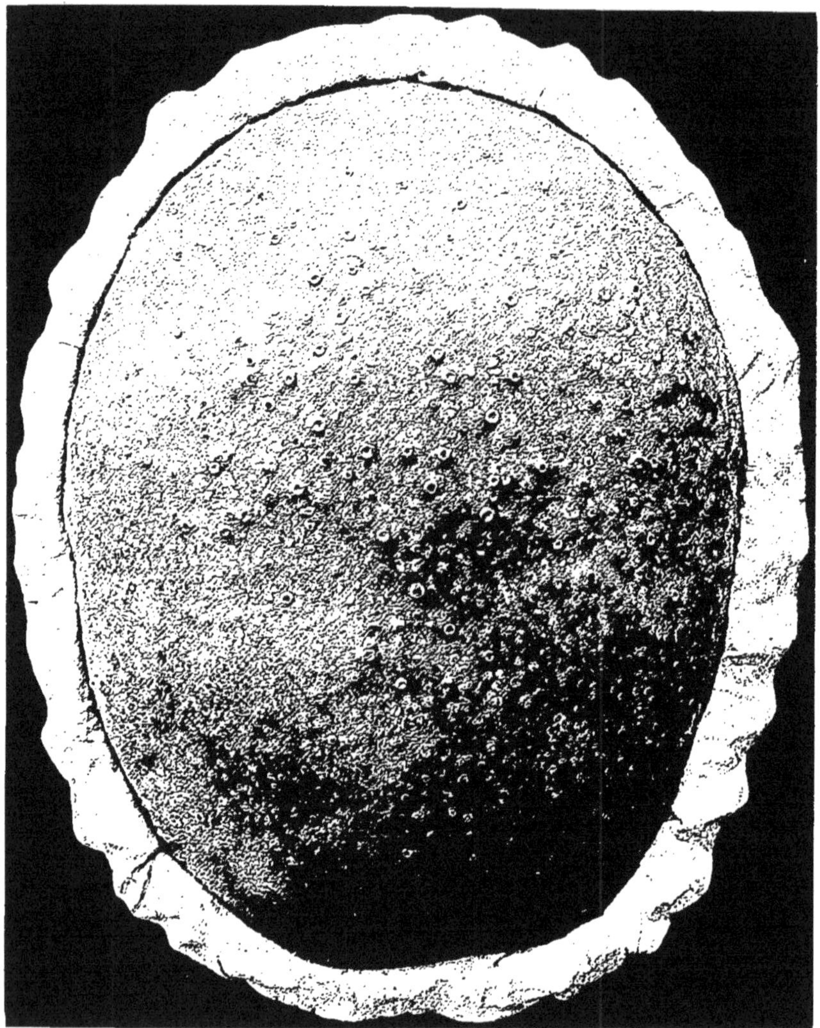

Fig. 251. — Favus à petits godets après épilation du cuir chevelu (Malade de E. Besnier). Musée de l'hôpital St-Louis, n° 548.

dans leur portion humide, font faire le diagnostic à tout clinicien.

Si l'on veut observer le développement du godet, de sa naissance à son stade d'état, il faut suivre la méthode indiquée par Besnier. Elle consiste à faire épiler la tête d'un favique, après avoir fait disparaître tous les godets par un raclage et quelques frictions de teinture d'iode ; on observe alors la tête, jour par jour, en la laissant sans traitement : « Dès la fin de la première semaine, ou de la seconde, les premiers godets apparaissent, à la place de la tache érythémateuse péripilaire, sous la forme d'une petite masse jaunâtre, punctiforme, sous-épidermique, centrée par un poil (fig. 231)[1] ».

Jamais on n'observe ainsi un favus spontané ; même quand les godets sont restés petits il y en a parmi eux beaucoup de plus gros. D'ordinaire, lorsque les godets se sont développés librement pendant des années, on les voit atteindre à un ou deux centimètres de saillie et même davantage. Ils ont alors une surface contournée, plus ou moins anfractueuse et cérébriforme, dans laquelle on ne retrouve plus rien de la forme originelle des godets. Un signe a été donné par Neisser pour distinguer ces godets squarreux de toutes les croûtes. On fait, même avec la main, une cassure fraîche, ce qui est facile, car les godets n'ont qu'une faible consistance, et sur elle on laisse tomber une goutte d'alcool, la couleur jaune-paille du godet devient alors d'un beau jaune d'or [2]. Ces surproductions énormes sont, je le disais, peu résistantes. On les casse ou on les enlève à la main, sans causer au patient plus qu'une douleur minime ; mais, le plus souvent, elles laissent adhérents, dans la profondeur, des fragments arrondis de godets dont la couleur, l'aspect et l'enchâssement dans le tégument est caractéristique ; on dirait les godets incrustés dans une plaie vive, d'un rose pâle, humide, non suintante, mais mamelonnaire, irrégulière et bosselée, moulée sur la face profonde des godets, sensible mais non vraiment douloureuse, saignant un peu par-ci, par-là. Ces dépressions qui peuvent sembler profondes sous les godets, le sont peu en réalité. Elles sont creusées aux dépens de l'épiderme, mais elles ont respecté ses couches profondes, en sorte que la réparation en est rapide et complète, et, sauf au cuir chevelu, elle se fait sans cicatrices. C'est que les dépressions creusées par les godets proviennent d'un processus de refoulement, non d'un processus d'ulcération [3].

(1) Besnier et Doyon. *Notes de Kaposi*, p. 758, t. II. Voyez aussi le moulage n° 584 du Musée de l'hôpital Saint-Louis.

(2) Neisser. Ueber lichen ruber..., favus,... (Medicinischen *Section der Schles, Gessellschaft f. Vaterl. Cultur gehaltenen Vortrage*, 1890).

(3) Je crois utile d'ajouter à ma description celle de Cazenave qui est parfaite tant qu'elle n'a trait qu'aux caractères de la maladie et non à ses origines et à son mécanisme. « Si l'on veut énucléer le favus (le godet), dit Cazenave, il faut pour cela arracher le chèveu et détruire l'épiderme très adhérent à la circonférence ; on enlève une espèce de petit *gâteau*, toujours très humide et gras, à la face interne, qui est convexe, et présente une ouverture que l'on voit se perdre en un petit prolongement qui s'enfonce encore un peu dans l'extrémité du conduit pilifère. Au-dessous, la peau recouverte par le godet est rouge, grasse aussi et offre une dépression qui ne tarde pas à disparaître ; la peau reprenant pour ainsi dire son niveau, ce que l'on comprend très bien en réflé-

Structure du godet. — Les points principaux de la structure du godet sont nettement mis en évidence par la figure 232. D'abord le godet est circumpilaire, centré par un poil. En second lieu, il est intra-épidermique, recouvert par des couches cornées qui se continuent avec l'épiderme corné du voisinage en laissant, au-dessous et autour de lui, un épiderme aminci, mais qui reste parfaitement reconnaissable. En outre le godet est entouré de leucocytes qui l'infiltrent dans sa partie périphérique, mais ne pénètrent pas du tout sa région centrale, laquelle est faite uniquement et exclusivement, comme nous le verrons mieux tout à l'heure, par l'agglomérat cryptogamique.

Il faut remarquer de plus que cette zone mince de pus qui baigne la périphérie du godet existe aussi dans sa partie supérieure, au-dessous du revêtement épidermique corné qui le recouvre. On l'y trouve sous forme d'un infiltrat de noyaux leucocytaires, qui sont le résidu de leucocytes morts. Ce sont ces leucocytes qui recouvraient le godet à son début et donnaient au godet naissant sa ressemblance avec une pustule ordinaire.

Ce sont là des caractères que l'on peut retrouver dans presque tous les petits godets, lorsqu'ils ne présentent aucune altération de vieillesse. Ces caractères changent quelque peu, à mesure que le godet augmente et vieillit (fig. 233).

D'abord il arrive le plus souvent que son revêtement corné épidermique ne résiste pas aux traumatismes et qu'il disparaît emportant

chissant que cette dépression n'était que le refoulement produit par cette espèce d'ampoule que forme la distension exagérée de l'orifice externe du canal pilifère, ampoule fermée au centre par le cheveu. ».

« Si le godet poursuit sa marche sans entrave, il arrive un moment où le cheveu, ayant perdu ses moyens de protection et de conservation, est arraché facilement : l'épiderme, distendu outre mesure, se brise, surtout à la partie supérieure et même aussi dans quelques points de sa circonférence, principalement quand plusieurs godets se sont rejoints et confondus dans leur développement excentrique. Dans la plupart des autres points, au contraire, l'épiderme reste très adhérent, et la matière faveuse, de plus en plus desséchée, se brise elle-même et se répand sur le cuir chevelu en débris semblables à des parcelles de mortier pulvérisé. »

« Les couches excentriques (du godet) se sèchent de plus en plus ; le point central en contact avec le cheveu reste sinon toujours, au moins plus longtemps liquide, plus humide, plus jaune. Au fur et à mesure de l'accumulation incessante de cette matière faveuse, l'épiderme se distend, se prête, s'élargit tout en continuant à la contenir, si bien qu'à la circonférence il forme une véritable membrane qu'il faut détruire pour enlever ce *caillot*. En même temps, il se forme une dépression centrale produite par la résistance qu'oppose le cheveu. Et sous l'influence de cette triple action : l'augmentation excentrique de la matière faveuse, l'élargissement de l'épiderme à la circonférence, et la dépression centrale produite par le cheveu entraînant la partie d'épiderme qui recouvre la partie supérieure, le godet s'établit et la matière grasse, en se concrétant, prend et conserve la forme arrondie, aplatie et ombiliquée à la partie supérieure externe, et convexe avec un épaississement du bord, à la partie interne. »

CAZENAVE. *Traité des maladies du cuir chevelu*, 1850, p. 231.

avec lui les couches superficielles du godet, celles, précisément, qui étaient infiltrées de leucocytes. Et, peu à peu, le godet se creuse par désagrégation de ses éléments qui tombent en poussière. Néanmoins la preuve reste encore de son origine intra-épidermique ; il demeure enchâssé sur ses bords, et recouvert, par l'épiderme corné, continu

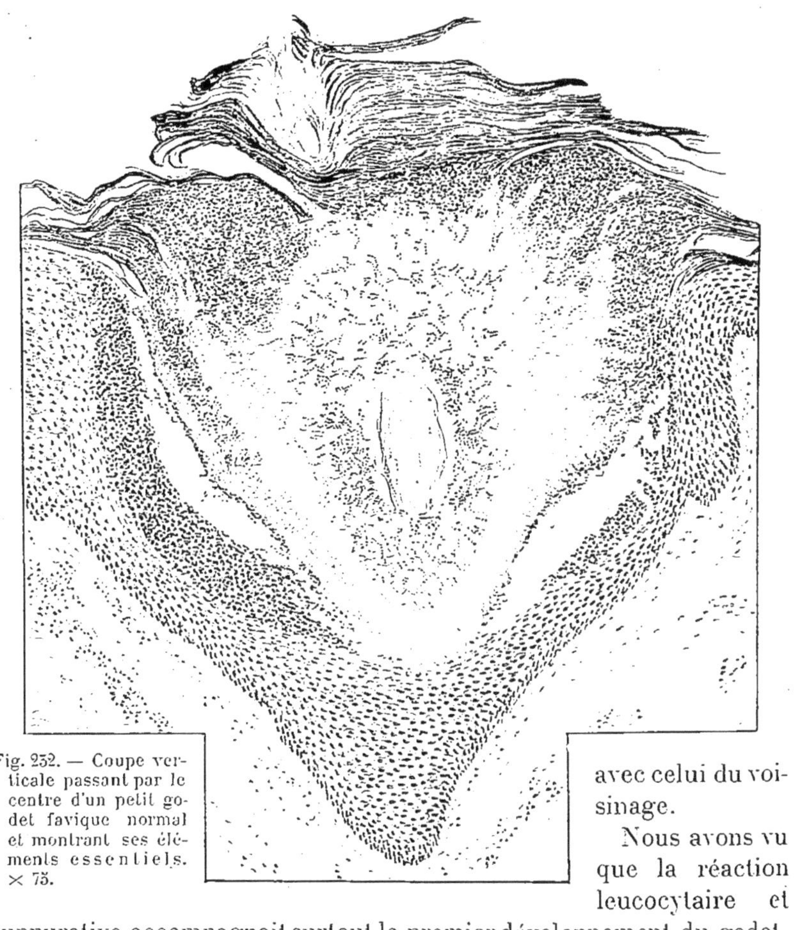

Fig. 252. — Coupe verticale passant par le centre d'un petit godet favique normal et montrant ses éléments essentiels. × 75.

avec celui du voisinage.

Nous avons vu que la réaction leucocytaire et suppurative accompagnait surtout le premier développement du godet. Plus le godet grandit, moins cette réaction paraît importante et sur les coupes de godets moyens ou gros, d'une part on n'observe plus de nappe de pus entre lui et l'épiderme auquel il est étroitement accolé, et d'autre part, l'infiltration leucocytaire ne s'observe plus que sur la partie la plus périphérique du godet et sur une très minime profondeur. Accessoirement on peut remarquer que le godet aplatit et déprime l'épiderme, souve t réduit à un mince feuillet et que la réaction dermique

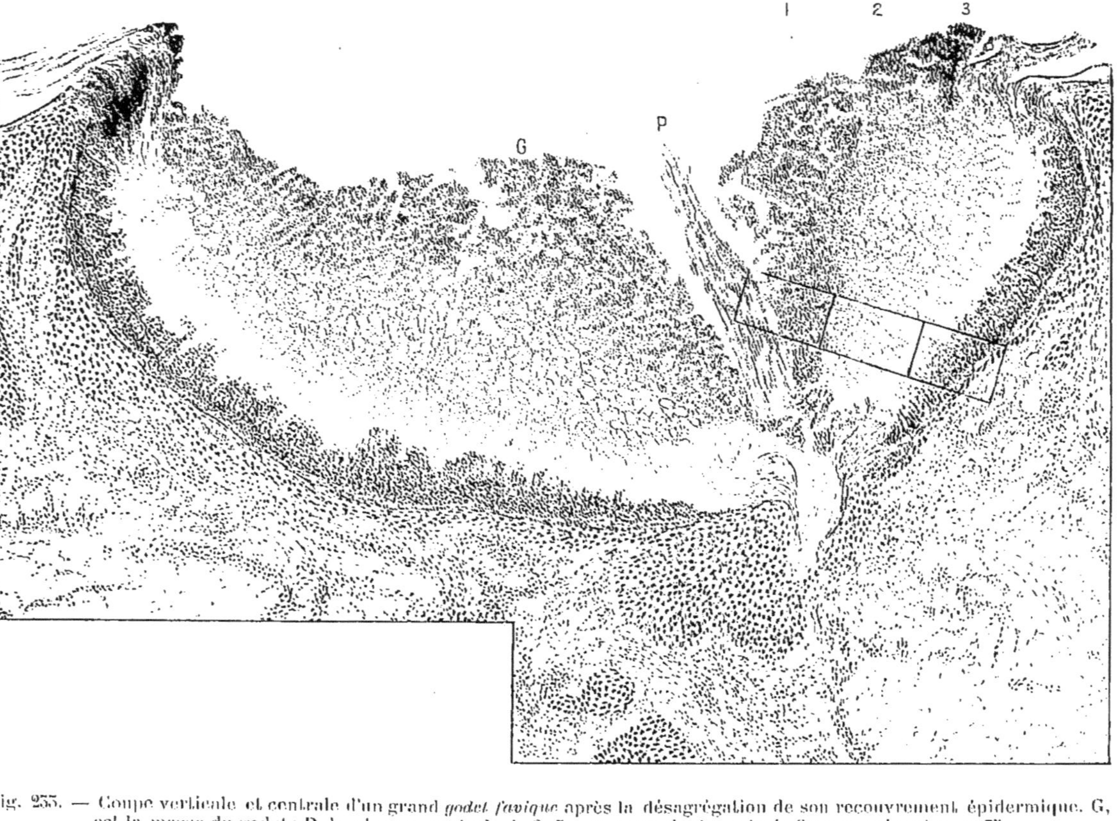

Fig. 255. — Coupe verticale et centrale d'un grand *godet favique* après la désagrégation de son recouvrement épidermique. G, est la masse du godet ; P, le cheveu central ; 1, 2, 3, correspondent aux trois figures suivantes. × 75.

autour de lui se traduit par une infiltration périvasculaire assez accusée. En même temps le godet, autour du cheveu qui en est le centre, se différencie manifestement en trois zones que la figure 233, représente en 1, 2, et 3 parties que les trois figures suivantes représenteront à un plus considérable grossissement.

1. Voici fig. 234, en C, le cheveu infiltré d'éléments parasitaires assez difformes et dont la disposition en filaments n'est pas évidente. La partie centrale du godet qui l'environne est faite, pour la plus

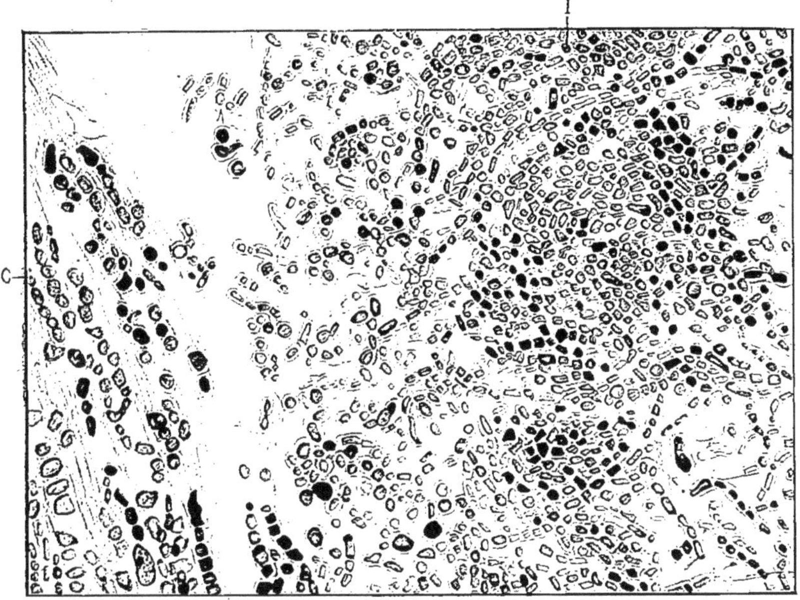

Fig. 234. — Partie centrale du godet représenté par la précédente figure. En C, le cheveu En I, îlots ou pelotons mycéliens faits d'éléments polymorphes, très tassés. × 260.

grosse part, de petits pelotons ou îlots, I, constitués d'éléments mycéliens polyédriques. Ces îlots contiennent, par places, des éléments irréguliers, plus gros que les autres. Et on se rappelle que ces éléments s'observent toujours au niveau où la multiplication cellulaire du Parasite se fait avec le plus d'activité. Du reste ces îlots cellulaires du centre sont de beaucoup la partie du godet qui se colore le mieux et le plus fortement. Les éléments de ces pelotons ne montrent que par places l'ordre dans lequel ils sont nés, et presque partout semblent disposés sans ordre aucun.

2. La partie moyenne d'un godet adulte est tout autrement faite ainsi que la figure 235 le démontrera.

Elle n'est plus formée de pelotons mycéliens mais de filaments. Ces filaments sont faits de cellules dont la longueur est irrégulière, mais dont le diamètre transverse est presque égal, en sorte que les filaments peuvent être suivis de l'œil sur presque tout leur parcours. En outre ces filaments s'espacent pour délimiter des aréoles vides ou remplies d'une sorte de mucilage peu colorable, en sorte que cette partie centrale du godet est comme lacunaire. Et tandis que les pelotons *du centre* du godet se coloraient fortement, les filaments de la *zone aréolaire* se colorent de plus en plus faiblement, à mesure qu'ils s'éloignent

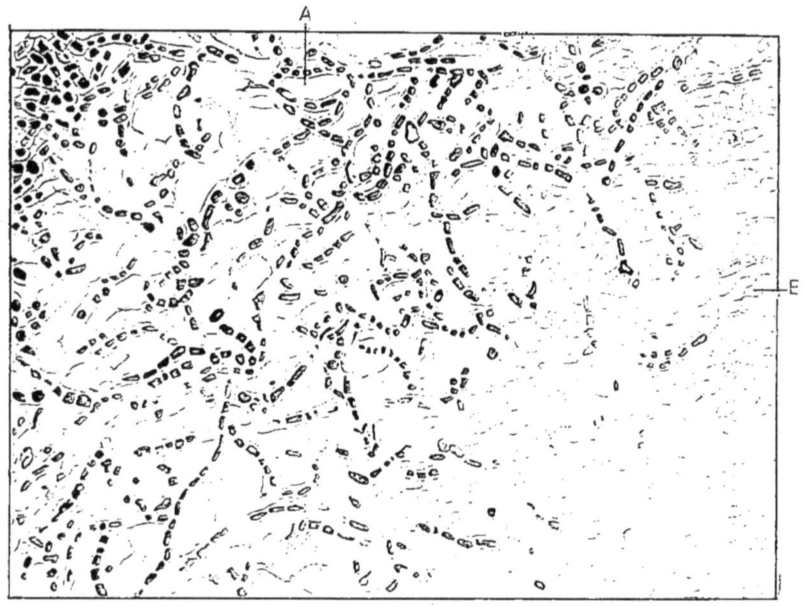

Fig. 255. — Partie moyenne ou zone aréolaire du godet favique. Les filaments mycéliens circonscrivent des lacunes ou aréoles. A. × 260.

du centre, et se rapprochent de la zone périphérique. A mesure aussi, ces filaments changent de forme, ils semblent devenir comme plastiques, amiboïdes, et se mouler les uns sur les autres. En même temps les aréoles qu'ils circonscrivent diminuent de nombre.

3. La périphérie du godet — *zone du mycélium plastique* — ne fait qu'accentuer les caractères précédents. On n'observe plus de lacunes que rares et isolées, et toute la masse du godet, à ce niveau, est faite de mycéliums mous, enchevêtrés, dont rien ne peut indiquer la direction. Cependant, à mesure qu'on se rapproche de la périphérie du godet, cette direction devient visible ; les filaments restent onduleux mais se dirigent tous vers la périphérie du godet comme les rayons d'une sphère vers sa surface. Et à partir de ce moment ils prennent

de nouveau la couleur quoique faiblement, et on peut voir qu'ils sont tous faits de cellules quadrangulaires, longues ou courtes, placées bout à bout. Tous s'arrêtent au même niveau en sorte que partout la limite du godet est nette (fig. 236).

Sur un millimètre de profondeur environ, l'écorce du godet favique est pénétrée de leucocytes, très abondants à sa périphérie et de plus en plus rares dans la profondeur. En dehors du godet, entre lui et les

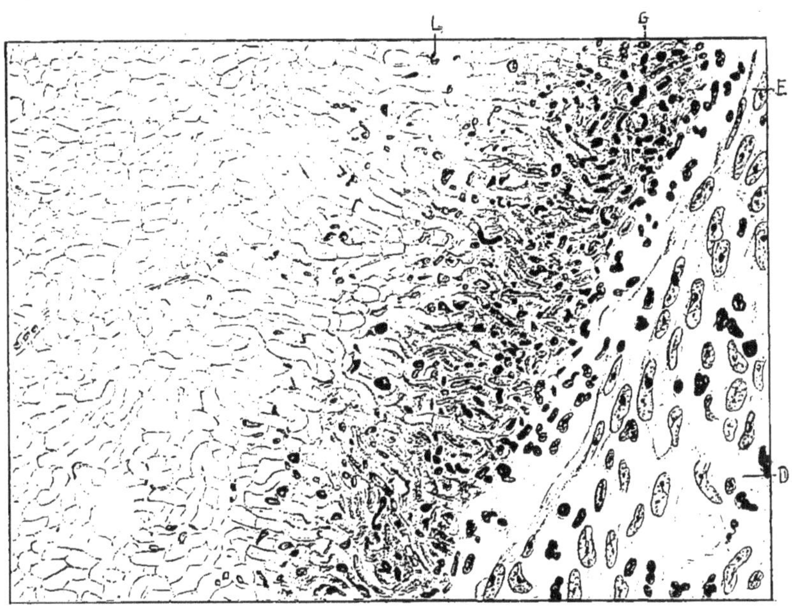

Fig. 236. — Partie excentrique du godet limitée en G où se produit une intense infiltration leucocytaire. L, leucocyte isolé ; E, épiderme aminci sous le godet ; D, derme. × 260.

restes de l'épiderme qu'il déprime, circulent quelques leucocytes libres, mais peu abondants.

Autour du godet, l'épiderme est tantôt assez bien conservé, tantôt réduit à quelques assises cellulaires très aplaties (fig. 236). Mais on les retrouve toujours, et à mon avis la cicatrice favique ne peut pas être faite par le godet. J'envisagerai plus loin son mécanisme qui ne paraît pas être celui des ulcérations, mais celui des folliculites chroniques. Au-dessous de l'épiderme, existe le derme, un peu infiltré (D), un peu sclérosé, mais qui ne m'a montré que des lésions banales d'irritation chronique.

Je ne crois pas que la structure du godet favique ait été étudiée jusqu'ici aussi précisément que je viens de le faire. Je l'ai approfondie, surtout parce que je la croyais différente. Ayant observé dans le *favus herpeticus* de petits godets disséminés sur tout le pourtour du cercle, j'avais été frappé de la ressemblance de cet aspect avec celui des cercles de Champignons dans les prés et dans les bois. Et le cercle étant fait par le mycélium, j'avais pensé que les godets pouvaient représenter l'appareil de reproduction du Parasite et qu'on pourrait trouver, au sein de ce faux parenchyme, des périthèces contenant des sacs de spores ou des spores vraies.

Mais l'expérience n'a pas confirmé cette hypothèse et a montré la structure vraie du godet que je crois pouvoir résumer en ces termes :

Le godet est constitué uniquement par un aggloméral mycélien siégeant dans un orifice folliculaire considérablement élargi. On peut schématiquement trouver au godet trois zones annulaires. L'interne, entourant le cheveu, est constitué par des *pelotons* ou îlots faits d'éléments mycéliens tassés, très irréguliers ; la zone *moyenne* ou *aréolaire* est faite de filaments réguliers séparés par des lacunes ; la zone extérieure est faite de *myccliums plastiques*, enchevêtrés sans ordre, mais qui se dirigent vers la surface du godet comme des rayons vers la surface d'une sphère et, entre eux, on voit que des leucocytes se sont infiltrés jusqu'à une faible profondeur (1).

IV. — LES FAVUS SANS GODETS

En ce qui concerne les favus du cuir chevelu, « la seule distinction vraiment pratique au point de vue du diagnostic est celle qui groupe tous les favus en deux classes : 1° ceux où la matière favique est immédiatement ou facilement visible, et 2° ceux où la matière favique est dissimulée ». Ainsi parlait Aubert en 1880 (2). Et rien n'est plus vrai car, bien que le godet soit par excellence la lésion élémentaire commune du favus, il peut manquer.

A la vérité, la distinction du favus typique (à godets) et des favus atypiques (sans godets) est schématique. On appelle souvent favus sans godets des favus atypiques, sous les squames desquels il est facile de retrouver des godets miliaires; néanmoins, et sous ces réserves, le nom de favus sans godets est bon et peut être conservé.

Ceci dit, il ne nous semble pas que le nombre des variétés de favus

(1) Je ne mentionne que pour mémoire, l'affirmation de Balzer qui a vu dans les préparations des godets faviques des microbes « assez abondants parfois pour obscurcir la préparation et pour qu'on soit obligé de les faire disparaître en établissant un courant d'eau sous la lamelle de verre ». L'examen microscopique n'en montre jamais dans le godet ni autour de lui. Il est vraisemblable que cette observation a eu pour base une mauvaise technique et une erreur d'interprétation. (F. Balzer. Recherches histologiques sur le favus et la trichophytie (*Arch. gén. de méd.*, octobre 1881).

(2) P. Aubert. Diagnostic de la teigne faveuse (*Annales de Dermat. et de Syph.*, 2e série, 1880, p. 35).

sans godets doive être multiplié. Les quatre formes décrites par Mibelli [1] se rapportent toutes au *favus herpeticus* des anciens, qui n'est qu'une variété de début, qu'on ne voit guère qu'à la peau glabre et qui ne s'observe, au stade d'état d'un favus, que comme un épiphénomène. Les cinq formes de E. Besnier n'ont pas assez d'autonomie et de personnalité pour être conservées [2]. La classification de Dubreuilh, au contraire, est simple et peut encore être simplifiée [3]. Il admettait trois favus sans godets : pityriasiforme, impétigineux et alopécique. Et le troisième n'est que la phase terminale de tous les vieux favus.

I. ***Favus pityroïde.*** — Le favus pityriasiforme ou mieux pityroïde est de connaissance ancienne. Dès 1850, Cazenave le décrivait à merveille. Ce type se présente ordinairement sous la forme de placards peu nombreux, mais qui peuvent être très grands, ils ne sont ni ronds, ni ovales, mais de forme quelconque. Sous les squames, le fond de la lésion est rouge, d'un rouge persistant, analogue à la couleur de fond des plaques psoriasiques. Leur surface est recouverte de squames jaunâtres, feuilletées. Lorsqu'on soulève les squames, on voit que les plus superficielles se détachent aisément, mais que les lamelles profondes, en rapport direct avec le cuir chevelu, sont au contraire adhérentes, et qu'elles recouvrent une surface à peine humide ou tout à fait sèche et de couleur rouge. On pourrait donc aisément prendre de telles lésions pour du pityriasis, de l'eczéma sec ou du psoriasis, sans la présence, à leur surface, d'innombrables cheveux gris, secs, décolorés, qui, pour un œil averti, sont caractéristiques du favus.

Mais bien des caractères particuliers de ces placards les signalent à l'attention. Presque toujours, sous les squames, on peut retrouver disséminés des godets miliaires gros comme des têtes d'épingles. Presque toujours, si l'affection dure depuis longtemps, on observe disséminées à travers les plaques malades, de petites taches alopéciques cicatricielles, plus ou moins nombreuses, nettes et développées. L'aspect gris-souris des cheveux de leur surface est également bien spécial, ainsi que leur peu de résistance à la traction. Avec deux ongles on en arrache une pincée, presque tous emportent avec eux une gaine épidermique vitreuse occupant toute la longueur de leur portion radiculaire.

Enfin, une autre caractéristique importante de ces placards squa-

(1) V. Mibelli. *Sul favo.* Milano 1892, p. 23, admet 4 formes de favus : 1° maculeuse et érythémato-pityriasique ; 2° érythémato-squameuse marginée ; 3° squameuse et papulo-squameuse abortive ; 4° érythémato-vésiculeuse circinée.

(2) Besnier admettait : 1° une forme de séborrhée pityriasique ; 2° une forme en eczéma séborrhéique vulgaire ; 3° une forme en eczéma sordide suintant ; 4° une forme en impétigo melliforme ou granulé ; 5° une forme en psoriasis capitis sans lésion du corps (Besnier et Doyon : *Notes de Kaposi*, 1892, p. 769, t. II).

(3) W. Dubreuilh. *Journ. des mal. cut. et syph.*, 1890, p. 152.

meux, c'est leur durée sur place indéfinie. A la question posée : Depuis combien de temps cette lésion existe-t-elle? la réponse est uniforme : il y a dix mois, il y a quinze mois; telle elle était, telle elle est restée, sans jamais disparaître ou même diminuer, mais en augmentant insensiblement. A l'ensemble de ces caractères, tout dermatologiste doit affirmer le diagnostic [1].

II. ***Favus impétigoïde.*** — Le favus impétigoïde a été comme le précédent très bien décrit par Dubreuilh.

On dirait au premier abord des lésions d'impetigo banal. Il y en a deux ou trois, rarement plus; aucune n'est grande. Elles sont recouvertes d'une croûte qui est tout à fait impétigineuse, d'un jaune d'ambre, cassante. Aucun godet n'est visible et le diagnostic ne peut être établi que par trois symptômes : par la longue durée sur place de la lésion, persistance qui n'est pas du tout dans les mœurs de l'impétigo : par la cicatrice commençante, car elle a vite fait d'être apparente; et on en observe le début en un point quelconque, à côté de la croûte impétigoïde; enfin par la présence de quelques cheveux nettement faviques, pris dans la croûte.... « Ce n'est qu'au rebord des croûtes

[1] L'histoire du favus pityroïde mérite d'être résumée en quelques mots. Cazenave en 1850 (*Traité des maladies du cuir chevelu*, p. 243) en fournit une description excellente. De même Devergie (*Traité pratique des maladies de la peau*, 1857, p. 522), sous le nom de teigne faveuse squameuse. La plus parfaite description du favus pityroïde est certainement celle de Charpy (Notes de dermatologie *Annales de Dermat. et de Syph.*, 1874-75, p. 328). « Le cuir chevelu, dit-il, est recouvert de lamelles de couleur blanc jaunâtre, de consistance élastique, agglutinant les cheveux et les couchant le long de l'épiderme. D'autres fois, les lamelles sont remplacées par une poussière grise, furfuracée, qui tombe incessamment. Sous ces furfurs ou ces lamelles, on découvre une surface à teinte grise ou gris-rouge, d'aspect luisant et légèrement ridé; cette surface est sèche sans exsudation. ».

« Si l'on se contente d'un examen superficiel, le diagnostic s'égare, et l'on croit à une teigne furfuracée ou amiantacée, mais déjà l'œil est mis en éveil par ce fait que, tout le cuir chevelu étant envahi, la lésion s'arrête nettement sur le contour des surfaces chevelues et n'empiète ni sur le front, ni sur l'oreille, fait exceptionnel dans un eczéma. Il remarque aussi, par places, de petites taches blanches, irrégulières, de la largeur d'une pièce de cinquante centimes et qui sont des plaques alopéciques. » Il faut rattacher à ce type, la très intéressante observation plus ancienne de Spillmann, observation de favus simulant un pityriasis du cuir chevelu (*Annales de Dermat.*, 1870-71, p. 347). Le cas avait été méconnu par plusieurs, le diagnostic fut prouvé microscopiquement. Les commémoratifs étaient importants. La mère du malade était atteinte. Le malade, âgé de vingt-deux ans, était atteint depuis l'enfance, et ses lésions montraient de nombreux points cicatriciels.

Le travail de Dubreuilh précité est de 1890. La thèse d'Allardo citée plus loin : *Contribution à l'étude des formes atypiques du favus* est de 1896 (v. p. 39-40). Je ne puis citer toutes les observations isolées se rapportant au même type. Elles sont trop nombreuses. Ainsi l'observation d'Allen, qui montre à la *New-York Dermatological Society* du 28 février 1899, un cas de favus microscopiquement démontré, et qui a produit, au lieu de godets, des amas squameux ressemblant à de la séborrhée (sèche), etc....

jaunes, et quelquefois même englobés par ces croûtes que l'on peut rencontrer, en quelques points, des poils secs et ternes dont la présence, au point de vue du diagnostic, acquiert une importance considérable [1]. »

Avec ces trois caractères — et ils se trouvent presque toujours réunis — on peut éviter une erreur de diagnostic préjudiciable au malade. J'ai suivi à diverses reprises des favus impétigoïdes plusieurs mois sans leur voir constituer des godets. C'est une forme rare et d'évolution très lente.

V. — LE CHEVEU FAVIQUE

Le cheveu favique existe dans tous les favus du cuir chevelu, et il est aussi important à connaître que le godet, mais il prend une importance particulière dans les favus sans godet, dont il devient un élément de diagnostic prépondérant.

Au début d'un favus, le cheveu ne semble pas malade, c'est parce qu'il est envahi comme le cheveu trichophytique dans sa partie radiculaire, et, pour que le cheveu malade devienne visible, il faudra qu'il ait grandi jusqu'à dépasser la saillie même des godets faviques. Deux ou trois mois après la naissance d'une plaque de favus, les cheveux de toute sa surface seront visiblement malades et le resteront pendant des années, jusqu'à l'éviction du cheveu et la destruction cicatricielle du follicule qui le produisait.

Les cheveux malades sont gris, non pas gris comme les cheveux qui deviendront blancs, mais d'un gris-poussière, terne et sec, ils ont perdu tout leur brillant. Cet aspect est facile à reconnaître mais ne paraît pas aussi évident avec tous les éclairages. Il se voit plus nettement, si l'on place la région malade entre la lumière et l'ombre. Ce placard de cheveux ternes, tranchant parmi les cheveux normaux lustrés, est au moins aussi caractéristique du favus que le godet, car le godet peut manquer dans le favus du cuir chevelu, tandis que le cheveu favique ne manque jamais.

Ce cheveu grisâtre est un peu plus fragile que le cheveu normal, et sa longueur dépasse rarement quelques centimètres, mais sa fragilité en général n'est pas telle qu'on ne puisse l'épiler avec sa racine entière. On peut trouver des cheveux faviques cassants, mais ils sont en minorité, et une traction lente et mesurée parvient toujours à les épiler entièrement. Du reste l'épilation des cheveux faviques est plus facile et moins douloureuse que celle des cheveux sains [2]. D'un seul

(1) ALLARDO. *Loc. cit.*
(2) BESNIER et DOYON. *Notes de Kaposi*, t. II, p. 762.

coup, on parvient très bien à en épiler 10 ou 15. Ordinairement leur portion radiculaire terminée par un bulbe noir et collant est entourée d'une gaine vitreuse plus ou moins épaisse. On ne peut d'ailleurs diagnostiquer le favus sur ce symptôme, car il s'observe en des maladies différentes et même avec le cheveu sain; c'est néanmoins un signe de probabilité, car c'est dans le favus qu'il s'observe le plus constamment et le plus nettement. Tantôt cette gaine est mince, blanche, vitreuse. Elle ressemble à celle qu'on peut observer sur le cheveu normal, et elle ne paraît pas englober le bulbe noir qui paraît nu. Dans ce cas, la repousse du cheveu après l'épilation est constante, et il a même beaucoup de chances de repousser débarrassé de son Parasite, et sain désormais. C'est cette remarque qui a conduit au procédé de l'épilation thérapeutique. Mais, dans d'autres cas, l'épilation du cheveu se fait sans aucun effort de traction, sa gaine est plus grosse, plus jaune, plus opaque; elle comprend le bulbe et l'entoure. Et dans ce cas il est à craindre que le cheveu ne repousse pas et qu'il se produise une cicatrice de son follicule.

On peut trouver, à la surface des vieux favus, des cheveux ayant d'autres caractères que ceux que nous venons de décrire, des cheveux frisottants, atrophiques, etc. Ils sont caractéristiques de l'état cicatriciel du cuir chevelu dans la région où ils existent, et non pas du favus. Car ces cheveux, le plus souvent, sont indemnes de Parasite.

En dehors de sa gaine vitreuse le cheveu favique présente encore un caractère plus fin signalé par Gruby et par Aubert ([1]), c'est la facilité de sa dissociation dans le sens de sa longueur, dissociation que les filaments parasitaires dans l'Achorion ont déjà commencée; si on écrase le cheveu favique entre deux lames de verre, on voit qu'il tend à se dissocier en long, comme un brin de chanvre roui. Aucune maladie du cuir chevelu ou du cheveu ne donne au cheveu un aspect comparable à celui-là.

Examen microscopique du cheveu favique. — L'examen microscopique du cheveu favique est très facile et se pratique suivant les mêmes techniques que nous avons indiquées pour l'examen des cheveux atteints de teigne tondante. Puisque le cheveu vient entier à l'épilation, cet examen est plus facile. On ne le croirait pas en lisant les descriptions contradictoires des auteurs. Ces contradictions proviennent surtout de ce fait que le cheveu favique lorsqu'on le traite par la potasse devient plus fragile que le cheveu trichophytique. Le plus souvent il se rompt au niveau du collet du bulbe, ce dont beaucoup d'observateurs ne se sont pas aperçus et ils ont décrit le Parasite

([1]) AUBERT. Diagnostic de la teigne faveuse (*Annales de Dermat. et de Syph.*, 1880, p. 35).

descendant jusqu'à la base d'implantation du cheveu, alors qu'il ne descend jamais jusque-là (¹).

Lorsqu'on prépare un cheveu favique avec tout le soin désirable, on voit qu'il est parasité dans toute la hauteur où il apparaissait décoloré hors de la peau, et dans toute sa portion radiculaire jusqu'au collet du bulbe mais que le Parasite ne descend jamais plus bas.

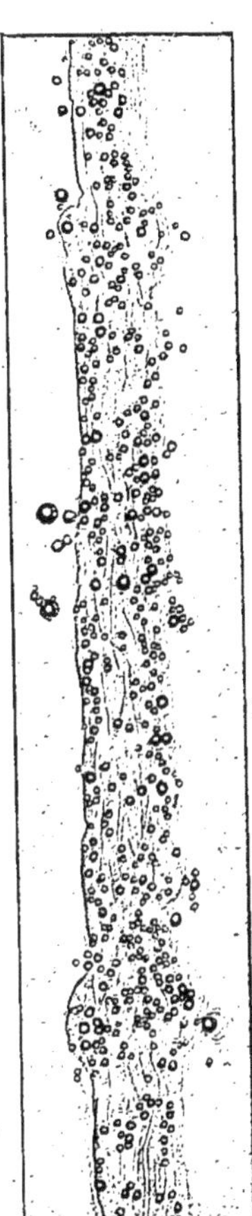
Fig. 237. — Aspect typique du cheveu favique à un faible grossissement. × 75.

Examiné à un faible grossissement de 40 à 70 diamètres, le cheveu favique se présente déjà avec des caractères qui en feraient faire le diagnostic par un observateur expérimenté. Le cheveu, dans toute sa longueur, est criblé de petites bulles d'air adhérentes. Et, dans le corps du cheveu, on aperçoit déjà de minces filaments sinueux plus ou moins nombreux, mais toujours plus rares que les filaments trichophytiques intrapilaires (fig. 237).

Je ne sais à quoi attribuer le phénomène des bulles d'air adhérentes, dont la constance et le nombre sont presque caractéristiques du cheveu favique. Je risquerai à ce sujet une hypothèse. Ce phénomène se produit surtout dans la portion aérienne du cheveu, où beaucoup de filaments parasitaires paraissent morts, desséchés, et remplacés par de l'air infiltré à leur place. C'est peut-être cette infiltration qui donne au cheveu favique sa décoloration caractéristique. Lorsqu'on prépare le cheveu favique, il arrive souvent qu'on voit de longs boyaux mycéliens signalés dans l'épaisseur du cheveu par une bulle allongée d'un blanc d'argent (fig. 238) et j'ai cru remarquer que plus ces bulles allongées étaient nombreuses, moins nombreuses étaient les bulles rondes, et inversement. Les bulles adhérentes au cheveu favique [traité par la potasse résulteraient de l'infiltration de la solution de potasse dans le corps du cheveu, chassant l'air des boyaux mycéliens déshabités. Cet air chassé du corps du cheveu resterait sous forme de bulles adhérentes à la surface du cheveu. Ces bulles ont toujours disparu après quelques heures

(¹) Beaucoup de micrographes comme Lebert, Wedl, Gudden, Remy ne croyaient même pas à l'envahissement du cheveu par l'Achorion. Gruby n'en parle pas dans son mémoire, cependant d'après Ch. Robin (*Loc. cit.* p. 477, *note*) il aurait vu les filaments du Parasite du favus se prolonger vers le bulbe des poils. Bazin reconnut des spores faviques *dans les cheveux très altérés*. Lailler, Kaposi de même, quoique leurs descriptions soient très médiocres. Balzer (Recherches

d'immersion du cheveu dans les liquides de préparation. Quoiqu'il en soit de la nature du phénomène qui produit ces bulles, elles existent et quoique ce caractère soit extrinsèque, sa constance mérite d'être signalée.

Je passe maintenant aux caractères propres du Parasite. Certains sont constants mais beaucoup d'autres sont variables, car certainement l'Achorion est l'un des Parasites mycéliens les plus polymorphes du cheveu.

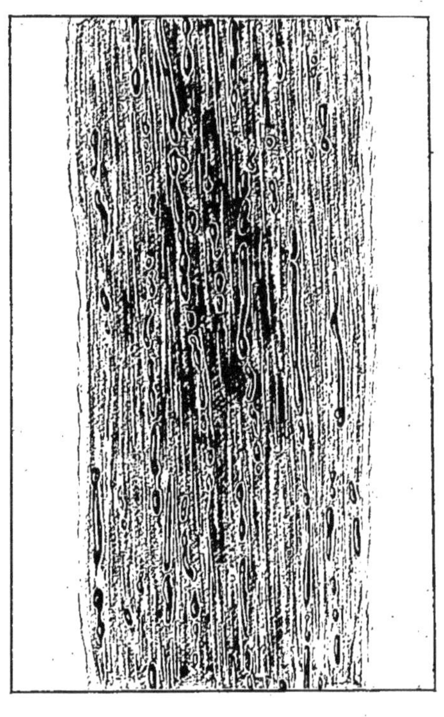

Fig. 258. — Les bulles d'air suivant les trajets mycéliens dans le cheveu favique. × 260.

Un de ses caractères ordinaires est le petit nombre relatif de ses filaments dans un même cheveu. Jamais on ne voit un cheveu favique aussi rempli par l'Achorion que le cheveu trichophytique l'est presque toujours par le Trichophyton. Dans le favus, la structure propre du cheveu reste toujours visible entre les filaments dispersés du Parasite.

Ces filaments sont faits, comme chez tous les autres Dermatophytes que nous connaissons, par des cellules cylindriques placées bout à bout. Leur direction, comme celle de tous les Dermatophytes, est descendante, ce que le sens constant des dichotomies démontre, et si donc le cheveu favique montre des filaments du Parasite jusqu'à deux centimètres et plus au-dessus de la peau, c'est que cette partie du cheveu, envahie quand elle était dans le folli cule, est devenue aérienne par suite de la croissance du cheveu.

Les filaments parasitaires ne sont pas rectilignes, mais flexueux et

histologiques sur le favus et la trichophytie in *Arch. gén. de méd.*, octobre 1881, p. 385) montre que l'Achorion pénètre le cheveu *quoique d'une manière incomplète et inconstante*. Balzer admet après Unna, la pénétration directe de l'Achorion dans le cheveu, mais surtout la pénétration indirecte par le bulbe, théorie dite *du détour* et qui est désormais controuvée. Voyez, pour son inexactitude, le dessin de Kaposi; trad. française, 1re édition, p. 397, t. II, montrant l'Achorion entre les cellules de la gaine interne de la racine du cheveu.

ondulés, de diamètre un peu variable dans le même cheveu. Suivant les cas, on trouve ces filaments divisés par des septa plus ou moins proches en loges rectangulaires qui sont presque partout plus allongées que dans le filament trichophytique. Quelquefois ces cloisons intercellulaires sont très distantes. Quelquefois on les croit très distantes, et la coloration montre qu'il y en avait beaucoup d'invisibles. Néanmoins on peut voir, suivant les cas et suivant les cheveux, une très grande variété de forme des mycéliums faviques ainsi que l'indiquent nos figures.

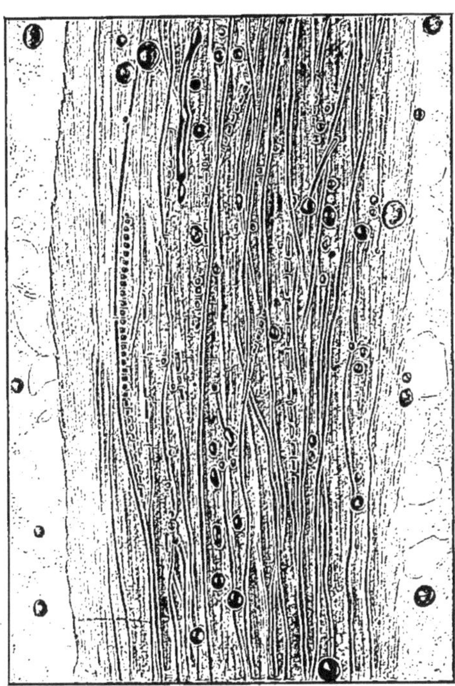

Fig. 239. — Un des aspects fréquents du cheveu favique. × 260.

Les filaments descendants se multiplient par dichotomie, mais il est fréquent d'observer, par places, un groupe d'éléments cubiques ou subcubiques, agglomérés comme les cailloux d'une mosaïque, et disposés sans ordre le long du cheveu. Ce sont les *tarses* faviques dont la signification avait été mal comprise par moi et par d'autres antérieurement. J'y avais cru voir un filament se divisant en trois ou quatre, par tri ou tétratomie du filament primitif. Mais cette opinion est inacceptable. Ces tarses faviques ne s'observent qu'à la phase initiale de l'infection et sur des cheveux (fig. 240) où l'on voit manifestement par places des filaments pénétrants par effraction sous la cuticule du cheveu. Dès lors la ressemblance entre ces figures et les figures analogues que l'on rencontre au début de l'infection pilaire par tous les Dermatophytes est évidente. Ce sont là « les groupes à facettes » très bien décrits par Fox et Blaxall dans la microsporie et qui signalent l'invasion du cheveu par des filaments externes d'abord, intra-pilaires ensuite.

Ainsi est démontrée, par ces figures, la parité du mécanisme d'invasion du cheveu par tous les Dermatophytes, et l'inanité de la théorie du détour imaginée par Kaposi et soutenue par tant d'auteurs presque jusqu'à nos jours (1).

Les Dermatophytes ne vivant que dans les tissus épidermiques kératinisés, ainsi que l'a montré Unna, ne peuvent ni descendre dans l'épiderme folliculaire jusqu'au niveau du bulbe pilaire, ni envahir le bulbe lui-même. Et c'est ce que des examens attentifs démontrent sans faute.

J'ai dit que l'Achorion était très polymorphe dans le cheveu, mais son polymorphisme même, suivant le point du cheveu que l'on examine, est un élément de diagnostic.

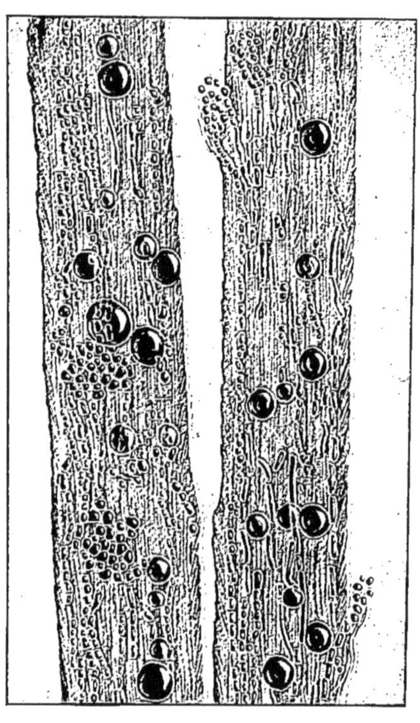

Fig. 241. — Autre aspect fréquent du cheveu favique. Les tarses. × 260.

En certains cheveux l'aspect du Parasite ressemble extrêmement à celui du cheveu atteint par un Trichophyton microïde (fig. 242). Ce sont les mêmes très fins mycéliums se résolvant en fines chaînes d'articles courts sporulaires, et le même mélange d'éléments parasitaires fins et disparates. Mais le diagnostic différentiel reste facile, à cause de l'absence des files de fines spores ectothrix qui ne manquent jamais chez le Tr. microïde.

En d'autres cas, on croirait un Trichophyton endothrix à cause du nombre des articles courts remplissant le cheveu. Mais cela ne se produit qu'en un point du cheveu. Et, tout à côté, les filaments de l'Achorion redeviennent typiques.

Enfin si l'on examine le Parasite dans la partie radiculaire la plus profonde du cheveu, on voit les rameaux mycéliens fins et nombreux

(1) C'est à Unna que l'on doit la démonstration de l'erreur de cette théorie. Unna a montré que le Parasite s'arrêtait au point précis où la kératinisation s'effectue, et ne pouvait vivre que dans le tissu épidermique kératinisé (P. G. Unna. Mikologische Beiträge. *Vierteljahresschrift für Dermat. und Syph.*, 1880, nos 2 et 3, et : Zur Anatomie der favus. *Vierteljahr. f. Dermat. und Syph.*). C'est Behrend qui a montré l'Achorion passant dans le poil en venant de son fourreau épidermique (Behrend. Ueber Herpes tonsurans und favus. *Vierteljahr. f. Dermat. und Syph.*, 1884). Balzer. Recherches histologiques sur le favus et la trichophytie (*Arch. gén. d. méd.*, octobre 1881, p. 385) admettait la théorie du détour. Et Gaucher (1909) la croit encore valable.

devenir rectilignes et parallèles et prendre tout à fait l'aspect du mycélium intra-pilaire des Microsporums. C'est la frange d'Adamson que cet auteur a bien affirmée dans le favus comme dans les tondantes.

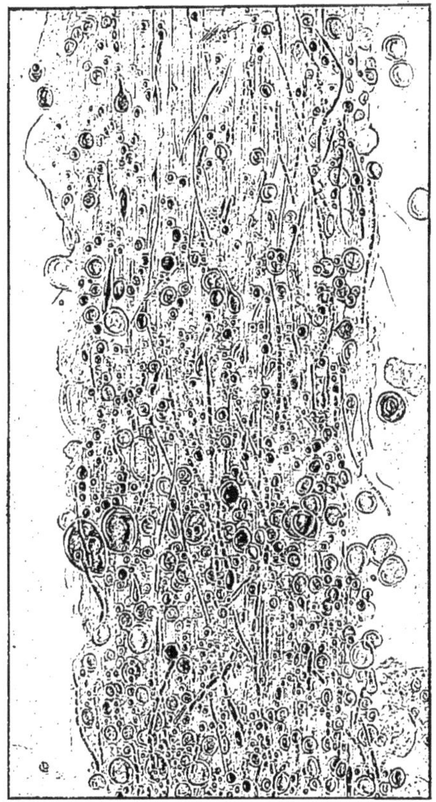

Fig. 242. — Aspect microscopique le plus polymorphe du cheveu favique. × 260.

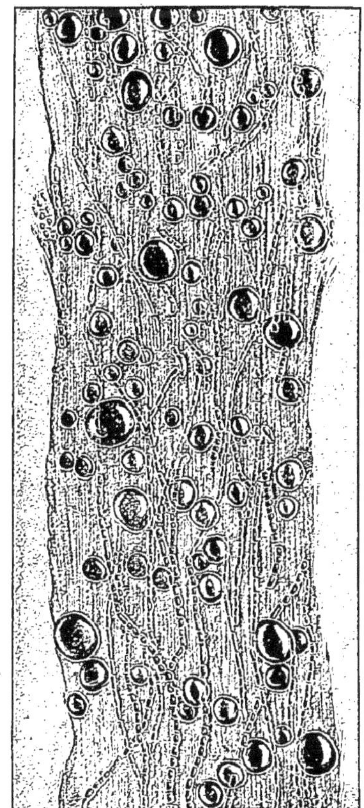

Fig. 243. — Autre forme du mycélium favique dans le cheveu. × 260

Cet aspect n'est pas spécial à tel ou tel favus comme on l'a cru ; il est spécial au point du cheveu que l'on examine, c'est-à-dire à la région sus-bulbaire [1], de la même façon que les tarses faviques ne sont pas caractéristiques d'une espèce favique ou d'une forme clinique, mais d'un âge, d'un stade de l'envahissement pilaire par le Parasite. Ces

(1) C'est cet aspect que Bodin avait remarqué et dont il avait constaté la ressemblance avec la disposition du mycélium intra-pilaire du Microsporum Audouïni, mais il parle de ce fait comme d'une exception (E. Bodin. Sur la pluralité du favus. *Ann. de Dermat. et de Syph.*, 1894, p. 1220 [voyez la note de la page 1234]). En réalité, il s'agit d'un fait constant au niveau de la région sus-bulbaire du cheveu.

deux aspects spéciaux écartés, il n'en reste pas moins que l'Achorion, dans le cheveu, est beaucoup moins monomorphe et semblable à lui-même que les Microsporums et les Trichophytons dans le cheveu.

ÉVOLUTION DES FAVUS AU CUIR CHEVELU. — LE VIEUX FAVUS ALOPÉCIQUE ET CICATRICIEL

A mesure que les années passent sur un favus du cuir chevelu, les régions malades changent d'aspect jusqu'à différer totalement de ce qu'elles étaient tout d'abord. « Il est, écrit Dubreuilh, des cas de favus sans godets, formés par des rangées de folliculites, entourant une plaque d'alopécie cicatricielle » [1]. Nul doute que tous les dermatologistes ne reconnaissent à ces mots des cas déjà vus [2]. Cette description est parfaitement vraie, mais ce qu'elle ne doit pas nous faire oublier c'est qu'un favus ne se présente sous un tel aspect que quand il est vieux de bien des années. C'est là une forme ultime de l'évolution du favus. Jamais un cas récent ne se présente ainsi. Au temps où Dubreuilh décrivait la forme alopécique du favus, on ne savait pas cela, car il existe des alopécies atrophiques, celles que Brocq en les décrivant a désignées sous le nom de *Pseudo-pelades* et qui étaient souvent prises autrefois pour des favus sans godets à forme atrophique d'emblée. Aujourd'hui la différenciation de cette espèce clinique est faite ; on sait qu'elle n'a rien ni de la pelade, ni du favus. Dès lors, on peut dire que le type clinique décrit sous le nom de forme alopécique par Dubreuilh ne correspond pas autant à une forme spéciale du favus qu'à un stade de déclin et d'usure de la maladie ; ces favus sans godets ont présenté des godets jadis.

Plus un favus est de date ancienne, plus les cicatrices qu'il déterminera prennent dans son tableau objectif une part importante. Les cas varient d'ailleurs ; la cicatrice peut survenir plus ou moins vite, quoique toujours des mois, et souvent des années, après le début de la maladie. D'abord les cicatrices apparaissent par points isolés, entre les lésions en activité, qui sont couvertes encore de leurs croûtes jaunes, à travers lesquelles les cheveux sortent. Tantôt on ne voit plus de godets du tout, et tous les follicules occupés par un poil malade sont seulement marqués d'un point rouge persistant. Tantôt, au con-

(1) W. Dubreuilh. Alopécies atrophiques (*Annales de Dermat. et de Syph.*, 1893).

(2) Allardo, dans sa thèse, complète d'ailleurs bien cette description, lorsqu'il écrit : « C'est à la périphérie (des plaques) qu'il faut rechercher l'évolution du Parasite. En ce point, il existe une zone active, comprenant une bordure de quelques millimètres seulement de diamètre, caractérisée par l'existence de petits points rouges. Si l'on examine avec soin ces petits points, on constate qu'ils siègent à l'orifice des follicules pileux.... Que l'on examine le poil épilé, et l'on verra qu'il est recouvert dans sa partie... qui correspond à la racine, d'une gaine molle, vitreuse et blanchâtre qui demeure intimement attachée à lui. »

traire, il persiste par ci, par là, de petits godets, et, ainsi, la forme folliculitique du favus se trouve mêlée à la forme urcéolaire, à une forme urcéolaire régressive, dans laquelle les godets diminuent de dimension jusqu'à disparaître. Alors le favus en arrive à ressembler à certaines folliculites chroniques du cuir chevelu de l'adulte (*sycosis capillitii* de Rayer), mais on y trouve, entre les cicatrices et autour d'elles, dans la lisière de cheveux sains qui les entourent, quelques cheveux décolorés, dans lesquels on peut mettre le Parasite en évidence.

Inversement les cicatrices faviques, gaufrées, raboteuses comme des cicatrices de brûlures, lors même qu'elles en arrivent à être confluentes et à occuper la presque totalité du cuir chevelu, présentent encore de-ci, de-là, des îlots de cheveux isolés. Quelques-uns sont tout à fait sains, d'autres ont les caractères faviques atténués, et sortent d'un follicule marqué seulement d'un point rouge.

Naturellement, plus le temps passe, plus les lésions actives cèdent le pas aux lésions cicatricielles, plus les cicatrices s'agrandissent aux dépens des lésions croûteuses. Mais celles-ci progressent lentement aussi. J'ai vu, dans le service de E. Besnier, une malade âgée de 80 ans qui gardait son favus depuis la première enfance. A ce moment, sauf une étroite bordure que le favus ne franchit guère autour du cuir chevelu [1], et qui gardait son intégrité, tout le cuir chevelu était transformé en une cicatrice immense sur laquelle persistaient quelques cheveux qu'ont eût pu compter et quelques godets gros comme des grains de mil.

Du reste, l'évolution du favus banal du cuir chevelu est plus ou moins rapide suivant les cas. Tantôt on voit de petits placards de cinq ou six centimètres de diamètre et qui ont déjà deux ou trois ans d'âge, tantôt on voit des régions entières de la tête envahies en moins de six mois.

En général, plus un favus vieillit, plus ses lésions deviennent de marche torpide et d'extension lente; la maladie demeure sur place et s'use elle-même, mais le processus de sclérose et de cicatrice spontanée auquel elle aboutit reste toujours insuffisant à la guérir. Elle est devenue méconnaissable, mais elle n'est pas morte [2].

Sur le mode de formation de la cicatrice du favus, les idées des divers auteurs ont varié comme leurs conceptions anatomo-pathologiques, ce qui est naturel. Ce qui est plus étonnant, c'est que leurs conceptions anatomo-pathologiques aient beaucoup varié, puisqu'elles s'appuient sur des constatations de fait.

(1) E. Besnier et J. Doyon. *Notes de Kaposi*, t. II, p. 770.

(2) « A la longue, et au-dessous de la croûte faveuse..., il s'établit un travail hyperhémique manifeste, puis une véritable phlegmasie, qui, jointe à la destruction de l'épiderme et de l'extrémité du conduit pilifère, se termine en une inflammation adhésive et par l'oblitération du conduit. C'est ainsi que se manifeste l'alopécie, dernier terme du favus. » (Cazenave, *loc. cit.*, p. 252.)

Au cuir chevelu le favus chronique s'accompagne toujours de cicatrices. Or une lésion cicatricielle est plus profonde que l'épiderme. De là, à supposer le développement de l'Achorion dans le derme, il n'y a qu'un pas. Ainsi un très grand nombre d'auteurs ont-ils été conduits à admettre comme fréquente la vie intradermique de l'Achorion. Ainsi Remy (1), ainsi Renault (2), Malassez, Cornil et Ranvier (3). Ces derniers sont particulièrement explicites et une figure même accompagne leur texte.

Des figures similaires illustrent un texte analogue de Vidal et Leloir (4). Jusqu'en 1892 on admit donc que l'Achorion du favus vivait dans le derme comme dans l'épiderme, et Balzer divisait même l'évolution du processus d'envahissement parasitaire en trois phases (5) : de végétation intra-épidermique, de végétation intra-dermique, celle-ci naturellement suivie d'une phase cicatricielle avec alopécie définitive. On se rappelle qu'à la même époque, certains auteurs croyaient symétriquement à l'invasion trichophytique du derme (6). Tous les ouvrages des mêmes années montrent peu ou beaucoup

(1) REMY présentait (dans le *Progrès médical* du 20 novembre 1875) une anatomie du favus qui nous paraît aujourd'hui tout à fait fantastique : Le Parasite du favus siège bien plus souvent entre les deux couches épidermiques que dans le cheveu. Il dissocie le cheveu et le brise, mais *sans pénétrer dans son intérieur*.... Les spores détruisent la couche cornée pour arriver à la couche papillaire, où elles puisent dans un afflux sanguin les éléments de leur multiplication. Les godets faviques donnent lieu à de la périlymphangite. Mais le parasite n'entre pas dans les vaisseaux....

(2) J. RENAULT (in CORNIL et RANVIER. *Manuel d'histologie pathologique*, IIIe partie, p. 1219) admet que le tissu conjonctif envahi par le thalle de l'Achorion se résorbe et que la cicatrice favique est due à cette résorption.

(3) « Au niveau de la saillie formée par le godet, les couches épidermiques sont remplies de spores comprises entre les cellules cornées. A côté de ces spores se rencontrent des micrococci et des bactéries ainsi que des gouttelettes de graisse. L'accumulation de tous ces éléments étrangers détermine la saillie en bourrelet du godet.... Sur les godets faviques d'un certain diamètre, l'invasion du Parasite n'est pas limitée par les couches épidermiques. *Le mycélium pénètre perpendiculairement dans le derme en s'y ramifiant.* Cette pénétration n'est point due à un simple refoulement des tissus, mais à un véritable envahissement (Malassez); on voit en effet sur les coupes, les tubes du mycélium partir du fond du godet et s'insinuer en droite ligne dans le tissu conjonctif, entre les faisceaux de ce dernier à la façon des racines pivotantes. Le derme réagit peu devant cette invasion, il se produit cependant, au niveau des godets faviques, un suintement continuel ou même de la suppuration. Dans tous les cas, le tissu conjonctif envahi par le thallus de l'Achorion Schönleinii se résorbe peu à peu, et c'est probablement à cette résorption que sont dues les cicatrices parfois profondes qui se montrent au-dessous des godets faviques après la guérison de la teigne. » (CORNIL et RANVIER. *Manuel d'histologie pathologique*, 2e édition, p. 875, 874 et fig. 287, 1884.)

(4) VIDAL et LELOIR, p. 365-66-67 et Atlas, Pl. XV et Pl. XVI.

(5) F. BALZER. Recherches histologiques sur le favus et la trichophytie (*Arch. générales de médecine*, oct. 1881, p. 385).

(6) CAMPANA. Tricofitiasi dermica (*Giorn. ital. del malat. vener. e della pelle*, 1887, p. 250).

les mêmes opinions(1). C'est Unna, le premier, qui certifia que l'Achorion ne vivait pas hors de l'épiderme, qu'il n'envahissait pas le derme, et que, bien loin de rechercher les parties succulentes de l'épiderme, l'Achorion ne pouvait vivre qu'aux dépens des éléments cornés (2). Mibelli (3), Kellog (4) et Walsh (5) appuyèrent bientôt ces affirmations de constatations semblables.

Mais alors comment expliquer des textes comme ceux de Leloir et Vidal par exemple, si précis, si différents de ce que nous savons? Ou bien il faut renoncer à les expliquer et croire à la généralisation de faits exceptionnels, ou bien il faut les supposer dus à la fausse interprétation d'un fait constant qui est le suivant. Les follicules pilaires d'une coupe histologique ne sont pour ainsi dire jamais compris tout entiers dans la coupe, mais seulement pour un fragment. Ils contiennent des cheveux transformés en faisceau mycélien plongeant, et qui semblent partir du godet. Souvent leur épithélium folliculaire est peu visible, plus ou moins détruit ou transformé; je crois volontiers qu'on a pu prendre un de ces cheveux parasités pour un faisceau de filaments faviques échappés du godet et plongeant dans le tissu conjonctif. Je ne puis non plus interpréter autrement la figure 4 de la planche XVI de l'Atlas de Leloir et Vidal, qui montre dans une fente lymphatique des amas de spores; ou ce ne sont pas des spores, ou cette « fente lymphatique » est un follicule pilaire déformé.

Le texte de Malassez et le dessin, d'ailleurs médiocre, qui l'accompagne ne peuvent être interprétés de même, et étant donné la valeur des observations ordinaires de ce maître, je suis porté à conclure que l'anatomie pathologique du favus est très insuffisamment connue et qu'elle demande de nouvelles recherches.

Pour moi, je n'ai vu dans le favus que ce qu'ont vu Unna, Mibelli, Kellog et Walsh, mais il se pourrait que la pénétration de l'Achorion dans le derme fût possible à une certaine phase du parasitisme, sans être constante: on ne doit pas la nier sans réserves.

Granulome favique. — Ce qui est dès à présent certain c'est qu'il existe un granulome favique, homologue au granulome trichophytique. C'est M. Truffi qui l'a, je crois, signalé le premier (6), et Majocchi,

(1) NEUMANN. *Atlas der Hautkrankeiten*. Vienne, 1890.
SCHWENINGER et BAZZI. *Charité Annalen*, 1890.

(2) P.-G. UNNA. Drei Favus Arten (*Monats. f. prakt. Dermat.*, Bd XIV, n° 10, p. 7 et *Die Histopathologie der Hautkrank.*, 1894).

(3) V. MIBELLI. Sul favo (*Giorn. ital. del. mal. vener. e della pelle*, 1892).

(4) KELLOGG. *Monats. f. prakt. Dermat.*, Bd XXV, n° 9.

(5) WALSH. *Archiv. f. Dermat., u. Syph.*, 1895, Bd XXXI, p. 49.

(6) TRUFFI. Voyez la note de la page 402. Mais ce cas doit à mon avis être rapporté à un *Trichophyton* faviforme et non à l'*Achorion* de Schönlein.

très justement, compare le tableau anatomique qu'il en a donné au tableau qu'il avait fourni lui-même du *granuloma trichophyticum*. Le fait vient d'être retrouvé et singulièrement mis en valeur par Darier et Hallé (*Soc. de Dermatologie*, 1910). Grâce à l'obligeance de ces deux auteurs nous pouvons reproduire la figuration de l'une des lésions qu'ils ont observées (fig. 244). On y retrouve exactement les éléments décrits plus haut dans le granulome trichophytique. C'est en plein derme, entre les follicules pilaires parasités, un *nodus* composé d'un tissu de granulation, entouré d'une ceinture de cellules géantes. Il n'y manque que le centre fait d'un fragment de cheveu infiltré de Parasite. Le Parasite n'a pu y être mis en évidence. Il n'est guère douteux pourtant, avec ce que nous savons, que le nodus se soit constitué autour de lui, et l'on sait combien des éléments cryptogamiques peuvent être difficiles à mettre en évidence au sein d'un tissu de granulation...

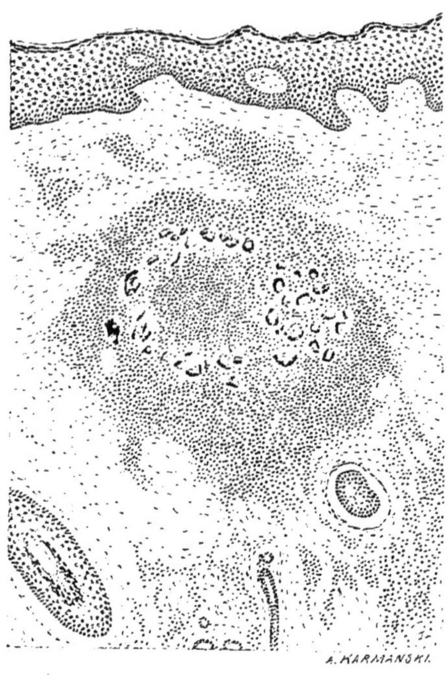

Fig. 244. — *Granulome favique*. Figure extraite d'un mémoire Darier et de Hallé (*Annales de Dermatologie*, 1910[1]).

De telles observations montrent du moins que la question de la pénétration de l'Achorion dans le derme ne doit pas être considérée comme résolue et close, mais au contraire comme à peine ouverte.

Mode de formation de la cicatrice favique. — Néanmoins, il ne semble pas que cette formation de granulomes faviques entre les follicules infectés puisse avoir une grande part dans la cicatrice favique ; il ne semble pas non plus que le godet favique, même si

(1) « Le néoplasme ayant la structure d'un granulome est situé en plein derme. Son centre est composé surtout de polynucléaires ; autour se voit un cercle de cellules épithélioïdes et géantes ; à la périphérie une zone de cellules lymphoïdes parsemées de quelques *Plasmazellen*. Les amas cellulaires qu'on aperçoit entre le granulome et l'épiderme, ainsi que ceux qui se trouvent au bas de la figure, disséminés autour de deux follicules pileux et d'un canal sudoripare, sont presque exclusivement composés de *Plasmazellen*. » (*Note communiquée par J. Darier et J. Hallé*).

on le suppose, sur la foi de Malassez, dépasser parfois les limites de l'épiderme et plonger dans le derme, puisse être normalement la cause de cette cicatrice, car si le godet entamait souvent le derme, comment le favus du corps ne donnerait-il jamais lieu à des cicatrices? Or tous les dermatologistes savent que le favus du corps guérit sans cicatrice, en dépit de l'abondance des godets, de leur profondeur apparente, et de leur durée sur place depuis des années (1).

La même objection vaut d'ailleurs contre l'opinion qui ramène la cicatrice à une résorption du tissu conjonctif au-devant du godet, à l'action mécanique du godet, opinion soutenue par Mibelli (2), par Kaposi (3), etc.... Pourquoi cette action, si on l'attribue au godet, ne s'observerait-elle pas hors du cuir chevelu? Depuis longtemps on sait que le godet favique produit dans certains cas, au-dessous de lui, une résorption des tissus voisins comme on en voit au-devant des anévrysmes (4). Chez la Souris le fait est fréquent, plus rare chez de plus gros Animaux (5). On l'aurait observé même chez l'Homme (6). Il faut croire que, dans l'esprit des auteurs, ce sont ces faits exceptionnels qui ont prévalu. Pourtant si les godets ne font pas de cicatrices aux régions glabres, la cause des cicatrices faviques du cuir chevelu doit être cherchée non dans le godet mais dans le follicule.

Il y a d'autres maladies que le favus qui produisent au cuir chevelu des cicatrices faviformes, et l'une, en particulier, par un mécanisme si pareil à celui du favus que l'on a longtemps voulu en faire un favus larvé. C'est la pseudo-pelade de Brocq. Certaines acnés décalvantes agissent de même. Et dans tous ces types morbides, le cheveu présente ce caractère commun de s'épiler avec une gaine épidermique folliculaire grasse, succulente et épaisse. Lorsque le processus de réaction inflammatoire folliculaire est évident, le poil épilé, emporte avec lui *la totalité* de l'épiderme folliculaire détaché de sa gaine conjonctive. Ce

(1) Il existe, il est vrai, une observation de HALLOPEAU (2e jeudi de l'hôpital Saint-Louis, 6 décembre 1888. *Annales de Dermatologie*, 1889, p. 27) montrant dans un cas de favus généralisé, des cicatrices post-faviques aux membres inférieurs : cicatrices circinées syphiloïdes à pourtour pigmenté, avec coexistence d'un favus du cuir chevelu et des ongles (Cf. aussi la thèse de HÉNOCQUE, décembre 1885). Mais les objections faites aussitôt au cas de Hallopeau, par Lailler et Besnier affirmant qu'ils n'ont jamais vu de cicatrices faviques sur le corps, diminuent la valeur de cette observation.

(2) V. MIBELLI. Sul favo. *Loc. cit.*, 1892.

(3) W. KAPOSI. Trad. franç., 2e édition, 2e vol., p. 249.

(4) TH. SIMON. Dermat. Mittheilungen (*in Arch. f. Derm. u. Syph.*, 1870, p. 541) est un des premiers qui ait décrit l'atrophie osseuse sous les godets faviques des petits Animaux. Il aurait même plus tard démontré la présence du Parasite dans l'os lui-même (Weitere Mittheilungen über Maüse favus. *Arch. f. Derm. u. Syph.*, 1873, p. 303-304).

(5) SABRAZÈS en a fait l'observation sur le Chien avec l'Oospora canina.

(6) JACOB BRASCHOSS. Merkwürdige Fälle von Favuserkrankung (Thèse de Bonn, 1887).

n'est pas strictement un processus suppuratif, pourtant il semble bien que l'épiderme folliculaire soit séquestré par une mince couche de leucocytes le détachant de son étui conjonctif. Et la cicatrisation suit ce processus d'élimination épidermique du follicule, aussi bien dans la pseudo-pelade et dans certaines acnés décalvantes que dans le favus.

Tous les cheveux qu'on épile avec une gaine épidermique ne disparaissent pas sans retour. L'étude de cette gaine montrerait sans doute, suivant les cas, qu'elle est complète ou incomplète, revêtue ou non d'une couche leucocytaire extérieure, etc.... Et la présence, sur les cicatrices faviques, de cheveux lanugineux et frisottants indique que l'atrophie folliculaire peut être incomplète. Mais il semble bien que la totalité du fourreau épidermique d'un follicule peut être éliminée en bloc et que c'est le mécanisme qui amène la sclérose de l'étui conjonctif folliculaire à la place du follicule qu'il contenait.

On pourrait objecter à ceci que la cicatrice est non seulement folliculaire, mais qu'elle occupe aussi la surface de la peau, entre les follicules. A ceci, on peut répondre que dans la pseudo-pelade de Brocq, maladie exclusivement folliculaire, il en est de même, à ce point que les cicatrices des deux maladies sont apparemment identiques. C'est donc bien dans le follicule pilaire qu'il faut chercher l'origine de la cicatrice favique, car, non seulement les godets ne déterminent pas de cicatrices là où il n'y a pas de follicules proches et profonds, mais encore les favus sans godets du cuir chevelu se terminent par cicatrice, comme le favus à godets. Rien n'est plus ordinaire que la cicatrice au cours des favus impétigineux ou pityroïdes; et dans ces favus elle garde le même aspect que dans les favus typiques.

D'ailleurs, le mécanisme de formation de la cicatrice folliculaire n'est pas suffisamment étudié, aussi bien au cours de la pseudo-pelade que dans le favus. C'est un point qui attend aussi de nouvelles recherches histologiques.

FAVUS DU CORPS

On peut observer le favus du corps sans favus concomitant du cuir chevelu [1], mais le contraire est bien plus fréquent. Et il est difficile de dire pourquoi certains favus se généralisent à tout le corps, lorsque tant d'autres restent limités au cuir chevelu.

On voit rarement un vieux favus créer sur le même sujet des points nouveaux d'inoculation. Le favus, comme les autres teignes, se reproduit plus souvent par ses lésions jeunes que vieilles. Et lorsqu'un

[1] Voir le relevé des cas de favus du corps publiés jusqu'en 1894, avec une belle observation de J. Abott Cantrell. A case of favus of the head and body (*Journ. of cut. and genito-urinary diseases*, sept.-oct. 1894).

favus se généralise, c'est presque toujours par dissémination de germes partis d'une lésion récente.

Favus herpétoïde ou herpeticus. — Le favus, comme toutes les teignes, débute par une lésion épidermique qui est un disque ou un anneau érythémateux ou desquamant. C'est le *Favus herpeticus* des auteurs anciens.

Le favus herpétoïde, le favus herpeticus des anciens auteurs, était connu avant Bazin, mais c'est Bazin qui l'a vraiment décrit, en France, de la façon la plus explicite (1). Et, comme pendant longtemps il confondait cet herpès circiné favique avec l'herpès circiné trichophytique, il voulut d'abord voir dans l'herpès circiné une lésion spéciale commune aux deux maladies et préalable à chacune. Le même problème avait soulevé chez Hebra, à Vienne, et chez Tilbury-Fox, à Londres, d'identiques perplexités. Il fallut les travaux de bien des auteurs : Bazin, Köbner (2), Peyritsch, Simon (3), Bukovsky (4) surtout, pour mettre au point cette question. En fait, cette forme, si ordinaire dans la trichophytie, est plus rare dans le favus. Elle représente le développement du mycélium dans l'épiderme, avant qu'il ait constitué le godet.

Ordinairement cette phase est fugitive et passe inaperçue. Quand on en est témoin, le plus souvent c'est sur les régions glabres où elle est toujours plus visible et durable, particulièrement au début d'une lésion secondaire au cours d'un favus ancien.

Ou bien ce sont des cercles marginés dont le bord seul est rouge, et l'aire circonscrite légèrement bistre, c'est ce que j'ai vu le plus fréquemment; ou bien « les placards, quoique bien limités, ne sont pas marginés comme dans la trichophytie », ce sont des taches rouges, rondes, surélevées, ressemblant aux plaques de l'eczéma séborrhéique de Unna (5). Quel que soit le type objectif, le même individu se trouve porter cinq à dix cercles semblables et plus.

A première vue, l'erreur peut être immanquable, on prendrait ces lésions pour des cercles trichophytiques. Pourtant, presque toujours, on observe par-ci, par-là, sur les cercles, de tout petits points jaunâtres qui sont des godets faviques et qui affirment le diagnostic. Quelquefois les petits godets sont nombreux et le diagnostic est évident (6).

(1) Bazin. *Recherches sur la nature et le traitement des teignes*, p. 26-27.

(2) C'est Köbner qui a décrit, comme un stade particulier du favus, l'*herpetisches vorstadium*.

(3) Peyritsch (Beitrag zur Kenntniss des favus. *Arch. f. Derm. u. Syph.*, 1869, p. 597), et Th. Simon (Dermatologische Mittheilungen. *Arch. f. Derm. u. Syph.*, 1870, p. 541), ont différencié par l'inoculation le cercle d'herpès circiné favique du cercle trichophytique.

(4) Bukovsky. Ein Beitrag zur Kenntniss der experimentellen und klinischen Eigenschaften des Achorion Schönleinii (*Arch. f. Derm. u. Syph.*, 1900, t. LI, p. 364). L'auteur pose la question suivante : La marche clinique normale du favus comporte-t-elle toujours la période herpétique initiale décrite par Köbner? Et il conclut que ce n'est pas un stade, mais une forme morbide distincte.

(5) W. Dubreuilh et J. Sabrazès. Du favus épidermique circiné (*Annales de Dermat. et de Syph.*, 1892, p. 498).

(6) Ce début du favus par une tache érythémato-squameuse a été affirmé presque en même temps par Mibelli et par Kaposi, le premier dans sa monographie sur le favus (*Sul favo*, 1892), le second dans une présentation à la Société

Je ne crois pas que cette forme herpétique du favus soit vraiment une forme clinique distincte. Elle a tous les caractères d'une phase qui peut manquer, qui peut être très fugace, ou durer un peu davantage, mais qui presque toujours est suivie du développement de godets typiques.

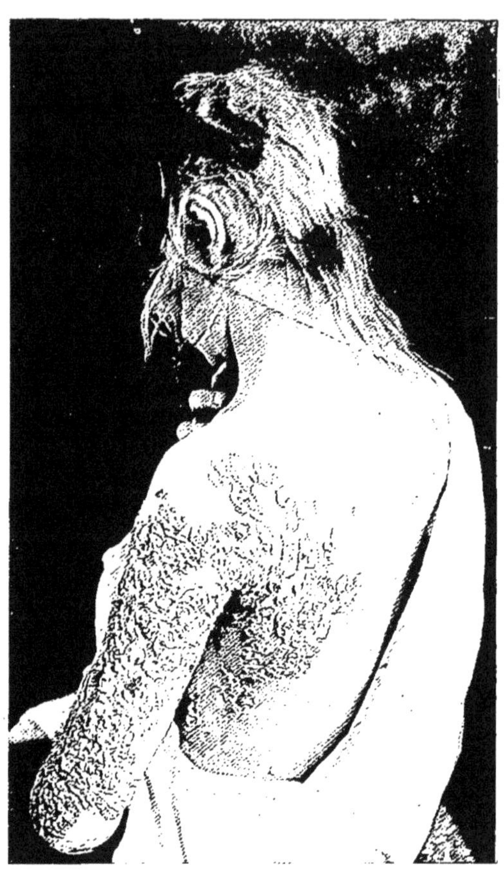
Fig. 245. — Favus de l'épaule et du bras.

Sur les surfaces rouges des anneaux épidermiques on peut, par un examen attentif, trouver de petits points jaunes. C'est eux qu'on examinera microscopiquement. Ils présentent déjà la structure des godets typiques (1).

Si le favus herpeticus, n'est pas spécial à la peau glabre, au moins l'y voit-on beaucoup plus souvent qu'au cuir chevelu, où il doit être très fugace. Les conditions qui favorisent son apparition et son développement sont encore obscures. Il semble qu'on l'ait plus souvent rencontré chez l'enfant que chez l'adulte. On l'a rencontré même chez le nouveau-né (2).

Très fréquemment,

de dermatologie de Vienne. (Séance du 25 mai 1892.) Il s'agissait d'un cas de favus aigu du tronc chez un enfant récemment entré dans un service où il y avait des malades faviques en traitement. C'est à ce propos que Kaposi remarque que le favus inoculé artificiellement commence toujours par des cercles pseudo-trichophytiques. Dans le cas présenté, il existait, devant et derrière la poitrine, trente plaques rondes dont la dimension variait de celle d'une lentille à celle d'une pièce de 50 centimes. Sur ces plaques on trouvait de minuscules godets gros comme des graines de pavot, les plus gros atteignant à la grosseur d'une tête d'épingle.

(1) Voir au musée de l'hôpital Saint-Louis, les moulages nos 428, 625, 664 et 1299.

(2) F. Schleissner. Favus bei Neugeborenen (*Arch. f. Derm. u. Syph.*, 1900, t. LIV, p. 105). L'auteur résume deux cas observés chez des nouveau-nés. La lésion se présentait d'abord avec l'aspect de piqûres de punaise, ensuite on

presque dans tous les cas de favus du cuir chevelu, on voit naître ainsi, sur le corps, de petites lésions éphémères, des taches érythé-

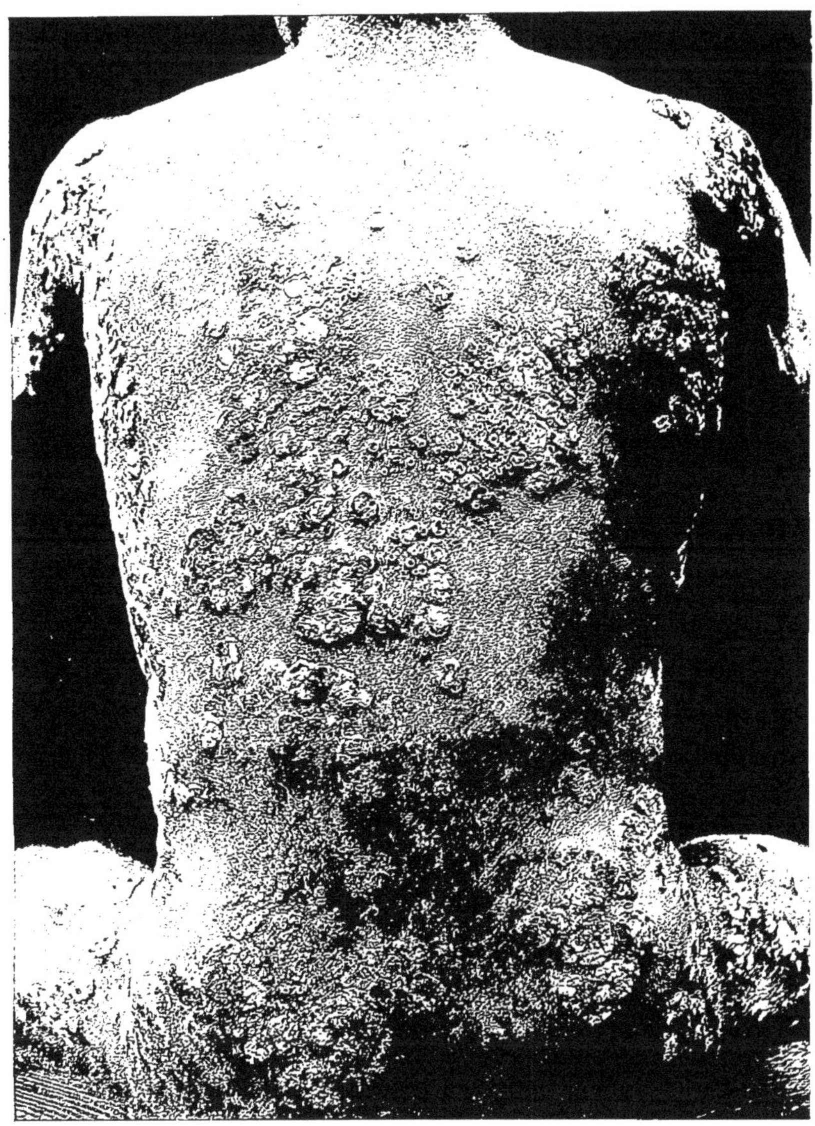

Fig. 246. — Favus généralisé du corps chez l'adulte. (Malade de Besnier.)

observait aux orifices pilaires un point rouge, puis des godets. En huit jours, le visage, les oreilles, le cou, puis le tronc furent envahis. Dans les deux cas le favus fut d'abord maculeux. Sur les joues la période herpétique de Köbner

mato-squameuses, qui signalent la germination du Parasite dans la peau, et ces lésions disparaissent pour la plupart très vite et spontanément. Je ne crois pas exagérer en disant qu'on observe cent lésions abortives de ce genre, au moins sur la peau glabre, pour une qui se développera. Ainsi l'inoculation du favus à la peau glabre paraît rare et difficile. Et quand on songe aux milliers de semences qu'un grand favique répand autour de lui, il faut bien croire que la plupart ne rencontrent pas les conditions nécessaires à leur inoculation positive.

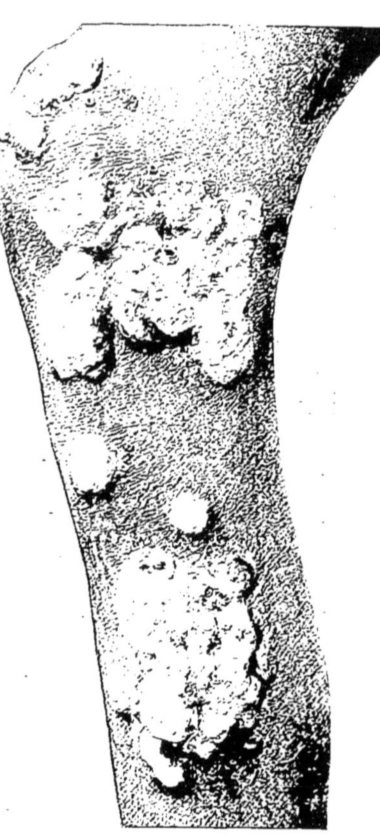

Fig. 247. — Favus squarreux de la jambe. Moulage du Musée de l'hôpital Saint-Louis, n° 1252, d'après E. Vidal.

Et lors même qu'une inoculation favique positive reste épidermique, la survie du Parasite n'est pas assurée. *Pour durer sur place, le Parasite doit envahir le cheveu ou créer un godet.*

Sur la peau glabre, c'est le godet qui est la forme de résistance de la maladie. Une fois le godet développé, la lésion est définitivement installée et ne disparaîtra plus sans traitement.

A son début, le favus du corps est toujours une maladie régionale. Elle est localisée avant de se généraliser. C'est ce que montre la fig. 245 où l'on voit un favus de l'épaule et du bras chez une malade de notre policlinique; quelquefois un favus peut rester ainsi localisé très longtemps, à la face, au bras, à l'épaule, à la jambe, au scrotum, à la paupière même. Nous étudierons ce cas plus loin.

Le plus souvent, même quand une région est particulièrement prise, le reste du corps n'est pas indemne.

fut nette. La maladie avait eu huit jours d'incubation dans un cas, six jours dans l'autre, résultats concordant avec les inoculations expérimentales.

M. Truffi (Favo eritemato-squamoso circinato in un neonato. *Gazetta Medica italiana*, 1902, n° 50) a publié un cas analogue. Sur l'abdomen et la cuisse droite d'un enfant de vingt-cinq jours, éruption serpigineuse faite d'anneaux de 2-10 centimètres de diamètre, isolés ou polycycliques faits d'un liséré rouge de 6 à 8 millimètres de large, interrompu par places. L'éruption datait de quinze jours; l'examen microscopique et la culture affirmèrent le diagnostic.

Quelquefois, comme chez ce malade de E. Besnier, la répartition des lésions est presque régulière sur tout le corps (fig. 246).

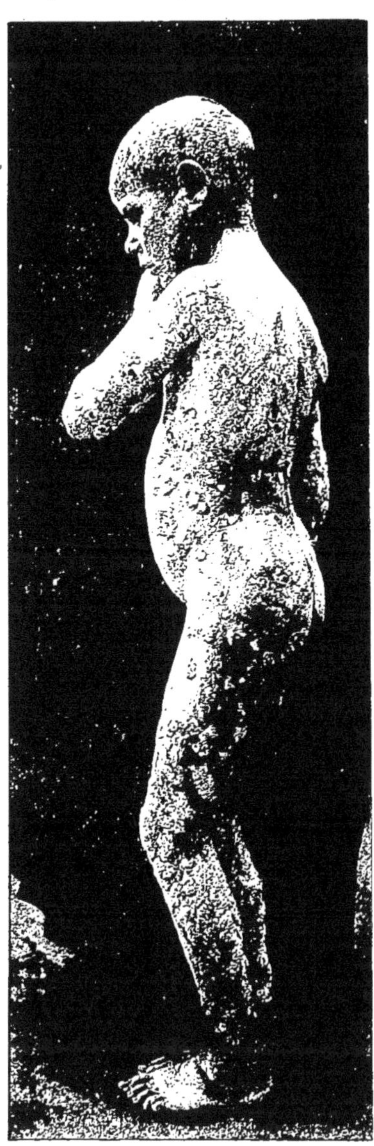

Fig. 248. — Favus généralisé. Collection d'E. Besnier.

Aucun favus à godets du corps ne guérit spontanément, car il ne détermine jamais de cicatrices. Au contraire toutes les lésions s'accroissent peu à peu, en saillie comme en surface ; et presque toujours, à la longue, le favus du corps devient squarreux par fusion de godets voisins. Si le malade a peur d'y toucher, ils peuvent arriver à faire sur la peau une saillie de plusieurs centimètres. Ou bien tous les jours le contact des vêtements, les mouvements du corps, ou le grattage en détachent des fragments ou de la poussière. Les godets usent leurs saillies et en arrivent à ressembler aux circonvolutions d'un encéphale desséché, ou même ils perdent toute forme et ressemblent à des plâtras sur un mur. Ainsi sur la jambe de ce malade (fig. 247). Les vieux faviques se présentent donc avec des masses squarreuses intactes et très saillantes ou érodées et informes.

C'est lorsque le favus atteint son plus haut degré de développement et de confluence qu'on peut voir le malade prendre « l'aspect des grands faviques ».

ASPECT ET ÉTAT GÉNÉRAL DES GRANDS FAVIQUES

L'aspect inintelligent et l'état général médiocre des grands faviques sont deux points qui méritent de nous arrêter un instant.

I. — Le malade atteint d'un favus de grand développement semble souvent honteux, craintif, ayant comme la conscience d'être répugnant. D'autres fois, il présente l'aspect bête et sournois des êtres primitifs dépaysés. C'est que les cas de favus intense ou généralisé ne s'observent plus guère que chez le *minus habens* ayant gardé sa maladie par pusillanimité ou bêtise, refusant de se montrer, ou de se traiter, ou encore abandonnant chaque fois son traitement à peine commencé. Tous les dermatologistes ont vu de ces cas. Si le malade n'a pas été — à plusieurs reprises — guéri, c'est que son instabilité mentale a constamment mis obstacle à son traitement.

Inversement à ce premier cas, on peut dire que le favus a souvent été une cause d'insociabilité pour le malade, parce que, dans son enfance, les autres enfants l'ont repoussé de leurs jeux, ou parce qu'il n'a pu être admis comme eux à l'école. C'est donc avec juste raison que tant d'auteurs, dont Bazin, ont parlé de l'aspect spécial du malade favique, et l'ont expliqué par la répulsion qu'il est habitué d'inspirer et qui en fait un sauvage.

En outre, la difficulté des soins qu'un favique aurait à prendre de sa tête les lui a souvent fait tous négliger. Il est rare qu'une jeune fille atteinte de favus ne soit pas atteinte aussi de phtiriase [1]. Tout cela fait du grand favique un paria et explique son attitude humble et craintive.

II. — Autre chose est l'aspect malingre et même cachectique des grands faviques sur lesquels beaucoup d'auteurs aussi ont insisté [2]. Très souvent un favique est considéré par sa famille comme un incurable, et bientôt traité comme une non-valeur. J'ai vu plusieurs cas de persécution et même de séquestration d'enfants faviques.

Il se peut ainsi que le mauvais état général des malades faviques provienne quelquefois des mauvais soins qu'ils ont reçus [3].

J'ai vu peu de séquestrés et parmi eux plusieurs faviques; ce fait ne peut pas être un hasard. Trois hypothèses pourraient expliquer cette coïncidence. Ou bien l'enfant a été persécuté comme certains pauvres incurables. Ou bien l'enfant, dont la couche est devenue un réceptacle de tous Parasites, reçoit de l'un d'eux, de la Souris, par exemple, le germe d'une maladie qui est, presque en tous cas, une maladie de sordidité.

(1) LEGLUDIC. Favus squarreux généralisé (*Bull. de la Soc. de méd. d'Angers*, 1891, 2e sem. p. 69). Le cas est d'un enfant de 14 ans, favique depuis sept ans et dont la description coexiste avec la fig. 245. Phtiriase concomitante.

(2) A. CAZENAVE. « L'habitude du corps est grêle et chétive, l'intelligence même est obtuse; les sujets ont un air hébété remarquable.... » *Traité des maladies du cuir chevelu*, p. 241. *Cf.* aussi : CHIRIVINO. Un caso non commune di favo generalizzato (*Giorn. ital. del. malat. vener. e della pelle*, 1896, fasc. 2, p. 178).

(3) Lire à ce sujet la très belle et dramatique observation de L. GAILLARD : Un cas de favus généralisé (*Ann. de Dermat.*, 1880, p. 97). Une enfant élevée dans un asile et gardée sept ans sans aucun soin de son favus, repoussée par sa mère, vagabonde, dans un état de sordidité inimaginable, est recueillie, hospitalisée, nettoyée, accouchée, guérie. Noter une récidive de favus, au coude, quatre mois après le traitement.

Il faut encore envisager la question d'un autre point de vue. Certains auteurs ont pensé que la cachexie favique dérivait de l'infection cutanée chronique. Il existe des toxines trichophytiques, et faviques. En outre, on a publié plusieurs cas de favus viscéral. Peut-être en existe-t-il qui soient authentiques? Lorsqu'on parcourt les observations de favus généralisé, on est frappé du nombre de celles où l'on voit mentionner l'état cachectique du sujet ou encore la coexistence d'une tuberculose. Peut être existe-t-il une pseudo-tuberculose favique spontanée [1].

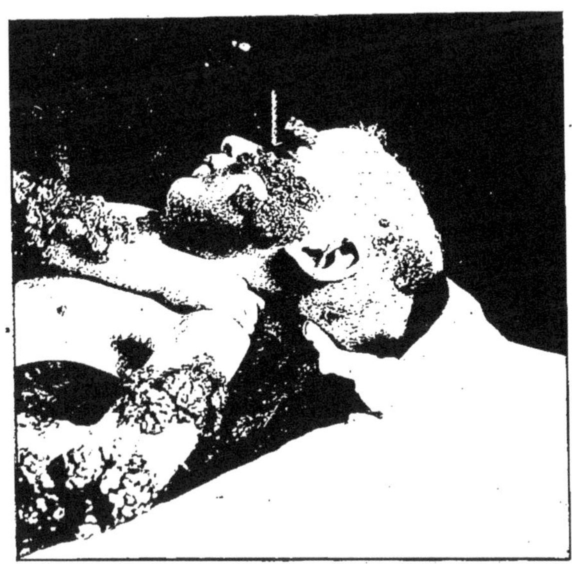

Fig. 249 — Favus chez un enfant séquestré. Photographie prise quelques jours avant sa mort. (Malade de Jeanselme.)

Assurément ce chapitre est à refaire tout entier. Et malheureusement nous ne lui apportons aucune contribution personnelle. Mais on ne peut *a priori* récuser toutes les observations de favose intestinale qu'on a fournies, malgré leur insuffisance. Tout ce qu'on peut dire c'est que ni l'aspect souffreteux du malade favique, ni son état général défectueux ne sont de règle, et que l'on voit, même avec des favus généralisés, une santé générale parfaite et un aspect robuste du patient.

[1] Je cite pour exemple l'obs. de MALCOLM MORRIS : An extensive case of favus (*The British journal of Dermat.*, av. 1891, p. 101). Il s'agit d'un favus couvrant une énorme surface ayant débuté quatorze ans avant au cuir chevelu, et l'ayant dénudé, couvrant le dos, ayant atteint les ongles, etc. Tuberculose pulmonaire

Voyez aussi l'obs. de MONTSERA de Montpellier (*Congrès français de méd. de Montpellier*, av. 1896). Observation d'un favus qui semble s'être généralisé à tout le corps à la faveur d'une tuberculose à marche rapide....

Et celle de CIRIVINO (Un caso non commune di favo generalizzato. *Giorn. ital. del malat. ven. e della pelle*, 1896, fasc. 2, p. 178) où un favus, occupant le cuir chevelu depuis cinq ans, a couvert le corps de godets, petits et moyens, distincts, excepté les mains, les pieds et les plis de flexion. L'enfant maigre, chétif, présente un état de cachexie remarquable..., etc. On pourrait multiplier les citations de ce genre.

Favus viscéral. — Il y a peut-être d'autres observations publiées de favus viscéral, mais nous n'en avons retrouvé que deux, qui sont sorties l'une et l'autre de l'école de Vienne.

Toutes deux ont été faites sur des cas observés chez des Galiciens. L'une de ces observations est de Nobe, qui présenta au LXVIe Congrès des médecins et naturalistes de Vienne, un cas de favus généralisé chez un enfant de 14 ans, atteint, outre son favus, d'une arthropathie du genou droit. L'examen des déjections de cet enfant les aurait montrées pleines de mycélium....

L'autre observation est celle de Kundrat et Kaposi, qui fut présentée à la séance du 17 oct. 1884 de la Société de médecine de Vienne. Il s'agissait d'un fait d'autopsie. Un Galicien de 40 ans, atteint de favus depuis 30 ans, était mort, au cours d'un favus généralisé, d'un phlegmon du creux poplité. A l'autopsie, on aurait trouvé un favus de la muqueuse gastrique et intestinale, au sein de pertes de substances ulcéreuses....

Sabrazès (¹) a vainement tenté de reproduire de la favose intestinale par l'ingestion aux Souris de cultures de favus. Je crois que si ces expériences étaient reprises, il faudrait substituer des débris de godets faviques aux débris de culture dont l'inoculation expérimentale est certainement moins facile.

Les inoculations intra-veineuses que le même auteur a tentées ont tué le Lapin au 3e jour. A l'autopsie on a retrouvé des granulations miliaires dans le parenchyme pulmonaire. Chaque granulation était faite d'un peloton mycélien intra-vasculaire entouré d'une enveloppe de leucocytes dont la couche interne était nécrosée. Mais ces expériences et leurs résultats peuvent s'expliquer par le fait des embolies mécaniques, même lorsque la rétroculture a été positive (autre expérience de Sabrazès : inoculation favique dans la chambre antérieure de l'œil du Lapin). Car le Parasite, même vivant, aurait pu tuer par embolies mécaniques et non par son développement intra-viscéral.

Bukovsky (²) a renouvelé ces expériences et elles semblent avoir conduit aux mêmes résultats. L'inoculation en grande quantité a causé la mort par embolies, en petite quantité n'a causé aucun désordre apparent. Chez le Lapin, l'auteur a produit ainsi de petits éléments pseudo-actinomycosiques peu importants.

En somme, les inoculations expérimentales n'ont rien produit qui ressemblât à ce que la clinique avait cru voir. Et ce que la clinique avait cru voir aurait besoin de confirmation. Tel me paraît être l'état actuel de la question du favus viscéral.

FAVUS LOCALISÉS

La localisation habituelle du favus, comme des autres teignes, étant le cuir chevelu, si le favus se présente en d'autres sièges c'est le plus souvent par inoculation secondaire. Du fait d'un traumatisme ou d'un

(¹) J. SABRAZÈS. Pseudo-tuberculoses faviques expérimentales (*Annales de Dermat.*, 1893, p. 414).

(²) BUKOVSKY. Ein Beitrag zur Kenntniss der experimentellen und klinischen Eigenschaften des Achorion Schönleinii (*Arch. f. Derm. u. Syph.*, 1900, t. LI, p. 364).

grattage, un enfant s'est inoculé à l'avant-bras ou au mollet, par exemple, un groupe isolé de quelques godets typiques.

Néanmoins on peut observer aux régions glabres des lésions isolées de favus, sans favus du cuir chevelu concomitant. Il existe ainsi au musée de l'hôpital Saint-Louis des godets faviques solitaires de la paupière, de la joue, du bras, chez des malades qui ne présentaient que cette lésion favique. Le nombre des faits de ce genre est trop considérable pour que nous puissions même signaler toutes les observations qui s'y rapportent, mais il est impossible également de les passer toutes sous silence.

Onychose. — L'inoculation de l'Achorion aux ongles des mains ou des pieds produit l'onychomycose favique. Cette localisation n'est pas fréquente en France. Je n'en ai pas rencontré un cas sur les 52 malades faviques de ma dernière enquête. Horand, de Lyon, en comptait 5 cas sur 472 favus traités à l'Antiquaille (1).

Les chiffres fournis par les auteurs italiens donnent une proportion plus élevée : Marianelli a trouvé 9 cas d'onychose favique sur 509 cas de favus à la clinique de Pellizari, à Pise, de 1885 à 1891 (2). La proportion des onychoses faviques, même en Italie, semble inférieure à celle des onychoses trichophytiques (3).

L'onychose favique fut découverte par les frères Mahon, l'un d'eux s'étant inoculé lui-même, en épilant des favus avec les ongles, suivant le procédé qu'ils mettaient en œuvre. C'est ainsi qu'il put décrire sur lui-même cette modalité de la maladie (4).

Elle fut, à la vérité, décrite plus exactement par la génération médicale suivante. Ses caractères sont, du reste, assez particuliers et reconnaissables, surtout lorsque les lésions de l'ongle sont encore peu avancées, car au lieu des opacités grisâtres de l'ongle trichophytique, l'ongle favique signale les points d'attaque de la maladie par des

(1) HORAND. Discours d'installation à l'Antiquaille (*Annales de Dermat.*, 1875, 1876, p. 271).

(2) A. MARIANELLI. *Achorion Schönleinii.* Morfologia biologia e clinica. Pisa, 1892.

(3) MARIANELLI a trouvé la proportion comparative de 24 onychoses trichophytiques sur 493 trichophyties.

(4) « Les altérations des ongles, quelquefois concomitantes de la teigne faveuse, ne doivent pas être passées sous silence et elles méritent quelques observations....

« L'altération des ongles causée par le favus paraît résulter d'un trouble et d'une augmentation de la sécrétion cornée qui les constitue, car ils augmentent d'épaisseur et s'allongent d'une manière insolite. La régularité et le poli de leur état normal font place à une rugosité longitudinale ; leur couleur prend la teinte jaunâtre du favus.

« Cette désorganisation est de telle nature qu'elle ne cesse pas d'exister avec tous les autres symptômes du favus; elle persiste encore après la guérison la plus assurée, et ne disparaît jamais; ce phénomène se fait remarquer aussi aux ongles des pieds (MAHON jeune. *Recherches sur le siège et la nature des teignes.* Paris, 1829, p. 61-62).

taches lenticulaires d'un beau jaune maïs [1], ou jaune soufre [2], assez analogue aux lésions psoriasiques unguéales à leur début. Quand ces taches sont situées au bord de l'ongle, et qu'on peut examiner leur structure par dissociation, on trouve l'ongle épaissi et la tache jaune constituée par des squames stratifiées dans lesquelles les filaments du Parasite sont nombreux.

Quand ces taches évoluent spontanément, la table externe s'amincit à leur niveau, elle se fissure et se crève, et par cette ouverture qui s'agrandit, la substance de l'ongle, devenue friable, s'élimine en laissant l'ongle raboteux et difforme.

Dans d'autres cas, où la table externe est à peu près respectée, l'ongle est uniformément épaissi, une sorte de dégénérescence caséeuse élimine la masse de l'ongle au-dessous de sa surface conservée, et l'ongle reste soulevé de son lit, ou bien les parties envahies restent sèches et leur élimination se fait en poussière.

Même lorsque l'ongle favique est ainsi décollé, l'impotence relative des doigts est peu marquée, et les symptômes localisés aux ongles mêmes, comme dans la trichophytie. « Peu à peu, écrit Lespinasse [3], l'ongle malade, non épaissi, est soulevé, « renflé, noueux, tubéreux », un peu douloureux, mais serviable [4].

Quelquefois les vingt ongles sont pris. Je l'ai vu. D'autres fois, plusieurs sont indemnes. Dans ce cas on peut être témoin du début du parasitisme et l'on vérifiera la règle qui veut que la lésion unguéale soit secondaire à une lésion épidermique primitive du bord latéral ou du bord libre de l'ongle [5].

La durée de l'onychomycose favique non traitée est indéfinie. Fabry [6] a vu un homme de 41 ans guéri de son favus du cuir chevelu depuis l'enfance et ayant conservé depuis lors son favus des ongles.

Henri Fournier a fait la même remarque sur cinq enfants d'une même famille [7]. Et j'ai vu le diagnostic de l'onychose certifié par

(1) Besnier-Doyon. *Notes de Kaposi*, t. II, p. 775.

(2) Kaposi, t. II, p. 774.

(3) H. Lespinasse. *Étude sur les onychomycoses trichophytique et favique et la pelade unguéale.* Bordeaux, nov. 1899.

(4) P. J. Eichhoff (Zur Ætiologie der Sklerodermie. *Arch. f. Dermat. u. Syp.*, 1890, n° 6, p. 857), attribuait dans un cas une sclérodactylie à l'onychose favique coexistante.

(5) Je ne crois pas qu'on puisse différencier les processus d'attaque de l'Achorion et des Trichophytons comme le pensait F. Leviseur (A case of favus of the nails. *Jour. of cutaneous and genito-urinary diseases*, mai 1898, p. 224). L'auteur veut que le favus attaque l'ongle par le bord libre et le Trichophyton par la racine ou par les bords.

(6) J. Fabry. Ueber onychomycosis favosa (*Arch. f. Dermat. und Syph.*, 1890, p. 21).

(7) Henri Fournier. Étude sur la trichophytie des ongles (*Journ. des mal. cutanées et syphilitiques.* Première série, 1889, page 3, note 1).

les cicatrices d'un favus du cuir chevelu ancien, guéri depuis des années.

L'anatomie de l'onychomycose favique a été souvent étudiée et les résultats fournis par les auteurs ont été très contradictoires. Campana(1), Balzer (2), Pellizari (3) et Fabry (4) ont tous cru à la pénétration de l'Achorion dans le derme sous-unguéal; Fabry a décrit des réseaux mycéliens compacts dans l'épaisseur des bourgeons épithéliaux inter-papillaires, etc.

Ces erreurs ont été relevées d'abord par Unna (5), puis par Mibelli (6), puis par Truffi (7) d'une manière parfaite.

N'ayant pu remettre cette question à l'étude faute de matériel, je reproduirai seulement les conclusions de M. Truffi :

1° Dans le derme et l'épiderme du lit unguéal, le favus provoque les mêmes phénomènes réactionnels qu'en tous autres sièges;

2° La lame unguéale conserve son épaisseur normale; le grossissement apparent qu'on voit au bord libre et aux marges latérales est dû à une substance cornée interposée entre le lit de l'ongle et l'ongle lui-même;

3° Cette substance cornée est un lieu d'élection de la végétation du Parasite;

4° L'autre lieu d'élection est la lame unguéale elle-même, mais seulement dans ses strates superficielles contrairement aux assertions de Fabry;

5° Non seulement le Champignon ne pénètre pas dans le derme, mais même dans le corps de Malpighi du lit de l'ongle, ce qui vérifie la loi de Unna que le Parasite s'arrête toujours à la cellule épidermique non cornée;

6° Enfin M. Truffi a vu le Parasite exister dans la lame superficielle de l'ongle sans communication à travers la lame profonde, ce qui donne raison à Pellizari qui affirmait que la lame superficielle peut être la première attaquée.

Favus scrotal. — Parmi les localisations du favus, la localisation au scrotum est l'une des plus fréquentes et des plus souvent observées seules, en l'absence du favus des autres régions. Bruno Leik en a fait l'histoire (8), Il en cite huit observations publiées (9), auxquelles se sont

(1) CAMPANA. *Tageblatt der Kölner Naturforscher Versammlung*, 1888, p. 260.
(2) BALZER, *loc. citat.* (*Arch. gén. de méd.*, 1881).
(3) C. PELLIZARI. *Recherches sur le tricoph. tonsurans*, 1888.
(4) F. FABRY. Ueber onychomycosis favosa (*Arch f. Dermat. und Syph.*, 1890).
(5) UNNA. Drei favus arten. (*Monatsh. f. prakt. Derm.* Bd XIV, n° 10, p. 7).
(6) V. MIBELLI. *Sul favo.* Milano, 1892, p. 104.
(7) M. TRUFFI. *Sulle tigne*, 1902.
(8) BRUNO-LEICK, *D. med. Woch.*, 1897.
(9) Un cas de CAZENAVE. *Ann. de derm. et de syph.*, 1851.
Un cas de PAULICKI. *Klin. u. path. anat. Mittheil. aus. d. Hamburg Kranken*, 1869.

ajoutés un cas de Lorenz [1], un cas de Billet [2], deux cas de Scholtz [3] et un cas de Mewborn que nous étudierons plus loin.

Dans beaucoup des observations, les lésions épidermiques étaient manifestes. Tantôt c'étaient des placards ronds au niveau desquels la peau était légèrement, mais uniformément épaissie et sans margination visible. Tantôt il s'agissait d'anneaux plus ou moins larges et découpés, sur le pourtour ou dans l'aire desquels des godets s'étaient développés. Quoi qu'il en soit, la concomitance des godets et des cercles est souvent remarquée en cette région. En outre, les godets y croissent presque toujours avec une rapidité surprenante. Dans l'observation de Billet, lorsqu'on les détachait de la peau, ils se reproduisaient en six jours.

Le cas de Billet était supposé provenir d'un Chat, celui de Mewborn était d'origine animale sans doute. Mais on voit aussi le favus scrotal chez des faviques à lésions banales et dont l'histoire est banale aussi.

Billet a cru extraire de son cas un Achorion d'espèce spéciale, mais cela est incertain. La culture, sur le milieu préconisé par Sabrazès [4], montrait une frange de filaments mycéliens dont la disposition spiralée *dextrorsum* était remarquable. Mais cette disposition a été observée par Bodin, dès 1893, sur les cultures d'Achorion banal. La couleur blanc crème au lieu de la couleur d'un gris cireux du centre de la culture est une de ces différences qu'on observe fréquemment entre les diverses cultures de favus, même quand elles sont de même origine, et la croissance plus rapide et plus large des cultures obtenues de certains cas est un fait de vérification fréquente. Rien dans la description de Billet n'autorise donc à croire qu'il ait rencontré un des favus exceptionnels dont nous aurons à parler plus loin.

Favus de la jambe. — Je me rappelle avoir rencontré, sur le mollet d'un jeune enfant, une sorte d'eczéma rouge à localisation folliculaire et péri-folliculaire manifeste.

L'étrangeté de la lésion et l'absence de diagnostic ferme me firent faire une biopsie, qui montra dans chaque follicule le rudiment d'un godet encore invisible à l'œil.

Huit jours plus tard le diagnostic objectif était devenu évident.

Un cas de MUNNICH *Arch. f. Hygien*, VIII, 1888.
Un cas de LESSER. *Lehrb. d. Haut. u. Geschechlechtskr.* 7 Aufl., p. 287.
Un cas de DUBREUILH. *Arch. clinique de Bordeaux*, 1895.
Un cas de TAVERNIER et GÉRARD. *Journ. des mal. cut. et syph.*, 1896.

(1) LORENZ. Thèse de Greifswald, 1897.

(2) ALB. BILLET. Sur une nouvelle variété d'Achorion isolée d'un cas de teigne faveuse localisée au scrotum, avec 2 pl. (*Miscellanées biologiques*. Paris, 1899).

(3) W. SCHOLTZ. Sur le Champignon du favus et une petite épidémie de favus. *Festchrift zu Ehren von Moritz Kaposi. Wien. und Leipzig* (Wilh. Braumuller, édit).

(4) Gélose au bouillon de bœuf, peptonisé à 1 pour 100, et additionné de phosphate de soude et de chlorure de sodium à raison de 0,5 pour 100.

Dans ce cas, comme dans les cas similaires, le petit malade avait couché avec une personne atteinte de favus du corps.

Ainsi en était-il dans une observation de del Chiapa (1) : une fillette de 11 ans, atteinte de favus du corps sans avoir de favus du cuir chevelu, donna une plaque de favus de la cuisse à son frère couchant dans le même lit.

D'autres fois le sujet se contamine lui-même par des semences échappées de son favus du cuir chevelu, ainsi que del Chiapa et Rossi l'avaient aussi observé (2). Tous ces faits n'ont de remarquable que leur rareté qui laisse le diagnostic hésitant jusqu'à ce que les caractères de la lésion soient positifs.

Favus de la face. — A la face on observe le favus sous trois aspects :

1° L'un est presque constant au cours du favus du cuir chevelu. On voit de-ci de-là, disséminées sur le visage, sur le nez, le front, le cou, des taches roses, desquamantes, qui sont des inoculations faviques abortives. La plupart disparaîtront sans laisser de traces. Plus fréquentes au début d'un favus du cuir chevelu, on en peut observer pourtant à côté de favus du cuir chevelu durant depuis des années.

2° Quelquefois, pour des raisons inconnues, un de ces éléments se développe et prend le deuxième aspect suivant :

C'est une tache plus large, plus rose, desquamante; certains, comme A. Rossi (2), y ont même décrit des croûtes et des vésicules. L'exemple des inoculations à l'Homme du favus de la Poule montre que la chose n'est pas impossible. Mais souvent il n'y a ni croûtes ni vésicules et seulement, sur une surface érythémateuse et à peine squameuse, des godets gros comme des grains de mil et très reconnaissables.

3° Derville (3) a vu et décrit à la face une troisième forme de début du favus, celle que nous avons observée au cuir chevelu, dans le favus épidémique, et décrit sous le nom de favus papyroïde ou squarreux d'emblée.

On peut voir d'ailleurs ces diverses formes mêlées et, par exemple, sur la même figure, des cercles discoïdes, des cercles annulaires, des godets miliaires, des godets scutiformes, etc. Les moulages du musée de l'hôpital Saint-Louis sont très riches en la matière.

A la face, l'un des points les plus souvent pris, même isolément, est la paupière. J'ai observé, avec Bodin, chez une fillette, un godet unique de la paupière dont le moulage existe au musée Baretta. Des

(1) G.-B. DEL CHIAPA. Casi non communi di tigna favosa (*Giorn. ital. del mal. ven. e della pelle*, juin 1897).

(2) A. ROSSI. La tigna favosa della facia (*La Riforma medica*, 13 oct. 1891, p. 87).

(3) DERVILLE, cité p. 493, note 1.

observations analogues de plusieurs auteurs existent dans la littérature médicale.

Le favus, qui peut envahir le cheveu, n'envahit guère le poil du corps. Je n'ai jamais vu de favus des poils du sourcil, des cils, de la barbe, des régions de l'aisselle ou du pubis. Et quand le favus existe au sourcil ou, comme je l'ai vu, au bas-ventre, il s'y comporte comme sur une région glabre. J'ai vu cependant le follicule d'un follet de la face envahi comme le follicule pilaire au début de l'invasion favique du cuir chevelu.

CULTURES DE L'ACHORION SCHONLEINII

Au contraire de ce qu'a montré l'étude mycologique et expérimentale des trichophyties, les formes atypiques du favus ne correspondent pas à des variétés fixes, ou à des espèces d'Achorion différentes. *Je n'ai jamais rencontré qu'un seul Achorion, l'Achorion Schönleinii dans les quelques deux cents cas de favus du cuir chevelu, de tout aspect clinique que j'ai mis en culture*. Or, je n'ai jamais manqué de cultiver tous les cas d'aspect anormal, dans cette hypothèse que ces cas atypiques devaient correspondre à des variétés atypiques d'Achorion. Invariablement, au contraire, c'est l'Achorion Schönleinii que j'ai cultivé. Les formes cliniques très différenciées qu'on peut observer du favus dans la pratique ne correspondent donc certainement pas à des Achorions différents.

Les cultures de l'Achorion du favus ne sont jamais d'une obtention très difficile ; il est ordinaire pourtant qu'on les obtienne moins facilement que celles des Trichophytons ; cela pour deux raisons : la première est que l'Achorion, plus souvent que le Trichophyton, se trouve mélangé, dans sa lésion, à des semences de Microbes et de Moisissures divers. De plus, nous n'avons pas pour l'Achorion banal un milieu aussi convenable à son développement que le sont les milieux d'élection des Trichophytons.

Dans un premier ensemencement, la proportionnalité des cultures souillées est presque toujours plus élevée que dans les premiers ensemencements des lésions trichophytiques, mais en ensemençant des parcelles de la partie radiculaire du cheveu favique, ou des parcelles d'une partie centrale du godet, on obtient encore assez facilement des cultures d'Achorion pures d'emblée.

L'Achorion banal se cultive aisément sur les milieux habituels d'épreuve, maltosé ou glycosé, et sur les milieux de conservation, peptonisés à 5 pour 100 et non sucrés.

La culture de l'Achorion banal est d'un blanc jaunâtre rappelant l'aspect de la cire vierge. Sa forme est d'abord celle d'une petite calotte irrégulière, puis sa surface se replie et se contourne, elle ressemble alors à une éponge déposée sur le milieu de culture, ou, plus exactement encore, au champignon comestible nommé : morille (fig. 1, 1², 1³, 1⁴, Pl. XXVI).

Quel que soit le milieu, maltosé, glucosé ou seulement peptonisé, la culture garde une forme analogue et ne diffère guère d'un milieu à l'autre que par le volume ou la finesse de ses circonvolutions et la rapidité de son développement [1].

D'un cas à l'autre, sous ce rapport, on trouve une considérable différence; certaines cultures ne se développent, même à l'étuve, que difficilement, médiocrement et lentement. D'autres ont un développement trois fois plus rapide, sans qu'il faille voir en ceci autre chose que des variations individuelles, et nullement des variétés fixes. Car toutes ces cultures sont de caractères semblables à tous autres points de vue.

Et cependant celles qui d'emblée se sont développées vite donneront des cultures filles qui hériteront de cette qualité. Et celles qui se développent mal donneront lieu à des cultures filles de développement toujours tardif et médiocre.

Quelquefois aussi un cas fournit des cultures qui paraissent un peu différentes d'aspect de la culture type, et leurs cultures filles deviennent, par la suite, identiques aux autres.

Acclimatation progressive au milieu de culture. — La même culture s'acclimate peu à peu aux milieux artificiels de laboratoire, et pousse de plus en plus facilement et vite. Alors, dans les milieux très riches, elle développe, autour de sa calotte saillante, des arborisations mousseuses particulières. La culture de l'Achorion Schönleinii est toujours glabre, elle peut prendre une couleur blanche, mais sans devenir duveteuse, sauf quand survient sa dégénérescence pléomorphique.

Bodin a vu et reproduit, sur des géloses très riches en azote et peu ou pas sucrées, des cultures à filaments périphériques prenant une inclinaison *dextrorsum* très remarquable et que certains auteurs ont données comme caractéristiques d'une espèce favique particulière. En réalité il s'agit d'un caractère dû au milieu, et variable.

En dépit de quelques variations de forme et d'aspect, il est habituellement facile de reconnaître la culture de l'Achorion banal de toutes autres; et il n'y a guère que les cultures des Trichophytons faviformes avec lesquelles on la puisse confondre. J'ai donné, en par-

(1) Voici les caractères accessoires donnés par E. Bodin aux cultures de l'Achorion banal sur divers milieux :

Sur *pomme de terre*, il se forme au bout de quelques jours, le long de la strie

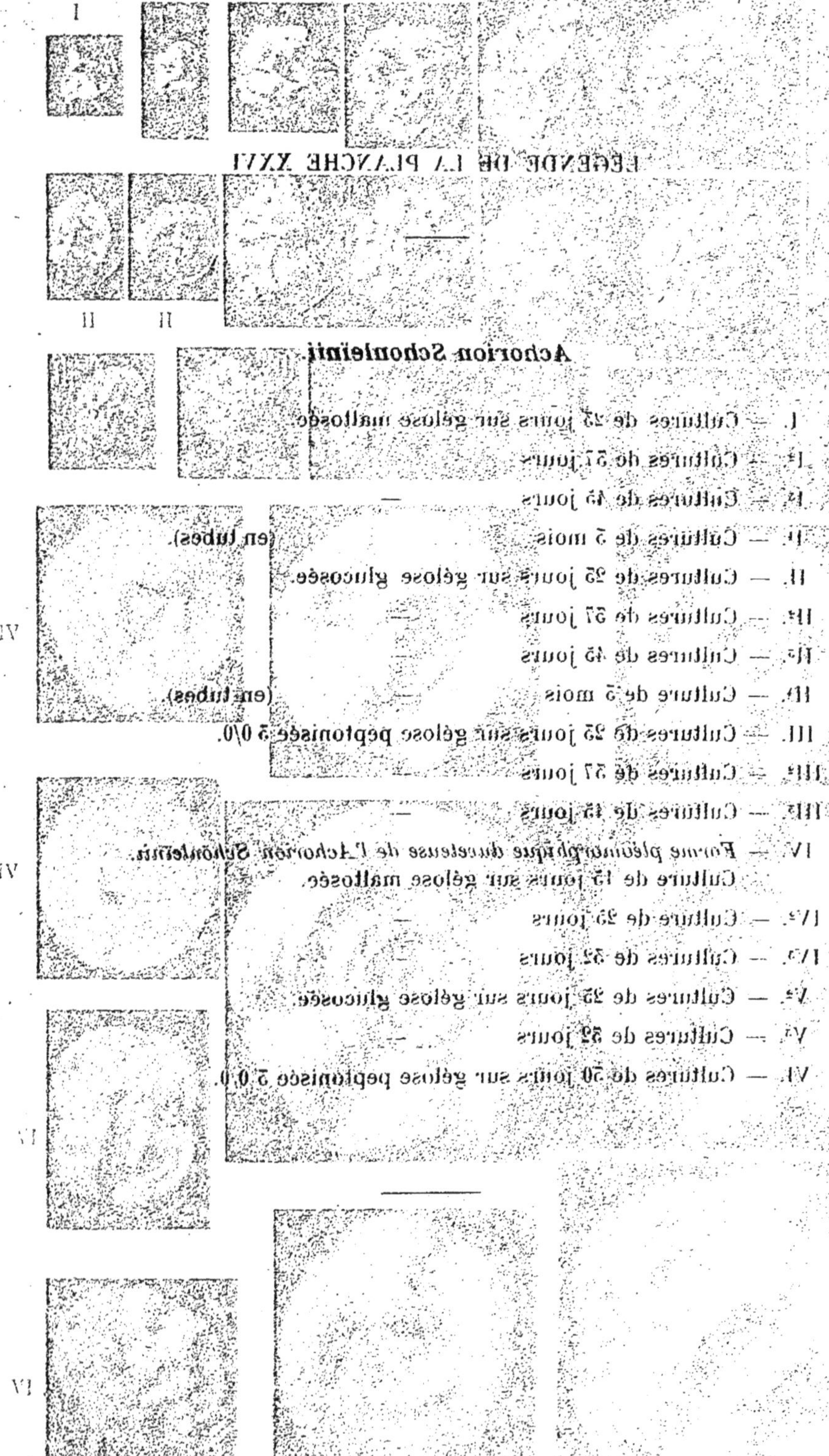

LÉGENDE DE LA PLANCHE XXVI

Achorion Schonleïnii.

I. — Cultures de 25 jours sur gélose maltosée.

I². — Cultures de 37 jours —

I³. — Cultures de 45 jours —

I⁴. — Cultures de 3 mois (en tubes).

II. — Cultures de 23 jours sur gélose glucosée.

II². — Cultures de 37 jours —

II³. — Cultures de 45 jours —

II⁴. — Culture de 3 mois — (en tubes).

III. — Cultures de 25 jours sur gélose peptonisée 3 0/0.

III². — Cultures de 37 jours —

III³. — Cultures de 45 jours —

IV. — *Forme pléomorphique duveteuse de l'Achorion Schönleïnii.* Culture de 15 jours sur gélose maltosée.

IV². — Culture de 25 jours —

IV³. — Cultures de 32 jours —

V². — Cultures de 25 jours sur gélose glucosée.

V³. — Cultures de 32 jours —

VI. — Cultures de 30 jours sur gélose peptonisée 3 0/0.

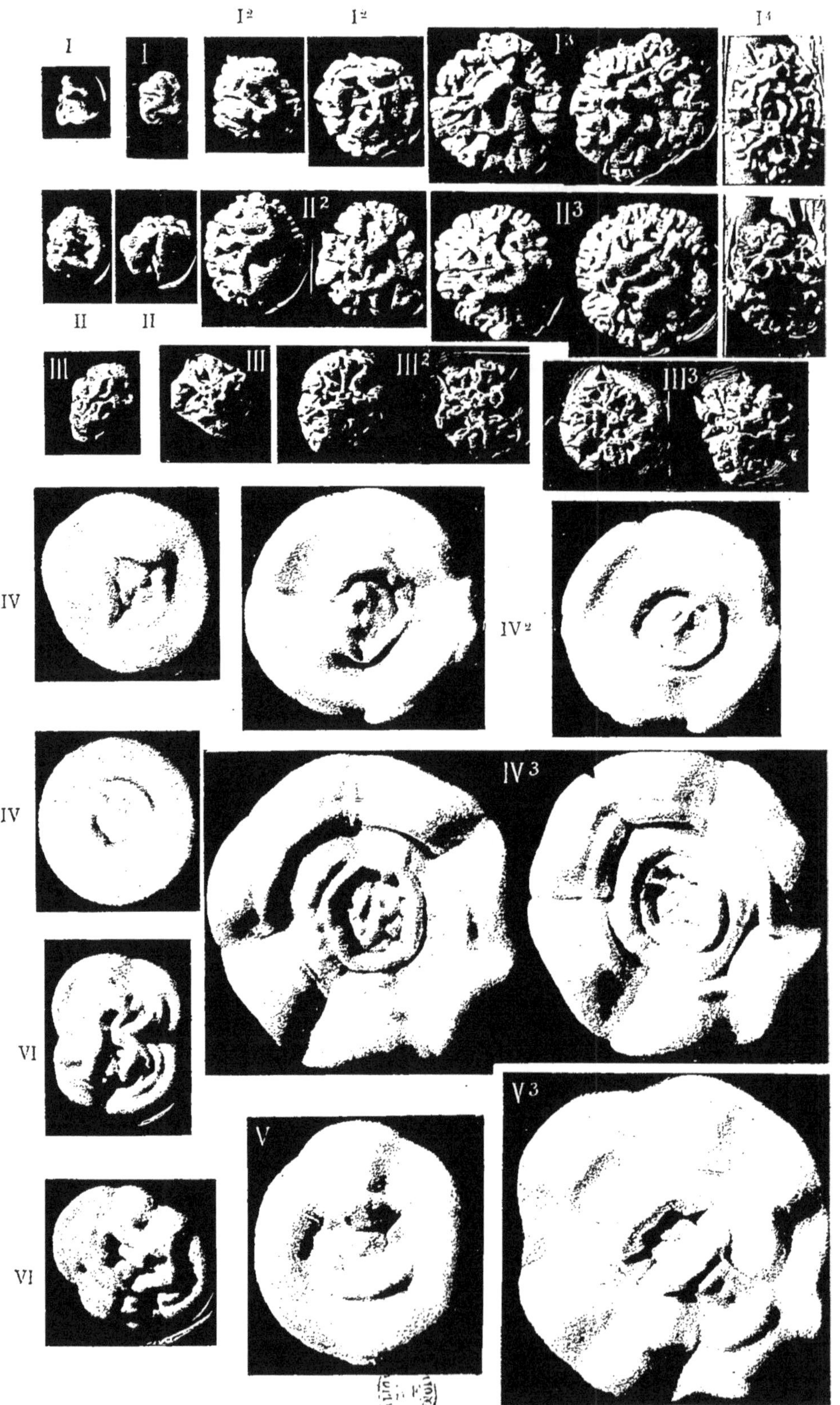

Masson et Cie, Éditeurs

lant des Trichophytons faviformes, leurs caractères différentiels.

Les cultures les plus vivaces de l'Achorion Schönleinii, lorsqu'on les maintient en milieux sucrés, peuvent donner lieu à un duvet pléomorphique dont je parlerai plus loin (¹).

Inoculations. — Les inoculations qu'on peut faire avec le favus diffèrent dans leur but et dans leurs moyens. On peut se proposer de reproduire chez l'Animal ou chez l'Homme le favus de la peau, soit par l'inoculation de cheveux ou de godets faviques, soit par l'inoculation des cultures primaires de l'Achorion, ou encore par l'inoculation de sa forme pléomorphique duveteuse.

Certains ont essayé les inoculations intra-veineuses, intra-oculaires, intra-péritonéales du favus sur divers Animaux.

I. Lorsqu'on parle des inoculations expérimentales de l'*Achorion banal*, il faut bien savoir que ces inoculations seront bien plus faciles à réaliser en partant du cheveu ou du godet favique qu'en partant de la culture primaire. Lorsqu'on inocule le cheveu favique, il faut se servir de sa portion radiculaire seule qu'on implante dans un trou d'aiguille fait à la peau de l'Animal que l'on inocule. Lorsqu'on se sert du godet, c'est une particule centrale du godet que l'on insère dans une piqûre cutanée faite avec une aiguille fer de lance. Ces inoculations sont assez faciles. Elles donnent presque constamment un résultat positif, chez le Cobaye, par exemple.

Huit à neuf jours après l'inoculation, et alors que les traumatismes d'inoculation ont disparu, on voit naître une tache érythémateuse qui se recouvrira deux jours plus tard d'une croûte engainant les poils. Mais, sur le Cobaye, tout évolue en général comme une trichophytie expérimentale, sans formation de godets même microscopiques. Il y a pullulation mycélienne dans l'épiderme, dans le poil, puis tout rétrocède; au 25ᵉ ou 28ᵉ jour, la croûte tombe avec le poil, la tache reste glabre et achève de guérir au 30ᵉ jour; la repousse se produit un mois plus tard. Nous avons obtenu des godets chez le Cobaye avec d'autres Achorions que l'Achorion banal, mais pas avec lui.

Sur la Souris, l'obtention du godet est plus fréquente, mais je ne connais pas de méthode qui réussisse sans faute. L'insertion d'une

d'ensemencement, de petites colonies d'un blanc terne, non duveteuses, qui grandissent et deviennent, en trois semaines, de petits monticules blanchâtres, très irréguliers, sans duvet, et ne s'accompagnant pas de pigmentation du milieu, au moins dans les premiers temps.

Sur *gélatine*, l'Achorion Schönleinii donne une petite culture irrégulière, blanchâtre, non duveteuse. La liquéfaction ne commence qu'au 8ᵉ jour et est très lente. Semé sur *lait*, le Champignon cultive sans donner d'aspect spécial, mais il liquéfie la caséine assez rapidement de telle sorte qu'en trois semaines, un tube de dix centimètres cubes de lait stérilisé, maintenu à l'étuve à 37 degrés, est devenu transparent, ne contenant plus qu'un liquide analogue à du bouillon.

(¹) V. p. 544.

parcelle de godet maintenue avec un point de suture a donné des résultats à Bodin et à moi, mais sans régularité.

Quant à l'inoculation de la culture, elle est bien plus souvent négative, et on observe sur ce point des différences entre les cultures d'Achorion. Telles qui poussent lentement et pauvrement seront d'une inoculation quasi impossible, telle autre qui pousse vite et se développe mieux sera plus aisément inoculable. Néanmoins, les auteurs, en général, semblent considérer cette inoculation comme trop aisée. Aucun ne donne ses proportions d'insuccès, les miennes ont été, de 8 sur 10 avec la culture de l'Achorion Schönleinii.

L'inoculation de la forme duveteuse pléomorphique semble plus facile. Elle donne sur le Cobaye la lésion commune, impossible à différencier des plus pauvres que fournissent sur lui les Dermatophytes. La culture de retour est toujours la culture blanche, duveteuse et non la culture primaire du Parasite, ainsi que Truffi l'a constaté le premier. Truffi (1) a obtenu sur lui-même, par l'inoculation au bras, de ce duvet blanc, et après 45 jours d'incubation, un godet typique qu'il laissa évoluer un mois et qui atteignit, en ce laps de temps, 1 centimètre 1/2 de diamètre (2).

Les inoculations du favus aux Animaux, faites en partant du godet favique, ont été innombrables, beaucoup faites avant l'avènement des méthodes expérimentales.

Citons Mourraud, de Lyon, 1859 (3); Köbner, 1862-1863 (4); Conches, 1869 (5); Saint-Cyr, 1869-1870; Horand et Vincent, 1874 (6); Recordon (7); Mégnin (8), Neumann (9), etc., parmi les expérimentateurs. Les Animaux expérimentés ont été la Souris, le Rat, le Cobaye, le Chat, le Lapin. Et sur tous ces Animaux ont été obtenus des résultats positifs.

Je ne citerai pas les modernes, j'en oublierais trop. A peine mentionnerai-je Unna et Bodin, parmi eux, comme ayant fait, sur ce sujet, le plus d'expérimentations. Quant aux essais de tuberculoses faviques expérimentales, ils ont été surtout tentés par Sabrazès. L'ingestion de cultures aux Souris a donné des résultats nuls, l'ino-

(1) M. Truffi. Su una forma pleomorfica dell' Achorion di Schönlein (*Gaz. med. di Torino*, LI, n° 3, 1900).

(2) M. Truffi. Recherches sur l'Achorion (*IVe Congrès international de Dermat. et de Syph.* Comptes rendus, p. 424).

(3) Mourraud. Cité par Saint-Cyr (*Jour de méd. de Lyon*, 1860, p. 395).

(4) Köbner. Expér. relatées par Hardy. Article « Favus » du *Nouveau Dic. de méd. et de chir. prat.* Paris, 1871, p. 547.

(5) Conches. *C. R. de la Soc. des Sc. méd.*, 1869, et *Ann. de Dermat.*, 1873-74, p. 235.

(6) Vincent. Th. de Paris, 1874.

(7) Recordon cité par Mégnin (*Soc. cent. de méd. vét.* Recueil, 1878, p. 832).

(8) Mégnin. Teigne faveuse à forme lycoperdoïde (*C. R. de la Soc. de Biol.*, 1882, p. 252).

(9) Neumann. *Loc cit.*, p. 504.

culation dans la chambre antérieure de l'œil du Lapin a permis la rétroculture au 5ᵉ jour. Le Lapin, inoculé par la veine auriculaire, est mort au 5ᵉ jour avec des granulations pulmonaires miliaires, où l'on retrouvait microscopiquement un peloton mycélien intra-vasculaire entouré d'une nappe de leucocytes dont la couche interne nécrosée [1].

Ces expériences, reprises par Bodin, lui ont montré que les inoculations, en grande quantité, de cultures broyées, amenaient la mort par embolies, et, en petites quantités, laissaient le Lapin survivre, malgré la production dans le poumon de formations pseudo-actinomycosiques locales.

LA PLURALITÉ DES ACHORIONS

La question de la pluralité des Parasites capables de déterminer le favus est une de celles qui a soulevé le plus de discussions dans le monde spécial des Dermatologistes. Je dois l'examiner à mon tour. Elle est complexe, et la meilleure manière de l'exposer, à mon avis, est d'en retracer l'histoire. L'évolution des opinions sur ce point montrera mieux que tout les difficultés particulières à ce sujet.

Historique. — Lorsque j'ai raconté plus haut l'histoire du Favus [2], j'ai dû l'interrompre au moment où Grawitz, après avoir cru, de 1877 à 1880, à l'unicité de culture et d'espèce du Favus et de la Trichophytie, était revenu en 1886 sur ses premières affirmations pour différencier nettement l'Achorion, du Trichophyton, bien qu'il crût ces deux Champignons proches entre eux [3].

A la même date, Duclaux présentait à l'Académie des sciences la culture différentielle des deux Parasites [4]. La différenciation des deux Champignons fut précisée par Verujsky [5].

(1) J. Sabrazès. Pseudo-tuberculoses faviques expérimentales (*Ann. de Dermat.*, 1893, p. 414). Le même auteur a obtenu une pseudo-tuberculose du péritoine et aussi une trichophytose pulmonaire avec un Trichophyton non précisé.
Cf. aussi Bukovsky. Ein Beitrag zur Kenntniss der experimentellen und klinischen Eigenschaften des Achorion Schönleinii (*Arch. f. Dermat. u. Syph.*, 1900, t. LI, p. 364).

(2) Ce vol., p. 67.

(3) G. Gravitz. Beitrage zur systemat. Botanik der pflanzlichen Parasiten mit experiment. Untersuch. u. d. durch sie bedingten Krankheiten (*Arch. f. path. Anat. und Physiol. und f. klin. Medicin*, 1877, t. LXX, p. 546).
Ueber Schimmelvegetationen im tierischen Organismus (*Arch. f. pathol. Anat. u. Physiol. u. f. klin. Med.*, 1880, t. LXXXI., p. 355).
Die Anpassungstheorie d. Schimmelpilze u. d. Kritik d. Kaiserl. Gesundheitsamtes, 1881, t. XVIII, p. 657-677 (*Semaine médic.*, 15 janvier 1886).

(4) E. Duclaux. *Soc. de Biologie*, 16 janvier 1886.

(5) Verujsky. *Annales de l'Institut Pasteur*, 1887, n° 8, p. 369-391.

A peine l'identité de l'Achorion venait-elle d'être reconnue que son unicité fut mise en doute. Elle fut attaquée d'abord en trois mémoires par Quincke (¹), lequel voulut démontrer que la forme de la lésion favique dépendait de la nature et de l'espèce du Parasite causal, mais comme on peut voir sur le même malade des godets et des cercles, il fallait donc supposer cette chose incroyable que le même malade abritait deux Achorions différents, l'un faisant les cercles et l'autre les godets. Telle était l'opinion de Quincke. Dans son premier travail il avait admis trois Achorions (α, β, γ). Dans son troisième il n'en reconnaît plus que deux espèces : α duveteux et γ spongoïde, *bien qu'il eût rencontré les deux sur le même malade.* Pour lui, et jusqu'en 1889 (²), l'espèce α produit le favus en cercle, et l'espèce γ le favus à godets.

Cependant, de quatre cas examinés, Pick ne cultivait qu'un seul Achorion (γ de Quincke) (³) et les recherches de Munnich (⁴) le faisaient conclure de même en faveur de l'unicité favique.

Krâl, reprenant cette question avec les dernières méthodes bactériologiques du temps, et procédant par dilutions après écrasement au mortier d'un débris de godet et ensemencements de plaques multiples, retrouva, sur 18 plaques, le même Champignon sans mélange. Il en reprit 30 semences en des points différents et obtint toujours le même Parasite qu'il cultiva sur tous milieux (⁵).

Cependant, à l'hôpital israélite de Varsovie, Elsenberg recherchait les 3 favus de Quincke : il ne trouva pas son espèce duveteuse α, celle qui devait donner lieu au favus herpeticus, mais il trouva 2 variétés I et II qu'il crut pouvoir identifier aux achorions β et γ de Quincke (⁶).

Jadassohn, au contraire, identifie le Champignon qui fait les godets du corps et les godets du cuir chevelu, il fait remarquer qu'Elsenberg n'a pas inoculé à l'Animal ses deux favus et que, quant à lui, il n'en a jamais trouvé qu'un, celui de Grawitz ou la variété II d'Elsenberg (⁷).

(¹) QUINCKE. Ueber Favuspilze (*Arch. f. experim. Pathol. und Pharmac.*, XXII, p. 62, 1886).
QUINCKE. Ueber Favus (*Monatsh. f. prakt. Derm.*, n° 22, Bd VI., 1887).
(²) QUINCKE. Doppelinfektion mit Favus vulgaris und Favus herpeticus (*Monatsh. für prakt. Derm.*, 1889, Band VIII, n° 2).
(³) PICK. Ueber favus (*Prager med. Wochenschrift*, 1887).
(⁴) MUNNICH. Beitrag zur Kenntniss des Favuspilz (*Arch. f. Hygiene*, 1888, VIII, p. 246).
(⁵) KRAL. Verhandl. der deutsch. dermat. Gesellschaft. Congress zu Prag, 1889.
Ueber den Favuserreger. Congresso medico internazionale di Berlino (*Centralblatt f. Bakt. und Parasit*, Band VIII, n° 24-25, 1890 et *Arch. f. Derm. u. Syph.*, 1891).
F. KRAL. Untersuchungen über Favus. II Mykologischer Theil (*Arch. f. Dermat. u. Syph.*, Ergänzungshefte, n° 1, p. 79).
(⁶) ELSENBERG. Ueber den Favuspilz (*Arch. f. Derm. und Syph.*, 1889, p. 79).
(⁷) JADASSOHN. Verhandlungen der deutschen dermatologischen Gesellschaft ; Congress zu Prag (*Arch. f. Dermat. und Syph.*, 1889, p. 77).

Et bientôt Elsenberg lui-même comprend l'insuffisance de différenciation de ses deux variétés et redevient uniciste (1).

Ainsi la doctrine de l'unicité ralliait de plus en plus nombreux adhérents, et Pick consacra son succès par ses recherches sur 22 cas de favus de tous sièges et de toutes formes, concluant à l'unité foncière de l'Achorion, en dépit des manifestations polymorphes de la maladie (2).

Pourtant Quincke affirmait toujours l'existence de ses deux Achorions α et γ (3) et voici que le laboratoire de Unna rentrait en ligne avec un travail de Frank, qui, sur six cas de favus (4 cas humains, 2 cas animaux) avait cru isoler trois Achorions, parmi lesquels α et γ de Quincke (4). La même année, parlant au 64e Congrès des naturalistes allemands, tenu à Halle, Unna (5), qui a examiné des échantillons de favus anglais, allemand, hollandais et italien, croit voir que les espèces de favus sont très nombreuses, et, deux ans plus tard, avec Neebe, Unna décrit non plus trois, mais neuf espèces de favus : trois aérobies et six aérophobes (6).

Il faut bien le dire, le laboratoire de Unna ne suivait point de méthodes bactériologiques précises, et toutes ces différenciations manquaient de netteté. Tous les Champignons hyphomycètes étant des aérobies stricts, il ne pouvait y avoir d'Achorions aérophobes, ce mot pour Unna voulait simplement dire que les Achorions aérophobes poussaient dans l'épaisseur du milieu et les aérobies à sa surface. Mais ce fait dépend exclusivement de ce que le Champignon est plus ou moins adapté au milieu nutritif sur lequel on le sème et non pas du tout de ce qu'il est aérobie ou anaérobie. Dans ce travail on remarque plusieurs erreurs de méthode ou d'interprétation analogues.

Ces travaux n'entamaient point l'opinion formelle des unicistes, renforcée par des études nouvelles. W. Dubreuilh, et J. Sabrazès, en sept cas de favus de toutes formes, ont trouvé toujours le même Acho-

(1) Elsenberg. Ueber den Favuspilz bei Favus herpeticus (*Arch. f. Derm. und Syph.*, 1890).

(2) J. Pick. Untersuchungen über Favus. I. Klinischen und experimenteller Theil (Ergänzungshefte n° 1 zum *Archiv. f. Dermat. und Syph.*, 1891, p. 57).

(3) Quincke. Zur Favusfrage (*Arch. f. Dermat. und Syph.*, Band XXXI, p. 65).

(4) Frank. *Monatsh. f. prakt. Dermat.*, Band XII, n° 6, 1891.

(5) P.-G. Unna. Congrès de Halle (Séance du 24 sep. 1891). Il y présenta en outre les cultures des trois favus de Frank : griseus, sulfureus tardus et sulfureus celerior, avec les différences observées dans leurs inoculations à l'Homme, à la Souris blanche et au Lapin, etc. (Drei Favusarten. *Monatshefte f. prakt. Dermat.*, Band XIV, 1, 1892).

(6) Unna et Neebe. Die bisher bekannten neun Favusarten (*Monatsh. f. prakt. derm.*, Band XVI, 1893). Les espèces aérobies s'appelaient *enthytrix*, *atakton* et *radians*. Les espèces anaérobies ou aérophobies s'appelaient *dikroon*, *acromegalicum*, *demergens*, *cysticum*, *moniliforme et tarsiferon*. Ces noms et ces faits n'ont plus qu'un intérêt de curiosité.

rion aves ses mêmes caractères de culture ([1]). Et ces résultats sont aussitôt confirmés par Mibelli et par Marianelli qui, en toutes leurs recherches, n'ont jamais rencontré qu'un seul et même Achorion. Et comme Krâl avait mis en doute les résultats de tous les auteurs, affirmant qu'aucun des Champignons isolés par Grawitz, Boer ([2]), Verüjski, Munnich, Fabry ([3]), n'était semblable et que les Champignons γ de Quincke et II d'Elsenberg présentaient entre eux de notables différences, Mibelli ([4]) montre qu'entre différentes cultures du même Achorion, on observe des variations de forme assez importantes, expliquant, par le polymorphisme de la culture, les différentes descriptions des auteurs, sans qu'on en doive conclure que chacun d'eux ait décrit dans le favus des Champignons différents. Ce mot était l'explication de bien des erreurs et de celles de Unna en particulier. Puis la thèse de A. Marianelli parut; elle soutenait les mêmes opinions ([5]), ainsi qu'à Leipzig un travail de Plaut ([6]). Quinquaud, à Paris, affirmait les mêmes conclusions ([7]). Ces tendances trouvèrent leur expression plus complète dans un travail de Max Biro montrant que les cultures de favus qui paraissent les plus différentes perdent peu à peu de leurs aspects différentiels par passages successifs sur le même terrain de culture ([8]).

Il est à remarquer que tous les travaux précédents ou presque tous ont incliné leur auteur à croire d'abord à la pluralité des Achorions. Et puis peu à peu, tous ou presque tous sont redevenus unicistes. Ainsi en arriva-t-il pour Bodin. En 1893 ([9]) il croit à une grande pluralité du favus; l'année suivante à une pluralité plus restreinte ([10]). Et d'année

([1]) W. Dubreuilh et Sabrazès. Sur le champignon du favus (14ᵉ *Congrès de l'Association médicale italienne* à Sienne. Août 1891.)

([2]) Boer. Zür Biologie des Favus (*Vierteljahr. f. Derm. u. Syph.*, XIV, p. 429, 1887).

([3]) Fabry. *Arch. f. Dermat. u. Syph.*, 1899.

([4]) V. Mibelli. *Riforma medica*, n° 69, 1891 et *Giorn. ital. del. mal. ven. e della pelle*, 1892.

([5]) A. Marianelli. Achorion Schönleinii, morfologia, biologia e clinica (Tesa de libera Docenza), 56 pages, brochure. Pisa (Typographie Peraccini, 1892). Sur 172 cas de favus ayant fourni 161 localisations au cuir chevelu, 8 au corps et 8 aux ongles. M. a toujours trouvé un seul et même Champignon assez polymorphe.

([6]) Plaut. Beitrage zur Favusfrage (*Centralblat f. Bakt.*, Bd XI, 1892, p. 357).

([7]) Quinquaud. *Soc. franç. de Dermat. et de Syph.* Séance du 22 av. 1892.

([8]) Max Biro. Untersuchungen über den Favuspilz (*Arch. f. Derm. u. Syph.*, 1893, p. 945).

Max Biro. Du champignon du favus (*Gazeta Lekarska*, 16-23 sept. 1893).

([9]) E. Bodin. Note sur le favus de l'homme (*Ann. de Derm. et de Syph.*, 1893, p. 415).

([10]) E. Bodin. Sur la pluralité du favus (*Ann. de Derm. et de Syph.*, 1894, p. 1220).

E. Bodin. *Les champignons parasites de l'homme*. Collection Leauté, 1904, p. 64-65.

en année il serait ramené à l'unicité s'il n'avait pas connu déjà le favus de la Souris dont nous reparlerons tout à l'heure.

Et quand cette évolution vers l'unicisme ne se fait pas dans l'esprit des maîtres, elle se fait dans celui de leurs élèves. Ainsi Tischoutkine après mille cultures, après avoir étudié six favus de Unna, après avoir observé le polymorphisme des cultures de l'Achorion banal est ramené à l'unicité favique et conclut que Frank, Unna et Neebe n'ont pas donné la preuve de la diversité de leurs espèces [1].

C'est l'opinion formelle de Pick dans son rapport sur l'état actuel de la théorie des Dermatomycoses (1894). Il n'y a qu'un seul Champignon du favus [2].

Pluralité des Achorions animaux. — La question n'était pas si simple.

En 1893, j'avais reçu par l'intermédiaire de M. Hallopeau, le cadavre séché d'une Souris morte de favus et envoyé de la ville d'Autun. La culture, répétée à cinq et six reprises différentes, me donna très purement un duvet blanc inoculable, tout à fait différent de la culture de l'Achorion humain. Je m'occupais alors exclusivement des Trichophytons, je passai ce cas et cette culture au Dr Bodin qui étudiait les favus. Et ce fut l'un de ceux qu'il décrivit. Plus tard, il le retrouva à Rennes, dans un godet de la joue chez une jeune fille et dans les godets de Souris mortes de favus dans une maison voisine. Cette observation donna lieu de sa part à un excellent travail sur le sujet [3] Il y avait donc un Achorion duveteux blanc, distinct de l'Achorion à culture spongoïde banal. Était-ce bien comme Bodin le voulut : l'Achorion duveteux γ, trouvé par Quincke dans un cercle de favus herpéticus, chez un malade dont il avait obtenu l'Achorion banal au cuir chevelu, je ne le crois pas du tout. A mon avis Quincke avait cultivé une impureté de la peau pour un favus, et l'Achorion *Quinckeanum* appartient à Bodin, non à Quincke, mais peu importe. Peut-être est-ce la même espèce parasitaire qu'Ingianni, de Gênes, avait extrait en 1900 d'un godet de la paupière, car il s'agit, dans cette observation, d'un Achorion duveteux qui pourrait bien être l'Achorion duveteux de la Souris [4].

Dès 1893, du reste, Sabrazès, bien que profondément uniciste et n'ayant, comme moi d'ailleurs, jamais trouvé dans le favus humain que le même Achorion banal, identique en tous les cas, avait décrit

(1) V. TISCHOUTKINE. Étude sur la morphologie et la biologie des Champignons du genre Achorion (Th. de St-Pétersbourg, *Journ. de méd. mil.*, sept. 1894).

(2) *IVe Congrès de Dermatologie de Breslau*. Séance du 14 mai 1894.

(3) E. BODIN. Sur le champignon du favus de la souris. Achorion Quinckeanum (*Arch. de parasit.*, V, n° 1, p. 5, 1902).

(4) INGIANNI. Una rarissima forma di Achorion (in *Bollet. del Ac. reg. med. de Gênes*, 1900).

un Achorion de la Poule et un Achorion du Chien : L'Achorion de la Poule très bien caractérisé désormais et l'Achorion du Chien moins bien défini parce qu'il ne fut pas retrouvé depuis lors.

Enfin, un autre Achorion existe encore : l'*Achorion gypseum*, parfaitement observé et décrit par Bodin en 1907.

Ainsi donc, si comme le dit Sabrazès lui-même, l'Homme ne montre presque jamais que le même favus, cependant il existe quelques rares espèces d'Achorion, d'origine animale probable, puisqu'on les trouve plus souvent chez l'Animal que chez l'Homme, mais qu'on peut, par hasard, observer chez l'Homme et qui sont d'espèce très différente de l'Achorion banal.

Je n'insiste pas ici sur ce point. On comprendra bien mieux ce que valent ces Achorions animaux dans la série des Dermatophytes quand nous consacrerons plus loin à chacun d'eux un chapitre particulier.

Pléomorphisme de l'Achorion Schönleinii. — Un autre fait obscurcissait la question de la pluralité des Achorions, comme celle de la pluralité des Trichophytons.

Après des mois, les vieilles cultures boursouflées et tourmentées du favus peuvent donner lieu sur milieux sucrés à un *duvet blanc pléomorphique*, extrêmement analogue à ceux que nous connaissons chez presque tous les *Trichophytons* et *Microsporums*.

Quelquefois même, en réensemençant de vieilles cultures, demi-desséchées, sur milieux d'épreuve, cultures qui présentent tous les caractères de la culture-mère, la culture qu'on obtient est le duvet pléomorphique.

Comme les duvets des *Trichophytons* et des *Microsporums*, celui-ci peut être réensemencé, et il garde sa forme héréditairement sur tous milieux. De plus, en changeant sa forme primaire en forme duveteuse, l'Achorion change aussi ses besoins physiologiques. Ainsi la forme duveteuse de l'Achorion pousse très rapidement et d'une façon luxuriante sur la gélose sucrée et pauvrement azotée, milieu défavorable à la culture primaire de l'Achorion.

Ce duvet blanc pléomorphique avait été vu et explicitement mentionné par Krâl en 1894 (2), je l'ai étudié en 1899 (3), et M. Truffi le décrivit très précisément vers la même époque (4), et peut être, certains des caractères donnés par Verujsky et par Boer (5) à la culture de

(1) J. SABRAZÈS. Favus de l'homme, de la poule et du chien (*Annales de Dermat. et de Syph.*, 1893, p. 340).

(2) KRAL. *Arch. f. Derm. u Syph.*, Bd XXVII, 1894.

(3) SABOURAUD. Art. dermatophytes (*Pratique dermatologique*, t. I, p. 822).

(4) M. TRUFFI. Ricerche sperimentali sulle tigne et studi sullo Achorion di Schönleïn (*Clinica dermosifilo pratica de Pavia*, 1900).

(5) BOER. Zür Biologie des Favus (*Vierteljahr f. Derm. u. Syph.*, XIV p. 429, 1887).

l'Achorion provenaient-ils de ce fait que ces deux observateurs décrivaient leurs cultures pléomorphiques et dégénérées.

Quoi qu'il en soit et pour résumer cette question en trois mots, je conclurai :

1° Dans l'immense majorité des cas de favus de toutes formes et localisations sur l'Homme, le Parasite causal est une même espèce d'Achorion qui est l'Achorion banal ou Schönleinii, dont les cultures peuvent être d'aspect un peu polymorphe, sans cesser pour cela d'appartenir à la même espèce.

2° Dans de *très* rares cas chez l'Homme, un peu plus fréquents chez l'Animal, on trouve des Achorions différents qui paraissent d'espèces rares puisqu'on n'en connaît que quatre : l'Achorion gallinae, l'Oospora canina de Sabrazès-Costantin, l'Achorion Quinckeanum de la Souris et l'Achorion gypseum décrits par Bodin.

3° Les vieilles cultures d'Achorion banal, en vieillissant sur milieu sucré, peuvent donner un duvet blanc pléomorphique assez analogue d'aspect à la culture de l'Achorion Quinckeanum.

ACHORION QUINCKEANUM (Bodin, 1902).

Le favus chez la Souris. — Le plus anciennement connu des favus animaux est le favus de la Souris. Il est connu depuis plus de cinquante ans. Il semble que c'est Draper qui l'observa le premier (1). Après lui Neumann cite Friedreich (2), Gluge (3), Pieschel (4), Zander (5) et Schrader (6) comme en ayant observé et relaté des cas. En 1868, Anderson a observé sur une petite fille un favus qu'il crut causé par celui de Souris prises au piège, et qu'elle communiqua d'ailleurs à plusieurs membres de sa famille (7). En 1869, Molière présenta un Rat favique à la Société des sciences médicales de Lyon. Du reste, « les Souris faviques semblent particulièrement fréquentes à Lyon, écrit Neumann (8) et chez elles, la maladie qui débute d'ordinaire par l'oreille, amène souvent la mort ». Il est difficile d'établir si le favus des Souris tire son origine de celui de l'Homme à la suite des pérégrinations de

(1) Draper, 1854. In *Leçons sur les affections cutanées parasitaires* de Bazin, 2e édit., Paris, 1862.

(2) Friedreich. *Écho médical Suisse*, mai 1857.

(3) Gluge et d'Ukedem. *Ann. de méd. vétér.*, 1858, p. 370.

(4) Pieschel et Voigtlaender. Bericht über d., *Veterinärwesen im K. Sachsen*, f. 1857, p. 23.

(5) Zander. *Arch. f. pathol. anat.*, XVI, 1858.

(6) Schrader. *Arch. f. pathol. anat.*, XVI, 1858.

(7) Anderson. *On the parasitic affections of the skin.*, Lond., 1868, p. 164.

(8) Neumann. *Traité des maladies parasitaires des animaux*, 1892, p. 303.

ces petits rongeurs parmi les vêtements ou coiffures des teigneux. Mais ce qui est certain, c'est qu'ils peuvent communiquer leur maladie à l'Homme. Simon [1], Rodet [2], Demons [3], Fleming [4], Mégnin [5], Unna et Frank [6], Bodin (de Rennes) [7], ont fourni des observations nouvelles de favus de la Souris, observations auxquelles il faut ajouter celle de Du Bois (de Genève) [8] non publiée, ainsi que l'observation, par Bodin et par moi, de la Souris favique envoyée d'Autun (1893) et enfin la très récente observation d'Anderson (1909).

En consultant ces observations, qui se ressemblent toutes, on pourrait supposer que tous ces cas sont identiques, pourtant il n'en est

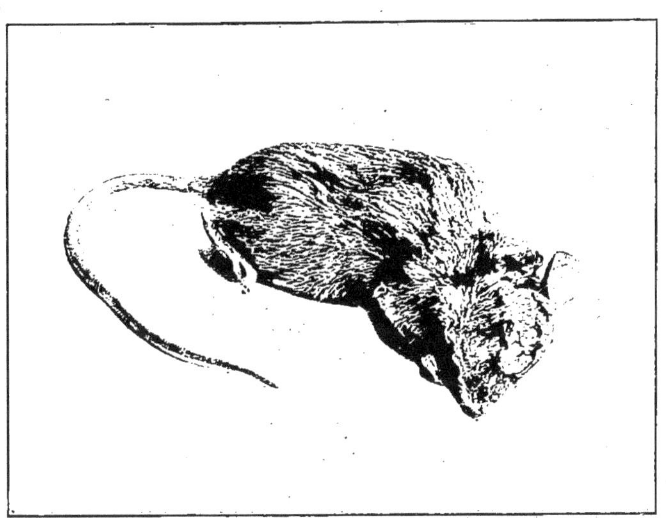

Fig. 250. — Souris de maison atteinte spontanément d'un favus dû à l'*Achorion Schönleinii*. (Observation et cliché de Du Bois, de Genève.)

point sûrement ainsi. Très peu d'observations se sont accompagnées de culture, celles de Unna, de Bodin et de Du Bois seules. J'y ajoute celle de Bodin et moi en 1893. Or, les cultures de Du Bois, certainement, et celles de Unna et Franck, probablement, étaient celles du favus humain, tandis que celles de Bodin et la mienne étaient de

(1) Simon. *Arch. fur Dermatol.*, 1872, p. 401.

(2) Rodet. C. R. de la Soc. des sc. méd. de Lyon, 1873.

(3) Demons. Mém. et bull. de la *Soc. de méd. et de chir. de Bordeaux*, 1874, p. 117.

(4) Fleming. *The veterinarian*, 1873.

(5) Mégnin, Raillet. *Soc. cent. de méd. vét.* (Recueil 1881, p. 92-94), etc.

(6) Unna et Franck. Communication, au Congrès de Halle, de cultures provenant de Souris faviques du jardin zoologique de Hambourg.

(7) Bodin (de Rennes). Sur le Champignon du favus de la Souris (*Arch. de Parasit.*, V. 1902, p. 5).

(8) Du Bois (de Genève). Communication de photographies et préparations.

l'Achorion à culture duveteuse. La Souris peut donc présenter deux favus différents et on ignore avec quelle fréquence relative.

Pour Bodin, le favus à culture duveteuse est le seul vrai favus de la Souris [1] et la Souris ne présenterait le favus à culture banale que par inoculation accidentelle d'un favus humain. Mais il ne semble point qu'on puisse affirmer cela. Lorsque Unna, en 1891, présenta au Congrès de Halle trois Achorions différents : *griseus*, *sulphureus tardus* et *sulphureus celerior*, il avait obtenu ce dernier, à deux reprises, de Souris

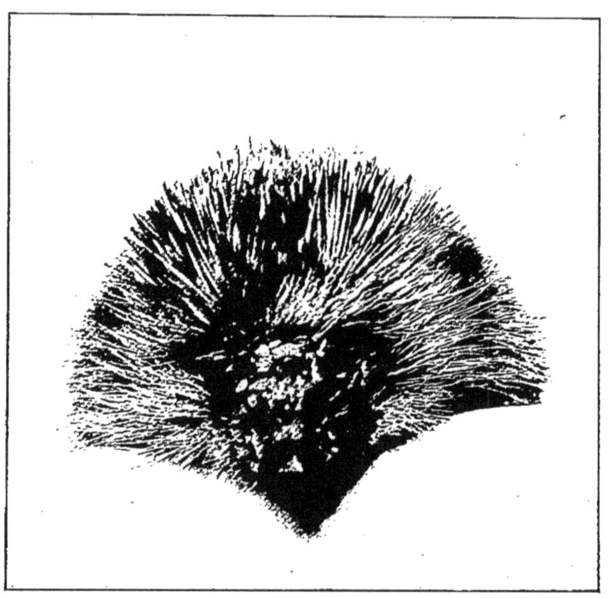

Fig. 251. — Hérisson commun atteint spontanément d'un favus dû à l'*Achorion Schönleinii* dans la même maison que la souris de la figure précédente. (Observation et cliché de Du Bois, de Genève.)

sauvages prises dans le jardin zoologique de Hambourg. Tous ces favus, d'après leur description, n'étaient que l'Achorion Schönleinii, de culture plus ou moins grise, ou jaune, ou tardive ou rapide. Car toutes ces différences s'observent d'un cas à l'autre dans les cultures de l'Achorion sans désigner des espèces fixes. Et si même on continuait à croire qu'il s'agissait là d'espèces différentes, l'espèce observée sur la Souris ne serait point, en tous cas, l'espèce duveteuse, de culture si spéciale et différentielle dont Bodin a fait l'Achorion Quinckeanum. De même, dans la très intéressante observation de Du Bois, de Genève,

(1) E. Bodin. Sur le Champignon du favus de la Souris (Achorion Quinckeanum, *Arch. de parasitologie*, V, n° 1, p. 5, 1902).

dont nous avons parlé plus haut, il s'agissait d'une épidémie de favus chez des Souris, dans une maison de campagne inhabitée, avec contamination d'un Hérisson qu'on y avait enfermé pour leur faire la chasse. Dans ce cas, il s'agissait de l'Achorion banal et la culture était identique de tous points aux cultures ordinaires des cas de favus humain.

La Souris peut donc présenter deux Achorions et la maladie paraît chez elle aussi spontanée avec une espèce favique qu'avec l'autre.

Je laisserai de côté maintenant les cas d'Achorion Schönleinii

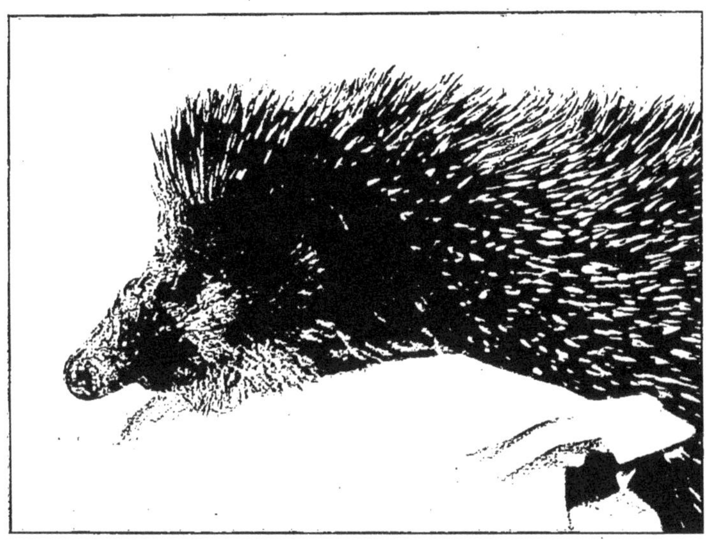

Fig. 252. — Le même Hérisson vu de profil.

observés sur la Souris pour ne m'occuper que des cas produits par l'Achorion à culture duveteuse, dit Achorion Quinckeanum par Bodin. Je l'ai observé en 1895 sur la Souris envoyée d'Autun à M. Hallopeau qui me l'avait donnée. C'était une petite souris grise, de maison, morte et sèche ; elle présentait sur le flanc deux petits godets, de couleur blanc d'argile, saillant de 2 millimètres à travers le poil ébouriffé. Leur surface contournée rappelait celle du vieux favus squarreux, non pas celle du godet classique. Sur la tête, mais asymétriquement, une large croûte favique occupait toute la surface du crâne et empiétait sur le côté droit jusque sur la joue. C'était aussi une masse d'un blanc sale, sèche, friable, de surface contournée ; cette croûte adhérente ne pouvait être soulevée et tombait en poussière au grattage.

A quatre reprises différentes, à Rennes, dans la seule année 1902, Bodin put examiner des Souris faviques provenant d'un même pâté de maisons très vieilles, et voici comment il décrit leurs lésions :

« Plus ou moins abondants, suivant les cas, on trouvait des godets typiques de dimensions variables et siégeant le plus souvent vers l'extrémité céphalique de l'Animal, godets isolés ou réunis pour former une masse croûteuse, blanc-jaunâtre, sèche et d'aspect très favique, analogue à ce que l'on constate chez l'enfant quand il y a coalescence des godets. »

Bodin note en outre de profondes altérations des oreilles, déchiquetées par le grattage et la maladie, et réduites à des moignons, à la base desquels des godets très petits peuvent se dissimuler.

Tout récemment Adamson (1) a fourni une observation similaire et très intéressante d'une Souris favique, ayant contaminé un enfant, et dont les lésions consistaient en une plaque arrondie occupant, au-dessous de l'oreille droite, la joue et le cou de l'Animal, c'était un placard de croûte blanc-jaunâtre de favus squarreux (2).

Lésion humaine. — Je n'ai jamais vu ce favus sur l'Homme. Bodin l'a observé deux fois, une fois chez une fillette de sept ans. Elle habitait, à Rennes, une maison toute proche de celle où l'on avait pris les Souris faviques. A l'angle de la mâchoire inférieure droite, elle présentait une lésion *érythémateuse ovalaire*, au centre de laquelle quatre godets faviques, d'aspect classique et de deux millimètres de diamètre. La lésion, récente, fut vite guérie, le cas restant sporadique.

Dans la deuxième observation de Bodin, il s'agissait d'une jeune femme présentant une lésion érythémato-squameuse circinée, sans godets, *tout à fait trichophytique d'aspect.*

Dans son observation précitée concernant un cas de favus chez la Souris, Adamson avait observé aussi une lésion spontanée humaine (3). C'était sur le cou d'un garçon de 10 ans, une tache ovale bien délimitée, érythémato-croûteuse, de trois centimètres de diamètre environ, *diagnostiquée trichophytique*, et sur laquelle se développèrent trois petits godets typiques, bien formés, de couleur jaune-soufre et dont l'auteur donne une photographie très remarquable.

Examen microscopique. — Nos documents sur la structure de ce Parasite dans sa lésion, sont très incomplets. Dans le godet, sa forme est exactement celle de l'Achorion banal, sans qu'il ait été possible d'établir entre ces deux Parasites, une seule différence.

(1) H. G. Adamson. Photograph of a mouse with favus (*Proceedings of the Royal Society of medicine*. May 1909. Vol. II, n° 7, p. 105).

(2) Tout récemment Benno Chajes vient de publier une observation concernant des faits analogues, et très obligeamment nous a adressé des cultures *neuves* du même parasite. Benno Chajes. Ueber das Vorkommen von Maüse favus beim Menschen (*Medizinischen Klinik Wochenschrift für praktische Aerzte*, 1910, n° 4.

(3) H.-G. Adamson. Favus of the glabrous skin, with cultures of the type known as Achorion Quinckeanum of Bodin (*Proceedings of the Royal Society of medicine*. Nov. 1908. Vol. II, n° 7, p. 2).

Les poils de la Souris n'étaient pas parasités. Les lésions humaines ne siégeant pas au cuir chevelu, nous manquons du tableau microscopique offert par ce Parasite dans le cheveu humain.

Cultures. — Les cultures de l'*Achorion Quinckeanum* sont d'aspect étrange. Aux yeux d'un dermatologiste habitué à manier des cultures de Dermatophytes, elles évoqueraient l'idée de la culture pléomorphique secondaire d'un Dermatophyte quelconque, plutôt que celle d'une culture primaire et l'on sait combien tous les duvets blancs, pléomorphiques des divers Dermatophytes se ressemblent. En culture sur gélose maltosée, l'*Achorion Quinckeanum* se présente d'abord comme un petit gâteau surélevé de duvet blanc, arrondi, bordé d'une frange fine et courte. Plus âgée, la culture, d'un blanc parfait, présente l'esquisse d'anneaux concentriques avec quelques godrons ou cannelures sur les bords (Pl. XXVII, I, I², I³). Plus âgées les cultures exagèrent leurs cannelures et leurs plis, autour d'un centre un peu saillant, informe, sur lequel des perles d'eau de condensation.

Sur gélose glucosée, figures analogues (fig. II et II²). Les plus caractéristiques cultures de l'*Achorion Quinckeanum* sont celles que donnent les milieux non sucrés et particulièrement le milieu de conservation (Pept., 3 p. 100). En vieillissant leur épaisseur s'accuse à la surface du milieu, et leur pourtour, qui présente des saillies et des creux alternés, les fait ressembler à une pièce de pâtisserie (Pl. XXVII, III, III², III³) (¹).

(¹) Voici les caractères de culture que Bodin indique à l'Achorion Quinckeanum.

Sur *gélose peptonisée 1 pour 100 et glucosée à 3 pour 100*, en trois jours, la culture est déjà avancée, à l'étuve à 35°, et au bout de 12 jours, elle couvre toute la surface libre d'un disque de gélose disposé au fond d'une fiole d'Erlenmeyer. Cette culture est uniformément blanche et duveteuse, et il se forme en son centre de larges plis ou plutôt des ondulations saillantes. Vue par sa face inférieure, la culture est blanc-jaunâtre, mais, si on la laisse à l'étuve pendant plus de trois semaines, on constate que cette face inférieure se pigmente en partie en violet foncé.

Sur *gélose peptonisée à 1 pour 100*, glycérinée à 3 pour 100, moins abondante que sur le milieu précédent, la culture est, sur l'agar glycériné, aussi rapide et forme un gâteau dont le centre est marqué par quelques plis comparables aux circonvolutions cérébrales. Toute cette culture est couverte d'un fin et court duvet blanc; sa face inférieure est jaunâtre, mais peut se pigmenter en violet à une époque tardive.

Sur *gélose au moût de bière (à 3 pour 100 de maltose)* en dix jours, à l'étuve, la culture est développée sur presque toute l'étendue du milieu, elle ressemble à la culture sur gélose glycérinée, mais les plis sont, sur le moût de bière, plus abondants, et envahissent presque toute l'étendue de la culture.

Sur tranche de *pomme de terre* stérilisée, il se produit un fin duvet blanc très court et assez maigre formant le long de la strie d'ensemencement, une bande sillonnée de petits plis irréguliers, dont le développement reste médiocre.

Sur *lait*, dès le 5ᵉ jour, à 35°, l'Achorion Quinckeanum forme une culture blanche, duveteuse, surnageant sur le liquide; à ce moment, le lait a subi une coagulation dont on se rend aisément compte en agitant doucement le tube de culture, puis ce caillé se ramollit et se liquéfie de haut en bas, de sorte qu'en

LÉGENDE DE LA PLANCHE XXVII

Achorion Quinckeanum.

I. I. — Cultures de 15 jours sur gélose maltosée.

I². I². — Cultures de 22 jours —

I³. I³. — Cultures de 30 jours —

II. — Cultures de 22 jours sur gélose glucosée.

II². — Cultures de 30 jours —

III. — Cultures de 15 jours sur gélose peptonisée 5 0/0.

III². — Cultures de 22 jours —

III³. — Cultures de 30 jours —

LÉGENDE DE LA PLANCHE XXVII

Achorion Quinckeanum.

I, I. — Cultures de 15 jours sur gélose maltosée.

I², I². — Cultures de 22 jours —

I³, I³. — Cultures de 30 jours —

II. — Cultures de 22 jours sur gélose glucosée.

II². — Cultures de 30 jours —

III. — Cultures de 15 jours sur gélose peptonisée 3 0/0.

III². — Cultures de 22 jours —

III³. — Cultures de 30 jours —

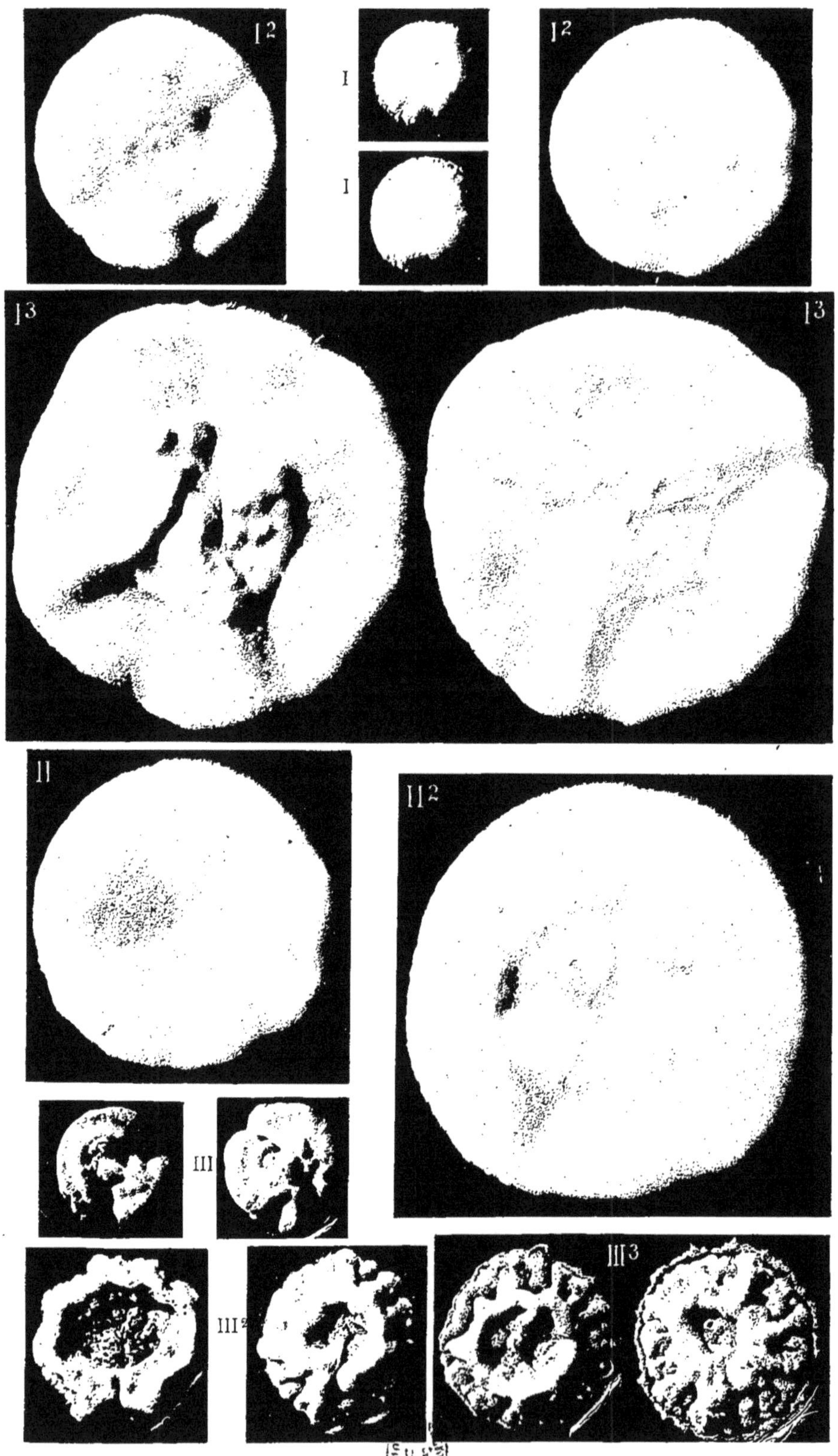

Masson & Cie, Éditeurs

Lorsqu'on étudie avec soin ces caractères de culture et qu'on les compare à ceux que fournit le duvet blanc pléomorphique de l'*Achorion Schönleinii*, cultivé sur les mêmes milieux, on reste frappé de leurs ressemblances, à ce point que j'ai pu me demander autrefois si l'*Achorion Quinckeanum* n'était pas simplement (produite et fixée par un hasard) la forme pléomorphique duveteuse du favus humain, opinion que l'étude mycologique du Parasite m'a fait abandonner complètement.

Lorsque Bodin, en 1902, étudia les affinités nutritives de l'*Achorion Quinckeanum*, il fut frappé de les voir si différentes de celles de l'Achorion banal cultivé. Il en conclut alors que « cette Mucédinée, envisagée au point de vue de ses affinités nutritives et de ses caractères objectifs sur les milieux de culture, se rapprochait bien plus des Trichophytons et des Microsporums que de l'*Achorion Schönleinii.* » Ces constatations, vraies en soi, ne comportent pourtant pas les conséquences que Bodin leur attribuait alors, car, d'abord, les affinités du duvet pléomorphique de l'Achorion banal sont identiques à celles de l'*Achorion Quinckeanum*. Et nous verrons plus loin les affinités nutritives de l'*Achorion gallinae* et de l'*Achorion gypseum* être analogues également. Ce sont là des caractères que l'expérience montre inconstants suivant les espèces d'un même groupe, et qui ne peuvent plus appuyer une classification. Ainsi voit-on certains Trichophytons avoir les affinités nutritives des cultures de l'Achorion vrai.

Pour en terminer avec l'étude culturale de l'Achorion Quinckeanum, je dois mentionner l'erreur qu'on pourrait faire à son sujet en confondant avec lui un Pseudo-achorion décrit à tort, comme créant le favus de la Souris, par Courmont, Désir de Fortunet et Busquet (1).

Ce Champignon fut trouvé dans une éruption *vésiculeuse circinée* de main chez une jeune fille. D'après les caractères de culture attribués à ce soi-disant *Achorion Arloini*, il semble qu'il s'agisse d'un *Trichophyton microïde* à culture blanche : *Trichophyton gypseum* de variété indéterminée. En tous cas, ces caractères de culture poudreuse et jaunâtre au centre ne rappellent en rien celle de l'*Achorion Quinckeanum*, dont on doit donc le distinguer soigneusement.

L'identification, par Busquet, de ce Champignon à celui du favus de la Souris (2) est toute entière hypothétique. Reprenant ce cas, en 1892, Busquet y superposa toute une théorie sur l'origine muridienne du favus. Il admet que les Muridés sont le premier terrain (3) sur lequel

15 à 20 jours, le lait est transformé en un liquide transparent jaunâtre, à la surface duquel végète la plante (E. Bodin. *Les Champignons parasites de l'homme*, p. 88-90).

(1) G.-P. Busquet. Étude morphol. d'un Cryptogame nouveau trouvé dans une éruption circinée de la main (*Th. de Lyon*, 1890).

(2) G.-P. Busquet. Étude morph. d'une forme d'Achorion, l'A. Arloini, Champignon du favus de la Souris (*Ann. de Micros.*, III, 1891).

(3) G.-P. Busquet. De l'origine muridienne du Favus (*Annales de Dermat.*, 1892, p. 916).

croît le Champignon qui produit le favus humain. Il se modifierait par ce premier passage et en passant de la Souris sur le Chat, le Chien, le Lapin, le Bœuf, le Cheval, la Poule et l'Homme. Ce serait le même Champignon qui ferait le favus de la Poule et que Mégnin aurait désigné sous le nom d'Épidermophyton gallinae, etc.... Autant d'affirmations, autant de faits non prouvés, ou controuvés. C'est là un de ces travaux « philosophiques » dont les tendances sont à éviter.

Bodin a le premier relevé toutes ces erreurs et montré que l'Achorion Arloini n'a pas droit à être classé parmi les Achorions. Il a sans doute été retrouvé et classé comme il le devait être parmi les Trichophytons gypseums.

Inoculations. — En ce qui concerne les inoculations expérimentales de l'Achorion Quinckeanum, Bodin a pu les faire avec des cultures de récente origine animale. Elles lui ont donné sur la Souris six résultats positifs sans manque. Les inoculations étaient pratiquées, après rasage, par friction avec des parcelles d'une culture de 10 jours de date. Elles ont été suivies d'un développement parasitaire plus rapide que les ordinaires inoculations de teigne ; dès le quatrième jour, on pouvait voir à la loupe de très petits godets qui devenaient confluents vers le dixième jour. Ordinairement, l'Animal s'affaiblissait peu à peu et succombait à l'hecticite et à la misère physiologique.

Chez le Cobaye, la lésion était d'une évolution moins sévère. Le godet apparaissait au quatrième jour comme sur la Souris, et au huitième jour il avait 3 millimètres de diamètre. Ou bien la lésion se recouvrait en totalité de croûtes ou de squames sèches, plâtreuses, ne contenant ou ne recouvrant aucun godet reconnaissable. La peau était infiltrée et épaisse. Cette lésion rétrocédait et guérissait en six semaines, spontanément, sans laisser de trace; Bodin n'a pas observé dans le poil du Cobaye une infiltration parasitaire nette et complète. Mais les godets, montraient sur leur coupe leur structure classique. Enfin Bodin a obtenu de ses Animaux la rétroculture du Parasite avec une constante facilité (1).

Ailleurs (2), Bodin revint sur ce sujet pour décrire les inoculations humaines qu'il étudia de son Parasite. Dans les deux cas, il obtint *une lésion trichophytoïde* de 3 centimètres de diamètre, érythémato-squameuse, sans pustules, ni godets, mais finement vésiculeuse. Le même Parasite, conclut Bodin, peut donc donner des godets et des lésions trichophytoïdes. Cela est vrai, mais cela est vrai de tous les Achorions.

En résumé, Bodin a transmis l'*Achorion Quinckeanum* à l'enfant, sous forme de cercles d'herpès circiné, à la Souris qui en meurt, et au

(1) E. Bodin, *loc. citat.*, p. 27.

(2) E. Bodin. Inoculations humaines du favus de la Souris (Achorion Quinckeanum) (*Annales de Dermat. et de Syph.*, 1903, p. 835).

Cobaye qui en guérit spontanément, après avoir présenté une lésion séro-croûteuse trichophytoïde ou des godets.

Quant à nous, nous n'avons manié ces années dernières que des cultures d'*Achorion Quinckeanum*, que Bodin avait bien voulu nous envoyer et que l'on conservait en culture artificielle depuis des années. Avec elles nous n'avons plus obtenu d'inoculations positives.

Mais l'an passé nous avons reçu des cultures de l'Achorion Quinckeanum, de deux autres sources, de Bruno Bloch (Bâle) et de Benno Chajes (Berlin). Avec ces deux dernières, nous avons obtenu exactement sur le Cobaye, le double tableau clinique et histologique décrit par Bodin, nouvel exemple de l'influence d'une culture d'ancienne extraction animale sur les résultats négatifs des inoculations expérimentales.

ACHORION GALLINAE (Mégnin-Sabrazès, 1890-93).

Le deuxième Achorion animal dont je vais parler peut s'inoculer à l'Homme, mais il n'a pas encore été observé à l'état spontané sur l'Homme (1). A l'état spontané, il existe sur le Coq, la Poule et le Dindon, Animaux chez lesquels il détermine une mycose connue depuis longtemps sous des noms divers : Crête blanche, *tinea cristae galli*, favus de la Poule, etc., maladie qui a déjà une histoire longue et passablement confuse.

Les premières études que je connaisse sur ce sujet sont celles de Gerlach, de Leisering et de Müller en Allemagne (2).

En France le premier travail que j'ai trouvé sur la question fut celui de Mégnin (3). Il décrivit cette dermatose avec beaucoup d'exactitude, telle qu'il l'avait observée sur la tête et le cou d'un Coq ; travail exclusivement clinique d'ailleurs comme ceux des auteurs allemands et français qui suivirent (4).

(1) Au moment où je corrige ces épreuves, un élève du service de M. le Dr Brocq vient d'extraire d'une lésion *trichophytique* de l'Homme, une culture très certaine de l'*Achorion gallinae*. Je viens d'en faire l'identification.

(2) GERLACH. Grind der Hübner. Tinea (favus, porrigo) galli ; Habnenkamm-grind, Tinea cristae galli (*Magazin für Thierheilkunde* von Gurlt und Hertwig. Berlin 25e année, 1858-59, p. 236). — LEISERING, *Bericht über das Veterinarwesen in Königreich Sachsen*, 1858, p. 32 ; 1864, p. 47. — F. MULLER. Ueber eine eigenthümliche, favusähnliche, mit Pilzbildung verbundene Hautkrankheit bei Haushühnen (*Vierteljahrsschrift für Wissenschaftliche Veterinairkunde*, XI, Vienne, 1858, p. 37).

(3) *Comptes rendus de la Société de Biologie*, 1881, p. 404.

(4) F. A. ZURN, Die Krankheiten des Hausgeflügels. Weimar, 1882, p. 135, Cf. aussi. *Die pflanzlichen Parasiten*, etc., 2e édit., Weimar, 1889, p. 255. — PAULY. Deutsche Zeitschrift f. Thiermed. u. vergl. Pathol. IX, 1883, p. 202. — SCHULTZ. Ueber das Eindrigen von Pilzsporen, etc. Der Hühnergrind, Tinea galli. — (*Mittheilungen aus dem Kaiserlichen Gesundheitsamte*, Berlin, 1884, p. 208).

Les premières discussions sur le sujet s'engagèrent à la Société de Biologie entre Neumann (1), de Toulouse, qui soutenait l'identité du favus de la Poule et du favus humain, et Mégnin (2) qui, avec grande raison, repoussait toute identification entre ces deux teignes.

La lumière ne pouvait être apportée en cela que par l'étude expérimentale. Les premières cultures de la teigne de la Poule faites par Duclaux furent présentées à la Société de Biologie par Mégnin, en 1890. Elles faisaient la preuve de son opinion (3). Tandis que les cultures du favus humain sont « jaune ambré », celles de la teigne des poules sont « remarquables par le liquide couleur jus de groseille qui s'écoule des déchirures que l'on produit avec une aiguille sur la couche blanche, neigeuse, de la culture ».

L'année suivante le favus de la Poule fut plus complètement étudié par Sabrazès, dans sa thèse sur le favus de l'Homme, de la Poule et du Chien (4).

Les cultures provenaient de deux sources. Les unes avaient pour origine la Poule étudiée par Mégnin et les cultures faites par Duclaux et présentées à la Société de Biologie, les autres provenaient des squames-croûtes d'une Poule envoyées au Dr Busquet par le professeur Neumann. Et les cultures des deux provenances étant identiques, cette identification prouve que la maladie étudiée par Mégnin et celle dont parlait Neumann étaient bien la même maladie.

Les inoculations tentées sur l'Homme par Sabrazès ne donnaient lieu qu'à « de larges plaques érythémato-squameuses. Nous n'avons jamais pu, dit cet auteur, provoquer l'apparition d'un godet (5) ». Cependant le Parasite forme facilement sur la crête et le cou des Poules « des colonies denses, d'aspect verruqueux » et « sur la Souris, ces cultures donnent également des godets de couleur grisâtre, exubérants, mamelonnés, évoluant très lentement ». Sabrazès a vu dans l'épiderme épaissi et mortifié de l'oreille de la Souris, des amas touffus de spores et de mycélium et « des gerbes de filaments minces qui atteignent et perforent le cartilage central de l'oreille » et il conclut : « L'examen

(1) G. Neumann. *Revue vétérinaire*, 1885, p. 280 et *Comptes rendus de la Société de Biologie*, 1886, p. 175 et 246.

(2) P. Mégnin. *Comptes rendus de la Société de Biologie*, 1886, p. 174.

(3) P. Mégnin. Différence spécifique entre le Champignon de la teigne des Poules et celui de la teigne faveuse, démontrée par la culture. *Soc. de Biologie*, 15 mars 1890. C. R. p. 151.

(4) Sabrazès. *Sur le favus de l'Homme, de la Poule et du Chien*. Paris, 1893. Cf. également :

Costantin et Sabrazès. Étude morphologique des Champignons du Favus (*Comptes rendus de la Société de Biologie*, 13 mai 1893).

Costantin. Remarques sur le Favus (*Bulletin de la Société de mycologie*. Tome IX, 1893, p. 166).

(5) *Loc. cit.*, p. 343.

histologique des lésions obtenues sur la Poule et sur la Souris ne laisse aucun doute sur leur nature, *il s'agit là d'un favus* ».

Jusqu'ici la question s'éclairait peu à peu. Les années suivantes y ramenèrent la confusion. Et mes propres travaux, je le dis à regret, y contribuèrent. Au cours de ma première enquête sur les trichophyties humaines (1892-94), je découvris un Trichophyton à culture rose pâle, fleur de pêcher, dans une trichophytie sèche de la barbe en forme d'ichthyose pilaire (1). Et M. E. Duclaux fut frappé de la ressemblance de cette culture avec celles qu'il avait récemment obtenues de la teigne du Coq et que Mégnin avait présentées à la Société de Biologie. Je consignai ce fait en passant (2).

L'année suivante, M. Mégnin, mis au courant de mes recherches par M. Duclaux, voulut bien m'envoyer la tête et le cou d'une Poule atteinte de la maladie. Je présentai cette pièce de tout intérêt à la Société de Dermatologie le 12 juillet 1894, avec les cultures que je venais d'en pratiquer (3).

Or, les cultures que je présentais avec cette pièce me parurent alors identiques à celles de la *Trichophytie en forme d'ichthyose pilaire* de la barbe humaine, et dont je fournissais en même temps des cultures de comparaison. Je pus donc croire, et je l'ai cru pendant quinze ans, que la maladie de la Poule n'était pas un favus; que c'était une trichophytie, et enfin que l'*Epidermophyton gallinae* de Mégnin de 1891 était identique à *mon Trichophyton aviaire à culture rose* de 1893; c'est ce que je croyais encore l'an passé (4). Et c'est une erreur, car ces deux Parasites ne sont pas identiques. Il serait évidemment possible que j'aie réellement extrait le *Tr. rosaceum* de la poule de Mégnin en 1894, et que ce Parasite déterminât chez la Poule une trichophytie très analogue en ses symptômes au favus dit « crête blanche » (5).

(1) R. Sabouraud. Contribution à l'étude de la trichophytie humaine (1er mémoire, *Annales de Dermatologie et de Syphiligraphie*. Nov. 1892, p. 1061.

R. Sabouraud. Les trichophyties pilaires de la barbe. (IIIe mémoire. *Annales de Dermatologie et de Syphiligraphie*, 1893, p. 814. Cf. p. 832-33).

(2) « Je dois rappeler que les cultures de ce groupe sont celles dont les caractères correspondant à ceux qu'a fournis une trichophytie du coq décrite par MM. Mégnin et Duclaux (*Loc. cit.*, p. 823). »

(3) R. Sabouraud. Trichophytie d'origine aviaire. Présentation d'une tête de poule trichophytique et des cultures qui en sont issues (*Annales de Dermatologie et de Syphiligraphie*, 1894, p. 807.

(4) Sabouraud. Le Trichophyton de la Poule et la maladie humaine qu'il détermine (*Arch. de méd. expér.*, Mai 1909).

(5) A l'appui de cette opinion on peut dire qu'il doit exister plusieurs dermatomycoses de nos Oiseaux domestiques. Certains auteurs ont décrit, en effet, une maladie du Pigeon de symptômes très différents de ceux du favus de la Poule. Ainsi Rivolta et Delprato ont décrit sommairement (dans l'*Ornitojatria*, Pisa, 1891, p. 491) une maladie du Pigeon qu'ils appellent *Dermatomicose aspergillina glauca*. Ils la décrivent comme une dermatose généralisée à toute la sur-

Mais il est bien plus croyable que j'ai fait à tort l'identification du *Tr. rosaceum* et de l'*Achorion gallinae*, dont les cultures présentent entre elles des points frappants de ressemblance. En tous cas, après quinze ans, il m'est impossible de me rappeler exactement les caractères des cultures que j'identifiai.

La question fut reprise en 1897, par Matruchot et Dassonville ([1]) qui ignoraient, je crois, mon identification erronée. Pour eux, la teigne de la crête n'est pas un favus et se rapproche plutôt des trichophyties ([2]). Leur description symptomatique faite sur des poules inoculées ([3]) est très bonne, de même la description des cultures, l'étude mycologique et l'étude expérimentale qu'ils ont présentées du sujet.

face du corps des Pigeons, plus marquée au ventre et sous les ailes, caractérisée par des croûtes minces, larges, jaunâtres, humides et fétides là où elles étaient le plus épaisses, de couleur grisâtre en surface. Au point où la maladie était moins marquée, des croûtelles étaient disséminées entre les plumes. Les Pigeons avaient un état général mauvais, ils étaient très affaiblis. Les auteurs ont trouvé, dans les croûtes, de l'*Aspergillus glaucus*. Ils attribuaient la maladie à l'habitation des Animaux dans un colombier chaud et mal aéré. Cette affection semblait incurable. Les auteurs faisaient de cette maladie une aspergillose. Il ne faudrait pas croire cette origine établie, car rien n'est plus commun que de trouver, dans les croûtes de toutes sortes des Animaux domestiques, des fructifications d'Aspergillus; j'ai dit ailleurs que la fréquence de l'Aspergillus à la surface de la peau des *bêtes* et des *paysans* rendait quelquefois l'isolement des Trichophytons plus difficile chez eux que sur la peau des hommes ou enfants habitant la ville.

([1]) Matruchot et Dassonville. Recherches expérimentales sur une dermatomycose des Poules et sur son Parasite (*Revue générale de Botanique*, XI, 1899, p. 249).

([2]) « Ce mycélium est intimement mêlé aux débris épidermiques exfoliés, ce qui rappelle plutôt l'aspect d'une lésion trichophytique cutanée que celui des lésions faviques. »

([3]) Au bout de 15 jours environ, chacune des poules inoculées présentait, au niveau de la région inoculée, une tache blanche d'aspect plâtreux et ayant en diamètre un peu plus de 1 centimètre. A la loupe, chaque papille, porte à son extrémité un petit bloc de matière blanche, de forme ovoïde et de la grosseur d'une fine tête d'épingle. Ce bloc est formé de cellules épidermiques intimement mélangées au Champignon parasite. Dès cette époque, d'autres régions de l'Animal sont envahies. Sous les ailes, on trouve de petites plaques érythémateuses, à bourrelet épidermique saillant, d'un gris sale, se desquamant avec facilité. D'autres lésions s'observent au voisinage du cloaque, rappelant assez celles de la crête. Les unes et les autres proviennent d'une contamination secondaire (l'Animal mettant sa tête sous son aile pour dormir). Dans le cours des semaines ultérieures, la crête est envahie totalement et les lésions s'étendent même sur les faces latérales de la tête. Les plumes tombent spontanément. Les inoculations à la Poule ont été pratiquées avec succès par Matruchot et Dassonville, mais ils fournissent avec beaucoup plus de détails les résultats des inoculations pratiquées par le professeur Raillet, d'Alfort, de Poules malades à des Poules saines. Ces inoculations avaient été faites sous les ailes, où les plumes sont largement espacées, les lésions circulaires atteignent d'assez grandes dimensions et confluent bientôt entre elles. Comme elles guérissent d'abord en leur centre, à un moment donné les régions malades de la peau constituent une sorte de réseau dont les mailles, légèrement en relief, sont formées d'un épiderme desquamé recouvrant un derme vascularisé et rougeâtre. La maladie inoculée a duré environ 5 mois; elle a guéri spontanément, sans phénomènes généraux.

Ils identifiaient d'ailleurs leur Parasite à l'*Épidermophyton gallinae* de Mégnin, mais comme le nom d'Épidermophyton avait déjà été donné par Lang à un autre Champignon ([1]), ils proposèrent le nom de *Lophophyton gallinae* (λοφος, crête, φυτον, végétal) pour caractériser le Parasite et celui de lophophytie pour la maladie qu'il détermine.

Depuis lors, il y eut encore sur ce sujet quelques observations cliniques, sans cultures, comme celle de Campana ([2]), une notice bibliographique de Blanchard, identifiant l'Épidermophyton gallinae de Mégnin à mon Trichophyton à culture rose, mais sous le nom encore nouveau de *Trichophyton Megnini* ([3]) et une autre de Guéguen, donnant cette identification comme possible mais sans la faire ([4]).

Enfin un dernier travail expérimental, de date récente, sur le sujet, fut fait par Suis, Suffran et moi. Il résuma six mois d'étude, et des observations cliniques poursuivies par mes collaborateurs à Toulouse sur sept épidémies de basse-cour. Ce travail précisa les caractères symptomatiques et surtout évolutifs de la maladie, établit sa vraie nature favique par la découverte du godet sur la Poule et sa reproduction dans la lésion expérimentale de l'Homme, et donna de la maladie une figuration qui lui manquait. C'est naturellement d'après ce travail surtout que je résumerai la question ([5]).

Étude symptomatique. — Chez la Poule, la maladie apparaît d'abord sur la tête ou sur les appendices qui s'y insèrent : crête, oreillons, barbillons. Presque toujours, le début se fait autour du bec sous la forme d'un ou plusieurs petits points blancs. Le point blanc grandit en s'étalant comme une pellicule, adhérente à l'épiderme sous-jacent. Sa couleur est blanche ou grise. A la longue, son épaisseur augmente comme ses dimensions en surface, et des points d'abord distincts en arrivent à se fusionner. La tache blanche peut ainsi recouvrir la crête entière et sur ses deux faces ; le plus souvent la crête garde des parties saines. Plus une tache est âgée, mieux elle se détache sur le fond rouge de la crête. Surtout en son pourtour, elle est constituée par de petites éminences dures, d'un blanc-grisâtre, régulièrement disposées en une ligne continue bordant la tache. Entre ces élevures, la tache n'est qu'une mince membrane de couleur blanc nacré. Le grattage détache de la plaque, lorsqu'elle est épaisse, de

([1]) E. Lang. Versuch eine Beurteilung der Schuppenflechte nach ihren Klinischen Carackteren (*Viertejahrsschrift für Dermat. und Syph.*, X, 1878).

([2]) R. Campana. Tigna achorion nella cime e nei bargigli un pollo (*Clinica dermosifilopatica della R. universita di Roma*, janv. 1897, p. 233).

([3]) Blanchard. *Traité de pathologie générale* de Bouchard, 1896.

([4]) Gueguen. *Les champignons parasites de l'homme et des animaux*. Paris, 1904, page 141.

([5]) Sabouraud, Suis et Suffran. La « Crête blanche » et son Parasite : Achorion Gallinae. (*Revue vétérinaire de Toulouse*, octobre-novembre 1909.)

petits fragments blanchâtres, dont certains semblent micacés; le

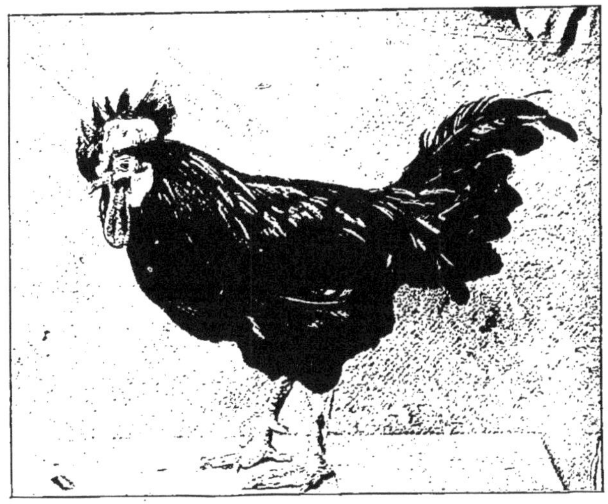

Fig. 253. — Coq atteint de « crête blanche ». (Cliché de Suis et Suffran.)

grattage sur les parties minces de la plaque n'arrive à l'effacer qu'en décortiquant l'épiderme.

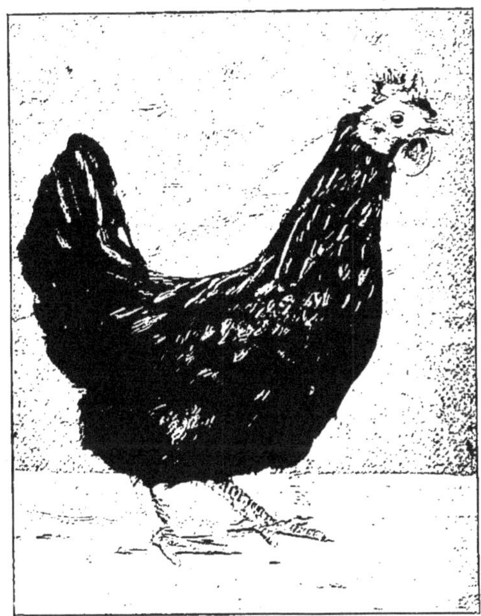

Fig. 254. — Poule atteinte de « crête blanche ». (Cliché de Suis et Suffran.)

Lorsque la lésion se produit sur une surface ayant des plumes, on voit se former à la base de chaque plume, autour d'elle, une sorte de collier ou de cône, et les plumes ainsi atteintes tombent spontanément, ordinairement avec le cône qu'elles centrent (fig. 260).

Tel est l'aspect symptomatique du favus de la Poule.

Cette maladie, ordinairement localisée et bénigne, guérit très souvent, spontanément, en quelques mois. Mais elle peut durer deux ans et plus, avec des périodes

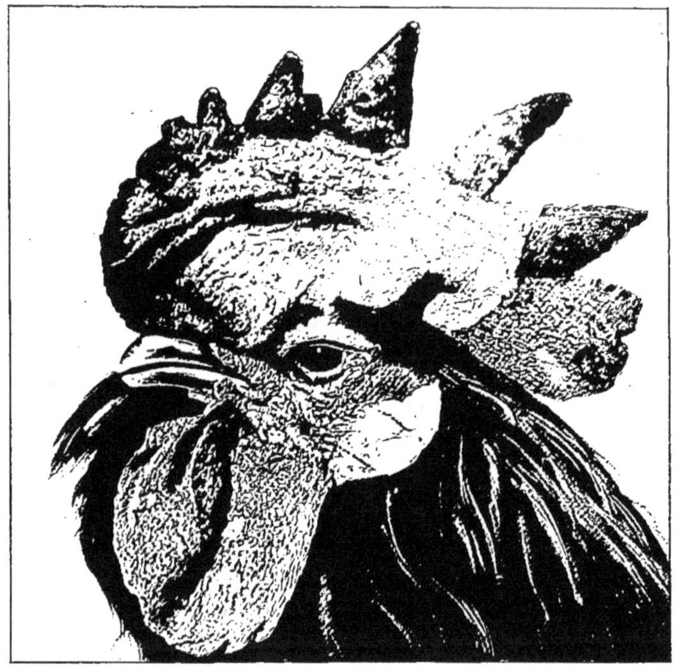

Fig 255. — Tête de coq atteint de « crête blanche ». (Cliché de Suis et Suffran.)

de guérison apparente et des récidives ou rechutes.

Il semble que la maladie persiste lorsque les sujets malades demeurent en commun et dans des locaux contaminés, et qu'elle guérit en quelques semaines, sur le sujet isolé, dans un local sain. Lorsqu'il s'agit de sujets habitant des locaux largement contaminés, on voit, dans un petit nombre de cas, la maladie s'étendre au

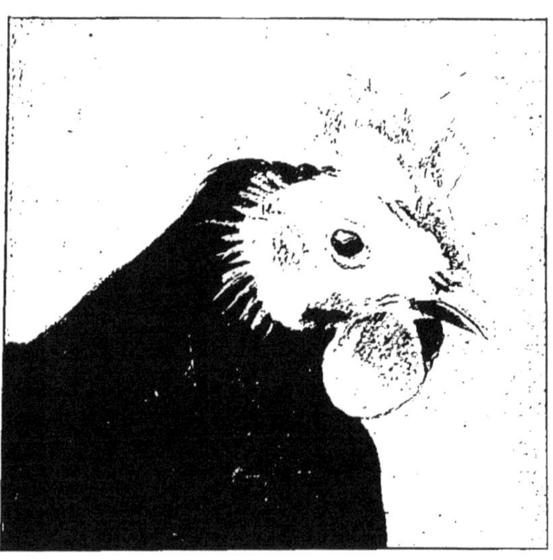

Fig. 256. — Tête de poule atteinte de « crête blanche ». (Cliché de Suis et Suffran.)

corps sous la forme de plaques arrondies, d'abord petites, et qui grandissent par progression excentrique. Dans ce cas, leur contour d'abord très net tend à s'effacer, et la peau malade ne montre plus que de petits amas squameux disséminés qu'il faut rechercher. Après un temps, les plumes tombent toujours sur les taches, et le corps des Poules malades se dénude par places irrégulières. Rarement les Poules ainsi atteintes gardent leur bon état général; ordinairement elles maigrissent et meurent, sans que l'examen de leurs viscères y montre rien d'anormal.

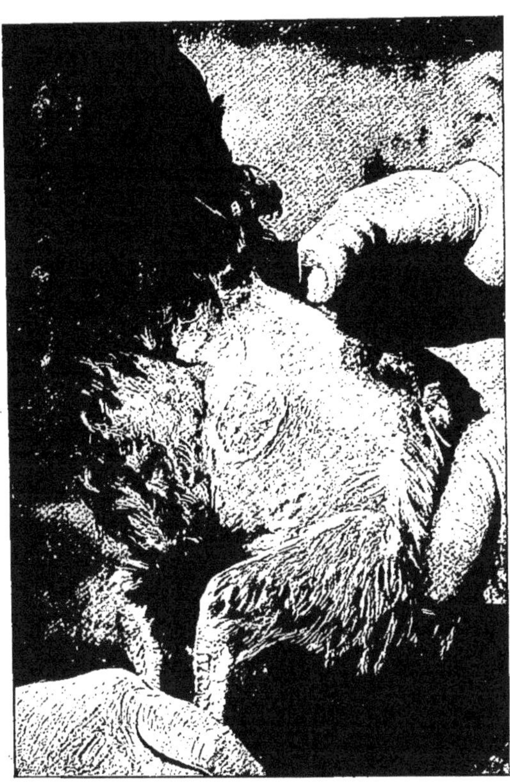

Fig. 257. — Généralisation de la maladie sous forme de lésions annulaires d'herpès circiné (Cliché de Suis et Suffran.)

Cette maladie n'apparaît jamais spontanément dans une basse-cour, mais on la voit à l'état épidémique quelques mois après l'introduction de sujets malades dans le poulailler.

Comme la maladie commence toujours par la crête, elle n'apparaît que quand la crête est développée, c'est-à-dire vers le sixième ou septième mois après la naissance. Mais, à partir de cet âge, le Coq ou la Poule peuvent la contracter toute leur vie, c'est-à-dire jusqu'à cinq ans, âge où ils sont toujours sacrifiés.

Les Coqs, dont la crête est plus grande, sont plus souvent et plus atteints que les Poules. Les modes de contamination sont variables. Il faut incriminer d'abord les modes de transport en commun des Poules sur les marchés, dans des cageots trop étroits. En second lieu, dans l'acte de l'accouplement, le Coq pince la crête de la Poule et peut la contaminer ainsi ou se contaminer lui-même. Enfin, lorsque les Poules, en picorant, impriment à leur tête des mouvements saccadés, elles ne peuvent pas ne pas joncher le terrain du poulailler d'une quantité de croûtelles contagieuses. En tous cas, il est certain que la maladie est éminemment transmissible. Suis et Suffran en ont trouvé, sur les marchés aux volailles de la région toulousaine, maints exemplaires. Et ils en ont étudié, en tout, une centaine de cas, dont la moitié environ en sept épidémies nées en sept élevages différents. C'est eux qui ont, depuis Raillet et Matruchot, le mieux fixé les caractères spécifiques de la maladie.

Examen microscopique. — Lorsqu'on veut se rendre un compte exact de la nature de la maladie, la première chose à faire est de pra-

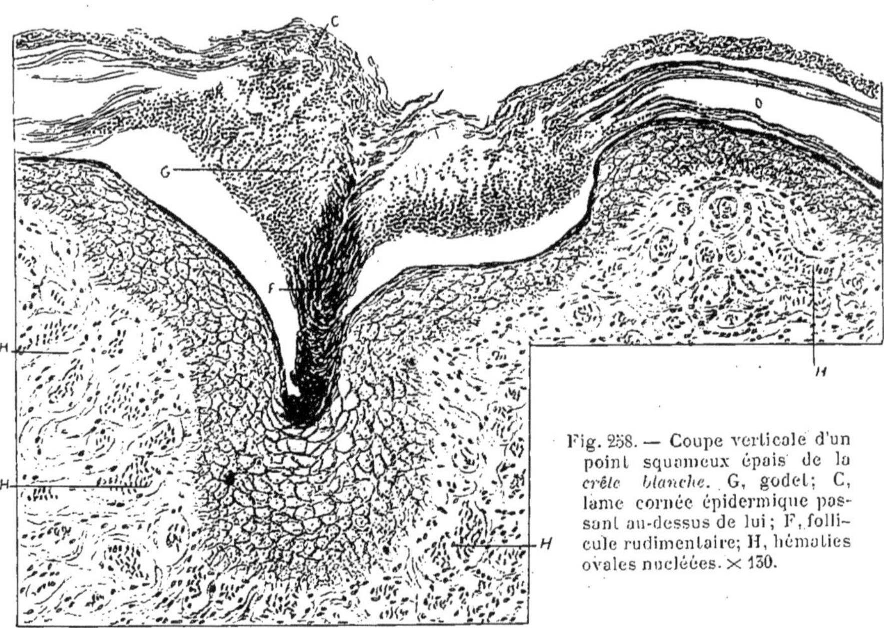

Fig. 258. — Coupe verticale d'un point squameux épais de la *crête blanche*. G, godet; C, lame cornée épidermique passant au-dessus de lui; F, follicule rudimentaire; H, hématies ovales nucléées. × 130.

tiquer une biopsie des lésions jeunes et actives du pourtour de la crête malade.

On découvre que les points squameux épais ont exactement la structure du godet favique humain, comme lui enchâssés entre deux lames épidermiques, et ayant pour centre un follicule rudimentaire. L'amas mycélien constitutif du godet ayant toutes les particularités du godet favique normal, savoir : la disposition des filaments mycéliens divergents en bas et en dehors du centre du godet, comme les tiges d'un bouquet renversé, et sans qu'on puisse trouver entre eux d'éléments leucocytaires ou épidermiques, sauf au centre (follicule) et au pourtour.

Quant à l'examen microscopique extemporané, suivant qu'on le pratiquera sur les squames épidermiques minces de la crête ou sur les

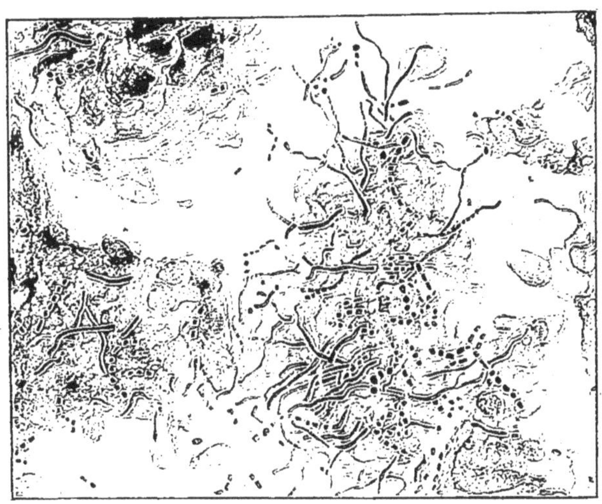

Fig. 259. — Examen extemporané des squames de la *crête blanche*. × 260. Bleu de Sàhli.

amas plus épais, il montrera des aspects différents. La squame mince

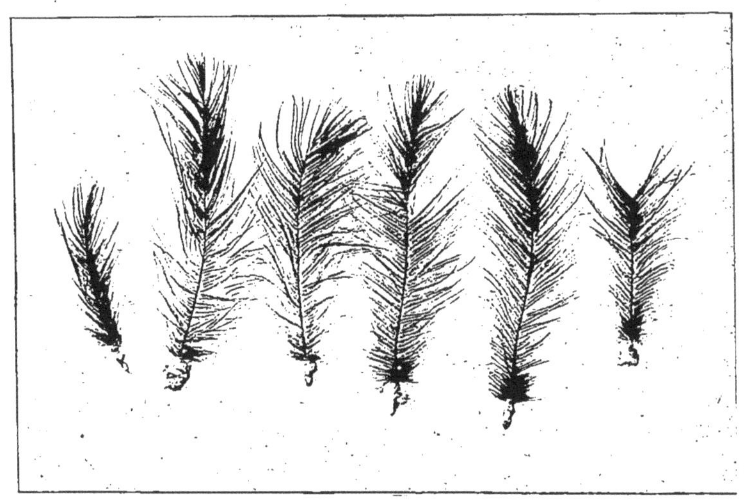

Fig. 260. — Plumes extirpées au niveau des lésions actives.

présente un lacis mycélien assez rare, fait, soit d'éléments rubanés jeunes, peu colorés, soit d'éléments en chapelets, plus courts, plus vieux, et prenant plus fortement la couleur (fig. 259.) Les amas épais, qui sont de véritables godets, montrent un lacis mycélien touffu, sans éléments épidermiques interposés.

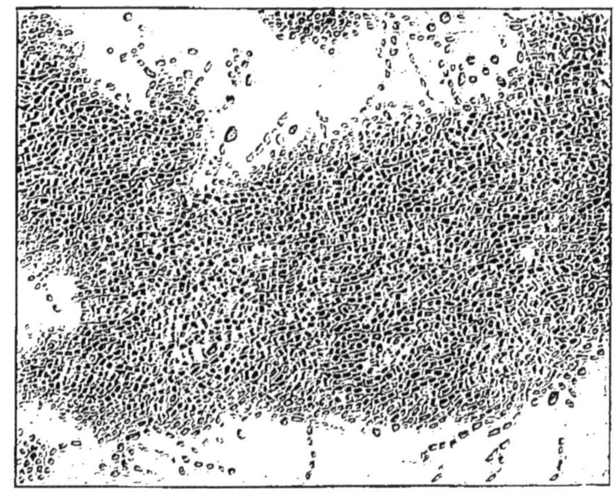

Fig. 261. — Amas mycélien entourant la base d'une plume. × 260.

Ainsi concordent les résultats de l'examen microscopique extemporané, et ceux que fournissent les coupes des biopsies.

Lorsqu'on extirpe au niveau des lésions actives, une plume entourée à son émergence de la peau, d'un anneau squameux, elle présente l'aspect que reproduit la fig. 260.

Si l'on examine comment est faite cette surproduction qu'on enlève avec la plume, on trouve l'amas squameux constitué par un lacis mycélien inextricable, en tout semblable à celui du godet (fig. 261).

Plus bas et au long de la plume elle-même les filaments deviennent plus rares, plus distincts, et ils ont tous les caractères des filaments jeunes, moins fortement colorables, ayant la forme rubanée et peu de cloisons. Leur direction est irrégulière. Nous n'avons pu savoir si la plume elle-même était envahie, et dans quelle mesure, faute d'une technique suffisante (fig. 262).

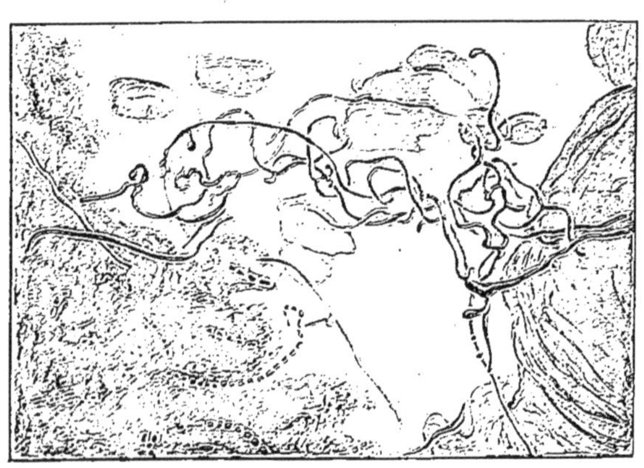

Fig. 262. — Mycélium jeune au long de la plume. × 260.

Malgré les lacunes que présente encore l'étude de ce Parasite, il semble que les dernières recherches à son sujet aient mis hors de doute sa vraie nature, par la morphologie des lésions qu'il détermine. C'est un Achorion puisqu'il détermine des godets faviques.

Les inoculations apportent à l'appui de cette conclusion des arguments importants.

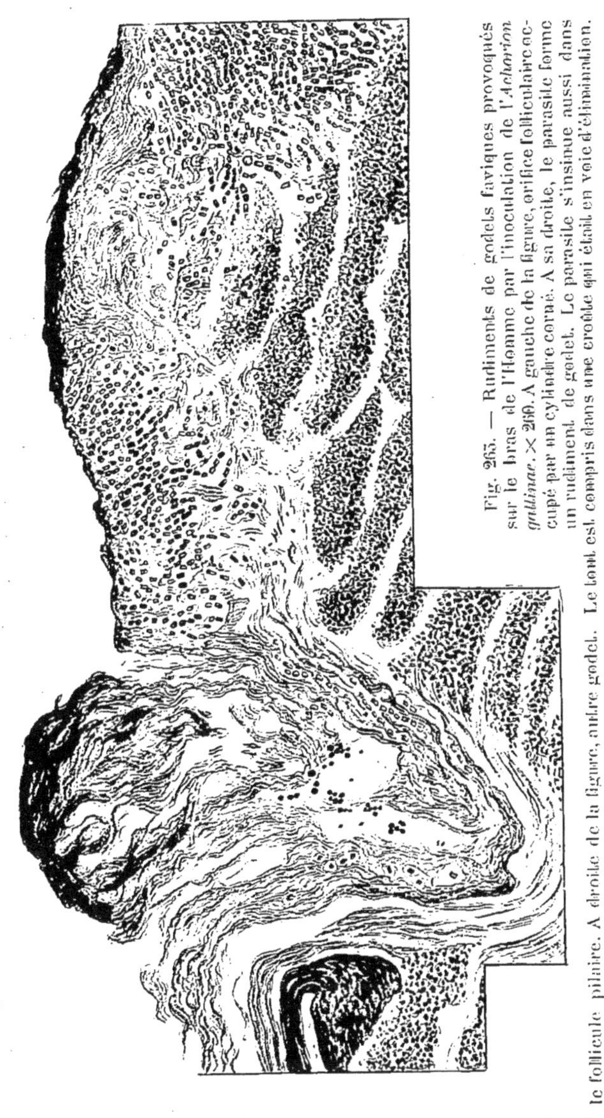

Fig. 265. — Rudiments de godets faviques provoqués sur le bras de l'Homme par l'inoculation de l'*Achorion gallinae*. × 260. A gauche de la figure, orifice folliculaire occupé par un cylindre corné. A sa droite, le parasite forme un rudiment de godet. Le parasite s'insinue aussi dans le follicule pilaire. A droite de la figure, autre godet. Le tout est compris dans une croûte qui était en voie d'élimination.

L'inoculation de la Poule soit avec les squames d'une Poule malade, soit avec la culture pure du Parasite, est régulièrement positive. Elle reproduit la maladie avec tous ses caractères. Et son évolution est la même que celle de la maladie spontanée; quatre mois après l'inoculation, les Poules sont encore malades.

L'inoculation à l'Homme, pratiquée deux fois avec une culture adulte, a été deux fois positive. Il faut donc s'attendre, bien qu'on n'ait pas encore rencontré de cas d'inoculation spontanée à l'Homme, à en observer par la suite ([1]).

L'une des lésions ainsi provoquées, lorsqu'elle eut atteint, après 10 jours, un demi-centimètre de diamètre, avorta et disparut sans laisser de traces.

L'autre, nettement positive au 10e jour grandit jusqu'aux dimensions d'une pièce de un franc, et commença sa régression spontanée, 17 jours après l'inoculation. Les deux lésions furent d'abord finement vésiculeuses. Puis les vésicules séchèrent sur place et desquamèrent sous la forme apparente de croûtelles lenticulaires. La lésion, d'un rose vif pendant sa durée, passa au rouge sombre et prit une teinte bistre qui s'effaça peu à peu. Elle avait été prurigineuse pendant tout son développement. A aucun moment la lésion érythémato-vésiculeuse d'abord, puis érythémato-squameuse ne montra de véritables godets, visibles à l'œil nu. Mais les croûtelles lenticulaires qui se détachèrent à la guérison et qui étaient très petites, montées comme des pièces biopsiques et débitées en coupes, montrèrent à maintes reprises la figure suivante qui est assurément d'un godet favique (fig. 265).

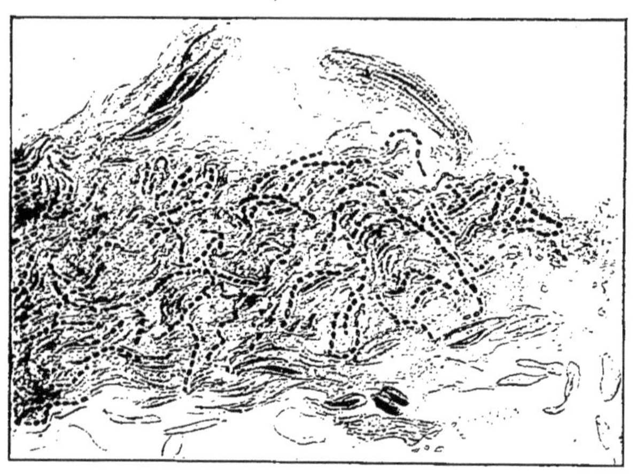

Fig. 264. — *Achorion Gallinae*. Squame de la lésion d'inoculation au Lapin. × 260.

La lésion que nous avons obtenue sur le Lapin n'a pas été biopsiée, nous n'en avons fait que des examens directs extemporanés. Et, comme tous les examens de ce genre, celui-ci a donné des résultats moins démonstratifs que la coupe histologique (fig. 264).

Au contraire, les coupes que nous avons pratiquées à la peau du Cobaye nous ont donné une nouvelle et éclatante démonstration de la

([1]) J'ai dit plus haut que le fait venait de se rencontrer.

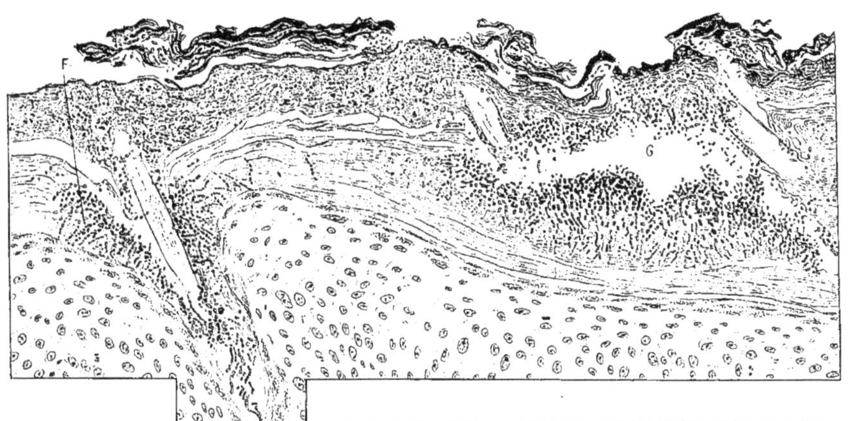

Fig. 265. *Achorion Gallinae*. Godets provoqués par son inoculation au Cobaye. × 260. — Dans un follicule pilaire F, le parasite s'est développé formant un rudiment de godet favique. En G un godet véritable s'est développé. Ce godet est en voie d'éviction comme le prouve la réfection de l'épiderme corné au-dessous de lui, fait fréquent dans les seuls favus animaux.

nature favique de la maladie, ainsi que la figure 265 en témoigne. Elle reproduit deux godets, l'un G en exfoliation, l'autre F en formation autour d'un follicule.

Ces préparations justifient donc excellemment l'opinion antérieure de Sabrazès et permettent de rendre à ce Parasite le nom et la qualité d'un véritable Achorion.

Culture. — La culture de l'*Achorion gallinae* serait d'une obtention facile si les plumes de la Poule n'étaient le réceptacle d'une foule de Moisissures banales qu'on ne peut pas toujours éviter dans les ensemencements primaires. Nous l'avons obtenue de tous les éléments morbides décrits. Tous les cas ont donné une culture semblable, sans variétés. Sur les deux milieux d'épreuve, la culture est similaire. Elle est un peu plus régulière sur milieu maltosé, et elle donne plus de pigment sur milieu glucosé (fig. 266).

Au début c'est un petit gâteau rond, plat, à duvet court, d'un blanc pur, qui, en grandissant, prend la forme d'un bouton légèrement déprimé en cupule. La culture garde ordinairement sa couleur d'un blanc pur, si on la laisse à basse température. A l'étuve, à 30° C, la culture devient au contraire et constamment d'un rose tendre, elle s'ombilique, et se partage en secteurs, par des plis radiés, convergeant vers le centre où ils font quelques petites circonvolutions cérébriformes lesquelles en vieillissant, montrent des craquelures. La culture rose est plus ou moins foncée. Deux cultures peuvent différer à ce point de vue dans le même tube. Ce pigment rose diffuse de la culture dans le milieu et le colore en rose framboise. Cette diffusion du pigment dans le milieu, est jusqu'ici un caractère exclusif à cette culture dans toute la série des Dermatophytes.

Sur gélose peptone 3 0/0 non sucrée, la culture garde la forme d'un bouton plat, un peu concave; elle est cernée de trois ou quatre plis annulaires, concentriques, très fins.

Sur pomme de terre, la strie d'ensemencement est signalée par une culture, interrompue par places, assez florissante, montueuse. Sa couleur est blanche. Elle est sillonnée de petites craquelures transversales, irrégulières, de couleur jaunâtre.

Sur lait, en tubes, après 27 jours la peptonisation du lait est évidente sans être complète, et, au-dessus du disque de crème, apparaît une traînée horizontale, de couleur vermillon ; on dirait une touche d'aquarelle tracée horizontalement au pinceau. Cette culture doit être différenciée explicitement du *Trichophyton rosaceum* puisque, d'après ce que nous avons vu en retraçant l'histoire connue de ce Parasite, ou bien ce Parasite existe aussi chez la Poule, ou bien sa culture a déjà été confondue avec celle de l'Achorion Gallinae.

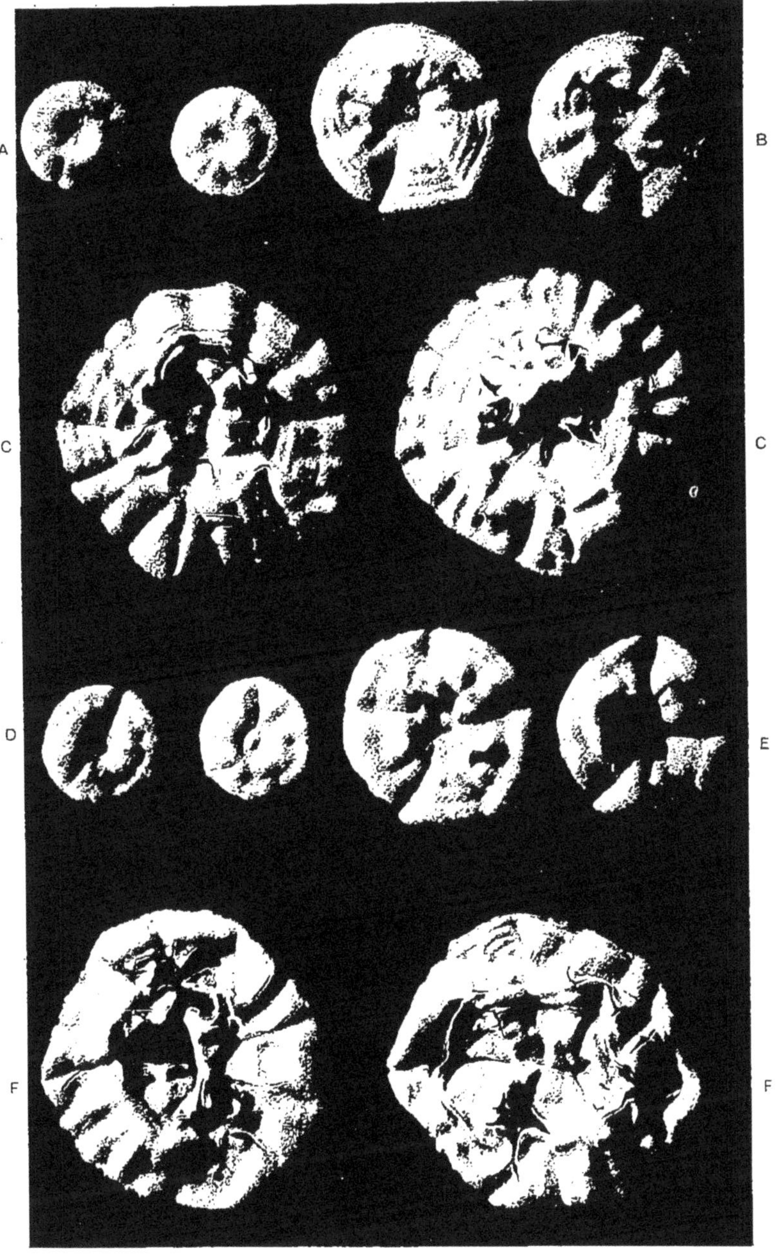

Fig. 266. — *Achorion Gallinae*. Cultures sur gélose maltosée : A, 20 jours; B, 30 jours; C, 40 jours. Cultures sur gélose glucosée : D, 20 jours; E, 30 jours; F, 40 jours

La culture du *Trichophyton rosaceum* se distingue de celle de l'*Achorion Gallinae* d'abord en ce qu'elle est plus lente, plus pauvre ; sa forme au début est celle d'une houppe à poudrer, non pas d'un gâteau plat ; sa face dorsale est d'un violet groseille sur milieux sucrés et centrée d'une tache d'un noir d'encre sur milieux peptonisés sans sucre. Cette tache d'un noir d'encre est caractéristique. Le pigment créé par le *Trichophyton rosaceum* ne diffuse pas autour de la culture dont le milieu garde sa couleur propre, tandis que l'*Achorion Gallinae* colore tout son milieu en rose framboise. Cette différence est également très importante et remarquable. Quand on examine ces deux cultures côte à côte, leur confusion est impossible.

OOSPORA CANINA (Sabrazès, 1893).

La mycose dite *Favus du chien*, due à l'*Oospora canina* de Sabrazès-Costantin, a été étudiée par Sabrazès de Bordeaux, mais cet auteur ne semble pas avoir observé la maladie spontanée du Chien. Les semences de cette espèce dermatophytique lui ont été adressées par Vincent. Et c'était Nocard qui les avait extraites d'une mycose du Chien en 1889. Les lésions décrites sur le Chien par Sabrazès sont donc des lésions d'inoculation expérimentale.

L'inoculation, pratiquée au Chien, de cultures adultes a produit « des godets confluents qui ont rapidement couvert toute la surface de l'oreille.... Ils étaient masqués par une carapace de croûtes et de squames dégageant une odeur de vieux fromage fermenté ». Le placard d'inoculation s'étendait, produisant des réinoculations spontanées à distance sur le même sujet et ne guérissant pas seul.

Sur la Souris l'inoculation donne lieu à des croûtes minces, rouges et jaunes, térébrantes, circonscrites par un bord surélevé et talué, donnant lieu au-dessous d'elles à des nécroses profondes, pouvant amener la cachexie et la mort de l'Animal.

Sur le Lapin, l'inoculation intra-oculaire produit une pseudo-tuberculose pulmonaire à laquelle il succombe en trois ou quatre jours.

Cette mycose n'a jamais été observée spontanément sur l'Homme, mais seulement après inoculation. Ces inoculations ont été pratiquées 8 fois par Sabrazès. Chacune a donné lieu à un placard d'*érythème circiné* sur lequel, une seule fois, se sont produits des godets typiques, d'un beau jaune vif, géométriquement ronds plus minces et plus creux que les godets du favus humain ordinaire.

(1) SABRAZÈS. *Sur le favus de l'homme, de la poule et du chien*. Paris, 1893.

Anatomie pathologique. — Sur le Chien les godets encapsulés dans l'épaisseur de l'épiderme sont formés d'éléments arrondis ou ovalaires, d'un diamètre de 5-6 μ distribués en chaînes irrégulières, et de filaments fins se colorant par la méthode de Weigert assez difficilement.

Les coupes microscopiques de l'un des godets de l'Homme y montrent de longues chaînes de spores ovalaires et un treillis de filaments, disposés en faisceaux droits dans la profondeur de l'épiderme et se colorant plus difficilement par la méthode de Weigert que l'Achorion Schönleinii ».

Cultures. — La caractéristique générale des cultures de l'*Oospora canina* est la production d'un pigment rouge, constant, qui se dissout et diffuse dans le milieu de culture.

Cette pigmentation rouge est intense et rapide sur gélose peptone, la culture est un duvet court, serré, d'un blanc pur, çà et là très finement poudré.

Dans le lait la culture forme un piqueté rouge très caractéristique, comparé par Sabrazès à une éruption de purpura.

Sur moût de bière la culture forme une membrane ondulée adhérente aux parois du verre, et couverte d'un gazon court, blanc de neige. La face profonde de la culture est rouge sombre et le milieu prend une coloration rouge foncé.

Sur pomme de terre, la culture en strie forme des massifs acuminés bruns, cerclés de duvet blanc, très extensifs.

On peut croire que l'ensemble de ces caractères est assez typique pour que celui qui rencontrera de nouveau l'*Oospora canina* ne puisse pas le méconnaître [1].

(1) Aucune ou presque aucune étude mycologique n'a encore été donnée de l'Oospora canina, ainsi que le constate Gedoëlst (*loc. citat.*, p. 151).

Le mycélium, dit Costantin, ne présente ni renflements ni divisions dichotomiques ; sur les bords de la culture, on trouve des filaments de cellules courtes, cylindriques ou rétrécies vers le milieu ou légèrement bombées ; des fragments de filaments, arrondis aux extrémités, peuvent s'isoler en comprenant deux ou un petit nombre de cellules. Il peut se produire des gemmes tout à fait semblables à celles du favus de l'Homme, disposées assez régulièrement dans quelques cas et affectant la disposition en longs chapelets dont les éléments forment la transition avec les spores. Dans certaines formes dégradées, on trouve des transitions analogues des cellules végétatives aux cellules reproductrices.

C'est sans doute à cause de l'insuffisance de cette étude que les auteurs n'ont pu retrouver dans les cultures de ce Parasite de formes plus différenciées et qu'ils l'ont classé comme du reste l'Achorion Schönleinii parmi les Oospora, c'est-à-dire parmi les Mucédinées simples, les plus dégradées. L'exemple de l'Achorion Schönleinii nous porte à penser qu'une étude plus approfondie de l'Oospora canina le ferait rentrer sans peine, dans la même grande famille que les autres Dermatophytes. Cf. COSTANTIN et SABRAZÈS. Étude morphologique des Champignons du favus (*Arch. de méd. expérim. et d'anat. pathol.* Mai 1893, p. 354).

ACHORION GYPSEUM (Bodin, 1907).

Achorion gypseum. — L'Achorion gypseum (Bodin) est le dernier découvert des quatre Achorions animaux aujourd'hui connus.

Les observations de lésions humaines causées par lui et que l'on connaît étant encore on ne peut plus rares, je rapporterai le plus complètement possible toutes celles que j'ai pu réunir :

I. C'est certainement l'Achorion gypseum que j'avais rencontré une fois en 1894 dans des lésions de « *folliculite trichophytique* suppurée à petits éléments » chez un enfant et sur les plaques dépilées de son Chien. J'avais hâtivement cultivé ces lésions au moment où mon livre des *Trichophyties humaines* était sous presse et je l'y mentionnai (1) sous le nom de Trichophyton du Chien, en notant que « sur tous milieux sa culture présente une couleur café au lait clair » qui est à elle seule caractéristique, car le seul Dermatophyte connu dont la couleur soit analogue est le *Microsporum fulvum* qu'on n'a encore observé que dans l'Argentine.

Par une erreur plusieurs fois reproduite depuis lors, j'avais décrit ce Parasite nouveau, à côté des Trichophytons à grande culture blanche poudreuse, auxquels leur prototype : *Trichophyton (gypseum) asteroïdes* a donné son nom.

II. La suivante observation est due à Sabrazès[2]. Il s'agissait d'un homme de 50 ans, charpentier, qui présenta à droite du menton un petit bouton que le rasoir écorcha, qui « dès lors augmenta rapidement de volume et suppura par plusieurs orifices ». La lésion augmenta pendant quinze jours ; après un mois, elle se présentait comme une tumeur ovalaire à grand axe parallèle au maxillaire inférieur, longue de 5 à 6 centimètres et large de 3, faisant au-dessus de la peau un relief d'un centimètre et demi.

« En la regardant de près, on y voyait des saillies acuminées hérissées de poils, soulevées par une sanie jaunâtre, ainsi que des pertuis nombreux par lesquels la pression faisait sourdre du pus bien lié. »

Tout ce tableau est d'un *Kérion typique*. Mais ce malade était entré le 10 janvier 1898 dans un service de chirurgie, et le 20 janvier on procéda à l'ablation de la tumeur « qui par sa consistance et son aspect végétant faisait craindre un épithélioma cutané, infecté secondairement ». C'est cette pièce dont Sabrazès pratiqua l'examen histo-

(1) *Trichophyties humaines*, p. 114.

(2) J. Sabrazès et Brengues. Trichophytie profonde de la barbe (*Actes de la Soc. linnéenne de Bordeaux*, T. LIII).

logique, lequel y démontra la structure d'un kérion trichophytique des plus nets.

L'origine de l'infection est demeurée incertaine. Le malade ne vivait pas en contact avec des Chevaux. Il avait auprès de lui des bêtes à corne d'apparence saine.... Sabrazès crut pouvoir identifier la culture de ce cas à celle que j'avais décrite deux ans plus tôt du Trichophyton gypseum.

Et ce sont ces cultures qui, lorsque Sabrazès les eût réinoculées à l'Homme et à l'Animal donnèrent lieu à de petits godets faviques. Or, j'ai examiné ces cultures mêmes, et il est tout à fait certain que ce sont des cultures de l'*Achorion gypseum* de Bodin; cette identification étant aisée à faire sur la seule comparaison de l'aspect extérieur de la culture qui est trichophytoïde à ses organes mycologiques qui sont d'un Microsporum : fait unique jusqu'ici parmi les Dermatophytes [1].

III. Faut-il rapporter au même Parasite une observation de Mewborn [2], d'un malade chez lequel coexistaient un *herpès circiné* et des godets faviques? Cela est très probable. Car les cultures très trichophytoïdes du cas ont fait croire, à Mewborn comme à Sabrazès, à un *Trichophyton gypseum*. Néanmoins il se pourrait que l'*Achorion gypseum* ne fût pas le seul Achorion à culture trichophytoïde et qu'il existât des Parasites de culture analogue, capables, comme les siennes, de déterminer tantôt des cercles et tantôt des godets.

IV. C'est ici que se place chronologiquement l'observation de Bodin [3], la quatrième en date, mais la première qui comportât l'étude et l'identification du Parasite et l'affirmation de sa vraie nature : « L'*Achorion gypseum* a été extrait par moi — écrit Bodin — de lésions cutanées chez une femme de 30 ans exerçant la profession d'ouvrière. Lorsque cette personne s'est présentée à mon examen, elle portait sur la joue droite, depuis 10 jours, un *placard arrondi de trois centimètres de diamètre, érythémato-squameux* dans toute son étendue, et sur lequel existaient, irrégulièrement disséminés, quatre godets faviques, de couleur jaune soufre, de 2 à 3 millimètres de diamètre et dont les caractères étaient si parfaitement classiques que toute autre description de ces éléments est inutile. »

« Quant à la provenance de cette mycose, il m'a été impossible de la préciser, les commémoratifs ne m'ayant rien révélé qui puisse permettre d'attribuer à la contagion une origine humaine ou animale. »

(1) Voir la mycologie de ce Parasite, p. 600.

(2) A. D. Mewborn. Report of a case of favus of scrotum, coexisting with ringworm of the thigh, giving identical trichophyton-like cultures (*Journal of cutaneous diseases*, janv. 1903, p. 11).

(3) E. Bodin. Sur un nouveau Champignon du Favus (Achorion gypseum). *Annales de Dermat. et de Syph.*, 1907, p. 597-590).

V. Cette origine allait être presque immédiatement démontrée par Suis, de Toulouse. Celui-ci, étudiant toutes les dermatophyties animales qui se présentaient à l'école vétérinaire rencontra une *plaque trichophytoïde* chez un jeune Poulain d'un an, de race commune [1].

« C'était, à la face externe du bras, sur une surface de forme ovalaire correspondant aux dimensions d'une pièce de deux francs, les poils semblaient hérissés. On les enlevait à la main par touffes, emportant avec eux une mince croûtelle ou d'abondantes squames épidermiques. La plaque une fois dépilée montrait un contour régulier, arrondi, une surface sèche, squameuse, sans que la peau, au niveau de la lésion parût épaissie. Il n'y avait pas de prurit. Deux plaques analogues mais plus petites, grosses comme des lentilles, existaient, déjà dépilées, sur le chanfrein et sur le nez. » Au moment où cette brève note clinique fut recueillie, l'*impression était d'une lésion trichophytique*. On ne vit rien qui ressemblât à des godets miliaires. Cependant l'examen microscopique montra entre les squames épidermiques des amas mycéliens scutuliformes que nous étudierons plus loin.

VI. Quant à l'unique observation que j'aie pu faire de la lésion humaine de l'*Achorion gypseum* en ces quatre dernières années, c'était chez un nourrisson, de vingt jours, une *plaque ronde tout à fait trichophytique* d'aspect, et située mi-partie sur le front, mi-partie sur le cuir chevelu. Cette lésion, grande comme l'empreinte rouge d'une pièce de deux francs, était érythémato-vésiculeuse, mais sous l'épiderme corné, décollé, à peine remarquait-on une moiteur sous-jacente légère, bien loin qu'il y eût un véritable suintement.

Ces squames montraient à l'examen microscopique un mycélium jeune, sans caractères spécifiques. Rien, à l'examen objectif ou à l'examen microscopique ne pouvait faire croire qu'il ne s'agit pas d'une trichophytie banale. Rien sur la surface malade ne ressemblait à un godet. Et c'est la culture seule qui fit la preuve du Parasite causal.

VII. Une dernière observation doit être mentionnée. Elle appartient à Lefèvre, de Bruxelles. Au cours des derniers mois de 1908, il observa un « *Kérion de la barbe* », dont la culture donna l'*Achorion gypseum*. Je reçus de lui la culture pour en faire l'identification. Je n'ai pu avoir d'autres renseignements sur le cas clinique.

En résumé, il existe dans la science six observations, dont cinq seulement indubitables, de la lésion spontanée fournie par l'*Achorion gypseum* sur l'Homme, et deux observations sur l'Animal. Dans les deux observations humaines où la lésion s'est accompagnée de godets (Obs. de Bodin et Obs. de Mewborn, celle-ci avec identification incertaine), les godets étaient nés sur un disque d'herpès circiné ou au

[1] Communication par lettre avec envoi de poils malades (1908).

milieu d'un cercle trichophytoïde, fait à retenir, pour plus tard, car cet élément de diagnostic pourrait par de nouvelles observations être démontré important.

Dans deux cas (Sabrazès et Lefèvre), la lésion était un kérion de la barbe, et celui qu'ont décrit Sabrazès et Brengues était du type le plus net et le plus authentique.

Dans mon observation de 1894, la lésion humaine était une folliculite suppurée à petits éléments, donc un kérion de type bénin. Et dans ma dernière, un cercle trichophytique banal érythémateux (¹).

La présence d'un cas sporadique chez le nourrisson (Obs. VI) évoque presque à coup sûr l'idée d'une dermatose animale, confirmée par mon observation de 1894 sur le Chien (Obs. I) et par l'observation de Suis chez le Cheval (Obs. V).

Chez l'Homme et chez l'Animal, les lésions ordinaires de l'Achorion gypseum paraissent donc *trichophytoïdes*, et c'est plus rarement qu'on les voit porter des godets. Les observations humaines qui précèdent ne montrent des godets que dans deux cas sur six, et c'est la proportion que fournissent aussi les inoculations expérimentales de Bodin et les miennes (²). Ainsi se présente jusqu'ici l'histoire clinique de ce Parasite singulier.

Examen microscopique. — Nous ne connaissons, pour le moment, l'aspect de l'*Achorion gypseum* dans le poil que par les matériaux à nous fournis par le Dr Suis et provenant de la lésion observée par lui sur le Poulain.

Comme toujours dans les dermatomycoses animales, les poils sains sont plus nombreux que les poils malades, parmi ceux que la croûte surmontant la lésion englobe. Parmi les poils malades on en trouve certains que le Parasite a envahis, d'autres qu'il entoure sans les pénétrer.

Dans ceux qu'il a envahis (fig. 267) on trouve le Parasite sous forme de chaînes distinctes faites d'articles sub-cubiques, de diamètre très variable. L'irrégularité des éléments parasitaires d'une chaîne à l'autre est frappante. Ces chaînes remplissent le cheveu presque en totalité dans les trois millimètres de la racine, d'éléments presque aussi serrés que ceux des Trichophytons endothrix, mais bien plus irréguliers et de place en place mélangés de quelques bulles d'air.

Dans d'autres cas le poil est intact et ne contient aucun Parasite, mais sa gaine folliculaire est traversée en tous sens par des filaments

(¹) Il faut noter que la lésion était, dans ce cas, à un stade premier de son développement et qu'elle aurait pu évoluer vers le type des kérions quelques jours plus tard, ou donner lieu à des godets.

(²) Les inoculations de Sabrazès ont montré des rudiments de godets dans toutes les inoculations expérimentales qu'il mentionne.

rubanés, tortueux ou rectilignes, et par des chaînes moniliformes d'éléments courts articulés (fig. 268).

En outre de ces aspects que présente le poil du Cheval atteint par l'*Achorion gypseum* on observe, dans l'épiderme circumpilaire, des agglomérats mycéliens composés de rubans mycéliens, de chaînes moniliformes et d'éléments dis-

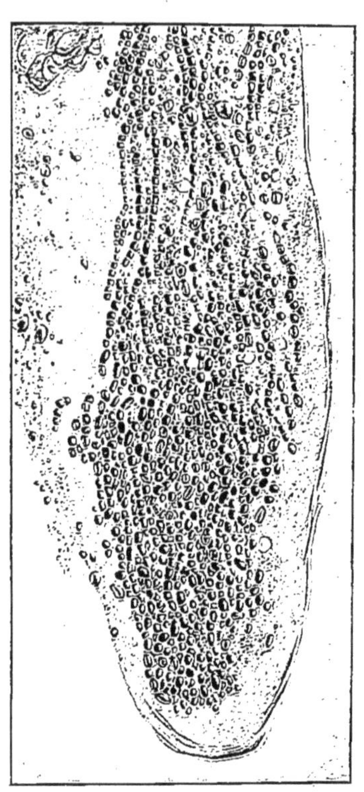

Fig. 267. — Portion radiculaire d'un poil de Cheval envahi par l'*Achorion gypseum*. × 260.

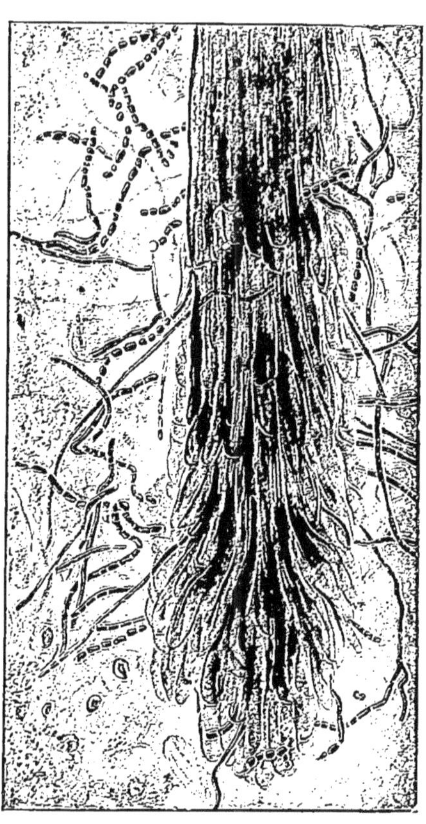

Fig. 268. — Poil de Cheval entouré par les éléments parasitaires de l'*Achorion gypseum*. × 260.

sociés formant des amas compacts, de structure confuse, qui rappellent de très près les mêmes éléments du godet favique humain, avec cette réserve que les rubans mycéliens solides, fréquents en cette figure, sont rares dans les préparations par dissociation du godet favique de l'Homme.

L'inoculation de l'*Achorion gypseum* est toujours très aisément positive. Le plus souvent la lésion est identique à celles de toutes les mycoses d'inoculation : une croûte séro-sanguine survenant, après

10 jours, au point inoculé, et englobant les poils en pinceau; lésion évoluant 10 jours, et guérissant 10 jours plus tard, par dessiccation et chute spontanée du poil sur la région malade.

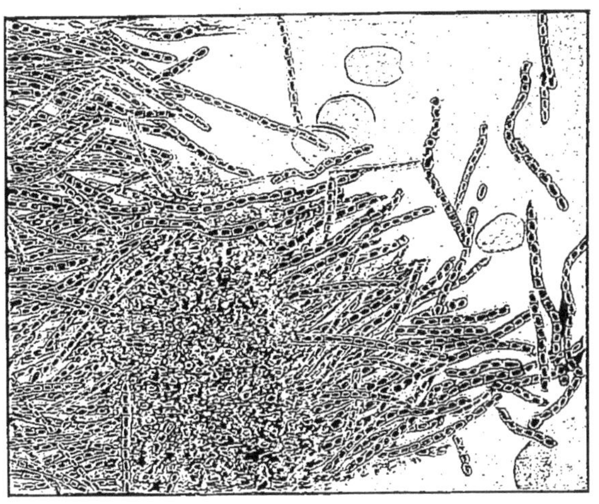

Fig. 269. — Amas mycélien intra-épidermique de l'*Achorion gypseum* sur la peau du Cheval. × 260.

Dans ce cas, l'épiderme montre un mycélium rectiligne ou onduleux, rubané ou en chapelet, que rien ne distingue des éléments parasitaires d'un Microsporum ou d'un Trichophyton.

Mais dans trois ou quatre cas sur douze inoculations, on voit vers le dixième jour, sur la tache érythémateuse qui marque le début de la lésion, se former, de-ci de-là, de petits points jaunes, à peine gros comme une tête d'épingle, qui sont d'indubitables godets faviques. Il est nécessaire de les chercher pour les voir, car ils sont toujours très petits et parce que leur durée est éphémère. Sur le Cobaye, la lésion d'inoculation est très démangeante. Le lendemain du jour où les godets sont apparus, la lésion

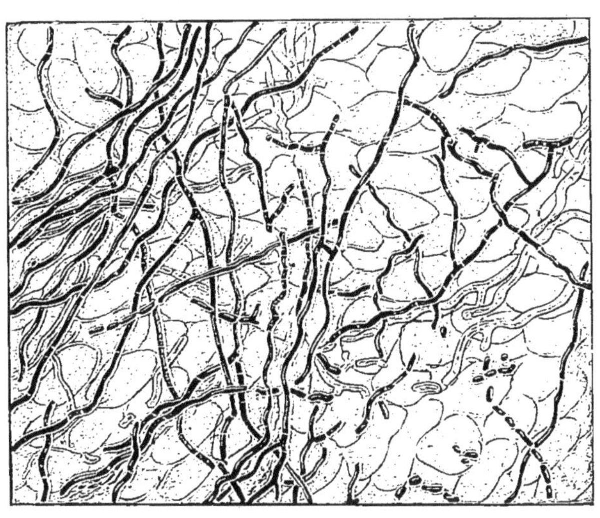

Fig. 270. — Épiderme du Cobaye 12 jours après l'inoculation d'une culture de l'*Achorion gypseum*. × 260.

n'ést plus qu'une plaie vive. Le Cobaye s'est débarrassé par morsure de la lésion mycosique et l'a transformée en une ulcération simple qui se cicatrise peu à peu. Néanmoins Bodin, qui a observé cette évolution, a pu faire la biopsie de la lésion du Cobaye à sa naissance

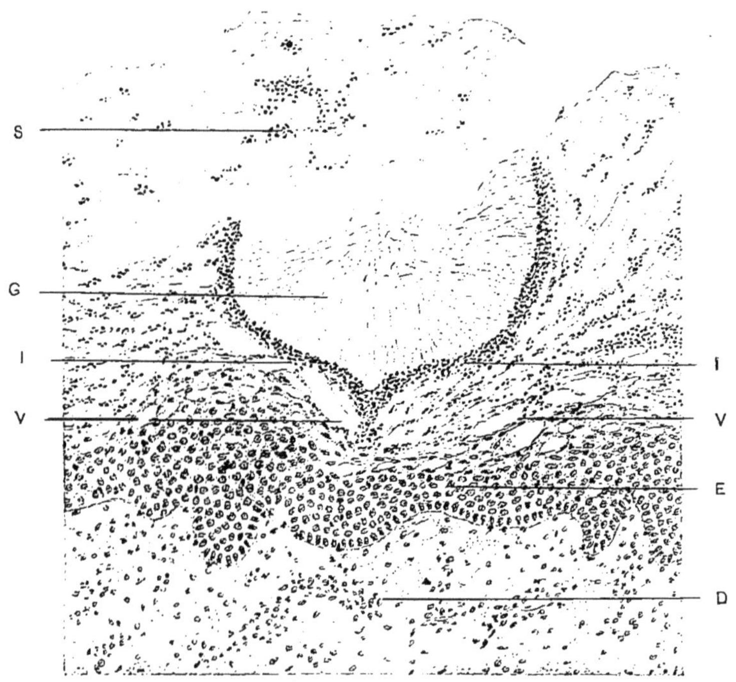

Fig. 271.— (D'après Bodin). Coupe du godet favique de l'inoculation au Cobaye de l'*Achorion gypseum*. × 45-50. D, derme. E, Epiderme. V, Lésions de vacuolisation. Infiltration leucocytaire. G, Godet favique. S, couches épidermiques en exfoliation.

et fournir de l'existence des godets la preuve certaine que donne la figure 271. Ces godets sont typiques et identiques de tous points à ceux du favus humain (1).

(1) Pour ses inoculations, Bodin s'était servi de colonies jeunes de la culture primaire de l'Achorion gypseum et les avait inoculées par excoriations et scarifications aussi superficielles que possible. Il a obtenu ainsi un succès sur une Souris et 4 succès sur 12 Cobayes. Aux 10e et 12e jours, ces lésions ne pouvaient laisser aucun doute. Chez la Souris, c'étaient des godets classiques aux oreilles. Chez le Cobaye c'était un placard rouge squameux, à bords nets, sur lequel, au 10e jour, plusieurs petits godets gros comme des têtes d'épingles, de diagnostic assuré. Bodin note que « la vacuolisation très marquée avec infiltration leucocytaire dans les couches épidermiques du godet représentent un processus de défense des plus efficaces » chez le Cobaye inoculé d'*A. gypseum*, car la lésion spontanée guérit rapidement comme toutes les autres teignes expérimentales. Les inoculations de la forme pléomorphique de l'*Achorion gypseum* pratiquées

Cultures. — L'aspect des cultures de l'*Achorion gypseum* est presque tout à fait celui d'un Microsporum animal ou d'un Trichophyton microïde.

Sur *gélose maltosée*, en 10 jours ce sont des petits disques de un centimètre de diamètre, présentant d'ordinaire un très petit bouton central, trois plicatures radiées, et un cercle de petites saillies mamelonnaires à leur périphérie. Cette zone externe est blanche et le centre café au lait (Pl. XXVIII, I).

Après 20 jours, deux caractères nouveaux se dessinent que le temps amplifiera. Le premier, c'est l'apparition au pourtour de la culture de rayons lancéolés plus ou moins distincts; le second est unique dans toute la série des cultures de Dermatophytes, provient de la naissance, à la surface de la culture, d'un sillon dessinant excentriquement un ovale irrégulier et imparfait, Toutes les cultures, même sur milieu glucosé, reproduisent ce caractère, avec des variantes, mais toujours sous une forme reconnaissable. Les fig. I^2, I^3, II^2, expliqueront mieux l'aspect de cette caractéristique que nulle description.

Sur les cultures adultes (Pl. XXVIII, I^3), au centre, apparaît une minime tache poudreuse blanche; autour de cette tache la culture a gardé sa couleur café au lait, et les rayons du pourtour sont blancs; ces rayons sont d'aspect cotonneux, tandis que le centre café au lait est poudreux.

Lorsque la culture vieillit, on voit naître à sa surface, d'une façon invariable et assez précoce, un duvet blanc qui prend de plus en plus de développement; son apparition se fait vers la quatrième semaine environ, dans le délai même où ce duvet apparaît sur les cultures de Microsporums animaux, et plus tôt que chez les Trichophytons microïdes.

Cultivé sur milieu d'épreuve, ce duvet se reproduit sous la forme d'un disque de duvet blanc, marqué à peine de cercles concentriques et de sillons radiés, très peu différent de la forme pléomorphique de la plupart des grands Microsporums auxquels l'*Achorion gypseum* se rattache nettement par tous ses caractères culturaux et mycologiques (Pl. XXVIII, I^5).

Conclusions. — En un sujet comme celui-ci, on ne doit encore fournir que des conclusions particulières.

Nous ne pouvons pas dire : Il y a des Achorions capables de donner lieu à des Kérions.

Nous ne pouvons pas dire davantage : Il y a des Trichophytons capables de donner lieu à des godets.

sur 4 Souris et 6 Cobayes ne lui ont pas donné de résultat appréciable (E. Bodin. *Annales de Dermat. et de Syph.*, 1907, p. 600).

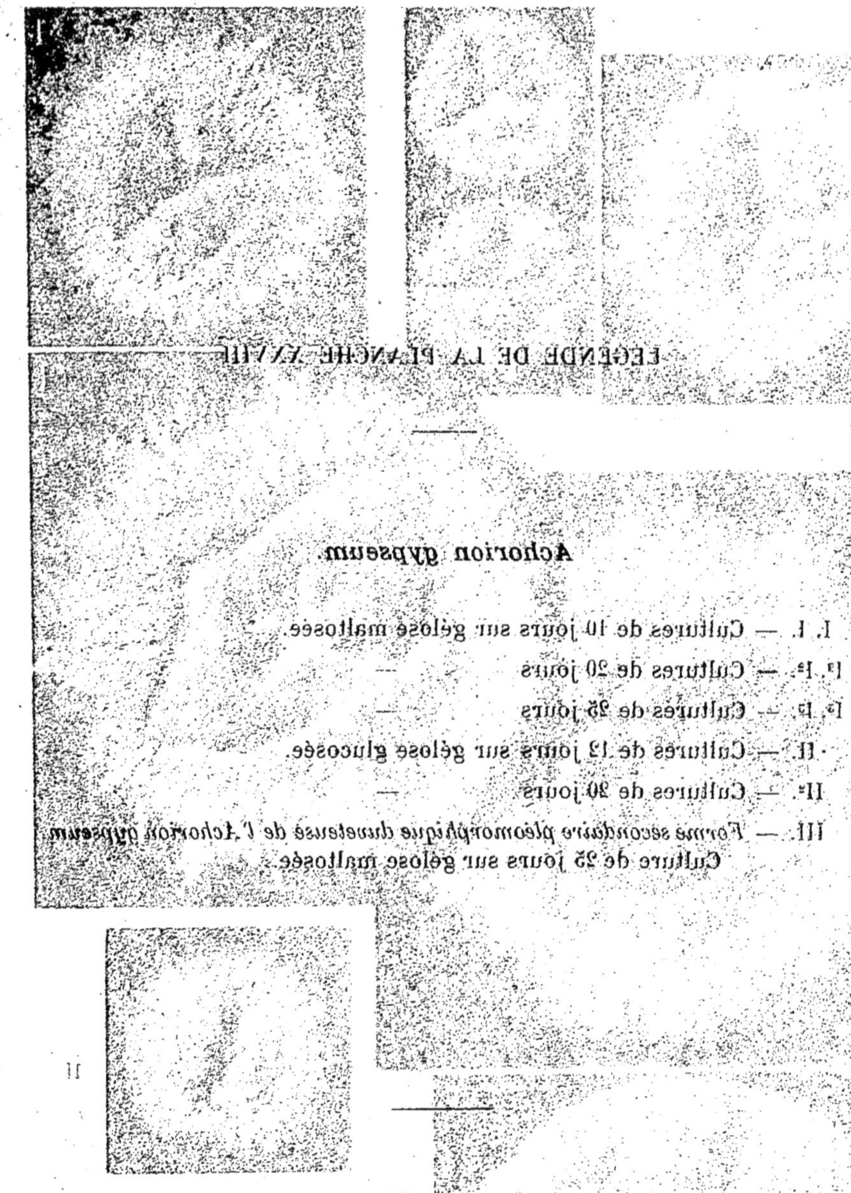

LÉGENDE DE LA PLANCHE XXVIII

Achorion gypseum.

I, I. — Cultures de 10 jours sur gélose maltosée.

I^2, I^2. — Cultures de 20 jours —

I^3, I^3. — Cultures de 25 jours —

II. — Cultures de 12 jours sur gélose glucosée.

II^2. — Cultures de 20 jours —

III. — *Forme secondaire pléomorphique duveteuse de l'Achorion gypseum.* Culture de 25 jours sur gélose maltosée.

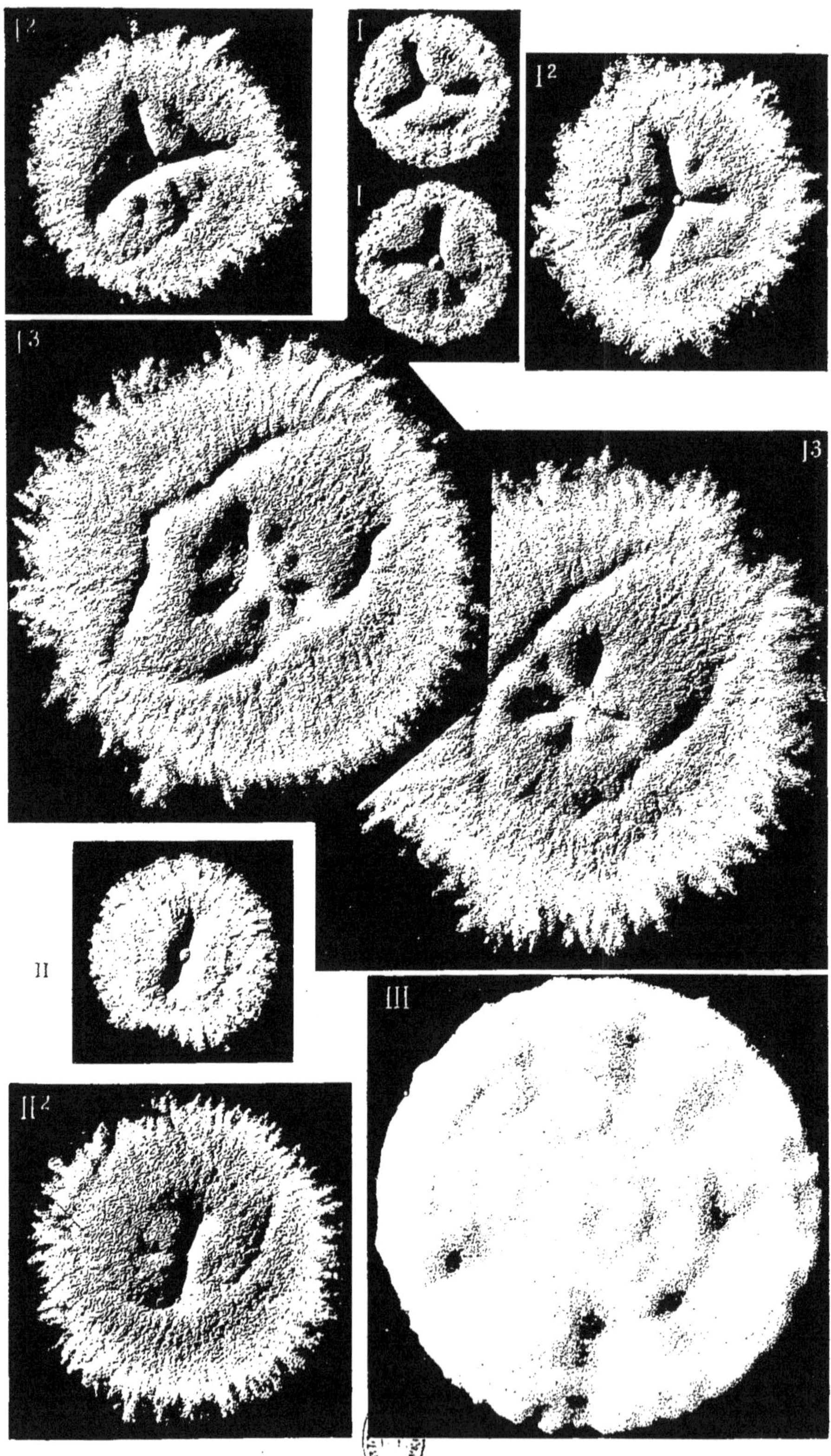

Masson & Cie, Éditeurs

Après l'étude de l'*Achorion gypseum*, nous ne pouvons même pas dire avec assurance à quel groupe des Dermatophytes connus ce Parasite doit être rattaché, car les particularités qu'il offre, il est seul à les présenter.

Sa culture le rapproche objectivement de celle des Trichophytons pyogènes du type des Gypseums.

Sa mycologie est identique à celle des Microsporums animaux, comme nous le verrons plus loin.

Sa morphologie dans le poil n'est aucunement celle des Trichophytons microïdes du groupe des Gypseums, ni celle des Microsporums animaux. Les exemples que nous en avons, rares à la vérité, le rapprochent nettement des Favus, mais sa morphologie dans le poil des Kérions qu'il cause nous est inconnue.

Dans ces conditions, ce Parasite reste énigmatique et, en quelque point, qu'on le classe parmi les autres Dermatophytes, sa position systématique peut être sujette à objections. En fait, il est seul de son type jusqu'à présent.

De la place occupée, en clinique par les Achorions animaux. — Une remarque terminale me paraît indispensable pour clore l'étude des Achorions atypiques d'origine animale. On les rencontre quelquefois sur l'Homme mais *on ne les a jamais rencontrés au cuir chevelu.* On les a rencontrés *sur la peau glabre* ou à *la barbe* et *dans une lésion presque toujours diagnostiquée : trichophytie.* Tantôt le cercle est exactement trichophytique, tantôt il présente quelques godets très petits, qui empêchent seuls l'erreur de diagnostic impossible à éviter sans cela. Enfin, les lésions trichophytoïdes qu'ils causent peuvent suppurer et prendre exactement la figure du Kérion trichophytique. Le diagnostic est fait par la culture, ou par l'inoculation expérimentale, laquelle reproduit non pas toujours, mais quelquefois, le godet.

Ainsi : 1° Les Achorions animaux ne touchent pas à l'unité du favus humain, puisqu'on n'a encore jamais rencontré chez l'Homme un favus du cuir chevelu qui ne soit pas causé par l'*Achorion Schonleinii* ;

2° Les Achorions animaux paraissent avoir singulièrement développé et exagéré le pouvoir qu'ont tous les Achorions, de faire non seulement des godets mais des cercles, à ce point que leur diagnostic est le plus souvent fait par hasard ;

3° Sur l'Homme, la présence des Achorions animaux est si rare qu'elle peut passer pour une curiosité scientifique.

TABLEAU SYNTHÉTIQUE DES DERMATOPHYTES

Au point où nous voici arrivés de cet ouvrage, et après l'étude analytique de tous les Parasites cryptogamiques que nous connaissons aujourd'hui, capables de déterminer des teignes chez l'Homme et chez l'Animal, il nous paraît logique de placer le tableau synthétique de ces divers Parasites tel qu'on le peut établir aujourd'hui.

Nous le ferons suivre du tableau statistique des cas de teignes que nous avons rencontrés dans une série ininterrompue de 500 cas.

Ces deux tableaux nous semblent nécessaires avant l'étude synthétique, mycologique et biologique des teignes qui suivra.

Voici d'abord les cadres que nous avons adoptés et qui nous paraissent les moins artificiels pour grouper tous ces Parasites :

I. MICROSPORUMS.....		1. *A culture petite* ou moyenne [1]	*Origine humaine.*
		2. *A culture vivace*	*Origine animale.*
II. TRICHO-PHYTONS.	I. ENDOTHRIX.	1. *Endothrix purs*	Espèces communes.
			Espèces rares et étrangères.
		2. *Néo-endothrix.*	A conservation des caractères de jeunesse du parasite.
	II. ECTOTHRIX (ou endo-ectothrix).	1. *Microïdes* ou *Microsporides* .	Groupe à culture poudreuse ou *gypseum*.
			Groupe à culture duveteuse ou *niveum*.
		2. *Mégaspores* . .	Groupe à culture duveteuse.
			Groupe à culture faviforme.
III. ACHO-RIONS.	I. ACHORION SCHONLEINII. — Unique espèce humaine.		
	II. ACHORIONS ANIMAUX d'inoculation tout à fait rare et accidentelle à l'Homme.		

(1) On pourrait aussi diviser les Microsporums en deux groupes par la forme microscopique qu'ils présentent dans la vie parasitaire : les Microspories à culture petite ou moyenne montrant le cheveu microsporique classique, et les Microspories de culture vivace offrant, parmi les cheveux microsporiques de type classique, beaucoup de cheveux où le Parasite se montre au stade d'invasion. Les Microsporums à culture vivace seraient les *Néo*-Microsporums, pour les mêmes raisons qui ont fait créer, à côté des Trichophytons endothrix purs, le groupe des *Néo*-endothrix.

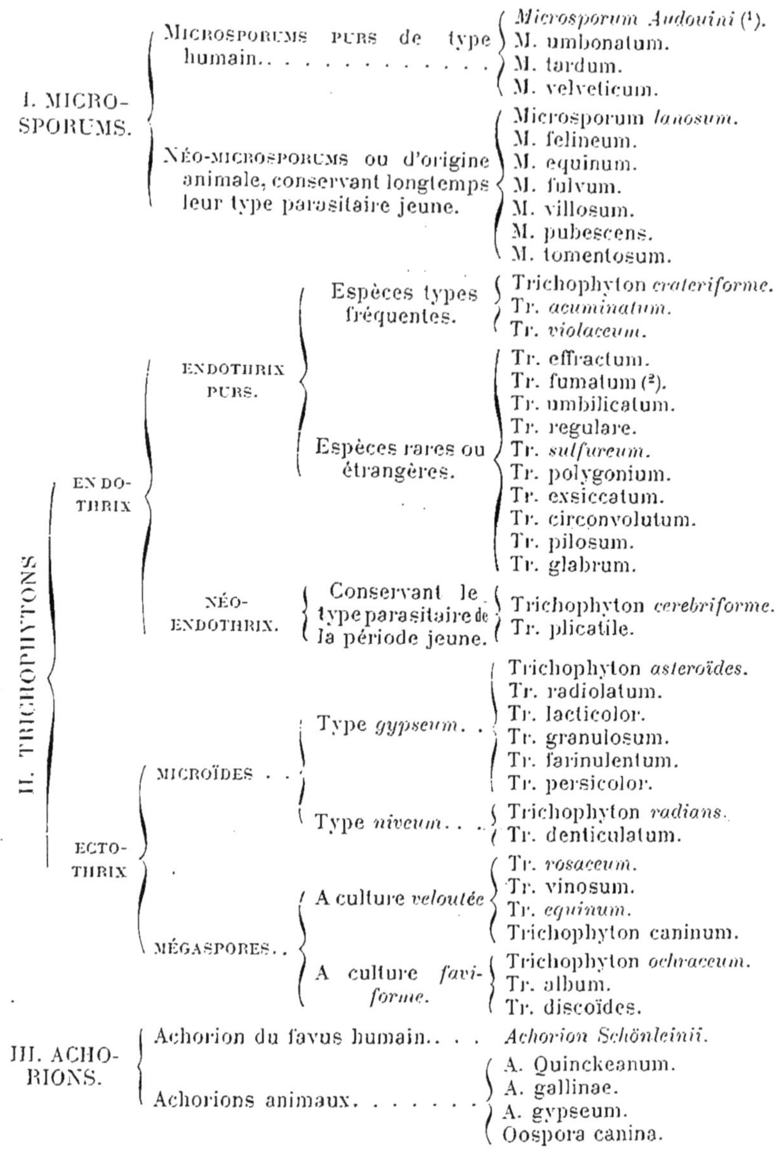

Groupe	Division	Sous-division	Section	Espèces
I. MICROSPORUMS.			MICROSPORUMS PURS de type humain.	*Microsporum Audouini* (¹).
				M. umbonatum.
				M. tardum.
				M. velveticum.
			NÉO-MICROSPORUMS ou d'origine animale, conservant longtemps leur type parasitaire jeune.	Microsporum *lanosum*.
				M. felineum.
				M. equinum.
				M. fulvum.
				M. villosum.
				M. pubescens.
				M. tomentosum.
II. TRICHOPHYTONS	ENDOTHRIX	ENDOTHRIX PURS.	Espèces types fréquentes.	Trichophyton *crateriforme*.
				Tr. *acuminatum*.
				Tr. *violaceum*.
			Espèces rares ou étrangères.	Tr. effractum.
				Tr. fumatum (²).
				Tr. umbilicatum.
				Tr. regulare.
				Tr. *sulfureum*.
				Tr. polygonium.
				Tr. exsiccatum.
				Tr. circonvolutum.
				Tr. pilosum.
				Tr. glabrum.
		NÉO-ENDOTHRIX.	Conservant le type parasitaire de la période jeune.	Trichophyton *cerebriforme*.
				Tr. plicatile.
	ECTOTHRIX	MICROÏDES	Type *gypseum*.	Trichophyton *asteroïdes*.
				Tr. radiolatum.
				Tr. lacticolor.
				Tr. granulosum.
				Tr. farinulentum.
				Tr. persicolor.
			Type *niveum*.	Trichophyton *radians*.
				Tr. denticulatum.
		MÉGASPORES.	A culture *veloutée*	Tr. *rosaceum*.
				Tr. vinosum.
				Tr. *equinum*.
				Trichophyton caninum.
			A culture *faviforme*.	Trichophyton *ochraceum*.
				Tr. album.
				Tr. discoïdes.
III. ACHORIONS.			Achorion du favus humain.	*Achorion Schönleinii*.
			Achorions animaux.	A. Quinckeanum.
				A. gallinae.
				A. gypseum.
				Oospora canina.

(¹) Les espèces les plus importantes ont leur nom en italique.

(²) A côté du *Trichophyton fumatum*, et, en tout cas, parmi les Trichophytons endothrix il faudra bientôt faire place à deux nouvelles espèces, isolées à Venise, dans le service de M. le Prof. Fiocco, par le Dr Minassian. L'une : *Trichophyton inflatum* à culture cérébriforme, poudreuse et craquelée, présente en son centre une boursouflure blanchâtre, difforme, caractéristique sur milieu d'épreuve. L'autre : *Trichophyton spongoïdes*, présente une boursouflure centrale analogue mais de couleur bistre, neutre, non poudreuse et semblable à une éponge brune déposée sur une aréole poudreuse, craquelée.

STATISTIQUE AYANT PORTÉ SUR 500 CAS DE DERMATOMYCOSES A PARIS (1907-1909)			CUIR CHEVELU	BARBE	RÉGIONS GLABRES	ONGLES	TOTAL (¹)	CAS OBSERVÉS APRÈS LA CLOTURE DE LA STATISTIQUE
I. MICRO-SPORUMS.	MICROSPORUMS PURS (humains)	*M. Audouini.*	132	0	0	0	132	+ 1
		M. umbonatum	2	0	0	0	2	
		M. tardum. . . .	13	0	0	0	13	
	NÉO-MICROSPORUMS (animaux)	*M. lanosum* . . .	12	1	2	0	14	+ 25
II. TRICHOPHYTONS. ENDOTHRIX PURS	grands endothrix	*Tr. crateriforme.*	112	0	3	0	115	
		Tr. acuminatum.	47	1	4	0	52	+ 1
		Tr. violaceum . .	35	2	1	1	39	+ 2
	variétés subalternes	Tr. effractum . .	7	0	0	0	7	
		Tr. fumatum . .	1	0	0	0	1	
		Tr. umbilicatum.	1	0	0	0	1	
		Tr. regulare. . .	1	1	0	0	2	+ 1
		Tr. pilosum . . .	2	0	0	0	2	
NÉO-ENDOTHRIX.		*Tr. cerebriforme.*	3	7	1	0	13	
		Tr. plicatile. . .	0	2	0	0	2	
ECTOTHRIX. *Microïdes*	Tr. gypseum	*Tr. asteroides* .	5	0	10	0	15	+ 5
		Tr. radiolatum. .	0	0	1	0	1	
		Tr. lacticolor . .	0	1	1	0	2	
		Tr. farinulentum	1	1	2	0	4	
		Tr. persicolor . .	0	0	2	0	2	
	Tr. niveum	*Tr. radians* . . .	0	0	4	0	4	
		Tr. denticulatum	0	1	1	0	2	
Mégaspores	cult. veloutée	*Tr. equinum* . .	0	2	1	0	3	+8 chevaux
		Tr. rosaceum . .	0	3	0	0	3	+ 1
	cult. faviforme	*Tr. ochraceum.* .	1	1	3	0	6	
		Tr. album. . . .	0	0	1	0	1	
		Tr. discoïdes . .	0	1	1	0	2	
Epidermophyton inguinale			0	0	6	0	6	+ 4
III. ACHORIONS.	Ach. Schonleinii.	Favus humain .	52	0	0	0	52	+ 1
	Ach. animaux .	Achor. gypseum	0	0	0	0	0	+ 1
Total général.			»	»	»	»	500	•

(¹) Pour plusieurs Dermatophytes, le total ne paraît pas correspondre au nombre des cas mentionnés dans la colonne horizontale correspondante. C'est quand un ou plusieurs patients offraient à la fois le même Parasite avec des localisations différentes.

En dehors de ce cadre sont placés les Dermatophytes connus de moi et que je n'ai pas rencontrés pendant mon enquête. Ce sont :

1° Les Microsporums à culture vivace dont le nom suit :
- M. felineum d'Angleterre.
- M. equinum (Bodin).
- M. fulvum d'Argentine.
- M. villosum de Gand.
- M. pubescens de New-York.
- M. tomentosum de Sardaigne.

et le Microsporum de type humain observé avant notre enquête. . . . . M. velveticum.

2° Les Trichophytons endothrix étrangers qui sont :
- Tr. exsiccatum d'Argentine.
- Tr. polygonium d'Argentine.
- Tr. circonvolutum (Afrique).
- Tr. sulfureum d'Angleterre.

et un endothrix proche du Tr. violaceum. . . . . Tr. glabrum de Russie.

3° Un Microïde observé seulement sur le Cheval . . . Tr. granulosum.

4° Un Mégaspore observé seulement sur la peau glabre. Tr. vinosum.

5° L'Achorion de la Souris. . . . . Ach. Quinckeanum.

6° 2 parasites décrits dont je ne connais pas la culture :
- Oospora canina de Sabrazès.
- Tr. du chien de Matruchot.

SIXIÈME PARTIE

ÉTUDE MYCOLOGIQUE DES DERMATOPHYTES

De même que les tableaux synoptiques qui précèdent, les trois dernières parties de cet ouvrage ne peuvent envisager les Dermatophytes que synthétiquement.

J'étudierai d'abord la Mycologie comparée de ces différents Parasites.

Ensuite, ce qu'on sait de leur Biologie.

Et enfin, le Traitement des diverses teignes.

TECHNIQUES D'ÉTUDE MYCOLOGIQUE

L'étude mycologique d'une espèce dermatophytique donnée, peut être faite par divers moyens, spécialement par l'examen extemporané direct, par la méthode des Klatsch, enfin par les cultures en goutte pendante.

I. ***L'examen extemporané direct*** est utile en un certain nombre de cas pour identifier une culture donnée, car certains types dermatophytiques ont des caractéristiques précises. On peut ainsi, à premier examen, reconnaître un *Microsporum* vivace à culture laineuse, par les innombrables fuseaux multiseptés spéciaux qu'il présente (fig. 5). De même l'*Épidermophyton inguinale* aux fruits courts loculés, verticillés qui ne s'observent que chez lui (fig. 550).

On peut de même chercher à se rendre compte si une forme duveteuse pléomorphique ne présente que des filaments stériles ou présente des organes de fructification, ou bien encore chercher à se faire une idée préalable du mode de fructification d'une culture donnée. .

Pour cela, on en prend une parcelle et on dilacère dans une goutte d'eau; on recouvre d'une lamelle et on examine immédiatement. La coloration n'est pas nécessaire. On peut ainsi obtenir des préparations parcellaires et morcelées, mais souvent utiles.

Quand on veut faire aussi des préparations permanentes, on délaie de la même façon une parcelle de culture et on laisse sécher. On fixe en laissant tomber sur elle une goutte d'acide acétique pur, on lave à l'alcool, puis on colore avec une goutte d'éosine au 1/500e. Lavage à l'alcool absolu, au xylol et montage au baume.

La facilité d'exécution de telles préparations les recommande, mais quoi qu'en aient dit plusieurs auteurs, on ne saurait leur demander plus que ce qu'elles peuvent donner, elles ne laissent voir que des débris.

II. ***Les Klatsch.*** — Les Klatsch ne peuvent être essayés qu'avec certains types de culture dermatophytique, principalement avec les cultures de surface lisse et poudreuse; avec beaucoup d'autres, entre mes mains du moins, ils n'ont rien donné.

Sur des cultures adultes faites en boîtes de Petri, on laisse tomber à plat une lame couvre-objet bien propre, on appuie légèrement sur elle, et on la relève sans frotter. A l'œil, on voit déjà qu'elle emporte une poussière qui dessine les formes de la culture. On passe deux à trois fois cette lame dans la flamme, en prenant soin de mettre en l'air la face de la lamelle qui porte l'empreinte. Ensuite on colore, on lave, on déshydrate et on monte au baume [1].

Ce procédé rendrait plus de services si on pouvait mieux fixer l'empreinte ainsi faite. Mais dans les manœuvres de fixation, de coloration et de montage, un très grand nombre des poussières enlevées de la culture sont entraînées.

En outre, par ce procédé, on ne peut connaître que les organes de la culture, qui poussent en surface. Il est vrai que ce sont ordinairement les plus importants. Théoriquement, ce procédé aurait le grand avantage de montrer les divers types de fructifications à la place qu'ils occupent dans la culture, et de permettre de connaître leur distribution topographique dans la culture.... Le grand inconvénient du procédé, à mon avis, est son inconstance, et, comme le précédent, il ne montre que des débris froissés et dilacérés de la culture qu'on veut connaître.

III. ***Les cultures en goutte pendante.*** — A mon avis, le procédé des cultures en goutte pendante est le seul valable pour étudier un Parasite dermatophytique. Il est délicat, compliqué et de technique difficile, mais il fournit des résultats que nul autre ne peut donner. Il a rencontré beaucoup de détracteurs. Fox et Blaxall lui préfèrent les

(1) Fox et Blaxall. *An inquiry*, etc....

klatsch. Truffi se défie des résultats qu'il fournit ; il montrerait sous un jour faux la mycologie des Dermatophytes. En fait, c'est un procédé qu'il est assez difficile de mettre en œuvre convenablement, mais qui ne mérite pas les critiques qu'on en a faites. Je crois que ces critiques viennent de ceci, que plusieurs auteurs ont vu et décrit sans son aide, des formes de fructification que je n'avais pas observées en m'en servant. Mais ceci provenait de moi et non du procédé.

Ceux qui voudront reprendre le sujet seront conduits forcément à utiliser ce mode d'étude. Aussi dois-je expliquer minutieusement sa technique pour en faciliter l'usage à ceux qui l'ignorent. Les figures mycologiques de ce volume montreront son utilité.

A. *Matériel pour faire les cultures en gouttes.* — Pour faire les cultures en gouttes pendantes, il faut réunir en assez grand nombre :

1° Des lames porte-objet propres;

2° Des bagues de verre rodées sur leurs deux tranches [1];

3° Des pinces Cornet, plombées fortement, pour supporter horizontale une lame porte-objet sans s'incliner;

4° Un tube de culture contenant, stérile, le milieu liquide avec lequel on opérera, le plus souvent un bouillon peptone maltosé ou glucosé ayant la formule du milieu d'épreuve;

5° Une pipette qu'on remplit de ce milieu et à laquelle on fait une effilure capillaire perpendiculaire à sa direction;

6° Un pain de paraffine;

7° Et enfin de la vaseline ordinaire.

B. *Ensemencement.* — Les ensemencements se font deux par deux, sans difficulté.

α) On commence donc par flamber deux lames porte-objets qu'on dispose côte à côte horizontalement tenues par les pinces, de façon qu'elles dépassent le bord de la table.

β) Ensuite, quand elles sont refroidies, on dépose avec l'effilure de la pipette, *au-dessous* de chacune d'elles, une goutte du milieu de culture. Cette goutte ne doit être ni trop petite (elle risquerait de se dessécher), ni trop grande (elle pourrait toucher les bords de la bague qui la circonscrira tout à l'heure).

γ) Ceci fait, on porte au milieu de chaque goutte, avec la baguette de platine, une trace de la culture qu'on veut étudier.

C. *Constitution de la cellule.* — Il s'agit (maintenant que la culture en goutte est préparée) de la renfermer dans une cage de verre qui l'isole, qui la préserve de la dessiccation et de la souillure.

[1] Leurs dimensions les plus propices nous ont paru 16 millimètres de diamètre intérieur, avec un bord de 3 millimètres d'épaisseur et 10 millimètres de hauteur.

α) Pour cela, on flambe parfaitement une bague de verre. Ce flambage ayant pour objet non seulement de la stériliser, mais de la chauffer, pour qu'elle garde un instant fondue la paraffine dont on va garnir sa tranche supérieure. Quand ce flambage est pratiqué, on dépose la bague avec une pince sur une lame porte-objet flambée aussi.

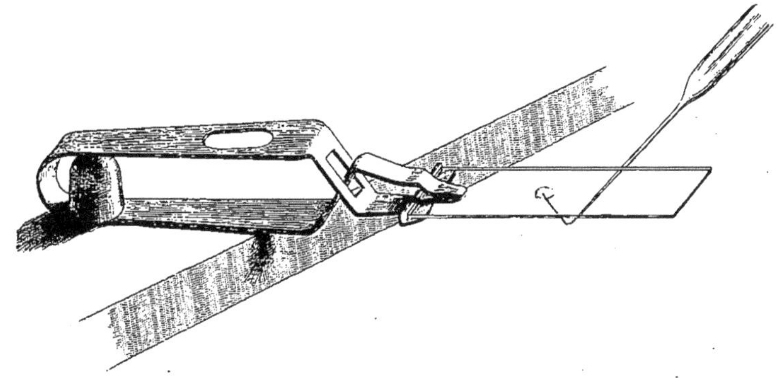

Fig. 272. — Préparation d'une culture en goutte pendante. Pose de la goutte.

β) On prend alors à la main une lame de verre qu'on chauffe dans la flamme rapidement *et fortement*. On la frotte sur le pain de paraffine et quand elle est bien recouverte d'une couche de paraffine liquide, on va l'appliquer sur le bord supérieur de la bague. On recommence cette opération deux ou trois fois, et la tranche de la bague se trouve imprégnée de paraffine encore liquide.

γ) On prend alors une des lames ensemencées, on la colle sur la bague de verre, de façon que celle-ci ne touche en aucun point à la goutte pendante, et on maintient le doigt appuyé sur elle jusqu'à ce que la paraffine ait fait prise.

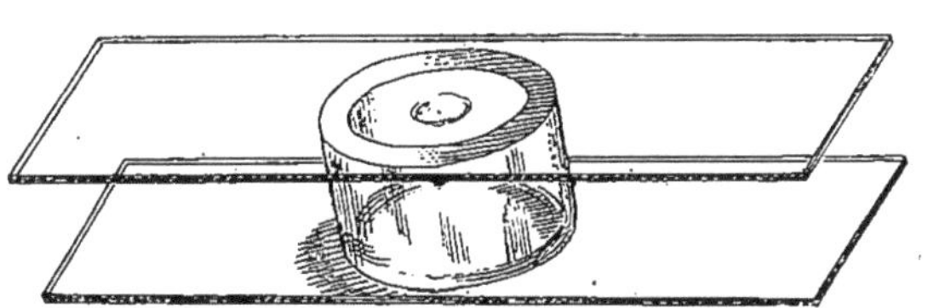

Fig. 273. — La culture en goutte pendante terminée.

δ) Enfin on complète l'opération en passant une bonne couche de vaseline, au pinceau, d'une part autour de la soudure de paraffine pour être sûr qu'elle ne présente aucun manque, d'autre part autour de la tranche inférieure de la bague de verre, pour assurer son adhérence à la lame porte-objet qui la ferme sur sa face inférieure, et supporte tout le système.

Nous faisons toujours une vingtaine d'appareils semblables en même temps, et une même espèce doit toujours être étudiée sur plusieurs cultures en goutte semblables. En effet, il y aura toujours une, deux ou trois cultures qui se développeront peu ou mal, dont la goutte pendante séchera ou viendra toucher la paraffine de soudure, ou bien qui seront infectées, cas rare et qu'on discerne de suite à l'œil nu.

On examinera chacune des bonnes cultures à des intervalles réguliers. (On peut les examiner à la loupe montée ou au microscope, à un faible grossissement, pour s'assurer de l'état de leur développement.) On les arrête et on les fixe aussi chacune à un stade de ce développement.

Pour une espèce Dermatophytique donnée, nous faisons deux séries de cultures en goutte, chaque série faite de dix cellules, l'une en bouillon glucosé, l'autre en bouillon maltosé. Nous en avons essayé comparativement plusieurs en bouillon peptone simple, bien que ce milieu altère ou supprime presque toutes les formes de reproduction de beaucoup d'espèces.

Si nous ajoutons que, pour la plupart, les Dermatophytes ont une forme pléomorphique duveteuse qui a demandé la même série d'expériences, on se rendra compte que chaque espèce a demandé au moins quarante et quelquefois soixante cultures en goutte, pour elle seule. Ce sont là des techniques minutieuses capables de décourager beaucoup d'observateurs.

Quant au montage des cultures en goutte, il est simple. On décolle la lame qui porte la culture, de la bague à laquelle elle adhère, on essuie la paraffine et la vaseline qui lui sont restées adhérentes ; on sèche dans l'étuve à 38°. Ensuite on fixe, en une seconde, avec une goutte d'acide acétique pur. On lave à l'alcool absolu, on colore trente secondes à l'éosine en solution aqueuse au 1/400. On déshydrate à l'alcool absolu, on passe au xylol, et on monte au baume [1].

Coloration des cultures en gouttes. — Plato et Guth [2] ont suivi les détails de germination des fuseaux trichophytiques par la coloration au moyen de Neutralroth, procédé compliqué, mais qui pourrait être utilisé pour des recherches mycologiques plus fines que celles d'un travail d'ensemble comme celui-ci.

F. Guéguen a donné un autre procédé plus pratique et très fin, basé

[1] Je note en passant la haute valeur de l'acide lactique comme fixateur des organes fuselés des Dermatophytes qui sont des organes très fragiles, que la plupart des autres liquides fixateurs altèrent dans leur forme.

[2] J. Plato et H. Guth. Ueber den Nachweis feinerer Wachsthumsvorgänge in Trichophyton-und anderen Fadenpilzen mittels neutralroth. (*Zeitschrift für Hygiene und Infections krankheiten. Leipzig.* B^d 38, 1901. Les auteurs se servent du neutralroth dilué au 1/50 000 ou au 1/100 000 dans du sérum physiologique, alcalinisé jusqu'à ce que la couleur devînt jaune orange. La coloration se fait à 22°, par immersion d'une culture de 2 à 4 jours. La coloration suivie sous le microscope, montre des figures d'une précision remarquable. Les préparations conservées sont beaucoup moins bonnes.

sur l'emploi du Sudan III, associé ou non au bleu coton ou à l'iode [1], ce procédé colore les matières grasses en orange vif, l'amidon en violet et le glycogène en brun acajou.

J'insiste de nouveau, quel que soit le but exprès d'une étude mycologique des Dermatophytes, sur le nombre considérable de cultures en goutte qu'il en faut pratiquer si l'on veut se faire une idée d'ensemble.

Notre habitude est de placer en rang les cultures en goutte, côte à côte, sur une feuille de verre sur une étagère du laboratoire. Nous ne les mettons pas à l'étuve, car tout ce que nous avons dit plus haut de la température qui convient aux cultures dermatophytiques, reste vrai pour les cultures en goutte, bien entendu. Néanmoins l'étuve à 25° est utile à l'époque des demi-saisons, car, laissées à une température moyenne de 12°, les cultures en goutte sont très retardées et beaucoup se développent mal. Pour être bonnes, les cultures en goutte doivent se développer rapidement.

Toute collection dermatophytique doit comporter une bibliothèque de préparations permanentes, faites des cultures en goutte de chaque espèce en divers milieux. Ce sont ces préparations permanentes qui ont servi à tous les dessins mycologiques de cet ouvrage.

RÉSUMÉ DE L'HISTOIRE MYCOLOGIQUE DES DERMATOPHYTES

Pendant toute une période antérieure à l'introduction des cultures pastoriennes en ce sujet, on eut sur la classification des Dermato-

(1) F. GUEGUEN. Emploi du *Sudan III* comme colorant mycologique seul ou combiné au bleu coton et à l'iode. (*Bulletin trimestriel de la Société mycologique de France*, t. XXII, 1906, fasc. III). Pour préparer ce *Sudan* lactique, 0,10 centigrammes du produit sont finement broyés au mortier et mis en suspension dans 100 grammes d'acide lactique pur. Le mélange versé dans un ballon est chauffé doucement jusqu'à obtention d'un liquide limpide, rouge-cerise. Après refroidissement et repos de 24 heures, on le filtre au papier, et on le conserve en vase bouché, à l'abri de la lumière. Ce réactif s'emploie comme l'acide lactique pur; il colore en rouge ponceau, après une minute, les inclusions oléagineuses des tissus fungiques qu'on y examine; on peut opérer à chaud quand on ne craint pas de voir les globules épars dans une cellule se rassembler en une goutte unique. Dans le sudan lactique, préparé comme il vient d'être dit, on peut faire dissoudre à froid, au mortier, un millième de bleu coton (Bleu C. 4B. Poirrier); après filtration on ajoute au mélange une certaine quantité de teinture d'iode (I à III gouttes par 10 centimètres cubes ou davantage). Le liquide violet foncé ainsi obtenu doit être conservé à l'abri de la lumière dans un flacon à tige plongeante. Grâce à ce réactif d'une activité précise et parfaite G. a pu mettre en évidence, au sein de certains protoplasmes en apparence homogènes, des matières grasses qui s'y trouvaient émulsionnées en particules d'une extrême ténuité et suivre l'attaque des grains d'amidon par les ferments d'une Mucédinée.

phytes des idées très fausses, parce qu'on croyait que, dans leur vie parasitaire, les Dermatophytes atteignaient à leur parfait développement.

Le premier, Bouchard avait remarqué la forme simple du mycélium dans la squame, où il est septé à larges intervalles, et la forme plus différenciée qu'il affecte dans le cheveu. Il crut donc que les articles courts du Trichophyton dans le cheveu étaient des spores vraies : d'où la formule que le Trichophyton croît dans l'épiderme et se reproduit dans le cheveu (¹) : erreur de fait qui dura jusqu'à Duclaux (²) et erreur de terme qui fait dire encore le mycélium sporulé quand il affecte la forme que reproduit la figure 275.

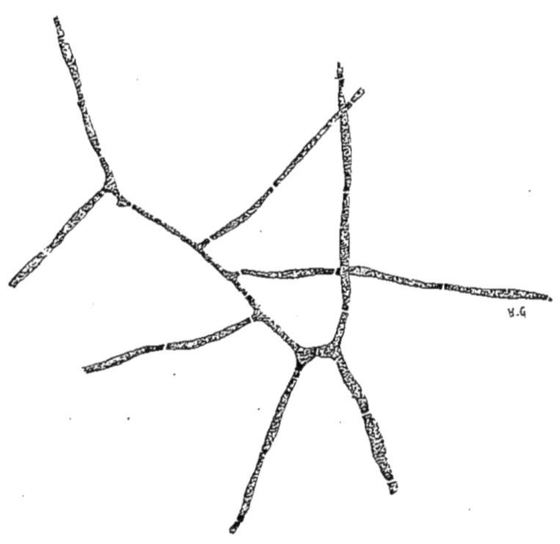

Fig. 274. — Mycélium Trichophytique dans la squame. × 500.

Duclaux et son élève Verujsky (³) dissipèrent cette équivoque en montrant dans leurs cultures artificielles des spores externes portées par des hyphes différenciées. Duclaux découvrit également la spirale ou vrille que nous verrons caractéristique du groupe des Microïdes. Neebe et Furthmann (⁴), les premiers, signalèrent, dans les cultures de certains Dermatophytes, les fuseaux pluricellulaires communs à un grand nombre d'espèces. Ils furent retrouvés, dans la culture des *Tr. gypseum*, par moi (⁵), dans les cultures microsporiques par Fox et Blaxall (⁶). Les travaux successifs de Bodin, de Matruchot et Dassonville (⁷) en France, de Truffi en

(¹) Erreur partagée par BALZER. Recherches histologiques sur le favus et la trichophytie. *Arch. gén. de méd.*, 1884, t. II, p. 387, et aussi par NEUMANN, *loc. cit.*, et par COSTANTIN. *Les mucédinées simples*, p. 177 et 158, et par ZOPF. *Die Pilze*, 1890.

(²) E. DUCLAUX. *Soc. de Biol.*, 16 janv. 1886, in Thèse de Feulard : *Teignes et teigneux*, 1886, p. 96.

(³) VERUJSKI. *Loc. cit.*, 1887.

(⁴) NEEBE et FURHMANN. *Loc. cit.*, 1891.

(⁵) SABOURAUD. *Les Trichophyties humaines*. Atlas, 1894.

(⁶) C. FOX et F. BLAXALL. *Transactions of the third intern. Congr. of Dermat.*, 1896. *An inquiry*, etc..., p. 16.

(⁷) L. MATRUCHOT et CH. DASSONVILLE. Sur le champignon de l'Herpès (Trichophyton) et les formes voisines et sur la classification des Ascomycètes (*Bull. de la Soc. mycol. de France*, t. XV. Fasc. 3ᵉ, p. 240).

Italie complétèrent nos connaissances actuelles sur la mycologie des Dermatophytes.

Cette augmentation de nos connaissances n'alla pas sans beaucoup d'erreurs. Je crus d'abord la mycologie des Microsporums plus différente de celle des Trichophytons qu'elle ne l'est réellement.

Krösing [1] put croire qu'on arriverait à différencier chacune des espèces dermatophytiques par ses caractères mycologiques. De même

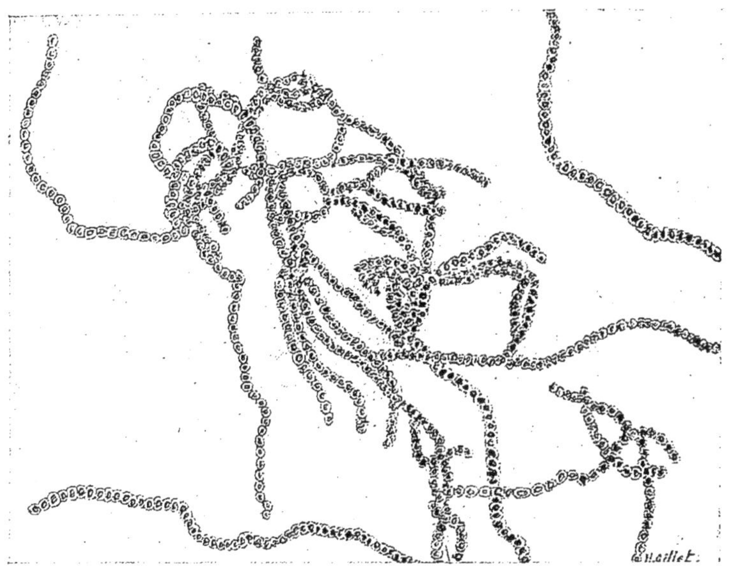

Fig. 275. — Mycélium trichophytique dans le cheveu. × 500.

plus tard Pelagatti [2], tandis que quelques espèces seulement permettent par l'examen mycologique leur différenciation précise et que toutes appartiennent à la même famille botanique.

Ducrey et Reale, Truffi [3], Krzystallowicz contribuèrent au contraire avec Fox, Bodin et moi à établir la proche parenté mycologique des groupes de Dermatophytes.

Jusqu'en 1900, beaucoup continuaient à séparer des autres teignes le Favus et faisaient des Achorions des Oospora [4]. Je retrouvai à cette

(1) Krösing. Studien über Trichophyton. (*Verhandl. d. IV Deutschen. Dermat Congres.* Breslau).

(2) Pelagatti, *Loc. cit.*, 1899.

(3) Truffi. *Sulla tigne*, 1902.

(4) Costantin et Sabrazès. *Loc. cit.*, 1893, cf. aussi Plaut. Beitrag zur Favus frage. (*Centralblatt f. Bakteriologie u. Parasiten kunde.* Bd XI, 1892, n° 12).

J. Sabrazès. *Sur le favus de l'homme, de la poule et du chien.* Paris, Steinheil,

époque ses spores externes déjà affirmées par Verujsky, et que Truffi étudia aussi deux ans plus tard.

Depuis lors la plupart des auteurs admettent la communauté de famille de toutes les teignes.

MYCOLOGIE DES TRICHOPHYTONS ACUMINATUM ET CRATERIFORME

Les Trichophytons à culture acuminée et à culture cratériforme qui restent cliniquement et culturalement (ce néologisme est nécessaire) les prototypes de la famille trichophytique, gardent cette même valeur botaniquement. Le mycologue qui connaît bien leurs formes de végétation et de reproduction, dans les cultures en goutte pendante, connaîtra le type familial de tous les Trichophytons, car tous, avec des variations d'espèce à espèce, gardent les caractéristiques fondamentales que ces deux espèces nous montreront. Botaniquement, la plus simple des deux est l'espèce à culture acuminée, et c'est pour cela que nous parlerons d'elle tout d'abord.

Trichophyton acuminatum.

Envisagé à un très faible grossissement, le centre de la culture apparaît opaque et comme criblé de petites perles. Au pourtour de la culture s'observent des multitudes de rameaux radiés, portant chacun de petites palmettes (fig. 276).

Ces petites palmettes examinées à un plus fort grossissement sont des hyphes dressées portant (fig. 277) des spores. Ces spores externes sont assez irrégulièrement piriformes et irrégulièrement disposées de part et d'autre d'un rameau mycélien qui forme l'axe de la grappe.

De ces spores les unes sont sessiles, les autres portées sur un stérigmate ordinairement très court, mais qui peut être plus ou moins développé. De ces grappes, les unes sont terminales (fig. 277, A, B); beaucoup sont latérales aux tiges principales (C, D); quelques-unes sont terminées par un renflement massué (E).

édit. 1893, p. 67-68. Cf également, Boer. Zur Biologie des Favus (*Wierteljahreschrift f. Dermatologie*, 1887).

F. Kral. Ueber den Favusserreger (*Centralblatt f. Bakter. u. Parasitenkunde.* Bd VIII, 1890, n° 24-25).

F. Kral. Untersuchungen über Favus II. Mykologischer Theil (Erganzungshefte zum. *Archiv. für Dermatologie und Syph. Jahrgang*, 1891, I, Heft).

Matruchot et Dassonville. Sur le Ctenomyces serratus Eidam, comparé aux Champignons des teignes (*Bull. Soc. mycol. de France*, XV, 1899, p. 305).

Le filament aérien portant des spores latérales est, par excellence, la forme de reproduction des Trichophytons.

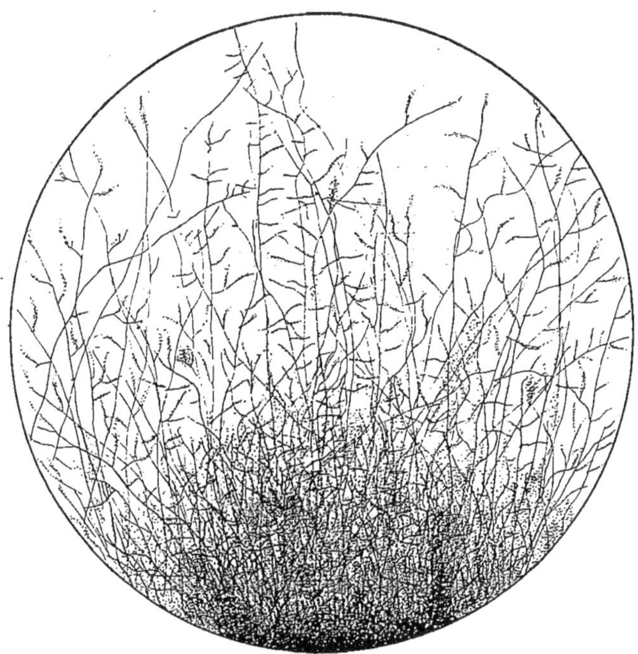

Fig. 276. — *Trich. acuminatum.* Culture en goutte de 8 jours. × 60. (Bouillon maltosé)

Et le *Trichophyton acuminatum* est de tous les Trichophytons celui

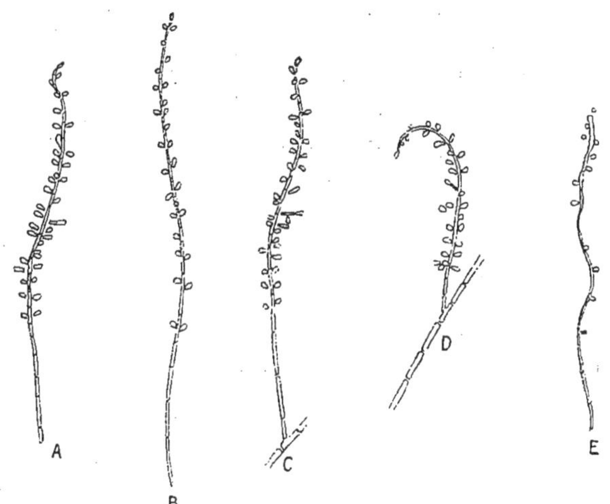

Fig. 277. — *Trich. acuminatum.* Culture en goutte de 8 jours. Les thyrses sporifères. × 260.

qui en montre les exemples les plus simples, les plus nombreux et les plus typiques.

Trichophyton crateriforme.

Les formes de fructification du *Trichophyton crateriforme* sont du même type, mais elles sont déjà plus complexes.

Quand on vient d'examiner, à un faible grossissement, une culture en goutte pendante du *Tr. acuminatum*, et qu'on examine une semblable culture du *Tr. crateriforme* de même âge, ce qu'on remarque

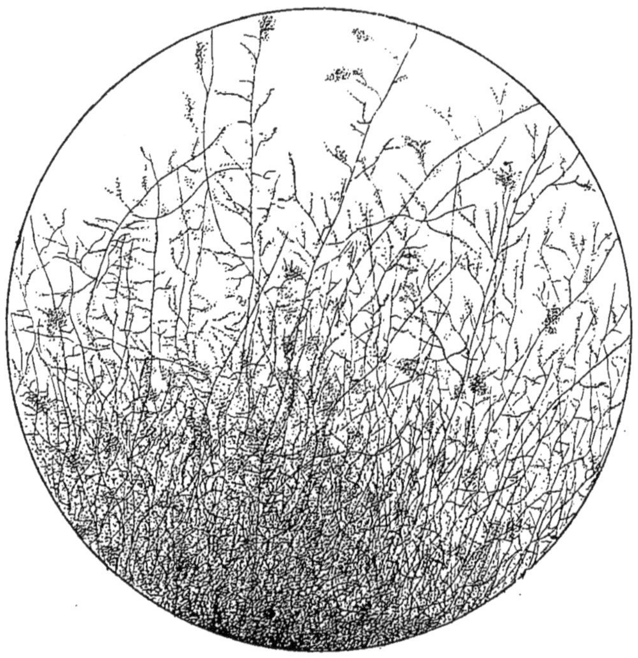

Fig. 278. — Culture en goutte pendante du *Tr. crateriforme*. Age : 15 jours. Fixation à l'acide acétique pur. Eosine à 1/500. × 60.

d'abord, ce sont des groupes de spores plus tassées (fig. 278). Les spores ne forment plus seulement des thyrses comme dans le *Tr. acuminatum*, mais bien de vraies grappes (fig. 279, H, I, G).

Les thyrses existent dans cette seconde espèce comme dans la première. On voit même des filaments porter des spores latérales sur une très grande longueur (fig. 279, A, B), mais cet appareil est moins élégant, moins évidemment différencié, que dans le *Tr. acuminatum*.

Ainsi les spores externes varient en dimensions du simple au double. On en voit même (fig. 279, C) être remplacées par de grosses cellules

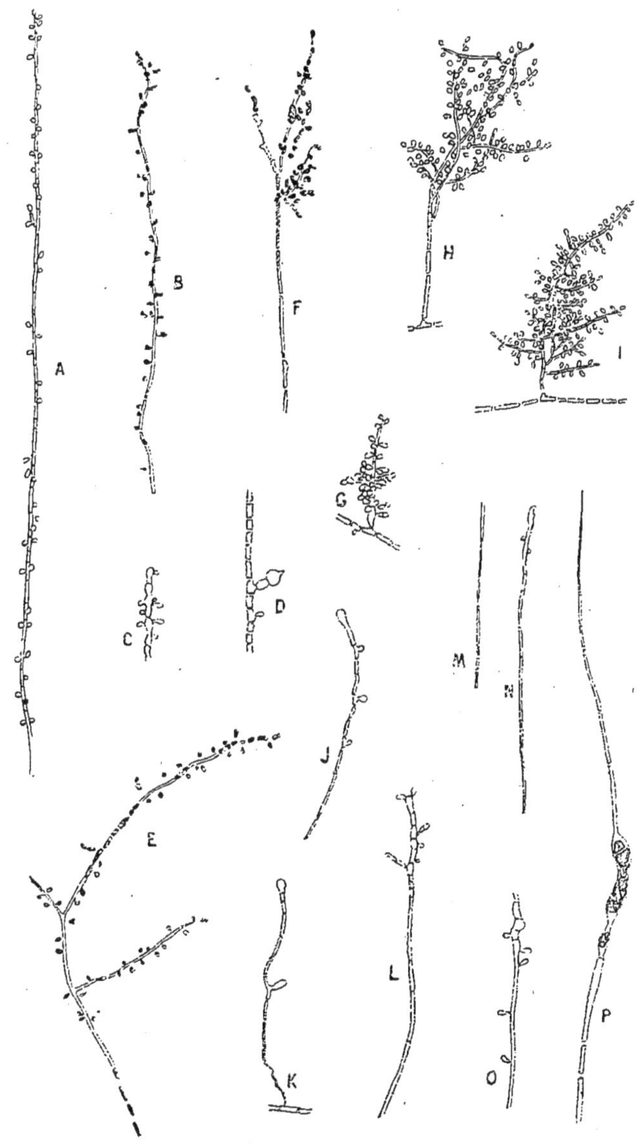

Fig. 279. — Formes différenciées du *Trichophyton crateriforme*. Thyrses, grappes, massues, etc.... Culture en goutte pendante âgée de 15 jours. × 260.

renflées et pointues, qui sont les ébauches des chlamydospores à éperon, fréquentes en d'autres espèces trichophytiques (fig. 279, D).

Mais ce qu'on observe surtout chez le *Tr. crateriforme*, c'est le développement du thyrse sporifère, qui prend ici la forme d'une grappe

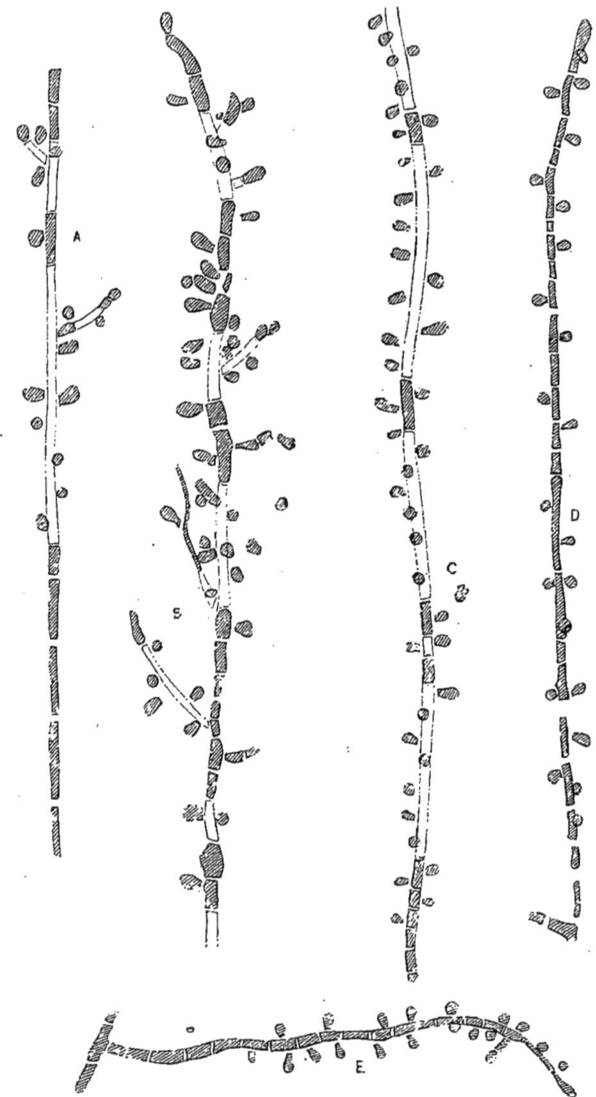

Fig. 280. — Appareils différenciés du *Trichophyton crateriforme*. Tiges sporifères (forme *Acladium* de Bodin); réserves protoplasmiques intra-mycéliennes (forme *Endoconidium* de Bodin). Coloration : éosine à 1/500. × 750.

compliquée (fig. 279, F, G, H, I). Un rameau terminal ou latéral se divise et se subdivise, et chacune de ses ramifications se couvre de spores, tout l'appareil prenant ainsi une forme assez élégante.

Il est important de noter ici un phénomène que l'on retrouve à chaque pas dans l'étude des *Trichophytons* cultivés, c'est le phénomène de la migration protoplasmique que j'ai signalé et figuré en d'autres études sur le même sujet ([1]). Quand on colore les filaments sporifères des cultures trichophytiques, on observe (fig. 279, B, C, F, P) que, par place, le protoplasme prend la couleur, et que, en d'autres points, il ne la prend pas. Le plus souvent (fig. 279, B) le filament se vide de son protoplasma au profit des spores externes qu'il émet. Quand une certaine portion du filament n'émet aucune spore (fig. 279, E), on le voit garder à ce niveau sa coloration, et là où il émet des spores, la perdre. Ce phénomène est pris sur le vif par la figure 279, F, où l'on voit non seulement des spores externes colorées, mais aussi des réserves protoplasmiques sur le trajet des filaments sporifères, comme sur le trajet des rameaux infertiles (fig. 279, P).

Enfin, on trouve encore chez le *Tr. crateriforme* des fragments massués terminaux (fig. 279, C, M, N) ou latéraux (fig. 279, K) plus caractérisés que dans le *Tr. acuminatum*. On voit donc que le *Tr. crateriforme* fournit matière à de nombreuses remarques pouvant intéresser plus tard la classification définitive des Champignons dermatophytes.

J'ai dit, après Duclaux, que la grappe était la première et la plus fréquente des formes inférieures de reproduction des *Trichophytons*, ce qui les rapprochait des *Botrytis* et des *Sporotrichums*. Mais cette ressemblance est lointaine. Voici (fig. 281) une tige sporifère du *Tr. crateriforme* : on remarquera que si plusieurs spores externes piri-

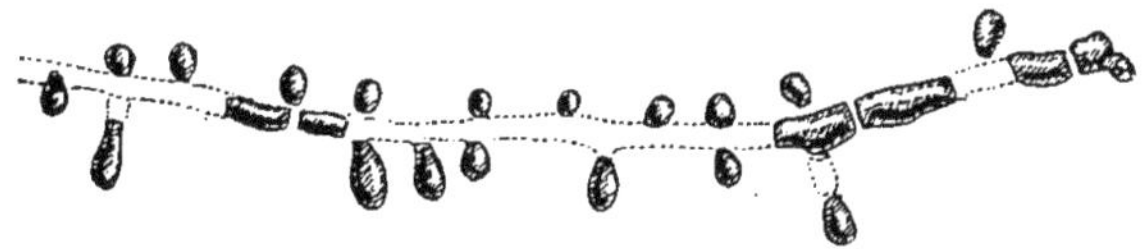

Fig. 281. — Détail des réserves protoplasmiques enkystées dans un filament sporifère. Éosine 1/500. × 750.

formes se ressemblent entre elles, en forme et en dimension, d'autres sont informes, et que toutes sont sessiles, sauf deux qui sont portées sur un stérigmate, ébauches probables des branches secondaires de la grappe.

Le thyrse que représente la figure 280, E est également de forme assez régulière et d'aspect bien différencié, mais ce sont là, dans une culture, des exceptions qu'il faut chercher. La règle est représentée

([1]) Art. DERMATOPHYTES de la *Pratique Dermatologique*, fig. 150, 152, 153, 162, etc....

par A, C; en B, les spores externes varient du simple au triple, leur disposition sur la tige sporifère perd toute espèce de régularité.

De ces préparations, il résulte donc que si ces spores externes semblent bien jouer, dans ce mode de fructification inférieure, un rôle de graine, néanmoins l'appareil sporifère manque de régularité. Quand on examine, après ces préparations, d'autres montrant les mêmes organes du *Botrytis Bassiana*, par exemple, les appareils sporifères

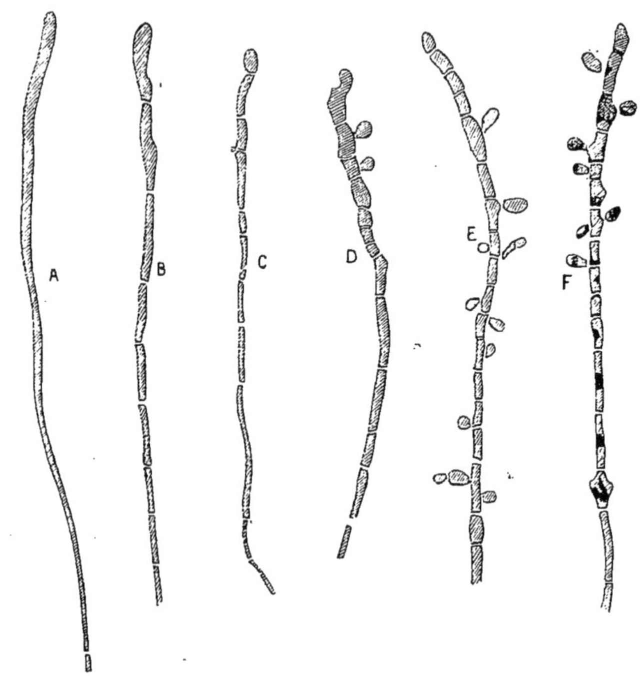

Fig. 282. — Massues terminales du *Tr. crateriforme*. Éosine 1/500. × 800.

de celui-ci apparaissent beaucoup mieux différenciés et plus constants en leur forme que ceux des *Trichophytons*, qu'on leur compare. Enfin, on ne peut pas ne pas faire la même remarque si on compare les réserves protoplasmiques intra-cellulaires dispersées de-ci, de-là, sur les filaments sporifères des *Trichophytons*, aux formes régulières des mêmes réserves protoplasmiques enkystées de l'*Endoconidium*, au moins d'après les figurations qui en sont données.

Il y a peut-être quelque raison d'insister sur ce point, car, d'après ce qu'ont dit certains auteurs, on pourrait conclure à des parentés foncières entre les *Trichophytons* et les *Acladiums* par exemple, ou entre les *Trichophytons* et les *Endoconidiums*, alors que les ressemblances de ces Microphytes sont lointaines et que les affinités réelles des *Trichophytons* semblent différentes.

Si on veut pousser plus loin l'étude des organes différenciés des Trichophytons, il reste à examiner les extrémités massuées et les grappes (fig. 282 et 283). Les massues terminales sont tantôt uni-cellulaires (fig. 282, A) et tantôt pluri-cellulaires (B, C, D); on en voit (C) qui portent des rudiments de spores externes et d'autres (D) des spores externes bien typiques. Enfin même (fig. 282, E) on en voit supporter des spores biloculaires ou, si l'on veut, des spores pédiculées, quoiqu'ici le pédicule semble bien de même nature et signification que la spore externe. Ces formes n'évoquent pas non plus l'idée d'un appareil de forme constante.

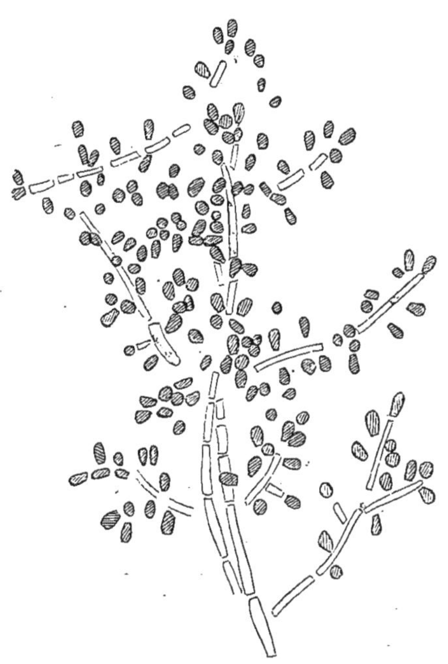

Fig. 283. — Grappe sporifère du *Tr. crateriforme*. Éosine 1/500. × 750.

Les grappes sont incontestablement des appareils plus différenciés. La figure 283 en fait foi.

Ici les spores externes prennent un aspect piriforme plus constant et des dimensions plus égales. On y trouve pourtant de faux stérigmates ayant la valeur des spores externes, et des extrémités bi- ou tri-cellulaires massuées qui sont peut-être un rappel des massues terminales figurées plus haut (fig. 282).

Quoi qu'il en soit, ces faits doivent être enregistrés par nous, sans commentaires prématurés. Qu'on appelle ces éléments « conidies » ou « spores externes » avec Bodin, ou « chlamydospores » avec Matruchot, cela ne change pas les faits qui seuls importent, et, dans un sujet aussi peu élucidé, quelques figures relevées exactement nous semblent primer toute théorie.

Pléomorphisme du Tr. crateriforme. — J'ai dit qu'on voyait quelquefois, quoique rarement, apparaître une forme pléomorphique du *Tr. crateriforme* sur de très vieilles cultures en milieux sucrés, comme une transformation de la culture-mère, qui après avoir été, en son âge adulte, poudreuse, blanche, devient veloutée. En transférant ce velours sur un milieu neuf, on obtient la culture pure de la forme pléomorphique, désormais irréversible à la culture-mère dont elle dérive.

On peut faire, de cette nouvelle forme, des cultures en goutte pendante. En voici un dessin fait à un faible grossissement. On n'y voit

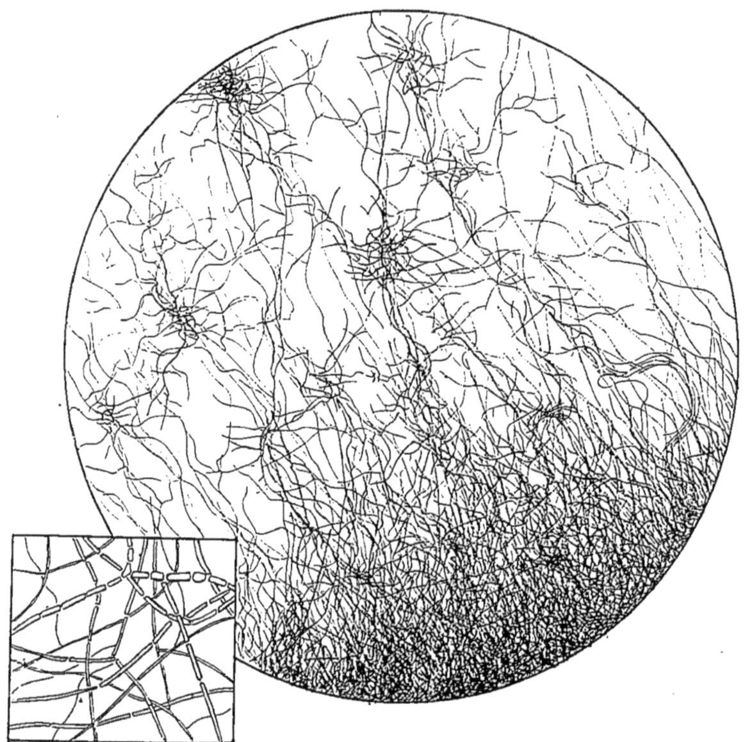

Fig. 284. — Cultures de la forme duveteuse blanche pléomorphique du *Tr. crateriforme* après 15 jours, en bouillon glucosé. × 60. Le carton × 260.

plus rien qui rappelle les palmettes des cultures trichophytiques primitives (fig. 284).

Et l'examen à un fort grossissement montre l'absolue stérilité de tous les filaments mycéliens qui composent cette nouvelle culture, à un âge (15 jours) où la culture-mère serait couverte de spores externes.

Toutefois, après un mois, un mois et demi, si l'on fait des préparations extemporanées de ces cultures blanches pléomorphiques, on trouve des multitudes de spores piriformes appendues aux tiges mycéliennes par leur col rétréci. Ces spores sont beaucoup plus égales et semblables entre elles, que celles de la culture première. Les rameaux qui les portent sont aussi plus réguliers et plus régulièrement septés; ils sont enchevêtrés et comme feutrés, en sorte qu'on ne peut voir leur détail que sur des fragments tout à fait dissociés, qui ne montrent plus que quelques éléments épars.

La forme pléomorphique du *Tr. crateriforme* appartient donc à la catégorie des pléomorphismes trichophytiques qui montrent des spores externes. Dans cette étude nous en rencontrerons d'autres, chemin faisant.

LES TRICHOPHYTONS SATELLITES DU TR. CRATERIFORME

Trichophyton effractum. — Toute la série que nous connaissons

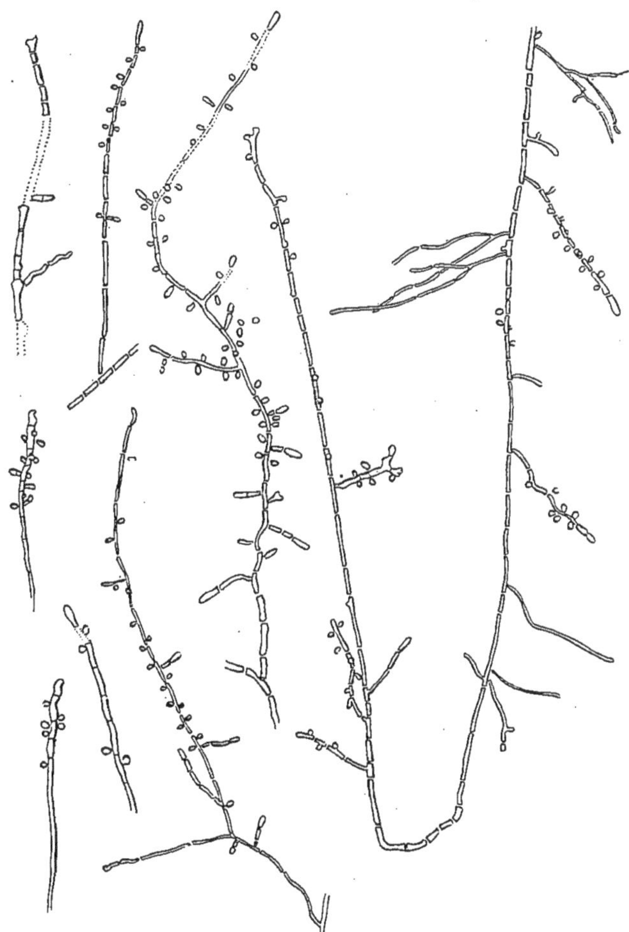

Fig. 285. — Culture en goutte pendante du *Tr. effractum* en bouillon maltosé à l'âge de 11 jours.

des Trichophytons pseudo-cratériformes nous montrera une mycologie analogue. Voici quelques organes différenciés du *Trichophyton effractum* (fig. 285).

On y retrouve les mêmes conidies pédiculées, ou sessiles, ou remplacées par deux ou trois articles esquissant un organe massué, le plus souvent terminal.

Dans cette espèce, les filaments mycéliens sont conidifères sur de grandes longueurs, irrégulièrement, et ne montrent guère de grappes compliquées. Certaines hyphes sporifères montrent aussi le phénomène de la résorption protoplasmique que nous avons étudié avec les espèces précédentes.

Le Trichophyton fumatum que nous présenterons ensuite est l'un de ceux qui fournissent en culture en goutte, les rameaux dressés

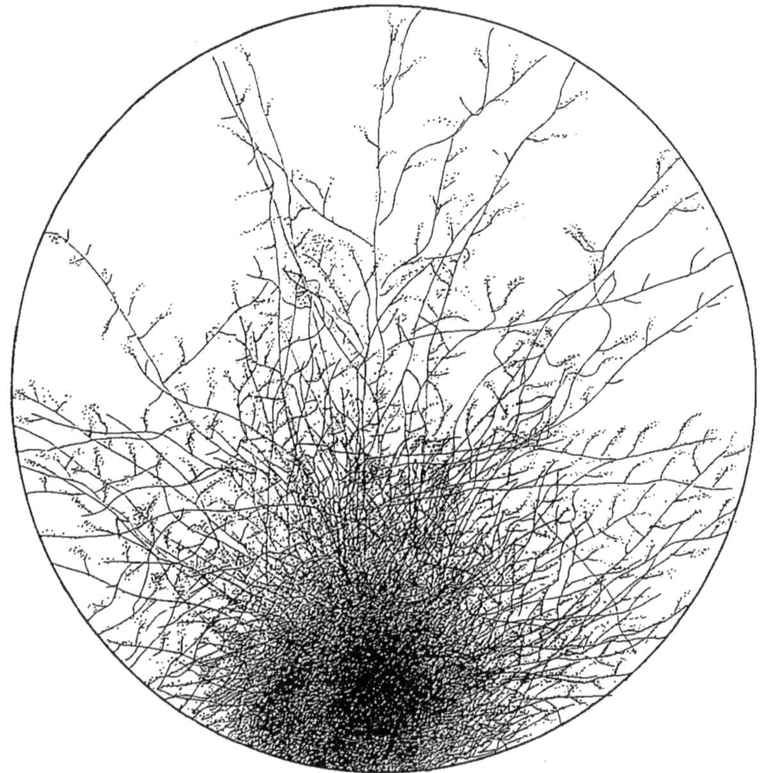

Fig. 286. — *Tr. fumatum*. Culture en goutte en bouillon maltosé à 18 jours. × 60.

sporifères les plus réguliers et les plus gracieux (fig. 286). Ce ne sont pas des grappes compliquées mais des rameaux sporifères simples, qui montrent ou non le phénomène de la résorption protoplasmique étudié plus haut.

En dehors des thyrses sporifères on observe sur quelques filaments

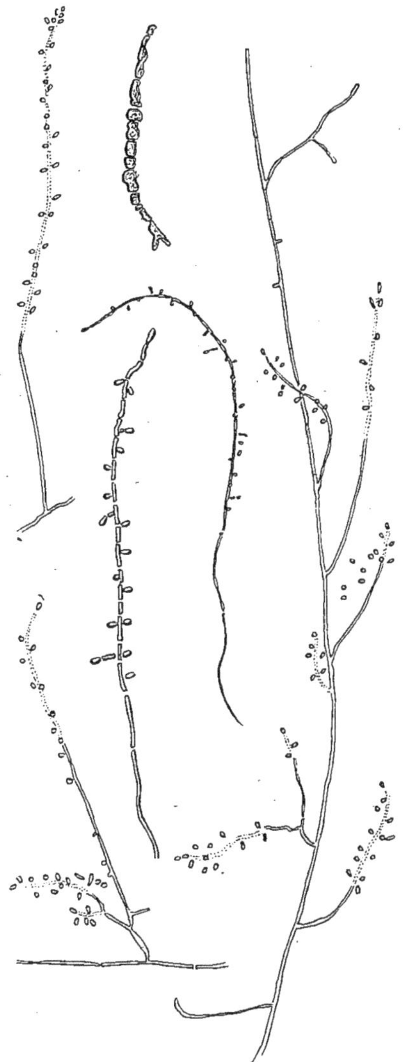

Fig. 287. — *Tr. fumatum.* Ses organes différenciés, extraits de la fig. précédente. × 260.

mycéliens, des condensations protoplasmiques enkystées dans des articles mycéliens isolés ou disposés en file (fig. 287). C'est un fait que nous retrouverons souvent et qui constitue chez certains Dermatophytes de véritables chlamydospores intercalaires différenciées.

Trichophyton umbilicatum. — Avec le *Trichophyton umbilicatum* nous retrouvons les longs filaments sporifères. A la vérité on

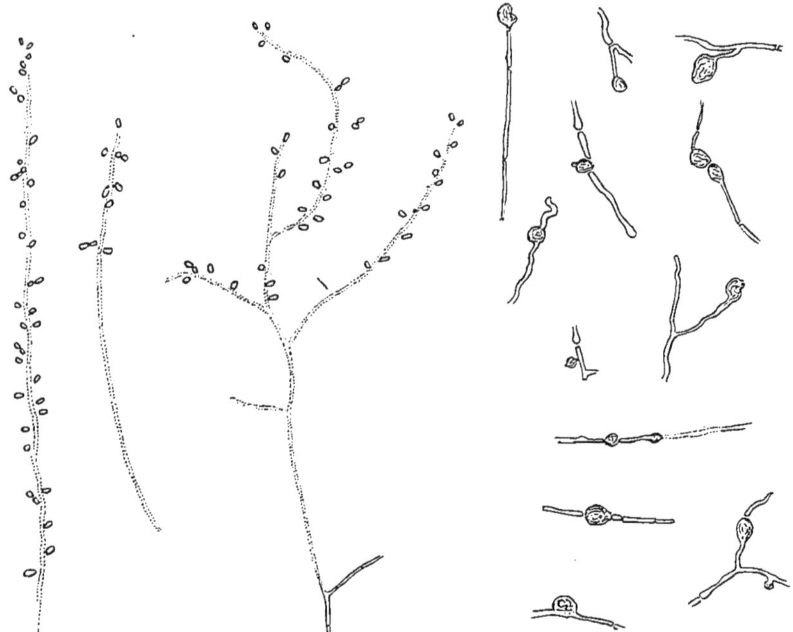

Fig. 288. — *Tr. umbilicatum*. Culture de 18 jours en bouillon glucosé. × 260.

peut en observer qui se divisent et se ramifient, de façon à constituer

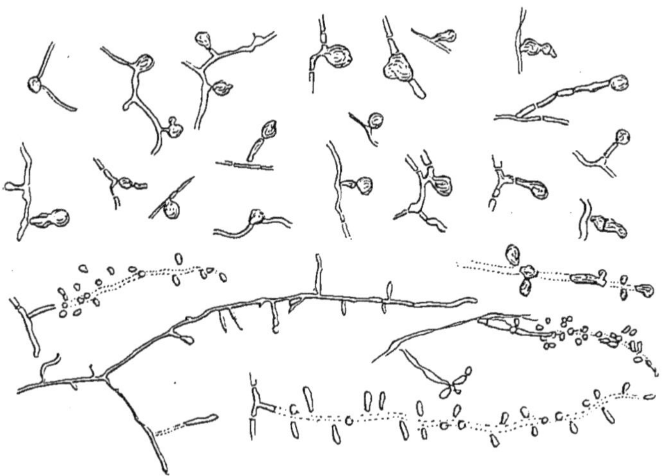

Fig. 289. — *Tr. umbilicatum*. Chlamydospores et spores externes. × 260.

un bouquet, mais toujours fait de brins très longs et très écartés, sans constituer de grappes tassées et touffues (fig. 288). Dans les cultures de cette espèce on rencontre souvent des chlamydospores intercalaires ou terminales sur des rameaux latéraux. C'est comme une dilatation, un boursouflement du filament mycélien (fig. 289). Ces éléments montrent leur enveloppe souvent ridée et flétrie et ne paraissent pas jouer dans la culture un rôle important comme le font les chlamydospores de certaines cultures dermatophytiques.

TRICHOPHYTONS NÉO-ENDOTHRIX

Trichophyton cerebriforme. — Le *Trichophyton cerebriforme* montre un aspect mycologique analogue aux espèces précédentes. Ses cultures en goutte, lorsqu'elles sont jeunes, ont le même port élégant

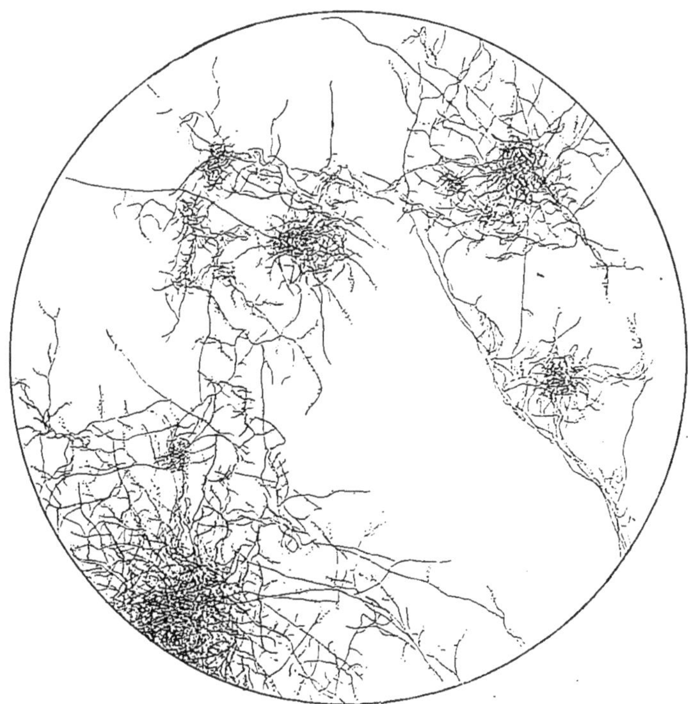

Fig. 290. — *Tr. cerebriforme*. Culture de 6 jours en bouillon maltosé. × 60.

et montrent les mêmes nombreuses palmettes qui sont des rameaux sporifères dressés. Ces rameaux, à un fort grossissement, montrent les mêmes flexuosités. Ils portent les mêmes conidies. Ils présentent les mêmes tendances à la migration protoplasmique, le protoplasma se résorbant dans les tiges sporifères pour s'accumuler et se condenser dans les spores (fig. 291, B, C, D, E, F) ou dans des éléments mycéliens renflés, transformés ainsi en chlamydospores intercalaires (fig. 291, I).

Il est à remarquer que le phénomène de l'émigration protoplasmique s'observe surtout en des cultures ayant souffert de la dessiccation

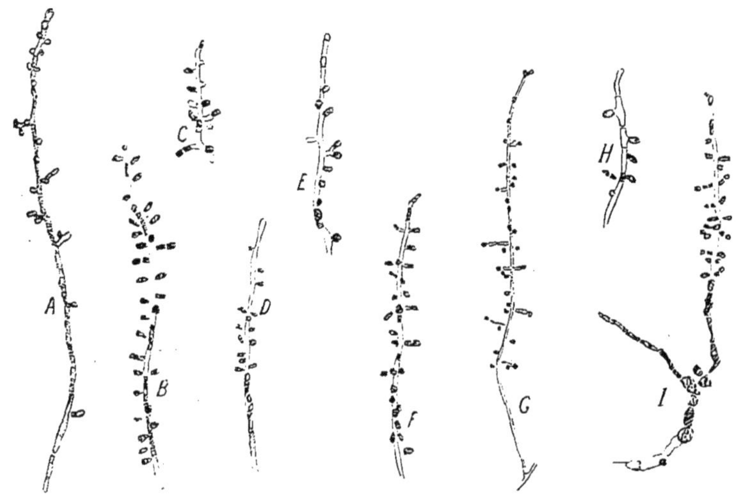

Fig. 291. — *Tr. cerebriforme*. Rameaux sporifères, dans une culture de 6 jours en bouillon maltosé. ×. 260.

(fig. 292). Alors on peut voir que les spores externes en bouquets (D) et quelques chlamydospores intercalaires sont tout ce qui reste de vivant dans la culture, et que tout le reste est fait de myc‍éliums déshabités. Sur les filaments mycéliens on rencontre d'ailleurs de longs fragments encore vivants (fig. A, A') ou des points de condensation protoplasmique isolés, pédiculés ou non sur le mycélium (B, C, D). Quelques-uns voisinent avec des spores externes (E). En d'autres points, les poches difformes qui ont contenu du protoplasma sont déshabitées, ridées et flétries (K, M, N, P. R). Ces formes sont extrêmement abondantes dans les cultures adultes et vieilles et manquent dans leur première phase. Telles sont les formes différenciées que montre le *Trichophyton cerebriforme*.

Lorsque je l'ai décrit pour la première fois, en 1894 (1), j'ai signalé chez lui, sans doute par suite d'une erreur d'étiquetage des préparations, l'organe nodulaire qui existe en réalité chez le *Trichophyton lac-*

(1) *Les Trichophyties humaines*, p. 149.

ticolor du groupe des Gypseums. Une étude plus attentive et des

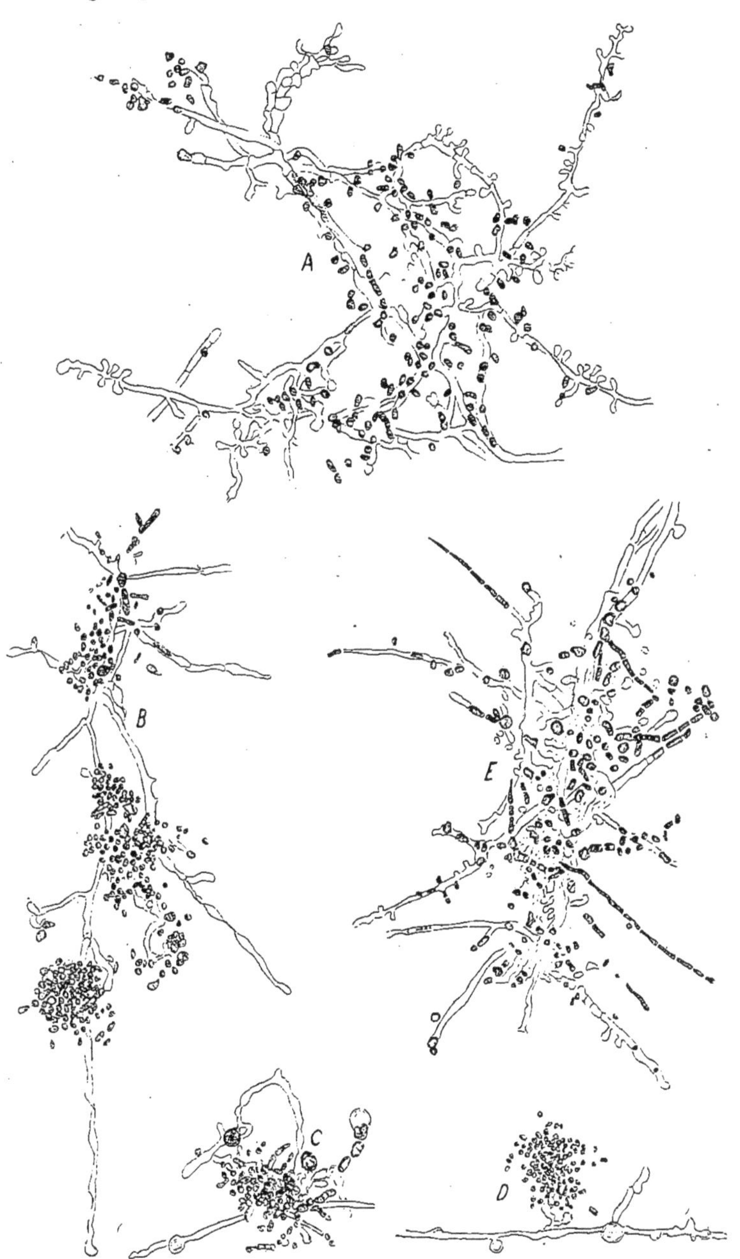

Fig. 292. — *Tr. cerebriforme.* Cultures en bouillon glucosé de 12 jours ayant souffert et montrant au maximum le phénomène de la résorption protoplasmique. × 260.

préparations mieux classées n'ont plus montré chez le Trichophyton cerebriforme d'organe semblable.

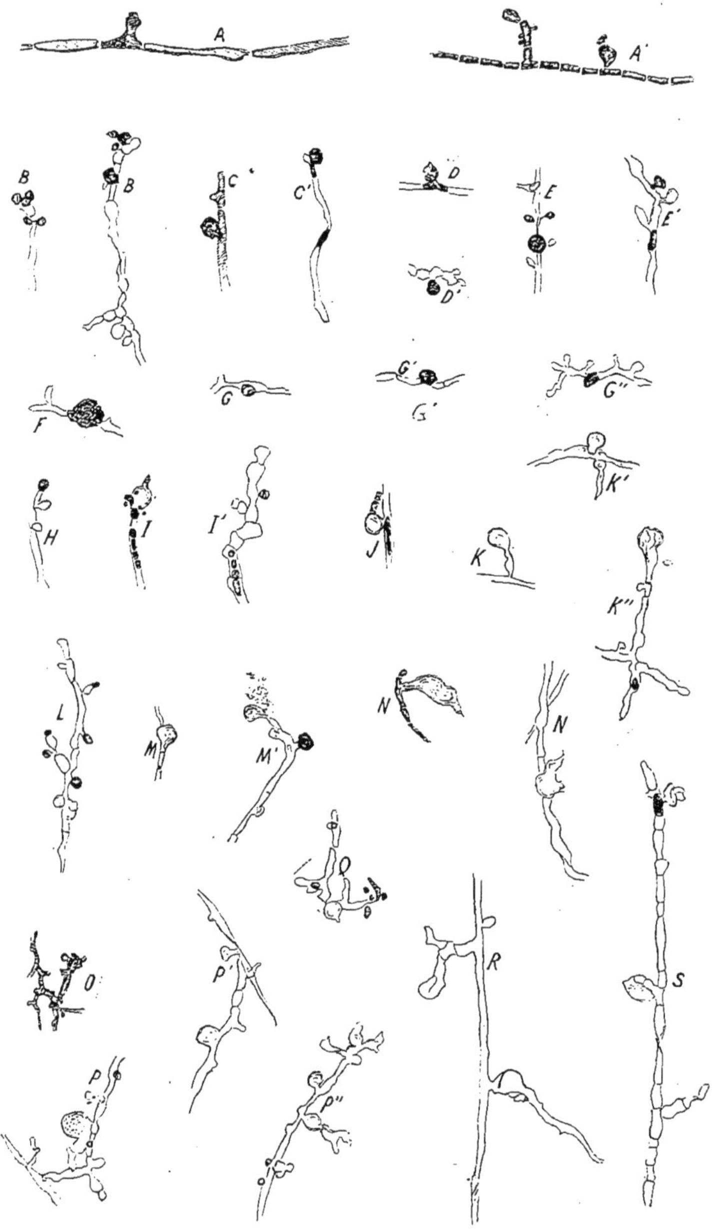

Fig. 295. — *Tr. cerebriforme.* Réserves protoplasmiques polymorphes dans les cultures qui ont souffert. × 260.

Trichophyton plicatile. — A un faible grossissement, la culture

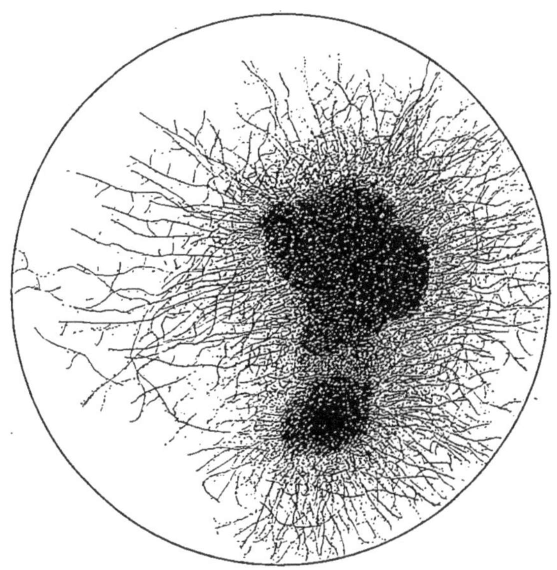

Fig. 294. — *Tr. plicatile*. Culture de 6 jours en bouillon maltosé. × 60.

en goutte du *Trichophyton plicatile* montre un centre opaque et

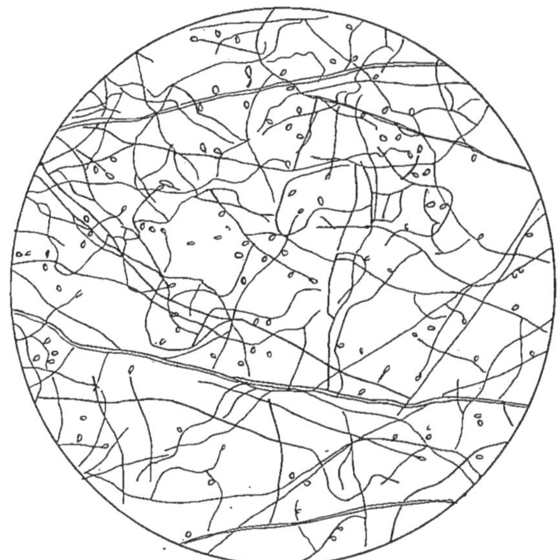

Fig. 295. — *Tr. plicatile*. Culture de 6 jours en bouillon maltosé. × 260.

obscur, non seulement à cause de l'intrication des mycéliums, mais parce que la surface de ce centre est couverte de spores placées côte à côte. La fig. 295 nous montre la disposition de ces filaments sporifères et la fig. 296 ces rameaux sporifères eux-mêmes, courts ou

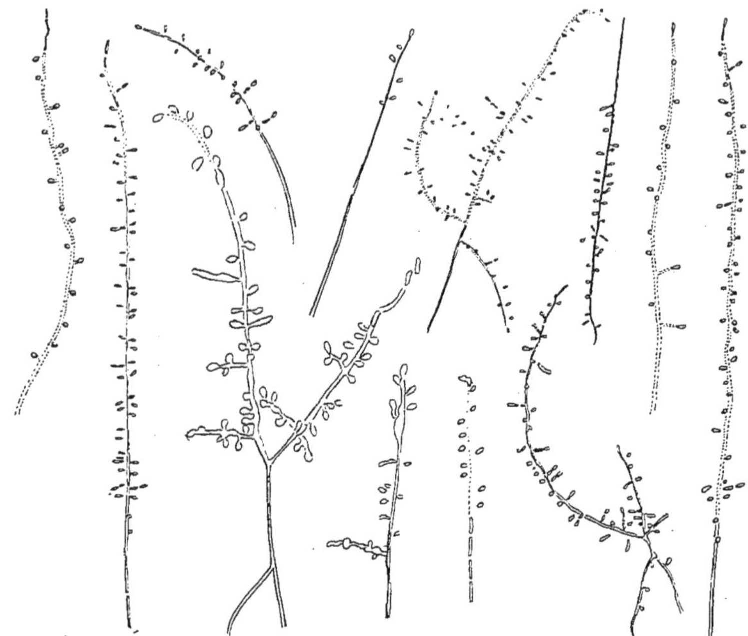

Fig. 296. — *Tr. plicatile*. Ses hyphes fertiles dressées. × 260.

longs, dont la hampe présente encore le phénomène de la migration protoplasmique. Ces cultures peuvent montrer une dégénérescence de la spore externe qui prend des dimensions et des formes inaccoutumées en même temps qu'elle perd le plus souvent son élection colorante (fig. 296).

TRICHOPHYTONS MICROIDES

Premier groupe : Tr. gypseums.

Trichophyton asteroïdes. — Même à un faible grossissement, la culture en goutte du *Trichophyton asteroïdes* est aisée à différencier de toutes les cultures semblables des Trichophytons précédents.

Son centre étant constitué par des grappes de spores agglomérées en si grandes masses que le détail en est invisible, on observe autour de ce centre de plus petits agglomérats de grappes semblables, parsemant la culture de petits paquets d'aspect tout à fait spécial. Sur ce seul caractère, l'observateur saura qu'il s'agit d'un Trichophyton gypseum. La fig. 297 donne de cet aspect une représentation tout à fait exacte. A un plus fort grossissement on voit apparaître trois types d'organes très différenciés qui sont : 1° des *chlamydospores terminales* en fuseaux pluriseptés; 2° des filaments contournés en *vrille* ou

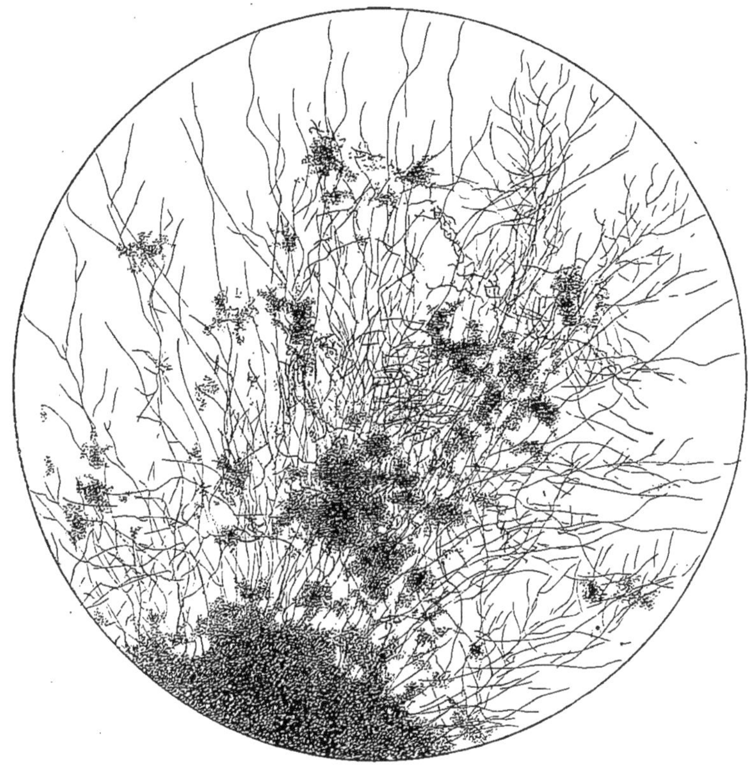

Fig. 297. — *Tr.* (*gypseum*) *asteroïdes*. Culture de 20 jours en bouillon maltosé. × 70.

spirales; 3° et des grappes très denses de conidies pédiculées sur un appareil sporifère particulier.

La fig. 298 résume les formes principales que ces organes peuvent présenter.

I. Nous avons vu chez de précédents Trichophytons les terminaisons mycéliennes fuselées du type A, A', A''. Mais ici ces fuseaux se différencient bien davantage (B, C, C', C'') et atteignent à une forme régulière parfaite, septés par 5-6 cloisons en petites loges. Ce sont là des réserves protoplasmiques analogues à celles que nous avons observées déjà sur les trajets mycéliens et dont la figure H donne ici un bel exemple. Ces chlamydospores peuvent ne pas avoir cette forme régulière et prendre une forme quelconque (E-G). Néanmoins, et sans

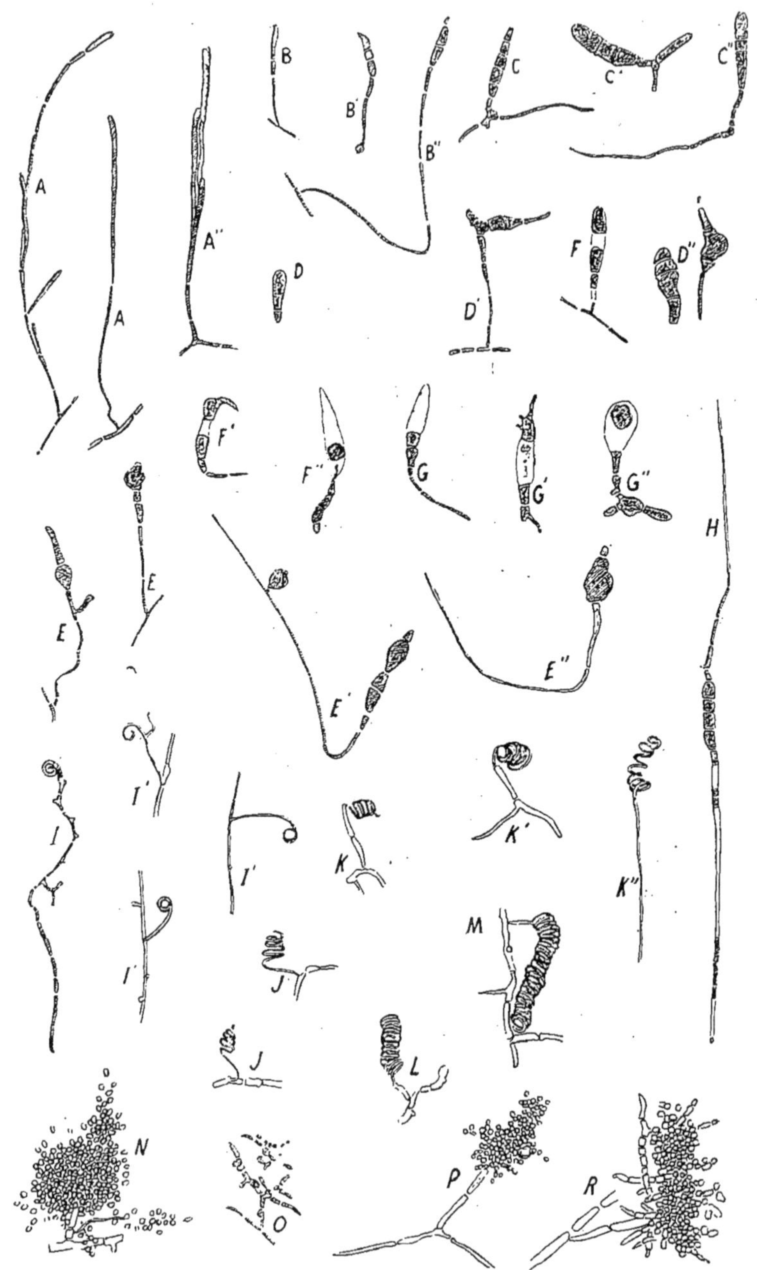

Fig. 298. — *Tr. (gypseum) asteroïdes*. Chlamydospores en fuseaux, vrilles et grappes. × 260.

concéder à ces chlamydospores en fuseaux une trop grande valeur, ce serait une erreur de ne pas leur en concéder du tout, dans la détermination familiale des Trichophytons, tout particulièrement des Trichophytons gypseums, groupe dans lequel on voit ces formes prendre une réelle importance.

II. Les vrilles sont un organe nouveau pour nous dans l'étude des

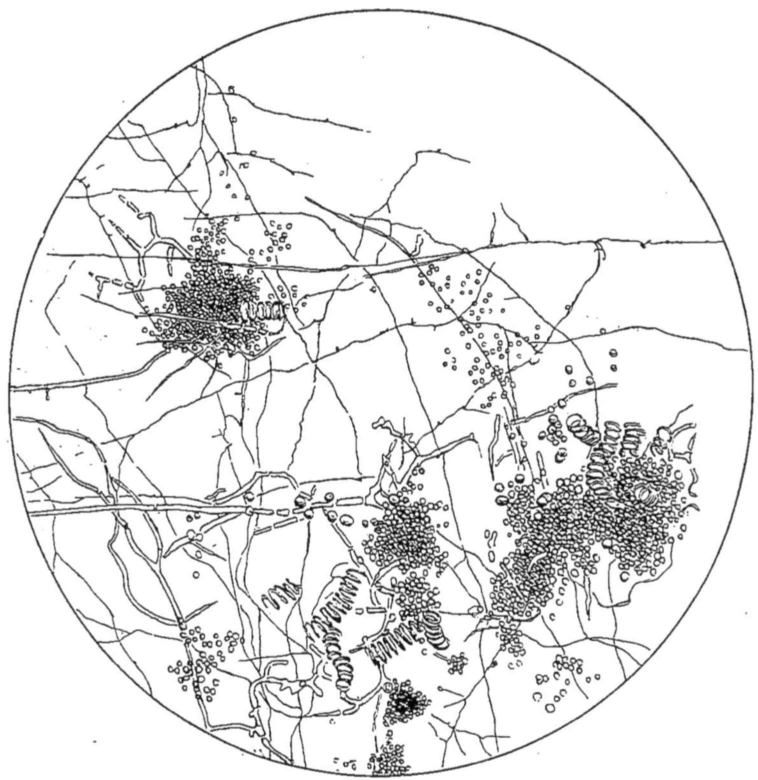

Fig. 299. — *Tr. (gypseum) asteroïdes*. Grappes et spirales. Culture de 20 jours en bouillon sucré. × 260.

Trichophytons. Elles naissent par contournement en spirale d'une extrémité mycélienne qui peut être épaisse et comme massuée (I) mais qui est le plus souvent assez fine (I'). On peut observer une vrille à son début quand elle ne fait qu'un tour de spire ou lorsqu'elle en décrit 3 ou 4 (J, J') ou 5 à 7 (K, K'') ou 10 et 12 (L, M) et davantage. Quelquefois la vrille est étirée et son axe curviligne (K''). Le plus souvent ses tours de spires sont tassés. Dans une culture en goutte de *Trichophyton asteroïdes*, les vrilles sont aussi nombreuses et souvent plus que les fuseaux ; on les voit naître à leur place, à côté d'une grappe, ou au sein d'une grappe. Souvent un coin de la préparation en montre en quantité, alors que le reste de la culture en goutte n'en contient pas. La fig. 299 montre leur disposition d'une manière très heureuse et démonstrative.

III. Les grappes de conidies externes font le troisième organe différencié des *Trichophytons gypseums*. Elles ont dans ce groupe tri-

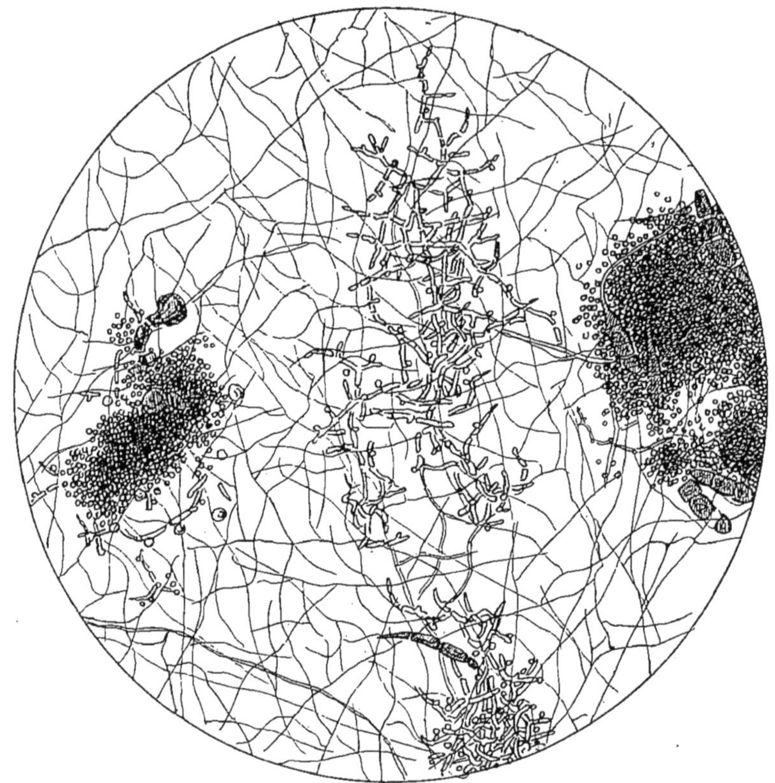

Fig. 300. — *Tr. (gypseum) asteroïdes*. Armature des grappes. Culture de 12 jours en bouillon sucré. × 260.

chophytique des caractères spéciaux et presque spécifiques. Elles sont si tassées et si nombreuses qu'elles cachent leur appareil de sustentation (N, fig. 298). Quand on peut l'observer, on voit qu'il est devenu épais, rameux, branchu et compliqué d'une manière bizarre, que la fig. 300 représente en perfection. C'est sur ce lacis épais que les conidies externes vont apparaître par centaines jusqu'à le dissimuler entièrement, et, deci, delà, apparaîtront parmi elles des fuseaux plus ou moins longuement pédiculés, et des vrilles. On voit combien le *Trichophyton asteroïdes* se distingue mycologiquement des espèces trichophytiques dont nous avons étudié plus haut les organes. Ces organes d'ailleurs se retrouvent dans leur forme ordinaire, mélangés aux organes nouveaux que nous venons de décrire (fig. 301). Ainsi l'hyphe sporifère longue et simple (forme Acladium suivant Bodin) voisine avec la grappe ramifiée dont on voit (en G et en K) l'hyphe rameuse, avec les extrémités fuselées des tiges mycéliennes (H, I) et les vrilles ou spirales (L, M).

Tels sont les organes différenciés que présente la culture primaire

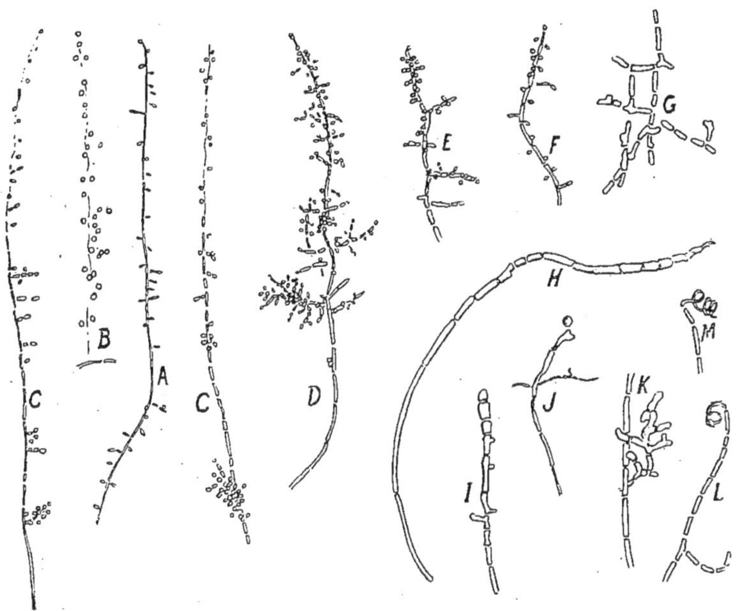

Fig. 301. — *Tr. (gypseum) asteroïdes*. Hyphes sporifères simples et ramifiées, hyphes rameuses (G, K.) tiges fuselées (H, I) et vrilles (L). × 260.

du *Trichophyton* (gypseum) *asteroïdes*. Mais nous savons que cette culture présente une dégénérescence pléomorphique, incomplète et qui se parfait peu à peu (Pl. I, II, III, IV) jusqu'à devenir un simple tapis de duvet blanc.

Dès le début de sa transformation pléomorphique, le Champignon montre des organes déjà profondément modifiés. Plus de fuseaux, plus de spirales, plus de grappes globuleuses, plus d'hyphes rameuses, mais des filaments et des spores externes. Autour du centre, d'innombrables filaments radiés portent de fines spores ovalaires (fig. 302 et 303) sur de très grandes longueurs. Et autour du centre radié de la culture se fait un réseau mycélien assez lâche (fig. 302) portant des spores rondes ou ovales, beaucoup plus grosses que les premières, et qui paraissent flotter librement dans la culture (fig 304). Quelques

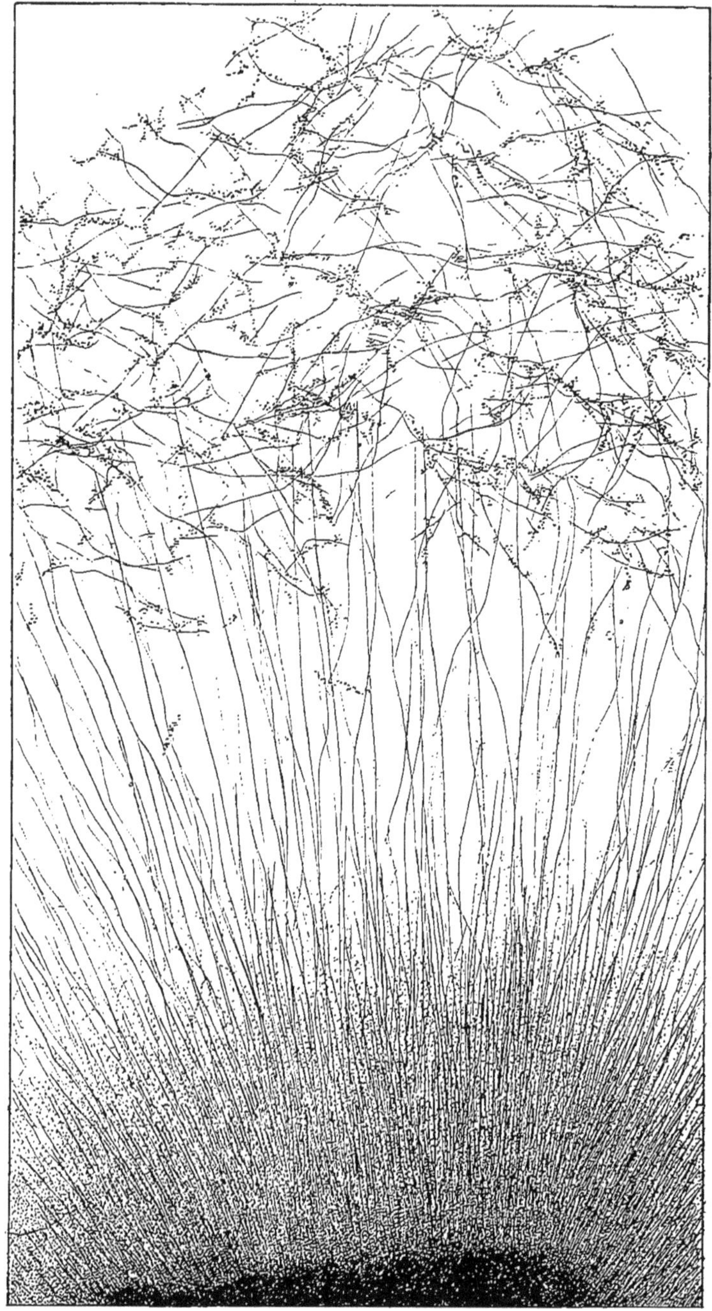

Fig 302 — *Tr. (gypseum) asteroïdes.* Début de la dégénérescence pléomorphique. × 75.

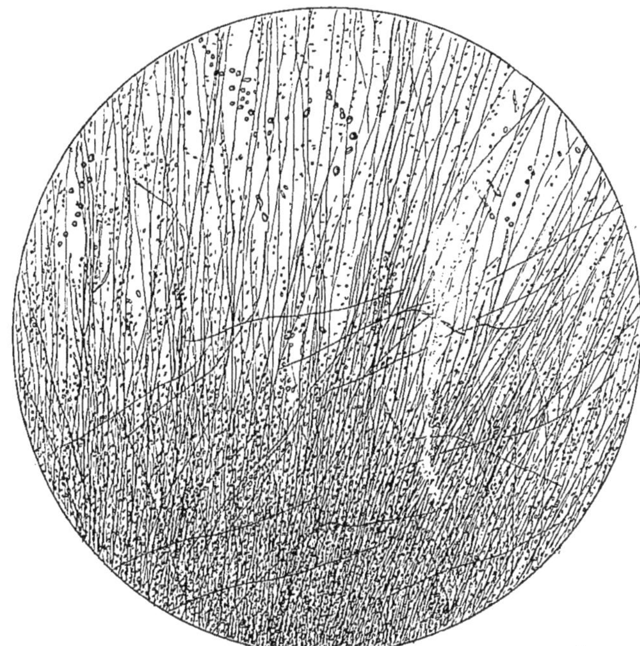

Fig. 503. — *Tr. asteroïdes.* Spores fines au long des filaments radiés qui entourent le centre de la culture pléomorphique. × 260.

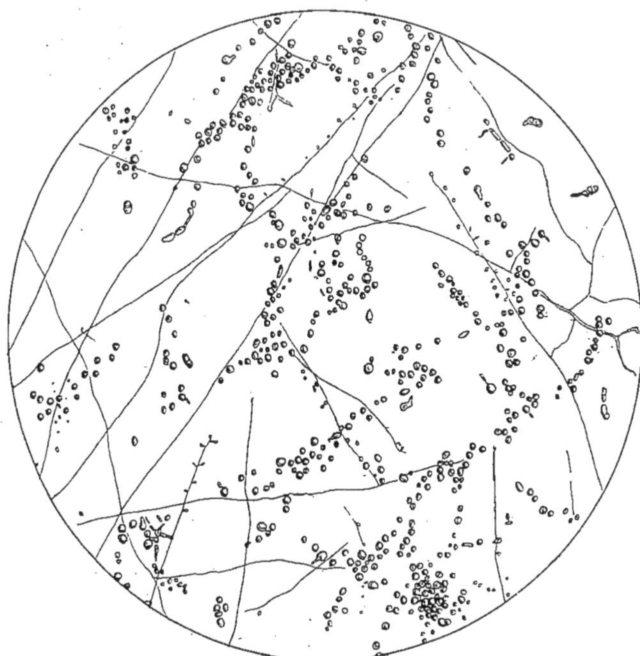

Fig. 504. — *Tr. asteroïdes.* Forme pléomorphique duveteuse. Conidies irrégulières libres dans la culture au niveau de l'anneau duveteux périphérique qu'elle présente. × 260.

unes de ces spores paraissent nées bout à bout comme les soi-disant spores trichophytiques dans le cheveu ou le poil. Et ce mode de naissance paraît certifié par une commune enveloppe réunissant deux spores placées bout à bout; mais pour le plus grand nombre, ces spores paraissent nées latéralement à un filament qui a disparu par résorption comme nous l'avons vu souvent déjà.

On voit à quel point les formes du *Trichophyton asteroïdes* varient, au microscope comme à l'œil nu, suivant qu'on examine sa culture primaire ou sa dégénérescence pléomorphique. Mais ce n'est pas tout, plus la culture pléomorphique devient parfaite, plus les spores qu'elle présente se raréfient, et lorsque la culture a perdu objectivement ses denticulations pour devenir un disque plat et uniforme de duvet velouté, le Parasite examiné microscopiquement n'est presque plus représenté que par un lacis de filaments grêles, stériles, ou ne portant plus que quelques minuscules spores au long d'eux.

Trichophyton radiolatum. — La mycologie du *Trichophyton*

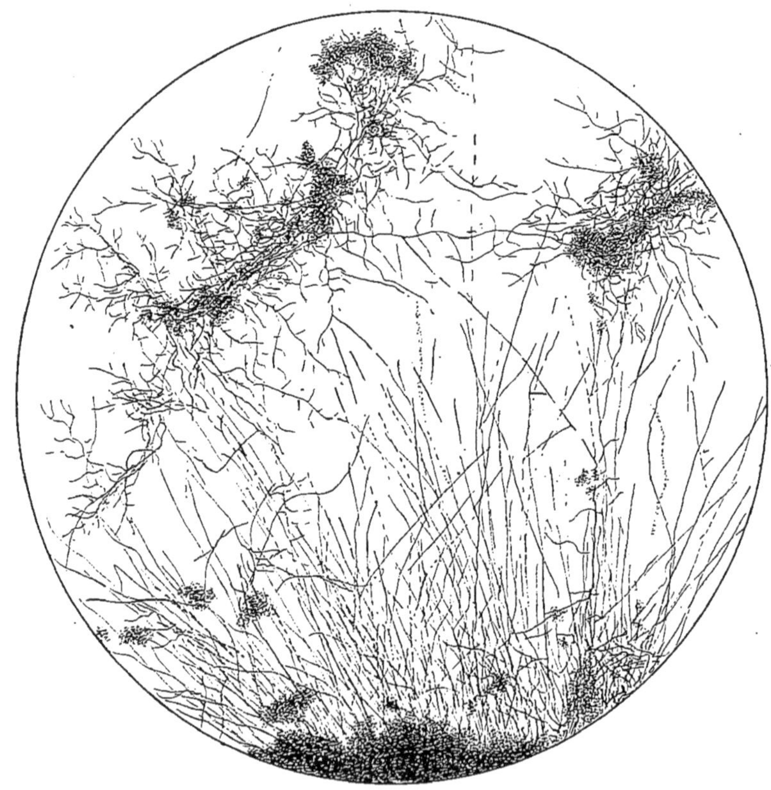

Fig. 305. — *Tr. radiolatum*. Culture de 9 jours en bouillon glucosé. × 70.

radiolatum présente avec celle du *Trichophyton asteroïdes* les plus fortes analogies.

Même centre opaque de la culture et, autour de ce centre, mêmes petites cultures secondes disséminées (fig. 305).

A un plus fort grossissement les ressemblances s'accentuent. On voit dans un même champ d'objectif (fig. 306) les grappes globuleuses formant des amas compacts, un fuseau pluriseplé, plusieurs

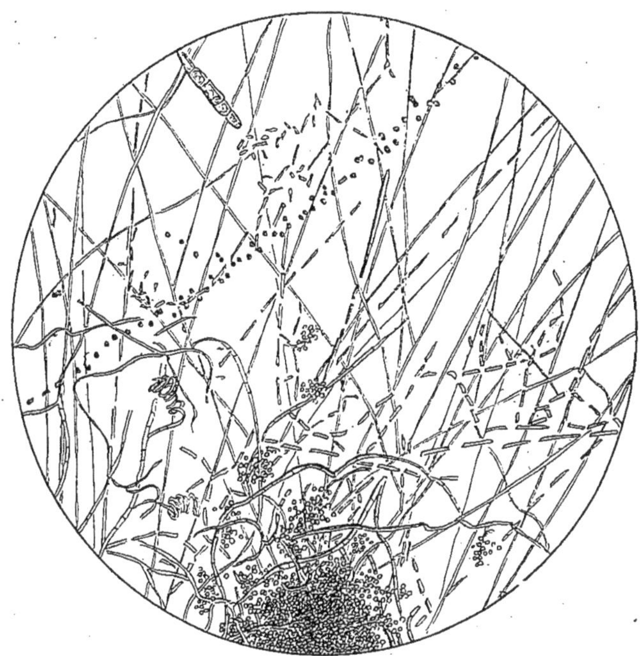

Fig. 306. — *Tr. radiolatum*. Grappes, fuseaux et spirales. Culture de 9 jours en bouillon glucosé. × 200 diamètres.

vrilles ou spirales, et même une de ces longues tiges sporifères qui traversent la préparation dans tout son diamètre portant de grosses spores rondes ou ovales, et ces spores paraissent libres dans la préparation par suite de la résorption du filament qui les portait.

Nous retrouvons tous ces organes plus distincts dans la fig. 307 qui les étudie un par un.

A, B représentent le grand thyrse sporifère, l'hyphe longue et simple, qui plus souvent est remplacée par l'hyphe courte et ramifiée : C, D ou qui fait la grappe tassée et globuleuse (E, F, G). Souvent aussi à la place d'une grappe apparaissent des vrilles ou spirales (E, F). D, G montrent bien la dilatation des mycéliums qui fait l'hyphe rameuse et qui peut faire des fuseaux portant des grappes (G').

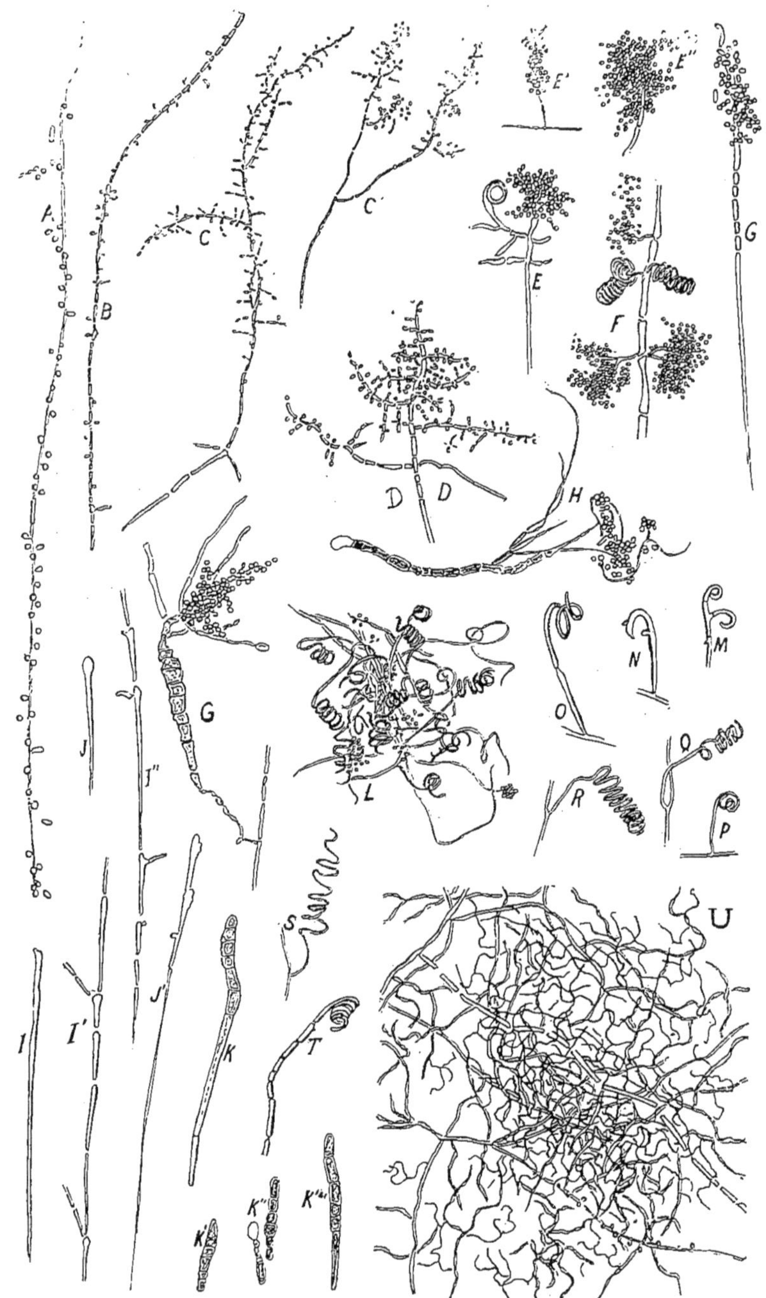

Fig. 307. — *Tr. radiolatum.* Éléments différenciés de sa culture en goutte pendante. × 260. Hyphes sporifères longues et courtes, simples et ramifiées. Fuseaux et spirales.

Les fuseaux (G, K) sont d'ailleurs fréquents dans ces cultures, ainsi que les vrilles qui pullulent en certains points (L).

Enfin je mentionnerai deux formes importantes : D'abord les points de myceliums jeunes, chevelus, qu'on voit par places autour de la culture centrale (U) et la forme en raquette de certains articles mycéliens (I, I', I'') que nous retrouverons plus caractéristiques chez les Micro-

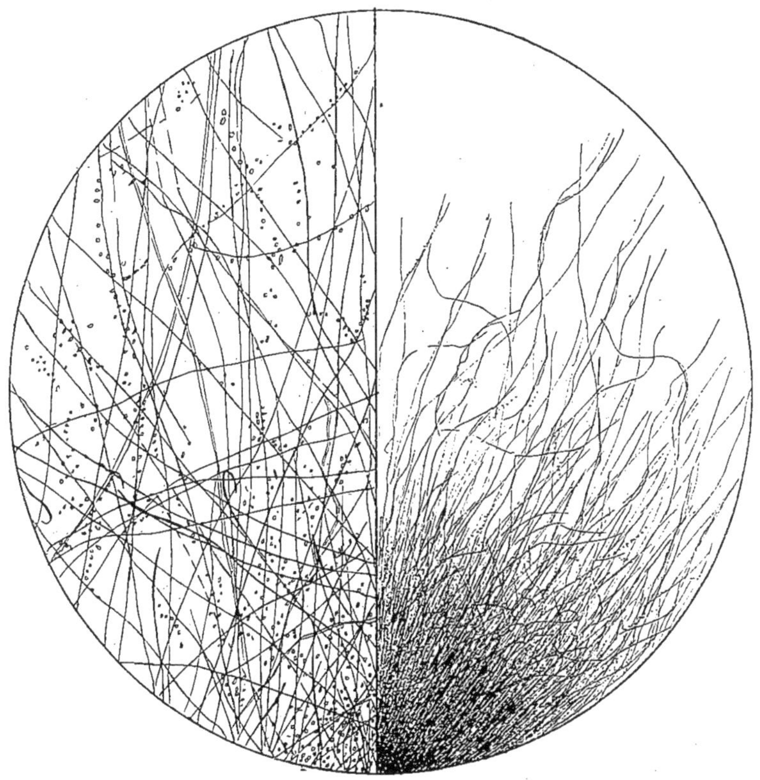

Fig. 308. — *Tr. radiolatum*. Forme pléomorphique. Culture de 7 jours en bouillon glucosé. 75 et 260 diamètres.

sporums, mais qui appuient le rapprochement à faire entre les Trichophytons microïdes et les Microsporums animaux, en dépit des nombreux caractères biologiques et mycologiques qui les distinguent.

La figure ci-dessus (fig. 308) résume ce que l'examen mycologique montre dans la culture en goutte de la forme duveteuse blanche pléomorphique du *Trichophyton radiolatum*.

Plus de fuseaux, plus de spirales, plus de grappes globuleuses, mais seulement d'innombrables filaments radiés stériles, parmi lesquels beaucoup cependant portent encore de fines spores rondes ou ovalaires inégales, disséminées au long d'eux sur une très grande longueur. Quand on compare cette culture à celle de la forme primaire du même Parasite la dégénérescence est évidente. Néanmoins cette forme pléomorphique comme celles de la plupart des Trichophytons gypseums reste sporulée.

Trichophyton granulosum. — Le *Trichophyton granulosum*

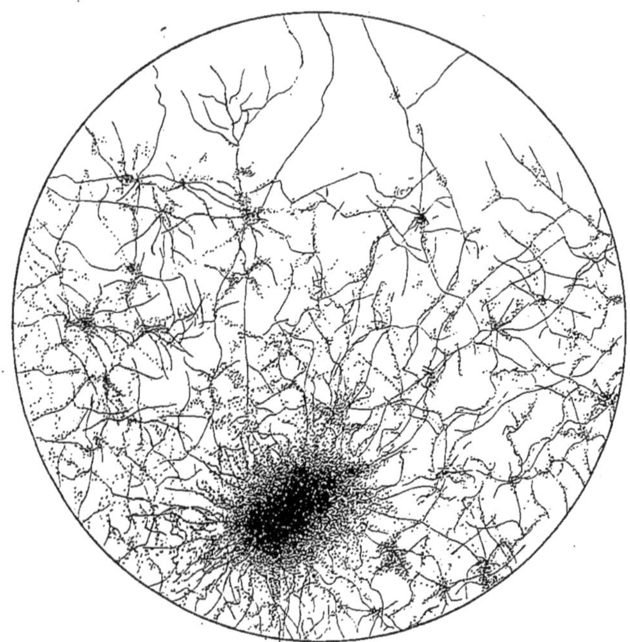

Fig. 309. — *Tr. granulosum*. Culture de 8 jours en bouillon glucosé. × 70.

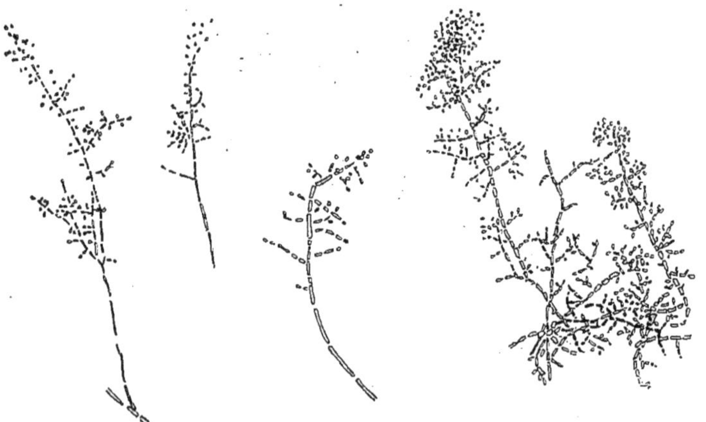

Fig. 310. — *Tr. granulosum*. Hyphes fertiles. × 260.

montre des caractères très analogues à ceux que nous ont présenté

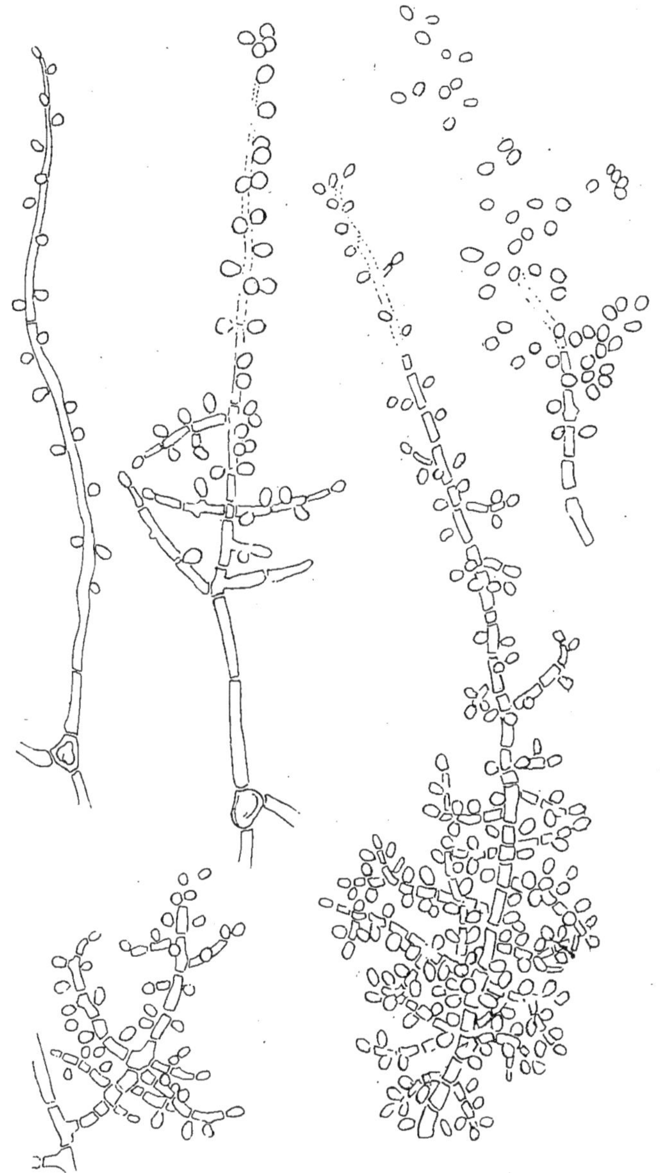

Fig. 311. — *Trich. granulosum.* Détail des hyphes sporifères et des grappes de spores externes. Gross. 1000. Culture en goutte pendante, de 10 jours, en bouillon glucosé.

les espèces précédentes. Ainsi, autour des colonies centrales, la multitude de petites colonies secondaires disséminées (fig. 309). Ainsi, l'épaississement des hyphes fertiles qui se recouvrent de spores (fig. 310) : Hyphes dressées minces et longues ou touffues et plus courtes, suivant les types que nous connaissons déjà. Dans ces cul-

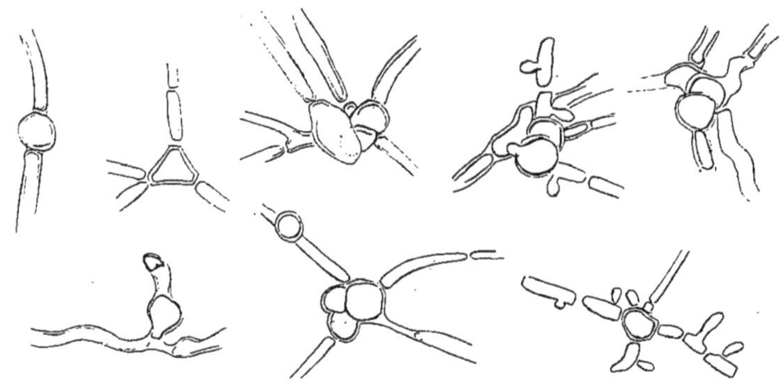

Fig. 312. — *Tr. granulosum.* Chlamydospores intercalaires dans les cultures. × 750.

tures on n'observe ni vrilles ni fuseaux, mais dans les cultures en bouillon sucré, des chlamydospores intercalaires, souvent agglomérées (fig. 312), d'une physionomie un peu particulière, et qui se rattachent peut-être au type de l'organe nodulaire que nous décrirons avec l'espèce suivante.

Trichophyton lacticolor. — Le *Trichophyton lacticolor* présente à considérer un organe mycologique nouveau qui n'a été vu ni décrit par aucun observateur et que j'avais observé et décrit en 1894 [1] comme l'ébauche d'un périthèce. Par suite d'erreurs d'étiquetage, j'avais attribué cet organe au *Trichophyton cerebriforme*, chez lequel il n'existe pas. Il existe chez le *Trichophyton lacticolor* et chez le *Trichophyton persicolor* ainsi que chez le *Microsporum fulvum* (de Uriburu,) fait qui rapproche déjà les *Trichophytons gypseums* des Microsporums animaux.

Cet organe fait le principal intérêt mycologique du *Trichophyton lacticolor*. Il naît comme un fuseau pluriseptè (fig. 313, A), mais il s'en

[1] Voici mon texte de 1894 (*Trichophyties humaines*, p. 149) : « C'est sur les « trajets mycéliens, et en tous points de leur longueur, qu'on voit naître les « périthèques sous la forme de nodosités ressemblant très exactement à un « nœud un peu gros sur le trajet d'une corde. En les examinant avec attention, « on remarque leurs formes toujours irrégulières et leur enveloppe à double « contour visible. De plus la direction du mycélium sur lequel ils se trouvent « n'est pas toujours rectiligne. Enfin, dans leur intérieur, on distingue constam- « ment, mais toujours un peu vagues les contours arrondis de deux, trois ou « quatre spores qui seraient au moins d'une grosseur double des spores « externes ».

différencie aussitôt. Qu'il s'incurve ou qu'il reste droit (B, C), il se

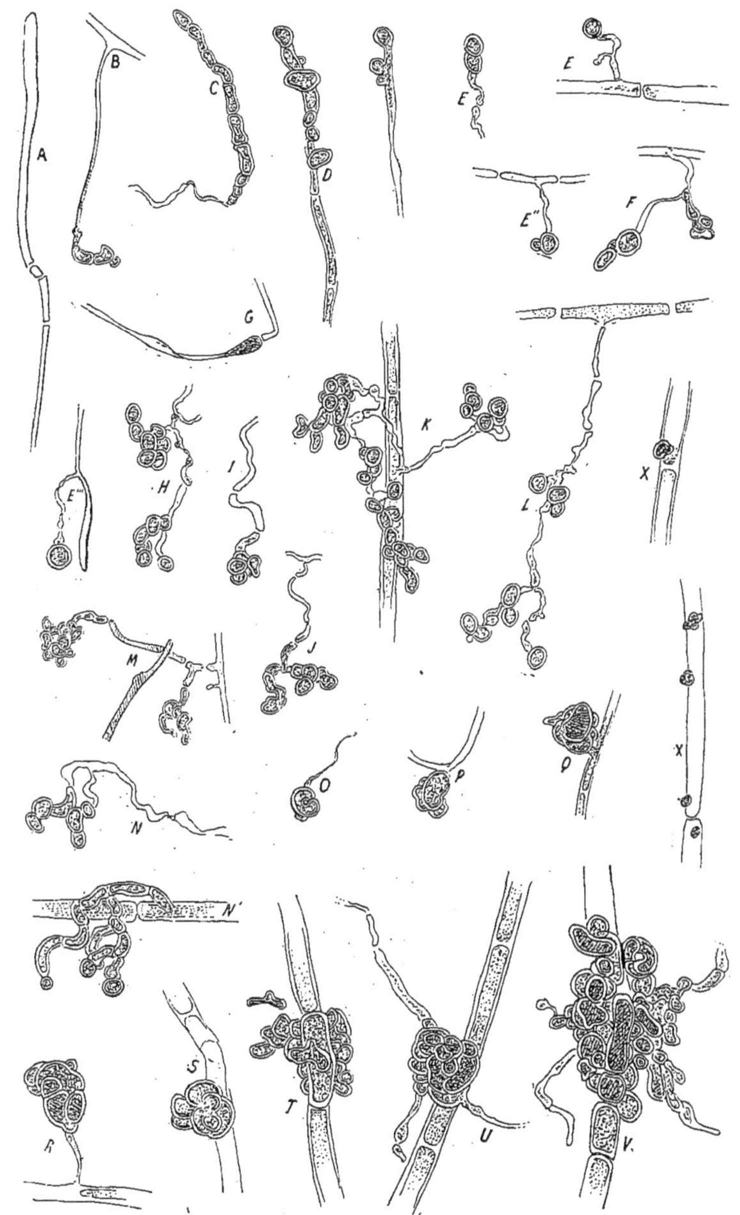

Fig. 515. — *Tr. lacticolor*. Organe nodulaire. × 750.

divise par des cloisons transversales multiples en cellules qui se chargent de protoplasma condensé, granuleux, fortement colorable, et presque aussitôt, chacune de ces cellules prend une forme particulière, en sablier (C) ou en boule irrégulière (D). Toutes ces formes semblent de même nature que les chlamydospores observées dans d'autres espèces trichophytiques, mais les figurations ci-contre, montrent pourtant à quel point elles en diffèrent. Souvent le pédicule

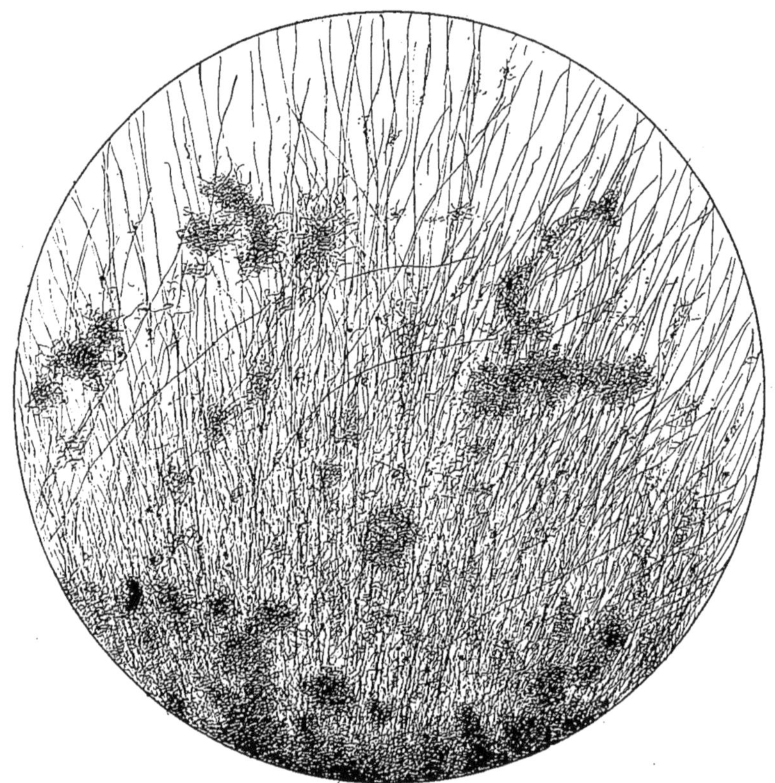

Fig. 314. — *Tr. lacticolor.* Vue d'ensemble de la culture de 6 jours en bouillon maltosé. × 70. Remarquer les points foncés qui sont les organes nodulaires.

qui les supporte se ride et se flétrit (E, E', L). Ces cellules rarement uniques (E, E') naissent le plus souvent en files contournées (D, H, J, M) et en des points voisins (J, K, L, N, N'). La tendance de ces files à se contourner est presque constante (N, N') et peut s'observer sur une cellule unique qui prend la forme d'un haricot (O). Plusieurs cellules de cette sorte arrivent à constituer un agglomérat grossièrement rond (O, P, Q, R, S, U). Mais quand on étudie ces agglomérats, on se rend compte de l'enchaînement plus ou moins spiralé, mais continu, de leurs cellules, chaque cellule gardant un double contour reconnaissable, toujours visible. Ainsi se forment des organes nodulaires, très gros (15-20-30 μ de diamètre) difformes et d'un aspect très particulier et frappant. Les uns naissent au ras de filaments mycéliens et paraissent tout à fait sessiles (P, Q, S, U) les autres sont plus ou moins longuement pédiculés (Q, R). Ces *organes nodulaires* existent à la périphérie de la culture par milliers (fig. 514) ; à un faible grossis-

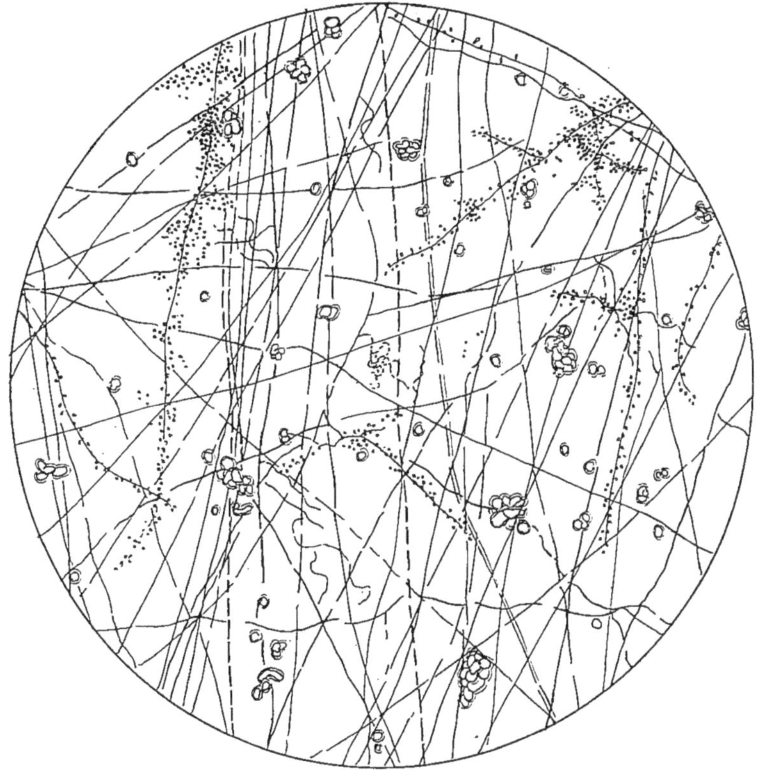

Fig. 515. — *Tr. lacticolor*. Organes nodulaires détachés et libres dans la préparation à côté des hyphes sporifères longues et simples. × 260.

sement, ils apparaissent comme de gros points, fortement colorés. Aucune autre espèce ne les montre aussi nombreux. A un grossissement moyen (fig. 515) on peut voir que les uns restent adhérents au point où ils sont nés et que les autres qui se sont libérés, flottent dans la préparation.

La signification de ces organes est discutable. Les mycologues professionnels nous diront s'ils rappellent des organes analogues et connus de familles cryptogamiques voisines. Bornons-nous à constater leur existence, leur forme et leur rôle. Leur rôle semble celui des chlamydospores de toutes formes. Car, dans les cultures plus vieilles, on voit

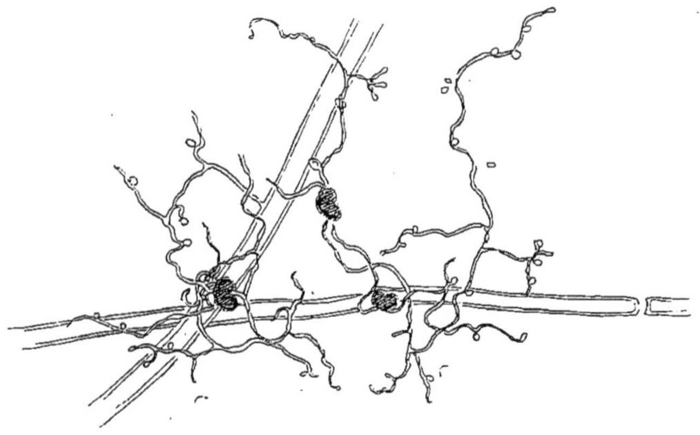

Fig. 316. — *Tr. lacticolor*. Les organes nodulaires, libres ou fixés, émettent des filaments mycéliens nouveaux, quelques-uns sporifères. × 750.

les cellules qui les composent émettre des filaments nouveaux plus ou moins longs, quelques-uns mêmes sporifères (fig. 316). Un peu plus

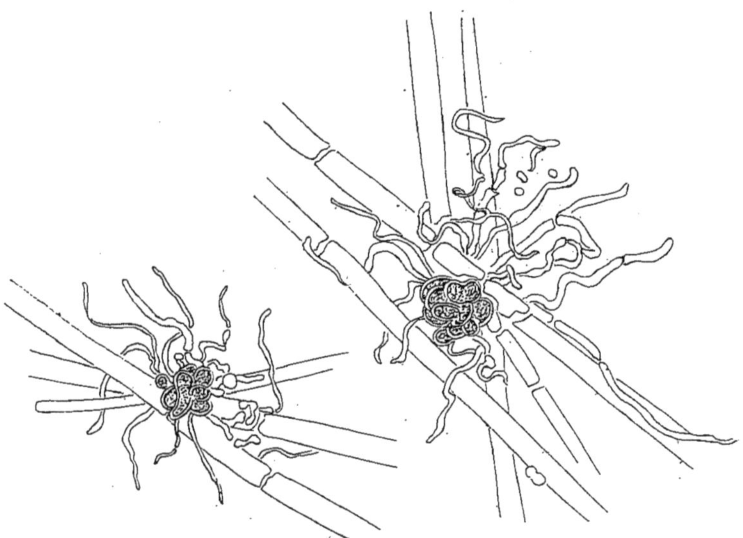

Fig. 317. — *Tr. lacticolor*. Les organes nodulaires devenus, dans une vieille culture en goutte, des centres de bourgeonnement nouveaux. × 750.

tard, ces organes apparaissent entourés de filaments serpentins et comme des têtes de méduse (fig. 317).

Les organes nodulaires du *Trichophyton lacticolor* coexistent d'ailleurs dans sa culture avec les hyphes sporifères longues et simples et même rameuses et courtes que nous avons décrites chez les autres Microïdes. La fig. 515 le montre. Mais on n'y observe ni fuseaux, ni vrilles. Le *Trichophyton lacticolor* présente, comme tous les Microïdes, un duvet pléomorphique dont la structure mycologique diffère beaucoup de celle de la culture-mère. Ce duvet, cultivé en goutte pendante,

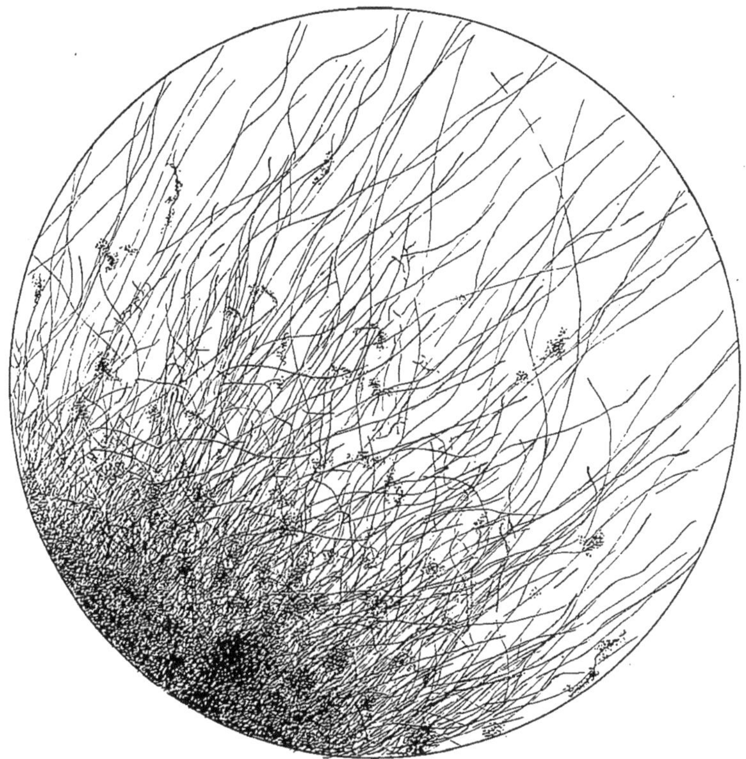

Fig. 518. — *Tr. lacticolor*. Son duvet pléomorphique, vue d'ensemble. × 75. Culture de 6 jours en bouillon maltosé.

montre un centre opaque et une périphérie faite de mycéliums radiés, flexueux, presque tous massués à leur terminaison. Le centre de la culture est couvert de grappes entassées qui s'éparpillent et deviennent plus distinctes, à mesure qu'on les examine sur un point plus périphérique. Ces grappes montrent toutes les modalités que nous avons observées dans les autres Trichophytons, depuis l'hyphe simple et longue (A, F, fig. 519), jusqu'à la grappe la plus tassée et la plus globuleuse. Le duvet pléomorphique que nous avons obtenu du

Trichophyton lacticolor est le plus sporulé que nous ayons observé chez les différents Trichophytons gypseums. Je ne sais si sa culture

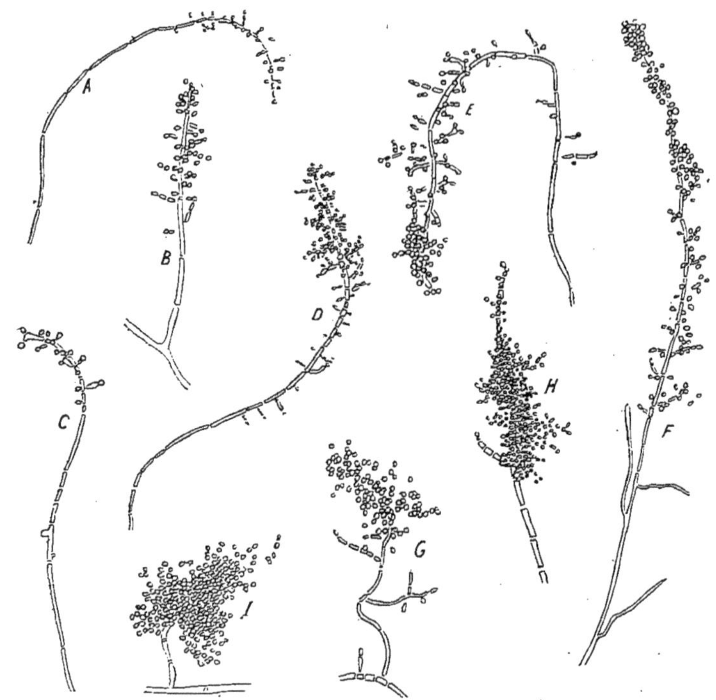

Fig. 319. — *Tr. lacticolor*. Hyphes sporifères simples et ramifiées dans une culture (en bouillon maltosé au 6e jour) du duvet blanc pléomorphique. × 260.

en vieillissant deviendra de plus en plus stérile. Elle ne montre ni fuseaux ni organes nodulaires.

Trichophyton farinulentum. — La culture du *Tr. farinulentum* en goutte pendante, en bouillon sucré, présente, à un faible grossissement, les caractères ordinaires aux cultures semblables des Microïdes. Autour du centre opaque de la culture, on retrouve des quantités de centres secondaires de pullulation et de reproduction, et, à un plus fort grossissement, les fuseaux multiloculaires, le mycélium branchu, rameux, qui sert de base d'implantation aux spores tassées qui font les grappes globuleuses.

A côté de celles-ci du reste, on observe les grappes plus simples, (fig. 320) et même les hyphes sporifères simples et longues dont la tige mycélienne disparaît par résorption protoplasmique (fig. 321).

Les fuseaux pluriseptés montrent les diverses formes que nous avons observées dans plusieurs des précédentes espèces, formes plus

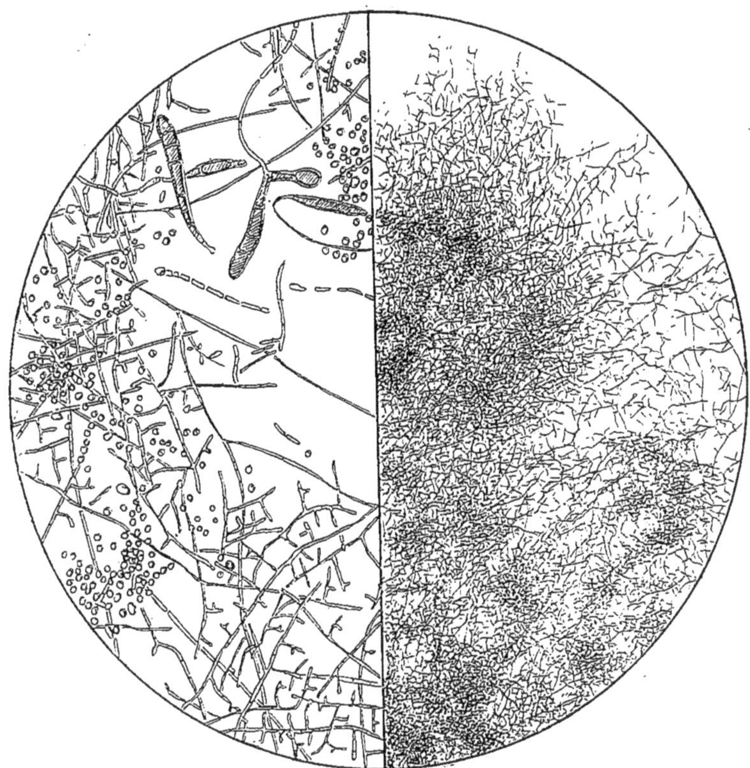

Fig. 320. — *Tr. farinulentum*. Culture de 9 jours en bouillon maltosé. × 70 et 260.

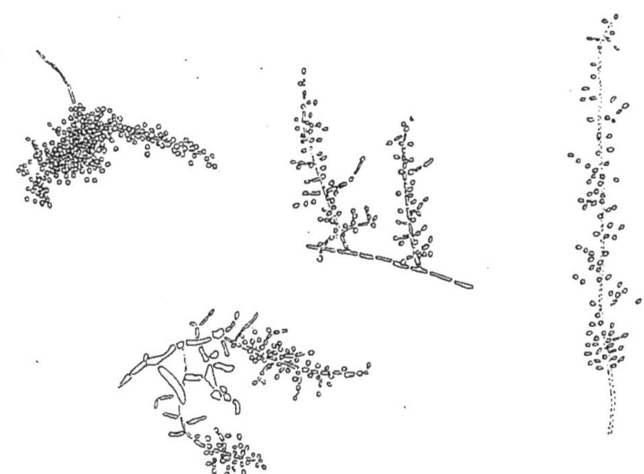

Fig. 321. — *Tr. farinulentum*. Hyphes sporifères dans la culture de 9 jours en bouillon sucré. × 260.

ou moins courtes et grosses ou fines et allongées, pointues ou obtuses

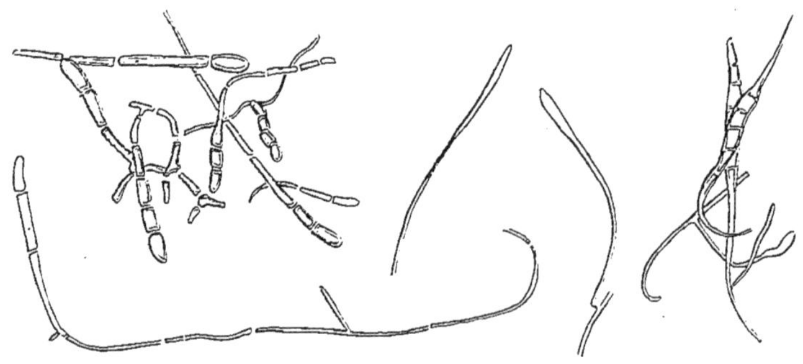

Fig. 322. — *Tr. farinulentum.* Différentes formes de ses fuseaux dans la culture de 9 jours en bouillon sucré. × 260.

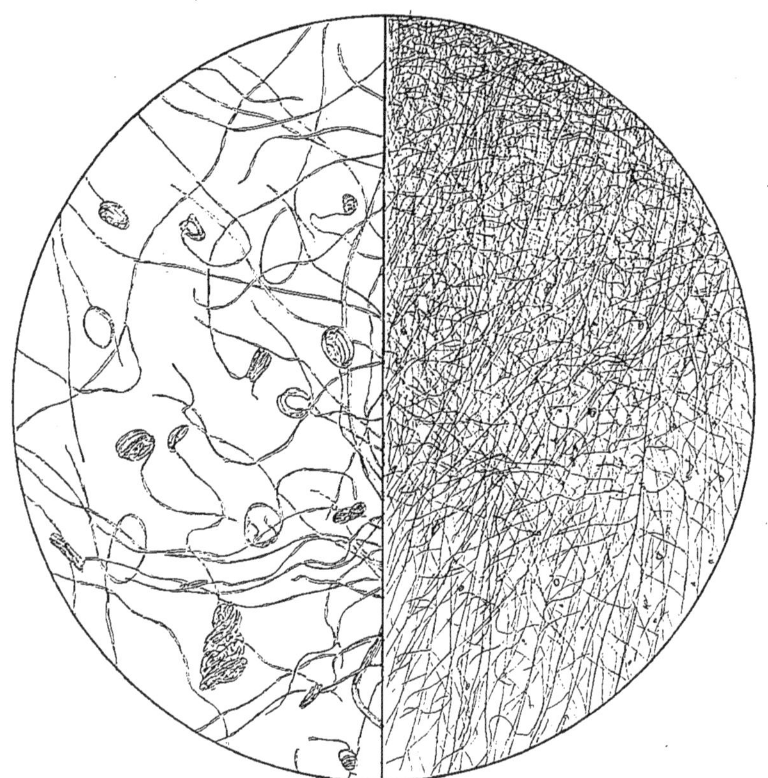

Fig. 323. — Culture pléomorphique du *Tr. farinulentum* montrant à 60/1 diamètres et à 260 diamètres l'aspect de ses spirales molles.

(fig. 322). Rien de cela ne permet de différencier cette espèce des autres espèces du même groupe.

Il semble qu'il en soit différemment de son duvet blanc pléomorphique lequel nous a constamment présenté un organe différentiel très singulier.

Au contraire de la culture primaire qui ne nous a jamais montré de spirales, le duvet pléomorphique nous en a toujours montré (fig. 523).

Et ces spirales molles, aplaties, difformes sont bien différentes des spirales géométriques que les cultures primaires de certaines espèces du même groupe nous ont permis d'étudier.

Certaines même, par leur aspect de peloton et leur volume, évoquaient l'idée d'un début de périthèce, mais, dans les cultures, leur développement s'est constamment arrêté, et nous n'en avons pas retrouvé de plus volumineuses dans les préparations extemporanées faites par dilacération d'une culture en tube.

Il est à remarquer que ces spirales spéciales ne se sont montrées que dans le duvet pléomorphique de cette seule espèce.

Trichophyton persicolor. — Le *Tr. persicolor* se présente myco-

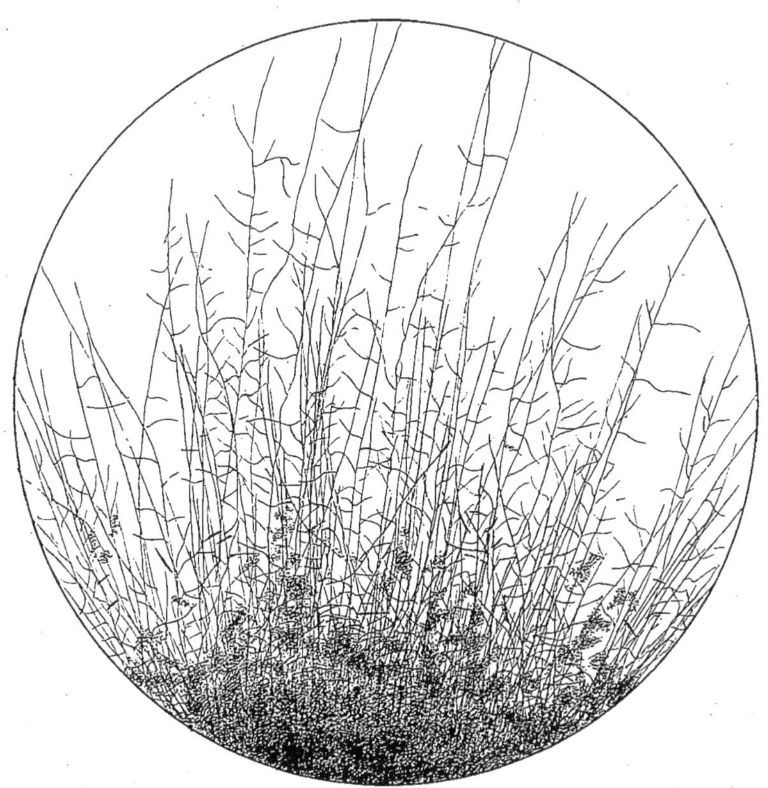

Fig. 524. — *Tr. persicolor*. Culture de 7 jours en bouillon glucosé. × 70.

logiquement comme très analogue aux dernières espèces trichophytiques que nous venons d'étudier. Un centre opaque fait de grappes confluentes de spores ovalaires, plus excentriquement semées autour de la culture-mère par petits paquets, quelques fuseaux dressés, peu nombreux, et, tout autour de la culture, des rameaux mycéliens ram-

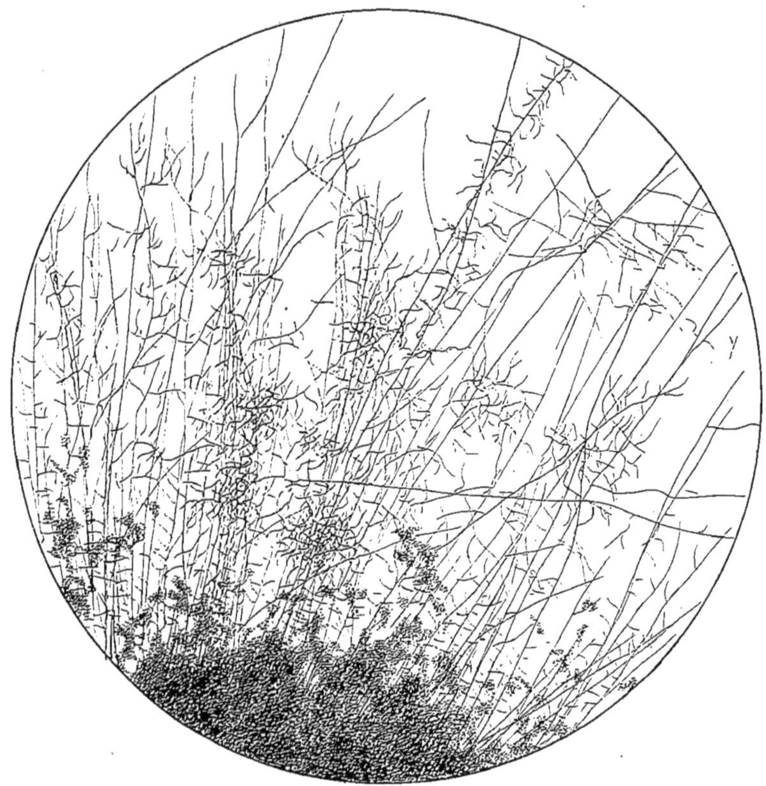

Fig. 525. — *Tr. persicolor.* Culture de 18 jours en bouillon glucosé. × 70.

pants, stériles, plus ou moins branchus, affectant quelquefois l'aspect « en écheveau brouillé » ou « en tête de méduse ».

Les grappes examinées à un plus fort grossissement sont simples et longues ou courtes et globuleuses (fig. 526), souvent mélangées à des ébauches de filaments qui sont des spores avortées.

Sur milieu fortement peptonisé et non sucré apparaissent dans cette espèce, les rudiments de l'organe nodulaire que nous avons étudiés chez le *Tr. lacticolor* et qui est ici, d'ailleurs, beaucoup moins complexe et moins différencié (fig. 527).

Le duvet pléomorphique du *Tr. persicolor* présente le type représentatif le plus net de ce que sont pour la plupart les duvets pléomor-

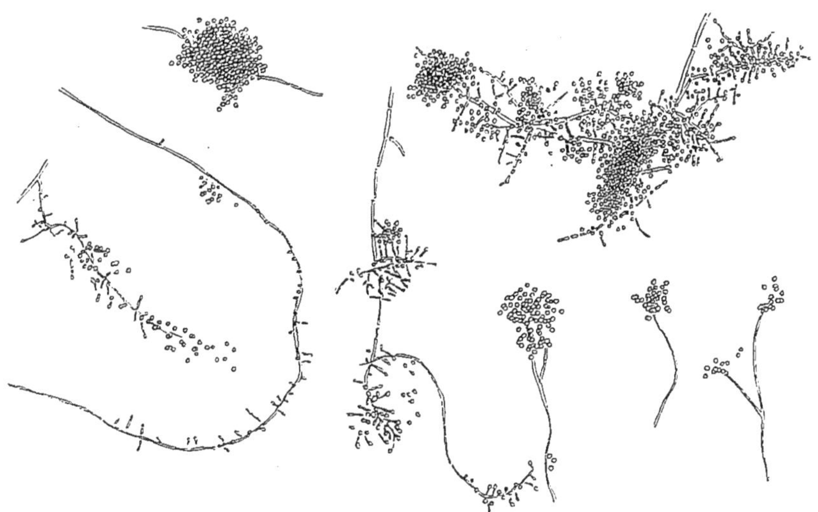

Fig. 326. — Hyphes sporifères, sporifères simples et composées dans la culture du *Tr. persicolor*. × 260.

phiques des Trichophytons. Il est composé de filaments fins, radiés,

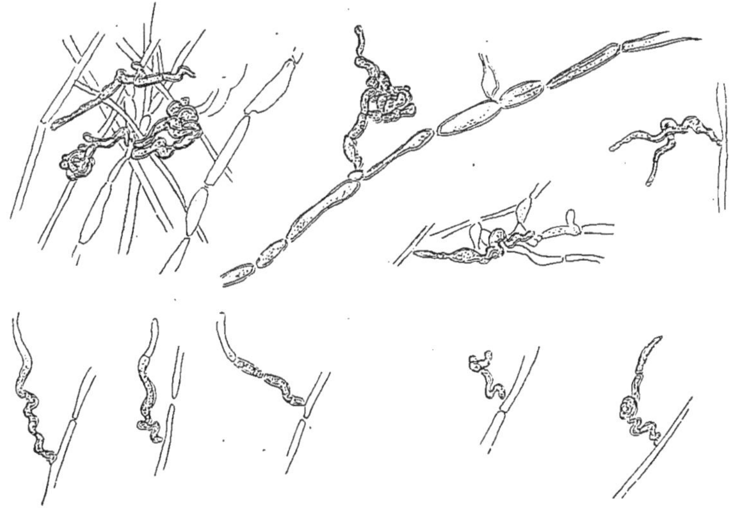

Fig. 327. — *Tr. persicolor*. Organe nodulaire observé dans une culture de 15 jours en bouillon peptonisé à 5 pour 100. × 350.

presque absolument stériles, parmi lesquels cependant, on voit de minces hyphes dressées porter de très petites spores rares.

MYCOLOGIE DES TRICHOPHYTONS NIVEUMS

Les *Trichophytons niveums* diffèrent beaucoup, mycologiquement, des Trichophytons gypseums.

Ainsi aucun d'eux ne nous montrera ni spirale, ni fuseau, ni organe nodulaire, mais seulement des hyphes sporifères, encore celles-ci sont-elles ordinairement simples et longues plus souvent que globuleuses et tassées. C'est ce que les exemples suivants montreront.

Trichophyton radians.

Le *Tr. radians*, bien qu'il n'offre pas de pléomorphisme, se présente en culture sous un double aspect.

Tantôt, (fig. 328) autour du centre opaque de la culture, on retrouve

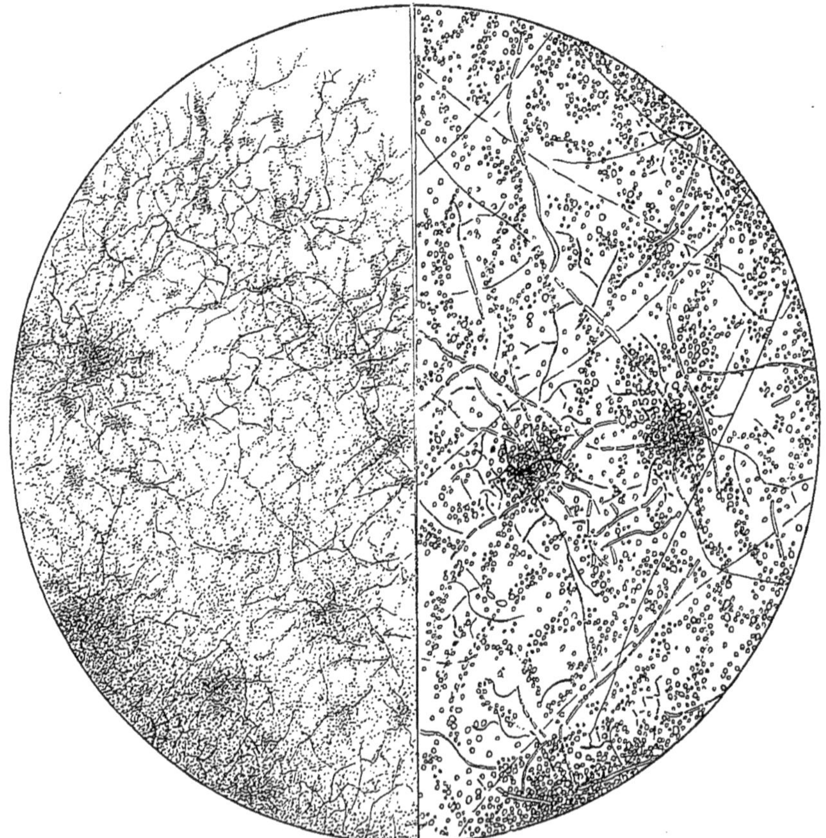

Fig. 328. — *Tr. niveum radians*. Culture de 8 jours en bouillon maltosé. × 70 et 260.

les petites colonies disséminées faites de grappes globuleuses tassées, mais, entre elles, existe un réseau lâche de filaments sporifères qui les réunit. Beaucoup de ces filaments disparaissent par résorption et leur trajet n'est plus dessiné que par la disposition des spores qu'ils portaient; ces spores assez irrégulières, comme celles que portent les hyphes simples et longues, varient du simple au double et sont

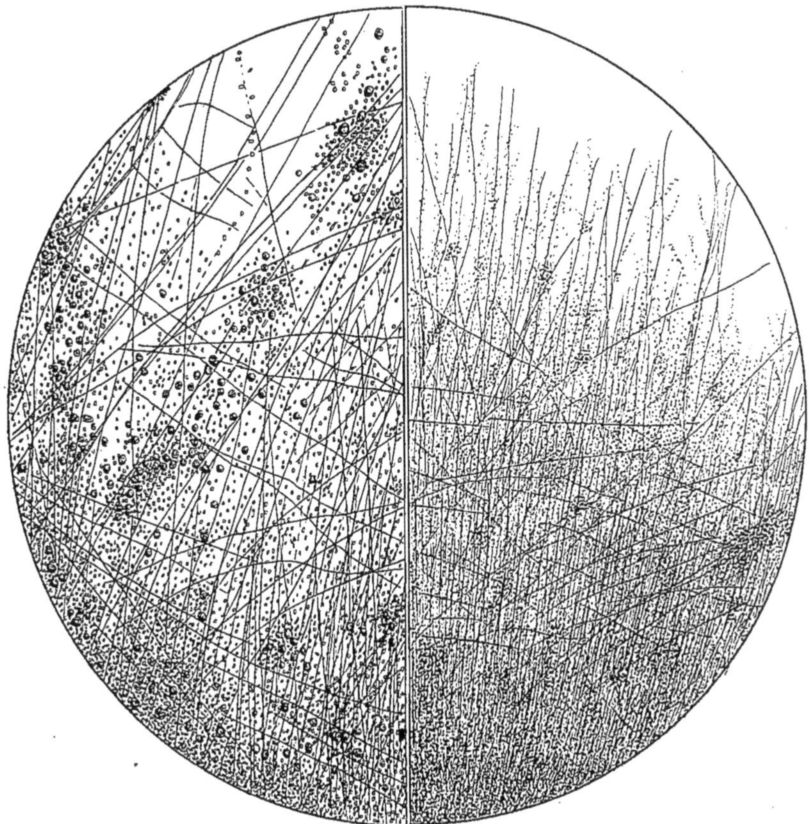

Fig. 329. — *Tr. niveum radians*. Culture de 8 jours en bouillon glucosé. × 60 et 260.

rondes ou ovales. Ainsi la culture, en dehors de points obscurs qui sont des agglomérats de grappes sporifères courtes, paraît criblée de spores dont le premier examen ne peut dire comment elles sont nées.

Le deuxième aspect sous lequel se présente le *Tr. radians* ressemble beaucoup à celui que les duvets pléomorphiques des Trichophytons nous ont offert à peu près uniformément.

C'est une culture radiée dont presque tous les filaments sont rectilignes et se dirigent tout droit du centre à la périphérie. Beaucoup portent sur presque toute leur longueur de petites spores ovalaires qui criblent l'ensemble de la culture comme de grains de poussière. En outre, la culture est parsemée de spores rondes, 4 ou 5 fois plus

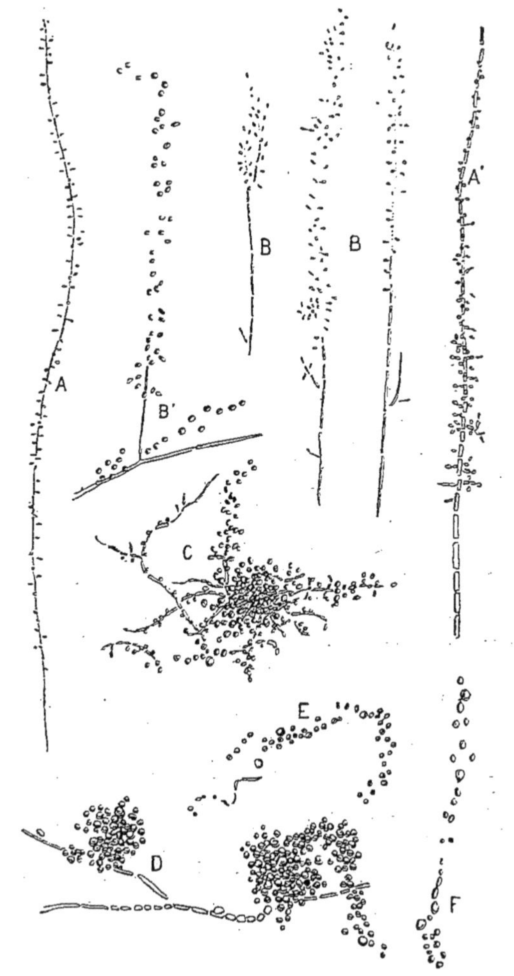

Fig. 330. — *Tr. niveum radians*. Hyphes sporifères. × 260.

grosses, et assez rares, qui flottent dans la culture parce que leur tige mycélienne s'est résorbée.

La fig. 330 montre le détail des hyphes sporifères et des deux types de conidies fines et grosses dont la description précède, celui des hampes longues et simples et des grappes touffues, et enfin celui des hyphes sporifères qui persistent lorsqu'elles se couvrent de spores, et des hyphes qui disparaissent lorsque leurs spores sont formées.

Trichophyton denticulatum.

La mycologie du *Tr. denticulatum* est encore plus simple. Un mycé-

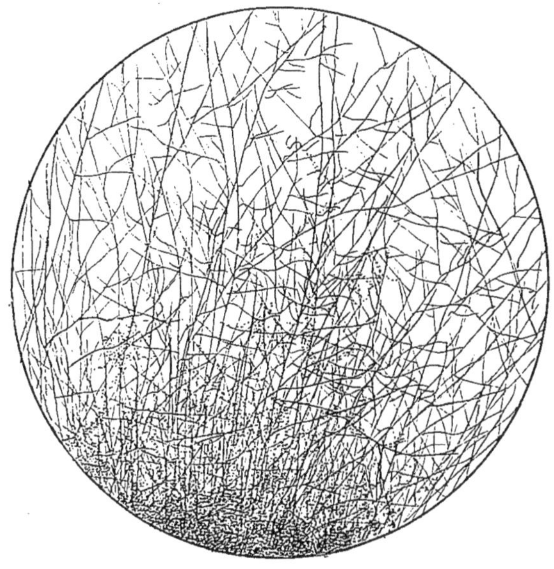

Fig. 331. — *Tr. denticulatum.* Culture de 8 jours en bouillon maltosé. × 70.

lium radié, ramifié, fait la masse de la culture (fig. 331). Il porte de place

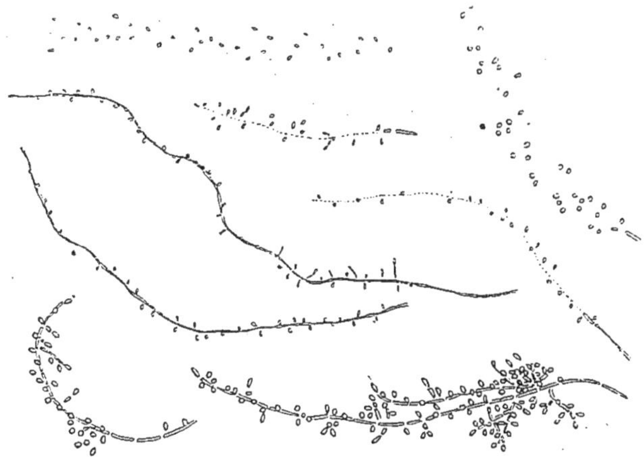

Fig. 332. — Hyphes fertiles du *Tr. denticulatum.* × 260.

en place des tiges fertiles dressées couvertes de spores ovoïdes. On ne voit presque pas de grappes ramifiées, presque toutes les hyphes fertiles sont des thyrses minces, allongés, sur lesquels des spores fines, ovales sont espacées (fig. 332). La fig. 333 (de détail) montre dans cette espèce comme dans la précédente que les spores varient du simple au

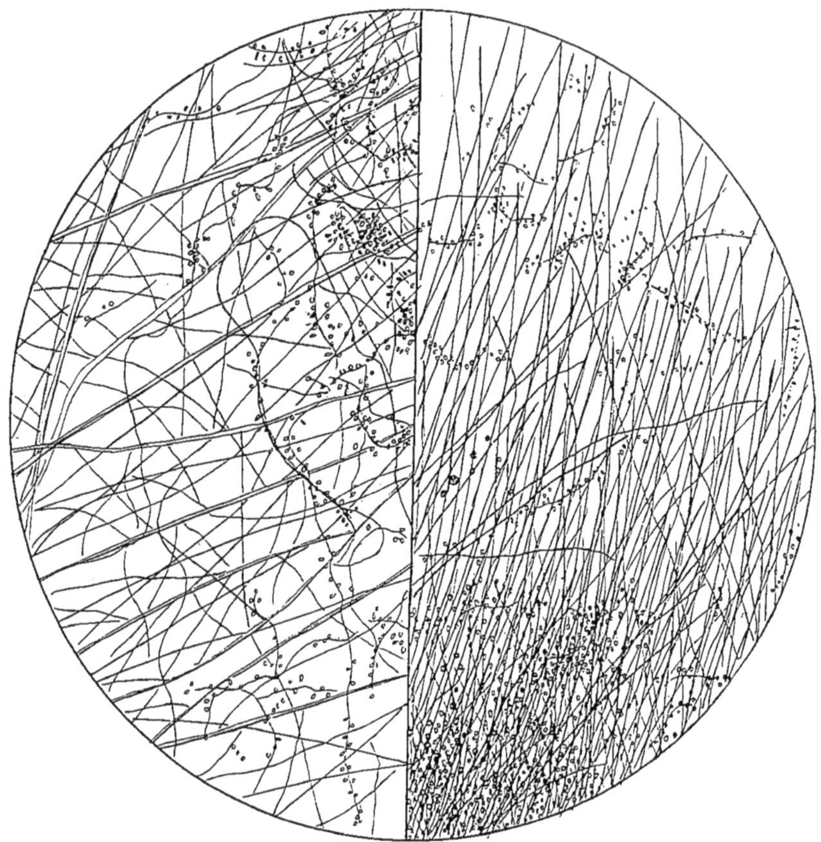

Fig. 333. — *Tr. denticulatum.* Culture de 8 jours en bouillon maltosé. × 260.

double dans leur dimension et la fig. 332, que le mycélium des hyphes sporifères persiste ou disparaît suivant le cas.

Si l'on veut bien comparer ces figures à celles qui concernent la mycologie des duvets pléomorphiques des Trichophytons gypseum, on sera frappé de leur ressemblance.

Et ce fait est de ceux qui appuient quelque peu l'hypothèse qui ferait des *Tr. niveums* des espèces actuellement fixées, mais dérivées des *Tr. gypseums* par altération pléomorphique accidentelle.

MYCOLOGIE DES TRICHOPHYTONS MÉGASPORES

Trichophyton equinum (Matruchot). — Mycologiquement le *Tr.*

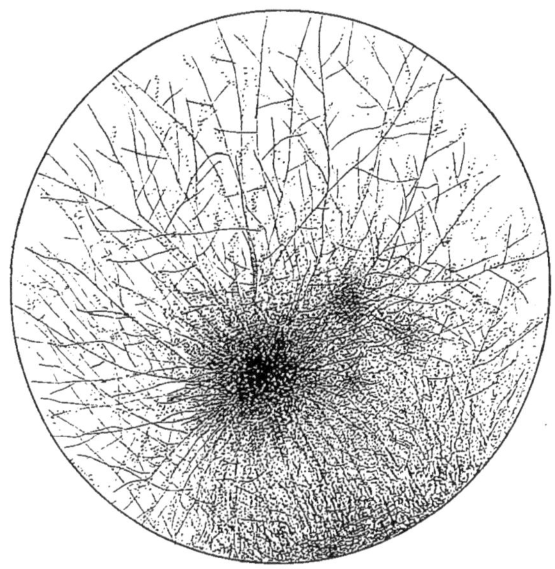

Fig. 354. — *Tr. equinum*. Culture de 8 jours en bouillon maltosé. × 260.

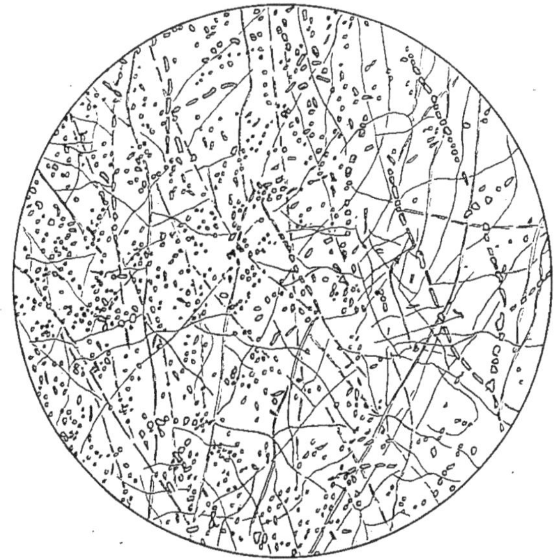

Fig. 355. — *Tr. equinum*. Culture de 8 jours en bouillon maltosé. × 75. Vue d'ensemble.

equinum ressemble un peu aux précédents. A un faible grossissement

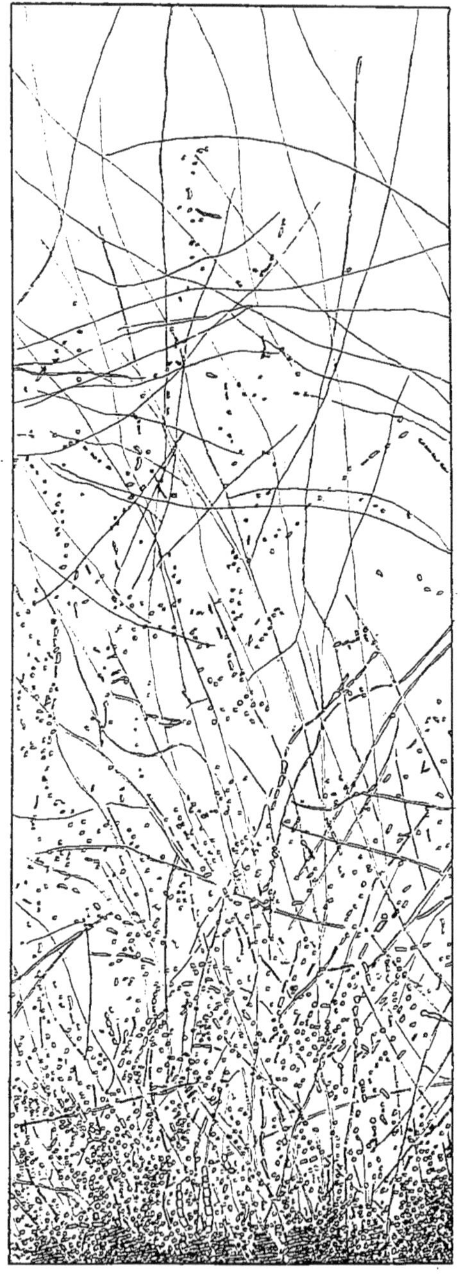

Fig. 336. — *Tr. equinum*. Culture de 8 jours en bouillon maltosé. × 260.

les cultures apparaissent entourées de mycéliums rayonnants au milieu d'une poussière de spores.

A un grossissement plus considérable, on voit que si la disposition

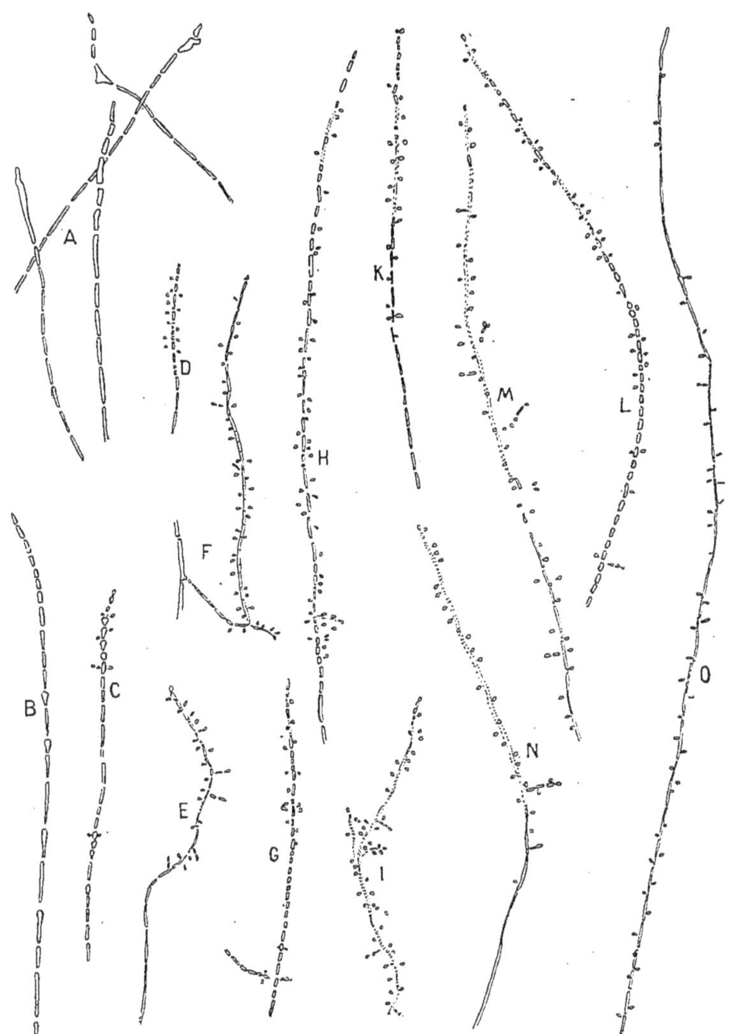

Fig. 557. — Terminaisons mycéliennes massuées et hyphes sporifères du *Tr. equinum*. × 260.

de ces spores dessine encore souvent l'hyphe sur laquelle elles sont nées, cette hyphe même demeure invisible ; un examen attentif montre aussi que les grappes complexes de spores existent encore moins, chez ce Trichophyton, que dans la culture des deux précédents. Seul le long thyrse conidifère existe, que la figure 337 représente, portant des spores sur plusieurs millimètres de longueur (O).

Très souvent aussi les myréliums radiés qui entourent la culture se terminent par une extrémité légèrement massuée, sans présenter cependant aucun organe qui ressemble au fuseau des Trichophytons gypseums (A, C, fig. 337).

Trichophyton caninum. — D'après Matruchot et Dassonville la mycologie du *Tr. caninum* ferait de lui l'un des plus importants Dermatophytes et l'un de ceux qui donneraient le mieux, sur leur groupe entier, des indications taxinomiques définitives.

En culture, le *Tr. caninum* donnerait des filaments très longs et plus fins que ceux des Trichophytons ordinaires, car ils ne présenteraient que 1 μ de diamètre (filaments à dissociation tardive) ; d'autres plus gros présentant des chlamydospores intercalaires ou latérales et dans ce cas, pédiculées suivant le type habituel du thyrse sporulaire. (Chaque sporule latérale de 4-7 μ de longueur sur 2-3 μ de diamètre.) ... Enfin, sur milieux très nutritifs, des spirales de deux ou trois tours de spire.

Mais, en outre, Matruchot et Dassonville décrivent au *Tr. caninum* des périthèces buissonneux nés de la cortication d'une branche spirale : périthèces à parois lâchement enchevêtrées, portant à l'extérieur des filaments *noirâtres* en forme de longues épines incurvées, simples, ou ramifiées à angle droit, et dont les extrémités se terminent à l'état jeune par un groupe de trois à cinq tortillons spiralés incolores. Dans ces périthèces on trouverait des asques groupées en grappe, pédicellées, ovales, diffluentes, de 6-7 μ sur 3-4, octospores. Chaque spore limoniforme, incolore, lisse, biguttulée, de 1 μ et demi sur 3.

Il est inutile de souligner l'importance de cette description, surtout tracée par un mycologue professionnel. Il est à regretter seulement que des points d'une telle importance n'aient pas été figurés en tous détails de façon à être au-dessus des objections qui se présentent naturellement à l'esprit, devant des faits si différents de ceux que nous connaissons, si graves dans leurs conséquences doctrinales, et restés uniques jusqu'ici.

Trichophyton rosaceum. — Lorsque j'avais étudié, en 1894, la mycologie du *Tr. rosaceum*, je lui avais décrit des terminaisons infertiles qui ne sont pas caractéristiques [1] et des couronnes de spores verticillées autour des filaments mycéliens, éléments que je n'ai pu retrouver depuis; j'avais d'ailleurs signalé aussi à cette

[1] Atlas des *Trichophyties humaines*, fig. 192.

époque les spores pédiculées une à une sur de très grandes lon-

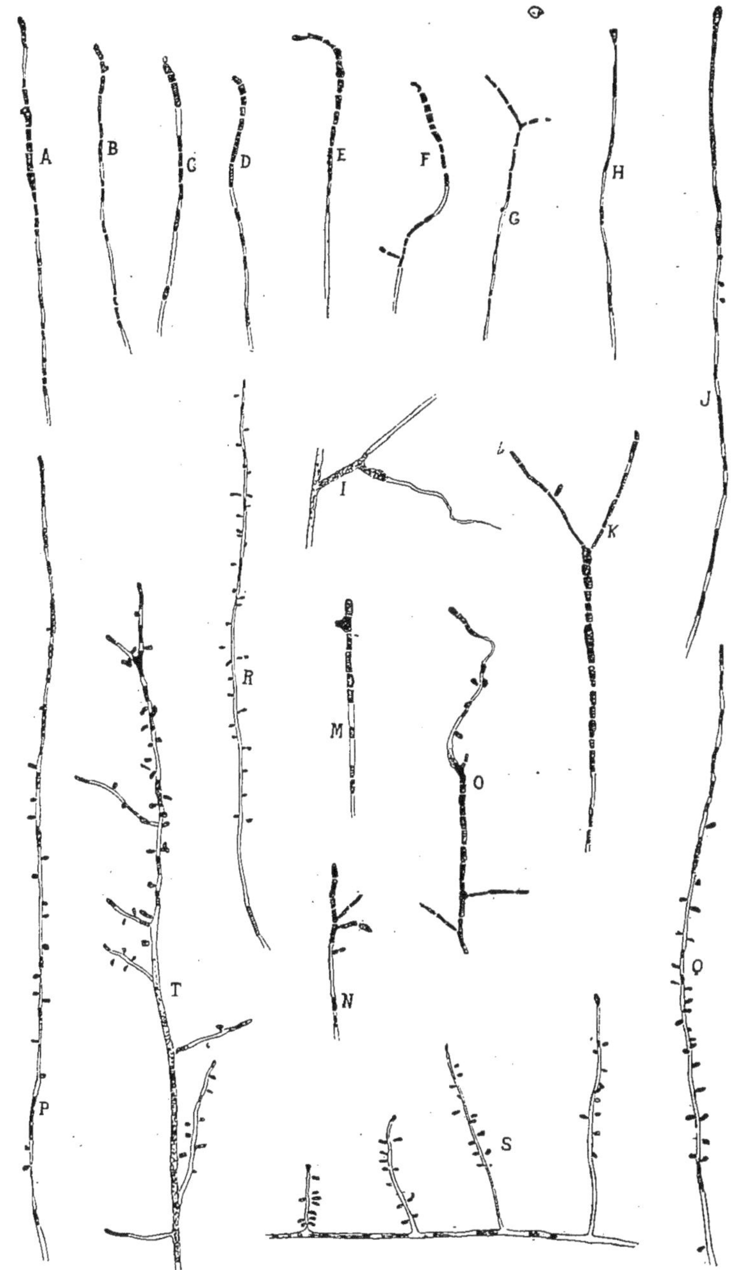

Fig. 538. — Organes principaux du *Tr. rosaceum* dans une culture de 12 jours en milieu sucré. × 260.

gueurs des tubes mycéliens adultes ([1]); ce que la figure 338 démontre.

Truffi, qui a étudié en 1902 la mycologie de ce Parasite, lui décrit des grappes longues de spores comme nous. J'ai fait représenter en une figure (fig. 338) les formes mycologiques principales que j'ai pu

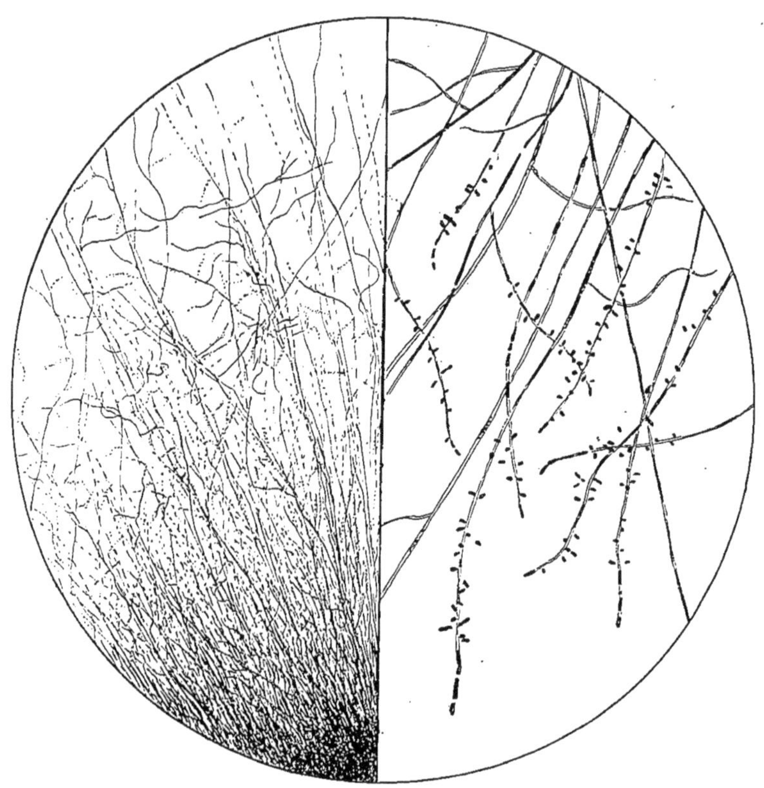

Fig. 339. — Aspect général et port de la culture en goutte pendante du *Tr. rosaceum*. × 60 et × 260.

relever dans les cultures en goutte du *Tr. rosaceum*. On y trouve d'abord, soit sur le trajet des filaments mycéliens, soit à leur extrémité (A, H), des réserves protoplasmiques enkystées prenant la couleur plus fortement que les parties mycéliennes intercalaires; on y voit (B, D, F) les chlamydospores pluricellulaires en fuseaux ou en battants de cloche communes à beaucoup de Trichophytons. Sur le trajet des filaments, ces réserves protoplasmiques peuvent prendre toutes les

([1]) *Trichophyties humaines*, p. 172.

formes. En beaucoup de points, on observe l'alternance des réserves protoplasmiques endo-mycéliennes et de conidies latérales pédiculées sur des cellules mycéliennes, déshabitées parce que le protoplasma de ces cellules s'extravase dans les spores externes (J, O, P). Le type du mycélium adulte terminal, c'est la hampe dressée, portant de part et

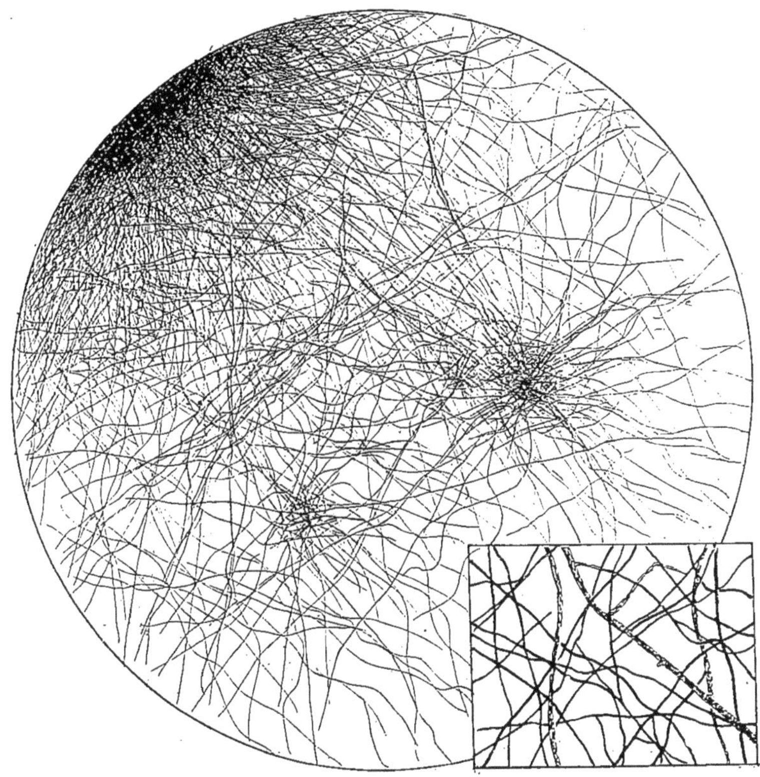

Fig. 340. — Forme pléomorphique du *Tr. rosaceum*; culture en goutte pendante × 60[e]. Le carton × 260.

d'autre de très nombreuses spores piriformes, sessiles ou pédiculées, (fig. 338, K, R, T, et fig. 339). Et ces thyrses peuvent être d'une extrême longueur. Beaucoup portent latéralement des branches courtes, elles-mêmes couvertes de spores (fig. 338, S). La figure 340, culture en goutte du duvet pléomorphique du *Trichophyton rosaceum*, montrera la transformation intime et la dégénérescence subies par la culture-mère. Les filaments ont tout à fait ou presque complètement cessé de porter des spores.

TRICHOPHYTON VIOLACEUM

J'ai souvenir d'avoir cultivé en 1893 le duvet blanc issu du Trichophyton violaceum et de l'avoir vu porter des spores latérales. Je l'ai écrit dans les Trichophyties humaines. Truffi l'a retrouvé en 1902. Au cours de mes dernières recherches je ne l'ai pu reproduire.

La culture que j'ai obtenue est faite de filaments minces, jeunes,

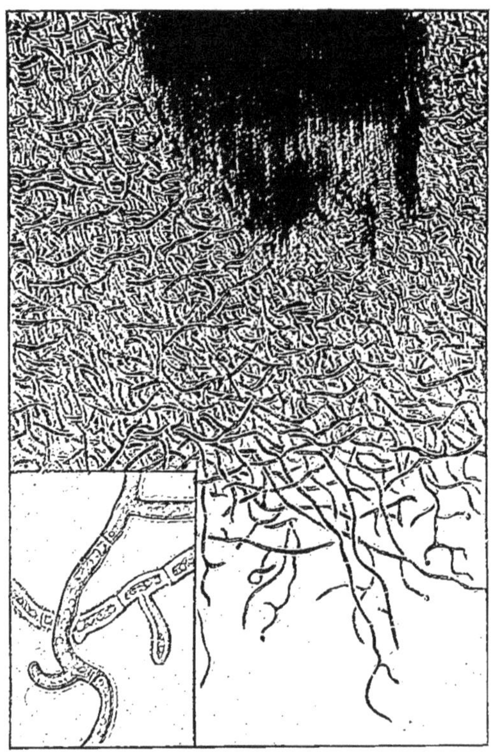

Fig. 541. — *Tr. violaceum.* Début de culture autour d'un cheveu parasité déposé trois jours sur un milieu nutritif. × 260. Le carton à 760.

peu cloisonnés (fig. 542), ou de filaments plus âgés, montrant des chlamydospores intercalaires arrondies ou difformes.

Lorsqu'on pratique la culture en partant d'un fragment de cheveu (fig. 541), on peut voir le mycélium présenter quelques bourgeons latéraux qui peuvent simuler des spores, mais qui sont des filaments jeunes et non pas des spores latérales. Je crois très bien qu'en cherchant à améliorer les milieux de culture de ce Parasite, on parviendrait à lui faire émettre régulièrement ces spores qu'on a pu observer par

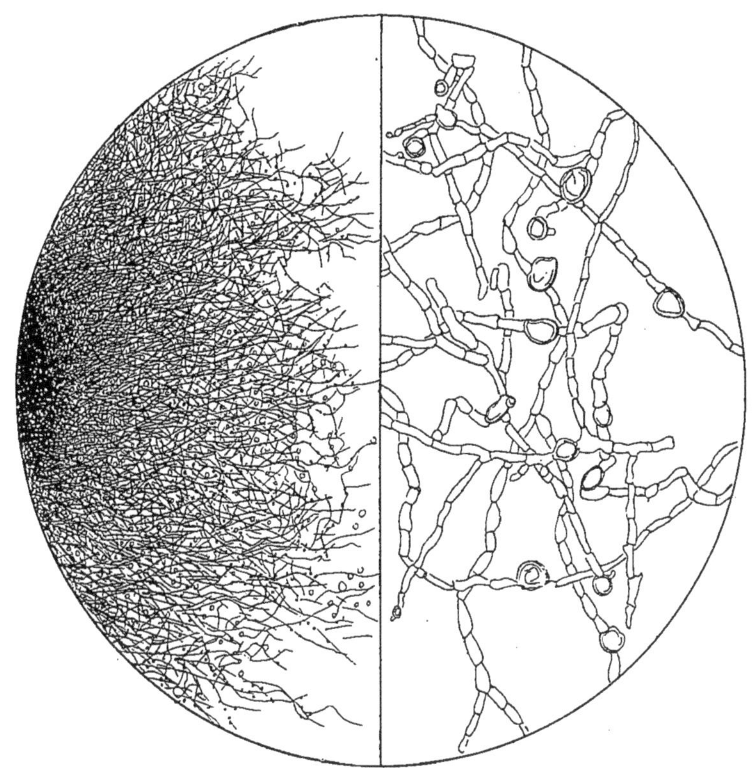

Fig. 342. — *Tr. violaceum.* Culture de 10 jours en bouillon maltosé. × 70 et × 260.

hasard. Mais ce serait une recherche sans doute assez longue et que je n'ai pas faite.

TRICHOPHYTONS FAVIFORMES

Trichophyton album. — Les cultures en goutte du *Trichophyton album* sont celles qui évoquent le plus la forme des Trichophytons dans le cheveu ou dans la squame. Voyez la fig. 343, on y observe des filaments formés d'articles courts, souvent oblongs à grand axe transversal, presque identiques aux filaments articulés de beaucoup de Trichophytons dans le cheveu humain. Et le mycélium de la fig. 344

avec sa forme rubanée est à peu près identique aux figures que tant de Trichophytons nous ont montrées dans la squame.

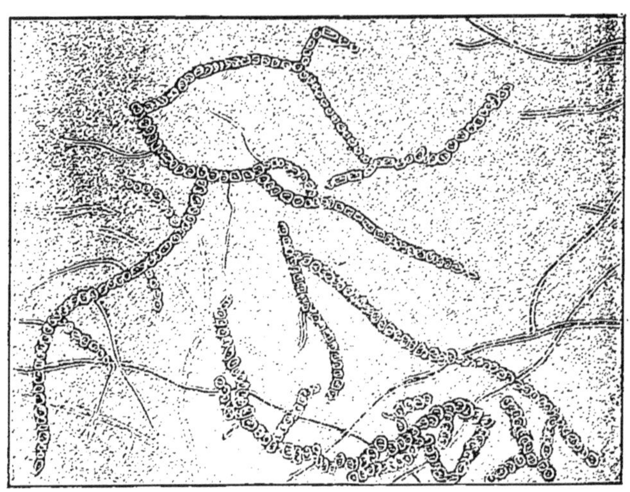

Fig. 343. — *Trichophyton* faviforme *album*. Culture en goutte de 30 jours. × 260.

Ainsi, dans sa culture en goutte pendante, le *Trichophyton album* prend des formes analogues à celles qu'il prend dans le cheveu,

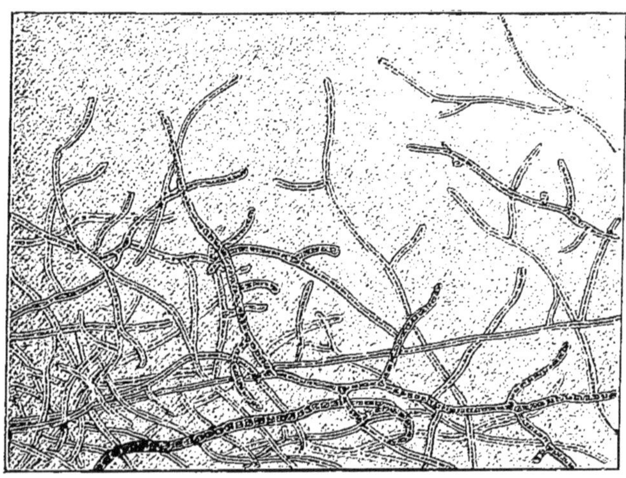

Fig. 344. — *Trichophyton* faviforme *album*. Culture en goutte de 30 jours. × 260.

c'est-à-dire dans une vie de contrainte, où l'on ne voit aucun Trichophyton produire d'appareil de reproduction différencié. Mais contrairement à l'opinion de Bodin, il ne faut pas assimiler ces éléments rubanés à l'appareil différencié de reproduction des Oospora.

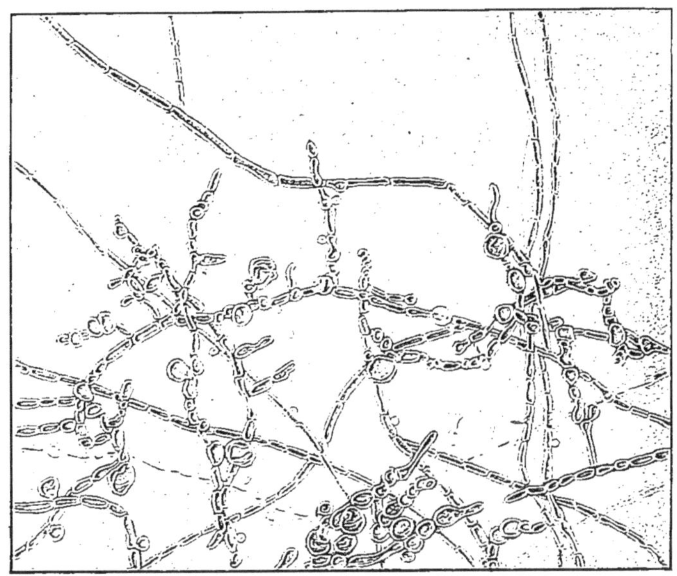

Fig. 545. — *Trichophyton* faviforme *album*. Culture en goutte de 30 jours. × 260. Chlamydospores intercalaires

Les articles mycéliens de ces cultures n'ont pas plus de valeur en ce qui concerne la classification de ces Parasites que l'article mycélien

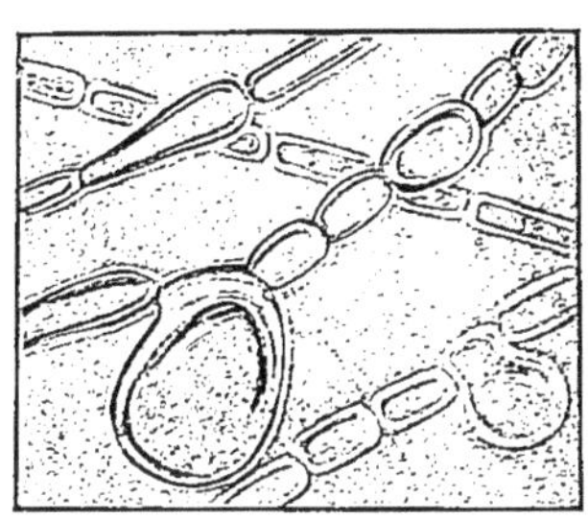

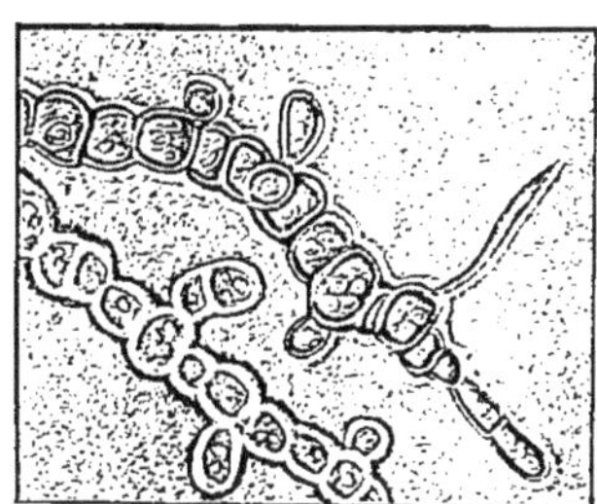

Fig. 546. — Chlamydospores intercalaires de la figure 543 et de la fig. 545. × 750.

du cheveu, même quand la langue dermatologique le dit à tort : sporulé.

Chacun de ces articles mycéliens n'est qu'une réserve protoplasmique enkystée (chlamydospore intercalaire) et ne mérite pas d'être considéré comme un appareil de reproduction différencié (fig. 346).

Que l'on examine la fig. 343 et la fig. 345 à de très considérables grossissements, et l'on se rendra compte qu'entre les articles mycéliens de la fig. 343 et les plus hypertrophiés des articles mycéliens de la fig. 345, il n'y a qu'une différence du plus au moins. Certains articles se gonflent prodigieusement et souvent d'une façon excentrique. Ils s'entoureront d'une double enveloppe, leur protoplasma se condensera et redeviendra granuleux comme dans les petites chlamydospores de la fig. 343. Et peu à peu la culture en sera remplie.

Quand la culture vieillit, les articles mycéliens fondent et disparaissent, laissant les chlamydospores isolées, capables de bourgeonner et de reproduire le Parasite si elles sont transportées dans un milieu nutritif nouveau. Beaucoup d'ailleurs esquissent ce bourgeonnement dans le milieu même où elles sont nées, mais il s'arrête.

Trichophyton ochraceum. — Les cultures du *Trichophyton*

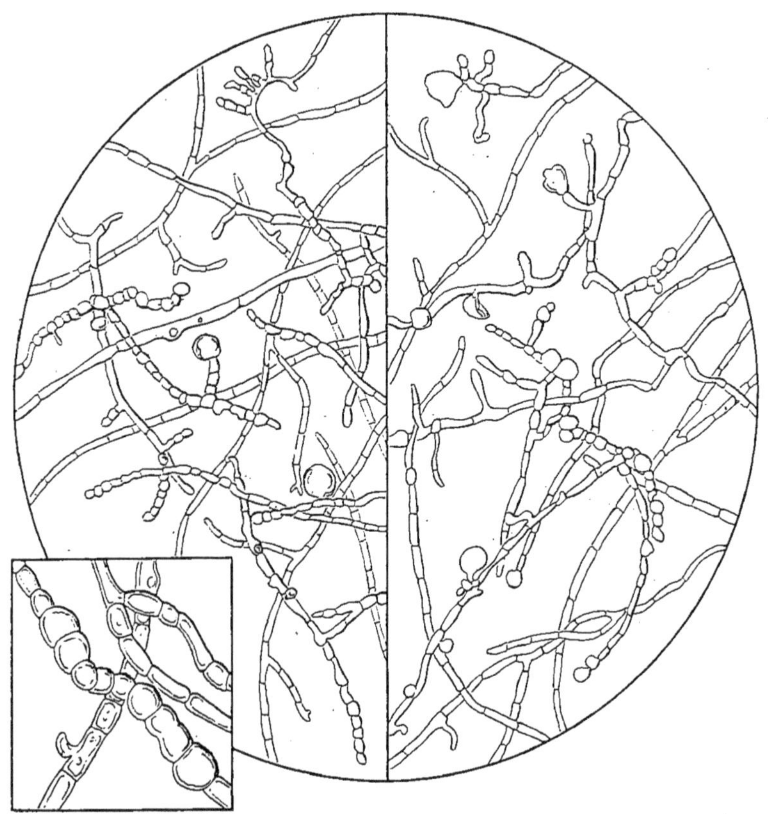

Fig. 347. — *Trichophyton ochraceum.* Culture en goutte de 20 jours. × 260. Le carton à × 760.

ochraceum comme celle du Trichophyton album, comme celle de l'Achorion vulgaire et celle du Trichophyton violaceum, sont les cultures dont nous pouvons le moins étudier la mycologie. Sur nos milieux qui leur conviennent mal, elles poussent lentement et sous des formes de souffrance, sans que nous puissions obtenir qu'elles montrent des organes de fructification; alors leurs organes nous paraissent réduits à des articles ovoïdes, formes végétatives misérables. Jamais ces cultures ne montrent rien qui ressemble à une conidie externe, à une grappe ou à un fuseau. Beaucoup d'autres dissemblances existent entre ces Trichophytons et les Trichophytons ordinaires. Ainsi leurs premières cultures ne se développent pas au-dessous de 18°, etc. Il n'y a guère à douter cependant que sur un milieu nutritif mieux approprié à leurs besoins, ces Dermatophytes, comme les autres, nous fourniraient des spores latéralement portées sur des hyphes fertiles. On peut supposer même que la recherche de ce milieu ne demanderait qu'un peu de temps et de patience (1).

(1) Nous n'avons étudié la mycologie du *Tr. faviforme discoïdes* que par dilacération. Nous n'y avons observé que les mêmes formes présentées par les autres Trichophytons faviformes et étudiées avec eux. Aussi ne lui consacrerons-nous pas d'article mycologique spécial.

EPIDERMOPHYTON INGUINALE

L'*Epidermophyton inguinale* est de tous les Dermatophytes celui qui présente les formes de reproduction les plus personnelles, à ce point que, dès le premier examen d'une de ses cultures en goutte, on le reconnaît assurément. En effet, la culture en goutte développe

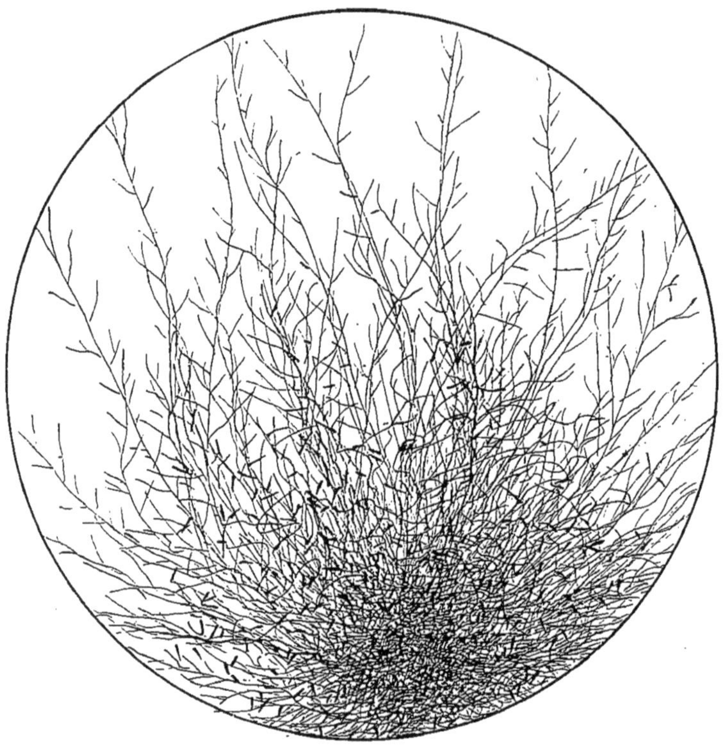

Fig. 348. — *Epidermophyton inguinale.* Culture en goutte pendante en bouillon glucosé après onze jours (Bleu de Sahli, 60/1 diam.)

un thalle épais et feutré, d'où partent des rayons couchés, radiés, infertiles. Aucune conidie latérale, aucune hyphe sporifère, pas de vrille, rien qui rappelle les Trichophytons ordinaires, mais seulement des fuseaux innombrables, déjà visibles au plus faible grossissement (fig. 348) et qui terminent tous les rameaux aériens dressés. La forme de ces fuseaux spéciaux les fait notablement différer de ceux que nous connaissons, par exemple chez les *Trichophytons gypseums* et de ceux, encore différents, qui caractérisent les Microsporums. Ils sont extrêmement fragiles, et le montage dans tous les liquides conservateurs

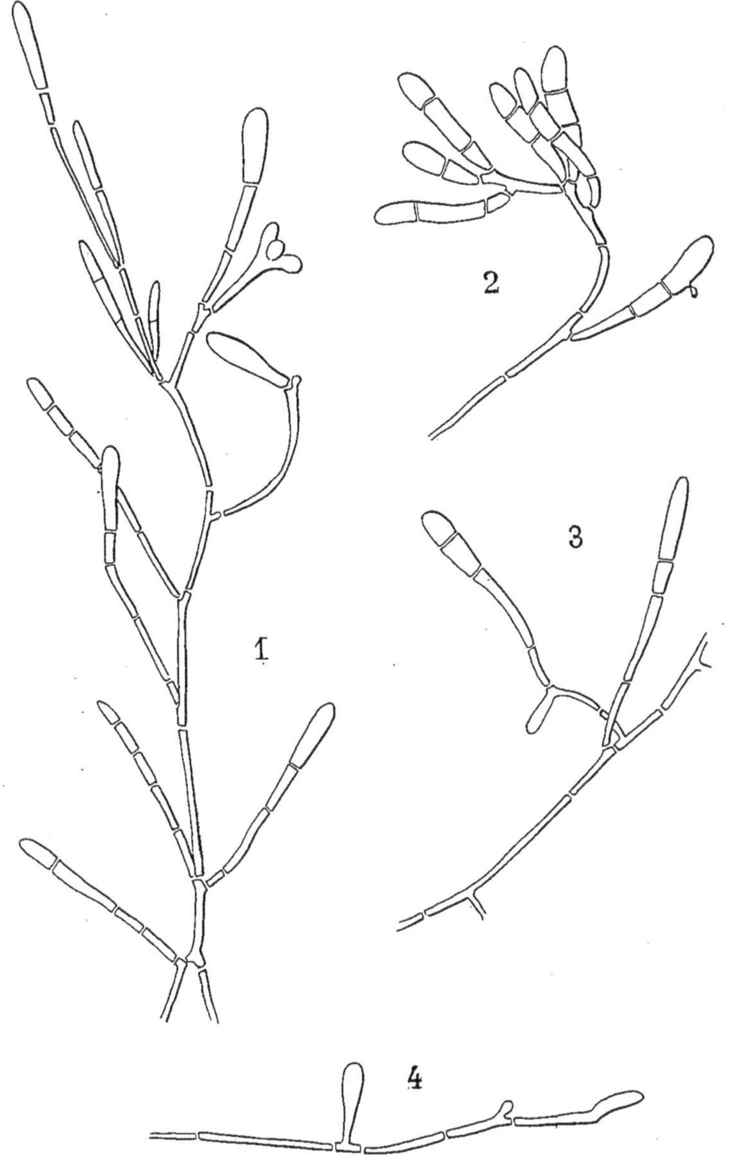

Fig. 549. — *Epidermophyton inguinale*. Ses fuseaux dans la culture en goutte pendante. × 760.

les abîme. Les meilleures préparations qu'on en puisse faire seront pratiquées dans l'eau pure ou dans l'acide lactique.

Les cultures en goutte pendante, en bouillon sucré, donnent à ces

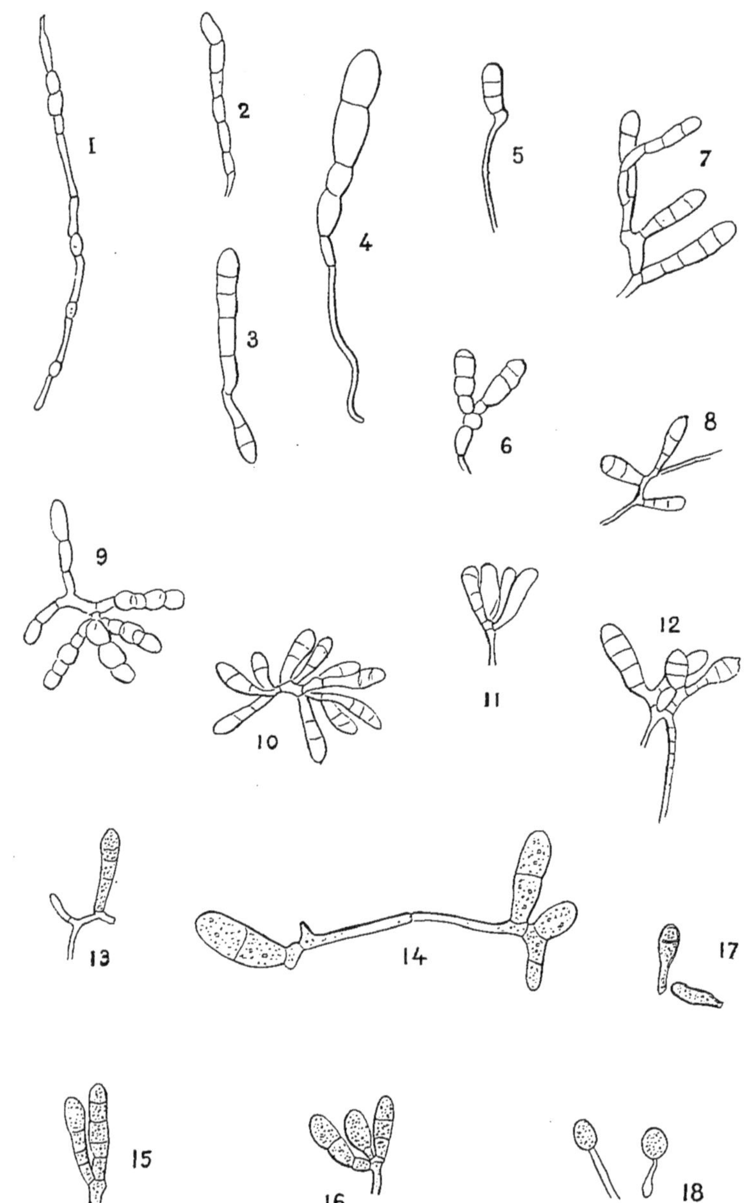

Fig. 350. — *Epidermophyton inguinale*. Ses fuseaux dans les cultures en tube en milieux d'épreuve. × 760.

fuseaux les formes que voici (fig. 349). Ils sont latéraux ou terminaux, souvent réunis par groupe de 5 à 7 (2) ou élégamment disposés à l'extrémité d'une tige mycélienne flexueuse. On les voit naître (2, 3, 4) comme de simples hernies latérales sur un filament. Ils s'allongent et s'arrondissent de façon à constituer un fruit oblong que deux ou trois septa séparent en trois ou quatre loges. C'est ainsi que se montrent les fructifications du Parasite dans les cultures en goutte.

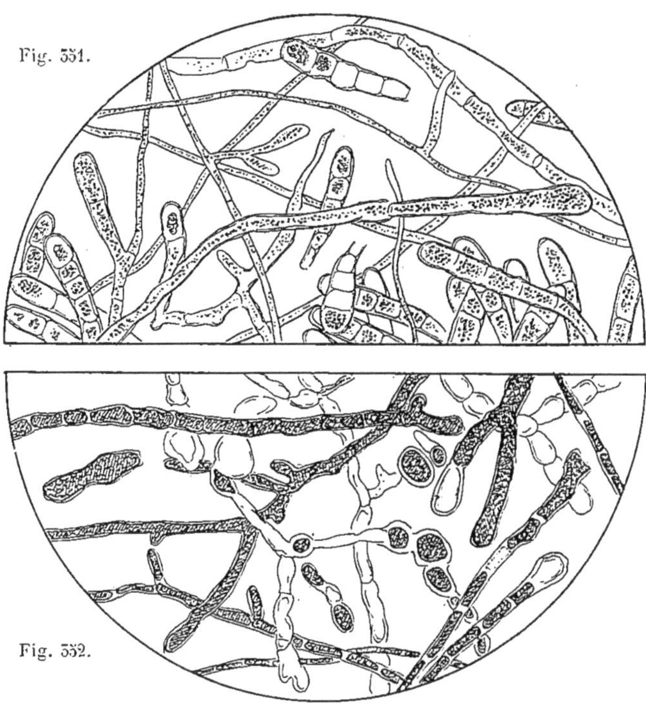

Fig. 351. — *Epidermophyton inguinale*. Culture de 25 jours en bouillon glucosé. × 750.
Fig. 352. — *Epidermophyton inguinale*. Culture de 37 jours en même milieu. × 750.

Elles sont du même type mais un peu différentes dans les cultures en tube, lorsqu'on les examine en en prélevant une parcelle qu'on dilacère dans une goutte d'eau: Les fuseaux s'y montrent beaucoup plus nombreux, plus courts, plus ramassés, plus tassés. La fig. 350 montre le détail de leur forme et de leur structure. Dans cette figure on peut suivre de 1 à 5 les diverses phases de leur développement, mais les formes normales sont figurées de 7 à 12. Ce sont elles qui littéralement encombrent la préparation. Ce sont des fuseaux arrondis à extrémité obtuse et septés en 5 à 6 loges, ayant 20-30 μ de long sur 5-7 de large. Ces fuseaux, réunis par 5, par 8, par 10, prennent l'aspect bien connu d'un régime de bananes.

Ils sont innombrables, la poussière de la culture est faite par eux. Ces fuseaux peuvent être verticillés autour d'une extrémité mycélienne (11) ou au contraire appendus au long d'une tige par des stérigmates courts ou sur un simple renflement d'insertion. Quelquefois ils sont ramifiés, uniques à leur base, doubles à leur extrémité; certains,

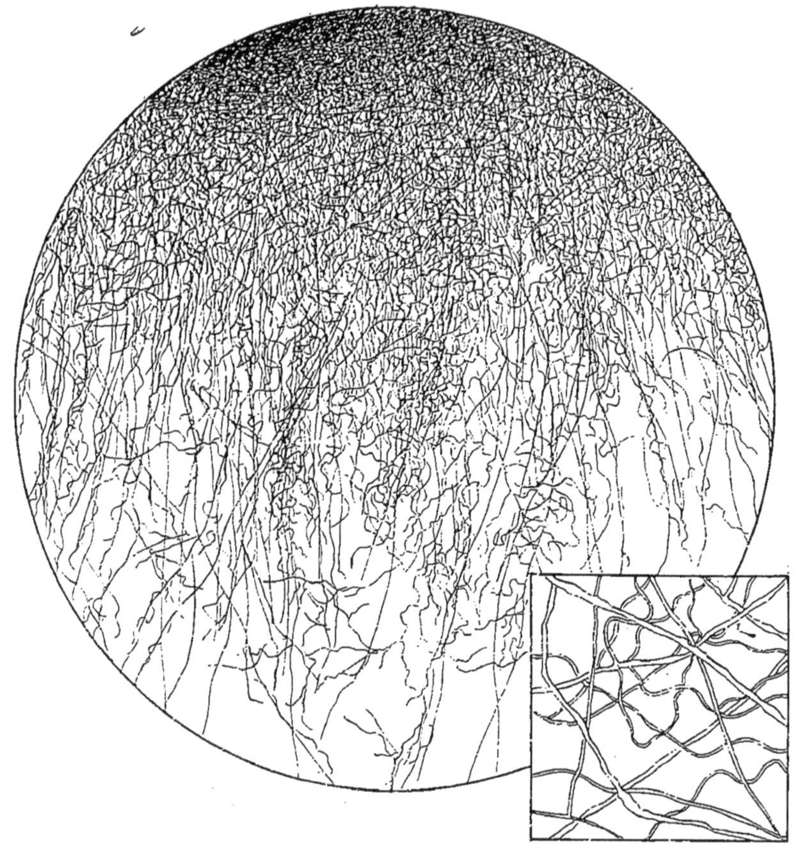

Fig. 555. — Culture en goutte suspendue en bouillon glucosé après 11 jours du duvet blanc pléomorphique issu de l'*Epidermophyton inguinale*. Coloration au bleu de Sahli. × 60. Le carton × 300.

plus trapus, ont la forme d'une pomme de pin, d'un cône de cèdre (12).

Aucun autre Dermatophyte ne présente un tel aspect; sur le seul vu de ces fruits, on peut nommer ce Parasite. Et les deux variétés que j'en connais ont des fruits identiques.

Dans les préparations permanentes les fruits se rident et se flétrissent, le protoplasma cellulaire se condense et devient granuleux, sa masse se rétracte et ne remplit plus la cellule (fig. 551). Lorsqu'on a laissé vieillir la culture, beaucoup des fuseaux meurent et sont déshabités par le protoplasma. Le protoplasma se condense au contraire dans certaines tiges et dans certains articles mycéliens qui s'arrondissent et deviennent des chlamydospores intercalaires (fig. 552).

Le duvet blanc pléomorphique de l'*Epidermophyton inguinale* n'a plus aucune apparence de parenté mycologique avec la culture dont il est issu. Il est exclusivement composé de filaments minces, ramifiés, stériles, et ne montre aucune forme différenciée quelconque (fig. 553).

ÉTUDE MYCOLOGIQUE GÉNÉRALE DES MICROSPORUMS

La mycologie des Microsporums, qui a beaucoup de points de contact avec celle des Trichophytons, en diffère assez cependant pour qu'un observateur qui a étudié le sujet puisse, sur l'examen objectif de simples cultures en goutte, affirmer qu'il s'agit d'une espèce de l'un ou de l'autre de ces deux groupes de Dermatophytes.

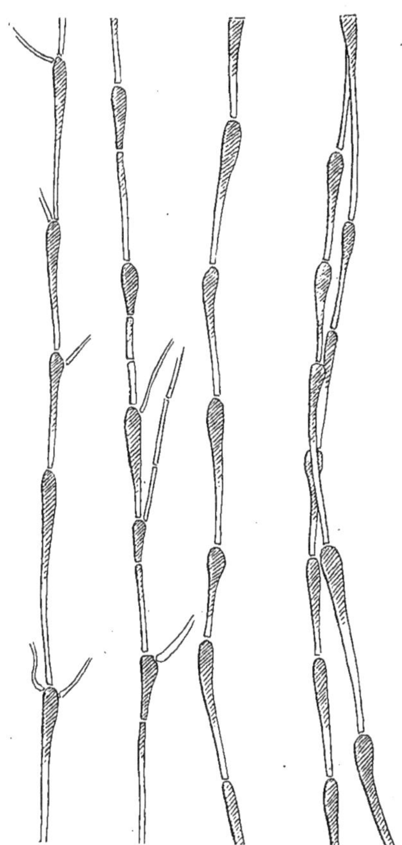

Fig. 554. — Le mycélium en raquette des Microsporums. × 260.

Essentiellement il ne semble pas qu'il y ait entre ces deux types une divergence absolue et qu'ils appartiennent chacun à des familles cryptogamiques très distantes. Tout indique au contraire qu'il s'agit de Parasites très proches entre eux. En étudiant les Microsporums nous trouverons cependant plusieurs points nouveaux méritant de nous arrêter.

D'abord le mycélium, qui présente des tubes rectilignes à parois parallèles, montre aussi d'autres brins dont les cellules ont une forme en raquette très particulière (fig. 554).

Souvent, comme je l'écrivais dès 1895, « les cellules mycéliennes du Microsporum Audouïni sont... renflées en massue à une de leurs extrémités, en sorte que le mycélium de la culture apparaît comme moniliforme. On objectera, je sais, qu'on ne peut attribuer au mycélium une grande valeur dans une différenciation d'espèces en mycologie. Cependant une particularité aussi spéciale et aussi constante que celle de ces renflements mycéliens réguliers mérite bien d'être signalée. »

« Peu à peu, à mesure que la culture du Microsporum Audouïni

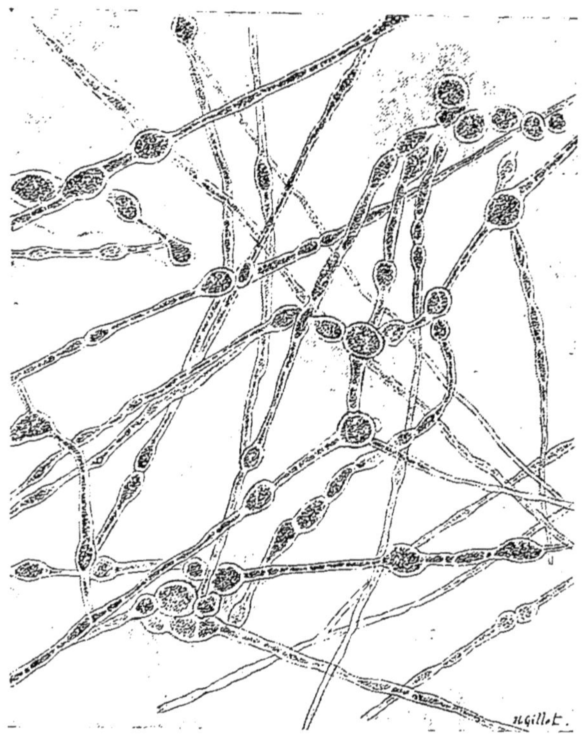

Fig. 355. — Transformation en chlamydospores intercalaires des éléments mycéliens en raquette de la figure précédente. × 260.

devient adulte, les renflements mycéliens augmentent de diamètre et prennent plus d'importance dans le port d'ensemble du végétal; ces renflements atteignent alors 9-12 μ de diamètre et quelquefois davantage [1] » (fig. 355).

Bodin a complété la description de ces raquettes en montrant qu'elles se formaient par véritable extravasation du protoplasma et que les filaments porteurs de ces endoconidies se flétrissaient à mesure que le kyste protoplasmique s'arrondissait. C'est le mécanisme qui

(1) Sur une mycose innominée. *Annales de l'Institut Pasteur*, février 1893.

chez beaucoup de mucédinées fait les chlamydospores intercalaires. Ainsi se forme le premier organe différencié que montrent les Microsporums.

2° *La spore externe* des Microsporums naît, comme la spore externe des Trichophytons, sur une hyphe sporifère qui peut être ramifiée mais qui est ordinairement très simple. Elle fut décrite par Adamson [1], par Fox et Blaxall [2] et par Bodin [3]. Dès le début de leurs recherches, Fox et Blaxall se basèrent sur la présence de l'hyphe sporifère pour faire des Microsporums et des Trichophytons des Champignons de la même famille [4], ce que j'avais nié à tort [5].

Les hyphes sporifères courtes ou longues sont ordinairement simples ou à peine ramifiées. Les spores qu'elles portent, appendues à elles, sont de même diamètre que les spores trichophytiques mais un peu plus allongées, moins piriformes, leur base tronquée présente une facette d'articulation (Bodin). Elles sont caduques, très facilement déhiscentes; aussi ne les trouve-t-on en place que rarement, et très souvent, au contraire, éparpillées autour de l'hyphe. C'est cette hyphe sporifère que Fox et Blaxall appelèrent assez étrangement *Aarons' road*, verge d'Aaron, et que Bodin appela plus tard hyphe *Acladium*, par analogie avec l'hyphe des Mucédinées qui portent ce nom. De quelque nom qu'on appelle la grappe simple des Microsporums et des Trichophytons, ce qu'il faut d'abord affirmer c'est que « mis à part, certains détails de ramification des hyphes, de forme et d'implantation des conidies, le type général de fructification reste le même dans les deux cas [6] », dans les deux familles.

3° *Les fuseaux*. — Nous connaissons déjà, chez les Trichophytons du groupe des Gypseums, l'existence, dans leurs cultures, de fuseaux multiloculaires spéciaux que nous avons étudiés plus haut. Chez

(1) Pour Adamson les cultures de Microsporum étaient caractérisées : α) par l'absence de pigment; β) par les fuseaux ou raquettes terminales; γ) par les grappes imparfaites de spores. Sur les cultures très luxuriantes (c'est-à-dire sur celle des Microsporums animaux) on trouve de nombreux fuseaux. Cet ensemble descriptif est tout à fait véridique. ADAMSON. *Transactions of the third Congress of Dermatology*, p. 555.

(2) Fox et BLAXALL. *An inquiry*.... etc..., p. 55.

(3) E. BODIN. Dans ses études des *Microsporums equinum et caninum* (*loc. cit.*).

(4) « A comparison of Klatsch specimens of the Microspora and of the Endo- or ectothrices leaves no doubt that the fructification is formed on precisely the same plan; indeed the resemblance is remarkable and it is not easy matter to diagnose the species from the contemplation of microscopic specimens only. »

(5) Dans mon premier manuscrit des *Trichophyties humaines*, resté depuis lors entre les mains de mon maître, E. Besnier, j'avais décrit et figuré la sporulation externe du Microsporum Audouïni, telle qu'elle existe. Mais n'ayant pas revu depuis lors ce type de sporulation, je crus ensuite à une confusion de préparations et je ne le mentionnai pas dans mon travail définitif.

(6) E. BODIN. Les Microsporums. Article TRICHOPHYTIE de la *Pratique dermatologique*, t. IV, p. 804.

plus de la moitié des Microsporums cet organe reparaît dans les cultures en nombre extraordinaire.

On peut dire que chez tous les Microsporums les fuseaux existent, car chez tous on en peut retrouver la forme rudimentaire, comme une terminaison fuselée des mycéliums. Mais il faut faire pourtant une

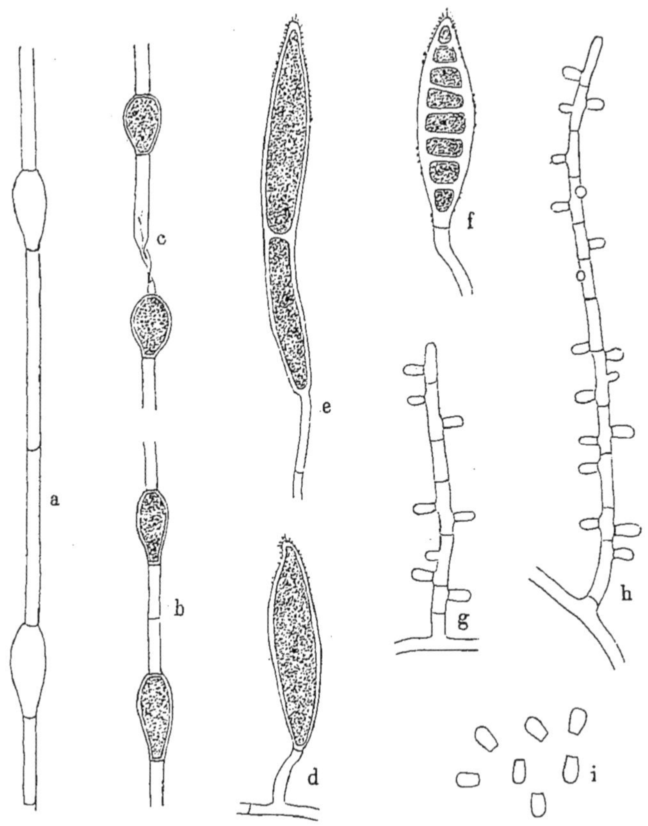

Fig. 556. — Éléments différenciés du *Microsporum Audouïni* en culture (d'après Bodin). — *a*, renflements piriformes sur les filaments. — *b*, *c*, transformation des renflements piriformes en chlamydospores. — *d*, *e*, conidies fuselées. Microsporum Audouïni. — *f*, conidie fuselée. Microsporum du chien, — *g*, *h*, hyphes du type *Acladium*. Microsporum Audouïni. — *i*, conidies du type *Acladium*.

grande différence à ce sujet entre les Microsporums à culture petite ou moyenne, du type du Microsporum Audouïni, qui, pratiquement, ne montrent pas de fuseaux, et les Microsporums à culture vivace, la plupart d'origine animale et dont la culture est tellement criblée de fuseaux bien développés que l'œil ne saurait traverser la couche continue qu'ils forment. Ainsi peut-on dire que les Microsporums animaux s'opposent aux Microsporums humains ou analogues ; les cultures de ces derniers ne montrent pas de fuseaux, alors que les cultures des autres en sont couvertes. Ces fuseaux furent décrits, on peut dire à la fois par Fox et Blaxall [1] et par Bodin [2]. Leur forme en navette est vraiment bien particulière et caractéristique, et le mycologue qui les a examinés comparativement à ceux des *Tr. gypseums* ne les confondrait plus entre eux.

4° *Les hyphes pectinées.* — Lors de ma première description mycologique des Microsporums, je décrivis, vers le dixième jour environ, la naissance, autour de la culture en goutte pendante, de « longs filaments terminaux contournés en tous sens comme des lanières de fouet, qui peuvent s'entre-croiser de toutes façons, mais en laissant toujours beaucoup d'espace entre elles. »

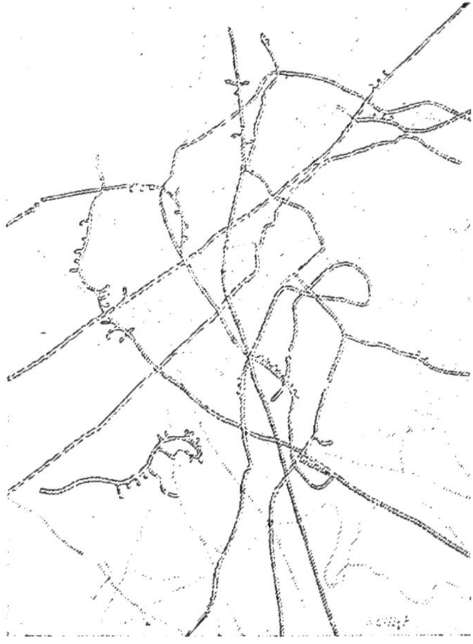

Fig. 557. — *Microsporum Audouïni.* Organes pectinés. × 180.

« ... Et voici, ajoutais-je, comment s'opère la sporulation externe. En un point des filaments contournés terminaux, point le plus souvent terminé en crosse, un épaississement latéral se produit sur une longueur de 15 à 18 μ environ. Puis il se développe, d'un seul côté de la branche fructifère, une série d'excroissances, tantôt obtuses, et l'hyphe sporifère prend alors la forme d'une lame de scie, tantôt, au contraire, assez effilées et ressemblant exactement aux dents d'un peigne. »

« Sur ces pédicules prennent naissance les spores externes, chaque denticule ne supporte qu'une seule spore [3] » (fig. 557).

(1) Fox et Blaxall. *Loc. cit.*, 1895.

(2) Ce sont « de gros éléments naissant latéralement sur un rameau, supportés par un mince pédicule et de forme ovoïde plus ou moins allongée. Ils mesurent environ 8-10 μ sur 20-40 μ. Quelques-uns ont un double contour et la plupart sont divisés par une ou plusieurs cloisons transversales. J'en ai vu qui étaient finement échinulés ». E. Bodin. *Les tondantes du cheval*, 1895, p. 40.

J. Mendes da Costa. Microsporia capitis, ziekte van gruby met gladde eind Kolven (*Medisch. Weekblad voor Noord en Zuid Nederland*, 1905, n° 5), a montré que l'échinulation ne peut servir à différencier les fuseaux microsporiques des fuseaux trichophytiques.

(3) Sabouraud. Sur une mycose innominée, etc... (*Annales de l'Institut Pasteur*, février 1893, p. 101-102).

Cet organe que représente la figure 557 extraite de mon Atlas des Trichophyties humaines, est celui que nous étudierons plus particulièrement avec le Microsporum umbonatum, chez lequel il est très fréquent. Il n'avait pas la valeur que nous lui voulions alors attribuer, mais il en avait une autre. D'après Matruchot et Dassonville il ne devait porter des spores qu'exceptionnellement, ce que nos recherches dernières ont confirmé, et ce serait le rappel familial d'un organe fréquent chez plusieurs Gymnoascées.

Ainsi donc : un mycélium, dont certains tubes sont faits de cellules en forme de raquette, et dont les parties larges deviennent le siège électif de formation de chlamydospores intercalaires, des hyphes sporifères en forme de grappes simples à spores caduques, des fuseaux simples ou multiloculaires à peine existants et rudimentaires dans les espèces de développement faible ou moyen, et fourmillant dans les espèces vivaces, enfin des hyphes pectinées en forme de crosse et non sporifères, tels sont les principaux organes différenciés des Microsporums et que nous retrouverons chez les différentes espèces microsporiques que nous allons étudier.

Microsporum Audouini.

Le Microsporum Audouïni présente en ses cultures artificielles tous

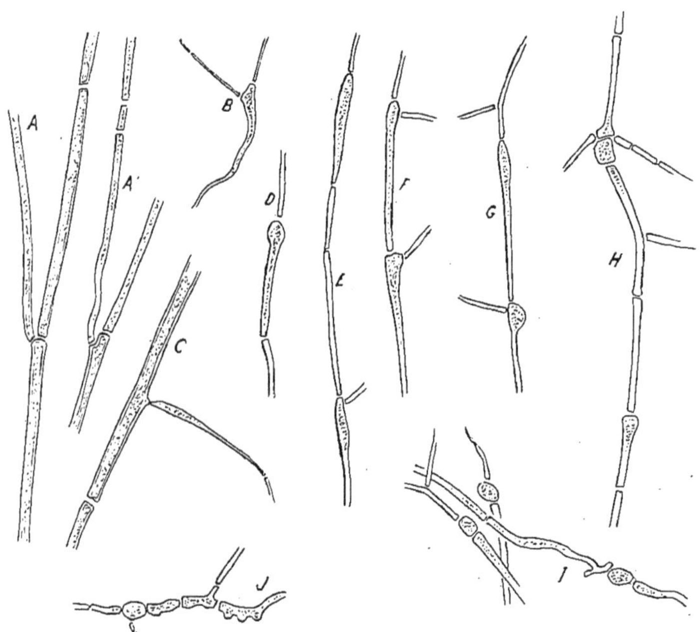

Fig. 558. — *Microsporum Audouïni.* Mycélium rectiligne et mycélium en raquette. × 750.

les organes différenciés caractéristiques du groupe dont il fait partie.

Le mycélium des cultures appartient à deux types différents : le type à cellules cylindriques à parois rectilignes et le type à cellules en

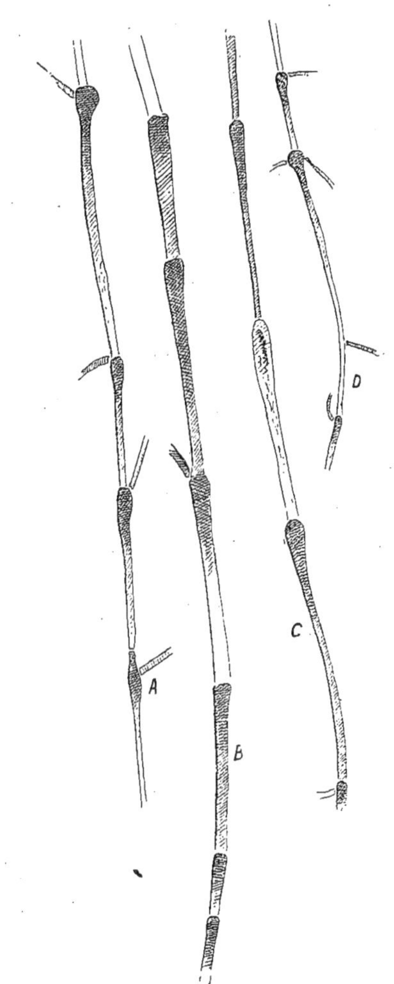

Fig. 359. — *Microsporum Audouïni*. Mycélium en raquette. × 750.

raquette. Le premier est représenté par la fig. 358 (A, A′, C), le second par la fig. 358 (E, F, G) et par la fig. 359. Les éléments A, A′, B (fig. 358) montrent comment se font les bifurcations des tiges mycéliennes. J montre à l'état rudimentaire un organe pectiné que nous étudierons mieux avec le *Microsporum umbonatum*.

Assez souvent, sur le trajet des gros filaments mycéliens rampants de la culture, se produisent, surtout dans les parties excentriques, des paquets de mycélium fin, imitant le chevelu d'une racine (fig. 360). Il semble qu'à la place d'une dichotomie mycélienne naissent des filaments ainsi ramifiés et enchevêtrés, et ce phénomène se reproduit le long du même filament mycélien en plusieurs endroits. On peut toujours soupçonner, en des agglomérats semblables, des rudiments de

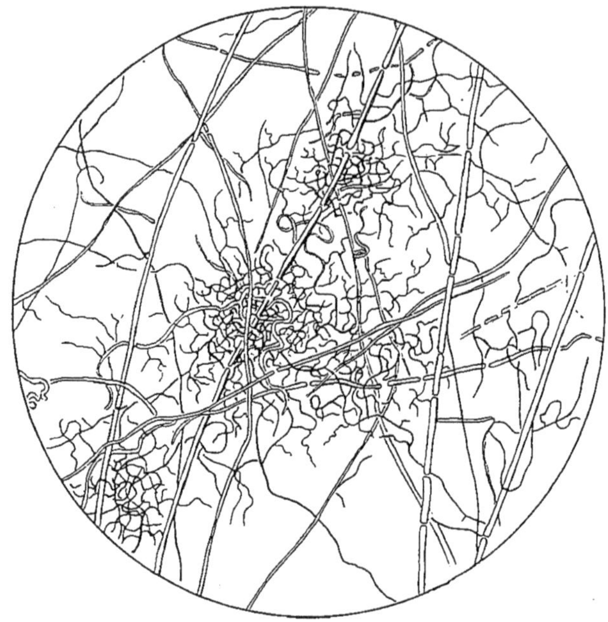

Fig. 360. — *Microsporum Audouïni*. Enchevêtrement de fins mycéliums stériles. × 260.

périthèce, mais nous avons toujours vu ces agglomérats constitués par des filaments mycéliens stériles.

Les spores externes du Microsporum Audouïni naissent de part et d'autre de petites hyphes dressées que la fig. 361 représente exactement. Ces spores externes ou conidies sont piriformes et présentent une facette plane d'articulation. Les unes sont sessiles et directement attachées à l'hyphe sporifère, ou à une de ses branches latérales, d'autres s'y implantent par l'intermédiaire d'un court stérigmate cylindrique ou en barillet. L'hyphe est constituée de cellules quadrangulaires courtes et chaque cellule ne porte qu'une ou, au plus, deux conidies qu'elle a émises par bourgeonnement. Ces spores sont très caduques et l'hyphe même qui les supporte est fragile, aussi trouve-t-on dans la préparation des amas de spores détachées flottantes (I, fig. 361).

Souvent les conidies avortent et alors l'hyphe, devenue infertile, montre des ébauches de filaments mycéliens à la place des conidies

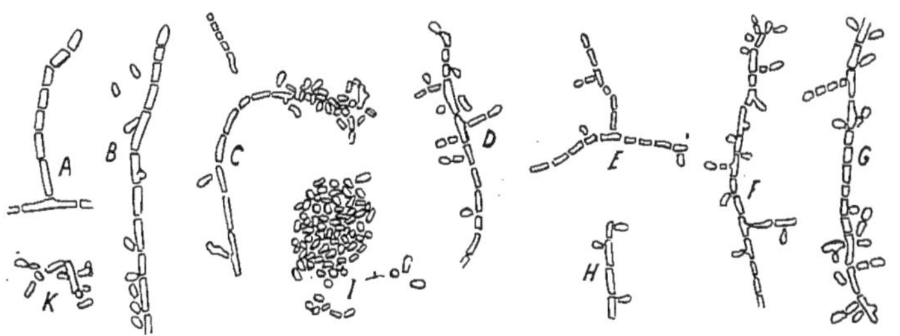

Fig. 361. — *Microsporum Audouïni*. Hyphes sporifères et spores externes ou conidies. × 260.

qu'elle devait porter. Même sur des hyphes très sporifères, souvent des conidies sont ainsi remplacées par des ébauches de filaments,

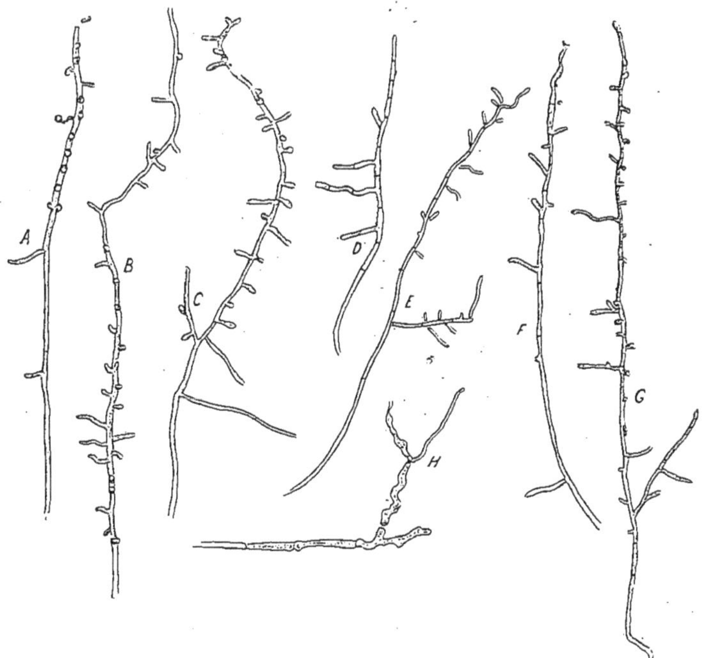

Fig. 362. — *Microsporum Audouïni*. Hyphes sporifères infertiles. × 260.

comme dans une fleur simple une étamine isolée peut s'être transformée en pétale (fig. 362).

Chez le Microsporum Audouïni on n'observe pas toujours des formes fuselées et, quand on les observe, elles sont rudimentaires (fig. 563).

Une culture en goutte de 12 jours montrera un centre touffu et obscur entouré de milliers de filaments stériles divergents. Entre le centre obscur et la zone périphérique radiée, on trouve une zone inter-

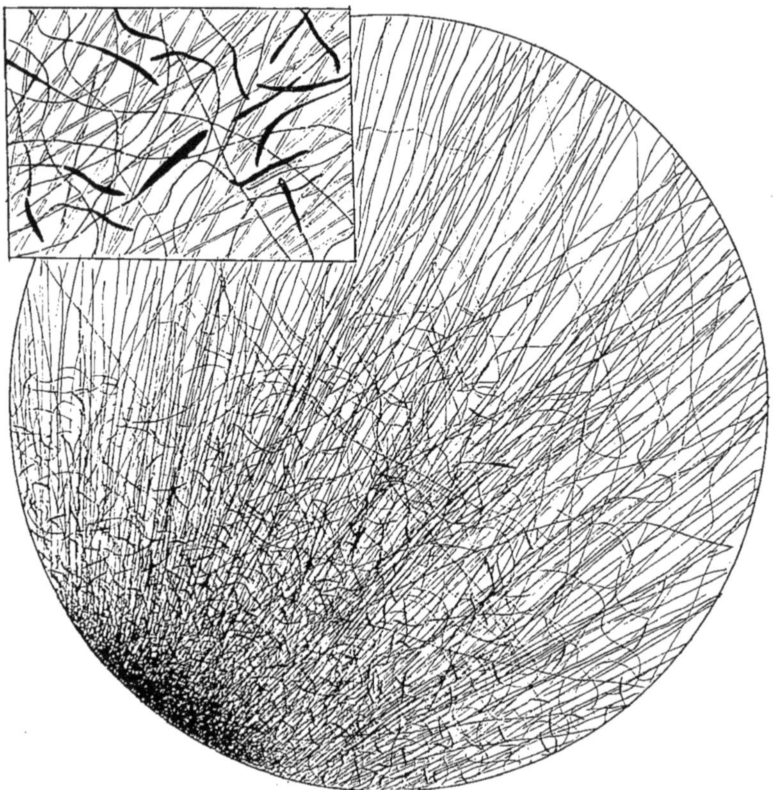

Fig. 563. — *Microsporum Audouïni.* Rudiments d'organes fuselés, leur place dans la culture et leur forme. × 70 et le carton × 260.

médiaire où la plupart des rameaux dressés se terminent par un mince renflement massué qui est l'ébauche et le rudiment des fuseaux que nous montreront les grands Microsporums animaux. La plupart sont un renflement mycélien à peine sensible, d'autres ont une forme fuselée plus nette. Ceux-ci ont une surface presque toujours granuleuse. La fig. 565 montre l'importance que certains de ces organes peuvent exceptionnellement acquérir. Mais ce qu'il faut se rappeler, contrairement à ce que cette figure pourrait faire penser, c'est que le Microsporum Audouïni, et les petits Microsporums dont l'étude va suivre ne montrent presque jamais ces vrais fuseaux dont les cultures de Microsporums vivaces présentent au contraire des milliers dans chacune de leurs cultures, et qu'ainsi les renflements fuselés qu'on trouve dans les cultures du Microsporum Audouïni ne sont chez lui que

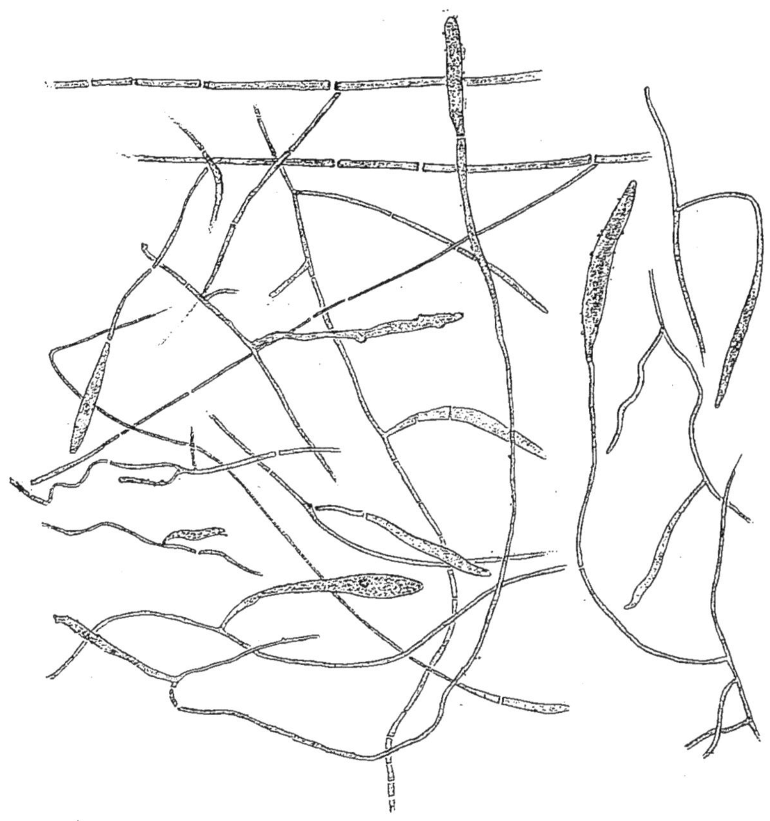

Fig. 564. — Organes fuselés du *Microsporum Audouïni*. Cette figure leur montre déjà un développement supérieur à celui auquel ils atteignent d'ordinaire. × 260.

l'ébauche et le rappel d'un organe familial que d'autres espèces de la même famille montreront en leur état de développement plus complet. Sans doute on peut, isolément, trouver des fuseaux presque aussi développés dans la culture du Microsporum Audouïni que dans celui des Microsporums animaux. Mais cela est tout à fait rare et exceptionnel. Si l'on veut résumer la description mycologique du M. Audouïni, on dira que sa culture se partage en trois parties : un centre, qui montre de petites hyphes dressées sortant des conidies piriformes, fragiles et caduques; une zone moyenne, portant des filaments dressés, fuselés

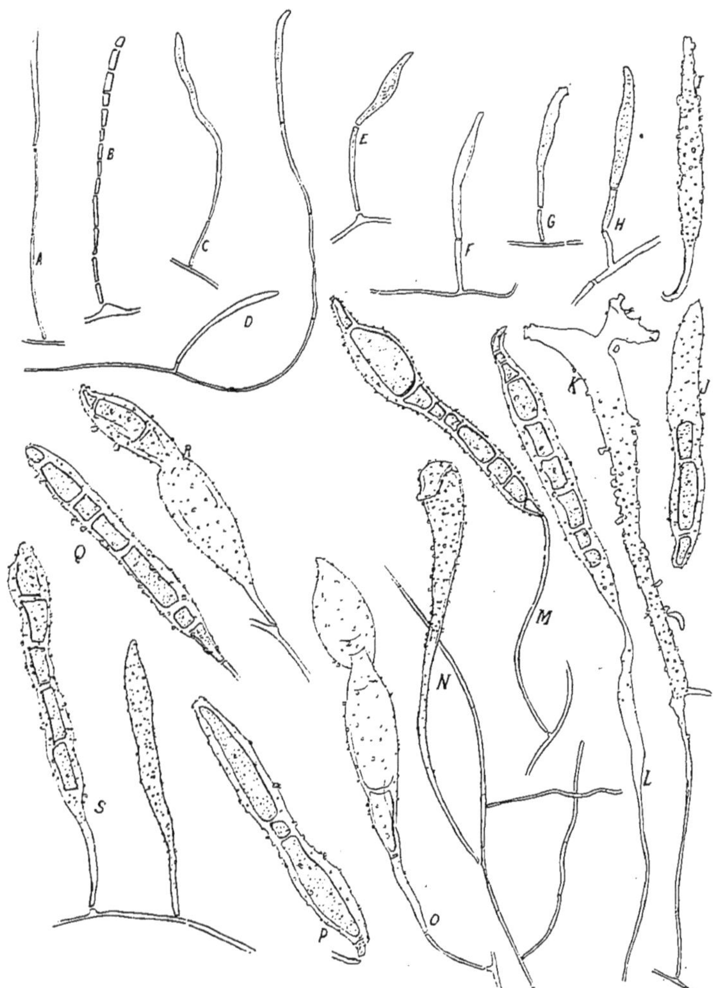

Fig. 365. — *Microsporum Audouini*. Différentes formes des organes fuselés. Les plus gros sont d'une extrême rareté. × 260 ([1]).

légèrement à leur extrémité, et une zone périphérique constituée par des filaments radiés, rampants et stériles.

([1]) J'insisterai ici sur un phénomène que présentent ces fuseaux et qu'on pourrait décrire comme normal alors qu'il n'est qu'un artifice de préparation. Je veux parler des granulations de leur surface et de leurs bords. Ce phénomène est lié à l'insuffisance de nos milieux fixateurs. Chaque granulation représente une hernie protoplasmique au travers de la membrane d'enveloppe sous l'in-

Microsporum velveticum. — Les cultures en goutte pendante du *Microsporum velveticum* se sont toujours caractérisées par le nombre extraordinaire des grappes de spores externes et l'absence de tout autre organe différencié.

Ces cultures ont toujours le même aspect; à un faible grossissement, elles montrent un centre opaque constitué exclusivement par des

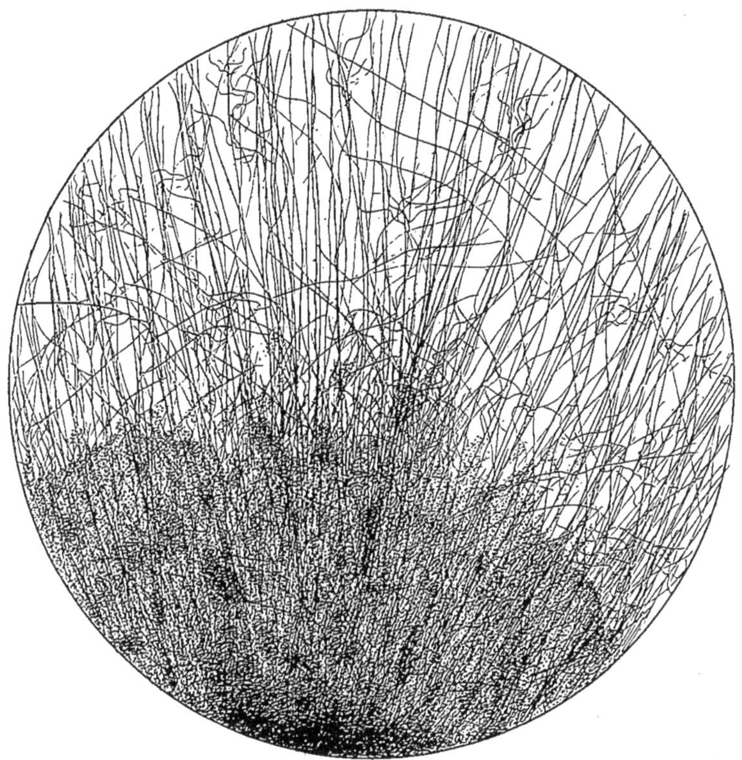

Fig. 366. — *Microsporum velveticum*. Culture de 15 jours en bouillon maltosé. × 70.

myriades de grappes de spores, tandis que le pourtour de la culture est constitué par une couronne de mycéliums rampants, stériles (fig. 366).

Malgré le nombre colossal des petites hyphes dressées fertiles, il est assez peu aisé de se rendre compte de leur structure parce qu'elles

fluence de phénomènes d'osmose. Dans les préparations fraîches bien faites, ces granulations ne s'observent pas. Elles se forment peu à peu sous les yeux de l'observateur dans la préparation une fois faite. Les colorants lactiques et l'acide lactique employé comme liquide conservateur permettent de les éviter.

sont extrêmement fragiles et leurs spores caduques. Alors on trouve des quantités d'hyphes dépouillées de leurs conidies et plus ou moins brisées. Autour d'elles flottent des îlots de spores détachées et agglomérées, de forme allongée, presque rectangulaire, ressemblant à un brin de mycélium qui aurait été coupé en menus morceaux (fig. 367, E, F, G). Beaucoup d'hyphes sporifères gardent pourtant quelques

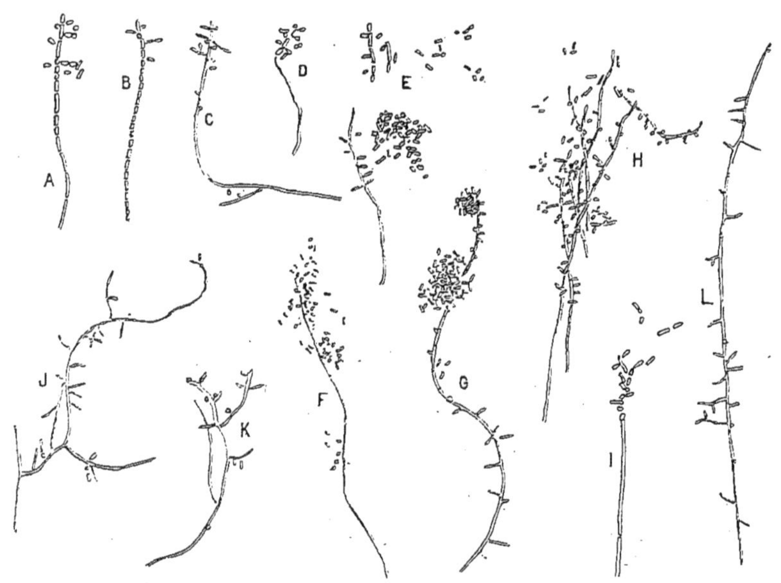

Fig. 367. — Hyphes sporifères du *Microsporum velveticum*. × 260.

conidies attachées (A, B, C, D, E). Elles sont piriformes, fixées à la tige sporifère par leur pointe tronquée, soit directement, soit par l'intermédiaire d'un stérigmate quelquefois bicellulaire. Dans le grand nombre d'hyphes sporifères parfaites, on en rencontre sur lesquelles les conidies sont remplacées par une ébauche de filaments (L).

Microsporum umbonatum. — Tous les Microsporums peuvent présenter au complet les caractères du groupe dont ils font partie : les myréliums en raquette, qui font des chlamydospores intercalaires, les renflements mycéliens fuselés ou les fuseaux, l'organe pectiné et les hyphes dressées portant leurs petites conidies latérales. Cependant chaque Microsporum montre certains organes plus fréquemment que les autres et avec une sorte de prédilection. C'est ainsi que le Microsporum umbonatum montre l'organe pectiné ou denticulé; un filament latéral ou terminal s'épaissit et son protoplasma devient granuleux, comme on peut le voir au début de la formation des fuseaux et par le même mécanisme (fig. 368, A, B, C, D). Et le plus souvent, ce renflement se produit sur une succession d'articles dont certains peuvent présenter déjà (D, I) des saillies dentées latérales qu'on pourrait croire des pédicules de spores externes. Le plus souvent cette extrémité renflée se recourbe en crosse (E,

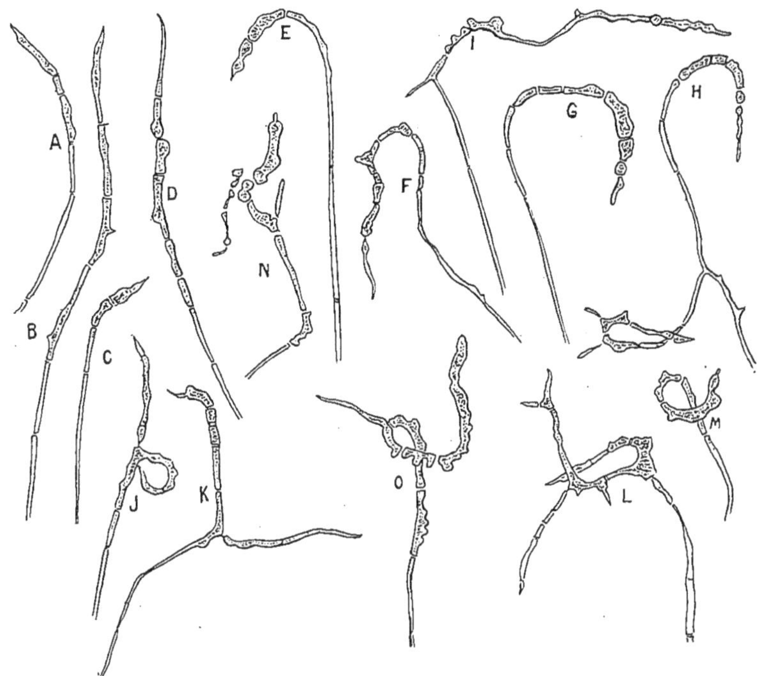

Fig. 368. — Appareils denticulés et pectinés du *Microsporum umbonatum*. × 260.

F, I, G, H), suivant le dessin le plus capricieux. Beaucoup de ces organes sont doubles (H, I, K, O, L). C'est ordinairement sur le bord convexe de la crosse que les denticulations apparaissent plus ou moins régulières (O). Ce qu'il y a de curieux dans ces cultures c'est l'extrême multiplicité de cet organe alors qu'on y trouve peu de thyrses sporifères et pas de fuseaux. Dans la préparation représentée par la figure 369, même en son centre, c'est avec difficulté qu'on parvient à voir quelques grappes du type de la figure 367 par exemple, tandis qu'à la périphérie de la culture, les organes pectinés sont à la lettre innombrables (fig. 369). J'ai cru longtemps que ce développement spécial d'un organe provenait non de l'espèce, mais d'un hasard ayant fait varier les conditions physiques ou chimiques de la culture. Mais, à

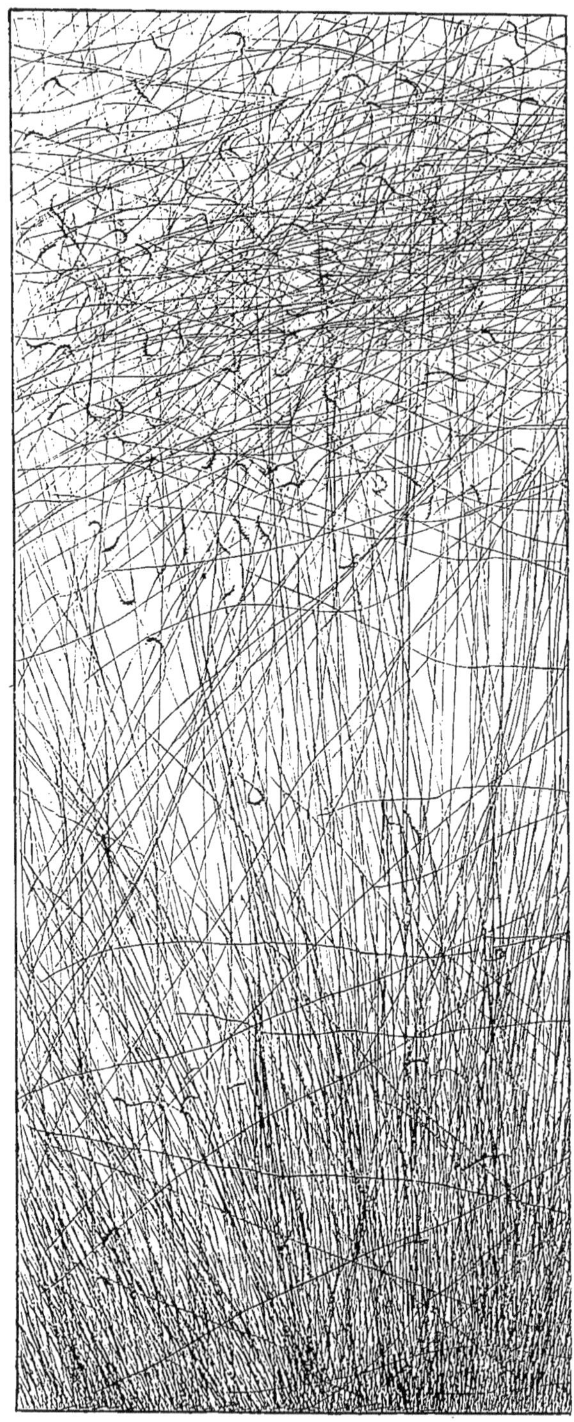

Fig. 369. — *Microsporum umbonatum*. Culture de 21 jours en bouillon glucosé. × 70. Organes pectinés.

dix mois d'intervalle, les mêmes espèces ayant été de nouveau cultivées en goutte suspendue ont donné lieu aux mêmes tableaux micro-scopiques. Jusqu'à plus ample informé, il faut donc croire dans ces cas à une caractéristique spécifique. Le *Microsporum umbonatum* montre presque exclusivement l'organe pectiné comme le *Microsporum velveticum*, les hyphes sporifères. Et la figure 370 montre à quel point ces mêmes hyphes sporifères font défaut dans la culture en goutte du *Microsporum umbonatum*.

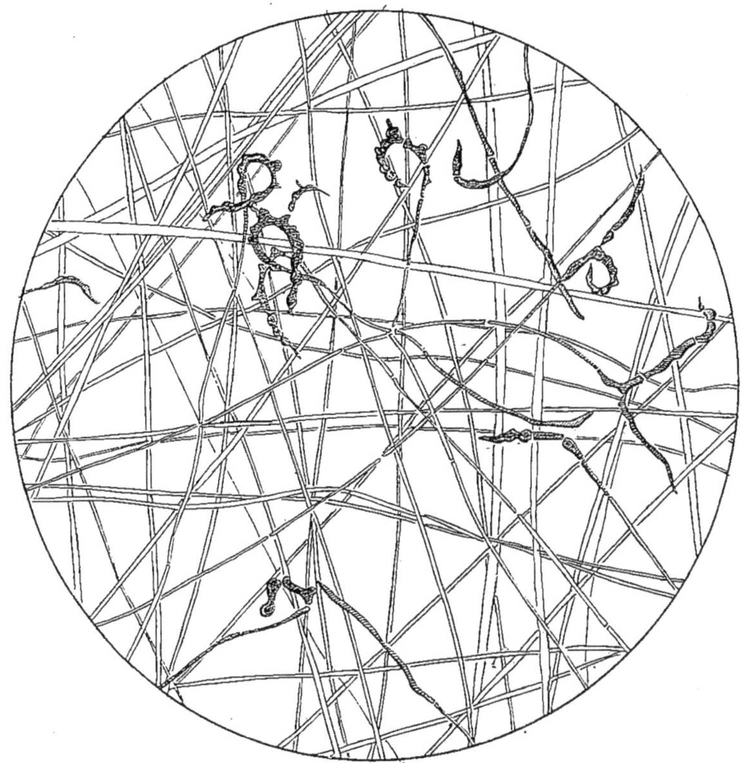

Fig. 370. — Crosses ou organes pectinés du *Microsporum umbonatum* de la figure précédente. × 260.

Microsporum tardum. — Le *Microsporum tardum* se présente dans ses cultures en goutte pendante avec les organes caractéristiques de la série des Microsporums (fig. 372).

Un point choisi d'une de ses cultures montre, se détachant sur le réseau mycélien rampant, et au milieu de filaments stériles contournés en lanières de fouet, des éléments fuselés qui sont les ébauches des fuseaux vrais que nous montreront plus loin les Microsporums vivaces. La grappe est faite de conidies deux ou trois fois plus longues que larges, facilement caduques. Elle a tous les caractères des grappes microsporiques. Et de même les conidies caduques gardent la forme qu'elles offrent chez tous les Microsporums et ressemblent à de petits

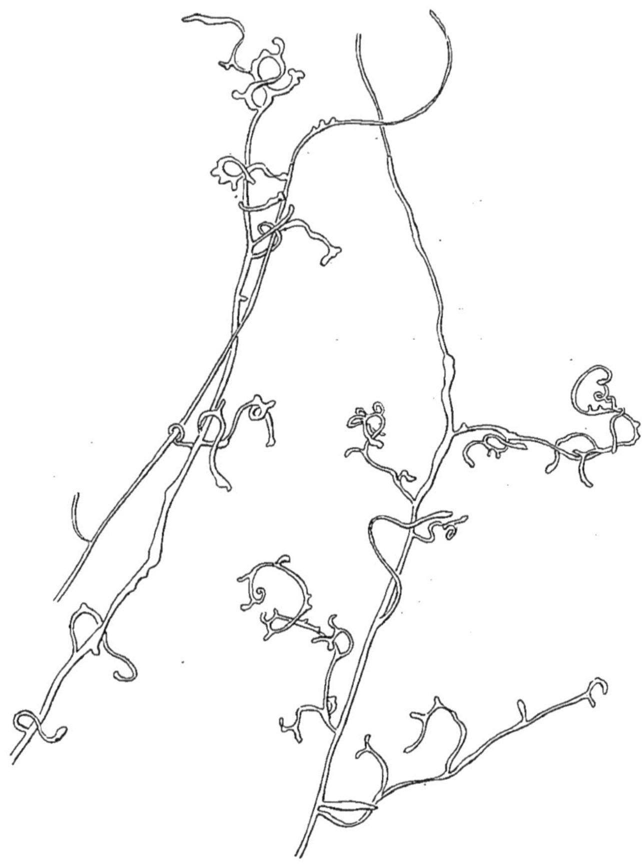

Fig. 571. — *Microsporum tardum.* Culture de 12 jours en bouillon maltosé. × 260. Filaments stériles en crosses.

brins de mycélium coupés en menus morceaux. En outre de ces organes, le *Microsporum tardum* nous a montré aussi, mais sur des branches mycéliennes latérales, des formes spiralées, contournées en crosse, dont quelques-unes portent des saillies en dents de scie (fig. 571). Il semble que ces organes ne sont qu'une transformation des organes pectinés des Microsporums plus spécialement décrits avec le Microsporum umbonatum. Sans doute ils n'affectent plus ici la forme différenciée que nous leur avons vue tout à l'heure. Mais ils sont encore reconnaissables. Il s'agit probablement d'une transformation en tige mycélienne d'un organe spécial, exemple analogue à ce que nous avons vu plus haut pour les grappes de spores dans lesquelles quelques spores sont remplacées par un filament infertile.

Entre les Microsporums dont nous venons d'étudier les organes différenciés et les Microsporums animaux dont l'étude va suivre,

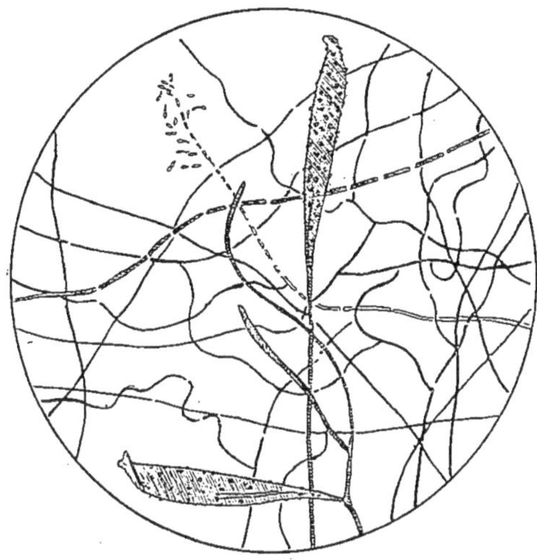

Fig. 572. — *Microsporum tardum*. Culture de 19 jours en bouillon maltosé. × 260.

existent à la fois des affinités et des dissemblances qu'il est important de souligner. Les deux types microsporiques présentent les mêmes organes, mais avec une fréquence relative tout autre. Jusqu'ici nous n'avons vu les fuseaux exister dans les cultures des Microsporums que sous une forme rudimentaire, avec des dimensions restreintes, ou par exemplaires isolés. Avec les Microsporums animaux l'importance des fuseaux dans les cultures devient primordiale. Ils sont énormes, atteignant 40 à 45 μ de longueur ordinaire sur 13-15 μ de diamètre. En outre, ils deviennent dans les cultures, tout à fait innombrables, au point que leur accumulation rend d'abord invisible le détail de la préparation. Et ces caractères sont communs à tous les Microsporums animaux dont l'étude va suivre. Au contraire, les thyrses sporifères, peu nombreux dans ces cultures, demandent à être recherchés pour être vus, cachés par les fuseaux innombrables.

MICROSPORUMS ANIMAUX

Microsporum lanosum.

Le *Microsporum lanosum* est le type le plus fréquent et le plus caractéristique des Microsporums à culture vivace d'origine animale.

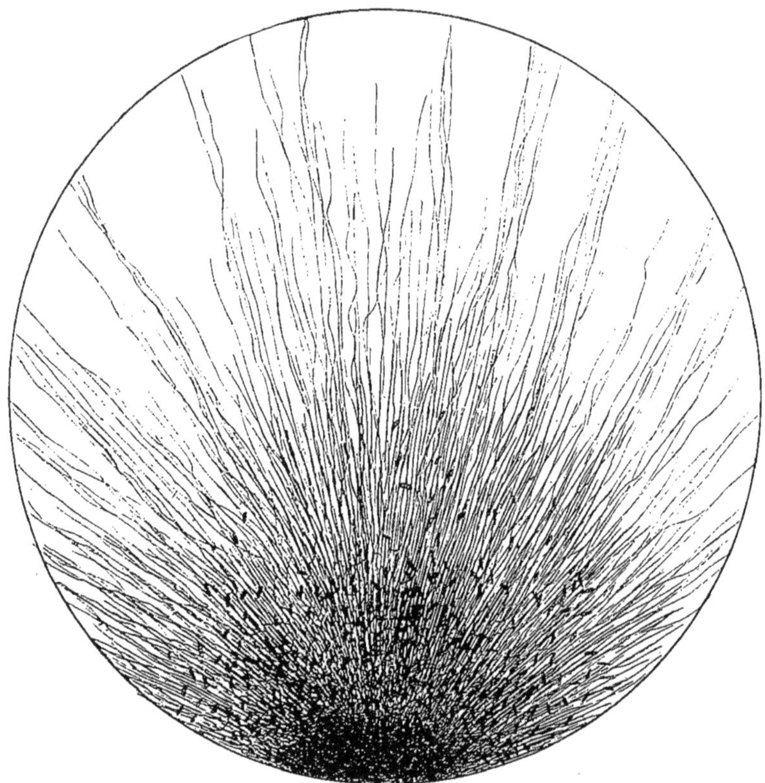

Fig. 373. — *Microsporum lanosum*. Vue d'ensemble de la culture de 8 jours en bouillon glucosé à 60 diamètres.

Ses divers organes différenciés se retrouveront à peu près identiques chez tous les Microsporums animaux.

Les cultures en goutte pendante du Microsporum lanosum se développent sous la forme d'un point blanc central très compact d'où partent de nombreux rayons rampants presque rectilignes (fig. 373).

Le centre est fait d'un réseau mycélien tassé, portant, sur des pédicules frêles et incurvés, des milliers de fuseaux déjà parfaitement visibles à un faible grossissement.

A un grossissement plus fort, l'aspect de la culture est très élégant, avec ses mycéliums septés, rectilignes, gros et petits, et ses fuseaux par centaines, portés comme des feuilles par des pétioles flexibles (fig. 374). Lorsqu'on étudie ces fuseaux à de plus forts grossissements, on en trouve de toutes formes et de toutes dimensions. Il y en a qui sont de simples renflements massués d'une terminaison mycélienne

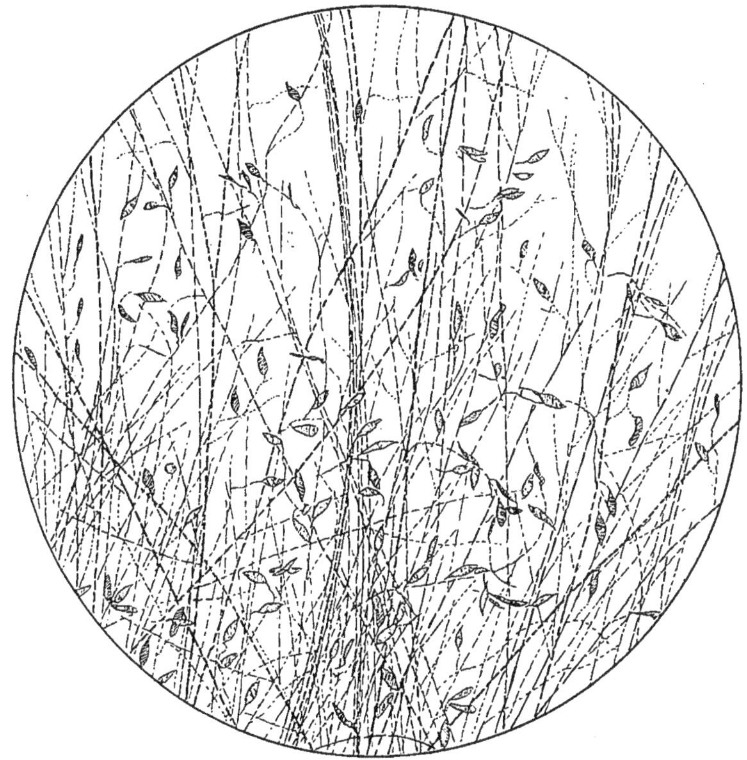

Fig. 374. — *Microsporum lanosum*. Culture de 8 jours en bouillon glucosé. × 120 diamètres

(fig. 375 A, B, C); d'autres plus gros commencent à prendre une forme plus typique (D, E, F, G). Et l'on remarque leur surface couverte de granulations. D'autres très effilés ont la forme de fins losanges (H, I, D, K). Parmi ceux que des septa divisent en loges, on en trouve qui en ont trois ou quatre, et d'autres qui en comptent jusqu'à douze ou quatorze; quelquefois deux sont appendus à un même pédicule. Leur forme est plus aisée à reproduire par le dessin qu'à décrire. Aussi n'ajouterai-je rien de plus à la figure qui les représente.

Les fuseaux sont bien plus nombreux dans les cultures que les thyrses sporifères. Ceux-ci ont une forme très allongée; ce sont de longs filaments mycéliens qui portent des conidies de part et d'autre sur une grande longueur. Et le filament sporifère peut disparaître, la position des conidies marquant seule son emplacement. Ces spores

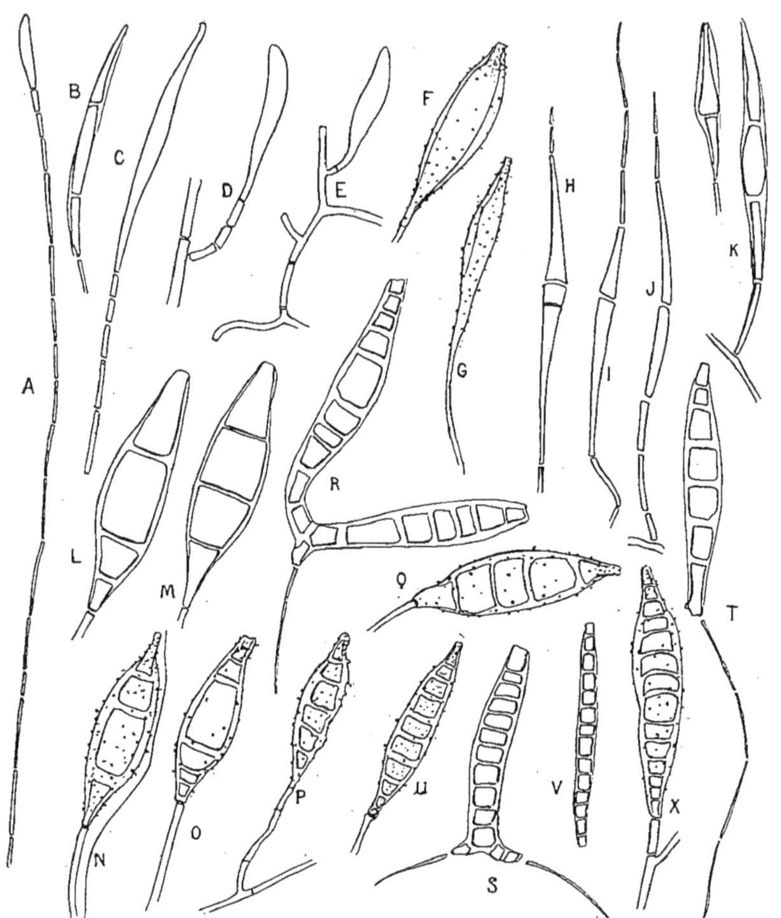

Fig. 375. — *Microsporum lanosum.* Tous les types de fuseaux qu'il produit. × 760 diamètres.

sont très caduques, on les voit souvent disséminées dans la culture par petits tas. Leur forme est d'ailleurs régulière (fig. 376).

La culture du duvet blanc pléomorphique du *Microsporum lanosum* présente au microscope un aspect tout autre. C'est un soleil de fins mycéliums, radiés régulièrement, et qui, à un fort grossissement, apparaissent comme une touffe de bambous, les septas intercellulaires simulant les nœuds de leur tige. Lorsque le duvet blanc pléomor-

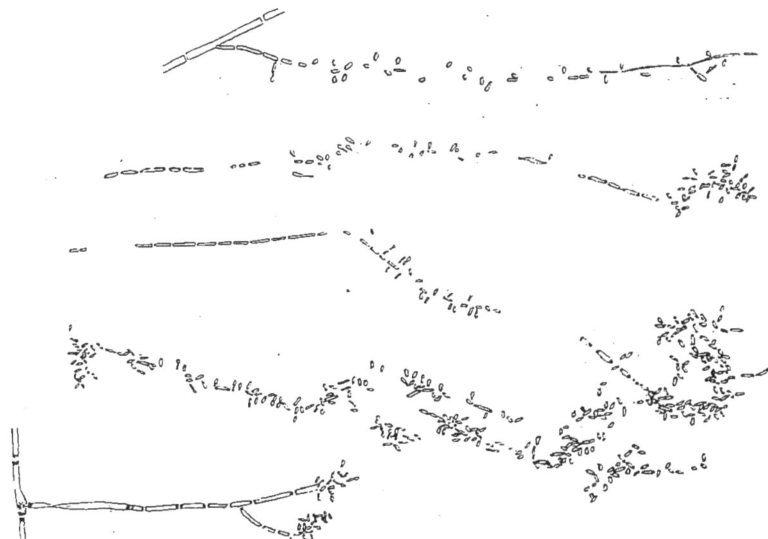

Fig. 376 — *Microsporum lanosum*. Thyrses sporifères. × 260 diamètres.

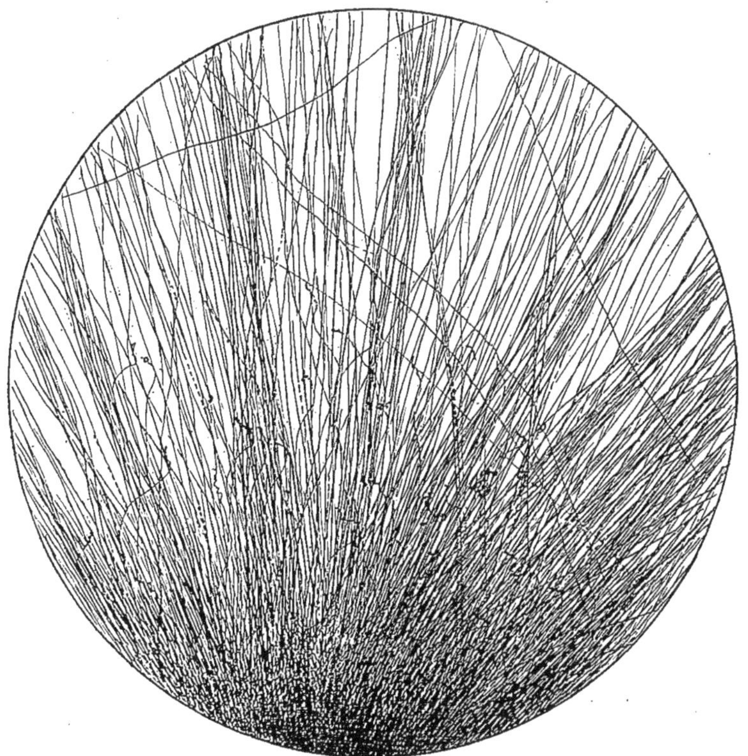

Fig. 377. — Dégénérescence pléomorphique du *Microsporum lanosum* 15 jours. × 60

phique du Microsporum lanosum est moins complètement dégénéré, on aperçoit, parmi les fins mycéliums stériles, des mycéliums dilatés, renflés et septés de façon à constituer des files de chlamydospores (fig. 377). Ce sont de véritables réserves protoplasmiques échelonnées sur le trajet de mycéliums gonflés pour les recevoir.

En outre ces cultures montrent des terminaisons mycéliennes ren-

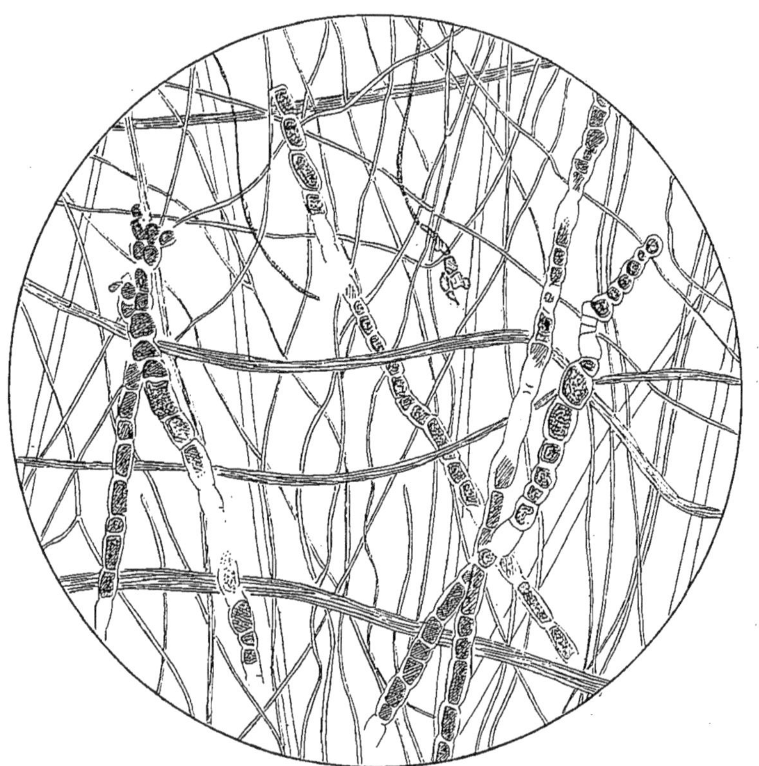

Fig. 378. — Chlamydospores en chaine dans le duvet pléomorphique incomplètement dégénéré du *Microsporum lanosum*. × 260.

flées, de forme bizarre, qui doivent avoir la même signification et qui échappent à toute description (fig. 379).

Certains de ces renflements terminaux paraissent faits de deux filaments soudés et évoquent l'idée d'un début de périthèce, sans qu'un examen attentif ait jamais confirmé cette hypothèse.

Bodin, dans sa monographie sur le Microsporum du chien, avait examiné la plupart de ces organes, sauf ceux du duvet pléomorphique. La figure schématique suivante qu'il en a donnée en témoigne. On y trouve en effet : en *a*, le mycélium en raquette que ce Microsporum, comme tous les autres, présente en ses cultures ; en *b*, la formation des chlamydospores intercalaires au niveau des raquettes mycéliennes ;

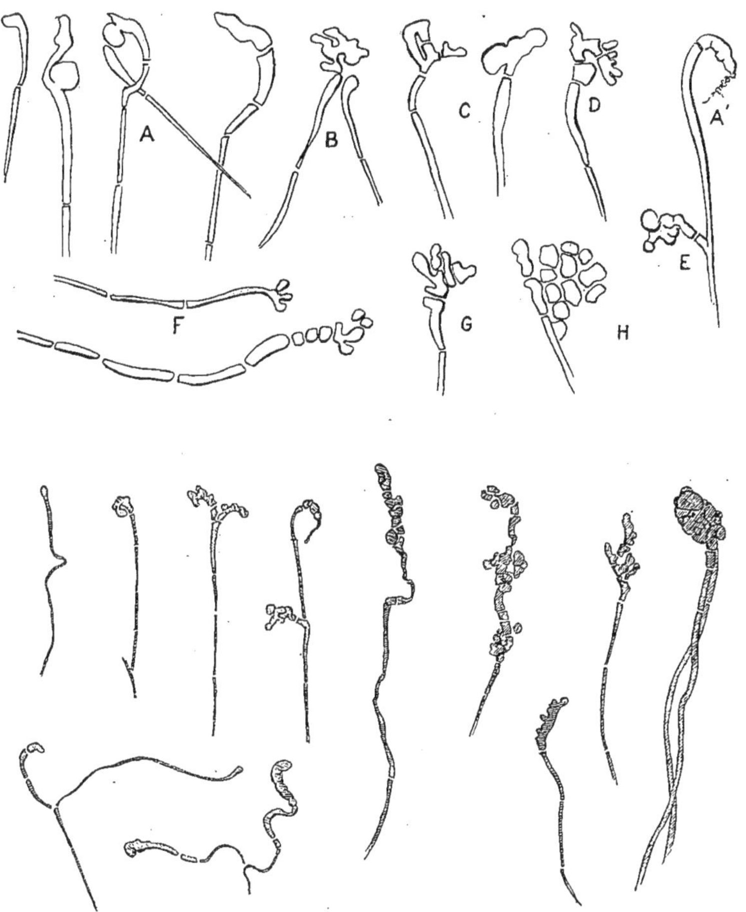

Fig. 579. — Chlamydospores terminales difformes dont certaines simuleraient un début de périthèce. × 260.

mais elles sont en général bien moins régulières de forme que cette figure demi-schématique ne semblerait l'indiquer. On voit de plus en *c*, la libération de ces chlamydospores par résorption du mycélium qui les réunissait (mais cette libération ne s'observe que dans la culture très vieille, sur milieu épuisé ou défavorable). Ce schéma montre de plus en *d*, un fuseau à éperon échinulé, sans cloison, et rempli d'un protoplasma granuleux; en *e*, un fuseau pluriseplé de même forme; en *f* et *g* les thyrses conidiophores; en *h* et en *l*, l'organe

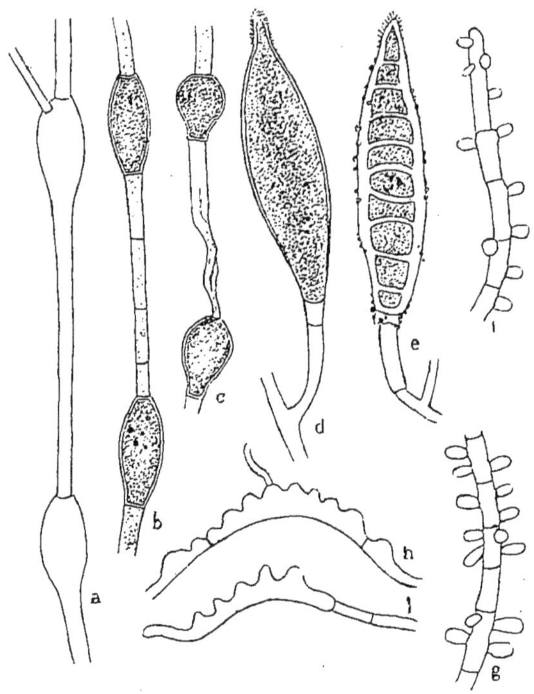

Fig. 580. — Empruntée à Bodin et résumant les différentes formes différenciées de son *Microsporum caninum (lanosum)*.

pectiné que j'avais décrit dans le *Microsporum Audouini* et qu'on peut rencontrer de même dans le *Microsporum lanosum*.

Microsporum felineum. — C'est avec le *Microsporum felineum* que la mycologie des Microsporums animaux fut étudiée pour la première fois, par Fox et Blaxall. Les deux auteurs hésitaient à qualifier leur parasite: Microsporum ou Trichophyton ectothrix? La vitalité de la culture et l'origine animale certaine appuyaient cette hypothèse dernière, car on ne connaissait alors que le premier Microsporum animal que j'avais décrit très incomplètement et dont je n'avais pas étudié la mycologie. Mais la morphologie du Parasite dans le cheveu et dans la culture était d'un Microsporum. Dans la culture les renflements mycéliens piriformes, les chlamydospores intercalaires, ainsi que l'organe pectiné dont j'avais d'abord fait le caractère principal des Microsporums existaient abondamment, mais surtout des chla-

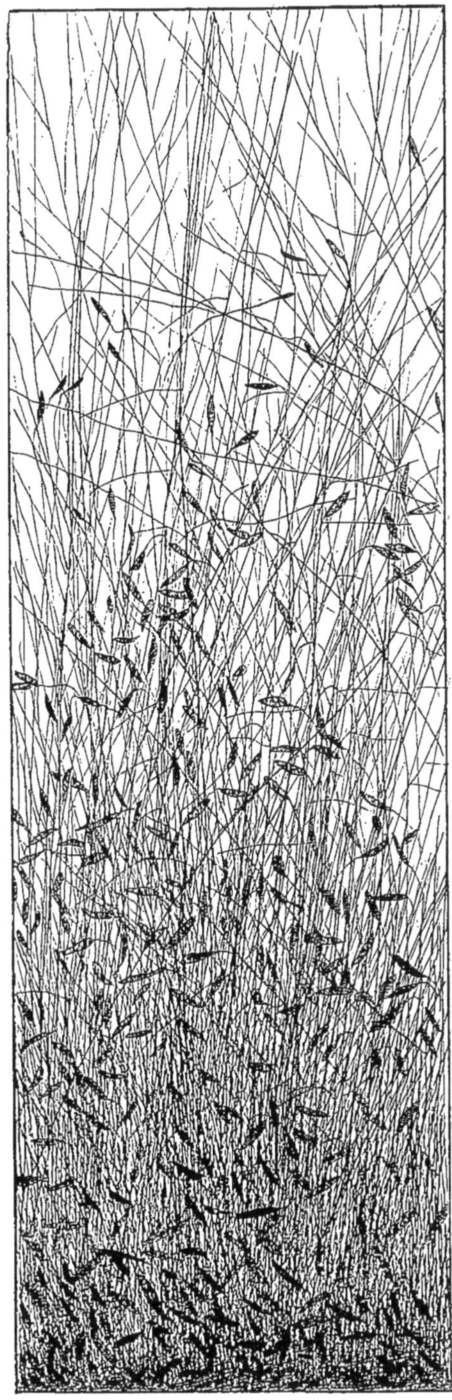

Fig. 581. — *Microsporum felineum.* Culture en goutte de 12 jours en bouillon maltosé. × 120.

mydospores fuselées plus nombreuses qu'en aucune autre culture alors connue, à ce point qu'un examen extemporané du duvet de la

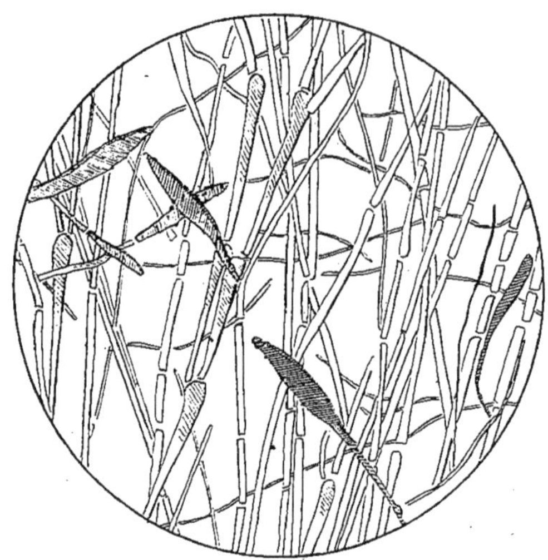

Fig. 582. — *Microsporum felineum*. Un point de la figure précédente. × 260

culture suffisait au diagnostic. Les auteurs énonçaient ainsi de la façon la plus nette le caractère mycologique principal non pas seulement du *Microsporum felineum*, mais de tous les Microsporums animaux. Plus tard, Mewborn retrouvera ces fuseaux si abondants et, à

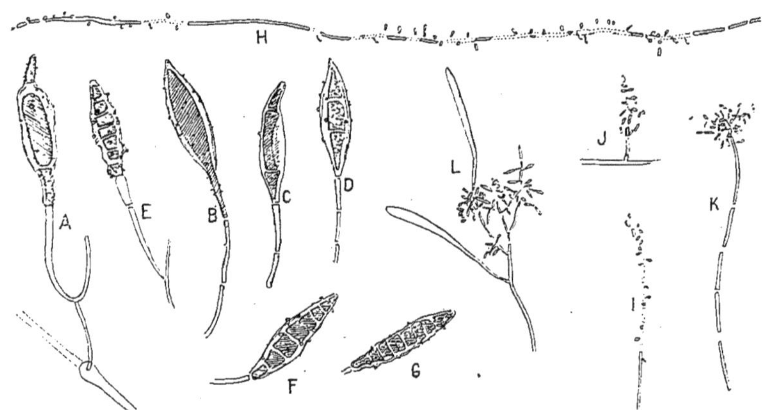

Fig. 583. — Les divers organes différenciés du *Microsporum felineum*. × 260.

leur surface, les échinulations décrites par Bodin sur les mêmes fuseaux multiloculaires du *Microsporum caninum* [1].

Voici les figures que nous ont fournies les cultures en goutte pendante du *Microsporum felineum* au douzième jour, en bouillon maltosé (fig. 581) :

Des myceliums rampants stériles, sur lesquels des rameaux aériens

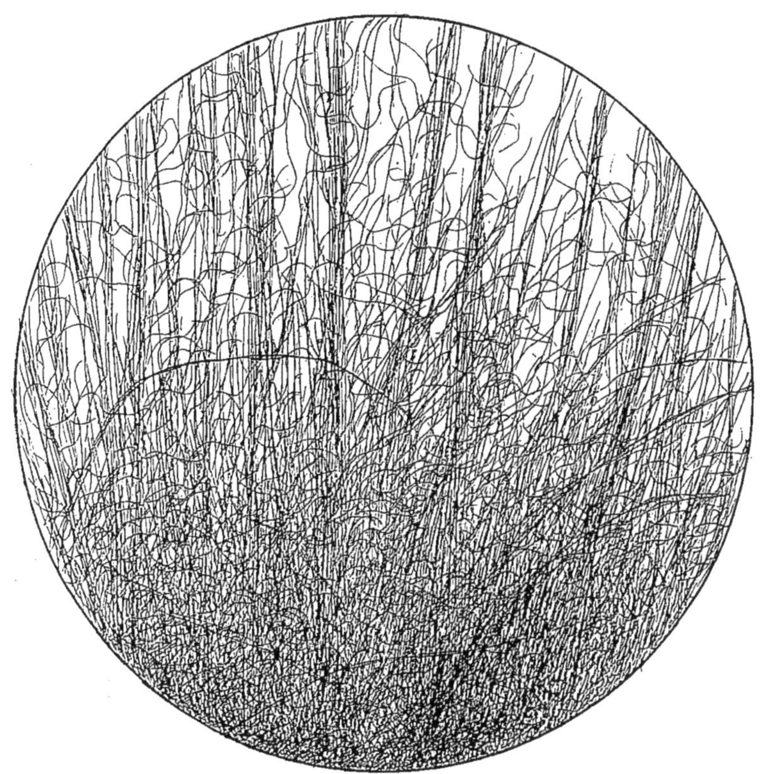

Fig. 581. — Forme pléomorphique du *Microsporum felineum*. Culture de 12 jours en bouillon maltosé. × 70.

flexueux portant des fuseaux tellement nombreux qu'au centre de la culture ils interceptent la lumière et qu'ils ne deviennent distants et distincts que sur ses bords.

(1) Cette caractéristique des nombreux fuseaux est si essentielle chez les Microsporums vivaces que je doute encore s'il faut identifier au *M. felineum* de Fox et Blaxall, le Microsporum du chat décrit par A. Lefebvre en 1904 comme un nouveau Dermatophyte. Cet auteur mentionne chez son Parasite les thyrses sporifères et les chlamydospores intercalaires, mais non pas les formes fuselées. Pourtant la teinte havane qu'il décrit à la culture, en son centre, lorsqu'elle vieillit, est bien caractéristique, ainsi que son petit umbo central.

Notre deuxième (figure 382) n'est qu'un point agrandi de la précédente. On y voit le mycélium à renflements piriformes et des fuseaux qui paraissent uniloculaires. Enfin la figure 383 réunit les diverses formes différenciées qu'on observe dans les cultures en goutte du *Microsporum felineum*.

En A et B deux gros fuseaux uniloculaires dont un est porté par un mycélium en raquette ; de C à G, d'autres fuseaux dont les cloisons sont de plus en plus nombreuses. H est un thyrse sporifère très long; I, un thyrse semblable, plus court, dont la tige a disparu par résorption protoplasmique. J, K, L, des grappes. Dans la dernière des rudiments de fuseaux sont mêlés aux conidies. Les conidies sont plus allongées que les conidies trichophytiques, plus caduques aussi.

Quant à la forme pléomorphique duveteuse blanche du *Microsporum felineum*, elle est faite exclusivement de mycéliums stériles, la plupart dirigés en rayons; mais, beaucoup, sans aucune direction, donnent à l'ensemble un aspect d'écheveau brouillé (fig. 384).

En fait, rien ne saurait différencier mycologiquement le *Microsporum felineum* du *Microsporum lanosum*; l'examen microscopique de leurs cultures les montre indifférenciables entre elles.

Microsporum equinum. — Bodin, qui, seul, a étudié les cultures jeunes du *Microsporum equinum*, y décrit :

1° Un appareil végétatif « constitué par des hyphes couchées hyalines, de 2-3 μ de diamètre transversal et qui sont divisées par de petites cloisons de distance en distance » et souvent ramifiées.

2° Comme je l'avais décrit dans le *Microsporum Audouini*, Bodin décrit, dans le *Microsporum equinum*, les renflements piriformes des gros filaments mycéliens : « La plupart de ces renflements ne subissent aucune modification ultérieure, d'autres, au contraire, augmentent un peu de volume, se séparent du filament qui leur a donné naissance, par de petites cloisons transversales, situées à chacune de leurs extrémités, en même temps qu'ils se remplissent de protoplasma granuleux et qu'ils prennent un double contour ».

3° Bodin décrit ensuite des chapelets de renflements protoplasmiques terminaux qu'il rapproche des conidies des *Oospora*, mais qui ne représentent qu'un mycélium moniliforme sur un milieu où le développement intégral du Parasite ne peut se faire librement.

4° Enfin, Bodin décrit des fuseaux unis ou pluriseptés, souvent échinulés, de 18-20 μ de largeur sur 25-35 μ de longueur et que tous les Microsporums animaux décrits, avant et après celui-ci, présentent.

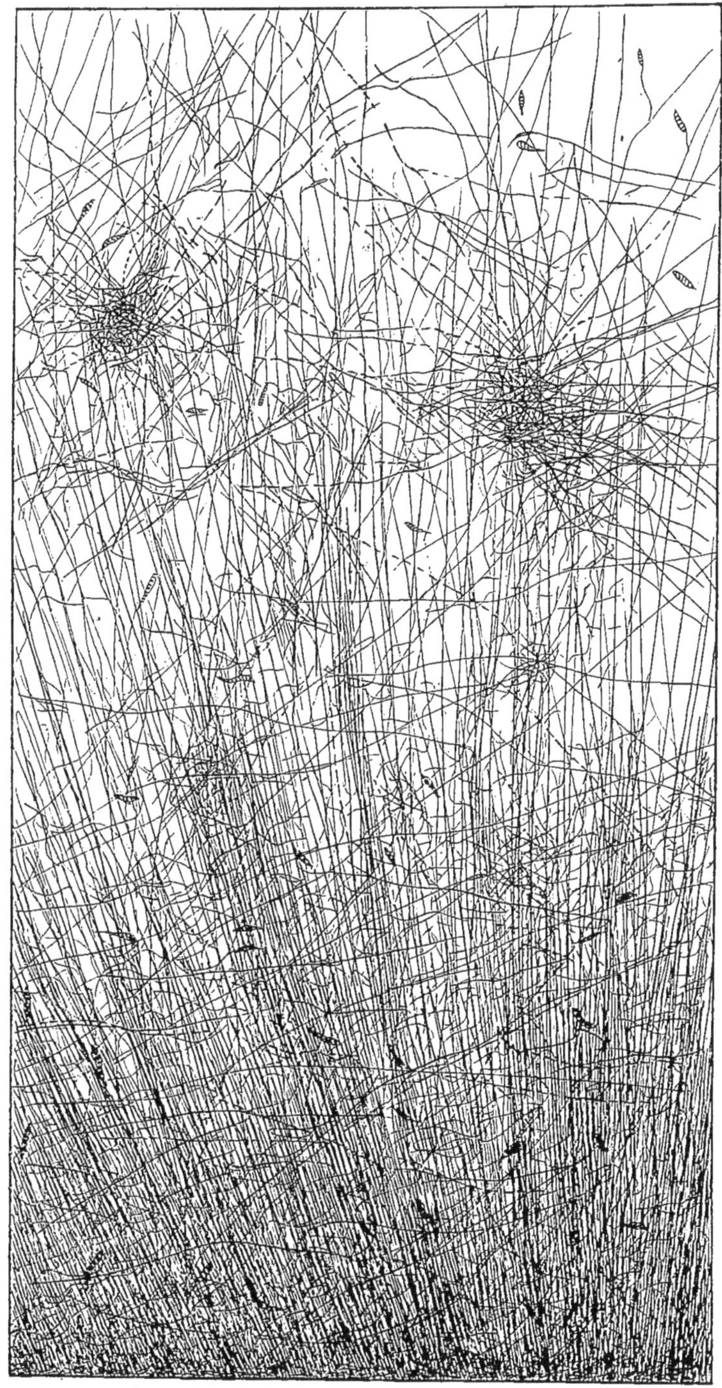

Fig. 385. — *Microsporum equinum* de Bodin. Culture de 21 jours sur bouillon glucosé. ×70.

Dans les vieilles cultures que nous avons reçues de Bodin nous n'avons pas retrouvé tout à fait les mêmes tableaux.

La culture est constituée (fig. 385) par un plexus de filaments mycéliens, presque tous stériles et de disposition radiée.

Nos cultures ne nous ont plus montré de conidies piriformes, mais seulement des fuseaux multiloculaires disséminés, assez rares, dont le nombre relatif est bien indiqué par la figure 385, et dont la figure suivante (386) reproduit les formes diverses. Relativement aux fuseaux

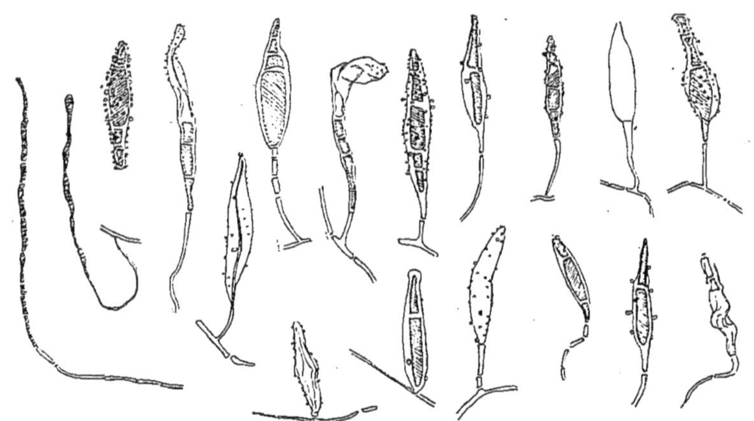

Fig. 386. — *Microsporum equinum* de Bodin. Fuseaux multiloculaires de la culture précédente, examinés à 260 diamètres.

des espèces précédentes, ceux-ci paraissent avortés et médiocres, ce qui tient sans doute à l'âge des cultures que nous avons eues entre les mains.

Bodin avait étudié mycologiquement le duvet blanc auquel donnent lieu les cultures de Microsporum equinum quand elles vieillissent.

Il le décrit comme constitué de gros filaments rampants, stériles et de petits filaments aériens, onduleux, peu ramifiés, sur lesquels naissent latéralement au 15e ou au 18e jour de petites conidies sessiles piriformes, assez régulièrement disposées. Nous n'avons pas non plus retrouvé au duvet blanc pléomorphique du *Microsporum equinum* les mêmes formes microscopiques. Il s'est toujours montré à nous tout à fait stérile, ainsi que le montre la figure 387 [1].

[1] On pourrait conclure de la différence des faits observés par Bodin et par nous, qu'à la longue un Dermatophyte conservé *in vitro* perd peu à peu de ses organes et s'achemine vers la stérilité. Et cette hypothèse rendrait compte des insuccès relevés dans les inoculations faites avec de vieilles cultures de Parasites dont les inoculations étaient positives tout d'abord.

A mon avis ce fait est véridique. Mais on peut croire cependant que Bodin n'a pas étudié la mycologie du vrai duvet pléomorphique (non réversible à la

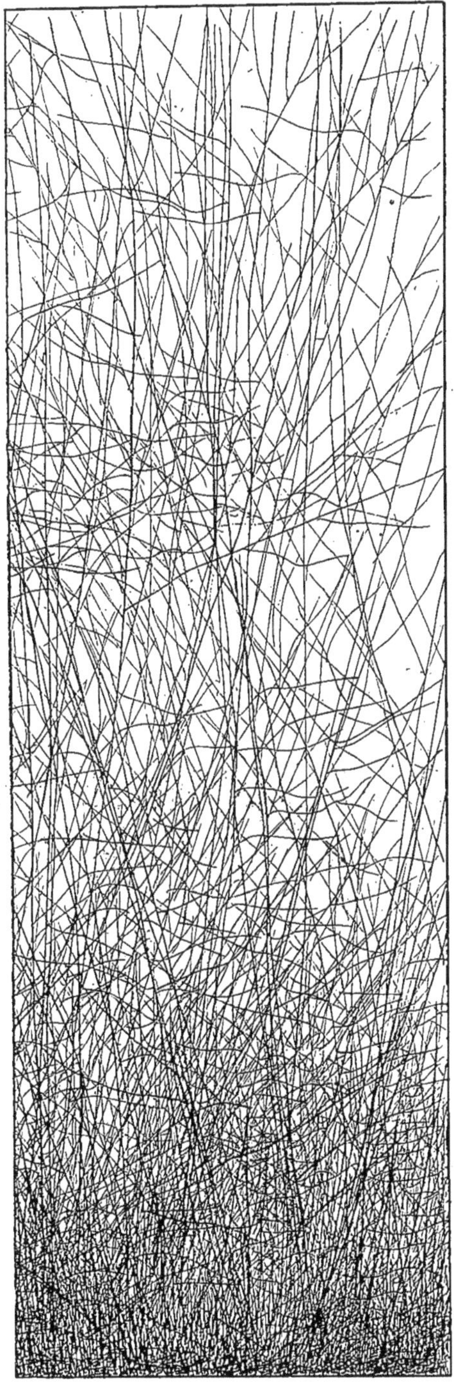

Fig. 387. — Duvet blanc pléomorphique stérile du *Microsporum equinum*. × 60.

Microsporum fulvum. — Mycologiquement, le *Microsporum fulvum* est le très proche parent des *Microsporum lanosum*, *felineum*, etc.... (fig. 388).

Sa culture est chargée de fuseaux multiloculaires en nombre infini,

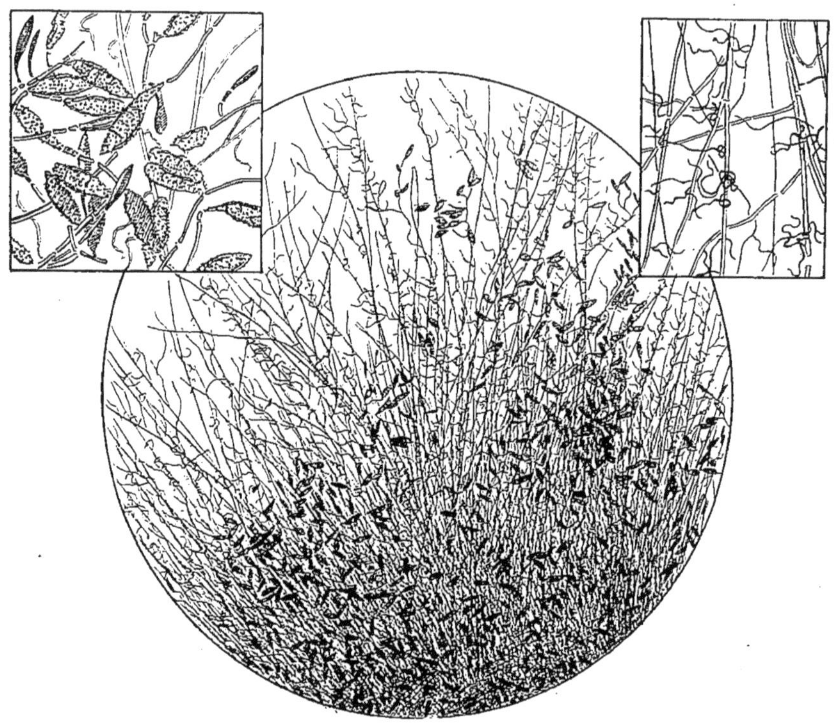

Fig. 388. — *Microsporum fulvum.* Culture de six jours en bouillon maltosé. × 70. Les cartons × 260 montrent le détail des fuseaux et celui des filaments mycéliens.

obscurcissant le centre de la préparation et distincts seulement sur ses bords. Ces fuseaux ont la forme et le caractère de ceux des Microsporums animaux. Leur abondance semble plus grande encore que

culture primaire) de son *Microsporum equinum*, mais un imperceptible duvet blanc qui naît sur les bords de la culture primaire quand elle vieillit, car celui-là montre des thyrses sporifères. Et d'autre part, c'est en inoculant ce duvet soi-disant pléomorphique que Bodin a retrouvé à la culture de retour la forme primaire du Microsporum equinum, ce que nos expériences de contrôle n'ont jamais reproduit avec le duvet secondaire vrai et pur d'un Dermatophyte. En d'autres termes, le duvet inoculé par Bodin comme pléomorphique et qui portait des conidies devait appartenir à la culture primaire du Parasite. C'est pourquoi il montrait des conidies, et c'est pourquoi sa rétroculture était la culture primaire. Le vrai duvet pléomorphique de cette espèce est stérile, et après une inoculation positive aurait donné à la rétroculture le même duvet blanc pléomorphique.

dans aucune autre espèce similaire. Et c'est la seule espèce où j'ai vu des fuseaux portés au nombre de douze à quinze sur une même tige mycélienne se terminant en pinceau pour les soutenir (fig. 289). De place en place les gros mycéliums radiés périphériques donnent

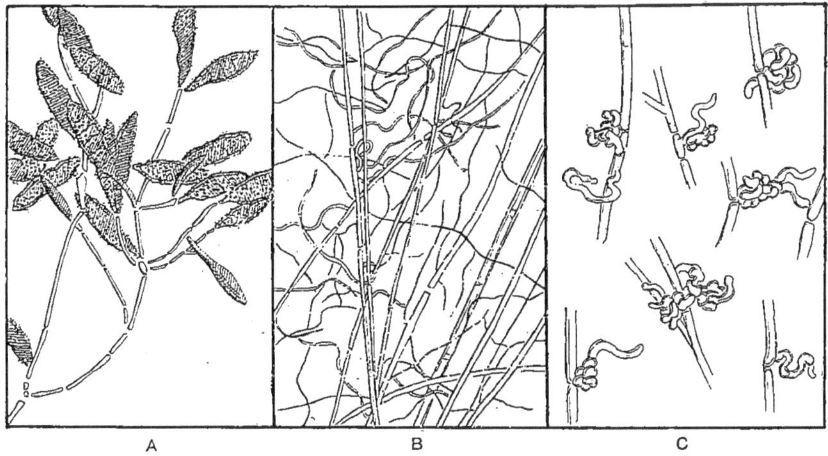

Fig. 589. — *Microsporum fulvum*. × 260. A, groupe de fuseaux. B, détail mycélien. C, organe nodulaire.

lieu à de minces branches latérales contournées comme des cheveux frisés et que nous avons observées en d'autres espèces. Enfin le long des filaments mycéliens on rencontre aussi un organe (figure 589, C) qui paraît extrêmement proche comme forme, structure et signification de l'organe nodulaire du *Trichophyton* (gypseum) *lacticolor*.

Microsporum villosum. — Les cultures en goutte pendante du *Microsporum villosum* présentent aussi tous les caractères mycologiques des Microsporums vivaces, avec leur centre criblé de fuseaux au point d'en être obscur. Du centre de la culture s'échappent des multitudes de rameaux mycéliens radiés, peu ramifiés (fig. 590). Souvent, autour de la culture première, de petites cultures secondes ont pris naissance, reproduisant les traits caractéristiques de la culture première. Enfin, un examen fait même à un grossissement faible (× 75) montre excentriquement de gros rameaux mycéliens composés ordinairement d'articles courts, subdivisés et ramifiés, comme un bois de cerf. Ces formes qui semblent être des formes de souffrance et de dégénérescence peuvent s'observer dans d'autres espèces et ne nous semblent en caractériser aucune (fig. 591).

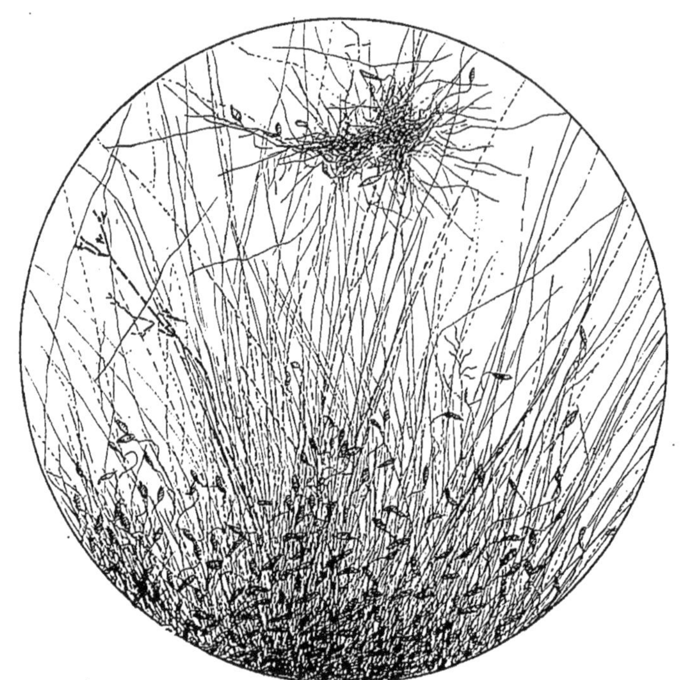

Fig. 390. — *Microsporum villosum.* Culture de 10 jours en bouillon glucosé. × 75.

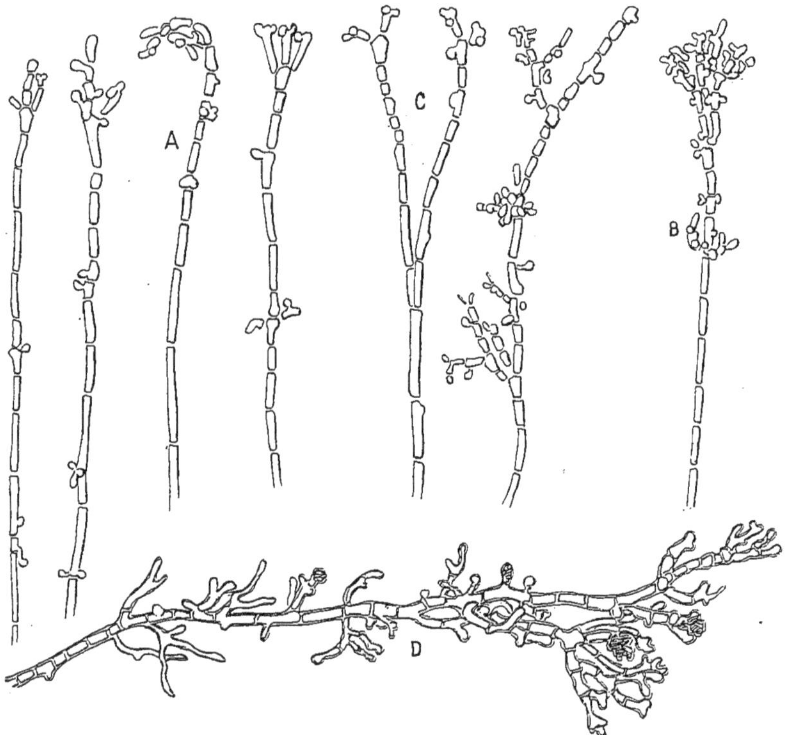

Fig. 391. — *Microsporum villosum.* Arborescences mycéliennes terminales. × 260.

Microsporum pubescens. — Les cultures en goutte pendante du *Microsporum pubescens* le rattachent nettement au groupe des Microsporums vivaces. C'est toujours, sur le même réseau mycélien, la même extraordinaire abondance de fuseaux multiloculaires montrant de 4-10

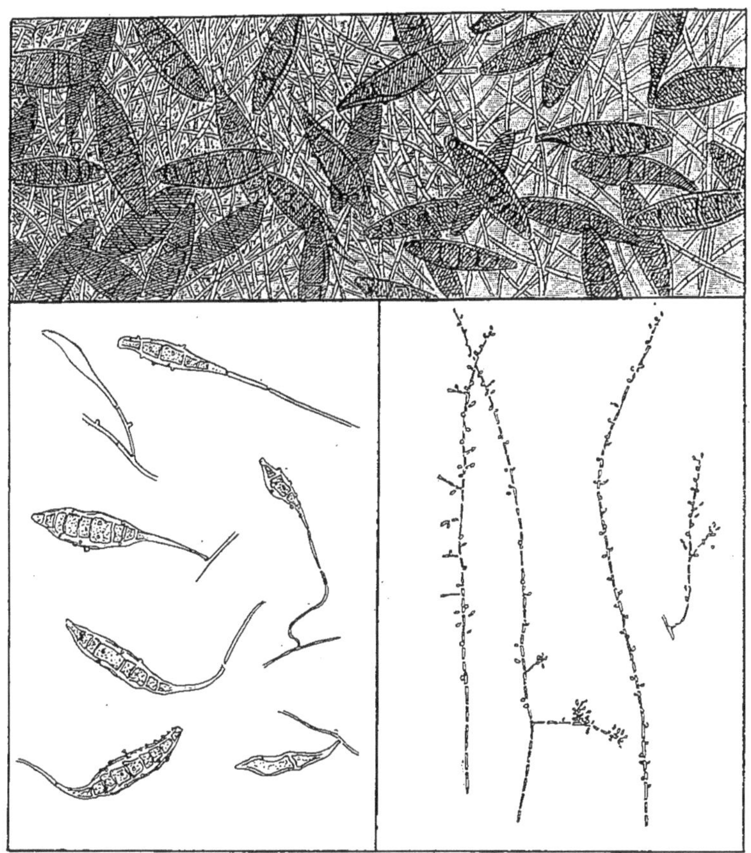

Fig. 392. — *Microsporum pubescens.* Culture de six jours en bouillon glucosé. × 260 diamètres.

loges et remplis d'un protoplasma granuleux. Plusieurs hérissés de fausses échinulations. On trouve aussi, disséminés dans la culture, surtout en son centre, les mêmes thyrses sporifères plus ou moins longs portant sur des branches primaires ou secondaires courtes, des conidies sessiles ou pédiculées, piriformes, quelquefois agglomérées en petites grappes.

MYCOLOGIE DES ACHORIONS

Il est extrêmement difficile de parler de la mycologie des favus. Il y a en ce moment, nous le savons, cinq parasites différents à qui l'on peut donner le nom d'*Achorion*.

C'est l'*Achorion* de *Schönlein* qui fait tous les cas de favus du cuir chevelu de l'homme.

C'est l'*Achorion* appelé *Quinckeanum* par Bodin et l'*Achorion gypseum* (1907), décrit par le même auteur. Enfin l'*Achorion gallinae* de Mégnin-Sabrazès, tout récemment étudié par Suis, Suffran et moi. Le cinquième est l'*Oospora canina* de Sabrazès que je n'ai pas étudié.

Or, si l'on examine mycologiquement les quatre premiers de ces Parasites l'étude première ne montrera d'abord aucune parenté reconnaissable entre eux.

L'Achorion banal, comme toutes les cultures glabres, lisses, humides et verruqueuses que nous connaissons parmi les Dermatophytes, ne montrera que des mycéliums difformes et des chlamydospores intercalaires; l'Achorion de la Souris (Quinckeanum) et l'Achorion gallinae montrent nettement les formes mycologiques d'un Dermatophyte, mais elles les rapprochent de Microsporums tels que le *Microsporum equinum* par exemple.

Enfin (et ceci est encore plus étrange), la mycologie de l'*Achorion gypseum* de Bodin le classe sans aucune hésitation parmi les Microsporums animaux, dont il a tous les organes différenciés.

Ainsi la première opinion mycologique concernant les quatre Achorions mycologiquement étudiés, est qu'ils ont entre eux peu de points communs. Cependant une enquête plus approfondie montrera, contrairement à l'opinion des premiers observateurs, que dans quelques cas les cultures en goutte de l'Achorion banal peuvent montrer des hyphes longues portant des conidies piriformes comme tous les Dermatophytes et ne permet pas de le classer parmi les Oospora, comme on l'avait jadis supposé.

L'*Achorion* banal sera donc considéré parmi les autres comme le *Trichophyton violaceum* parmi les autres Trichophytons, c'est-à-dire comme une espèce à culture glabre dont les hyphes sporifères ne se développent que rarement et mal.

Dans ces conditions on doit, semble-t-il, conclure : que les Achorions, s'ils donnaient leur fructification externe complète, seraient placés par elles à côté des Microsporums [1].

ACHORION SCHONLEINII

Quand on examine des cultures de l'*Achorion Schonleinii* sur milieux solides après dilacération, on n'y trouve que des mycéliums

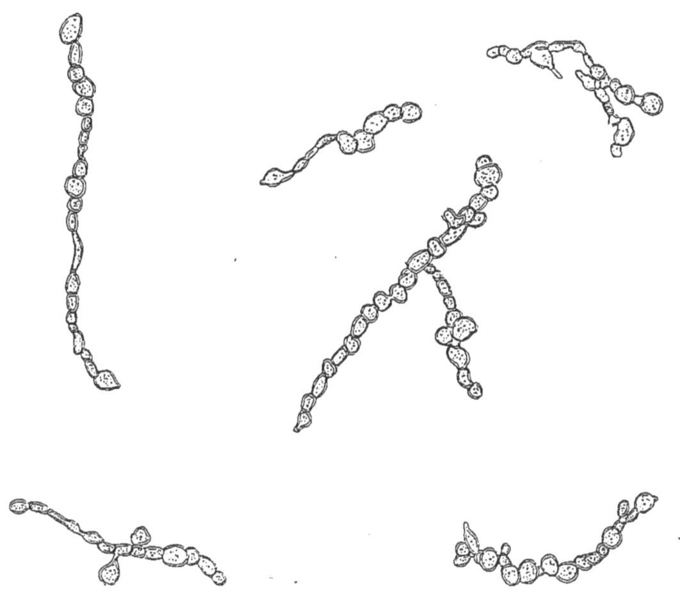

Fig. 595. — *Achorion Schonleinii.* Éléments de la culture en goutte à développement tardif. × 260.

grêles et contournés, des amas de spores endogènes comprises dans des filaments mycéliens dégénérés et tous ces éléments sont si grêles,

(1) On pourrait évidemment conclure inversement que l'*Achorion Gypseum* n'est pas un Achorion, que c'est un Microsporum du type des Microsporums animaux, mais que certains Microsporums animaux peuvent, sous l'influence de causes accidentelles, donner lieu à des godets vrais.

Cette opinion reviendrait à dire que le godet est une possibilité de Dermatophytes divers, non seulement d'espèces mais de groupes différents (!) et que le godet n'est pas caractéristique du favus, c'est une opinion dont nous avons montré plus haut le peu de fondement

Ce qu'il faut bien comprendre surtout c'est qu'en ces matières il est difficile d'éviter la logomachie. Quelle définition avons-nous d'un Achorion? Nous n'en avons aucune qui soit sans reproche. Définir un Achorion par sa culture en éponge n'est pas possible, puisque nous avons des Achorions ou du moins des Dermatophytes qui donnent des godets et qui sont duveteux.

Définir un Achorion par l'aspect clinique de la lésion et ses godets ne donne

si pauvres, qu'on n'en peut tirer aucun renseignement utile. Donc, en

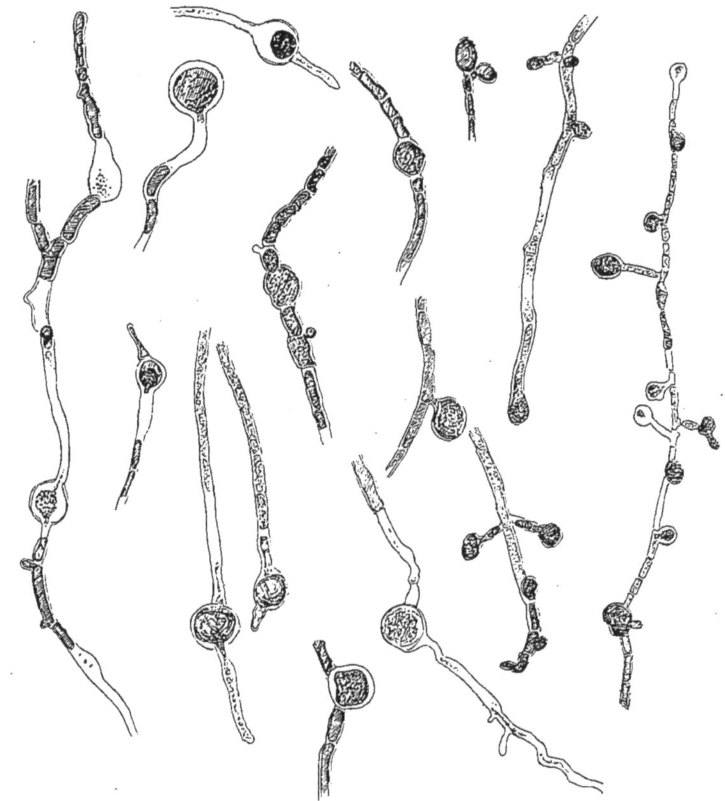

Fig. 594. — *Achorion Schonleinii*. Chlamydospores intercalaires ou pédiculées. × 260.

ce qui concerne l'étude mycologique du favus, les cultures en goutte suspendue sont nécessaires.

Pour en obtenir de bonnes il faut choisir avec grand soin la culture-

pas à l'esprit toute satisfaction puisque on peut prendre un *favus herpeticus* pour une trichophytie, puisqu'il y a des favus certains sans godets, et enfin puisque certains Parasites comme l'Achorion gypseum donnent lieu tantôt à des godets, tantôt à des cercles et tantôt même à un kérion.

Définir un Achorion par l'aspect de son Parasite dans le poil, étant donné ce que nous savons de la constance générale du type parasitaire dans le poil, serait sans doute la méthode de choix, mais nous en avons encore trop peu d'exemples pour conclure sur ce point avec certitude.

Dans ces conditions, rien n'est facile comme de jouer sur les mots d'*Achorion* et de *Godet* et de donner aux faits connus toutes les explications possibles entre lesquelles, faute de définition, nous ne pouvons choisir aucune fermement.

Nous croyons, quant à nous, préférable pour le moment, de considérer, comme des Achorions tous les Dermatophytes donnant lieu même inconstamment à des godets, et nous en avons plus haut donné les raisons.

mère qui servira de reproducteur. Les cultures de favus humain, quoique d'espèce semblable, diffèrent beaucoup de vitalité. Une fois

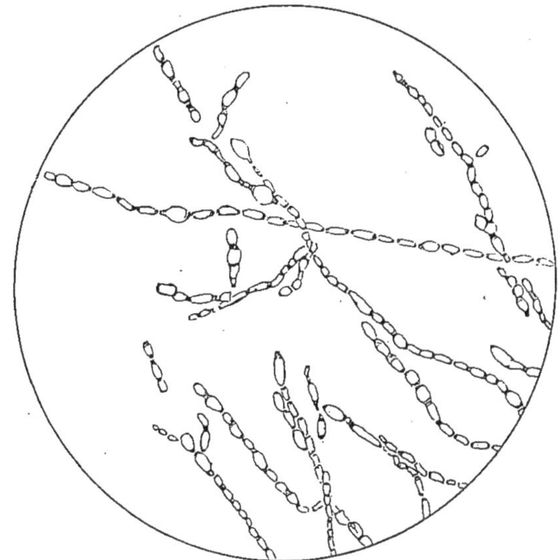

Fig. 595. — Culture jeune de l'*Achorion Schonleinii* uniquement composée de fausses spores en chaine. Type : *Oospora*. × 260.

sur vingt, on en trouvera une de développement rapide, c'est celle-là qu'il faut choisir.

On peut poser en principe, que toute culture en goutte dont le

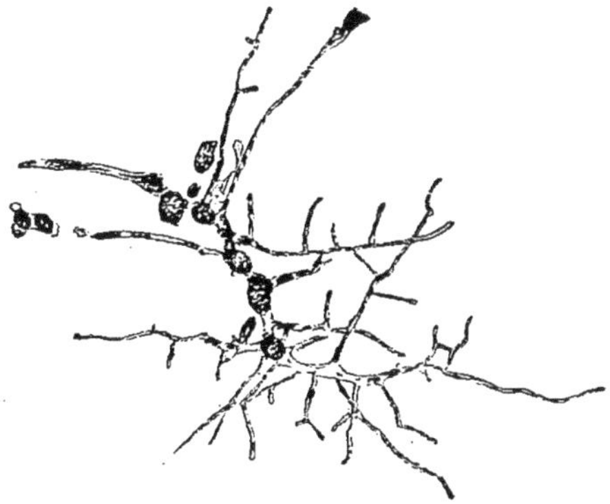

Fig. 596. — Début d'une bonne culture en goutte de l'*Achorion* du favus; culture de deux jours. (Obj. 7, ocul. 2.)

développement n'est pas manifeste après trois jours ne donnera au microscope que des résultats insignifiants.

Car si on examine ces cultures lentes et pauvres, on les observe

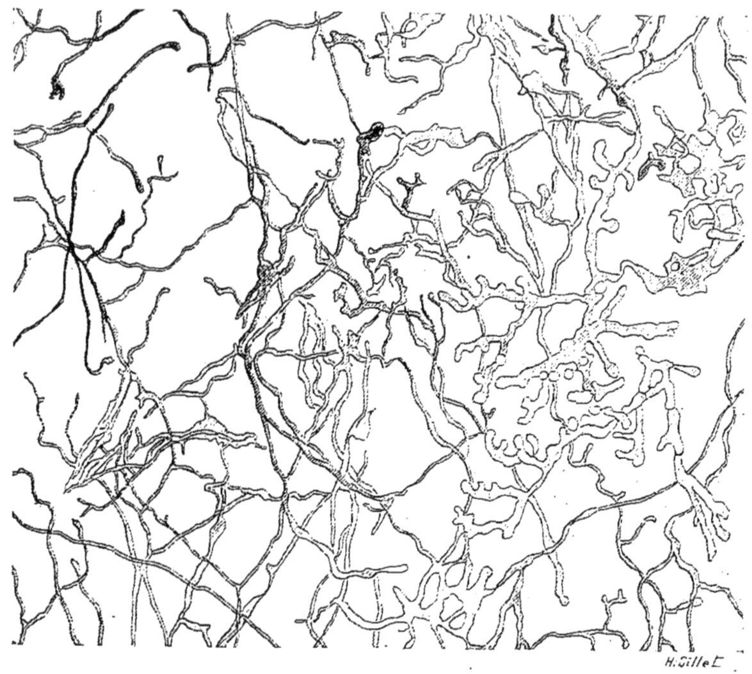

Fig. 597. — Culture en goutte de l'*Achorion Schonleinii*, après six jours, — *Formes amiboïdes*. (Obj. 7, ocul. 2).

uniquement composées de chlamydospores en chaîne, ou de fila-

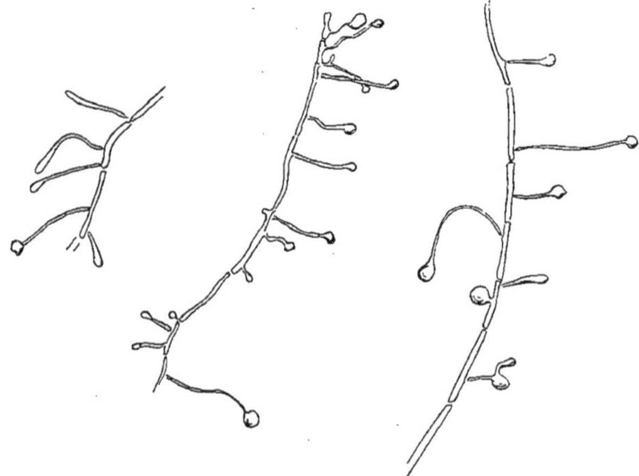

Fig. 598. — *Achorion Schonleinii*. Têtes de clou (Chlamydospores pédiculées), dans des cultures en goutte en milieux sucrés. × 260.

ments atrophiques, sur lesquels des chlamydospores intercalaires ou pédiculées (fig. 394).

L'étude des Trichophytons et des Microsporums nous en a montré de semblables. Ce sont des types de reproduction de souffrance ou de suppléance, extrêmement peu importants quant aux déductions qu'on en peut tirer touchant la classification botanique d'un Champignon.

Ce sont pourtant les seules formes botaniques que presque tous les auteurs précédents ont décrites chez l'Achorion. Mais il n'en est point

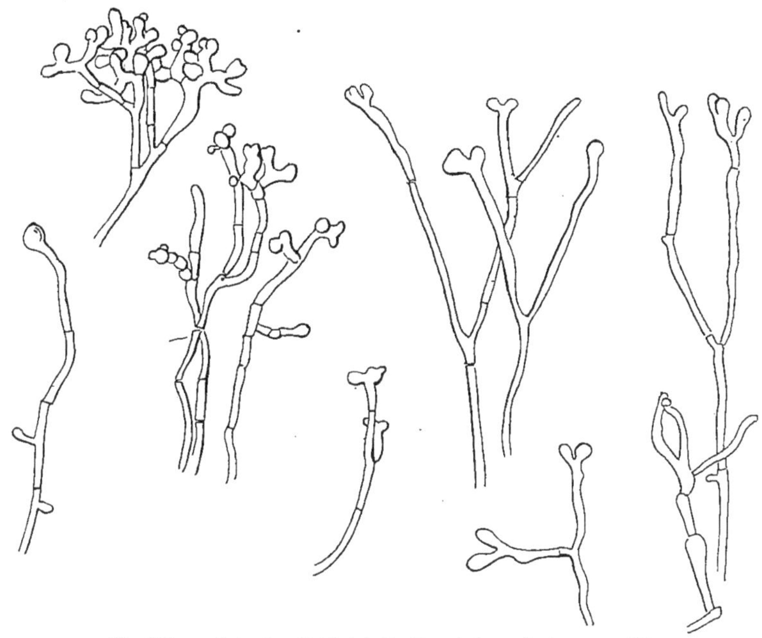

Fig. 399. — *Achorion Schönleinii*. Chandeliers faviques. × 260.

ainsi lorsque nous examinons une culture jeune, à développement rapide; alors nous verrons les éléments qui en ont été la semence donner lieu à des filaments mycéliens épais, immédiatement ramifiés (fig. 396, 397).

Ces filaments mycéliens sont de diamètres extrêmement dissemblables, ils n'ont pas d'unité morphologique stable, leurs filaments se ramifient « en bois de renne » avec des rameaux quelquefois plus larges que le mycélium dont ils sont issus. On dirait un développement « amiboïde », tant les filaments mycéliens défient toute description morphologique précise. C'est dans ces cultures vivaces, qu'on peut trouver les plus belles formes de fructification. A l'œil et à l'esprit elles évoquent l'idée d'une « plasticité » singulière, d'un être en évolution. Ces cultures, quand elles sont une fois parvenues à cette

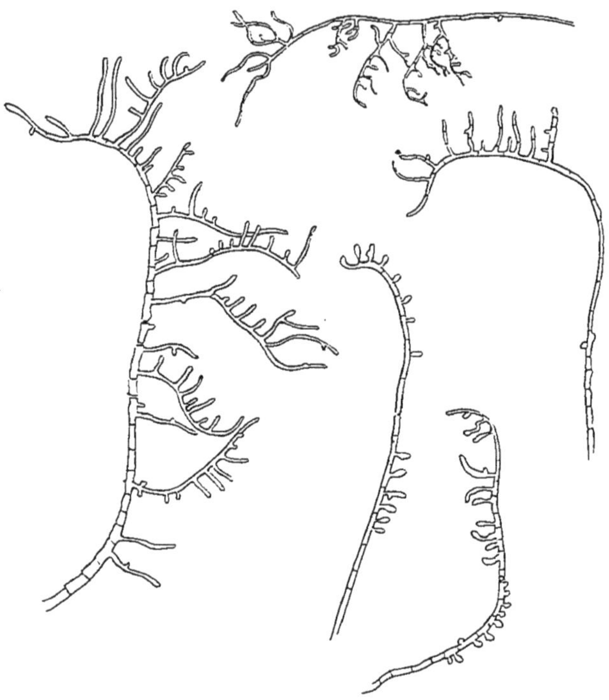

Fig. 400. — *Achorion Schonleinii.* Organes pectinés. × 260.

plasticité spéciale, peuvent subir de très nombreuses transformations.

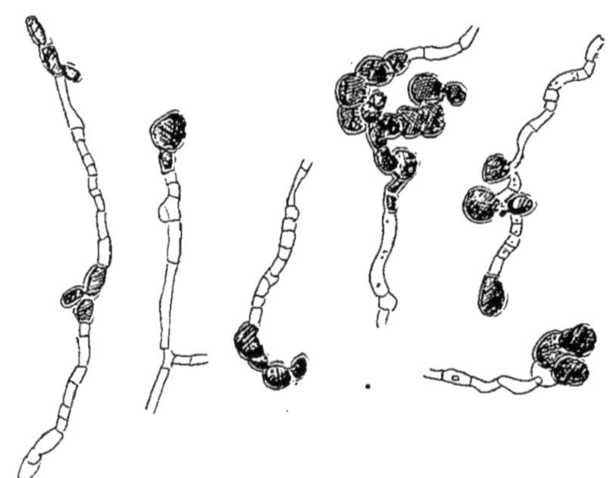

Fig. 401. — *Achorion Schonleinii.*
Chlamydospores rappelant l'organe nodulaire du Trichophyton. × 260.

1° Tantôt le long des mycéliums naissent de longs filaments à peine septés terminés par un renflement conoïde : « têtes de clous faviques », déjà mentionnés par les auteurs (fig. 398).

2° Tantôt les terminaisons mycéliennes en massue et en fuseaux se multiplient sur toute la périphérie de la goutte pendante. Ces renfle-

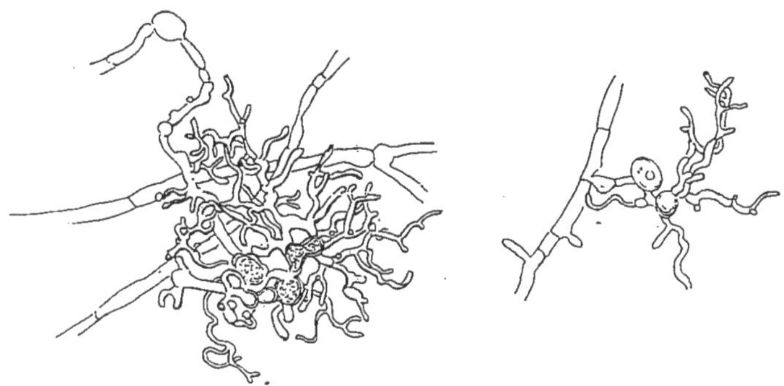

Fig. 402. — Centre de formation mycélienne provenant du bourgeonnement d'organes nodulaires. × 260.

ments terminaux, souvent bifurqués près de leur terminaison, sont quelquefois réunis en bouquets dénommés autrefois : chandeliers faviques (fig. 399).

3° D'autres fois, les filaments mycéliens, loin de se gonfler en massue, s'effilent, s'allongent, se contournent et donnent lieu à des

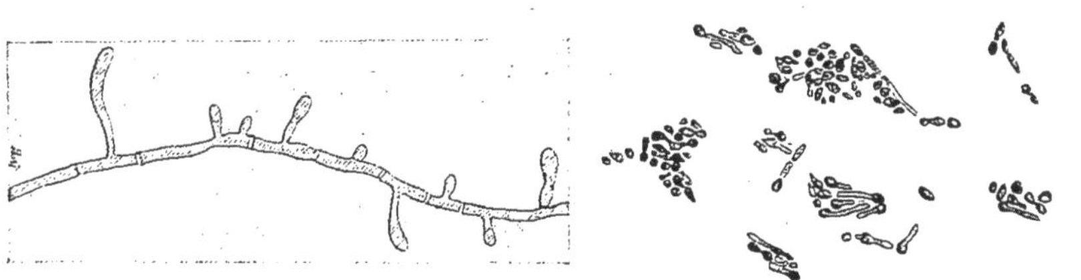

Fig. 403. — Cultures en goutte de l'*Achorion Schonleinii* (6 jours). Formation des conidies (Obj. 1/2, ocul. 2.)

Fig. 404. Spores externes, déhiscentes de l'*Achorion Schonleinii*. × 260.

rameaux secondaires disposés en dents de peigne, et d'une multiplicité incroyable. C'est une disposition qui rappelle l'organe pectiné des Microsporums (fig. 400).

4° Les chlamydospores intercalaires existent même dans les cultures en goutte à développement rapide de l'Achorion ; on les y voit souvent réunis en amas contournés rappelant l'organe nodulaire de certains *Trichophytons microïdes* et du *Microsporum fulvum* (fig. 401).

5° Enfin, on peut, en certaines de ces cultures en goutte, obtenir la sporulation externe du Favus, et cette sporulation s'effectue suivant le type même que montre la sporulation des *Trichophytons* et celle du *Microsporum Audouini* (fig. 403, 404).

Les spores externes du Favus sont implantées directement sur un

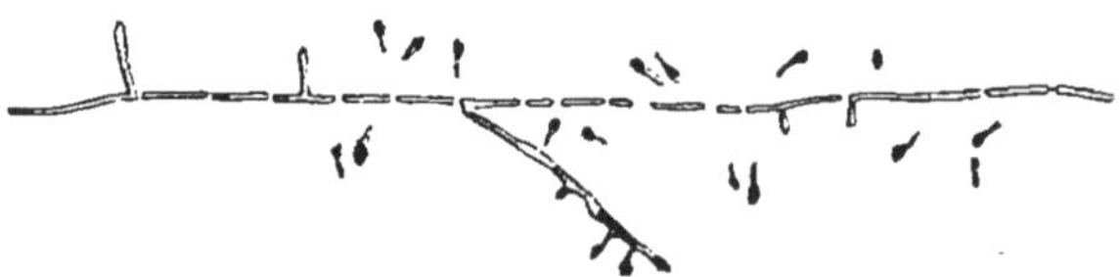

Fig. 405. — Spores externes de l'*Achorion Schonleinii*. — Déhiscence des spores. (Obj. 7, ocul. 2. Leitz.)

mycélium terminal, ou sur des rameaux secondaires. On peut les voir même au nombre de deux ou trois supportées par un pédicule très grêle trifurqué. Leur forme est régulière, elles sont toujours piri-

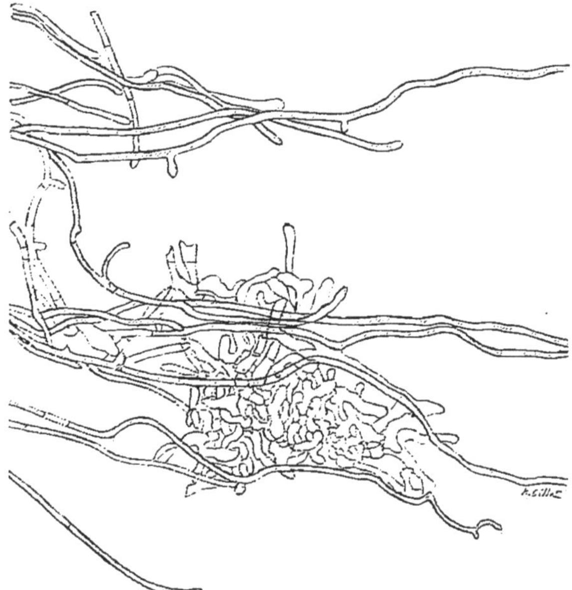

Fig. 406. — Organe de fonction inconnue observée à la périphérie d'une culture d'*Achorion* très active (7ᵉ jour). (Obj. 1/12, ocul. 2. Leitz.)

formes; leur dimension est plus variable que chez le Trichophyton, elle varie du simple au double. Cette fructification est irrégulière; de-ci, de-là une spore manque et est remplacée par un bourgeon mycélien. Il est à remarquer enfin que ces spores sont très facilement déhiscentes et qu'on trouve souvent, autour d'un mycélium veuf,

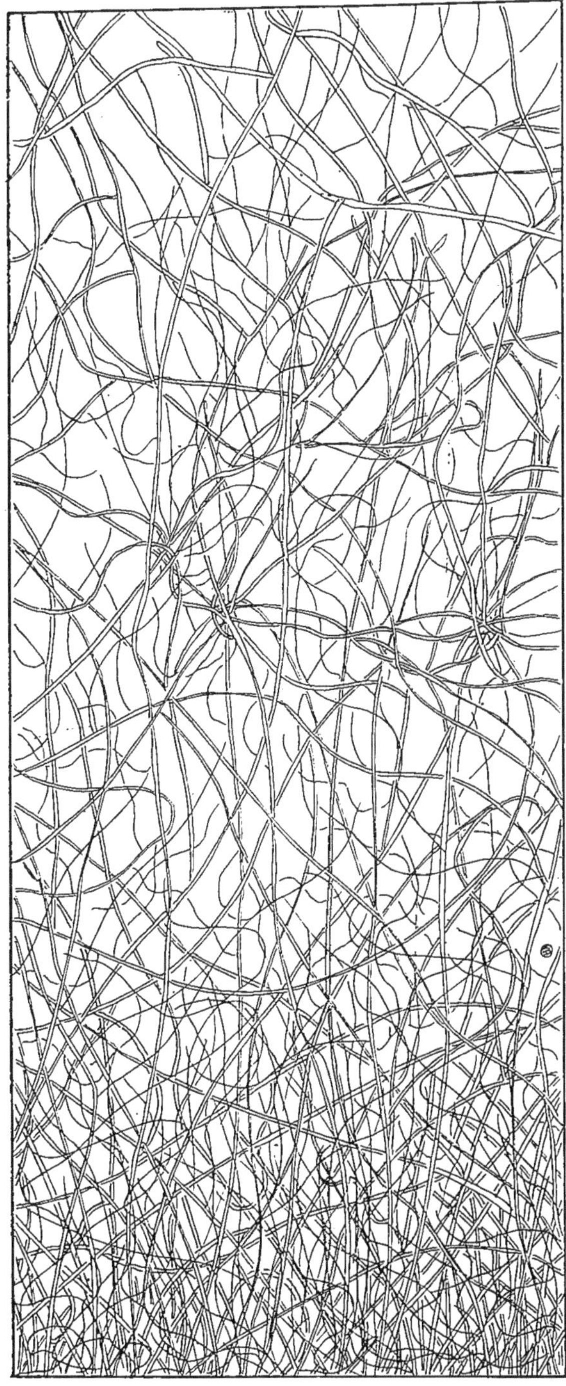

Fig. 407. — *Achorion Schonleinii*. Culture du duvet blanc pléomorphique secondaire. × 260.

presque toutes celles qu'il portait, très peu d'entre elles demeurant en place (fig. 405) [1].

6° Lorsque les cultures en goutte affectent la forme plastique que représente la fig. 397, on voit naître quelquefois entre les filaments mycéliens de la périphérie des cultures en goutte pendante et comme le cocon d'une chrysalide entre des brindilles un amas mycélien dont je donne ici la figuration : fig. 406.

Les filaments qui composent ces amas sont parmi les plus polymorphes que l'on puisse voir et donnent plus qu'aucun autre l'idée de cette plasticité protoplasmique sur laquelle j'ai déjà insisté et que je considère comme caractéristique des cultures faviques dont on peut espérer des résultats au point de vue mycologique. Quoi qu'il en soit, j'ai retrouvé ces figures en plusieurs préparations sans pouvoir suivre plus loin leur développement. Et je ne sais quelle valeur leur attribuer. Le duvet blanc pléomorphique de l'*Achorion Schönleinii*, qui naît de temps à autre sur les vieilles cultures en milieu sucré, montre quelques rares spores dispersées au long de filaments mycéliens grêles. Mais il faut les chercher longtemps pour les trouver. Les filaments mycéliens de ce duvet sont, pour l'immense majorité, tout à fait stériles. J'ai même obtenu à diverses reprises des cultures au sein desquelles on ne pouvait pas même trouver un filament mycélien sporifère, si peu que ce soit.

Achorion Quinckeanum ou muris (Bodin). — Les deux suivants Achorions présentent une mycologie très analogue, ainsi qu'en témoigneront les figures ci-contre.

Une culture de sept jours de l'*Achorion Quinckeanum* en bouillon sucré montre, au milieu de filaments radiés rampants et stériles, des centres de végétation où le lacis mycélien est plus touffu et dont se dégagent des filaments dressés, terminés par des fuseaux ou des grappes déjà visibles à un faible grossissement.

A un grossissement plus fort on distinguera des hyphes sporifères fertiles simples et ramifiées, des fuseaux pluriseptés, et même par places des rudiments de l'organe nodulaire déjà spécialement décrit chez plusieurs Dermatophytes. La figure 409 montre ces divers organes dans leur forme assez nettement pour en épargner la description. Ce qu'il faut savoir c'est que les cultures longtemps conservées au laboratoire perdent peu à peu de leurs caractères, et sans que la culture change d'aspect objectif d'une manière rappelant les transformations

(1) Ma description des spores externes du favus est de 1900. Voyez la *Pratique dermatologique*, p. 834, t. I. C'est donc par erreur que Truffi, en 1902, avance que Sabouraud, Costantin, Sabrazès décrivirent un seul mode de reproduction de l'Achorion par spore endogène (Oospora). *Sulle tigne*, 1902, p. 126.

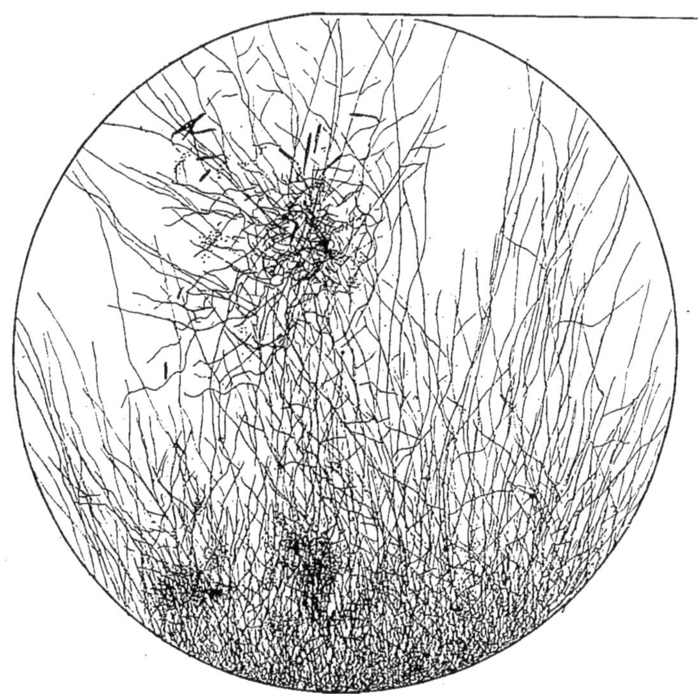

Fig. 408. — *Achorion Quinckeanum.* Vue d'ensemble de la culture en goutte de 7 jours, en bouillon maltosé. × 75

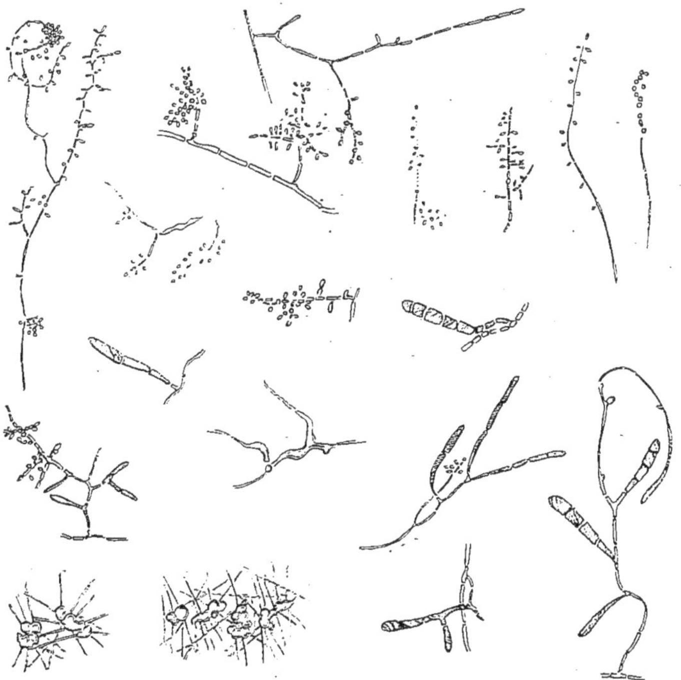

Fig. 409. — *Achorion Quinckeanum.* Divers organes différenciés : spores externes thyrses, grappes, fuseaux, organes nodulaires. × 260.

pléomorphiques duveteuses décrites chez tant d'autres Dermatophytes. Alors dans le lacis mycélien en écheveau brouillé l'organe nodulaire seul persiste et de très fines conidies externes pédiculées au long des filaments mycéliens ou portées sur des hyphes que la ré-

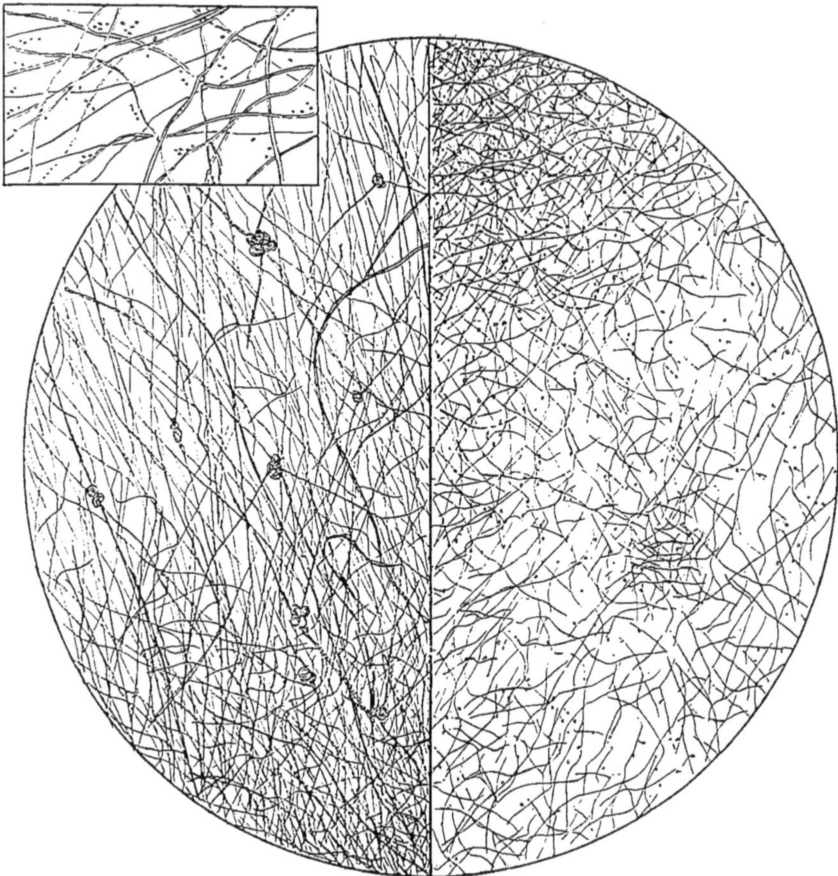

Fig. 410. — *Achorion Quinckeanum* Culture en goutte. Milieu d'épreuve, 12 jours. × 75. Carton. × 260.

sorption protoplasmique rend peu visibles. C'est lorsqu'on a examiné seulement la mycologie de ces vieilles cultures qu'on peut penser à faire, de l'*Achorion Quinckeanum*, la forme pléomorphique duveteuse fixée de l'*Achorion Schönleinii*, mais cette hypothèse ne peut guère paraître plausible quand on étudie la mycologie de cultures fraîchement extraites de l'Homme ou de l'Animal. Car en ces cultures d'extraction animale récente, l'*Achorion Quinckeanum* montre des caractères aussi personnels que toute autre espèce dermatophytique et aussi analogues que possible à ceux de l'*Achorion gallinae* dont la description va suivre.

Achorion gallinae. — Voici l'aspect de la culture en goutte de

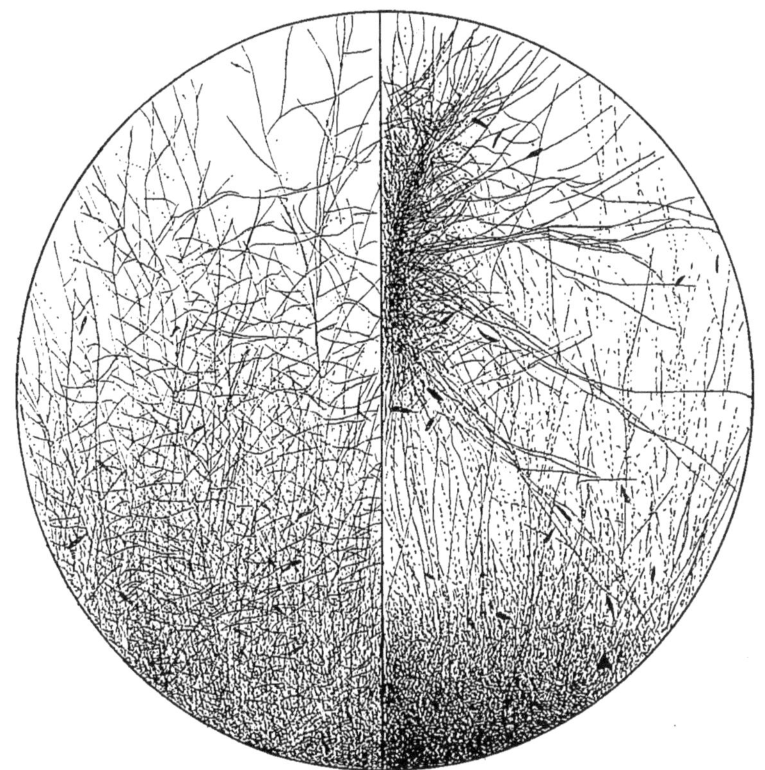

Fig. 411. — *Achorion gallinae.* × 75. Culture en goutte. Milieu d'épreuve. 8 jours.

l'*Achorion gallinae*; on la confondrait avec celle de l'*Achorion Quinc*

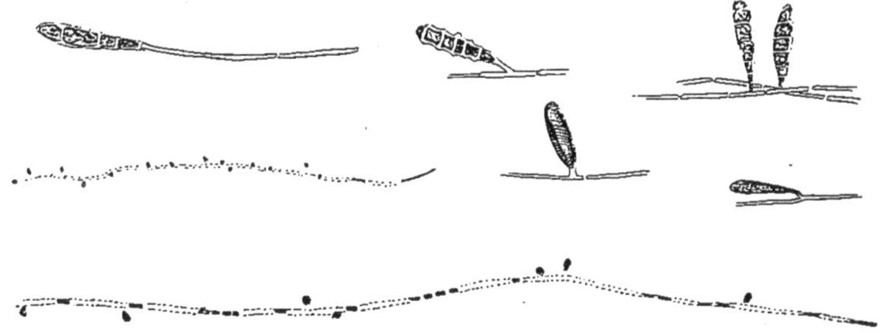

Fig. 412. — *Achorion gallinae.* × 260. Fuseaux. Spores externes.

keanum, ce sont les mêmes fuseaux assez rares, dispersés dans la culture. Fuseaux de 1 à 6 loges, latéraux ou terminaux, et filaments sporifères portant des spores assez rares, fines et espacées (fig. 411).

Je n'ai pas vu de noyaux dans les loges des fuseaux, tandis que Matruchot et Dassonville en avaient décrit (fig. 412).

Contrairement à ce qu'ont observé ces auteurs, les spores externes, sans être abondantes, sont assez faciles à trouver dans la plupart des cultures de ce Parasite.

Achorion gypseum (Bodin). — La mycologie de l'*Achorion*

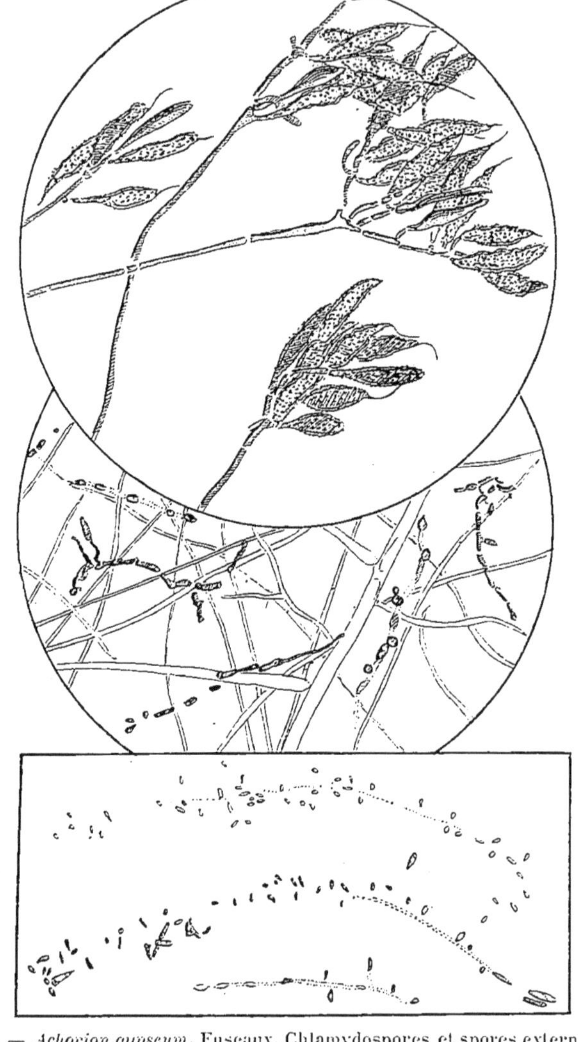

Fig. 413. — *Achorion gypseum*. Fuseaux. Chlamydospores et spores externes. × 260.

gypseum (Bodin) est exactement celle d'un Microsporum animal. Il faut prendre cette affirmation dans son sens le plus strict, ce n'est pas une ressemblance, c'est une identité. Parlons d'abord du mycélium. Les myceliums radiés du Parasite en culture sont rectilignes ou faits d'éléments en raquette du type que les Microsporums montrent si constamment. Et Bodin, qui a magistralement étudié ce Parasite, écrit :

« On voit assez vite, dès le septième ou huitième jour, en cellules humides, apparaître, sur les filaments mycéliens principaux, des ren-

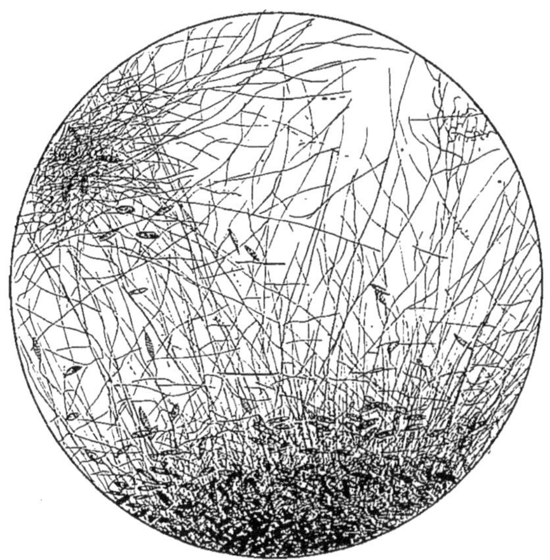

Fig. 414. — *Achorion gypseum*. 12 jours bouillon maltosé. × 60.

flements piriformes à grosse extrémité périphérique, qui ne tardent pas à s'isoler par des cloisons transversales et qui sont tout à fait analogues à ceux que l'on trouve chez les Microsporums.

« Ces renflements, qui peuvent atteindre au niveau de leur grosse extrémité 8 μ.-10 μ. de diamètre, prennent ultérieurement un double contour et deviennent granuleux, tandis que le filament se vide du protoplasma qu'il contient et ils représentent alors des chlamydospores comme chez les Microsporums (1). »

Les spores externes sont piriformes comme chez les Microsporums, de même dimension, et portées de part et d'autre d'une hyphe ordinairement simple. Ces spores externes « sont extrêmement caduques

(1) E. Bodin. Sur un nouveau Champignon du Favus (Achorion gypseum). *Annales de Dermat. et de Syph.*, 1907, p. 591.

et se détachent avec la plus grande facilité des hyphes fructifères dès que la maturité est accomplie [1] ».

Sur ces hyphes sporifères, comme chez celles de tous les Dermatophytes, la migration protoplasmique vide peu à peu la tige des hyphes

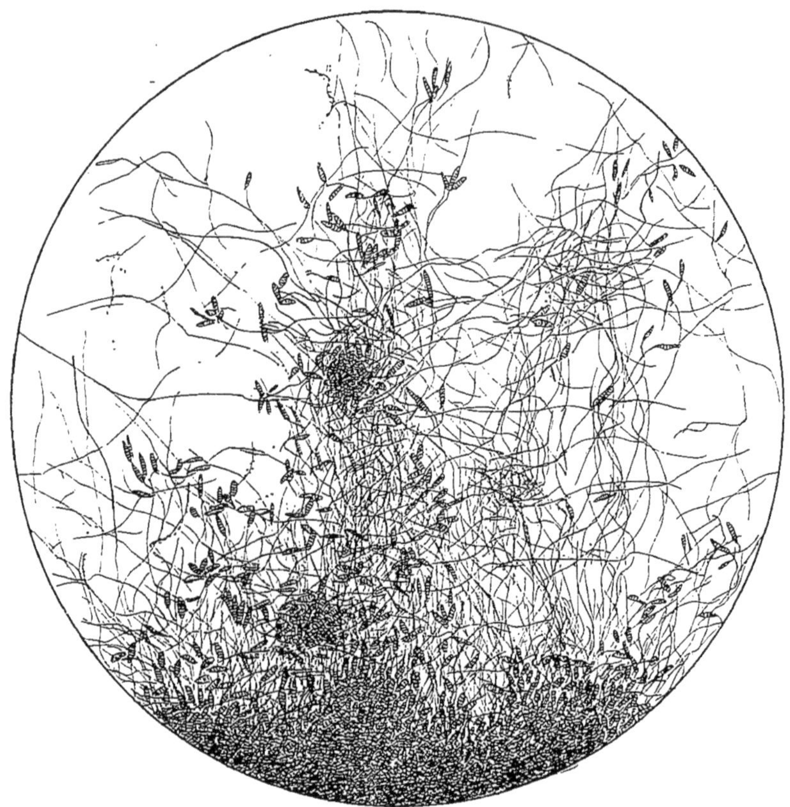

Fig. 415. *Achorion gypseum*. × 120. 12 jours bouillon glucosé.

pour faire les conidies, et les hyphes fertiles finissent par disparaître. Bodin le mentionne, et aussi que ces hyphes sont surtout nombreuses dans les parties duveteuses de la culture ; et au niveau des parties plâtreuses, au contraire, « on rencontre, en quantités considérables, les grosses conidies fuselées [2].

Ce qu'il faut souligner ici c'est l'invraisemblable quantité de ces fuseaux multiseptés, c'est exactement ce tableau que nous offrent le

(1) E. Bodin. *Loc. cit.*, p. 590.
(2) E. Bodin. *Loc. cit.*, p. 591.

Microsporum lanosum, le *Microsporum fulvum*, etc., et, d'une façon générale, tous les Microsporums animaux, et qu'ils sont seuls à offrir.

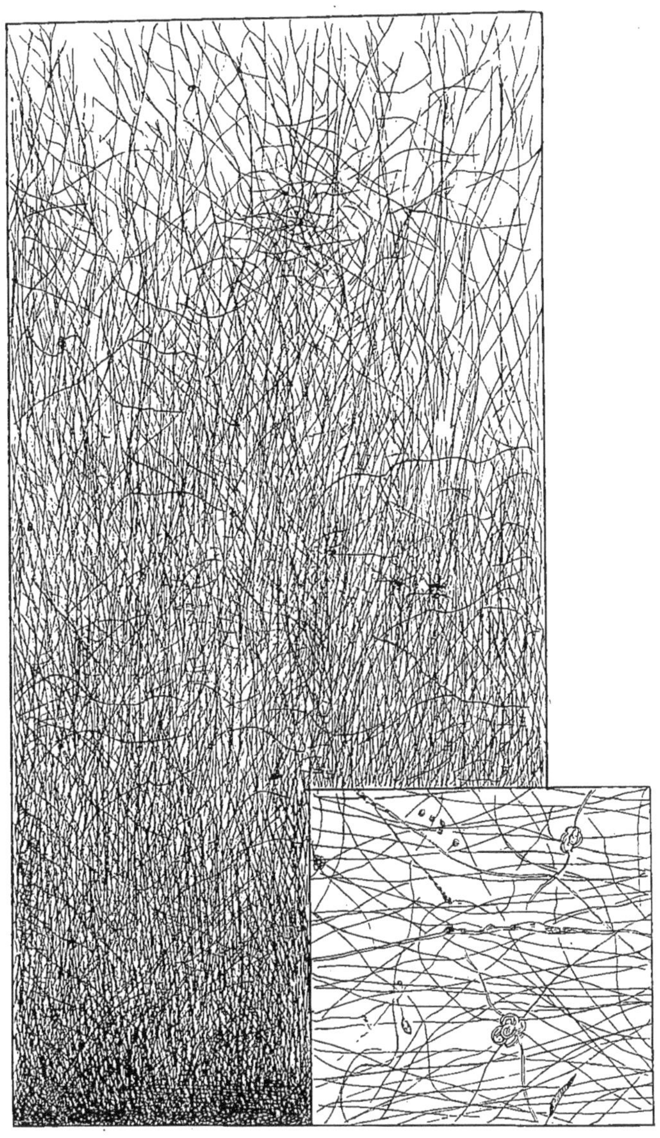

Fig. 416. — *Achorion gypseum*. Duvet blanc pléomorphique, 11 jours. × 60. Carton. × 260.

Ainsi que l'écrit Bodin, « ces fuseaux offrent généralement six ou sept cloisons, et ont en moyenne 12-15 μ. de diamètre transversal sur 40-60 μ de longueur ». Très souvent ces fuseaux sont dressés et forment un bouquet dans lequel 8 à 10 fuseaux sont portés par les subdivisions d'une même hyphe, caractère que nous avons observé sur le *Microsporum fulvum* (fig. 116).

Je note aussi des extrémités mycéliennes stériles, branchues, contournées et presque ornementales que nous avons rencontrées chez plusieurs Microsporums. Ce parasite (comme les Microsporums vivaces) présente un duvet blanc pléomorphique. Bodin qui l'a décrit l'a vu constitué de filaments très vivaces de 2 μ à 2 μ 1/2 de diamètre, et, sur certains, des spores externes. Le même auteur y a décrit des chlamydospores intercalaires. Enfin, sur un milieu pauvrement peptonisé et glycériné, Bodin a observé des mycéliums rameux dont beaucoup se spiralent et se contournent, formant des pelotes de 35-40 μ de diamètre qui ne font jamais un périthèce, mais qui après quelques jours s'atrophient et dégénèrent.

Le duvet pléomorphique que nous avons obtenu de l'*Achorion gypseum* s'est toujours montré presque complètement stérile, avec quelques condensations protoplasmiques au sein des filaments, quelques rares spores externes détachées. Nous avons observé aussi les pelotons mycéliens signalés par Bodin. Ils ne diffèrent pas de ceux que montrent l'A. Quinckeanum, et tant d'autres Dermatophytes, chez qui nous les avons signalés (fig. 416).

Plaut [1], qui en a vu de semblables sur des cheveux microscopiques, placés dans la chambre humide pense aussi qu'il s'agit de périthèces avortés.

ÉTUDE MYCOLOGIQUE SYNTHÉTIQUE DES DERMATOPHYTES

Résumons maintenant ce que nous a montré l'étude précédente de la mycologie des teignes, et nous verrons le sujet s'éclaircir beaucoup.

Les plus rudimentaires des Dermatophytes, pour le mycologue, sont ceux qui se présentent sous la forme de cultures humides et lisses. Ce sont : 1° les *Trichophytons violaceum* et *glabrum*, 2° les trois *Trichophytons faviformes*, et 3° l'*Achorion* banal, *Schönleinii*. Et il faudrait ajouter à cette liste le *Microsporum equinum* tant que sa culture reste glabre. Toutes ces cultures sont réduites à des organes de souffrance, à des myceliums réguliers ou difformes, dont beaucoup, faits d'articles polymorphes, et dont ceux qui sont renflés deviennent des réserves protoplasmiques, des chlamydospores.

Ce *status* mycologique correspond donc à l'état glabre de la culture,

[1] PLAUT. Beitrag zur systematischen Stellung der Dermatomykosenerreger (*Monatshefte für praktische Dermatologie*, 1904, p. 175).

forme imposée à elle par son milieu. Ainsi quand la culture du Microsporum equinum devient duveteuse, la voit-on prendre les organes communs aux Microsporums, et de même, quand la culture de l'Achorion montre à sa surface un imperceptible duvet blanc, il montrera des spores externes. Par conséquent la forme mycologique des cultures glabres ne signifie rien sinon qu'elles souffrent. Et c'est pourquoi cinq Trichophytons, un Achorion et un Microsporum dont les cultures présentent ce même aspect lisse et humide, offrent des caractères mycologiques similaires, malgré la différence du groupe dermatologique auquel ils appartiennent. Aussi serait-ce une grosse erreur de vouloir conclure d'après les organes atrophiques que ces cultures présentent, à la position systématique, des Dermatophytes dans les cadres de la botanique cryptogamique.

II. Ces cultures étant éliminées du débat, si nous passons à l'examen mycologique des Trichophytons endothrix, nous leur trouverons, pour seul organe différencié, l'hyphe sporifère, plus ou moins longue et simple, ou plus ou moins courte et touffue, c'est-à-dire ayant tantôt la forme d'une tige florale de digitale, et tantôt celle d'une grappe de raisin. Que la grappe soit simple ou complexe, c'est toujours le même organe décrit par Duclaux, Vreujsky et par moi et qui nous avait fait rapprocher les Trichophytons du groupe des Sporotrichums et des Botrytis.

Tous les Trichophytons endothrix et plusieurs endo-ectothrix comme les *Trichophytons niveums* et le *Trichophyton rosaceum* ne montrent pas d'autre organe différencié. Car il ne faut pas appeler de ce nom les petites masses protoplasmiques enkystées, difformes, qu'on peut observer sur le trajet des mycéliums de tous les Dermatophytes.

III. Avec les *Trichophytons microïdes* (groupe des *gypseums*), nous voyons apparaître toute une série d'organes que les Trichophytons endothrix ne montraient pas. Ils ont, les uns comme les autres, la grappe longue (thyrse sporifère) et la grappe courte, à rameaux secondaires multiples. Mais ils presentent plus ou moins constamment trois organes nouveaux :

1° Le premier est le *fuseau multiloculaire*, qui s'observe dans une grappe, ou à la place d'une grappe, ou à sa base, ou à sa pointe.

2° Le second est *la spirale*, également spéciale aux *Trichophytons gypseums*, et qui peut aussi naître dans la grappe ou à sa place;

3° Le troisième est l'*organe nodulaire* décrit assez vaguement par moi comme une ébauche de périthèce, en 1894, et que j'ai retrouvé spécialement chez le *Trichophyton lacticolor*.

IV. Parmi les Trichophytons à culture poudreuse, seul l'*Epidermophyton inguinale* ne montre que des fuseaux multiloculaires, oblongs, en forme de massue, assez différents de ceux des *Trichophytons gypseums* et souvent groupés comme des bananes sur un régime. C'est le seul Dermatophyte qui ne montre pas de grappe ou de rudiment de grappe, si l'on en excepte les Dermatophytes à culture glabre qui ne montrent, comme je l'ai dit, que des organes négatifs.

V. Le groupe des *Microsporums* nous présentera, avec des particularités nouvelles, un ensemble de faits analogues.

Mentionnons d'abord comme particulier son mycélium fait de cellules massuées placées bout à bout et dans le renflement desquelles se condensent des réserves protoplasmiques enkystées qui en font des chlamydospores intercalaires.

En dehors de ce mode de reproduction accessoire, tous les *Microsporums* montrent l'hyphe sporifère longue et simple. Les spores ou conidies microscopiques sont plus allongées que les conidies des grappes trichophytiques, elles sont déhiscentes et caduques, mais leur mode de sustentation est le même que celui des *Trichophytons*.

L'un des auteurs qui a le mieux étudié la morphologie des Microsporums, E. Bodin, de Rennes, a voulu voir chez les *Microsporums* deux modes de reproduction différents : la reproduction suivant le type *Endoconidium* et suivant le type *Acladium* (1).

La reproduction suivant le type Endoconidium est la formation, dans les tubes myréliens, de kystes protoplasmiques placés à la file, à l'extrémité des filaments. Ce mode de reproduction, qui est caractéristique des Mucédinées du groupe *Endoconidium*, peut s'observer accessoirement chez les *Microsporums*, mais il se relie étroitement au mode de formation des chlamydospores intercalaires qu'on observe chez tous les Dermatophytes.

De même, Bodin, distinguant la grappe complexe de l'hyphe sporifère simple, rattache celle-ci au type de reproduction des Acladium. Mais, ces noms, dans l'esprit de leur auteur, évoquaient des ressemblances extérieures bien plus qu'une parenté foncière, et l'ambiguïté de ces termes devait amener la critique des mycologues. Matruchot dira : « ...Hors la parenté bien hypothétique avec les *Acladium* (champignons dont on ignore d'ailleurs la position systématique), on ne sait rien sur les affinités réelles des Microsporums avec les groupes naturels de Champignons » (2). Ces noms nouveaux donnés à des formes déjà connues et nommées, ne précisant rien, ne doivent pas être retenus. Il paraît incontestable que la grappe simple et la grappe composée sont un même organe. Qu'on dise : hyphe sporifère simple

(1) E. Bodin. Il y ajoutait la reproduction suivant le type *Oospora-streptothrix*. Nous nous sommes expliqués plus haut à ce sujet. Cf. p. 238.

(2) Matruchot et Dassonville. Sur les affinités des Microsporums. *C. R. Acad. des Sciences*, 10 juillet 1899.

ou composée, on exprime ce qu'il faut, et on ne préjuge rien de la classification à venir des Dermatophytes, ni de leur position systématique.

Les *Microsporums* ont donc la grappe de tous les Dermatophytes, ils n'ont pas de spirales, mais ils montrent des fuseaux innombrables : les uns à peine indiqués (*Microsporums* de type humain), les autres très gros, dont la forme en navette est plus caractéristique que celle des fuseaux des Trichophytons microïdes, et ces fuseaux existent par millions dans les cultures de *Microsporums* animaux dont ils sont la caractéristique absolue. Il ne me semble pas que cet organe primordial des *Microsporums*, beaucoup plus fréquent que la grappe dans la plupart de leurs espèces, ait été suffisamment étudié par les mycologues et qu'ils lui aient concédé, dans la recherche de la position systématique des Dermatophytes, la valeur que leur constance et leur nombre doivent, il me semble, leur faire attribuer. Mais, pour avoir une idée nette de la valeur réciproque des organes différenciés des Dermatophytes, un mycologue devrait avoir étudié toutes les espèces qu'on en connaît et les formes de chacune. Alors seulement pourrait-il avoir, sur l'importance de chacune, une idée exacte. Je ne crois point qu'un tel travail ait jamais été fait.

D'après Matruchot et Dassonville, parmi les diverses formes végétatives et fructifères des Microsporums, deux éléments ont une valeur réelle au point de vue des affinités à établir, et ce ne sont pas les fuseaux, « ce sont les filaments sporifères et l'hyphe pectinée ». Pour ces auteurs, les organes sporifères à eux seuls pourraient suffire à établir quelle est la famille des *Microsporums*. Mais, de plus, « les hyphes pectinées fournissent un autre argument d'importance au moins égale. Loin d'être des organes avortés, sans valeur au point de vue de la recherche des affinités, les hyphes pectinées sont des formations différenciées, qui établissent une affinité très nette avec un groupe de champignons supérieurs des plus dégradés parmi les Périsporiacées. « On les observe, en effet, normalement chez les Ctenomyces où elles se présentent soit simples, soit avec denticules d'un seul côté, soit ramifiées comme si quelques-uns des denticules s'étaient allongés végétativement. » Ajoutons enfin que chez les Ctenomyces « les hyphes pectinées ne sont jamais sporifères, et, sans doute, elles n'ont pu l'être, chez les *Microsporums* que d'une façon tout à fait accidentelle et anormale ». C'est d'ailleurs ce que mes dernières recherches ont confirmé. Ainsi, des filaments mycéliens à cellules en raquette, logeant, dans leur extrémité dilatée, des chlamydospores intercalaires, des grappes de spores ordinairement simples et longues; des fuseaux multiloculaires innombrables, de forme spéciale et constante, et enfin des organes pectinés, qui pourraient donner, par comparaison, la clef de la position systématique du groupe des Dermatophytes, tels sont, en résumé, les organes différenciés des *Microsporums*, qui se présentent ainsi avec les *Trichophytons microïdes* comme les plus compliqués des Dermatophytes.

V. Nous savons que, pour les *Achorions*, il est difficile de donner une formule générale de leur morphologie. L'un, l'*Achorion* banal, présente une culture presque toujours glabre, par conséquent presque toujours réduite à ses seuls organes végétatifs, à des myçéliums bosselés de chlamydospores intercalaires. Deux autres, l'*Achorion Quinckeanum* et l'*Achorion gallinae* ne montrent que quelques grappes simples et quelques fuseaux. Quant à l'*Achorion gypseum* ses organes le placent parmi les *Microsporums* animaux. C'est donc de ces seules espèces qu'on peut conclure; elles placent provisoirement les *Achorions* à côté des *Microsporums* animaux.

Cette revision faite des organes différenciés de tous les Dermatophytes, et leur proche parenté mise ainsi en évidence, nous allons chercher maintenant quelles affinités on peut observer entre les organes communs aux divers Dermatophytes et ceux de familles cryptogamiques connues dont la position systématique est définie.

POSITION SYSTÉMATIQUE DES DERMATOPHYTES

Les Dermatophytes appartiennent, par tous les caractères de leurs cultures, au groupe de Champignons désignés communément sous le nom de Moisissures et par les mycologues sous le nom de *Mucédinées simples* ou *Hyphomycètes*, les Mucédinées étant ce groupe de « Champignons filamenteux qui se reproduisent par spore externe » (Costantin). Mais ces Moisissures, que l'on considérait jadis comme des *espèces* au même titre que les Champignons d'ordre plus élevé, ne peuvent plus être considérées de même, depuis que les Tulasne et de Bary purent faire apparaître, chez des Moisissures, des organes de reproduction supérieurs. Les expériences, poursuivies par tous les mycologues depuis lors, ont généralisé ces faits, à ce point qu'on admet aujourd'hui, universellement, que toutes les Moisissures sont la forme dégradée d'un Champignon supérieur.

Donc, pour classifier une Mucédinée, il faut savoir de quel Champignon supérieur elle procède ou à quel Champignon supérieur elle peut être ramenée, et pour cela on ne peut pas se baser uniquement sur le mode de sporulation externe que ces Champignons présentent en tant que Mucédinées, car des espèces qui, en tant que Mucédinées, paraissent voisines, peuvent être dérivées de Champignons supérieurs très différents.

Pour chercher le classement définitif d'une Moisissure, on cherche à lui faire produire un fruit composé, un périthèce et des asques. Si on n'y parvient pas, on cherche tous les caractères spéciaux, tous les organes différenciés, sporifères ou non sporifères, de la Moisissure, et on cherche quel Champignon supérieur présente, en dehors de ses fruits supérieurs, des organes différenciés analogues. C'est une recherche d'affinités, qui demande, de la part du mycologue, des connaissances préalables très étendues, et qui présente quelque aléa tant qu'on n'a pas pu obtenir, de la Moisissure, qu'elle donne lieu elle-même au fruit supérieur qui la classera définitivement.

Ces faits généraux sont importants à connaître, car ce sont eux qui feront comprendre quel degré de probabilité ou de certitude s'attache aux faits qui vont suivre. Au lieu de chercher quelles Mucédinées présentent un mode de sporulation analogue à celui des Dermatophytes et de dire, avec Duclaux, Verujsky et moi, qu'ils se rapprochent des *Sporotrichums*, ou, avec Bodin, des *Endoconidium*, des *Acladium* et des *Haplaria* ou encore de les classer parmi les *Oospora*, comme l'ont fait ceux qui n'avaient obtenu des Dermatophytes que des cultures mal développées, Matruchot et Dassonville, au contraire, ont voulu relever, point par point, les affinités mycologiques des Dermatophytes, et, de leurs rapprochements très ingénieux, ils ont conclu que les Dermatophytes étaient des *Gymnoascées*. Nous allons résumer les travaux de ces deux auteurs.

Les *Ascomycètes* étant des Champignons dont la spore naît par séries, dans des sacs ou asques, eux-mêmes contenus en nombre variable dans une commune enveloppe dite périthèce, tout à fait en bas de cette famille, on voit de plus en plus l'enveloppe de ce fruit se réduire et disparaître, et l'organe de reproduction se limiter de plus en plus aux seules asques sporifères. Tandis que les *Périsporiacées* avaient un périthèce bien clos pour les contenir, les *Exoascées*, au contraire, n'en ont plus du tout, et entre ces deux groupes se place celui des *Gymnoascées* qui ont un périthèce incomplet et fenêtré ne formant jamais, au fruit, une enveloppe membraneuse continue.

C'est dans ce groupe de Champignons, dont on rencontre, en général, les espèces croissant sur les détritus de matières animales, qu'il faudrait, d'après Matruchot et Dassonville, classer les Dermatophytes. Les travaux de ces deux auteurs complètent les études dermatologiques qui précèdent; leurs conclusions n'étant pas de celles qu'un dermatologiste puisse valablement contrôler, nous les rappellerons sans les faire nôtres, et même en estimant que plusieurs ne sont pas encore pleinement démontrées.

Pour Matruchot et Dassonville, en dehors de leur périthèce[1], « la plupart des Gymnoascées présentent une forme secondaire de reproduction, dite *forme conidienne*, qui peut servir à caractériser le groupe et à en diagnostiquer les espèces, avec le même degré de précision que la forme parfaite ». C'est en s'appuyant sur les caractères du développement de cette forme conidienne, que Matruchot a d'abord affirmé les étroites affinités d'un *Trichophyton* avec les *Gymnoascées*. Les *Trichophytons* seraient des Gymnoascées qui auraient perdu la faculté de produire des asques, et ce fait n'est pas isolé. Toutes les familles cryptogamiques, et celle même des *Gymnoascus*, en peuvent montrer des exemples; Eidam en a signalé un. D'autres types de la même famille montrent l'exemple inverse et sont réduits aux seuls périthèces. (*Gymnoascus verrucosus*, Eidam). D'autres, comme le *Ctenomyces serratus* (Eidam), ont, à la fois, la forme parfaite et la forme conidienne.

Les Trichophytons manquant de périthèce et ne pouvant être comparés aux Gymnoascées que par leurs formes conidiennes, examinons ce qu'est la *forme conidienne des Gymnoascées*. Chez les Gymnoascées la spore se développe comme un bourgeon latéral sur un filament rampant, bourgeon pédiculé ou non pédiculé, elle prend la forme d'une ampoule dans laquelle émigre tout le protoplasma de l'article qui les porte.

La spore externe chez les Ctenomyces a 5 1/2 μ à 6 1/2 μ de long sur 2-3 μ de large, chez les Gymnoascus elle a 10-12 μ de long sur 5-7 μ de large. Les conidies externes des Ctenomyces se rapprochent donc, plus que celles des Gymnoascus, des conidies externes des Dermatophytes. Mais on peut observer d'autres ressemblances.

« En même temps que se forment ces spores latérales, les filaments mycéliens eux-mêmes se transforment, partiellement, et par endroits, en chlamydospores : de courtes portions de filaments restent remplies d'un protoplasma réfringent, tandis que les portions adjacentes se vident, et, à la maturité, le filament se désarticule en une multitude d'éléments, qui sont reproducteurs au même titre que les spores latérales. Ces phénomènes nous sont devenus familiers avec l'étude de plusieurs Dermatophytes. Les chlamydospores des Ctenomyces ont des dimensions assez variables : 3-10 μ sur 2-3 μ dans Gymnoascus [2]. »

[1] Les *Gymnoascées* « sont caractérisées par un périthèce en forme de petite masse sphérique plus ou moins floconneuse, dont la paroi est formée de filaments lâchement enchevêtrés, souvent différenciés, mais ne formant jamais une membrane véritable; les asques naissent sur les prolongements internes des filaments qui constituent la paroi du périthèce; ils sont latéraux, sub-sphériques, et renferment huit spores unicellulaires ». MATRUCHOT et DASSONVILLE. *Sur le champignon de l'Herpès*... etc..., p. 7, du tirage à part.

[2] P. 8, tirage à part. Sur le *Champignon de l'Herpès*.

Or, d'après Matruchot, l'ensemble de ces caractères ne s'applique qu'aux Gymnoascées proprement dites [1].

Bien plus, l'existence des tortillons spiralés et des fuseaux pluriseptés vient encore corroborer cette manière de voir. Car on retrouve chez les Ctenomyces des éléments fuselés et pluricellulaires qui sont évidemment les homologues des chlamydospores en fuseau des Trichophytons. (Fait ignoré d'Eidam.) Et toutes les Gymnoascées montrent la surface de leur périthèce ornée de tortillons en spirale qui seraient les homologues des spirales observées chez les Trichophytons gypseums [2].

En ce qui concerne la parité des fuseaux et des conidies en grappe, Matruchot écrit : Les fuseaux, « ces organes énigmatiques considérés par les dermatologistes comme ayant une valeur morphologique supérieure à celle des conidies », sont pour nous des chlamydospores de même nature et de même origine que les chlamydospores latérales dites conidies; on trouve en effet tous les intermédiaires entre les conidies et les fuseaux... etc.... [3]. Ce texte de 1898 est de sens identique à mon texte de 1894 [4]. Cette opinion n'est donc pas pour me surprendre. Pourtant, chez les *Microsporums* particulièrement, il faut bien le dire, les fuseaux et les spores externes ont un haut degré de différenciation. En général, ces deux organes ne s'observent pas au même point de la culture, et se mêlent peu. Nos dessins permettront certainement d'apprécier ce point avec exactitude. Théoriquement on peut donc désigner les spores externes ou conidies et les fuseaux sous le nom commun de chlamydospores; un mot ne vaut que par le sens qu'on lui fait porter; néanmoins nous avons appelé de noms différents des organes morphologiquement différents et qu'on a intérêt pour la clarté de la description à distinguer les uns des autres [5]. Ceci ne diminue en, rien, d'ailleurs, les raisons qui font rattacher les Dermatophytes aux *Gymnoascées* [6].

(1) *Loc. cit.*, p. 12.

(2) Je ne sais si Matruchot et Dassonville ont jamais observé la spirale trichophytique, car ils ont étudié un très petit nombre d'espèces dermatophytiques et, quand ils parlent des caractères des Trichophytons gypseums qui les présentent, il semble que ce soit par ouï-dire.

(3) *Loc. cit.*, p. 11.

(4) J'en ai vu (des fuseaux) terminer un filament mycélien, d'autres supportés latéralement au filament par leur pédicule. On les trouve quelquefois dans une grappe, à la place d'une spore externe, ou au milieu d'une grappe qu'ils séparent en deux, ou enfin à la place de l'hyphe sporifère elle-même et formant la base d'une ou plusieurs grappes.... Ce qui m'a conduit à les interpréter comme de simples chlamydospores, c'est non seulement leur fréquent rapport avec les spores externes, mais.... »

(5) Il ne semble pas que M. et D. aient jamais observé de Microsporums animaux, ni de Trichophytons gypseums qui sont mycologiquement les plus différenciés des Dermatophytes, avec l'*Achorion gypseum* non découvert à cette époque.

(6) « Cette conclusion, disent Matruchot et Dassonville, s'impose à nos yeux.

Acceptons cette conclusion pour le moment, et examinons en deux mots ce que l'on sait des *Gymnoascées*. Cette classe a été esquissée par Baranetzki (1), mais c'est Eidam (2) qui lui donna une forme claire en la limitant exclusivement aux deux genres Gymnoascus et Ctenomyces. Winter (3) confirma cette manière de voir.

Pour presque tous les mycologues, les *Gymnoascées* doivent être restreintes aux seuls genres *Ctenomyces* et Gymnoascus (4). Cependant pour Matruchot, la famille des Gymnoascées comprendrait trois genres. Elle partirait des *Endomyces* à asques nus, sans trace de périthèce, se continuerait par les *Gymnoascus* à enveloppe lâche et les *Ctenomyces* à enveloppe plus serrée, pour aboutir au genre *Onygena* à paroi vraiment membraneuse. Cette famille prendrait son nom du genre central *gymnoascus*, et ce genre comprendrait : α) *Gymnoascus*, β) *Ctenomyces*, γ) *Trichophyton*, et sur la foi de nos travaux Matruchot y adjoint *Achorions* et *Microsporums*.

De l'attribution des Trichophytons au genre *gymnoascus* je ne puis répondre, mais que les trois types de Dermatophytes appartiennent à la même famille botanique, c'est ce que tous les travaux récents et les nôtres semblent affirmer de plus en plus.

L'attribution des Dermatophytes au genre Gymnoascus ou au genre Ctenomyces a de plus reçu une nouvelle confirmation des travaux derniers de Matruchot que je dois, pour terminer, résumer encore. Le genre Ctenomyces avait été fondé en 1880 par Eidam pour un seul champignon le *Ctenomyces serratus*, espèce que Matruchot et Dassonville ont étudiée de nouveau et d'une façon plus approfondie (5).

Eidam avait trouvé ce Champignon sur des plumes d'oiseau pourrissantes; il fut observé de nouveau par Bainier, puis par Matruchot

au même degré, par exemple, que le rattachement de tous les *Aspergillus* dont on ne connaît pas la forme ascosporée, au genre *Eurotium*, et à la famille des *Perisporiées*. »

(1) Baranetzki. Entwickelunsgeschichte der gymnoascus (*Botan. Zeitung*, 1872).

(2) Eidam. Beitrag zur kenntniss der gymnoascus (*Cohn's Beitr.*, III, 1880).

(3) Winter. Rabenhorst's Kryptogamen-Flora. (*Plize. II. Abth. Ascomyceten.* Leipsig. 1887). Breheld (Untersuchungen aus dem gesammtgebiete der mykologie, X heft, 1891) en faisant, des *Gymnoascées*, le cinquième ordre des *Carpoascées*, les sépara nettement des *Exoascées*, en montrant que ce dernier groupe n'a avec les *Gymnoascées* aucune affinité notable (Note de Matruchot).

(4) Schroter, *in Cohn* : *Kryptogamen.-Flora von Schlesien*, t. III, p. 202, est revenu sur ce sujet en 1899.

(5) Voici comment Guéguen le définit :

Stromas glomérulaires ovoïdes ou subsphériques de 0,5 à 1,5 millimètre, souvent confluents, mycélium hyalin, tantôt à cloisons rapprochées séparant autant d'articles en dents de scie (M. et D.), tantôt à cloisons distantes et se terminant en tortillons (M. et D.) plus ou moins réguliers, tantôt enfin, produisant des chlamydospores pluricellulaires en forme de fuseau et des renflements piriformes (M. et D.) ou des conidies ovoïdes hyalines enfermées dans des nids formés par le stroma, et de 5-6 μ sur 2-3. Asques elliptiques octospores de 5 μ sur 4-5. Spores agglomérées, fauves, globuleuses, ellipsoïdes, de 0,9 sur 1,1 μ.

et Dassonville sur le même susbtratum. Il est à remarquer que les cultures de ce Ctenomyces sur milieu d'épreuve offrent, dit-on, une analogie frappante avec celle des divers Trichophytons sur le même milieu. Mais le point le plus intéressant des recherches de M. et D., c'est qu'ils auraient obtenu avec ce saprophyte des inoculations positives à l'Animal; « les Ctenomyces, considérés jusqu'ici comme normalement saprophytes, ont pu produire, par l'inoculation aux Animaux, des lésions ayant même nature et même évolution que les teignes trichophytiques (1). » On comprend l'importance de cette affirmation.

Matruchot et Dassonville ont donné de leur opinion une autre confirmation encore. J'ai dit que l'assimilation des Dermatophytes aux Gymnoascées n'avait été faite que par la ressemblance de leurs formes conidiennes, puisque aucun Dermatophyte n'avait encore donné de périthèces. Mais, d'après Matruchot et Dassonville, cette lacune serait comblée par la découverte, dans une teigne du Chien, d'un Ctenomyces, l'*Eidamella spinosa*, produisant des périthèces (2).

La figure que ces auteurs donnent du mycélium dans la squame est trichophytique (3), et dans les filaments aériens de la culture se forment des périthèces, de vrais périthèces (4).

Et à côté des périthèces existe le mode de reproduction par chlamydospores intercalaires. *Cependant cette culture n'aurait montré ni fuseaux, ni grappes de spores externes* (5).

(1) Matruchot et Dassonville. Sur le Ctenomyces serratus (Eidam) comparé aux Champignons des teignes (*Bull. Soc. myc. de France*, 1899). La vrille-spirale-tortillon est pour M. et D. une ébauche de périthèce analogue à celui du t. flavum (*T. cerebriforme*) : il s'agit de l'organe nodulaire retrouvé spécialement chez le *Tr. lacticolor*.

(2) Matruchot et Dassonville. Eidamella spinosa, dermatophyte produisant des périthèces (*Bull. de la Soc. myc. de France*, XVII, 2, 1901, p. 123-132).

(3) Sur tous milieux ce Champignon fournit une culture stérile blanche qui devient d'un gris noirâtre quand les *périthèces* se forment. En même temps se produit un abondant pigment rouge violacé, qui diffuse dans le milieu nutritif.

(4) Un rameau s'enroule en spirale autour du filament mycélien dont il est issu, ou autour d'un court rameau latéral devenant l'axe du périthèce. « Le filament spirale se cloisonne, se ramifie et donne naissance aux filaments ascophores. La paroi du périthèce se forme aux dépens de rameaux nés à la base de la branche spirale ou plus loin sur le mycélium.

« Ces rameaux se cloisonnent à leur tour, se ramifient abondamment et forment un enchevêtrement très lâche de filaments dont l'axe principal cutinisé porte des rameaux latéraux terminés en pointes incurvées, simples ou ramifiées. Gedoelst, *loc. cit.* Voy. fig. 60. Ces pointes se terminent par un ou plusieurs tortillons spiralés incolores, 1 terminal, 2 à 4 latéraux.

Les asques sont en grappe; ils sont pédicellés, ovales 6-7 μ, sur 3-4. Ils renferment 8 ascospores limoniformes (3 μ sur $1\frac{1}{2}$ μ). Asques et ascospores sont incolores. Lorsque le périthèce est mûr, l'asque se détruit et on trouve par-ci par-là les 8 ascospores encore réunies par un mucilage.

(5) Voici les caractères mycologiques de ce Parasite :

« *Eidamella* gen. nov. Périthèces buissonneux; peridium formé d'hyphes à

Est-il permis de reconnaître à ces traits un Trichophyton? Après ce que nous avons vu tout le long des chapitres précédents, on en peut vraiment douter ; et à ce propos il faut ajouter que les expériences d'inoculation : frottis et scarification n'ont pas reproduit la dermatomycose originelle, mais une épidermite et épilation de deux centimètres de diamètre [1].

Ces expériences dernières sont, l'une et l'autre, du plus haut intérêt, mais les conclusions auxquelles elles conduisent sont si grosses qu'on peut trouver leur démonstration encore incomplète.

Rien n'est plus fréquent que de déterminer, par les traumatismes d'une inoculation, l'apparence d'une inoculation positive sur le Cobaye. L'inoculation du *Ctenomyces serratus* a-t-elle bien été positive? On voudrait une préparation montrant les filaments dans la squame *et surtout dans le poil de l'Animal inoculé.* Ne s'être pas astreint à l'obligation de faire, et de faire reproduire, de telles préparations, c'est enlever à cette expérience la seule démonstration qui puisse mettre son résultat hors de doute. Et il faut remarquer que cette démonstration est bien plus nécessaire dans le cas d'une inoculation faite une fois avec un Saprophyte comme le *Ctenomyces serratus*, que pour des Trichophytons qu'on a presque tous retrouvés deux fois ou dix fois dans des lésions trichophytiques avérées, et dont le parasitisme est certifié par le fait même de leur fréquence.

Les mêmes réserves doivent être exprimées à propos de l'*Eidamella spinosa*. La squame du chien est bien une squame de trichophytie ou de microsporie, mais, ces filaments qu'on y voit sont-ils bien ceux de l'Eidamella qu'on a cultivée? Dans la fourrure des Animaux, des Moisissures d'espèces différentes voisinent. C'est un fait que j'ai vu et mentionné ici à plusieurs reprises. On aurait pu cultiver une Eidamella saprophyte au lieu et place du Dermatophyte causant la teigne que l'on observait. Et cette objection a d'autant plus de poids que l'*Eidamella spinosa*, d'après la description de Matruchot, ne ressemble guère aux Dermatophytes que nous connaissons — alors que tous au contraire se ressemblent entre eux si étroitement. L'*Eidamella spinosa* ne montre pas de thyrse sporifère, pas de fuseaux. Or nous savons combien le thyrse sporifère est une caractéristique trichophytique constante. En dehors des Dermatophytes à culture glabre, réduits à un mycélium infertile, il n'y a qu'un Parasite épidermique sans thyrses sporifères, c'est l'*Epidermophyton*

paroi épaisse, cutinisée et noire, abondamment ramifiées, portant de courtes branches latérales à pointe incolore sur laquelle s'insère dans le jeune âge un à cinq filaments spirales incolores. Asques nombreux, ovales, courtement pédicellés, renfermant 8 ascospores fusiformes incolores ».

[1] Gedoelst. *Loc. cit.*, p. 101.

inguinale, mais il présente des fuseaux innombrables. L'*Eidamella* ne présente ni les uns ni les autres, et il présente des périthèces qu'aucun Dermatophyte ne nous a montrés. Or l'inoculation expérimentale n'a pas reproduit la mycose originelle, mais seulement une dépilation de deux centimètres de diamètre. Une telle dépilation peut être traumatique. Sa nature parasitaire devrait être prouvée par des préparations démonstratives et par la rétro-culture.

On peut répondre à notre objection que nous n'avons pu inoculer l'*Epidermophyton inguinale* à l'Animal, et cela est vrai, mais nous en avons obtenu la culture de douzaines de cas successifs d'Épidermophytie inguinale, alors que la dermatose attribuée à l'Eidamella était un cas unique.

En résumé, nous ne trouvons pas assez prouvée l'inoculation positive du *Ctenomyces serratus* et nous ne croyons pas complètement démontré que l'*Eidamella spinosa* ait été la cause de la lésion dont on l'a extrait. Des faits de ce genre étant d'une importance capitale et différant de ce qu'on a observé jusqu'à ce jour, c'est raison de les mettre en doute jusqu'à leur démonstration indubitable et de considérer comme possible ou comme probable, mais non encore comme certaine, l'admission des Dermatophytes dans le groupe des *Gymnoascées*.

Ne pas admettre sans réserve les dernières expériences de Matruchot et Dassonville n'infirme pas des conclusions qu'ils ont cru pouvoir énoncer avant elles. Et on peut dire, pour conclure, que leurs recherches rendent probables l'attribution des Dermatophytes au groupe des *Gymnoascées* (1).

(1) Cf : L. MATRUCHOT. Recherches sur le développement de quelques mucédinées. *Thèse de la Faculté des sciences de Paris*, 21 juin 1892.

G. BEAUVERIE. Études sur le polymorphisme des champignons. *Ann. de l'Université de Lyon*, 1899.

MATRUCHOT et DASSONVILLE. Sur un nouveau *Trichophyton* produisant l'herpès du cheval. *C. R. Ac. sciences*, août 1898.

MATRUCHOT et DASSONVILLE. Sur la position systématique des Trichophyton et des formes voisines dans la classification des Champignons. *C. R. de l'Ac. des Sciences*, 5 juin 1899.

MATRUCHOT et DASSONVILLE. Sur les affinités du Microsporum. *C. R. de l'Ac. des sciences*, 10 juillet 1899.

MATRUCHOT et DASSONVILLE. Sur le Ctenomyces Serratus (Eidam) comparé aux Champignons des teignes. (*Bull. de la Soc. mycol. de France*, t. XV, 4e fasc., 1899, p. 305.

FERNAND GUEGUEN. *Les Champignons parasites de l'homme et des animaux*. Joanin, éditeur. Paris, 1904.

SEPTIÈME PARTIE

BIOLOGIE DES DERMATOPHYTES

La Biologie proprement dite des Dermatophytes est un chapitre considérable, à peine ouvert, et sur lequel nos connaissances sont extrêmement incomplètes et sommaires. Ce seul sujet demanderait des années d'étude, et ces études devraient être suivies comparativement avec les types de chaque groupe de Dermatophytes. Car, si ces Parasites présentent entre eux de grandes ressemblances, cependant bien des différences les séparent, même dans leurs qualités les plus aisément comparables.

J'envisagerai ce qu'on sait sur ce sujet :

1º D'une part en ce qui concerne la vie saprophytique possible des Dermatophytes ;

2º La résistance des Dermatophytes aux agents physiques et chimiques ; leur durée de vie en culture ;

3º Leurs échanges chimiques et leurs sécrétions ;

4º L'immunisation et l'anaphylaxie dermatophytique ;

5º Enfin les tentatives de mycoses expérimentales faites avec les *Dermatophytes*.

I. — VIE SAPROPHYTIQUE POSSIBLE DES DERMATOPHYTES

Un premier point très remarquable à considérer est la différence singulière de morphologie des Dermatophytes dans leurs lésions et dans leurs cultures.

Dans leurs cultures, ce sont des moisissures très peu différentes des moisissures banales qu'on voit pousser sur les milieux organiques morts ; sur le vivant ils vivent dissimulés, et sous un aspect morphologique presque tout à fait différent. Sans doute on retrouve leur unité morphologique habituelle, le tube mycélien, mais dans la vie parasitaire c'est un élément fragile, peu durable, signalant seulement la période d'envahissement parasitaire. Lorsque le Parasite est établi, il se constitue en chapelets d'articles sporulaires qui sont des éléments de résistance, et presque des graines, éléments tout à fait différents de ceux que le même être produit sur nos milieux artificiels.

Lorsqu'on cultive la plupart de ces Parasites, il est si facile de leur faire reprendre leur aspect de Moisissure, qu'on se demande aussitôt s'ils n'existent pas dans le monde, à l'état saprophytique aussi bien qu'à l'état parasitaire, et cette hypothèse est d'autant plus plausible que dès leurs premières cultures la plupart de ces êtres produisent des organes différenciés, qui ne sont, si l'on veut, que des chlamydospores, mais qui n'en constituent pas moins des éléments reproducteurs, très différenciés, et toujours les mêmes pour les mêmes espèces : spores latérales en bouteille, agminées en thyrses ou en grappes composées, fuseaux multiseptés, etc. Et ces êtres retrouvent ces organes avec tant de facilité sur les milieux artificiels qu'on doit se demander s'ils ne les produisent pas dans la nature, et, si, pour plusieurs, l'existence parasitaire n'est pas seulement occasionnelle.

Cette question que j'ai posée dès ma première étude sur les Trichophyties à dermite profonde (1) et que j'ai développée ensuite (2), que Bodin avait posée aussi (3), semble surtout viser les Dermatophytes rares qu'on ne trouve chez l'Homme et chez l'Animal que d'une façon exceptionnelle. Cette hypothèse s'appuie d'ailleurs sur quelques faits : Si l'on prend les Trichophytons microïdes qui sont très robustes, on peut les cultiver sans peine sur du bois pourri, des graines même revêtues de leur écorce cellulosiques, comme les épis d'orge, de blé, d'avoine et même sur du terreau de serre.

J'ai dit que la question avait été reprise en sens inverse par Matruchot et Dassonville (4) qui seraient parvenus à inoculer positivement un Saprophyte : le Ctenomyces serratus appartenant à la famille botanique à laquelle ces auteurs ont attribué toute la série des Dermatophytes. Ainsi que l'écrit Gueguen (5) : « L'avenir montrera peut-être que ces propriétés pathogènes du Ctenomyces serratus sont partagées à un degré plus ou moins élevé par les Champignons vivant en saprophytes sur les matières animales renfermant de la kératine. »

Du reste cette existence saprophyte est probable pour presque tous

(1) Sabouraud. Les Trichophyties à dermite profonde. (*Annales de l'Institut Pasteur*, juin 1893).

(2) Sabouraud. Note sur l'hypothèse d'une existence saprophyte des Trichophytons (*Ann. de Dermat. et de Syph.* 1893).

(3) Bodin. Sur l'origine saprophyte des teignes (*Société médicale de l'ouest*, 4 juin 1897).

(4) Matruchot et Dassonville. Voy. p. 725.

(5) Gueguen. Les champignons parasites de l'Homme et des Animaux, p. 134.

les autres Champignons pathogènes connus : Actinomyces, Blastomyces et Sporotrichums parasites. Les Dermatophytes rentreraient ainsi dans la règle, dont les premiers éléments positifs ont été fournis par les Aspergillus et le Botrytis Bassiana.

II. — RÉSISTANCE DES DERMATOPHYTES AUX AGENTS PHYSIQUES ET CHIMIQUES

Parmi les nombreuses études analytiques que la Biologie des Dermatophytes peut comprendre, une des premières est la résistance aux agents physiques des croûtes, squames et poils teigneux qui sont les moyens de dissémination des teignes.

Gerlach le premier a essayé de déterminer « la durée de la faculté germinative des sporules ». Des croûtes recueillies, après trois, après six mois s'inoculaient encore, par scarification. Siedamgrotzky a inoculé avec succès, à la Chèvre, une teigne du Taureau avec des semences vieilles de 18 mois. Mégnin a inoculé au Chien des produits de même date. Thin a réussi des cultures avec des cheveux teigneux datant de 15 mois [1]. Mais Duclaux, comme lui, les a toujours trouvées mortes après deux ans. Raillet disait qu'une semence vieille de 5 mois ne donne souvent plus la teigne par simple frottis, et qu'elle peut la donner par scarification après 6 mois [2]. L'expérience qui consiste à inoculer de vieilles semences, pour savoir si elles sont encore vivantes, n'est probante que quand elle réussit. Car une semence qu'on ne peut plus inoculer peut souvent donner encore des cultures assez aisément.

En fait, la durée de vie des semences de teignes conservées, varie suivant la structure des éléments parasitaires. Les rubans mycéliens contenus dans les squames meurent par dessiccation après 1 à 3 mois d'ordinaire. Les spores des cheveux trichophytiques donnent le plus souvent des cultures après 15 et 18 mois, mais la réussite est irrégulière. Après deux ans il est rare d'obtenir une culture vivante sur dix ou douze ensemencements. Ces chiffres doivent varier d'ailleurs avec les conditions hygrométriques et les alternatives de température par lesquelles la semence a passé pendant ce temps, et surtout avec la nature des espèces que l'on étudie, car j'ai toujours trouvé, par exemple, aux Microïdes, des qualités de résistance, et une survie dont la plupart des autres Dermatophytes n'approchent pas.

Dans le favus aussi, tout au moins dans le godet favique, prélevé et

(1) Thin. Experimental researches concerning Trichophyton tonsurans (*Brith. medic. journ.*, 1889, in *Rev. des sc. méd.*, XXXIV, p. 195).

(2) Railliet. Teigne tonsurante chez les Animaux (*Annales de Dermatologie*, 1880, p. 243).

conservé, le Parasite est lent à mourir. Sabrazès a trouvé les spores du godet favique encore vivantes après deux années [1].

II. Verüjski, Truffi ont recherché à quelle température mouraient les Trichophytons. Ils meurent à 75° à sec, à 52° en chaleur humide. Mais peut-être le chiffre n'est-il pas identique pour toutes les espèces de Dermatophytes.

La résistance des Dermatophytes aux agents parasiticides, a été étudiée par un grand nombre d'auteurs, mais les recherches sont extrêmement difficiles à bien conduire et les résultats qu'elles donnent varient suivant les conditions de l'expérience [2].

On sait qu'aucun parasiticide ne tue les teignes *in situ*. La résistance des squames aux antiseptiques est faible, la résistance des cheveux plus grande. La résistance des cultures diffère suivant qu'elles sont en milieu liquide ou solide. La nature des excipients et des véhicules dont on se sert pour porter la substance parasiticide, a aussi, en pratique, une importance, car les phénomènes de capillarité jouent un grand rôle dans l'action parasiticide de certains corps. Nous savons tous qu'on stérilise aisément une culture avec une goutte de formol qu'on laisse filtrer à travers le bouchon d'ouate qui la ferme, si on recouvre le tube d'un capuchon de caoutchouc. Les vapeurs de formol tuent plus difficilement un cheveu teigneux et ne tuent plus le Parasite dans le cheveu en place.

Je cite les recherches sur ce point pour mémoire, car il est impossible de les résumer. Aucune n'aboutit à une idée claire et beaucoup se contredisent partiellement, ce qu'expliquent la difficulté des expérimentations rigoureuses et la variabilité indéfinie des conditions dans lesquelles on peut opérer.

Globalement on peut dire que les Dermatophytes *en culture* sont fragiles et ne résistent à aucun parasiticide un peu actif, que les formes dites sporulées du poil et du cheveu sont beaucoup plus résistantes tant par elles-mêmes que par leur habitat, car le cheveu est extrême-

(1) SABRAZÈS. Vitalité des spores du godet favique (*Semaine médicale*, XV, 1895, p. 382. *Bull. méd.*, IX, 1895, p. 911).

(2) Parmi les principaux auteurs qui se sont occupés de la résistance des Dermatophytes aux agents parasiticides, je citerai :

SAAFELD. *Berliner Klin. Wochenschrift*, 1886, n° 39.

THIN. Experimental researches concerning trichophyton tonsurans (*Brit. med. our.*, 23 fév. 1889).

SEHLEN. *Monats. f. prak. Dermat.*, n° 12, 1889.

MARIANELLI. *Giorn. it. mal. ven. e del. pel.*, 1890.

VERUJSKI. *Loc. cit.*

SCHWENGERS. *Monats. f. prakt. Dermat.*, Band XI, n° 4, 1891.

BUSQUET. *Ann. de Derm.*, 1892.

ZUISSER. *Arch. f. Dermat. und Syph.*, 1894.

CALDERONE. Contribuzio sperimentale alla biologia del trich. tonsurans e dell' achorion (*Giorn. it. mal. ven. e del pel.*, 1893, p. 49 et 306). Truffi aussi, p. 137.

ment peu perméable aux agents physiques. Quant à la résistance du Parasite dans le follicule à tous les agents chimiques, on sait qu'elle est restée jusqu'à ce jour quasi absolue.

III. — RÉSISTANCE ET DURÉE DE VIE DES CULTURES

La durée de vie des cultures est encore un facteur qui demanderait à être étudié pour chaque groupe dermatophytique séparément. Sur nos milieux, une culture de *Trichophyton endothrix* vit 6 mois environ, mais une culture de *Trichophyton gypseum* est encore vivante après deux ans.

J'ai dit la transformation pléomorphique duveteuse blanche que beaucoup de Dermatophytes présentent. La résistance de ce duvet diffère aussi de celle de la culture-mère à laquelle il se substitue. Habituellement un duvet pléomorphique ne demeure guère vivant que 4-6 mois sans repiquage.

IV. — ÉCHANGES CHIMIQUES ET SÉCRÉTION DES DERMATOPHYTES

Quant à l'étude des échanges chimiques des Dermatophytes, on peut dire qu'elle est à peine esquissée.

Pour qu'une semblable étude fût scientifique, il faudrait qu'on pût cultiver ces Champignons sur un liquide de composition chimique définie, tel que le liquide de Raulin, etc. ; jusqu'ici on n'y a pas réussi. Ce n'est que quand on y parviendra que cette étude pourra être menée à bien et on devra la poursuivre encore pour les 7 ou 8 types principaux de Dermatophytes conjointement. Jusqu'ici, on n'a pu cultiver les Dermatophytes que sur des milieux vivants ou issus de matière vivante comme la peptone, et l'on sait que la complexité des albuminoïdes enlève toute rigueur aux analyses.

Voici néanmoins les quelques données que l'on a pu obtenir sur ce sujet.

Depuis Verüjsky nous savons que si les aliments albuminoïdes sont nécessaires aux Trichophytons, cependant les hydrates de carbone sont leurs aliments de choix. Les Microsporums ont les mêmes affinités nutritives; la glucose, la maltose, la lévulose sont assimilés par eux à doses inégales, mais à fortes doses; la saccharose ne l'est pas du tout ainsi que Bodin l'a démontré [1], ces Parasites manquant de

[1] BODIN. Art. Microsporum. *Pratique dermat.*, t. IV, p. 804.

la diastase que possèdent les Aspergillus et qui transforme la saccharose en sucre interverti. Voici les chiffres donnés par Bodin à ce sujet et se rapportant à des récoltes faites au vingt-cinquième jour. Ils montrent « comment les *Microsporums* et les *Trichophytons* utilisent le glucose, ils font voir en outre que sur les milieux glucosés il est possible d'obtenir avec ces Champignons, et *relativement au sucre consommé*, un rendement presque égal à celui de l'*Aspergillus niger* sur le liquide de Raulin. »

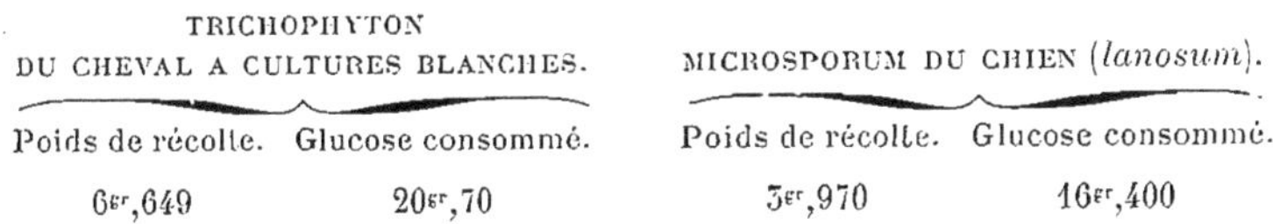

TRICHOPHYTON DU CHEVAL A CULTURES BLANCHES.		MICROSPORUM DU CHIEN (*lanosum*).	
Poids de récolte.	Glucose consommé.	Poids de récolte.	Glucose consommé.
6gr,649	20gr,70	3gr,970	16gr,400

« Notons que dans toutes les expériences faites à ce sujet, le rapport du poids de plante et du poids de glucose consommé s'est toujours montré très voisin de 1/4 pour les *Microsporums*, tandis qu'avec les *Trichophytons* ce rapport a toujours été sensiblement 1/5. »

« Il faut ajouter enfin que c'est sur les milieux légèrement alcalinisés à la soude (0gr,05 pour 100) que l'on obtient le maximum de récolte, et que la température la plus favorable au développement des cultures a été 33°. Mon expérience personnelle me fait considérer le développement à 27° comme meilleur pour la différenciation des espèces. Certains éléments introduits dans les milieux de culture, comme la glycérine, qui est aussi un hydrate de carbone, modifient sensiblement la forme des cultures, sans qu'on puisse observer que le Champignon l'assimile en aucune manière. Un fait concilie les assertions contraires de Bodin qui affirme la non-assimilation de la glycérine par ces Parasites et ce fait d'expérience que les cultures en milieux glycérinés, sucrés, ne sont pas identiques aux cultures en milieux sucrés sans glycérine : c'est cette remarque faite par Verüjsky que la glycérine a sur les cultures une action de présence et favorise l'assimilation des sucres.

A côté des substances absorbées par les Dermatophytes doivent être étudiées celles qu'ils sécrètent.

Certains Dermatophytes produisent dans leurs cultures des pigments colorés remarquables. Au premier rang, sous ce rapport, devrait être placé l'*Achorion gallinæ* qui colore en rose ses milieux de culture sucrés lorsqu'on place la culture à 30° C.

Le *Trichophyton rosaceum*, le *Trichophyton violaceum* ont une couleur propre peu diffusible ; quelques autres Dermatophytes ont une couleur brunâtre ou jaunâtre, mais moins prononcée. L'étude de ces pigments a été commencée par M. Truffi ([1]), mais il n'a pas eu entre les mains l'*Achorion gallinæ* avec lequel ces études seraient sans doute plus fructueuses et plus faciles. Ses résultats sont provisoires et cette étude devrait aussi être reprise. Elles sont poursuivies en ce moment par le Dr Bisserié.

Ces pigments différant les uns des autres paraissent analogues. Ils sont acides, ce que prouve l'acidité de leurs solutions amyliques et les précipités alcalins qu'on en obtient. Peut-être existent-ils sous forme de sels alcalins de ces acides. Cette matière semble différer des matières colorantes des bactéries qui semblent des lipochromes, mais sa vraie nature n'est pas définie.

Les ferments protéolytiques des Dermatophytes ont fait l'objet de travaux nombreux dont on ne peut pas dire qu'ils aient élucidé la question. Le favus banal liquéfie la gélatine plus et mieux que les Trichophytons et Microsporons; ceux-ci présentent même un pouvoir de liquéfaction qui varie avec la rapidité et l'intensité de développement de leur culture. D'une façon générale les Microsporums montrent tardivement leur pouvoir de liquéfaction (seulement vers le 18 ou 20e jour), tandis qu'à cette date elle est déjà très avancée avec les *Trichophytons* et surtout avec les *Achorions*.

Dès 1889, Roberts avait voulu classifier les Dermatophytes par leur pouvoir protéolytique. Il ne semble pas que les résultats de ces premiers essais aient été valables ([2]). Ceux qui les ont suivis ont été un peu plus précis ([3]). Voici à ce sujet les conclusions de Truffi. Ce ne sont encore que des conclusions d'attente ([4]).

1° Le pouvoir protéolitique peut varier de l'un à l'autre Hyphomycète, et, pour le même Champignon, selon les conditions extrinsèques de sa culture;

2° La gélatine fluidifiée au contact d'une colonie d'Hyphomycètes peut garder et transmettre le pouvoir protéolytique;

3° La culture d'un Champignon conserve son pouvoir digestif même morte;

4° La substance protéolitique se forme plus abondante quand la culture a été très aérée;

5° L'enzyme produit par une culture en milieu solide persiste dans ce milieu solide;

([1]) Truffi. Sulla materia colorante di alcuni tricofiti (*Bol. chimico farmaceutico*, septembre 1901). Cf. également : Sulla presenta di pigmento in alcuni trichophyton nella vita parasitaria. *Soc. med. chirg. di Pavia*, 31 mars 1905

([2]) Roberts. *Brit. med. journ.*, 1889, 7 janvier.

([3]) Mac Fadyen. *Journ. of path. and Bact.*, vol. III, p. 176, 1895.

Leslie Roberts. Experimental note on the ferments of the Ringworm fungi (*British medical journal*, 7 janvier 1899, p. 13).

([4]) M. Truffi. *Loc. cit.*, p. 131.

6° L'eau ajoutée à une culture, même en notable quantité, n'arrive pas à dissoudre complètement le ferment formé ;

7° L'action du ferment est augmentée à une température un peu élevée. Elle s'arrête aux environs de 85° C.

Pour Roberts cette substance soluble dans l'eau, insoluble dans l'alcool, serait détruite à 55°, ce qui paraît extraordinaire. Je n'insiste pas sur ces résultats. Et je citerai ceux qu'ont obtenus Bodin et Gauthier sur les sécrétions diastasiques d'un Dermatophyte bien défini (*Achorion gypseum*) (1).

Ces auteurs ont isolé de ses cultures quatre diastases. La première, une *trypsine*, se montre bien plus abondante dans les cultures de la forme secondaire duveteuse, que dans la culture primaire, plâtreuse, brune.

Dans un bouillon peptonisé, on introduit des tubes de Mette de 5 centimètres de longueur remplis d'albumine coagulée. A 25° en 25-30 jours la forme primaire n'en a dissous que 3 millimètres, la forme secondaire a tout dissous dans le même temps. La seconde, *gélatinase*, qui se confond peut-être avec la première, fut démontrée par la culture sur des disques de gélatine de 5 centimètres de diamètre et d'un centimètre de profondeur. En 13 jours la forme primaire donne un disque de liquéfaction d'un centimètre de diamètre et la forme pléomorphique un disque de 3 centimètres.

En ce qui concerne la présence de la *présure* et de la *caséase*, Bodin écrit : « La mensuration du pouvoir présurant est fort difficile, car ce pouvoir se traduit par la formation d'un coagulum au début de l'expérience, et cette coagulation est vite contre-balancée par l'action de la caséase dont les effets prédominent rapidement : mais pour cette dernière, il est aisé de voir que les deux formes (primaire et pléomorphique) de l'Achorion gypseum possèdent des pouvoirs caséinolytiques voisins, quoique celui de la forme duveteuse soit moins élevé et surtout moins rapide. J'en donnerai pour preuve les chiffres suivants, obtenus avec un mélange de 25 centimètres cubes de lait et de 10 centimètres cubes de liquide de culture sur bouillon peptonisé à 1 pour 100 et glucosé à 3 pour 100, filtré à la bougie Berkefeld après complet développement du Champignon à l'étuve à 25°. »

« Liquide de culture de la forme (primaire) plâtreuse, caséine initiale, 5gr,952 pour 100. »

Temps.	Caséine restant.	Caséine disparue.
16 heures.	2gr,020	1gr,932
25 —	1gr,616	2gr,336
40 —	1gr,3048	2gr,6472
70 —	0gr,992	2gr,960

(1) Bodin. Sur un nouveau Champignon du Favus (Achorion gypseum). *Annales de Dermatol.*, 1907, p. 596.

« Liquide de culture de la forme (pléomorphique) duveteuse, caséine initiale, 3gr,860 pour 100. »

Temps.	Caséine restant.	Caséine disparue.
—	—	—
16 heures.	3gr,092	0gr,768
24 —	2gr,468	1gr,392
39 —	1gr,948	1gr,912
48 —	1gr,784	2gr,076
98 —	1gr,304	2gr,056

« Si l'on passe aux diastases susceptibles d'agir sur les hydrates de carbone, on voit qu'elles ne paraissent pas avoir chez l'Achorion gypseum l'importance de celles qui interviennent dans l'utilisation des matières azotées. »

Les recherches de Bodin ont porté seulement sur l'*amylase* et la *sucrase*, la première semble bien faire défaut chez le Champignon, du moins dans les conditions ordinaires des cultures, car en divers essais avec les deux formes de ce Parasite, il n'a pas obtenu trace de saccharification de l'amidon. Quant à la sucrase, si la plante en sécrète, c'est en quantité tout à fait minime; dans les milieux contenant du saccharose pur, en effet, cette substance n'est utilisée qu'en proportions très faibles par l'une comme par l'autre des deux formes du champignon, ce qui ressort du tableau que voici :

Cultures à + 25° de l'Achorion gypseum sur liquide peptonisé à 1 pour 100 et sucré à 2,15 pour 100.

	SACCHAROSE CONSOMMÉ.	
Temps.	Forme primaire duveteuse.	Forme pléomorphique duveteuse.
—	—	—
16 jours.	0,23	0,00
30 —	0,23	0,23

« Je n'ai pas jusqu'ici poussé ces recherches plus loin avec l'Achorion gypseum, continue Bodin, il reste donc à cet égard d'importantes lacunes à combler, puisque, indépendamment des autres ferments solubles des hydrates de carbone que je n'ai pas envisagés, il faudrait examiner encore, pour compléter cette étude biologique, la production des enzymes agissant sur les glucosides, sur les matières grasses et sur l'urée, et la sécrétion des ferments oxydants capables d'opérer des dédoublements moléculaires comme la *zymase* (1). »

Telles sont les seules recherches, que je sache, faites sur ces diastases des Dermatophytes, et elles ne concernent qu'un seul Parasite,

(1) E. Bodin. Sur un nouveau Champignon du Favus (*Annales de Dermat. et de Syph.*, 1907, p. 597, 599).

un Achorion animal, sauf celles qui ont trait à l'assimilation des sucres et celles-ci n'ont point été reprises pour l'Achorion depuis Verüjsky. On voit à quel point nos connaissances sur ces chapitres sont encore sommaires et combien elles mériteraient d'être reprises.

V. — SÉCRÉTIONS TOXIQUES DES DERMATOPHYTES : IMMUNISATION. ANAPHYLAXIE

J'aborde enfin la question des sécrétions toxiques des Champignons. C'est une question des plus importantes, mais qui n'est entrée que tout récemment dans une voie féconde. Depuis longtemps, beaucoup d'auteurs, Calderone (1), Stampato de Messine, Truffi (2), avaient essayé l'inoculation des produits solubles des cultures. Mais je dois faire remarquer que leurs résultats sont entachés de graves causes d'erreur : à une faible dose ces produits injectés dans l'organisme ne déterminent pas d'accidents ; à de fortes doses (12-15 c. c.) ils produisent la mort en 3, 10, 15 jours, mais l'injection de bouillons de culture neufs, à même dose, produit les mêmes résultats qui sont dus sans doute en grande partie à l'action toxique des peptones.

Les mêmes recherches avaient été suivies des mêmes résultats entre les mains de Cedercreutz, maniant le Coccus polymorphe de la peau, mais l'expérience sur des Animaux témoins l'avait préservé de cette erreur d'interprétation (3).

Les mêmes expériences reprises par Bodin et L. Gauthier (4), avec l'Achorion gypseum, ne donnèrent aucun résultat. Toutes leurs tentatives pour déceler un poison actif sur le Cobaye ou le Lapin dans les liquides de culture, aussi bien que dans le Champignon lui-même, furent infructueuses, quelle que fût la méthode employée : macérations de cultures, après broyage, extraction par l'alcool ou l'éther portant sur ces liquides ou sur les deux formes de la plante, distillation des liquides de culture. Ce fait, ajoutait Bodin, est confirmé par l'innocuité de l'inoculation profonde d'une quantité considérable de culture jeune de l'Achorion gypseum sous la peau du Cobaye, inoculation qui n'est pas suivie de la moindre réaction inflammatoire.

« Il semble, disait ailleurs ce même auteur, que, dans la mycose, le

(1) CALDERONE. Contributio sperimentale alla biologia del trich. tonsurans et dell achorion (*Soc. ital. derm.*, Rome, séance du 22 oct. 1899).

(2) M. TRUFFI. *Sulle tigne*, 1902, p. 142.

(3) CEDERCREUTZ. Recherches sur un coccus polymorphe, hôte habituel et parasite de la peau humaine. (*Laboratoire de la Ville de Paris à l'hôpital Saint-Louis*. Steinheil, éditeur, 1901.)

(4) E. BODIN. Sur un nouveau Champignon du Favus (*Annales de Dermat. et de Syph.*, 1907, p. 599).

« Champignon agisse par lui-même surtout et par la présence de ses « éléments cellulaires plutôt que par les propriétés vitales de ces élé- « ments auxquelles se lie justement, chez les Bactéries, ce que l'on « désigne en bactériologie sous le nom de virulence (1). »

Et plus loin il ajoutait encore : Les mycoses « n'évoluent pas avec « cette allure d'une affection *toxique* qui est un des caractères de la « plupart des maladies bactériennes (2). »

Mais la question des toxines des Dermatophytes a changé complètement de face avec les travaux de l'École de Breslau et de Bâle.

La question fut ouverte à ce qu'il semble par un travail de Plato, élève de Neisser, mort prématurément depuis, et qui tenta d'extraire des cultures de Trichophyton une *trichophytine* (3).

Partant d'une trichophytie à dermite profonde et folliculitique, il ensemença, avec son Trichophyton, de larges matras d'Erlenmeyer contenant, sur un centimètre de hauteur environ, du bouillon de bœuf maltosé à 4 pour 100. Ces matras furent laissés 2-3 mois à la température du laboratoire et se couvrirent naturellement d'un épais gazon formé par la culture compacte du Parasite. Ce gazon, ayant été divisé et malaxé aseptiquement, fut filtré de même sur papier stérile. Et le filtrat stérile qu'on recueillit fut additionné de 0.25 pour 100 d'acide phénique. C'est ce filtrat qu'on appelle : Trichophytine.

Supposons maintenant un malade atteint de Trichophytie à dermite profonde, si on lui injecte, dans la peau, un demi à un centimètre cube de trichophytine, le malade présentera une réaction générale proportionnée à la dose qu'il aura reçue (élévation de température de un degré, sueurs, malaise), et il présentera, au point piqué, des phénomènes de cuti-réaction caractérisés par la production de quelques papules ou pustules. Or aucun de ces phénomènes locaux ou généraux ne se produira sur l'Homme non atteint d'une trichophytie à dermite profonde. En outre après chaque injection de trichophytine, les lésions actives s'affaissent, cessent de progresser et s'éteignent peu à peu.

Si les mêmes expériences d'inoculation d'une trichophytine provenant d'une trichophytie à dermite profonde sont tentées sur un malade atteint de trichophytie superficielle, sans dermite profonde, ou sur un enfant atteint de tondante banale, la cuti-réaction ne se produit pas, non plus que les symptômes généraux d'intoxication, ni les phénomènes réactionnels régressifs des lésions. Ainsi, le malade atteint de trichophytie superficielle se comporte comme l'Homme sain et ne

(1) Bodin. *Les champignons parasites de l'homme*, p. 32.

(2) *Loc. cit.*, p. 36.

(3) Neisser. Plato's Versuche über die Herstellung und Verwendung von « Trichophytin ». *Archiv. f. Dermat. u. Syph.*, 1902, t. LX, fasc. 1. p. 63.

réagit pas. Enfin, l'injection de trichophytine à des malades atteints de maladie cutanée chronique telles qu'un lupus, ne donne non plus aucun résultat. Donc la trichophytine faite avec un Trichophyton qui cause une trichophytie à dermite profonde, ne donne lieu à une réaction que sur les malades atteints de trichophytie à dermite profonde.

Reprenant ces recherches deux ans plus tard, M. Truffi (1) y ajouta quelques faits nouveaux et, tout en infirmant l'action curative de la trichophytine sur les lésions en activité, il confirma en grande partie les faits avancés par Plato.

Les choses en étaient là quand ces questions furent reprises par Bruno Bloch et R. Massini de Bâle (2).

Le point de départ de ces recherches fut le fait suivant observé par Iadahssohn : que les paysans, atteints une fois par une trichophytie bovine, semblaient n'en plus présenter jamais d'autre atteinte.

Bruno Bloch prit pour objet de ses expériences un Champignon qu'il crut intermédiaire entre les Trichophytons et les Achorions (3). Grâce à son obligeance j'en ai pu faire l'identification : C'était l'*Achorion Quinckeanum*. Ainsi Bloch maniait un Champignon pathogène donnant lieu sur le Cobaye à des godets et à un placard d'infiltration cutanée. L'inoculation, facile à produire par friction rude, se manifeste positive vers le 6e jour et croît les jours suivants. Vers le 8e jour apparaissent de petits godets qui grandissent, se fusionnent et constituent une croûtelle mince, friable, d'un jaune sale. La maladie atteint son acmé au 12e jour. Quelques jours après, la guérison commence, la croûte tombe avec les poils, laissant une excoriation qui se recouvre de croûtes qui sèchent ensuite, soulevées par l'épidermisation sous-jacente, et la lésion est terminée.

Jusqu'ici rien de remarquable : ce qu'a obtenu Bloch, c'est ce qu'il est facile d'obtenir avec l'*Achorion gypseum* de Bodin, par exemple, à cela près que les godets y sont inconstants, au moins à l'œil nu.

(1) M. Truffi, Ricerche sulla tricofitina (*Clinica medica italiana*, 1904) a confirmé l'absence de réaction des sujets sains à la trichophytine, la réaction des sujets atteints de sycosis et de kérions, et la réaction assez inattendue des sujets atteints de tondante banale, quand on a déterminé une réaction profonde des plaques par l'application d'huile de croton. Dans tous ces cas, le malade réagit vivement, sa température monte à 40°. Le plus souvent, mais non constamment, les parties malades réagissent localement. Toujours il se produit une réaction locale au point injecté : avec tous les Trichophytons fréquents en Italie, Truffi a obtenu une trichophytine. Les cultures de Microsporum fournissent un produit de moindre action. L'effet thérapeutique des trichophytines a semblé nul à M. Truffi, et leur seule utilisation pratique serait pour le moment d'aider au diagnostic dans un cas douteux.

(2) Bruno Bloch et R. Massini. Études sur l'immunité et l'hypersensibilité dans les maladies provoquées par les Hyphomycètes (*Zeitschrift für Hygiene und Infectionkrankheiten*, 1909, Pl. XIII, fasc. 1, p. 68-90).

(3) Bruno Bloch. Die Trichophytien (*Medicinische Klinik.*, Berlin, 1908, n° 51).

Mais les Animaux ainsi inoculés (et les expériences portèrent sur 70 Animaux) montrèrent qu'à partir du 7e au 9e jour de l'inoculation, et ensuite pour des mois et des années, l'Animal était vacciné et ne pouvait plus être inoculé d'une dermatophytie quelconque : favus, microsporie ou trichophytie, en un point quelconque de sa peau.

Dans ce cas, cette immunisation est fournie par une lésion cutanée : mais lorsqu'on a inoculé dans le péritoine une émulsion de culture vivante, tantôt l'immunisation existe et tantôt non, peut-être suivant que le canal de la piqûre a permis ou non à une trace de la matière d'inoculation de pénétrer dans la peau (?).

Lorsqu'au lieu d'inoculer une culture vivante, on injecte de la trichophytine de Plato, on n'obtient pas l'immunité.

L'immunisation se produit sur le Cobaye inoculé entre le 7e et le 9e jour, c'est-à-dire quand commence la réaction cutanée qui aboutira à la guérison de la lésion [1]. Elle est la même après une petite ou une grosse lésion. La durée de cette immunisation est au moins de 18 mois.

Les premiers résultats obtenus par Bloch avec l'*Achorion Quinckeanum*, il les obtint de nouveau, par l'inoculation d'un *Trichophyton gypseum* et de même, à peu de chose près, avec le *Microsporum lanosum* [2].

Chose intéressante encore et qui se relie à tous les faits généraux contenus en ce volume, l'immunisation obtenue au moyen de l'un des trois Parasites étudiés par B. Bloch est valable contre les autres, ce qui montre la proche parenté de leurs espèces et de leurs toxines, bien que tous trois appartiennent à des groupes de Dermatophytes différents.

En dehors de ces faits parfaitement nouveaux et d'un haut intérêt, Bloch et Massini répétèrent les expériences sur l'homme de Plato et de Truffi sur la cuti-réaction des trichophytiques La papule prurigineuse au point d'inoculation leur parut d'autant plus marquée et longue à s'éteindre que le malade était ou avait été atteint d'une trichophytie plus inflammatoire. La cuti-réaction ne se produit chez l'Homme que le 7e jour après une inoculation préalable de trichophytine, c'est-à-dire le même jour que se produit chez le Cobaye l'immunisation par une trichophytie d'inoculation.

La cuti-réaction se produit chez le malade vacciné comme chez le malade en puissance de lésions actives, et cela pendant des années.

(1) Le sérum des Animaux vaccinés ne transmet pas d'immunisation passive à un Animal neuf.

(2) A ce propos B. Bloch refuse de croire, ce que nous avons dit, que l'inoculation d'une vieille culture de *Microsporum lanosum* devient souvent impossible. Nous savons pourtant que ce phénomène est général, sauf pour les Gypseums, mais Bloch n'a étudié que des cultures récemment extraites de l'Homme.

Bloch l'a présenté sur lui-même 2 ans 1/2 après une inoculation positive du Trichophyton gypseum.

La cuti-réaction, comme dans les expériences de von Pirquet sur la tuberculose, semble due à une hypersensibilité de l'organisme immunisé, réaction de défense contre une tentative nouvelle d'implantation du Parasite.

Un lambeau de la peau immunisée de B. Bloch, greffé sur l'ulcère variqueux d'un malade non immunisé, et inoculé de trichophytine, manifesta 10 jours après le phénomène de cuti-réaction sous forme d'une escarre de 7 millimètres au point piqué, alors qu'un lambeau de peau non immunisée, greffé de même et inoculé de même, ne présentait rien, ce qui prouve, à ce qu'il semble, que dans ce cas l'immunité est proprement cutanée et cellulaire.

Telles sont en résumé les belles recherches d'un sens très nouveau dues à B. Bloch et à Massini.

Je n'ai pu toutes les contrôler, d'autant que plusieurs ont plus d'intérêt général en ce qui concerne les problèmes de l'immunisation et de l'anaphylaxie des immunisés, qu'en ce qui touche l'étude des dermatophyties elles-mêmes que je poursuivais. Mais j'ai trouvé exact tout ce que j'en ai contrôlé. Au moment même des premiers travaux de Bruno Bloch, je constatais l'impossibilité de me servir deux fois du même Cobaye pour inoculer les divers Trichophytons. Et c'est alors que parut le travail de Bloch, aussitôt contrôlé et qui donnait ainsi l'explication du fait.

Si remarquables que soient ces travaux il y a quelques légères objections à leur faire, qu'on ne doit pas omettre de présenter.

1. — Mes inoculations au Cobaye des Trichophytons endothrix de l'enfant ne lui ont conféré qu'une faible et relative immunité, car il est encore possible, après elle, d'inoculer aux mêmes Cobayes, les Trichophytons beaucoup plus virulents du groupe des Gypseums, alors que l'inverse est impossible. De mes recherches propres je crois pouvoir conclure que plus un Dermatophyte donne lieu chez l'Homme à une réaction inflammatoire vive, et plus forte est l'immunité qu'il conférera au Cobaye, et sans doute à l'Homme aussi.

2. — Certains faits cliniques montrent aussi que l'immunité donnée par le favus, par le Trichophyton cratériforme, ou les trichophyties épidermiques légères, est restreinte. Ainsi j'ai observé plusieurs fois à l'École Lailler, et de la façon la plus certaine, la coexistence de la microsporie banale et de la trichophytie à culture cratériforme sur la même tête, l'enfant atteint de l'une de ces deux maladies ayant, dans l'École, contracté l'autre.

Aubert a vu et décrit la tondante trichophytique banale née, dans les mêmes conditions, sur la tête d'un enfant favique [1], et son observation est de toute netteté.

Folly a inoculé 2 fois de suite le même Trichophyton sur le même malade, une fois au nez, une fois au bras, à plus de 20 jours d'intervalle et chaque fois avec succès, etc.... [2] Les exemples analogues sont extrêmement nombreux dans la science, même si l'on n'en garde comme démontrés que les plus scientifiquement établis. Tout ceci n'entame pas les conclusions de Bruno Bloch, mais a pour effet de les limiter.

Il est à considérer que les 3 types cryptogamiques dont B. Bloch s'est servi : un Achorion animal, un Trichophyton gypseum et un Microsporum animal, sont tous trois parmi les plus vigoureux et les plus aisément inoculables des Dermatophytes, ce qui explique les apparentes contradictions qu'opposent les faits précédents à ses conclusions.

Malgré ces réserves il faut louer sincèrement ces beaux travaux. Peut-être sont-ils loin d'avoir donné toutes leurs conséquences, surtout en thérapeutique. Si, comme mes expériences actuelles tendent à le démontrer, le favus ne suffit pas toujours à empêcher l'inoculation des Trichophytons qui font les kérions, tandis qu'un kérion suffit à vacciner contre le favus, il serait parfaitement possible qu'on arrivât à traiter au besoin le favus chronique du cuir chevelu par un kérion volontairement inoculé. J'ai des expériences en cours à ce sujet. Et ce ne sont pas les seules qu'on puisse imaginer, en réfléchissant aux faits précédents. Mais il y faut du temps et de la patience.

VIII. ***Les mycoses internes expérimentales.*** — Aux questions précédentes se rattachent encore les essais concernant la production de mycoses internes expérimentales avec les Champignons des teignes. Depuis longtemps on savait que certains Hyphomycètes donnent lieu à des lésions profondes, localisées ou généralisées, habituellement du type des pseudo-tuberculoses.

Les expériences sur ce sujet ont été faites avec beaucoup de Parasites.

Grohe, Block, Lichteim, Ribbert, Rénon, Carini ont déterminé des pseudo-tuberculoses aspergillaires par l'inoculation intra-veineuse, Lucet et Costantin avec une culture du *Rhyzomucor parasiticus*, et

(1) Voy. p. 46 et suivantes.

(2) M. Folly (*Soc. Viennoise de Dermat.*, 11 mai 1892) a inoculé *un* trichophyton sur le lupus du nez d'une femme. Après 3 semaines, cercle de 20 millimètres. Ensemencement le 18 mars 1892. Sur 3 tubes, après 4 jours, l'un montre un bouton blanc comme un grain de mil, culture acuminée jaunâtre de 4 millimètres de diamètre (sur agar glycér.).

Le 30 mars, on inocula avec la culture la face externe du bras droit. Le 18 avril, cercle de 12 millimètres de diamètre; le 25 avril, 20 millimètres de large.

Paltauff avec celle du *Mucor corymbifer*, Plaut, Klemperer, Roux et Linossier, Charrin et Ostrowsky avec l'*Oidium albicans*. Mais il semble que les premiers essais d'inoculation endo-veineuse pratiquées avec des Champignons des teignes furent dus à Elsenberg (1) avec des cultures de favus. Il n'obtint d'ailleurs que des résultats négatifs. Carini de même, en 1891 (2), et Truffi également, en 1902 (3).

Bukowsky (4), au contraire, avec l'inoculation intra-veineuse de l'Achorion, a su provoquer des nodules dans le poumon du Lapin, nodules avec nécrose centrale, cellules géantes périphériques, et phagocytose des éléments parasitaires.

Sabrazès obtint des résultats plus nets encore : une péritonite nodulaire avec l'Achorion de Schönlein (5).

Ses inoculations de l'*Oospora canina* dans la chambre antérieure de l'œil du lapin ont donné lieu à la mort de l'Animal avec dyspnée, le 3e jour, et dans l'œil on observait des flocons blanchâtres qui étaient des colonies du Parasite. Le poumon était rempli de granulations miliaires. L'inoculation endo-veineuse au lapin du même Oospora canina a fourni des nodules pulmonaires disséminés (6).

Le seul travail que j'ai trouvé sur les mêmes inoculations avec un Trichophyton est celui de Stavino, qui obtint, par l'inoculation, à l'Animal, d'une espèce trichophytique non déterminée, des lésions du foie, des reins et du cœur (7).

Je n'ai, pour ma part, fait aucune recherche sur ce sujet. Pour le moment ces recherches intéresseraient l'anatomo-pathologiste désireux de suivre le mode de formation des tubercules et le mécanisme des réactions organiques à l'infection, plus que le dermatologiste déjà aux prises avec le sujet par lui-même si considérable de l'étude générale des Dermatophytes. En outre, des cultures, comme celles de l'Achorion, qu'on est obligé d'écraser dans un mortier pour les inoculer, donnent à l'inoculation des éléments pour la plupart mortifiés,

(1) Elsenberg. Ueber den Favuspilz (*Arch. f. Dermatologie und Syph.*, 1889 et 1890).

(2) Carini. Sull' istogenesi del pseudo-tubercolo sperimentale (*Lo Sperimentale*, 1891, fasc. V et VI).

(3) M. Truffi. Un caso di Kerion dovuto all' achorion di Schonlein (*Giorn. ital. del. malat. ven. edel. pelle.*, fascicule IV, 1902). Rappelons que ce travail doit concerner un Trichophyton à culture faviforme et non l'Achorion de Schönlein.

(4) Bukowsky. Ein Beitrag zur Kenntniss der experimentellen und klinischen Eigenschaften den Achorion Schonleïnii (*Arch. für Dermat. und Syph.*, 1900, Band 51).

(5) Sabrazès. Pseudo-tuberculoses faviques expérimentales (*Soc. franc. de Dermat.*, 7 avril 1893).

(6) Sabrazès. Pseudo-tuberculoses faviques expérimentales (*Ann. de Dermat. et de Syph.*, 1893, p. 414).

(7) Stavino. Lésions expérimentales histologiques, par la culture du Trichophyton tonsurans (XIIIe Congrès internat. de méd., Paris, 1900. *C. R. Sect. de Dermat. et de Syph.*, p. 435).

dont l'injection équivaut à celle de grains de poussière. Il n'y a qu'à tenter la culture de retour d'une colonie d'Achorions ainsi écrasée pour voir ce qui lui reste de vie.

Les espèces avec lesquelles on devrait essayer ces inoculations sont les plus actives : les Trichophytons gypseums par exemple ; mais même avec ces Trichophytons exceptionnellement virulents, on n'évitera pas les embolies. Leurs fuseaux multiloculaires ont 40-50 μ de long, souvent plus, et 10 et 15 μ de large. Souvent plusieurs sont agglomérés : on aura des lésions mécaniques qui rendront difficile l'interprétation des résultats obtenus.

De toutes façons et faute de temps, ce sont des expériences que nous n'avons pas tenté de reproduire. Il nous semble qu'elles auront plus d'importance faites avec les Hyphomycètes qui causent la Sporotrichose qu'avec ceux qu'on n'observe que dans des maladies épidermiques.

HUITIÈME PARTIE

TRAITEMENT DES TEIGNES

Le traitement des teignes a fait à lui seul le sujet de plusieurs volumes. J'en parlerai le plus brièvement que je pourrai sans rien oublier d'essentiel. Et je commencerai par le traitement du favus, car c'est par lui seulement qu'on peut comprendre le traitement à appliquer aux teignes tondantes.

I. — TRAITEMENT DU FAVUS

Avant même qu'on eût appris à distinguer le favus, cliniquement, d'une façon sûre, parmi toutes les dermites chroniques du cuir chevelu, on savait déjà, empiriquement, le traiter et le guérir. Et on le guérissait par l'*épilation*.

Je ne sais si le procédé remonte aux temps antiques, comme le voulait Cazenave [1] citant Héliodore, et je n'en serais pas surpris, car nos plus anciens textes médicaux disent fort explicitement que quand on a épuisé contre *la vraie teigne* tous les procédés de thérapeutique (et c'était toute la polypharmacie des Arabes) il fallait en arriver à l'avulsion du cheveu. On y procédait, comme le rapporte Guy de Chauliac [2], « avec un dépilatoire, avec un chapeau de poix ou avec des pincettes ».

Aussi loin qu'on se reporte, le chapeau de poix, le *capellus piceus*, déjà mentionné par Roger de Parme, est déjà en usage et c'est le procédé d'épilation vulgairement dénommé en France, *la calotte* [3].

Depuis le moyen âge au moins, et jusqu'à nos jours, le procédé resta

(1) CAZENAVE. *Traité des maladies du cuir chevelu*, 1850, p. 266.

(2) GUY DE CHAULIAC. *La grande Chirurgie* restituée par Laurens, Joubert, etc., Lyon, 1641, p. 398.

(3) BELL. *Traité des ulcères*, traduit par BOSQUILLON qui y ajoute des *Recherches sur les teignes*. Paris, 1788.

en usage [1], et comme il est né de l'empirisme et de la pratique médicale, comme il réussissait et peut réussir encore, comme tous les traitements valables du favus sont sortis de lui, je crois qu'il est juste d'expliquer en quoi il consistait, et les services qu'il a pu rendre.

I. ***La calotte*** est un emplâtre résineux, très adhésif, qu'on applique sur un cuir chevelu pour qu'il englobe les cheveux sains et malades de telle manière qu'en le retirant on enlève les cheveux avec lui.

Voici l'une des nombreuses formules de la calotte, telle qu'on la trouve, par exemple, dans Valleix [2] et dans Devergie [3].

Farine de seigle . . . . 125 grammes.
Vinaigre blanc . . . . 1 litre.

Délayer dans une bassine, mettre sur le feu et agiter continuellement jusqu'à cuisson de la farine, puis ajouter :

Deuto-carbonate de cuivre en poudre . . . . . . 15 grammes.

Faire bouillir doucement pendant une heure puis ajouter :

Poix noire . . . . } āā 125 grammes.
Résine . . . . }
Poix de Bourgogne . . . . 180 grammes.

Quand tout est mêlé et parfaitement fondu, on ajoute :

Ethiops minéral en poudre [4]. . . . . 180 grammes.

On continue d'agiter jusqu'à consistance convenable et on étend sur une toile résistante, en couche un peu épaisse [5].

(1) Pour l'historique de l'épilation par la calotte, consulter d'abord :
HENRI FEULARD. *Teignes et teigneux*. Th. de Paris, 1886, et aussi : GUYON (sieur de la Nauche). *Le cours de médecine en françois*. Chap. VI. GUY DE CHAULIAC. *La Grande Chirurgie*. Édit. française, de LAURENS JOUBERT.
BAUMÈS. *Nouvelle Dermatologie*. Paris-Lyon, 1842, t. I, p. 431.
BARRAUD. *Du favus, sa nature, son traitement*. Th. de Paris, 1854.
DIDAY et ROLLET. *Annuaire de la Syph. et des mal. de la peau*. Paris-Lyon, 1858, p. 431.
DE BRABANT. Traitement de la teigne faveuse au moyen de la calotte (*Bull. de la Soc. de méd. de Gand*, 1843).
LOMBARD. *Acad. de méd. de Belg.*, 1852.
RICHARD. Traitement de la teigne faveuse à l'hôpital extérieur de Berne (*Écho médical de Neufchâtel*, 1859, n° 10).
HÉNON. *De la teigne faveuse, considérée spécialement au point de vue du traitement*. Th. de Montpellier, 1864.
Cette bibliographie est forcément très incomplète.
Sur l'histoire des hôpitaux de teigneux au XVIe, XVIIe et XVIIIe siècle, à Paris consulter TENON. *Mémoires sur les Hôpitaux de Paris*, 1788. IIe mémoire.

(2) VALLEIX. *Guide du médecin praticien*, t. V, p. 611.

(3) DEVERGIE. *Traité pratique des maladies de la peau*, p. 533-34.

(4) Sulfure noir de mercure.

(5) Chaque centre de traitement avait sa formule pour confectionner la calotte.

Le sparadrap ainsi préparé, on en découpait une surface ronde pouvant recouvrir la tête du malade, on l'entaillait sur les côtés, de façon qu'il pût se mouler sans faire de plis sur sa convexité, et on l'appliquait avec grand soin, de façon qu'il s'adaptât de tous points à la peau malade. Après cette application j'ai vu passer sur l'emplâtre un fer à repasser à peine tiède, pour bien assurer l'adhésion de la matière emplastique à la peau.

Avant d'appliquer la calotte, on avait, bien entendu, nettoyé le cuir chevelu de ses croûtes et coupé les cheveux de façon qu'ils n'eussent que cinq à six millimètres de longueur. On laissait la calotte en place au moins deux jours et souvent trois. Ensuite on procédait à son avulsion. Pour cela, on décollait un bord de l'emplâtre pour le prendre solidement avec les doigts, des deux mains, et, le malade étant immobilisé, on enlevait la calotte par une traction verticale vigoureuse et sans secousse. La calotte emportait la presque totalité des cheveux malades, d'un seul coup.

Ce procédé paraît barbare. Il l'est beaucoup moins cependant qu'on pourrait le croire à lire les diatribes de Richerand, d'Alibert et de beaucoup de modernes comme Shoemaker [1], qui, sans doute, ne l'ont jamais vu employer. J'ai vu des enfants de quatre ans le supporter sans un cri ni une larme, sur la seule promesse d'une friandise. Mais il faut distinguer les cas.

1° Les cheveux faviques résistent beaucoup moins à l'épilation que

Voici celle de Tours expérimentée par Bretonneau et Trousseau, et citée par Feulard (p. 129).

Farine de seigle.	110	grammes.
Poix de Bourgogne	124	—
Poix de résine.	96	—
Résine de térébenthine (colophane?)	48	—
Vinaigre blanc.	1250	—

Voici la formule de Lyon employée par Diday et Rollet :

Bon vinaigre	1000	grammes.
Gomme ammoniaque en petits grains	250	—

faire dissoudre, filtrer, évaporer à feu doux et étendre sur la toile.

Voici la formule employée et préconisée par A. Bertarelli en 1890.

Résine de pin.	30	parties.
Poix noire.	8	—
Térébenthine de Venise.	2	—
Graisse de porc.	1	—

On pourrait ajouter beaucoup de formules à celles-ci que je donne pour exemple. Tous nos vieux hôpitaux de province avaient la leur, et croyaient avoir des raisons de la préférer.

(1) J. V. Shoemaker. Du traitement des maladies cutanées causées par les parasites végétaux (*Journ. of cutaneous and vener diseases*, juillet-août 1884).

les cheveux sains. L'épilation des cheveux sains par la calotte sur une tête entière serait infiniment plus douloureuse que celle d'un cuir chevelu favique.

2° La première épilation à la calotte est, de l'aveu de tous ceux qui l'ont pratiquée, beaucoup plus douloureuse que la seconde et les suivantes. La douleur de l'avulsion de la calotte est variable surtout suivant la proportion relative des cheveux malades et des cheveux sains sur la tête qu'on traite. De là cette pratique de raser les parties saines sauf une petite bordure autour des plaques malades avant d'appliquer la calotte.

3° Suivant la proportion de poix dans l'emplâtre on le rend plus ou moins adhésif et épilant. Ainsi, dans la formule de Devergie, en augmentant le taux de la poix de Bourgogne de 180 à 190 grammes, on épilera la plupart des cheveux sains; avec 170 ou 180 grammes seulement, on verra ce phénomène curieux que les cheveux faviques, moins résistants, seront presque tous épilés et les cheveux sains presque tous resteront en place. Avec une matière ainsi dosée la calotte devient un procédé plus aisément maniable. Beaucoup d'hôpitaux au lieu d'appliquer la calotte en une seule pièce, y substituaient des bandes d'emplâtres imbriquées dont l'enlèvement était moins sensible.

Enfin Unna a proposé de remplacer la calotte par un crayon adhésif fait de cire jaune (10 0/0) et de colophane (90 0/0) qu'on chauffe, qu'on applique sur la peau et qu'on enlève avec les cheveux qui y restent attachés [1]. C'est un procédé que beaucoup de jeunes femmes emploient tous les jours pour épiler le duvet de leur lèvre. Ce n'est qu'une modification du procédé de la calotte.

Lorsqu'on a enlevé avec la calotte la plupart des cheveux malades, il est souvent utile de renouveler l'opération presque de suite pour enlever les cheveux échappés à la première application. Ou bien on complète cette première épilation par une seconde, faite à la pince. Puis on attend que les cheveux épilés repoussent, environ cinq ou six semaines, et on recommence.

En cinq ou six opérations semblables, on arrive assez constamment à la guérison.

Ce procédé ne mérite pas les anathèmes dont on l'a chargé. Comme beaucoup d'autres, il vaut ce que vaut la main qui l'emploie. Je n'hésite pas à dire que si je me trouvais avoir à traiter un grand nombre de faviques avec un personnel restreint, et de qualité inférieure, c'est à lui que je recourrais. Tous ceux qui ont employé ce procédé convenablement s'en sont loués, et se sont étonnés des atta-

(1) P. G. UNNA. Harzstifte (stili resinosi) zum Enthaaren (*Monatsh f. prakt. Dermat.*, 1898, t. XXVI, p. 26).

ques dont il avait été l'objet. Ainsi Diday et Rollet, Bretonneau et Trousseau; ainsi plus récemment A. Bertarelli (1), qui y revient après avoir tout essayé, et J. A. Van den Wijk (2), dans le service de Mendès da Costa, à Amsterdam. Leurs résultats sont identiques, ils guérissent un favus en 6-10 mois. Je voudrais voir tous les favus guéris aussi régulièrement dans les services qui emploient d'autres méthodes.

En fait, jusqu'au dernier tiers du dernier siècle, ce procédé était sans rival, et alors les auteurs se partageaient en deux camps, ceux qui ne voulaient pas faire de mal aux enfants et n'employaient pas la calotte : les Richerand, les Alibert, etc.... Ceux-là ne guérissaient pas leurs malades. Les autres, suivant la tradition intelligente des Sauvage, des Astruc, et de tant d'autres, voulaient guérir les malades et employaient pour cela le *capellus piceus* de Roger de Parme et de Guy de Chauliac.

II. ***L'épilation.*** — Ce n'est pas à dire que l'épilation à la pince ne constitue pas un réel progrès sur la calotte dans le traitement du favus. Bien manié, il lui est incontestablement supérieur, mais il demande plus de personnel, un personnel plus intelligent et mieux dressé. Lui aussi est d'une grande antiquité. Mercuriali, qui en expose, en 1577, la technique en même temps que le reste du traitement du favus, et avec une très grande précision, s'exprime à ce sujet presque comme Bazin devait le faire en 1855, sans savoir peut-être que sa méthode avait d'aussi lointains ancêtres (3).

Au commencement du XIXe siècle, les Mahon avaient compris l'utilité de l'épilation, mais ils épilaient avec les ongles et ils étaient parvenus à le faire avec une extrême habileté. C'est que l'épilation à la pince était tombée en oubli depuis Guy de Chauliac, Ambroise Paré, Astruc et Sauvage.

C'est Samuel Plumbe qui remit le premier en honneur l'épilation à la pince des cheveux faviques. Cette méthode fut mise au point et énergiquement patronnée par Bazin, qui put à bon droit revendiquer comme sien le progrès dans la guérison des favus que ce procédé fit réaliser.

(1) A. Bertarelli. Cura e profilassi della tigna (*Bollet. del Poliambulazza di Milano*, 1890.

(2) J. A. v. d. Wijk. Sur le traitement du favus capitis... etc., dans les écoles (*Nederlandsch Tijdschrift v. Geneeskunde*, 1904, n° 19).

(3) « Duo primo semper sunt cogitanda, primum est ut pili, si qui sunt, auferantur; auferuntur autem vel volsellis vel etiam aliquo psilothro; alterum est an affectio sit recens et mitior, an vero sit vetusta et contumacior.... Modus quo mitioram tineam curo feliciter hic est : quod primo jubeo volsellis avelli pilos corruptos... altera quaque die abluo caput et altera quaque die frico et depilo.... In tinea vetere soleo uti medicamentis variis factis ex calce, aere, vitriolo, sulphure et hujus modi aliis, sed haec omnia administranda sunt partibus ipsis depilatis. » (Texte cité par M. Truffi).

C'est que Bazin le premier comprit pourquoi et comment l'épilation guérissait. Si le favus guérit par l'ablation de la racine pilaire, c'est que la racine est malade. Bazin examine et retrouve le Parasite dans toute la partie radiculaire du cheveu et c'est alors qu'il publie ses Recherches sur la nature et le traitement des Teignes.

C'était la première fois que la nécessité de l'épilation et de la réépilation méthodique des cheveux, dès leur repousse, était indiquée par un auteur conscient du mécanisme de guérison de la maladie. « On doit, écrit Bazin, pratiquer l'épilation secondaire dès que les cheveux peuvent être saisis avec la pince. » Tel est, en effet, le moyen de faire le plus de travail utile dans le minimum de temps.

L'opinion de Bazin et sa méthode rencontrèrent d'abord des oppositions. Et parmi ses contradicteurs, les uns soutenaient qu'on guérissait le favus sans épilation, les autres qu'on ne le guérissait pas, même par l'épilation. Car il fut un temps, il y a cinquante ans, et cela est bon à dire, où le favus paraissait à tous aussi difficile à guérir que l'est encore le lupus aujourd'hui.

D'autres, comme Devergie, toujours jaloux de Bazin, soutenaient qu'on peut guérir sans épilation, mais que l'épilation avance la guérison. Devergie rattachait d'ailleurs tout le mérite de la méthode à Samuel Plumbe [1].

De temps à autre, on a vu surgir dix méthodes de guérison du favus sans épilation, par la teinture d'iode et la pommade boriquée [2], par les épilatoires [3], par le rasage au rasoir, etc. On en verra d'autres encore. Pourtant on peut dire que l'adhésion de la Dermatologie à l'opinion de Bazin est désormais générale et universelle. A Saint-Louis, la génération médicale qui suivit Bazin admit cette vérité sans opposition. Les Lailler, les Vidal, les Besnier eurent leur service d'épilation et les faviques y furent soumis méthodiquement. A l'étranger, tous ceux qui ont écrit sur ce sujet ont admis le même principe, aussi bien en Angleterre [4]

[1] Devergie. *Traité pratique des maladies de la peau*, 1857, p. 535.

[2] O. Petersen. Ueber die Behandlung des Favus der behaarten Kopfhaut (*Arch. für Dermat. u. Syph.*, 1898, t. XLIV, p. 17).

[3] Cazenave préconisait une gelée dépilatoire au sulfhydrate de sulfure de calcium (sulfhydrate calcique vert). « On l'obtient en faisant absorber de l'hydrogène sulfuré jusqu'à saturation par une bouillie faite avec deux parties de chaux éteinte, ou hydratée sèche, et trois parties d'eau; cette matière se présente sous forme de gelée d'un brun verdâtre. On applique ce corps semi-liquide sur la partie malade; il se concrète très rapidement à l'air. Au bout de dix minutes à 1/4 d'heure on enlève avec une spatule cette croûte peu adhérente d'ailleurs et qui laisse souvent la peau au-dessous d'elle entièrement dénudée » (Cazenave. *Traité des maladies du cuir chevelu*, 1850, p. 274.)

[4] En dehors des classiques anglais, consulter : Prince A. Morrow. Remarques sur le traitement des teignes, à propos d'un cas de favus (*Journ. of cutaneous and venereal diseases*, novembre 1886).

qu'en Amérique [1], en Russie [2], en Italie [3] ou en Hollande [4]

En ce qui concerne les règles à suivre pour l'épilation du favus, voici celles que je donnais en 1895. Je ne vois rien à y changer.

« L'épilation de la totalité des cheveux [situés sur les surfaces malades] doit être pratiquée minutieusement, poil à poil, et sans casser les cheveux par une traction trop brusque. L'épilation d'une tête entière, dont tous les cheveux existent et sont malades, demande environ douze heures. Elle ne peut être pratiquée que par séances de deux à trois heures et doit toujours être terminée en une semaine. Tout retard est du temps perdu pour le traitement. Cette épilation aura forcément cassé dans la peau un certain nombre de cheveux dont la racine malade reste dans le follicule. Après quelques jours, une semaine au plus, ils apparaîtront à la surface. Alors l'épileur doit reprendre, un par un, les cheveux restés en place. Ils sont cassants et doivent donc être extraits avec lenteur. Cette revision et cette épilation lente des racines d'abord cassées est une opération de la dernière importance, celle que le médecin doit surveiller davantage ; ce sont des fautes dans cette partie du traitement qui sont l'origine des récidives ultérieures ; c'est parce qu'elle est mal faite que les meilleurs auteurs indiquent pour la guérison du favus des délais approximatifs trop longs, ou bien signalent des insuccès partiels et des échecs dont ils ne peuvent comprendre la cause. La cause en est simple. En effet, si l'on peut dire, d'une façon générale, que le favus ne rend pas les cheveux fragiles, néanmoins les cheveux faviques sont plus fragiles que les cheveux normaux, et une épilation brutale les casserait en quantité. Sur une tête épilée deux ou trois fois, un épileur maladroit aura donc cassé à la pince, deux ou trois fois, des cheveux, qui, en fait, n'auront jamais été épilés. C'est là toute la clef de l'énigme et l'explication des récidives après trois mois de traitement. Ces récidives ne doivent jamais se produire. Elles ne résultent que d'une épilation défectueuse. »

Néanmoins il existe des cas rares où le favus fragilise beaucoup les cheveux qu'il a envahis (favus à cheveux cassants), et ce sont presque toujours ces cas qui alourdissent les statistiques des auteurs. Dans ces cas l'épilation doit être particulièrement lente et attentive.

(1) En dehors des classiques américains consulter : GEO. TH. JACKSON. *Traité pratique des maladies du poil et du cuir chevelu.* New-York, 1887.

(2) *Soc. russe de Syph. et de Dermat.* de Saint-Pétersbourg. Séance des 28 fév. et 28 mars 1898. Tous les médecins russes qui prennent la parole sont partisans de l'épilation, ainsi Yakimovitch, Polotebnoff.... excepté Petersen.

(3) C. CALDERONE. Resistenza dell'Achorio Schönleinii ai comuni agenti medicamentosi (*Giorn. ital. delle malat. vener. e della pelle*, 1899, p. 49).

(4) J. A. VAN DER WIJK. Beschon wingen over de menig vuldigheid van favus te Amsterdam (*Nederlandsch Tijdschrift voor Geneeskunde*, 1902, n° 21).

« Donc, après une première épilation rapide, suivie d'une revision patiente, minutieuse, les lésions d'un favique sont devenues complètement glabres. Pendant trois mois entiers, il faudra maintenant, par une épilation renouvelée chaque semaine, les maintenir rigoureusement privées de tout cheveu visible. Et ces épilations ne doivent plus être faites grossièrement et rapidement, comme la première, mais lentement et patiemment, cheveu à cheveu. Tout cela est nécessaire. »

En résumé l'épilation est le traitement du favus. Pour que son action soit parfaite et définitive, elle doit être répétée un certain nombre de fois, au moins trois mois. Si elle a été imparfaite ou insuffisamment renouvelée, cinq et six mois sont nécessaires. Les cas dont la guérison demande plus longtemps ont été des cas mal traités.

III. *Action des topiques externes.* — Sur l'action des topiques externes dans le traitement du favus, Besnier a dit un mot définitif : « Ce que nous recommandons avant toute chose, c'est de ne pas croire qu'un favus se guérit avec une pommade ou une lotion » (1). Rien n'est plus vrai. Le traitement du favus c'est l'épilation. Et l'on peut presque dire que le reste est accessoire. Où le traitement externe a une valeur c'est dans la destruction des godets, et la préparation à l'épilation. Lorsqu'on veut traiter un favus, on procède d'abord à une mise en état préalable qui est une nécessité : On coupe les cheveux ras, on applique un pansement huileux ou humide, de façon à ramollir les godets qui en deux jours de ce traitement seront mous comme du carton mouillé ; alors par un raclage à la curette mousse, on les fera tomber en masse, sans en laisser même un débris enchâssé dans la peau. Les pansements humides sont renouvelés jusqu'à ce que tout ce travail soit accompli. Le mieux est alors de stériliser la surface nettoyée par de bons badigeons de teinture d'iode étendue de 10 fois son volume d'alcool à 90°. Et qu'on ne s'arrête pas à l'idée que ce traitement sur une surface d'apparence ulcéreuse est douloureux. Il est très bien supporté et la surface ainsi traitée change d'aspect de jour en jour. A cela se borne l'antisepsie externe et le rôle des topiques. On peut y ajouter ce qu'on voudra, mais c'est inutile.

Je le répète, il faut assurément mettre au rang des fables les observations, fréquentes, de favus guéris, sans épilation, par des topiques variés. Ces observations émanent toujours d'hommes insuffisamment avertis des erreurs possibles en ce sujet, et particulièrement de la différence à faire entre la guérison apparente et la guérison réelle du favus.

(1) Besnier et Doyon. *Notes de Kaposi*, t. II, p. 793.

Ainsi le traitement de G. Peroni, qui consistait en pulvérisations d'acide acétique sur tout le cuir chevelu, suivi d'un pansement à l'onguent de Hebra et qui aurait donné la guérison en 10 (1) et 45 jours....

Ce traitement a été contrôlé par Reale, qui l'a pratiqué avec des insuccès constants (2).

Que dire du traitement à l'huile résorcinée au 1/8, et qui guérit sept cas sur huit de favus entre les mains d'Esteves (3) et encore mieux de la pommade de Pirogoff (4) avec laquelle Tsitrine guérit le favus en 34 jours (5)....

Si l'on veut maintenant résumer ce qui précède, on peut dire que le traitement du favus est facile à codifier.

1. — Nettoyer le favus de ses godets par les pansements humides, le raclage, les badigeons d'alcool iodé.

2. — Épiler et renouveler l'épilation des cheveux malades de telle manière que tous les cheveux faviques aient été enlevés cinq ou six fois de suite, en pratiquant à la surface du cuir chevelu des applications périodiques d'alcool faiblement iodé.

Tel était, avant l'introduction de la radiothérapie dans le traitement des teignes, et tel reste partout où la radiothérapie n'est pas applicable, le traitement du favus du cuir chevelu.

J'envisagerai plus loin ce que peut être la radiothérapie du favus.

IV. ***Surveillance du cuir chevelu favique à la période de la guérison.*** — L'une des plus grandes difficultés dans le traitement d'un favus est de savoir quand il est guéri. Les symptômes objectifs disent bien qu'on marche vers la guérison ; la rougeur diminue, on ne voit presque plus de points rouges aux orifices folliculaires, la surface épidermique se montre de plus en plus saine. Mais quand le Champignon est-il totalement détruit ?

Un théoricien répondrait : quand on n'en trouve plus à l'examen

(1) G. Peroni. Di un nuovo metodo pratico per curare la tigna favosa (*Giornale della R. Accadenia di medicina di Torino*, janv. 1891, p. 33).

(2) A. Reale. Intorno al « Nuovo metodo pratico per curare la tigna favosa » proposto dal D. G. Peroni di Torino (*La Riforma medica*, 11 janvier 1893, p. 87).

(3) J. Esteves. Tratamiento del favus por la resorcina (*Annales de la Asistencia publica*. Buenos-Ayres, 1891, p. 546).

(4) La pommade de Pirogoff a pour formule :

Carbonate de potasse	8	grammes.
Fleur de soufre.	30	—
Teinture d'iode.	ãã 100	—
Goudron distillé		
Axonge.	200	—

(5) Tsitrine. Traitement du favus (*Rous. med.*, 1894, n° 28, p. 437).

microscopique. Mais cette règle ne donnerait guère de sécurité, car en général si, en quelques examens microscopiques, on trouve des cheveux encore visiblement parasités, on peut affirmer que la guérison est encore lointaine.

En fait, il arrive un moment où plusieurs examens microscopiques bien faits ne montreront plus de Parasites, et où l'événement prouve qu'il peut, de-ci de-là, en rester quelques débris, capables de reconstituer la maladie. C'est alors que la question devient difficile. On a donné pour ce diagnostic certaines règles : si le médecin appuie la main sur la nuque du patient en lui disant de faire effort pour se redresser, malgré elle, le cuir chevelu se congestionnera : diffusément si la maladie est guérie, et, par points isolés, s'il reste des points malades. Mais ce moyen utile à connaître ne peut que rarement donner une assurance. Ce qu'on peut dire de plus vrai et de plus simple, c'est que la guérison d'un favus ne peut être certifiée que par la clinique et demande un temps d'épreuve. Après plusieurs examens microscopiques négatifs, et lorsque la rougeur siégeant au niveau des anciennes lésions a disparu, on peut réputer guéri un cas de favus, mais à condition de continuer à le surveiller et à condition que le malade se représente lui-même au médecin dès qu'il voit survenir quoi que ce soit d'anormal au niveau des anciennes lésions.

Deux cas alors peuvent se présenter : ou bien la place de la lésion ancienne (qu'elle ait créé ou non des cicatrices) est lisse et belle, les cheveux repoussent normaux partout où il n'y a pas cicatrice, et, dans ce cas, il y a besoin de très peu de soins d'hygiène locale. Ou bien, ce qui est fréquent, la peau reste furfureuse, le placard anciennement malade garde une rougeur diffuse plus ou moins marquée. Cet état peut durer longtemps, des mois après la disparition du Parasite dans le cheveu. Dans ce cas quelques applications de pommade cadique au 1/5 ou au 1/4, et des savonnages quotidiens, répétés pendant des mois, m'ont semblé le plus simple et le meilleur moyen d'obvier à cette dermite chronique durable. Si ces soins ne sont pas donnés, on voit se constituer, sur les surfaces anciennement malades, un état pseudo-eczématique sec, rappelant la fausse teigne amiantacée d'Alibert, et qui peut durer sur place de longs mois, avec ou sans complication de folliculite.

Ordinairement, lorsqu'on juge un favus guéri, on reverra le cuir chevelu trois ou quatre fois, à un mois ou 6 semaines d'intervalle ; s'il apparaît un point malade, dénoncé par une folliculite ou un godet, on pratiquera soigneusement l'épilation répétée du ou des cheveux encore contagieux, jusqu'à guérison définitive. C'est faute d'avoir pris ces soins spéciaux que plusieurs auteurs ont réputé certains favus inguérissables.

Quand on connaît bien ce qu'est cette période de guérison probable, mais non certaine du favus, et qu'on sait l'étroite surveillance qu'il en faut faire, on parvient à la guérison des cas même les plus difficiles. Il faut seulement au malade de la patience, une bonne direction médicale, et un bon épileur.

Traitement du favus des régions glabres. — Lorsque le favus des régions glabres se traduit seulement par quelques taches érythémateuses ou desquamatives, une ou deux applications de teinture d'iode ou de pommade à la chrysarobine au 1/100e suffisent à le faire disparaître. A partir du moment où se sont formés des godets, et surtout lorsque ces godets confluents existent sur place depuis longtemps, le traitement est un peu moins simple, quoique toujours bien moins difficile que le traitement du favus du cuir chevelu. Le décapage des lésions, l'abstersion des godets s'impose d'abord. Après un ou deux jours de pansement humide, en curetant les godets on les aura enlevés en totalité. On fera alors de larges applications de teinture d'iode pure, toujours moins douloureuses que l'aspect ulcéré des lésions ne semblerait le faire prévoir. Quelques jours plus tard et l'épiderme reconstitué, la peau semblera nette et guérie. Mais il faut le dire; il n'en est rien. Dans les services hospitaliers où de tels cas se voient encore, souvent le malade reçoit ainsi un *exeat* hâtif qui le rend, non guéri, à la vie ordinaire. Sans doute le Parasite demeure-t-il au sein des follicules et suffit-il à reconstituer la lésion en quelques mois. Il m'a semblé que l'épilation des follets des régions malades s'impose absolument, au même titre que l'épilation minutieuse du cuir chevelu. Cette épilation renouvelée deux fois et des applications de teinture d'iode diluée alternées avec une pommade antiseptique cadique et mercurielle ou chrysophanique au 1/100e seront nécessaires, et l'on avertira le malade de se représenter mensuellement à la visite pendant un trimestre. On évitera ainsi ces récidives qui surviennent toujours au lieu et place des lésions anciennes, indiquant par conséquent et de la façon la plus nette que leur cause est un premier traitement insuffisant et imparfait.

Traitement du favus des ongles. — Le traitement de l'onychose favique étant exactement semblable à celui de l'onychose trichophytique, nous exposerons ensemble e traitement de toutes les dermophyties unguéales par la radiothérapie.

Erreurs faites sur la profondeur de pénétration des médicaments. — Beaucoup d'auteurs ont cru très sincèrement à la pénétration des médicaments externes jusqu'au fond des follicules pilaires. Tous les essais de topiques externes ont été faits dans ces conditions, mais aucun d'une façon expérimentale.

« Le parasiticide à employer, dit Aubert, doit être volatil, soluble de préférence, et il faut lui donner une forme pharmaceutique qui permette à ses vapeurs d'arriver librement sur une tête sèche, propre, bien nettoyée et nullement barbouillée d'onguents ni de pommades [1]. »

Et c'est en partant de la même idée que Unna faisait brûler du soufre dans une cassolette au-dessus de la tête d'un teigneux sous une cloche [2]. J'ai refait ces expériences en 1895, en maintenant, sur la tête du teigneux, une calotte de caoutchouc et 500 grammes d'eau saturée d'anhydride sulfureux. Or, après deux jours, la tête étant nettoyée, des cheveux malades épilés lentement et portés sur un milieu de culture ne se montraient stériles que dans la partie qui dépassait la peau et leur partie radiculaire donnait lieu à une culture comme avant le traitement. Si on fait, sur une plaque de teigne, pendant plusieurs minutes, une friction avec un colorant d'aniline comme la fuchsine de Ziehl dont on connaît le pouvoir de pénétration, et qu'on épile ensuite les cheveux teigneux, ils ne sont pas colorés à plus d'un millimètre de profondeur.

Et les mêmes essais, pratiqués avec n'importe quel topique, donnent toujours les mêmes résultats. Dans ces conditions on peut presque passer sous silence l'énumération des topiques proposés par les différentes générations médicales et auxquels presque tous les auteurs attribuaient une vertu quasi magique.

Ce qu'a dit Besnier [3] à propos d'eux : « Aucune de ces substances (parasiticides divers), employée seule, à une dose compatible avec la vie des tissus et la survivance de l'appareil pilaire, n'est capable de guérir le favus, quels que soient le mode d'application et la forme physique adoptés » est vrai non seulement pour le favus mais pour toutes les teignes.

THÉORIE DU TRAITEMENT DES TEIGNES

Le traitement du favus permet d'établir toute la théorie du traitement des teignes.

Suivant les lésions qu'il détermine, le Parasite du favus est tantôt superficiel (érythème favique, favus herpeticus), tantôt profond, caché dans la partie radiculaire des cheveux.

(1) P. Aubert. *Des conditions que doit remplir un parasiticide pour le traitement des teignes.*

(2) Schuster. Ueber Favus behandlung (*Monatshefte f. prakt. Dermat.*, 1889, t. IX, n° 1).

(3) Besnier. Notes au Traité de Kaposi, t. II, note de la p. 792.

Dans le premier cas, la maladie est de guérison facile et n'importe quel traitement antiseptique y peut suffire.

Dans le second cas, aucun topique externe ne parvient à sa guérison, et la maladie serait inguérissable, si l'on n'avait réussi à tourner la difficulté par l'épilation du cheveu malade. Puisqu'on ne peut aller détruire le Parasite dans la profondeur, on l'amène à la surface. Eh bien, pour toutes les teignes, le problème est identique. Dans le traitement des teignes tondantes, il ne diffère pas. « Le parasite est tantôt superficiel et alors facile à tuer (herpès circiné), tantôt profond et alors intangible », teignes tondantes [1].

Certains auteurs ont cru que si les tondantes résistaient aussi longtemps aux antiseptiques appliqués en surface, ce n'était pas que l'antiseptique ne touchât le Parasite, mais parce que le Parasite était dans un autre état physiologique que dans un tube de culture, où n'importe quel antiseptique le tue (Besnier). Mais cela est une erreur, car on stérilise très bien un cheveu malade lorsqu'il émerge de la peau, et on ne le stérilise pas en profondeur. C'est ce que Bazin avait compris intuitivement lorsqu'il fut conduit à l'épilation méthodique du favus [2]. Il aurait guéri de même les tondantes si celles-ci n'avaient différé du favus par un point essentiel : le Parasite dans la tondante rend le cheveu fragile, et par conséquent l'épilation impossible. L'épilation casse le cheveu des tondantes, elle le casse naturellement au point où la racine est le plus malade, et laisse, dans la profondeur, une partie du cheveu parasité. Le cheveu continue de croître et de croître malade. Et les tondantes seraient restées des maladies tout à fait incurables si la nature ne leur avait assigné

(1) Sabouraud. Sur une mycose innominée... (*Annales de l'Institut Pasteur*, février 1893).... « Les tondantes comme le favus montrent avec une précision extrême les limites de l'antisepsie externe.... Tantôt le parasite pullule dans les couches épidermiques qu'il est loisible au médecin d'exfolier sans nuire au malade; le parasite est à notre portée comme dans une culture; aussi l'application médicamenteuse est-elle toujours suivie d'un plein succès. Mais que le parasite descende le long du cheveu jusqu'à sa racine, 3 ou 4 millimètres le sépareront à peine du médicament, la maladie restera livrée à elle-même et ne guérira plus que spontanément. Voilà le résumé succinct et tout à fait exact de ce que peut la thérapeutique dans la guérison des tondantes ».

« Telle est la raison, la raison unique de l'impuissance du traitement externe des tondantes. Tous les parasiticides seraient suffisants pour tuer leur champignon causal, mais aucun médicament quelconque ne peut l'atteindre » (*Teignes de l'enfant*, 1895, p. 221). Cf. également R. W. Taylor. Note sur le traitement de l'eczéma marginé et de la trichophytie en général (*Journ. of. Cut. and Vener. diseases*, février 1884, p. 42).

(2) « Je soupçonnai que la véritable cause de l'imperfection des méthodes thérapeutiques et de l'inefficacité des agents employés (parasiticides) tenait à ce que le siège des teignes n'était pas parfaitement connu et que par conséquent l'agent destructeur n'avait pas été mis partout en contact avec toutes les ramifications des cryptogames ». (Bazin. *Recherches sur la nature et le traitement des teignes*, p. 56-57).

une limite. Ce sont des maladies de l'enfance que la puberté guérit.

Les tondantes se distinguent donc du favus en ce qui concerne leur traitement par deux différences essentielles : parce que leur cheveu est fragile, et parce qu'elles guérissent spontanément à un certain âge. Il s'ensuit deux conséquences. L'épilation ne les guérit pas. C'est ce que Devergie ne manqua pas d'objecter à Bazin [1] qui la préconisait, même dans les teignes tondantes. On prescrivait l'épilation, sans réussite, et on appliquait des pommades sans résultat; mais, comme la maladie guérissait toujours, on attribuait cette guérison au médicament appliqué quand elle était survenue.

Ces quelques faits aujourd'hui démontrés expliquent toute l'histore du traitement des teignes tondantes et les innombrables erreurs dont elle est faite. Ils expliquent de même comment on a pu traiter le favus et le guérir, tandis qu'on ne guérissait pas les tondantes jusqu'à la Radiothérapie.

TRAITEMENT DES TEIGNES TONDANTES

Très souvent une plaque d'herpès circiné de la peau glabre guérit seule. Comme elle est venue, elle s'éteint et disparaît. Mais souvent aussi elle demeure et se multiplie. Dans tous les cas la thérapeutique en est simple et heureuse. Il faut donner très peu d'aide à la peau pour qu'elle s'en débarrasse. L'usage populaire d'une application de cendre délayée dans du vinaigre y suffit souvent.

Le plus usité des remèdes, le plus simple et le meilleur est la teinture d'iode; quelques bonnes frictions répétées tous les jours ou tous les deux jours y suffisent presque toujours. Pour qu'elles soient mieux supportées on a été conduit à diluer d'alcool la teinture d'iode qui, même au 1/5e ou au 1/10e garde encore une très grande efficacité. Ainsi diluée on peut l'appliquer plus souvent et sur de plus grandes surfaces.

Dans l'intervalle des applications on peut conseiller des pommades antiseptiques au tannin et calomel (1/50e), par exemple. Quand il s'agit de trichophyties des épidermes cornés épais, on est amené à décortiquer l'épiderme sous lequel le Parasite végète, un ponçage, bien fait, avant chaque application de teinture d'iode, y peut suffire, ou bien une pommade salicylée au 1/20e dans l'intervalle des applications. On peut

[1] « J'ai vu, dans le service de notre collègue Bazin, des enfants affectés d'herpès tonsurant et qui sont là depuis huit ou neuf mois avec des herpès pourvus des mêmes cheveux cassés et garnis de trichophytons aussi abondants que le premier jour, malgré les avulsions de poils et les applications de lotions et de pommades parasiticides. » (DEVERGIE. *Loc. cit.*, p. 501).

toutefois rencontrer des dermatophyties épidermiques très étendues, quelques-unes exotiques, particulièrement rebelles aux moyens ordinaires et contre lesquelles on sera amené à user d'une thérapeutique différente. Dans ce cas, on aura recours aux pommades à la chrysarobine à 1 ou 2 pour 100. C'est le vrai traitement des trichophyties généralisées, et, peut-on dire, de toutes les dermatophyties épidermiques tenaces. On guérit ainsi des lésions parasitaires qui ne sont encore ni bien connues ni bien classées.

En beaucoup de nos possessions d'Extrême-Orient existent des teignes cutanées chroniques à cercles multiples; ainsi au Siam, en Indo-Chine, au Tonkin, en Haïti; contre ces dermatomycoses la chrysarobine est le médicament spécifique.

L'histoire du Tokelau est à ce point de vue tout à fait schématique. Cette teigne (*tinea imbricata* de Patrick-Manson) infestait les îles Salomon et les îles voisines au point que presque tous les indigènes en étaient atteints. Quelques-uns vinrent figurer à l'Exposition universelle de Paris en 1889. Reconnus teigneux et envoyés dans le service de E. Besnier, à l'hôpital Saint-Louis, ils y furent soignés et guéris en quelques semaines par une pommade à la chrysarobine. De retour dans leur pays ils en répandirent la formule et depuis lors cette teigne, réputée incurable, a presque disparu. Tribondeau [1] qui a vu ce qu'était le Tokelau à Haïti avant 1889, dit qu'on n'y reverra jamais plus ce qu'a été cette maladie avant l'introduction de la chrysarobine dans son traitement.

La pommade à 7 1/2 pour 100 est du reste trop forte et ne devrait pas être employée, à ce taux; pour les trichophyties de nos pays une pommade à 1 ou 2 0/0 est déjà extrêmement active et peut donner lieu à de l'érythème chrysophanique en certains cas.

De l'épilation. — D'après ce que j'ai dit plus haut, le rôle de l'épilation dans le traitement des teignes tondantes est extrêmement limité. La génération médicale postérieure à Bazin a continué de la préconiser dans les tondantes mais sans beaucoup y croire [2]. Besnier faisait épiler le pourtour des plaques de teigne, mais il s'en servait comme d'un moyen de prophylaxie locale, pour empêcher les plaques de s'étendre, et il ne voyait dans l'épilation de la surface des plaques qu'un moyen de les tenir propres et d'empêcher les cheveux fragiles de disséminer des graines autour d'eux.

[1] TRIBONDEAU. Le tokelau, dans les possessions françaises du Pacifique oriental (*Arch. de méd. navale*, t. LXXII, 1899).

[2] Du vivant même de Bazin, Devergie nie très justement la valeur de l'épilation des surfaces malades, inutile puisque la base du cheveu malade reste en place. Et il préconise très judicieusement l'épilation circonférentielle propre à en circonscrire l'extension (DEVERGIE, 2e édit., 1857, p. 283).

Tout à fait au début des tondantes microsporiques, on peut encore épiler entier des cheveux déjà très parasités, avant qu'ils ne soient tout à fait fragiles. Ce sont ces cheveux qui donnent, à l'examen microscopique, les notions exactes que nous avons maintenant sur le mode d'envahissement du cheveu par le Parasite. De même, lorsque les tondantes en arrivent à la période de la guérison, on peut de nouveau, par une traction lente et ménagée, épiler entiers des cheveux qu'on casserait par une traction brusque, et j'ai montré que « tout poil enlevé une fois en totalité (avec son bulbe pilaire) peut être compté comme guéri ». Mais c'est un fait exceptionnel et, dans le traitement des tondantes, presque négligeable.

A côté de l'épilation nous placerons les moyens physiques et mécaniques dont on a tenté d'obtenir quelques résultats dans la cure des teignes.

Quinquaud et Butte ont essayé du râclage à la curette mousse qui est une épilation un peu brutale et plus aveugle que l'épilation à la pince (1). En combinant à ce traitement des applications de pommade à la chrysarobine ils ont cru diminuer de moitié le temps de traitement des tondantes. Mais Tenneson a bien montré les illusions de ces statistiques globales en recherchant le temps passé effectivement par chaque enfant à l'hôpital Saint-Louis. Malgré la thèse apologétique de Carrère, les teigneux de l'hôpital Saint-Louis ne guérissaient pas en trois mois (2).

Du même ordre est le traitement au collodion iodé que Butte substitua bientôt au traitement de Quinquaud (3). C'était une transformation du vieux procédé de la calotte. Des couches épaisses de collodion étant étendues successivement sur un cuir chevelu atteint de tondante, lorsque le collodion est sec on le déchire par bandes dont l'avulsion entraîne les cheveux malades et fragiles. Ce procédé est ingénieux mais ne permet pas plus que les autres l'épilation de la racine, et par conséquent ne fournit pas plus que les autres la solution du problème.

Je mentionnerai à côté de ces procédés, le raclage des plaques de teigne avec un rasoir denté proposé par Colombini. C'est un procédé très analogue à celui de Quinquaud. D'ailleurs Colombini (4) passait les surfaces ainsi rasées à la teinture d'iode et les recouvrait d'un collodion.

(1) QUINQUAUD et BUTTE. *Soc. de Dermat.* du 2 avril 1891.
BUTTE. *Les teignes, leur traitement* (in-12 cartonné, 125 pages. Paris, *Soc. d'édit. scientif.*, 1893).

(2) J. CARRÈRE. *Étude sur le traitement de la teigne tondante.* Résultats obtenus à l'école des teigneux de l'hôpital Saint-Louis (Th. de Paris, 22 juillet 1890).

(3) L. BUTTE. Du collodion iodé dans le traitement des teignes (*Annales de Dermat. et de Syph.*, 1891, p. 435).

(4) P. COLOMBINI. Nuovo raspatore per la cura delle tricofitie (*Atti della. R. Academia dei Fisiocriti di Siena*, 1896).

Les essais de stérilisation des plaques de teigne par la chaleur, tentés par Zinsser, ne donnèrent pas de résultat pratique plus certain (1).

Impuissance de la thérapeutique dans les teignes tondantes. — Henri Martin a bien montré, dans une thèse sceptique et spirituelle (2), la complication du problème que les teignes tondantes proposent à la thérapeutique. Les difficultés de leur traitement sont multiples mais elles ont été aggravées par nombre d'erreurs doctrinales.

Lorsqu'on examine les différents traitements préconisés contre les teignes par d'innombrables auteurs, on ne peut pas ne pas être frappé de l'incompétence évidente du plus grand nombre. Ils ne connaissent évidemment pas ce dont ils parlent. Quand un auteur affirme avoir guéri en trois semaines une tondante banale, comment ne pas lui répondre qu'il en faut au moins six pour affirmer qu'elle est guérie.

Deux erreurs sont faites le plus communément, très différentes, mais dont le résultat est identique. Ou bien on traite un impétigo ou un eczéma séborrhéique pour une teigne, et on peut le guérir en six semaines. On a guéri quelque chose mais non pas une teigne. Ou bien on croit guérir une teigne qu'on a blanchi superficiellement sans la guérir. La première erreur est une erreur dans le diagnostic de la maladie ; la seconde est une erreur dans le diagnostic de la guérison (3). Ces deux erreurs sont plus faciles à faire pour les tondantes que pour le favus, ce dernier ayant, de par ses godets, des lésions trop typiques pour qu'on se méprenne aussi souvent. Aussi a-t-on proposé beaucoup plus de remèdes prétendus souverains contre les tondantes que contre le favus. La démonstration de leur inanité était trop facile dans le

(1) ZINSSER. Ueber behandlung des Favus mit Warme (*Archiv. f. Dermat. u. Syph.*, 1894, t. XXIX, p. 12).

L'auteur a vérifié qu'à 50°, les cultures de favus ne poussaient pas, même quand après 5 jours on les replaçait à 37°. Même résultat à 45° et peu à peu l'auteur réduit le passage à 45°, de 6 à 9 h. A 50°, en 2 heures, tout ce qui surnage d'un bouillon est tué. Quatre essais de circulation d'eau à 52° sur des plaques faviques furent faits sur l'homme. L'auteur enregistre 3 succès (?) et 1 échec.

(2) Henri-Alex. MARTIN. *Les difficultés du traitement des teignes tondantes.* Th. de Paris. Steinheil 1894.

Pour lui, ces difficultés sont :

1° La multiplicité des traitements proposés ;

2° La confusion faite jusqu'à ce jour entre des espèces morbides distinctes ;

3° La certitude d'une guérison spontanée à longue échéance ;

4° La profondeur du siège anatomique de la lésion ;

5° La difficulté du diagnostic différentiel surtout précoce ;

6° La difficulté du diagnostic de la guérison ;

7° Les difficultés de la prophylaxie.

(3) « La confusion que l'on faisait de la teigne véritable avec les pseudoteignes avait pour résultat de faire croire à l'efficacité de certains remèdes, qui, de fait, réussissaient le plus souvent contre celle-ci, mais venaient échouer contre celle-là. » (H. FEULARD. *Teignes et teigneux*, 1886, p. 115).

favus. La seconde erreur fut encore plus fréquente que la première. Combien de fois les meilleurs cliniciens ont-ils cru avoir guéri un teigneux dont ils ont vu renaître les lésions sous leurs yeux quelques semaines plus tard. Ceux qui ne veulent pas s'être trompés annoncent une rechute de la maladie; ils pensent que le malade s'est contaminé de nouveau. En fait la maladie n'a pas repris, elle a continué.

Cette impuissance de n'importe quels topiques externes contre la teigne tondante, si aisée à comprendre quand on a suivi ce qui précède, a trouvé maintes fois son expression sous la plume des meilleurs maîtres et des plus consciencieux. En ce qui concerne le traitement de la trichophytie, écrit Török (1), les médecins anglais avouent avec désespoir que tous les remèdes sont également bons, ou mieux également mauvais. Ils emploient les parasiticides les plus divers, les composés mercuriels, l'iode, l'acide salicylique, la chrysarobine, l'ichthyol, etc., et n'ont de confiance absolue dans aucun. »

C'est la même note dans une étude de Brocq de la même époque (2). Au fond tous les auteurs savent que les traitements qu'ils appliquent ressemblent de bien près à une expectation déguisée. D'autres, qui préconisent un traitement quelconque, s'aveuglent involontairement sur ses mérites et ont pour lui les yeux d'un père. C'est ce que H. Martin montre si évidemment dans sa thèse. C'est ce que Tenneson, réfutant Quinquaud, avait déjà dit (3).

Topiques externes préconisés contre les teignes tondantes.

Les goudrons protègent la kératose, agissent contre les pellicules et nettoient très bien la surface d'une tête teigneuse. Leur rôle dans l'hygiène locale d'un teigneux n'est pas négligeable, nous nous servons d'eux constamment. Et de même ils ont fait partie d'un très grand nombre de pommades préconisées contre la teigne. Devergie se servait de l'huile de cade (4); de Amicis, de l'ichthyol (5); d'autres,

(1) Torok. La Dermatologie à Londres (*Revue*) in *Annales de Dermat. et de Syph.*, 1891, p. 425.

(2) L. Brocq. *Annales de Dermat.*, 1890, p. 147.

(3) A moins de consacrer un volume à l'étude rétrospective des traitements préconisés jadis contre les teignes, il est impossible de les passer tous en revue. A peine pourrait-on en dresser la nomenclature complète. Je vais en parler et très brièvement, mais je notera ici, pour les lecteurs que ces questions intéresseraient, les auteurs qui en ont écrit plus spécialement. Ce sont particulièrement : Feulard. *Teignes et teigneux*, 1886. L. Brocq. *Annales de Dermat. et de Syph.*, 1890, p. 147. Malcolm Morris. *Ths Ringworm*, 1896 Voyez aussi : Venegas y Canizares. *Contribution à l'étude du traitement des teignes*. Th. de Paris, 1885 ».

(4) Devergie. *Traité pratique des maladies de la peau*, 2e édit., 1857, p. 283.

(5) M. de Amicis. Uso delle ittiolo nelle tricofizie (*Giorn. internat. delle scienze mediche*, 1897).

du goudron de pin, de bouleau, de houx; l'action de tous est analogue et malheureusement ne dépasse point la surface ([1]).

Les mercuriaux ont été employés sous toutes formes et de toutes manières. Et beaucoup d'auteurs ont eu l'illusion que leur emploi était suivi de succès durables.

Van Harlingen ([2]) préconisait l'oléate de mercure à 6 0/0, il en mélange 7 parties à une d'éther acétique et croyait à la pénétration rapide de ce mélange jusqu'aux racines ([3]).

Les Oléates. — Souvent les auteurs ont attaché de l'importance à la forme du médicament employé autant qu'à sa nature. Plusieurs, comme Van Harlingen, Shoemaker ([4]), Lesieur ([5]), ont donné ainsi la préférence aux oléates auxquels ils attribuaient un plus grand pouvoir de pénétration : l'oléate de cuivre, l'oléate de mercure ont été les plus employés. Leur emploi, pourtant, ne s'est pas généralisé.

Emploi de la cataphorèse. — Peu à peu, devant les insuccès thérapeutiques répétés, plusieurs auteurs, comprenant l'insuffisance de pénétration des antiseptiques dans la peau, essayèrent de les faire pénétrer plus profondément par cataphorèse. Ces essais, commencés par Reynolds, furent poursuivis par Charon et Gevaert ([6]). Les résultats obtenus par eux semblaient encourageants, mais la surveillance ultérieure des cas traités fut insuffisante pour permettre d'affirmer la guérison des malades. Boccolari et Manzieri ([7]) puis Ciarrocchi ([8]) se

([1]) Sheffield, publie : An easy and effective method of treatment of tinea tonsurans par :

Acide phénique	ãã 65
Huile de pétrole.	
Teinture d'iode	ãã 110
Huile de ricin.	
Oleum rusci (h. de houx) q. s. pour faire 500 grammes.	

Au bout de 3 ou 4 semaines on ne trouverait plus de cheveux malades (!); on termine le traitement avec une pommade soufrée et une lotion salicylée.

L'auteur est enchanté de ces bons résultats....

([2]) A. Van Harlingen. Comment on doit diriger le traitement de la teigne tondante (*Medical news*, 17 et 24 mars 1883, p. 297 et 325).

([3]) Zinsser a vu 60 frictions d'onguent gris guérir un favus rasé, sans épilation.

([4]) J. V. Shoemaker. Du traitement des maladies cutanées causées par les parasites végétaux (*Journ. of cut. and vener. diseases*, juillet-août, 1884).

([5]) Lesieur Weir. Emploi de l'oléate de cuivre dans 500 cas de maladies parasitaires de la peau (*New-York med. Journ.*, 30 août 1884). L.-W. obtenait la guérison des mauvais cas en trois semaines! Mais dans le favus ses résultats étaient moins bons....

([6]) Charon et Gevaert. D'un nouveau traitement de l'herpès tonsurant (*Journ. de méd. de la Soc. des Sc. méd. de Bruxelles*, 20 novembre 1887).

([7]) Boccolari et Manzieri. *Giorn. ital. del. mal. ven. e del pel*, 1888, p. 244.

([8]) Ciarrocchi. *Gaz. med. di Roma*, 1890.

servirent d'une solution de sublimé au 1/100e dont était imprégnée l'électrode positive placée sur la plaque trichophytique. Bellini (1) substitua l'argentamine (combinaison d'argent et d'éthyl-diamine) au sublimé et se servit, pour la cataphorèse, du courant interrompu. Aucun de ces procédés ne paraît avoir donné de résultat très encourageant.

Les essences ont été très employées. Leven préconisait l'huile de térébenthine (2); Foulis les massages dans l'essence de térébenthine suivis de savonnage, de frictions de teinture d'iode et d'applications d'huile phéniquée. Il guérissait ainsi généralement les pires cas de trichophytie *en l'espace d'une semaine* (3).

L'acide phénique, de 1880 à 1890, a guéri beaucoup. Van Harlingen croyait qu'une glycérine phéniquée au 1/3 (?) pénétrait facilement jusqu'à la racine des cheveux teigneux (4). Harrison l'associait à la potasse caustique dans une pommade avec laquelle on obtenait la guérison en trois mois (5). L'huile phéniquée à 5 0/0 entrait aussi dans le traitement de la tondante qu'avait préconisé Foulis. Les phénols complexes ont eu aussi leur heure de succès : ainsi le monochlorophénol, entre les mains de Barbe, en 1898 (6).

L'acide pyroligneux a de même toute une littérature. Il a été étudié dans le service de Lailler par Monique qui s'en servait avec succès (7), étudié de nouveau par L. Thomas qui l'accuse de provoquer des dermites, des suppurations et des cicatrices (8), préconisé par

(1) A. Bellini. Studio sulla profilassie la cura delle tigne (*Giorn. ital. del mal. ven. e del pell.*, 1899, fasc. I).

(2) L. Leven. Oleum terebinthinae rectif. bei Dermatomykosen speciel bei Pityriasis versicolor und herpes tonsurans (*Monatshefte fur prakt. Dermat.*, 1901, t. XXXII, p. 197).

(3) J. Foulis. Traitement de la trichophytie du cuir chevelu (*Brit. med. Journ.* 14 mars 1885).

(4) A. Van Harlingen. Comment on doit diriger le traitement de la teigne tondante (*Medical news*, 17 et 24 mars 1883, p. 297 et 325).

(5) La pommade d'Harrison était ainsi composée :

Potasse caustique	0,58
Acide phénique	1,55
Lanoline	ãã 15 grammes.
Vaseline	

A. J. Harrison. Further researches on the treatment of tinea tonsurans (*The Brit. med. Journ.*, 2 mars 1889, p. 465).

(6) *Soc. de Dermat. et de Syph.*, 1898.

(7) Monique. *L'acide pyroligneux rectifié dans le traitement de la teigne tondante et de quelques autres affections cutanées* (24 déc. 1883. Thèse de Paris).

Monique se servait de solutions à 6 pour 100 appliquées par frictions rudes.

(8) L. Thomas. *Contribution à l'étude du traitement de la teigne tondante* (24 mai 1884. Thèse de Paris).

Cramoisy (1) et rejeté de nouveau par Besnier (2). Lui aussi est tombé en désuétude.

L'iode, comme les mercuriaux, comme le soufre a fait partie de mille préparations complexes préconisées contre la teigne. Il faisait partie de la fameuse pommade de Pirogoff (3) qui guérissait le favus en 34 jours, du collodion iodé de Butte qui guérissait les teignes tondantes en quelques semaines. Sans se laisser convaincre par ces affirmations, on peut utiliser la teinture d'iode pure ou diluée dans le traitement externe des teignes.

Nul doute que l'action antiseptique de la teinture d'iode en surface ne soit très puissante, tous les dermatologistes l'ont proclamé bien avant que les chirurgiens ne s'en servissent pour la désinfection de leur champ opératoire. Il me paraît certain que tout élément trichophytique ou favique touché par la teinture d'iode est stérilisé. Mais cette action, comme celle de tous les topiques externes, reste limitée à la surface et n'atteint point le Parasite dans la profondeur. Néanmoins l'iode comme l'huile de cade méritent d'être conservés dans le traitement de la teigne, leur rôle, dans l'hygiène locale du teigneux en traitement est très efficace, nous l'avons dit.

La chrysarobine (résine de l'Ara roba, poudre de Goa, etc...), a eu aussi dans le traitement des teignes son heure de célébrité, et du moins ce médicament n'était-il pas sans valeur. Il avait été introduit en thérapeutique par les médecins de marine témoins de son action sur les Dermatomycoses épidermiques des régions équatoriales (4).

Mis à l'essai dans le service de Lailler à l'hôpital Saint-Louis, ce nouveau produit ne donna pas dans le traitement des teignes les résultats qu'on en attendait (5).

(1) La formule de Cramoisy était :

Acide pyroligneux	1000	parties.
Acide salicylique	2	—
Oxyde rouge Hg	1	—

(2) E. Besnier. Considér. sur les affect. parasit. en général et sur leur traitement (*Bull. de l'Ac. de méd.*, 8 janvier 1884).

(3) Pirogoff. Behandlung des favus (*Therap. Wochenschrift*, 1894, p. 43), propose pour le traitement du favus une pommade :

Fleur de soufre	15	grammes.
Carbonate de potasse	4	—
Poix liquide	āā āā 50	—
Teinture d'iode		
Axonge	100	—

Qui rendrait l'épilation inutile et guérit le favus en 34 jours.

(4) *Arch. de méd. navale*, avril 1875.

(5) « Je devais vous signaler cette médication pour vous éviter les déceptions par lesquelles nous avons passé nous-mêmes : la poudre de Goa ou Araroba ne

Ces essais furent repris en 1890 dans le service de Unna ([1]) et lui firent croire que la chrysarobine guérissait la teigne tondante en quatre semaines. Ce trop beau résultat s'appuyait sur les cultures négatives de V. Schlen qui, après ce laps de temps, avait trouvé les cheveux malades stériles ([2]).

Mais il est très facile d'ensemencer un cheveu sain provenant d'une tête de teigneux. Une culture négative n'est pas une preuve, surtout si l'on sait combien un cheveu teigneux peut être difficile à distinguer des cheveux sains, sur une tête en traitement.

Les résultats de Unna ne convertirent pas la dermatologie entière à sa méthode, témoin les discussions d'Eddowes et de Kromayer au Congrès de Halle, 24 septembre 1891.

Néanmoins plusieurs auteurs, sans partager l'optimisme de Unna, adoptèrent le traitement à la chrysarobine comme le meilleur qu'on connût alors. Ainsi A. Durhing à Philadelphie ([3]), Du Castel, à l'hôpital Saint-Louis ([4]).

Dès 1890, Marianelli avait mis au point cette question et jugé le traitement à la chrysarobine comme, à mon avis, il le doit être. Ce traitement réussit admirablement contre la trichophytie des régions glabres, mais il n'est pas efficace contre les teignes tondantes ([5]).

nous a pas paru faire mieux contre la trichophytie cutanée que contre les teignes du cuir chevelu. » LAILLER. *Leçons cliniques sur les teignes*, 1878, p. 72.

([1]) P. G. UNNA. Zur Behandlung der Trichophytia capitis. (*Monatshefte f. prakt. Dermat.*, 1889, n° 12).

Voici le détail du traitement : Tenir les cheveux courts. Protéger le front, les oreilles, la nuque, avec une colle de zinc. Ensuite appliquer la pommade à la chrysarobine.

Chrysarobine	5	grammes.
Acide salicylique	2	—
Ichthyol	5	—
Onguent simple	100	—

Et recouvrir d'un bonnet imperméable. Toutes les 24 heures, on enlève le bonnet; on essuie et on remet de nouvelle pommade. Du 4e au 7e jour, repos, avec application de pommade faible à l'ichthyol; après une semaine, nettoyage complet avec de l'huile et du savon. En quatre semaines de ce traitement serait survenue la guérison vérifiée par les cultures.

([2]) V. SCHLEN. Ergebnisse der bakteriologischen untersuchung bei der chrysarobin behandlung der Trichophytie (Herpes tonsurans) (*Monatshefte f. prak. Dermat.*, 1889, n° 12), raconte les expériences de culture qu'il fit après le 1er, 2e, 3e, 4e cycles du traitement à la chrysarobine de Unna et sur lequel le travail de Unna appuie ses conclusions.

([3]) LOUIS A. DUHRING. Experience in the treatment of a chronic Ringworm in an institution (*The american Journal of medical Sciences*, février 1892, p. 109).

([4]) DU CASTEL. Traitement de la trichophytie du cuir chevelu par la chrysarobine (*Soc. de Dermat.*, 5 août 1894).

([5]) A. MARIANELLI. Sulla cura della tigna tonsurante del capillizio con la crisarobina secondo il metodo del dottor Unna (*Giornale italiano delle malattie veneree e della pelle.*, déc. 1890, p. 559).

Il est impossible de passer en revue tous les médicaments préconisés contre les teignes, depuis l'urine de vache et la cendre de crapaud, jusqu'aux préparations complexes auxquelles la plupart des auteurs modernes s'étaient arrêtés.

Chaque année surgissait un nouveau médicament, quelquefois tout à fait nouveau [1], dont on disait grand bien ; il allait rejoindre la liste déjà trop longue des médicaments inutiles et on cessait d'en parler.

Chaque année m'est adressé un empirique qui guérit les teignes avec une mixture ou une pommade de sa composition. En règle absolue il appelle teigne toutes les maladies du cuir chevelu et les traite comme telles, et il ne guérit pas les vraies teignes : favus et trichophyties. Mais le phénomène se reproduit chaque année avec une périodicité régulière.

De même dans les journaux médicaux lit-on chaque année, sous la même rubrique, des textes qui annoncent la guérison des teignes par un topique ancien ou nouveau dont ils disent merveille [2].

Henri Martin plaçait la multiplicité des traitements proposés contre la teigne tondante au nombre des difficultés de leur traitement. Et en effet, nous avons vu les plus grands maîtres conclure sceptiquement à leur complète et universelle inefficacité.

En fait, les cliniciens avertis, faisaient, un choix parmi ces médica-

[1] Ainsi la teinture de *Siegesbeckia orientalis*, préconisée par J. Hutchinson et dont il aurait eu de bons résultats dans les tondantes et le sycosis, H. l'employait, diluée de moitié glycérine, en frictions énergiques plusieurs fois le jour. J. Hutchinson. De la teinture de Siegesbeckia orientalis dans la trichophytie (*Brit. méd. journ.*, 1887, 1384).

[2] Au hasard en voici un de l'an passé qui nous vient d'Amérique (*La Presse médicale*, 15 mai 1909.)

Sutton, de Kansas City (mémoire inédit), ayant remarqué les effets antiseptiques marqués des associations iodo-mercurielles, a eu l'idée d'appliquer cette méthode au traitement de la teigne. Les expériences faites *sur des lapins* ont été tellement encourageantes, que l'auteur n'a pas hésité à traiter de la même manière plusieurs petits teigneux, dont un surtout portait plusieurs plaques ayant résisté jusque-là à tout traitement. Les résultats cliniques ont été des plus satisfaisants, la guérison ayant été obtenue dans la majorité des cas, *après une ou deux applications* (!).

Voici la technique employée par Sutton :

La zone malade, ayant été épilée, est frictionnée avec la pommade suivante

Iode	1,75
Iodure de potassium	1,25
Graisse d'oie	25 grammes.

Une demi-heure plus tard, on badigeonne avec une solution aqueuse de sublimé à 2 pour 100. Il se produit une réaction locale qui est le plus souvent de faible intensité.

Il faut avoir soin de ne pas traiter à la fois une trop grande surface cutanée ; 30 centimètres carrés constituent une zone suffisamment grande pour une seule application.

ments hétéroclites ; ils avaient pour la plupart retenu, entre tous, ceux dont l'efficacité était réelle contre *les lésions superficielles* des teignes, et ils en continuaient l'usage sur les tondantes pendant toute leur durée. Ils obtenaient par cette antisepsie superficielle ce résultat au moins positif d'arrêter le progrès des lésions, et d'attendre, sans autres dégâts, leur terminaison spontanée. C'était une expectation déguisée, mais elle servait à quelque chose.

De ce type est la pommade dont je me sers depuis dix ans et plus et qui suffit à maintenir les têtes de teigneux en parfait état extérieur. Voici sa formule :

Huile de cade	10	grammes.
Soufre précipité		
Turbith minéral	āā 1	—
Résorcine		
Lanoline	10	—
Vaseline jaune	10	—

C'est à peu de chose près la formule adoptée par Van der Wijk dans le service de Mendès da Costa [1].

Mais beaucoup d'auteurs gardaient la chrysarobine dans leur arsenal thérapeutique contre les teignes, témoin Morrow [2].

D'autres comme Colcott Fox, comme Stelwagon [3] y adjoignaient l'huile de croton dont je parlerai en dernier lieu, car il mérite une place à part dans la thérapeutique des tondantes.

Du mode de guérison spontanée des teignes tondantes à évolution suppurative. — Toute une catégorie de teignes tondantes, après un premier stade où le cheveu seul est envahi, évoluent vers la suppuration folliculaire et constituent le Kérion. Dans ces cas, un afflux leucocytaire se produit dans le follicule, et provoque le décollement du cheveu qui se détache de la papille pilaire. Le cheveu devient ainsi un simple corps étranger. Il est expulsé spontanément ou bien la moindre traction l'enlève. Dans ce cas l'épilation est automatique, et la guérison assez rapide. Ce sont des teignes qui se guérissent vite. Je les appelle autophages ; l'évolution même du Parasite provoquant la défense organique qui amène son expulsion. On voit

(1) J. A. Van der Wijk. Beschonwingen over de menig vuldigheid van favus te Amsterdam (*Nederlandsch Tijschrift voor Geneeskunde*, 1902, n° 21).

(2) Discussion sur le traitement de la trichophytie, à la Soc. dermat. de New-York (*Journ of Cut. and. Vener. diseases*, juin 1884, p. 177).

Piffard, Fox appliquent des lotions alcooliques de sublimé, en transformant l'alcool en teinture de benjoin ou de myrrhe pour assurer l'adhérence. Denslow se sert de lotions sulfureuses, et Morrow, de chrysarobine.

(3) H. Stelwagon. Treatment of Ringworm of the scalp (*Journal of the American medical association*, 23 nov. 1901, p. 1389). L'auteur traite par le soufre, le naphtol, l'iode, la chrysarobine et l'huile de croton, dont il se félicite, pour les petites plaques.

combien ce processus spontané vérifie ce que nous avons dit plus haut. Du moment que le cheveu teigneux est enlevé, la maladie est guérie. De même que le favus est guéri par l'épilation méthodique, de même les kérions se guérissent par une épilation spontanée.

Le traitement des kérions doit donc se borner à calmer par des pansements humides l'évolution suppurative, à nettoyer la surface des croûtes et des cheveux morts, en somme à régulariser un processus de réaction inflammatoire qui est utile. En deux semaines l'apaisement est obtenu. Plus tard, si la suppuration n'a pas été trop violente, la repousse se produira, complète ou partielle suivant le degré de l'inflammation passée.

Sans aller jusqu'au kérion, beaucoup de tondantes trichophytiques peuvent s'accompagner d'une réaction inflammatoire plus ou moins discrète, le plus souvent visible sous la forme de folliculites orificielles. Cet aspect trahit toujours une réaction inflammatoire folliculaire, qui est un processus de défense et rend plus facile l'épilation complète du cheveu en diminuant son adhérence à la papille. C'est un processus qu'on peut observer d'emblée, et la tondante qui s'en accompagne, sans guérir aussi vite que les kérions, guérira plus vite qu'une tondante banale qui ne s'en accompagne pas. Ce sont des cas où la guérison se compte par mois, tandis qu'avec les kérions elle se compte par semaines. Ce processus est fréquent à la barbe de l'homme adulte. Dans d'autres cas, ces folliculites discrètes qui se trahissent par un point rouge à l'orifice folliculaire ne s'observent que tardivement, à la fin d'une tondante ayant duré très longtemps. C'est ce qu'on voit souvent dans la tondante du *Tr. violaceum*.

Quoi qu'il en soit, on peut résumer les faits que nous venons de passer en revue, en disant que plus une tondante s'accompagne promptement et régulièrement de suppuration folliculaire, plus sa guérison surviendra vite, avec cette seule réserve que les suppurations en masse, quand elles sont très vives, peuvent se terminer par cicatrice folliculaire et déglabration définitive. Plus au contraire cette réaction suppurative s'observera tardivement, et sous une forme atténuée, plus la guérison spontanée sera lente. Or la plupart des tondantes ne s'accompagnent d'aucune réaction inflammatoire favorisant l'épilation spontanée. C'est pourquoi leur durée indéfinie n'est limitée que par l'âge du malade.

Le traitement des teignes tondantes ne varie pas suivant les espèces cryptogamiques qui les causent, mais suivant la forme morbide qu'elles déterminent.

Traitement des tondantes par les irritants. — C'est pourquoi les traitements les plus rationnels qu'on avait imaginés autrefois contre les teignes tondantes étaient les traitements épispastiques. Lorsqu'on maintient, en permanence, sur une plaque de tondante épilée, un emplâtre de Vigo, par exemple, on peut, avec lui déterminer des folliculites, d'abord orificielles, ensuite plus profondes, semblables à celles que montrent spontanément les tondantes dont l'évolution vers la guérison est automatique.

Aucun traitement de ce genre ne copie mieux la *natura medicatrix* que celui qui emploie l'huile de croton ; ce traitement, préconisé par Ladreit de Lacharrière [1] qui ne se rendait point compte, d'ailleurs, de son mode d'action, est certainement parmi les meilleurs qu'on ait jamais proposés contre les teignes tondantes avant la radiothérapie.

Des applications ménagées provoquaient une pustulation folliculaire et l'expulsion d'un certain nombre de cheveux. On les répétait toutes les trois semaines environ, en calmant l'inflammation quand elle était trop vive. Ce procédé, quand on y joignait l'épilation lente et ménagée de chaque cheveu un par un, arrivait à guérir plus promptement que tous les autres les tondantes torpides. Un cas bien traité par ce moyen pouvait arriver à la guérison en 6 à 7 mois. Mais lorsqu'on voulait traiter ainsi un grand nombre de cas, chacun ne pouvant être traité avec le soin qu'exige cette méthode, la moyenne de la guérison dépassait quand même un an [2]. Besnier, Doyon condamnent sévèrement l'huile de croton dans le traitement du favus (*Notes de Kaposi*, t. II, p. 788), comme cause de cicatrices définitives. Pour les teignes tondantes, c'était néanmoins, avant la radiothérapie, le traitement qu'avaient adopté la plupart des médecins qui s'étaient le plus adonné au traitement décevant de ces maladies [3].

[1] LADREIT DE LACHARRIÈRE. Note sur le traitement de la teigne par l'huile de croton tiglium (*Bulletin général de thérapeutique*, 15 août 1876). Cf. également : E. ROUQUAYROL. *Prophylaxie et traitement de la teigne tondante* (Th. de Paris, 1879). Cette thèse raconte, expose, et met au point les résultats du traitement des tondantes par l'huile de croton de Ladreit de Lacharrière, et est plutôt favorable.

ALDER SMITH. Teigne tonsurante ; son diagnostic et son traitement (*The Lancet*, 10, 24, 31 janvier 1880).

WYNDHAM COTTLE. Traitement de la teigne tondante (*The Lancet*, 27 mars 1880).

[2] Cf. sur ce sujet, PURDON. The treatment of favus (*Arch. of Dermat.*, New-York, 1881, p. 158).

CADET DE GASSICOURT. Du traitement de la teigne tondante par l'huile de croton (*Bull. de thérap.*, 1877, p. 985), confirme les résultats de Ladreit de Lacharrière sans obtenir la guérison en 6 semaines ou 2 mois toutefois.

[3] KULISCK a étudié histologiquement l'action de l'huile de croton sur la peau du Cobaye, du Chat, du Chien, et de l'Homme. La lésion provoquée est faite de papules par infiltrat, de pustules, avec tuméfaction des parties avoisinantes, infiltration périfolliculaire de petites cellules fusiformes à gros noyau. La pustule entoure le poil. La ressemblance de ces lésions avec l'impetigo de Bockhardt est frappante. Je l'ai vérifiée.

Traitements des trichophyties de la barbe. — Le problème que posent les trichophyties de la barbe diffère peu de celui des teignes tondantes du cuir chevelu, sinon en ce que les trichophyties suppurées sont plus fréquentes à la barbe, et nous savons que leur durée est moins longue ; c'est pourquoi les trichophyties de la barbe sont plus vite guéries en général que les tondantes de l'enfant. Mais quand une trichophytie de la barbe est sèche et ne suppure pas, sa durée redevient aussi longue que celle des tondantes. J'ai vu des trichophyties de la barbe, même bien traitées par les anciennes méthodes, durer deux ans et davantage. Contre elles on avait proposé, avec les mêmes résultats d'ailleurs, les mêmes moyens thérapeutiques usités contre les tondantes.

Traitement des onychoses. — Devant les onychoses trichophytiques et faviques, les cliniciens sont demeurés longtemps désarmés, car dans la profondeur de l'ongle, comme dans la profondeur du follicule, aucun antiseptique de surface ne pénètre. Alors on a proposé l'avulsion médicale ou chirurgicale de l'ongle.

C. Pellizari a proposé l'application 2 fois par jour d'une pommade faite de pyrogallol et d'huile par moitié. Ces applications déterminent une vive irritation suppurative de tout le pourtour de l'ongle. On les arrête quand l'ongle, serti de pus, est devenu mobile. Des pansements humides calment alors l'irritation, l'ongle tombe avec le Parasite et l'ongle suivant repousse généralement sain ([1]).

Inutile de faire remarquer l'analogie de ce processus thérapeutique et du traitement des tondantes par l'huile de croton. C'est le même mécanisme de guérison.

Le procédé de Pellizari est bon, mais, ainsi que le remarque Dubreuilh, il est douloureux. Lespinasse essaya de lui substituer l'avulsion chirurgicale de l'ongle. Mais Dubreuilh fait remarquer que l'avulsion de l'ongle laisse dans la matrice un biseau de matière cornée qui peut être parasitée et renouveler l'infection de l'ongle neuf, et qu'on a observé des récidives même après l'arrachement de l'ongle. En général, pourtant, l'avulsion est suivie de succès. Si on la pratiquait, on devrait, aussitôt après l'opération et plusieurs fois par semaine dans la suite, faire sur le lit de l'ongle des applications iodées destinées à détruire ce qui pourrait subsister du Parasite dans les reliefs unguéaux.

J'ai préconisé autrefois, contre les onychoses, les bains permanents

([1]) C. PELLIZARI. Ricerche sul Trichophyton tonsurans (*Giorn. ital. d. mal. veneree e d. pelle.* Fasc. n° 1, 1888).

Cf. aussi : DUBREUILH. Traitement de l'onychomycose par la pommade au pyrogallol (*Journ. de Méd. de Bordeaux*, 28 déc. 1894, p. 569).

dans la liqueur iodo-iodurée de Gram, sous forme de pansements humides, continués chaque nuit pendant des mois. J'ai eu ainsi, à cette époque, deux cas de guérison avérée. Mais ce moyen est long et à cause de cela pénible (1).

Nous verrons plus loin que la thérapeutique de l'onychomycose a été révolutionnée comme celle des teignes tondantes par la radiothérapie.

De l'utilité du traitement général dans les teignes. — Beaucoup d'anciens auteurs ont pensé qu'on ne pouvait guérir une teigne sans danger pour la santé générale du malade. Cette idée, qui nous fait aujourd'hui sourire, était générale au XVIIIe siècle; Gibert y tient encore (2). Il considère comme heureux que la nature se soit « mise en garde contre la rétropulsion de la teigne », car, « dans la plupart des cas, ce n'est qu'avec beaucoup de temps, de peine et de persévérance qu'on parvient à sa guérison ».

Gibert (3) a vu une femme devenir aveugle après la guérison de son favus. Aussi, « dans quelques cas de favus..., il peut être convenable d'appliquer au bras un exutoire ». Et il en donne la théorie. Avicenne avait déjà la même opinion.

Certains auteurs, autrefois surtout, croyaient à l'utilité du traitement général des enfants teigneux. Toute l'ancienne école, les Lorry (4), les Gibert (5), et même Lailler, étaient encore de cet avis.

D'autres soutiennent qu'ils ont vu guérir une teigne par une maladie générale intercurrente. Luton a vu une variole confluente guérir un favus (6), ce qui n'est pas très surprenant, puisque Lorry guérissait le favus par les caustiques provoquant la cicatrice. Mais on a pensé que la fièvre typhoïde avait pu guérir une teigne tondante, ce qui, même dans le cas de Balzer, n'est pas prouvé (7).

(1) R. SABOURAUD. Traitement de l'onychomycose trichophytique (*Soc. de Dermat. et de Syph.*, 9 janvier 1896). Traitement par la liqueur iodo-iodurée au $\frac{1}{1000}$;

(2) GIBERT, *loc. cit.*, p. 246.

(3) GIBERT, *loc. cit.*, p. 251.

(4) LORRY, *De morbis cutaneis*, p. 469.

(5) GIBERT, *loc. cit.*, p. 421.

(6) LUTON. *Bull. de la Soc. méd. de Reims*, octobre 1872.

(7) M. F. BALZER a présenté, le 14 déc. 1899, à la Soc. de Dermatologie l'histoire d'une teigne guérie à la suite d'une fièvre typhoïde, mais, le 1er février 1900, l'enfant a de nouveau 10 placards de teigne de 4-5 millimètres carrés, un sur une ancienne plaque, les autres sur de nouveaux points, évidemment par guérison incomplète et rechute.

TRAITEMENT RADIO-ÉLECTRIQUE DES TEIGNES

En 1896, quatre ans après avoir commencé l'étude des teignes, j'écrivais : « Non seulement aucun traitement connu n'est curateur des teignes tondantes, mais je me crois même autorisé à prévoir qu'aucun traitement antiseptique quelconque ne parviendra, dans l'avenir, au but cherché. Car, si l'on peut varier la nature chimique des antiseptiques, cela change à peine leur pouvoir de pénétration, ils seront solides, liquides ou gazeux et se heurteront toujours au même obstacle qu'aucun des agents employés, quelle que soit sa nature, n'a pu franchir, à bien loin près. *La racine du cheveu est inaccessible aux antiseptiques externes* ».

Dès lors, tout essai de traitement des teignes par les antiseptiques fut abandonné par moi et toutes mes recherches eurent dorénavant pour but d'obtenir l'épilation intégrale des plaques de tondante. L'exemple du favus était là pour nous montrer que, si on parvenait à épiler en totalité une plaque de tondante, on la guérirait. L'obstacle était la fragilité du cheveu. Il fallait donc trouver un moyen de *faire tomber spontanément* le cheveu qu'on ne pouvait épiler parce qu'il est fragile. Dès cette époque, j'avais essayé de construire un appareil à traction lente et progressive qui enlevât en plusieurs heures une calotte emplastique du type de la calotte du favus; j'espérais arriver à épiler ainsi le cheveu, même fragile, en divisant la puissance de l'effort à faire par le temps mis à le faire, comme on voit une simple racine d'arbre soulever une pierre colossale. Mais les difficultés de construction de l'appareil m'arrêtèrent.

Ensuite je cherchai parmi les toxines microbiennes un agent capable de suspendre la fonction de la papille pilaire qui crée le cheveu. Trois ans se passèrent à étudier l'action du microbacille séborrhéique et de ses toxines dépilantes. J'aurais voulu faire tomber le cheveu autour d'un point où j'aurais inoculé une goutte d'un bouillon chargé de toxines. Mais ces expériences me montrèrent que, si on parvenait ainsi à obtenir des dépilations, ou bien elles étaient diffuses et tous les cheveux ne tombaient pas, ou bien les plaques alopéciques se produisaient à distance du point où on aurait voulu les produire.

Plus tard, ayant observé des alopécies presque totales produites par l'acétate de thallium, je cherchai à produire l'alopécie, c'est-à-dire l'épilation automatique des plaques de teigne, par l'ingestion de ce médicament ou par l'application *in situ* d'une pommade qui en contenait. Mais les résultats furent encore mauvais. Je pus obtenir dans cinq cas une alopécie totale ou presque totale des cuirs chevelus atteints de tondante, et, comme je l'avais prévu, la guérison de leur teigne. mais, d'une part, il resta, dans un certain nombre de cas, des cheveux sains et malades qui ne tombèrent pas; d'autre part, l'acétate de thallium, donné à l'intérieur (5 milligr. par kilo d'animal) qui amène quelquefois la dépilation, ne l'amène pas toujours, et, si on remplace l'ingestion du sel toxique par son application en pommade au 1/10ᵉ, on ne peut pas mesurer la dose du médicament qui pénètre, ni limiter ses effets toxiques. Or ses effets toxiques sont redoutables, on peut voir survenir, avec la chute des cheveux, de la sialorrhée avec gingivite, de la tachycardie, des ecchymoses sous-cutanées et de l'albumine, ce qui rend impossible l'emploi pratique de ce médicament. Je suis convaincu qu'on pourrait parvenir à en régulariser l'emploi, et à obtenir avec lui, à peu près constamment, la chute curatrice des cheveux teigneux comme je l'ai obtenue dans quelques cas, mais on ferait courir de réels dangers aux premiers malades, et je ne me suis pas cru autorisé à passer outre.

J'interrompis donc ces recherches; elles m'avaient montré du moins que leur sens et leur direction étaient justifiés.

C'est la radiothérapie qui devait fournir la solution rêvée du problème.

Dès 1897, nous avions observé un premier cas d'alopécie radiothérapique sur une jeune fille qui s'était prêtée à des expériences de démonstration publique, et était restée, entre une ampoule et un écran, pour laisser voir sous son vêtement une chaîne de cou. Il en était résulté une chute de cheveux presque complète sur toute la région occipitale et la repousse que je surveillai fut normale quatre mois après la chute.

Mais, à ce moment, nous poursuivions nos recherches sur les toxines alopéciantes et sur l'acétate de thallium, et elles n'avaient pas encore démontré l'impuissance de ces deux moyens. En sorte que, quand nous commençâmes d'étudier l'application des rayons X à la guérison des teignes, nombre d'essais partiels avaient déjà été tentés dans cette voie.

Dès 1896, Freund et Schiff[1] avaient observé la chute du poil, sur un *nævus pilosus* traité par les rayons X, et l'idée vint à plusieurs auteurs d'utiliser cette dépilation dans les teignes. Schiff s'en fit dès

[1] FREUND et SCHIFF. *Wiener Dermatologische Gesellschaft* (Séance du 10 mai 1899).

lors le partisan, mais, en raison de l'insuffisance de l'instrumentation d'alors, il fut amené à faire, sur les régions à dépiler, une série d'applications peu intenses. Il parvint dès lors à améliorer et à guérir quelques favus. Nous verrons toutefois que la guérison radio-électrique rapide et complète du favus n'est pas encore un problème aussi parfaitement résolu que celui de la guérison des teignes tondantes. En France, on avait aussi des espérances, mais les premiers essais furent timides et dépourvus de méthode [1]. Partout, au lieu de borner les essais à un seul objet, et de se limiter par exemple à la recherche d'une méthode précise concernant les teignes, les divers auteurs appliquaient les rayons X à tous les patients qui présentaient des dermatoses chroniques : acné, sycosis, tuberculides, ainsi firent à Vienne, Spiegler [2], Kienböck [3] et Schiff [4] ; en France : Oudin et Barthélemy, Gastou, Vieira [5] et Nicolau. Il s'ensuivit, parmi des faits intéressants, une quantité de faits confus dont on ne pouvait rien tirer.

Vienne ne pouvait guère fournir une méthode de radiothérapie des tondantes, parce que les tondantes y sont rares. Paris ou Londres pouvaient plus aisément y parvenir et cependant les premiers essais n'y furent pas meilleurs. Rien n'était déterminé, ni la puissance des machines dont on se servait, ni la distance où l'on devait placer le malade. Et, quant à la quantité des rayons X à faire absorber à la peau, ce facteur n'est jamais évalué ni même mentionné autrement que par le temps variable des expériences !

Tout cela ne pouvait mener à rien, et, en effet, après deux ans d'expériences, on ne voit, par exemple, dans les expériences de Gastou, Vieira [6] et Nicolau [7], aucune amélioration ni dans les techniques ni

[1] J. Darier. *Soc. de Dermat. et de Syph.*, séance du 9 février 1899. Sur l'alopécie consécutive à l'emploi des rayons X. « Comme M. Leredde, j'avais eu la pensée qu'on pourrait utiliser l'épilation radio-électrique pour le traitement de la tondante... mais, en constatant sur un cobaye la persistance de l'alopécie, j'y ai renoncé ».

[2] Spiegler. *Wiener Dermatologische Gesellschaft.* Séance du 14 novembre 1900, présentation d'un sycosis rebelle depuis 10 mois, traité par les rayons X.

[3] Kienböck présente un cas d'herpès tonsurant et deux favus ayant été guéris relativement vite par les rayons X.

[4] Schiff dit avoir obtenu sur *un sycosis* une guérison deux ans plus tôt.

[5] Gastou et Vieira. Cas de favus soumis aux rayons X (dépilation et repousse) (*Soc. de Dermat.*, 16 juin 1902. *Annales de Dermat. et de Syph.*, 1902, p. 601). Les cheveux tombent *après vingt séances*. Les auteurs annoncent que des tondantes ont été traitées de même et *ont commencé à dépiler à la septième séance.*

[6] Gastou et Vieira. Note sur la technique de l'emploi des rayons X en dermatologie (*Soc. de Dermat.*, séance du 3 juillet 1902).

[7] Gastou, et Nicolau. *Soc. de Dermat.*, du 3 juillet 1902. Suite aux essais de radiothérapie dans les affections pilaires (teignes, sycosis, folliculites) et les tuberculoses cutanées.

Gastou, Vieira et Nicolau. *Soc. Dermat.*, 6 novembre 1902. *Annales de Dermat. et de Syph.* 1902, p. 1021.

dans les résultats. On compte des séances innombrables faites sur le même point : jusqu'à 52 séances sur deux plaques de tondantes ! Trente séances dans un autre cas n'amenèrent qu'une amélioration, etc....

Les recherches de Belot dans le service de Brocq, quoique bien mieux conduites, n'aboutirent pas davantage à l'établissement d'une méthode à cause du petit nombre (6 cas) des malades traités en un an et malgré l'incontestable valeur de leur auteur. Et c'est alors, en 1903, que Noiré et moi nous prîmes en main la question.

Il nous parut d'abord nécessaire de n'étudier qu'un seul sujet, les teignes tondantes, et de rechercher avant tout si l'on ne pouvait obtenir la dépilation sur un point donné en une seule séance. Car un traitement qui aurait demandé de nombreuses applications sur le même point serait resté sans valeur pratique. Comment, sur cent enfants, traités ensemble, repérer exactement les régions traitées, comment compter sans erreur le nombre et la valeur des séances faites, leur dosage, leur intervalle, si l'on ajoute que la tête d'un teigneux doit être dépilée entièrement dans un très grand nombre de cas, et que la rondeur de la tête s'oppose à ce que sa surface reçoive des doses égales d'un seul coup. Pour nous, le procédé restait sans valeur si on ne parvenait à obtenir la dépilation après une seule application sur un point donné.

C'est à quoi nous arrivâmes en quelques mois de recherches précises ayant porté successivement sur la puissance de l'instrumentation à employer, la distance à laquelle placer la région à traiter, *et le dosage de la quotité* des rayons X qu'elle doit recevoir.

Le 4 janvier 1904, alors que les auteurs qui nous avaient précédé dans ces recherches publiaient toujours leurs expériences tâtonnantes et leurs résultats incomplets, je pus annoncer à la Société de Dermatologie la guérison de 100 teigneux, et la formule technique permettant d'obtenir avec sécurité et sans accidents la guérison de chaque plaque malade *par une seule application d'une dose mesurée de rayons X*.

Le même mois, Noiré et moi publiions, dans les *Annales de l'Institut Pasteur*, le détail de ce procédé (1).

Notre rôle dans la question a donc été de prouver qu'on pouvait obtenir, et de montrer comment on obtenait, *en une seule séance et à coup sûr*, la guérison d'une plaque de teigne par *une dose définie* de rayons X, ce que personne n'avait dit et ce que personne n'avait obtenu.

(1) SABOURAUD. Les teignes cryptogamiques et les rayons X (*Annales de l'Institut Pasteur*, janvier 1904).

INSTRUMENTATION ET APPAREILS

Je dois exposer de quelle instrumentation nous nous sommes servis d'abord pour parvenir au but cherché. Et voici un géométral qui en représente fort bien la disposition.

La force électrique nécessaire pour actionner tout le système est minime, elle correspond à une lampe ordinaire de 10 bougies. La prise de courant sur un secteur électrique est donc banale.

Le courant passe d'abord par un rhéostat (1) dont le but est d'amorcer graduellement la mise en marche d'une dynamo (2) en créant le champ magnétique nécessaire à sa rotation, sans secousse électrique capable de brûler son induit. On y eût ajouté un commutateur si notre courant, au lieu d'être continu, eût été alternatif. Notre dynamo de 3/4 de cheval actionnait une machine statique à 12 plateaux de 75 centimètres de diamètre qu'elle faisait tourner à raison de 950 tours à la minute. Le courant de haute tension ainsi produit, recueilli par les condensateurs de la machine statique, est transmis par deux fils conducteurs bien isolés aux deux pôles de l'ampoule.

Sur le trajet de ces conducteurs est interposé, en court circuit, un *spintermètre* (9), dont l'écartement mesure, en centimètres d'étincelle, la résistance du milieu intérieur de l'ampoule au courant qui la traverse.

Toutes les ampoules à rayons X, dont le vide est pratiqué à l'hydrogène, offrent cette particularité que le passage des rayons X y raréfie les traces d'hydrogène qui y sont restées, et qui facilitent, par la conductibilité de ce gaz, le passage du courant. Donc, pour que le débit de rayons X demeure constant dans une ampoule, il faut lui restituer perpétuellement les traces d'hydrogène que son travail lui fait perdre. Pour cela Villars a modifié l'ampoule de Crookes par un dispositif des plus ingénieux. Sur une effilure latérale de l'ampoule il a soudé le bout ouvert d'un tube de platine fermé par son autre extrémité, à la façon d'une bougie filtrante. Quand la résistance de l'ampoule augmente, on chauffe avec un brûleur Bunsen ce cæcum de platine. Il rougit, devient poreux et laisse rentrer dans l'ampoule un peu de l'hydrogène libre de la flamme.

Mais on pourrait rendre ainsi l'ampoule de Crookes beaucoup trop molle et le spintermètre n'en laisserait rien savoir. C'est ici qu'intervient un autre appareil de mesure : le *radio-chromomètre de Benoist*. Cet appareil a la forme d'un escalier tournant dont les marches sont taillées dans un bloc d'aluminium et dont le giron est occupé par une mince lame d'argent transversale. On conçoit que des rayons X qui

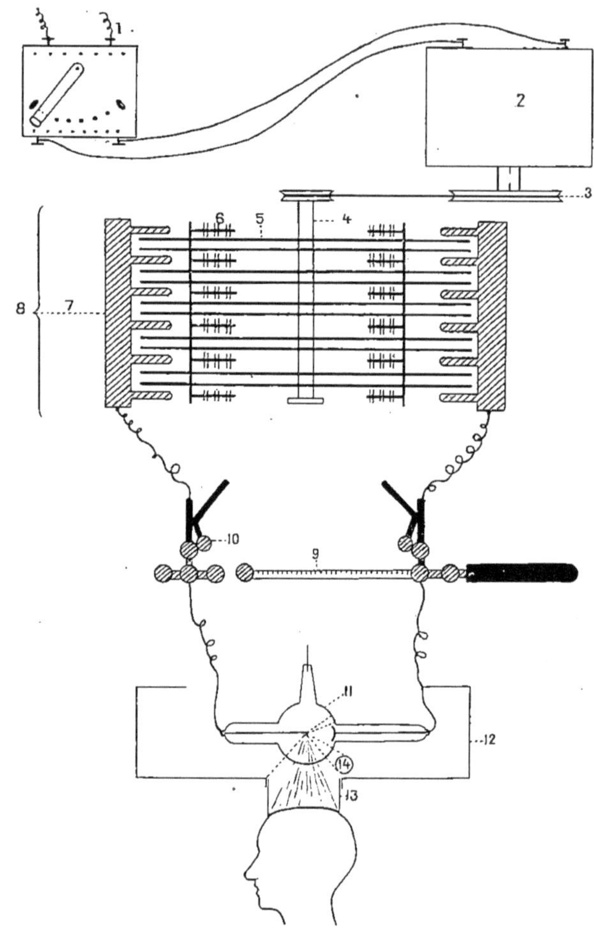

Fig. 418. — Géométral de l'appareil radiothérapique.

1. Rhéostat placé au niveau de la prise du courant sur le secteur de la ville.
2. Dynamo correspondant à 3/4 de cheval-vapeur.
3. Sa poulie de transmission.
4. Arbre de couche de la machine statique.
5. Un des douze plateaux de la machine statique.
6. Balais.
7. Collecteur.
8. Ensemble de la machine statique à 12 plateaux.
9. Spintermètre de Béclère disposé en court-circuit.
10. Excitateur à boule de Destot pour augmenter la résistance de l'ampoule.
11. Ampoule de Crookes-Villars.
12. Chape métallique enfermant l'ampoule.
13. Cylindre métallique porte-diaphragme, mobile.

(Le dessin ne peut montrer la disposition du radiochromomètre de Benoist, placé en 14).

traversent quatre marches d'aluminium sont plus pénétrants que ceux qui traversent deux marches ou une seule.

On place cet appareil sur le trajet des rayons X, émis par l'ampoule. Ces rayons produisent un éclairement constant de la lame d'argent, et éclairent d'une façon équivalente l'une des marches, l'un des secteurs d'aluminium. Supposons que c'est maintenant la marche n° 4 de l'escalier, si l'ampoule mollit l'éclairement du secteur 4 baisse et c'est le secteur 3 dont l'éclairement devient semblable

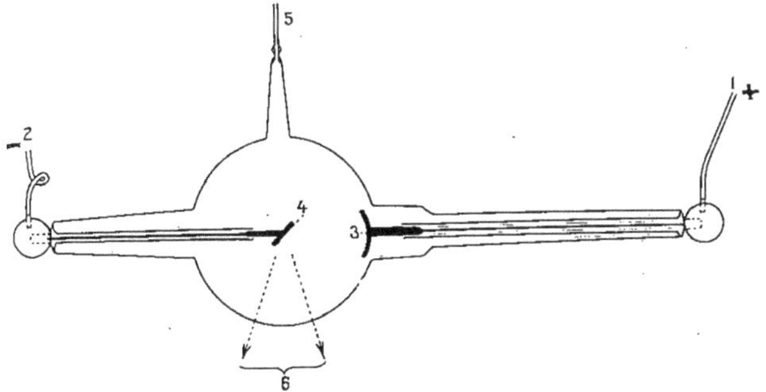

Fig. 419. — Ampoule de Crookes-Villars.

1. Électrode positive.
2. Électrode négative.
3. Cathode.
4. Anti-cathode.
5. Osmo-régulateur de Villars (tube de platine qui, porté au rouge, laisse passer dans l'ampoule l'hydrogène d'un bec Bunsen et diminue la résistance de l'ampoule).
6. Faisceau utilisé des rayons cathodiques.

à celui du centre d'argent de l'appareil. Ainsi donc le radio-chromomètre de Benoist avertit que l'ampoule mollit, comme le spintermètre avertit qu'elle devient dure.

Nous savons comment on rend l'ampoule plus molle en chauffant son cæcum de platine, mais comment la durcir? On fait agir pour cela un tout petit excitateur à boule annexé le long du courant positif, sur le spintermètre lui-même (10 fig. 418). En écartant légèrement sa manette de sa position de repos, on crée une étincelle continue, une dérivation latérale du courant, une résistance. Et l'ampoule durcit, ce dont le radio-chromomètre rend compte aussitôt.

Ainsi donc, parmi ces dispositifs secondaires, deux sont des appareils de mesure; le spintermètre avertit quand la résistance de l'ampoule augmente, le radio-chromomètre avertit aussi quand elle baisse.

Et on remédie instantanément à ces deux inconvénients : en chauffant le cæcum de l'ampoule pour diminuer sa résistance, ou en écartant l'excitateur latéral au fil positif pour l'augmenter.

Ainsi nous savons à tout instant quel est le degré de pénétration des rayons X que produit notre ampoule, et, si ce degré change, nous en sommes avertis et nous pouvons ramener ces rayons à ce que nous considérons comme utile.

Une seule mesure nous manque maintenant. C'est celle de la *quantité* de rayons X que produit notre machine dans un temps donné. Nous savons à chaque instant leur valeur, leur pénétration, non pas leur nombre.

Pour mesurer cette inconnue indispensable à déterminer, nous nous sommes servi d'abord des *pastilles de Holzknecht*. Elles étaient faites d'un mélange de sels alcalins et d'une gomme résine dont les rayons X font lentement virer la coloration. On en plaçait une sur le trajet des rayons émis par l'ampoule, à la même distance que la peau du malade, et de temps en temps on examinait le degré de virage qu'avait subi sa couleur par rapport à une échelle fixe de 12°, chacun de ces degrés appelé conventionnellement par Holzknecht *une unité H*.

Or on apprit par expérience que le virage correspondant sur l'échelle à la 5e couleur (5 unités H) est un maximum à ne dépasser qu'à bon escient, au moins en une seule séance.

Je veux insister encore sur un dernier dispositif nécessaire pour parer aux inconvénients de la diffusion des rayons X.

On sait que toute une hémisphère de l'ampoule émet des rayons actifs. L'opérateur n'est donc à peu près à l'abri de leur action que quand il est placé de l'autre côté de l'ampoule. Mais alors il ne peut suivre aisément l'opération qu'il conduit.

Pour parer à cet inconvénient, nous avions fait entourer l'ampoule d'une gouttière de tôle intérieurement revêtue d'une épaisseur d'ébonite. Cette gouttière ou lanterne était percée de trois orifices. L'un pour recevoir la pastille de Holzknecht, l'autre fermé par le radiochromomètre de Benoist. Sur le troisième plus grand pouvait s'adapter, par un ajutage à baïonnette, toute une série de manchons métalliques de diamètres différents mais d'une longueur identique calculée pour que leur extrémité périphérique où le patient vient coller sa tête se trouve à 15 centimètres du centre de l'ampoule. Ces *localisateurs* qui sont maintenant d'un usage courant et universel sont sortis, je le crois du moins, de notre laboratoire. Les premiers ont été faits sur nos dessins.

Ainsi toute émission latérale, toute diffusion des rayons X est prévenue. Aucun ne peut atteindre l'opérateur, ni le patient, sauf sur la région malade. J'ajoute que chaque localisateur de grand diamètre présente un diaphragme métallique (fig. 418), qui élimine tous les rayons parasites, tous ceux qui ne sont pas des rayons directs, tous ceux enfin qui ne sont pas compris dans un angle d'ouverture de 50°. Car ce cône de rayons partant de l'ampoule comprend les seuls qui soient utiles.

Tous ces appareils accessoires de l'ampoule et sa chape métallique portant son manchon, son radio-chromomètre, etc., sont disposés horizontalement, et mobiles en tous sens autour d'une tige verticale fixe. Des articulations et des crémaillères permettent de disposer

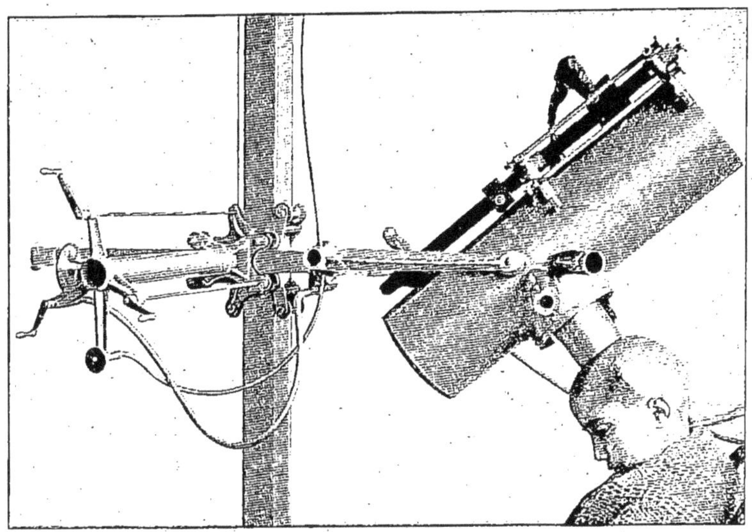

Fig. 420. — Dispositif pratique d'application de la méthode.

l'ampoule à toute hauteur et le faisceau utile des rayons X dans toute direction (fig. 420).

Telle était l'installation de nos premiers appareils et telle elle est restée à très peu près.

La formule du traitement radiothérapique des teignes tondantes pouvait alors se résumer en quelques lignes simples et précises comme une équation : « Pour guérir une plaque de teigne tondante il fallait appliquer, en une seule séance, sur la surface du cuir chevelu qu'elle occupait, une somme de rayons X égalant 4 1/2 à 5 unités H de Holzknecht, il s'ensuit 15 jours plus tard une dépilation totale de la région. La dépilation entraînera, avec les cheveux sains, les cheveux malades. Les cheveux repousseront sains. La repousse commencera dix semaines après la date de l'intervention et sera complète dix semaines plus tard. La contagiosité de la maladie disparaît avec le dernier cheveu contaminé, 25 jours au plus après l'intervention. » Cette formule, ainsi que je le disais six mois plus tard, reste vraie intégralement et les applications thérapeutiques de rayons X qui ont suivi son établissement ne l'ont modifiée en rien et l'ont au contraire confirmée pleinement. On peut donc dire, et dorénavant avec une entière certitude, que la phrase précédente contient et résume la formule thérapeutique nouvelle des teignes, et qu'en face de ce traitement tous

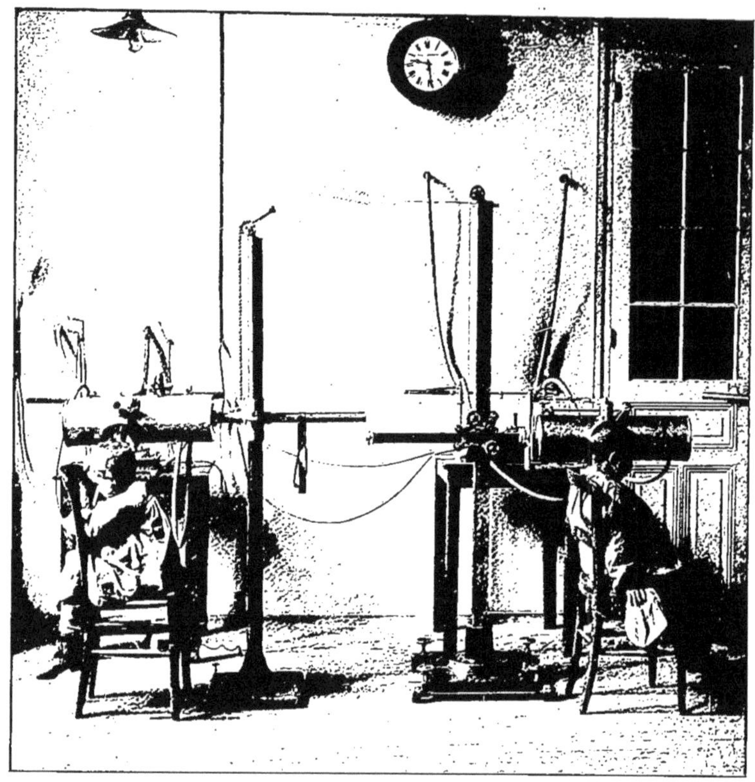

Fig. 421. — La salle de radiothérapie des teignes au Laboratoire municipal de l'hôpital Saint-Louis à Paris. La salle des machines statiques est séparée de celle-ci par un mur plein pour éviter les dégagements d'ozone.

les traitements antérieurement préconisés contre ces maladies sont comme s'ils n'étaient pas. La radiothérapie les a périmés. Cette méthode, si logique et d'application si simple, a rencontré bien des objections. Une des premières qui nous fut faite fut la suivante : avec le dispositif que vous préconisez vous ne fixez pas le temps de pose pour obtenir la dépilation. Cette objection est irrationnelle mais elle vaut qu'on s'y arrête, car le temps de pose est, encore aujourd'hui, évalué en minutes par certains radiographes. Et cela est vraiment un anachronisme.

Supposez seulement, au lieu d'un foyer de rayons X, qu'il s'agisse d'un foyer de lumière, ce ne sera pas un, ce seront trois facteurs différents qui détermineront ses effets : son *intensité* d'abord, sa *distance* ensuite, et enfin le *temps de pose.*

Il en est forcément de même pour les rayons X. La distance à laquelle nous les faisons agir reste constante — quinze centimètres([1]) — puisque tous nos localisateurs sont de même longueur. Mais il reste à déterminer l'intensité du foyer et il ne faut pas oublier que c'est elle qui fixera la durée du temps de pose.

Or, rien n'est moins constant qu'un courant de haute tension quelle que soit son origine, mais surtout lorsqu'il est produit par une machine statique. Même si l'on se sert d'une bobine, tout peut faire varier le rendement de l'appareil : la température et l'état hygrométrique de l'air, et surtout l'intégrité des conducteurs, l'épaisseur du verre de l'ampoule, etc....

Donc le temps de pose, avec le même appareil et pour obtenir un même résultat, devra varier d'un jour à l'autre, et même au cours de la même journée.

Que signifie dès lors une évaluation fixe du temps de pose en minutes? Quand un opérateur parle ainsi, cela veut dire qu'il ignore les conditions les plus essentielles du fonctionnement de son appareil.

Quand on parle de rayons X, ce n'est pas le temps de pose qu'il faut compter, car il ne signifie rien, c'est la QUOTITÉ totale des rayons X émis par l'ampoule, à la distance où ils doivent agir. Et, à l'époque où nous opérions, la pastille du chromo-radiomètre de Holzknecht était le seul moyen de la mesurer.

MODIFICATIONS SUBIES PAR NOTRE PREMIER OUTILLAGE

Si valable que fût notre premier outillage, on peut supposer que l'expérience journalière de cinq ans ne manqua pas de l'améliorer. Je vais envisager ce que furent ces améliorations et pourquoi elles furent faites.

Radiomètre X. — La première modification que les événements nous imposèrent eut pour cause la disparition des pastilles de Holzknecht. C'était le seul compteur valable, et l'interposition d'un milliampèremètre sur le trajet du courant, si elle permet de contrôler les variations du courant qui passe dans l'ampoule, ne permet en aucune manière de mesurer les rayons X que l'ampoule émettra. Car supposez

([1]) Avec nos nouveaux appareils plus puissants, nous avons élevé cette distance à 20 centimètres, comme nous le verrons plus loin.

deux ampoules dont le verre est différemment épais (et il n'y en a pas deux semblables), elles recevront le même courant et fourniront un débit de rayons X différent.

Donc rien ne pouvait remplacer les pastilles de Holzknecht, sinon un autre instrument semblable à elles. Elles fournissaient une mesure qu'aucun autre moyen ne pouvait donner. Certes elles n'étaient pas sans défauts. Le premier était grave. Ces pastilles étaient une « spécialité » de composition secrète. Pour en obtenir on était tributaire d'un unique marchand. En outre, elles étaient vendues extrêmement cher, 2 fr. 50 pièce, ce qui grevait le procédé d'une lourde charge. Chaque pastille pouvait, il est vrai, resservir un certain nombre de fois. mais chaque fois le réactif perdait de sa valeur et de son exactitude(1).

Mais subitement les pastilles de Holzknecht disparurent du commerce, et il fallut bien obvier à leur disparition. C'est alors que Noiré et moi imaginâmes pour les remplacer le radiomètre X. Cet appareil emploie, comme réactif mesurant la somme de rayons X reçus par la peau en un temps donné, du papier enduit d'une émulsion de platino-cyanure de baryum dans un collodion à l'acétate d'amyle. C'est le papier dont sont faits, pour la plupart, les écrans radioscopiques.

Ce papier vire sous l'action des rayons X ainsi que l'avait déjà remarqué Villars. Plus il en reçoit, plus il vire. La teinte qu'il prend peut être facilement comparée à une teinte fixe obtenue à l'aquarelle. Tel est le principe du radiomètre X de Sabouraud et Noiré.

Sa teinte fixe est telle que, lorsque la pastille de papier au platino-cyanure (*placée à 7cm 1/2*) a pris sa couleur, la peau (*placée à 15 centimètres*) a reçu juste la quantité de rayons X nécessaire pour assurer la dépilation complète de la région, sans irritation, sans radiodermite, et sans que la repousse ultérieure des cheveux soit compromise.

Évidemment, il faut à l'opérateur une certaine éducation de l'œil pour affirmer, avec certitude, l'identité ou la non-identité des deux teintes. Mais l'expérience montre que cette éducation s'acquiert très vite et très aisément.

Depuis cette époque, c'est-à-dire depuis 1904, nos pastilles de platino-cyanure de baryum nous sont d'un usage constant. Jamais un malade ne passe à nos appareils sans que ceux-ci soient pourvus de leur pastille. Et c'est elle qui indiquera le temps de pose. Ce temps varie constamment d'un jour à l'autre, d'une heure à l'autre : le foyer pourrait varier d'un instant à l'autre sans qu'il pût en résulter

(1) Un autre gros inconvénient peu connu des pastilles de Holzknecht est celui-ci : après les avoir exposées aux rayons X, lorsqu'on les soustrait à l'action de ces rayons, on peut voir que leur teinte continue de virer et de s'accentuer davantage. Ainsi leur couleur à la fin d'une opération est inexacte. Il faut, dans chaque opération, tenir compte, par à peu près, de ce virage après coup.

d'inconvénient. La même teinte de la pastille indiquera la même somme de rayons X reçue, quel qu'ait été le temps de l'irradiation [1].

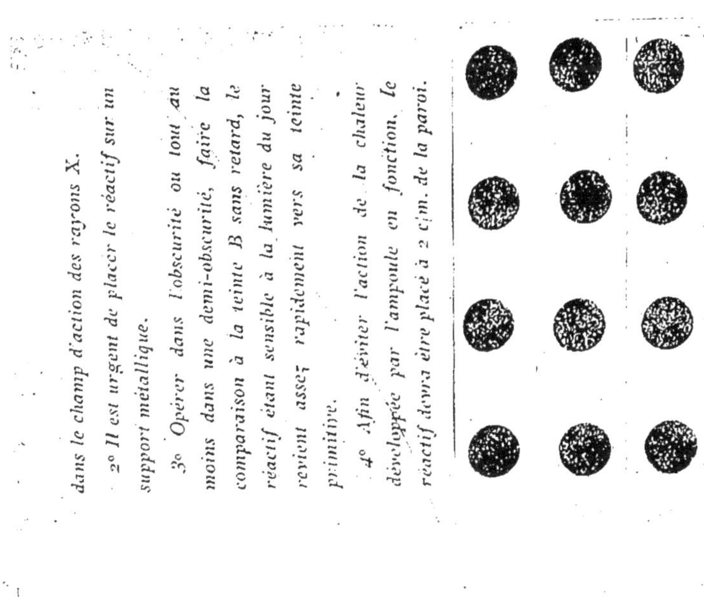

Fig. 422. — Radiomètre X de Sabouraud-Noiré [2].

(1) SABOURAUD et NOIRÉ. Sur la radiothérapie des teignes (*Annales de Dermat.*, 7 juillet 1904, p. 577).

(2) En comparant la première et la dernière des *Notes essentielles* du Radiomètre X on peut voir que si la pastille doit être placée à 1/2 distance de l'anticathode et de la tête du patient, et si d'autre part, la tête est placée à 15 centimètres de l'anticathode, il faut se servir de petites ampoules pour que leur verre soit au moins à deux centimètres de la pastille, c'est pourquoi les am-

Cet appareil si simple a été beaucoup critiqué, surtout par ceux qui ne savaient pas s'en servir. J'ai le plaisir de voir néanmoins que tous ceux qui pratiquent couramment aujourd'hui la dépilation radio-électrique en une seule séance s'en servent et se louent expressément de ses services. Il est entendu d'ailleurs que cet appareil, tout empirique, sera remplacé un jour par des appareils plus scientifiques.

Les ampoules auto-réglables. — La seconde modification que nous avons faite à notre outillage a porté sur les ampoules dont nous nous servions. L'ampoule de Chabaud-Villars est parfaite et, pour certains usages, reste la meilleure qu'on possède, mais elle ne se règle pas toute seule, ce qui est un grave inconvénient. L'ampoule que nous avons fait construire à la maison Drisler, sur nos dessins, est une ampoule auto-réglable, de verre mince à anticathode renforcée [1].

Et voici comment son auto-régulation est obtenue : Quand l'ampoule devient dure, et que le courant éprouve trop de résistance pour y passer, il passe en dérivation par l'intermédiaire d'une tige mobile, dans un diverticule de l'ampoule dont l'électrode est faite de rondelles de mica serrées entre deux écrous. Lorsque le vide à l'hydrogène a été fait dans une telle ampoule, il est resté une mince couche d'hydrogène, adhérant à chaque lamelle de mica. Lentement, peu à peu, le courant, qui passe, chauffe, dilate et détache les petites bulles qui constituent cette atmosphère adhérente et restitue à l'ampoule la minime quantité d'hydrogène libre, nécessaire à son fonctionnement. Ainsi l'ampoule munie de cet appareil assure d'elle-même la continuité de sa marche régulière.

Suivant l'écartement de la branche mobile, on facilitera plus ou moins le passage du courant en dérivation et l'ampoule marchera dure ou molle à volonté, donnant à volonté les rayons pénétrants ou peu pénétrants. Les qualités de pénétration des rayons X nous semblaient naguère encore un facteur de grande importance. Il y a toute une série de rayons X, plus pénétrants, moins pénétrants. Les uns ont des qualités que les autres n'ont pas. Et c'est pour mesurer leur pouvoir de pénétration que Benoist avait inventé son radio-chromomètre. Mais nos premières conceptions sur ce point ont dû être modifiées en ce qui concerne les teignes et voici pourquoi : ce qu'il importe de constater, dans le traitement des teignes, c'est la quantité des

poules de Drisler que nous avions fait construire n'avaient que neuf à dix centimètres de diamètre. Avec les ampoules à réfrigération (voy. p. 784) on peut placer la tête du malade à 20 centimètres et la pastille à 10 centimètres de l'anticathode, ce qui permet de se servir d'ampoules de 15-16 centimètres de diamètre.

[1] Le verre opposant un gros obstacle au passage des rayons X, sa minceur est indispensable au bon rendement de l'ampoule.

rayons X émis par l'ampoule. Puisqu'on opère sur une région superficielle et assez mince (le cuir chevelu), il n'y aura pas à tenir compte de ce que tel rayon X portera plus ou moins loin, mais de la quantité de ceux qui traversent sa surface. Et la valeur de leur action thérapeutique est en raison directe de leur nombre (1).

On peut en conclure (ce que l'expérience nous a démontré véritable) que le degré de pénétration des rayons X a très peu d'importance dans la radiothérapie des teignes, en ce qui concerne tout au moins leur action sur la peau, et leur pouvoir de dépilation. Tous sont dépilants, et ils le sont également, quand on en compare des quotités égales au radiomètre X. Et il est à remarquer encore que ceci simplifie l'outillage, en rendant presque inutile le radio-chromomètre de Benoist.

Du remplacement de la machine statique par la bobine. — Au début de nos travaux, notre électricité de haute tension était produite par des machines statiques.

Avec les bobines et les interrupteurs rotatifs d'aujourd'hui, dont le fonctionnement est presque parfait, il faut nettement donner la préférence aux bobines, sur qui les variations atmosphériques sont sans influence. En tous les pays humides, la bobine sera d'un rendement beaucoup plus égal, plus stable, et son maniement moins dangereux, car le moindre changement dans l'état hygrométrique amène des différences dans le rendement des statiques, ce qui est pour l'opérateur une chance supplémentaire d'accident (2). Nous avons donc remplacé une de nos statiques par une bobine, et sans les difficultés budgétaires nous ne nous servirions plus que de bobines.

A peine est-il utile de rappeler aujourd'hui où tout le monde connaît cette instrumentation, que les bobines produisant, parmi leurs courants directs, des courants de sens inverse, ce que les statiques ne produisent pas, il devient nécessaire, quand on se sert de la bobine, d'interposer dans le circuit une soupape qui neutralise les courants inverses en laissant passer les courants directs.

Ampoules à réfrigération. — Avec la sécurité que donne désormais une méthode aussi nettement réglée, l'opérateur sent de plus en plus la nécessité de faire vite pour faire bien, il en arrivera promptement à préférer les fortes ampoules à réfrigération du type de Muller, par exemple, qui peuvent fournir la teinte fixe du radiomètre

(1) Voir cependant p. 795 les inconvénients qu'on a supposés aux rayons pénétrants.

(2) Il est à noter cependant que les déperditions au long des conducteurs, et les variations qui dépendent des ampoules elles-mêmes persistent malgré l'emploi de la bobine et que nul appareil actuel n'est de rendement fixe, ni régulier. Je note, en outre, que, si l'on se sert de la bobine, le spintermètre à boule doit être remplacé par un spintermètre à pointes effilées.

en 6 ou 7 minutes, plus précisément et régulièrement que toutes autres. Voici le dispositif de l'ampoule ainsi modifiée dont nous

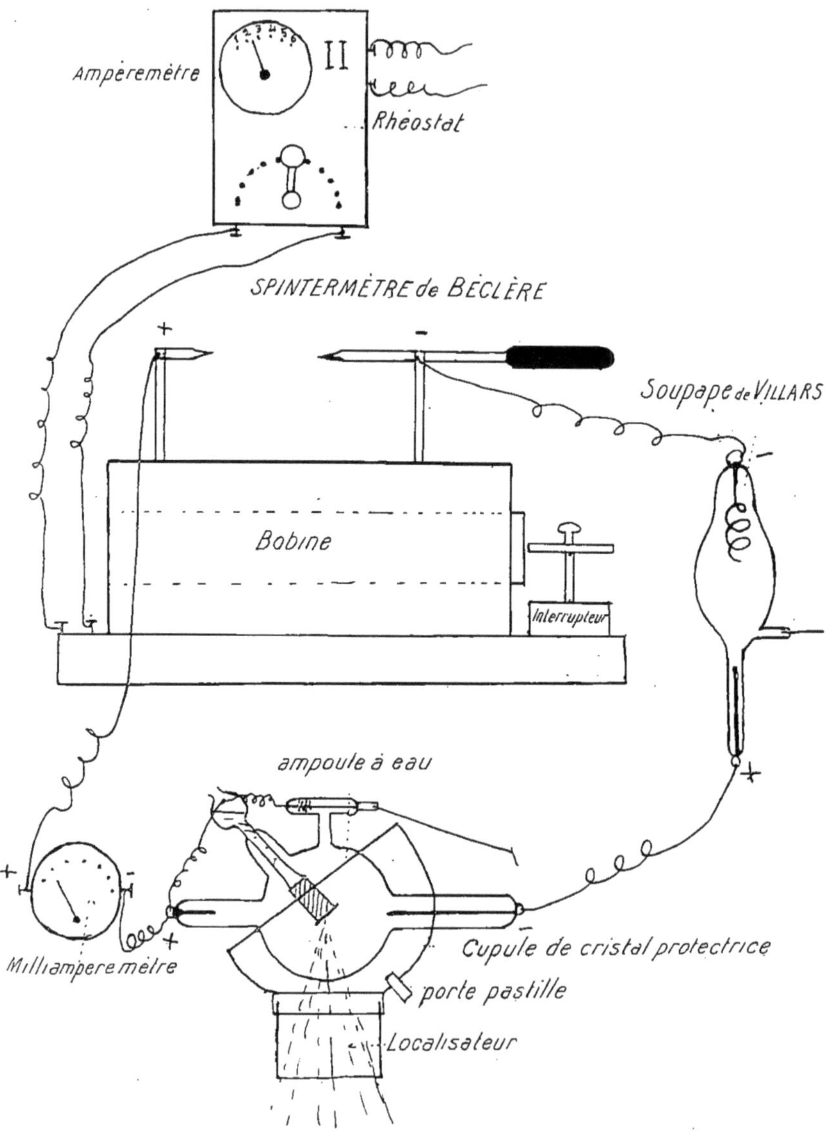

Fig. 425. — Géométral de notre dispositif actuel d'application des rayons X au traitement des teignes.

nous servons. Un réservoir d'eau communiquant avec l'extérieur refroidit l'anticathode en permanence, ce qui permet de lancer plus de courant dans l'ampoule en évitant l'échauffement des électrodes.

Nul doute que ce dispositif ne soit adopté par tous dans l'avenir, la dimension de cette ampoule et sa forme imposent à sa chape imperméable des modifications correspondantes dont le dessin ci-contre rend compte assez bien pour qu'il soit inutile de les décrire.

PRATIQUE DE LA RADIOTHÉRAPIE DES TEIGNES

Ayant examiné l'ensemble des appareils dont nous nous servons,

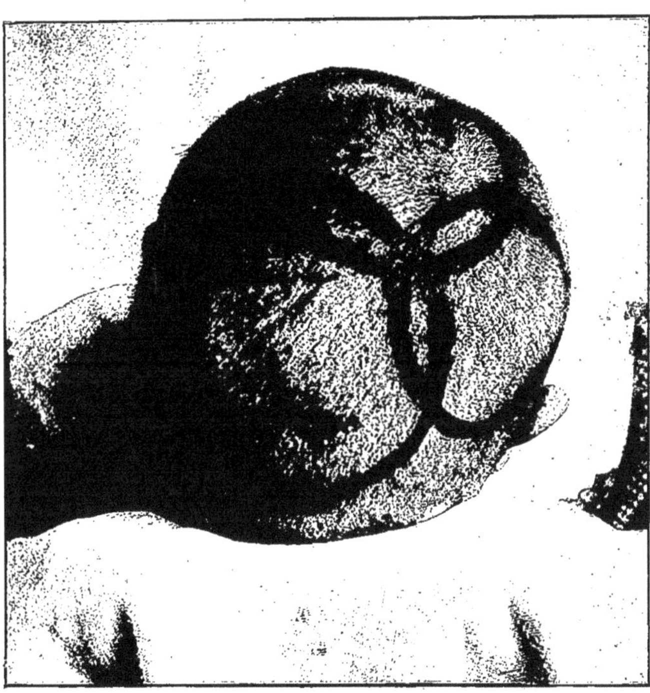

Fig. 424. — Avant la radiographie, on dessine sur la tête de l'enfant la série des opérations à faire.

dans tous leurs détails, comment nous en servons-nous? C'est ce que je vais dire maintenant.

L'enfant teigneux étant examiné, on reconnaît toutes ses plaques de teigne, et deux cas peuvent se présenter.

Ou bien les plaques sont peu nombreuses et isolées; on fera pour chacune, et séance tenante, une application de rayons X.

Ou bien les plaques sont nombreuses, et on doit faire dépiler la tête entière. Dans ce dernier cas on fera d'abord le plan des applications (fig. 424).

On se sert pour cela des localisateurs de diamètres divers, en veillant seulement à ce que ceux qu'on emploiera ne soient pas assez grands pour que la tête puisse faire une trop forte convexité au dedans d'eux. Avec les localisateurs appliqués à la main, sur la tête, on dessine au pinceau et à l'encre le tracé des opérations qu'il faudra faire, en s'efforçant de restreindre le nombre de ces applications au minimum, sans qu'il reste toutefois un seul point malade de la tête qui n'ait reçu sa dose d'irradiation.

Peu importe d'ailleurs que les cercles empiètent les uns sur les

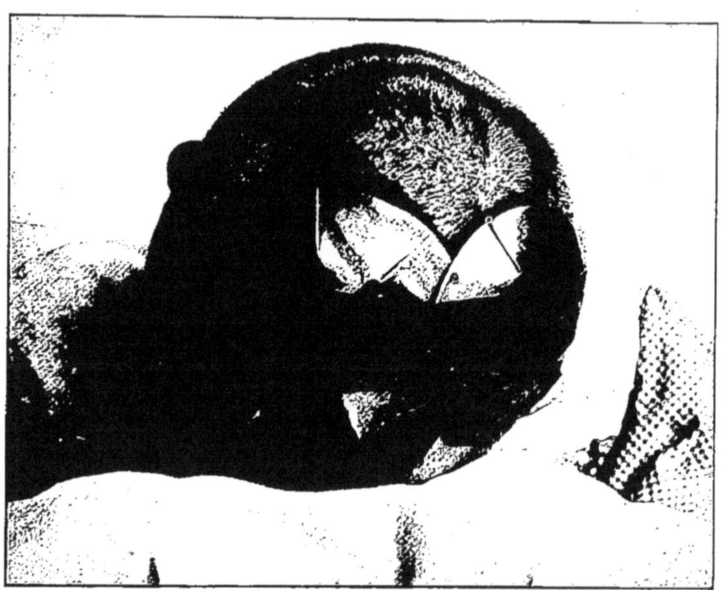

Fig. 425. — Dispositif du recouvrement des plaques déjà opérées.

autres, et nous allons de suite voir pourquoi : une première séance est faite, et aussitôt on marquera sa place d'un signe convenu pour ne pas risquer de faire sur la même place une deuxième séance. Aussitôt, la plaque opérée étant recouverte d'un disque de plomb, maintenu avec une bande élastique, on commence la deuxième. Ainsi de suite (fig. 425).

On peut faire les dix ou douze séances nécessaires à l'épilation d'une tête entière, sans mettre aucun intervalle de temps entre elles. Le patient ne risque même pas un mal de tête.

Vers la fin des opérations nécessaires, la tête du petit teigneux se trouvera bardée de lames de plomb qui ne laisseront libres entre elles que les espaces de toutes formes non irradiés.

L'opération ainsi toute terminée (et mieux vaut la faire sans intervalle pour ne pas perdre de vue, d'une séance à l'autre, le travail fait et celui qui reste à faire), le cuir chevelu n'a nullement changé d'aspect, et il en sera ainsi pendant quinze jours.

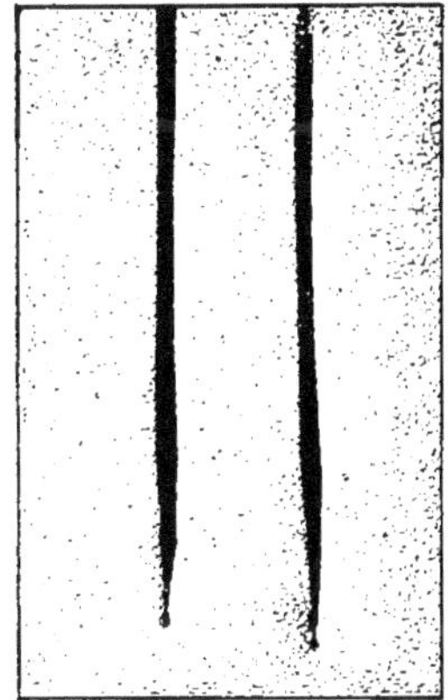

Fig. 426. — Cheveux sains atrophiques tombés d'une tête de teigneux 18 jours après la séance radio-électrique × 20.

A partir de ce moment, les cheveux tombent sous l'influence de la plus minime traction. Tous ont leur extrémité radiculaire effilée en pointe d'aiguille et atrophique (fig. 426 et 427).

Au 18ᵉ jour nous avons l'habitude de faire nettoyer la tête par savonnage, râclage et épilation aux doigts et à la pince de tous les cheveux caducs qui l'encombrent. Nous évitons ainsi la dissémination des germes, car on sait que les Parasites des teignes ne sont nullement tués par les rayons X aux doses employées. Cette opération doit être minutieusement faite et l'expérience nous a montré qu'elle est indispensable. C'est que, lorsque la tête est dénudée, on voit encore, souvent, pendant 10 à 15 jours, les racines de cheveux trichophytiques incluses dans la peau. Elles tombent les dernières, et il ne faut pas les laisser en place, car elles pourraient, comme nous l'avons vu, contaminer les cheveux nouveaux. Des savonnages quotidiens aussi sont nécessaires. Au 30ᵉ jour une tête opérée doit être chauve et ne plus garder *un* cheveu malade (fig. 428).

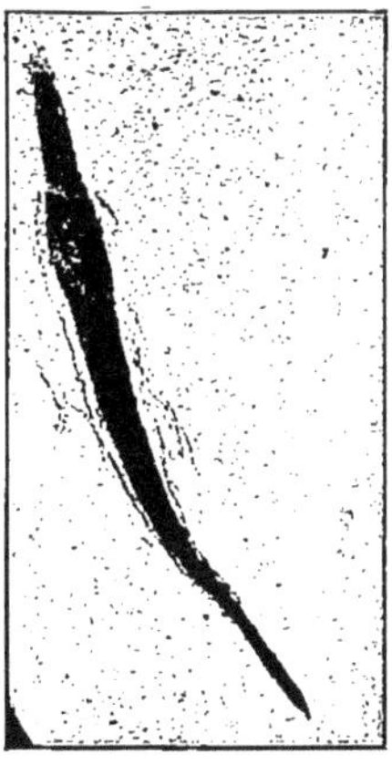

Fig. 427. — Cheveux atteints de microsporie atrophiés dans leur partie radiculaire et tombant spontanément dix-huit jours après la séance radio-électrique × 20.

Chez tous nos enfants, à partir du jour de l'opération, la tête entière est frictionnée quotidiennement avec de la teinture d'iode très faible.

Teinture d'iode fraiche. . . .	1 partie.
Alcool à 80°.	9 —

Cette application assure la prophylaxie locale et, quand un cuir chevelu ne doit pas être dépilé entièrement, elle empêche toute inoculation nouvelle aux parties demeurées saines.

La tête opérée reste chauve deux mois, puis elle se recouvre de duvet et de cheveux adultes, quelquefois d'une façon d'abord irrégulière. D'autres fois les cheveux sains repoussent par îlots, marquant exactement la place des îlots trichophytiques.

Quoi qu'il en soit la repousse doit être terminée normalement, après 4 mois. Quand la teinte B du radiomètre a été dépassée, la repousse peut être retardée, par places, d'un mois, de six semaines, mais il faut bien savoir que tout ce qui n'est pas repoussé après six mois ne repoussera jamais.

Des applications insuffisantes conduisent d'ailleurs à des effets mauvais très différents. Les cheveux marquent l'irradiation par une atro-

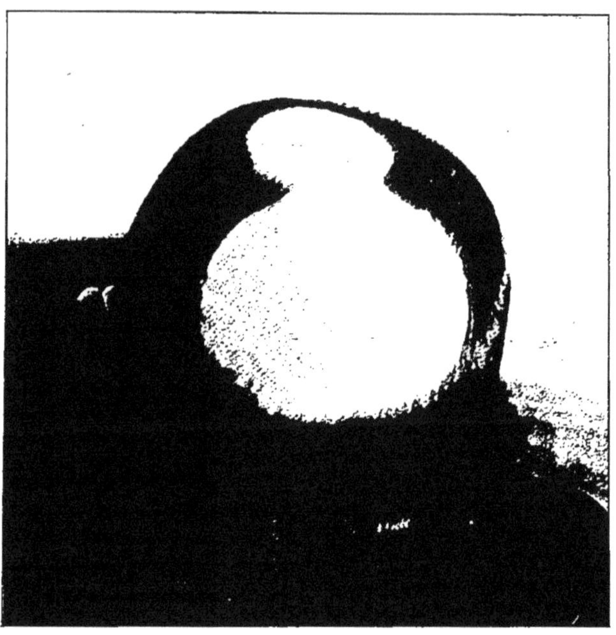

Fig. 428. — Régions teigneuses épilées par la radiothérapie, 25 jours après l'application des rayons X.

phie qui copie l'atrophie peladique exactement. Les cheveux s'effilent en aiguilles et prennent la forme de points d'exclamation d'imprimerie, considérée comme caractéristique de l'*alopecia areata*. Dans ces cas on peut voir la dépilation poussée assez loin pour que la guérison de la teigne s'ensuive. Dans d'autres, il restera des cheveux teigneux et tout sera à recommencer. Disons, à ce propos, qu'une nouvelle séance ne doit pas être faite sur la même place avant un mois. A cette date elle peut être faite suivant les règles données plus haut sans risquer, plus que la première, la non-repousse.

L'action des rayons X tue le cheveu, mais non pas son Parasite. — On sait par quel mécanisme tombe le cheveu lorsque sa repousse pourra demeurer possible.

La papille pilaire est d'une extrême sensibilité; nombre de causes connues ou inconnues suspendent sa fonction créatrice du cheveu. Et toute suspension totale de sa fonction implique la mort et la chute du cheveu. Ainsi est-il fréquent de voir tomber autour d'un furoncle, par exemple, une couronne de cheveux, qui d'ailleurs repousseront. On dit que les papilles ont subi une *sidération* momentanée. Il est certain que les rayons X produisent une semblable sidération des papilles qu'ils ont touchées. Elles cessent progressivement leur fonction. Les cheveux qu'elles créaient enregistrent cette mort lente, par un effilement progressif de leur partie radiculaire.

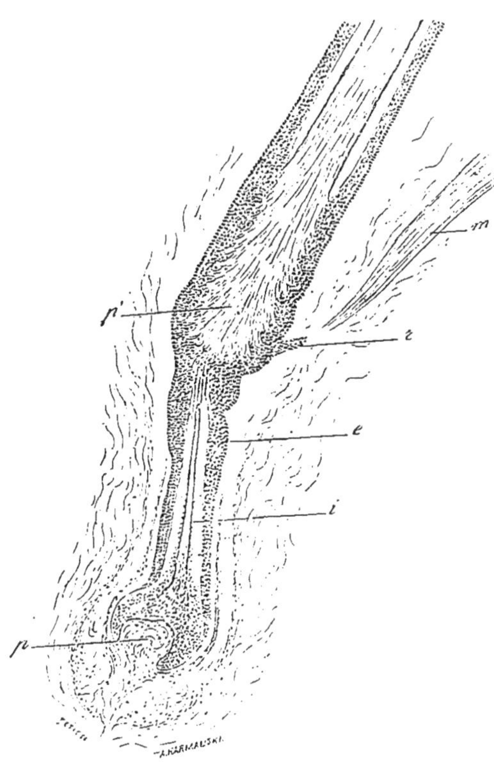

Fig. 429. — Renaissance du cheveu nouveau, au-dessous du cheveu mort en voie d'expulsion (d'après Ranvier).

p, papille du nouveau poil.
i, sa gaine épithéliale interne.
e, sa gaine épithéliale externe.
r, bourgeon épithélial au niveau du muscle redresseur du poil *m*.

Quand la papille cesse tout travail, le cheveu cesse d'être (fig. 426). Ce n'est plus qu'un corps étranger : le doigt de gant épidermique qui le contient l'élimine alors peu à peu, en s'effaçant au-dessous de lui. Après un temps, un bourgeon épithélial massué se reforme obliquement à la place du follicule atrophié. Son renflement devient une nouvelle papille sécrétant un nouveau cheveu (fig. 429).

Mais lors même que la repousse du cheveu nouveau suit de très près l'expulsion du cheveu mort, l'un reste, séparé de l'autre, ordinairement, par une épaisseur d'épiderme complet, interposé. Ainsi peut-il se faire qu'un parasite spécialisé à l'épiderme *corné*, habitant un cheveu mort en expulsion, soit rejeté hors de la peau par un processus physiologique d'élimination, sans que le cheveu nouveau qui pousse au-dessous du cheveu mort soit contaminé. Les cheveux teigneux sont éliminés comme les cheveux sains, par atrophie momentanée totale de leur papille. Eux aussi s'effilent peu à peu, se séparent de leur papille et sont expulsés (fig. 427).

Il ne faudrait pas croire du reste que les rayons X agissent comme parasiticides. Ils ne tuent pas le Trichophyton, du moins dans les conditions expérimentales précisées plus haut. Les dernières parcelles de cheveux malades qu'on recueille, à la surface de la peau, au moment de leur expulsion, sont encore infiltrées de parasite vivant. Les cultures pratiquées avec ces débris sont positives.

Ainsi la radiothérapie des teignes a-t-elle justifié, jusque dans le détail, ce que j'avais annoncé d'avance, dès 1896, *qu'on ne guérirait pas la teigne par un parasiticide, mais par un moyen physique ou mécanique qui parviendrait à l'épilation parfaite des cheveux malades.*

Méthode de Kienböck-Adamson. — Récemment Adamson (1) a mis en usage, avec un succès complet et régulier, une méthode de

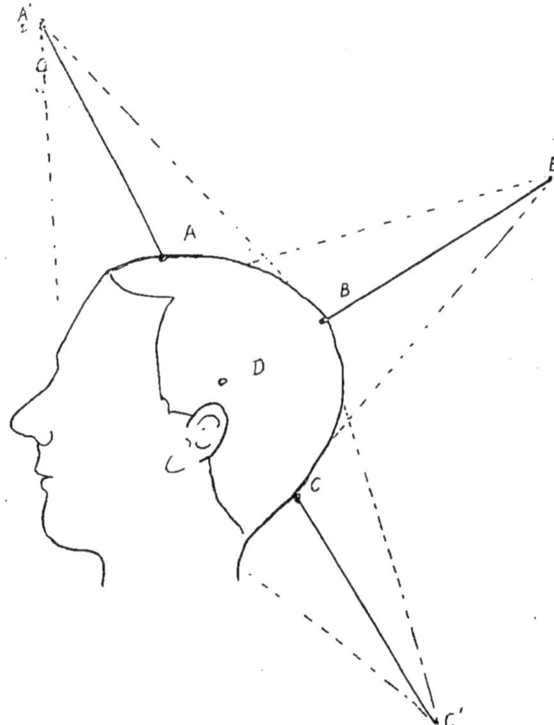

Fig. 430. — Schéma de la méthode Kienböck-Adamson.

dépilation du cuir chevelu entier en cinq applications, méthode appli-

(1) H.-G. Adamson. A simplified méthod of X Ray application for the cure of ringworm of the scalp. *The Lancet*, 15 mai 1909, p. 1379.

quée pour la première fois par Kienböck, de Vienne, aux favus et à quelques cas de tondante. Adamson a traité ainsi les 75 derniers cas de tondante qu'il a observés. Cette méthode n'est qu'une modification de la nôtre en ce sens que, comme elle, chaque application est mesurée par la teinte B du radiomètre X. Le procédé diffère en ce qu'il n'utilise pas de localisateurs et que cinq expositions en des points choisis suffisent à provoquer la dépilation de la tête entière.

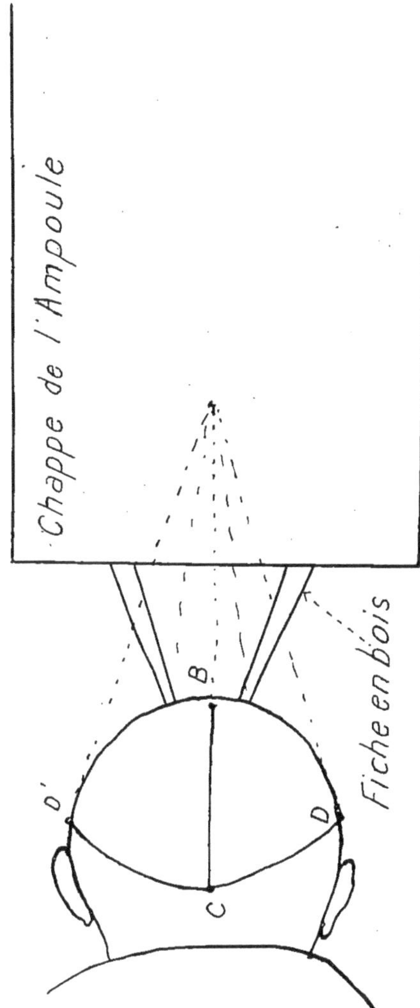

Fig. 431. — Disposition de la tête du patient dans l'application de la méthode de Kienböck.

Voici en quoi il consiste : Étant donnée une ligne sagittale tracée du front à la nuque sur un cuir chevelu à cheveux courts, on marque sur cette ligne trois points : A, B, C; A est situé au-dessus du front, à 3-4 centimètres du bord du cuir chevelu; C à 3-4 centimètres de la nuque et B à égale distance entre eux deux (fig. 430).

Si l'on examine la distance qui sépare chacun de ces points de l'autre, elle correspond à 12-13 centimètres environ. Ces trois points étant établis, on en repérera deux autres, au-dessus de chaque oreille, D D', situés, de part et d'autre, à douze centimètres de B sur une ligne perpendiculaire à la ligne fronto-occipitale tracée d'abord.

Si l'on repère au compas chacun de ces points, on verra qu'ils sont sensiblement tous équidistants.

Si l'on suppose une séance de radiothérapie faite *normale* au point A pris comme centre, et sans localisateur, le point A recevra la pleine dose correspondante à la teinte fixe du radiomètre, et la dose reçue par les régions voisines sera d'autant moindre qu'elles recevront des rayons plus obliques et qu'ils seront plus loin situés de l'anticathode. Mais ces points périphériques qui n'auraient par conséquent pas reçu leur dose nécessaire de rayons X en recevront le complément lorsque sera faite une seconde séance normale au point B, ainsi de suite, la seule règle étant, pour que les opérations soient exactes, que les lignes A A', B B', C C' soient bien perpendiculaires au cuir chevelu et perpendiculaires deux à deux. A A' par rapport à B B' et celle-ci par rapport à C C'. C'est ce que la figure ci-jointe montre clairement.

Pour que l'exécution de ce plan soit possible, il faut pratiquer les

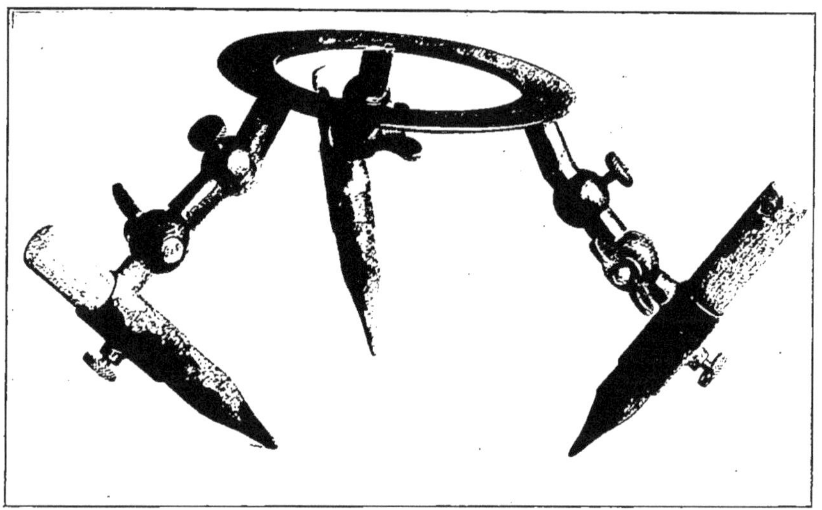

Fig. 452. — Nos « griffes » pour l'application de la méthode de Kienböck.

séances sur une tête couchée et immobile, maintenue à une distance fixe de l'anticathode. Pour cela Adamson se sert de deux pointes de bois fixées à la chape de l'ampoule, appuyées sur la tête de l'enfant. Elles suffisent à éviter qu'il ne se rapproche de l'ampoule. Pour plus de sécurité nous utilisons un système de trois griffes articulées à glissières, de façon à s'adapter à toutes les têtes. En son centre est une tige mobile avec laquelle on détermine la direction perpendiculaire des rayons sur le point repéré de la tête, qui doit en être le centre. On enlève cette tige lorsque les 3 pointes ont été amenées à contact et fixées contre la tête du patient (fig. 452).

Quant à l'orifice de la chape de l'ampoule il est calculé de façon que l'aire irradiée ait sur la tête, placée à une distance de 15 centimètres de l'anticathode, un diamètre de 15 centimètres.

Après cinq opérations faites aux cinq points A, B, C, D, D', tout le cuir chevelu aura également reçu une dose de rayons X correspondant à la teinte fixe du radiomètre sans qu'aucun d'eux ait pu en recevoir ni moins, ni plus. Et la dépilation s'ensuivra égale sur toute la surface.

Ce procédé paraît excellent et simplifie les opérations à faire pour dépiler la tête entière. Il faut naturellement protéger le visage par un

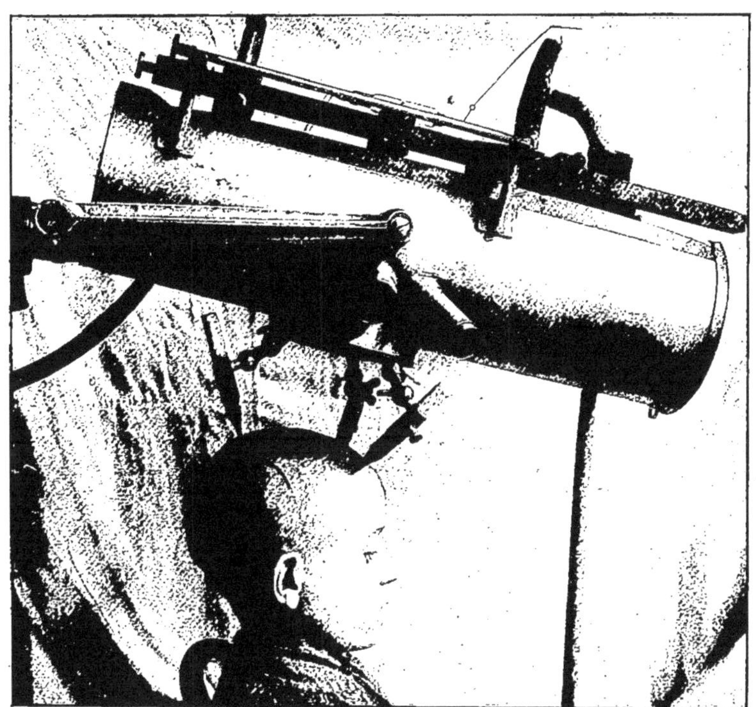

Fig. 455. — Application de la méthode de Kienböck.

masque pendant la première opération, le cou pendant la 3e et les oreilles pendant les applications latérales. Mais ce sont là détails faciles.

La détermination des cinq points centraux est l'affaire de quelques minutes. On les marque d'une tache d'encre. Les difficultés pratiques sont l'exacte immobilité du patient qui exige l'attention continuelle de l'opérateur et surtout ce fait que, sans localisateur, l'ampoule laisse passer, autour de la tête, et sur la tête du patient, des rayons X dont l'opérateur a plus de peine à se garantir que lorsqu'on opère suivant notre méthode qu'on pourrait dire : en vase clos.

Malgré ces inconvénients, et peut-être avec des perfectionnements de détail, cette méthode d'application pourra devenir par la suite la méthode de choix pour la dépilation des têtes entières.

CRITIQUES FAITES A LA RADIOTHÉRAPIE DES TEIGNES ET ACCIDENTS QU'ELLE PEUT CAUSER

On a fait à la radiothérapie des teignes trois griefs principaux. On a dit qu'elle pouvait provoquer, chez le patient, des troubles cérébraux plus ou moins sérieux. On lui a reproché d'avoir déterminé des alopécies définitives par radiodermite. Enfin on a même dit qu'on pouvait causer, avec elle, des alopécies définitives sans radiodermite. Nous allons examiner ces trois points l'un après l'autre.

I. ***La radiothérapie peut-elle causer des accidents cérébraux chez les patients?*** — Je ne sache pas que personne en France ait soutenu cette opinion : que la radiothérapie du cuir chevelu peut déterminer des accidents cérébraux. Mais, en Angleterre, on a présenté sur ce sujet quelques observations tendancieuses, et ç'a été, paraît-il, un bruit public dont quelques journaux quotidiens se sont fait l'écho.

Il existe aussi une observation allemande de Bloch, dans les *Archiv. für Dermatologie und syphilis* (XCII ; 1 et 2, 1908), observation concernant un cas de méningite survenue dix jours après une séance d'épilation par les rayons X. Ses symptômes furent alarmants, mais la guérison survint.

De même, l'an passé, le professeur Rasch, de Copenhague, a publié l'histoire d'un petit teigneux qui fut pyromane après l'épilation par les rayons X, sans affirmer d'ailleurs que les rayons X fussent la cause de la pyromanie. Peut-être pourrait-on trouver, dans la littérature médicale, d'autres observations similaires. Quel que soit leur nombre, il est fort important de savoir si, même d'une façon exceptionnelle, les rayons X appliqués aux teignes peuvent donner lieu à de pareilles suites.

Dans une série d'expériences que le Dr Mac Leod, de Londres, vient de publier (1), cet auteur a recherché quelle quantité de rayons X pouvait passer au travers du cuir chevelu et du crâne au cours des séances de radiothérapie, faites aux doses nécessaires pour amener la dépilation.

Pour établir ces mesures Mac Leod se servit du radiomètre X.

Son premier but devait être d'apprécier l'obstacle que le cuir chevelu présente par lui-même à la pénétration des rayons X. Pour cela, à côté de la pastille du radiomètre, il suffit d'en placer une autre,

(1) J. M. H. MAC LEOD. The X Ray Treatment of Ringworm of the scalp. (*The Lancet*, 15 mai 1909, p. 1373).

recouverte d'un fragment de cuir chevelu. Et l'on put mesurer ainsi que le cuir chevelu, à lui seul, intercepte un tiers des rayons X qu'il reçoit.

Dans une expérience similaire, Mac Leod plaça la pastille du radiomètre X sous un fragment de la partie la plus mince de l'os pariétal d'un enfant. Et il constata que le fragment laissait passer moins de moitié des rayons X qui venaient frapper sa surface.

Ainsi donc, le cuir chevelu absorbant un tiers des rayons X qu'il reçoit et le crâne arrêtant plus de moitié de ce qui reste, on pourrait conclure que le cerveau reçoit un peu moins du tiers de la dose des rayons X qu'il faut appliquer à la peau pour obtenir un effet perceptible. Mais cette évaluation même est bien au-dessus de la vérité, car ce calcul suppose le cuir chevelu, le crâne et le cerveau, placés à 15 centimètres de l'anticathode, tandis que seule la surface du cuir chevelu est placée à cette distance, et l'on sait que la quantité de rayons X, fournie par une source donnée, décroît comme le carré de la distance. Si donc on ramenait ces appréciations à la vérité, on verrait que le cerveau reçoit moins du quart de la dose que reçoit le cuir chevelu. Et l'on sait la résistance fournie aux rayons X par les viscères, les muscles, le tissu nerveux, etc....

Je ne fais que rappeler les expériences de Mac Leod parce que l'expérience de plus de deux mille cas, traités à l'école Lailler en cinq ans, donne une preuve encore plus solide de l'innocuité des rayons X pour le cerveau, dans le traitement des teignes. Depuis 1905 j'ai vu et suivi une moyenne annuelle de 500 enfants soumis au traitement de la teigne par les rayons X. L'âge de ces enfants variait de deux à quinze ans. Dans *aucun* cas, on n'a pu observer un trouble cérébral, ni même un retard intellectuel quelconque, à la suite des applications de rayons X, et comme les enfants en traitement continuent leurs classes, tout changement intellectuel eût été facilement appréciable chez eux.

Dans 17 cas, nous avons eu à traiter des idiots, des épileptiques ou des arriérés que nous avait confiés l'hospice de Bicêtre. Aucune modification n'a pu être constatée dans leur état anormal après l'action des rayons X.

Beaucoup des enfants que nous avons traités nous sont venus de l'hospice de Berck-sur-Mer ou de l'hôpital des Enfants-Malades. Nous avons opéré ainsi sur quelques enfants tout à fait cachectiques, et sur d'autres plus ou moins atteints de maladies chroniques, sans qu'on ait pu observer que le traitement ait amené chez eux le moindre changement appréciable. Jamais nous n'avons surpris un symptôme nerveux, un état d'excitation, de dépression ou de torpeur, si peu marqué qu'il fût, aucune modification du pouls, pas même un mal de tête ; inutile d'ajouter, je crois, ni méningite, ni méningisme, ni pyromanie.

Je dois ajouter que, dans les premiers temps de ma pratique, la peur d'accidents possibles me fit refuser formellement de soumettre aux rayons X des enfants de deux ans, alors que la grande fontanelle venait à peine d'être ossifiée. Plus tard un enfant rachitique y fut soumis par inadvertance, et sans qu'on s'aperçût que la fontanelle n'était pas fermée. Aucune réaction nerveuse quelconque ne s'ensuivit. Et l'enfant fut observé, six mois et plus, sans que son état général ait cessé de s'améliorer. Depuis lors, bien des enfants de deux ans ont été traités et toujours sans incident.

Des faits encore plus démonstratifs se sont presentés. A diverses reprises, j'ai pu voir des enfants à qui on avait, par une erreur déplorable, fait absorber une dose de rayons X plus que double de celle qu'ils auraient dû recevoir. Et il s'ensuivit naturellement une radiodermite et une plaie qui mit des mois à se cicatriser. Cependant il n'y eut de phénomènes cérébraux chez aucun d'eux. L'un d'entre eux, à la vérité, resta un peu plus petit que son âge, et on aurait évidemment pu accuser les rayons X d'avoir entravé son développement. Mais ce retard de croissance resta dans la mesure où on l'observe journellement sans intervention de rayons X. Et, même dans ce cas, l'enfant ne présenta aucun amoindrissement cérébral, ni rien qui pût faire croire à une réaction du cerveau, à des doses certainement plus que doubles de celle qu'on ne doit jamais dépasser.

Dans ces conditions, après cinq années d'expérience, et un si grand nombre de faits concluant tous dans le même sens, je me crois autorisé à dire que l'action, sur le cerveau, du traitement des teignes par les rayons X est tout à fait nulle et ne doit en aucun cas être redoutée.

II. ***Les radiodermites et les alopécies qu'elles entraînent.*** — Par contre, il est absolument certain que le traitement des teignes par les rayons X est très délicat. Il faut le dire hautement, un médecin ne doit l'appliquer que quand il en connaît parfaitement la technique pour l'avoir vu pratiquer et pratiqué sous les yeux d'un moniteur, sans quoi il fera payer aux petits malades son apprentissage.

D'abord tous les médecins qui ont manié les rayons X ont eu avec eux un certain nombre d'accidents légers ou graves. Et, dans l'espèce, l'application des rayons X présente une difficulté particulière, car si elle est insuffisante, les cheveux ne tomberont pas tous, et la maladie ne sera pas guérie, et si elle est excessive, le cheveu ne repoussera pas, et le malade gardera, définitivement, une ou plusieurs plaques chauves.

Ce n'est pas, comme dans le traitement de l'épithélioma, par exemple, où une application trop forte ne peut guère nuire... ainsi que je le disais ailleurs, « pour la première fois, la dépilation par la radiothérapie a obligé de faire, avec les rayons X, de la besogne propre, des dosages précis et réguliers (¹) ». Avec l'insuffisance des moyens de mensuration d'autrefois, on ne pouvait manquer d'avoir des accidents. On en a encore aujourd'hui, quand on ne sait pas se servir des moyens qui existent de les prévenir.

Pour tous les opérateurs qui savent se servir du radiomètre X, ce moyen de mesurer la dose de rayons X que la peau peut recevoir, en une fois, sans dommage, est pratiquement excellent. C'est ce que dit à chaque page Mac Leod, en son travail précité. C'est ce que dit Adamson : « Par l'introduction de la pastille de Sabouraud et Noiré, comme moyen de mesure des rayons X, en des mains exercées, les dangers du traitement ont disparu (²) ».

Par contre, tous ceux, qui, dans l'application des rayons X à la teigne, s'en sont tenus aux à peu près, ont eu des malheurs. Plusieurs ont alors accusé d'insuffisance la pastille du radiomètre X. Et sans doute la trouvera-t-on bien insuffisante quand on aura mieux. Pourtant, à ceux qui savent en user, elle rend sans danger la radiothérapie des teignes, qui serait impraticable sans elle.

Même lorsqu'on emploie le radiomètre X, on peut avoir des accidents. Je vais passer en revue ceux que je connais et leur mécanisme.

I. Il existe des radiomètres (j'en possède des exemplaires) qui s'annoncent comme étant faits d'après la méthode de Sabouraud et Noiré, mais qui n'ont rien de commun que le principe, avec celui que Noiré et moi avons établi. Ce sont des contrefaçons. La teinte-repère qu'ils contiennent est fausse, et comme couleur, et comme valeur. De tels instruments sont redoutables.

II. Les pastilles de platino-cyanure de baryum qui nous servent de mesure sont faites d'une couche de sel, incorporé à un collodion à l'acétate d'amyle, couche étendue sur une feuille de bristol. Mais il existe des pastilles analogues, dans lesquelles le platino-cyanure est incorporé à de la colle de gomme. Leur virage aux rayons X est tout différent. Et la teinte-repère de notre radiomètre ne peut servir à l'apprécier.

III. Lorsque nous avons fait notre premier radiomètre nous avions pensé utile que la teinte-repère qu'il porte indiquât exactement la dose extrême ou limite que la peau humaine peut supporter en une seule séance sans dommage. En dépit de l'avertissement que donnait la notice jointe à l'appareil, beaucoup d'expérimentateurs ont pris cette dose-limite pour une dose moyenne. Il s'en est suivi des acci-

(¹) SABOURAUD. Rontgen behandling ved Trikofyti (*Hospitalstidende*, 1907. Copenhague, 25 décembre, p. 1400).

(²) H. G. ADAMSON. A simplified method of X Ray application for the cure of ringworm of the scalp (*The Lancet*, 15 mai 1909, p. 1379).

dents de surexposition. Ceci nous amena, l'année suivante, à baisser de valeur la teinte-repère, de façon à en faire une teinte moyenne. C'est ainsi que sont construits ou repérés tous les radiomètres X qui se sont vendus depuis 3 ans.

IV. Il est entendu que la pastille du radiomètre *doit être placée à la demi-distance entre l'anti-cathode et la peau humaine pour que ses indications soient exactes*, et sa place doit donc être déterminée rigoureusement pour chaque appareil, faute de quoi ses indications seraient faussées. Et si, surtout, la pastille se trouvait placée plus près de la peau que de l'anticathode, lorsqu'elle aurait viré jusqu'à la teinte-repère, la peau aurait reçu plus de rayons X qu'elle n'aurait dû en recevoir. L'erreur inverse, qui fausse également l'opération, serait, en tout cas, moins préjudiciable au patient.

V. L'anti-cathode est comme un miroir réflecteur. Les rayons X qui s'en échappent forment un faisceau divergent. Ce faisceau occupe une demi-sphère de l'ampoule ; néanmoins, comme l'épaisseur du verre de l'ampoule n'est pas identique en tous points, les rayons centraux peuvent être plus ou moins nombreux que les rayons périphériques. Il importe donc que la pastille du radiomètre soit placée tout près — le plus près possible — de l'étroit faisceau central qui impressionnera la peau du patient. Si elle en est trop écartée, elle pourrait recevoir un faisceau plus ou moins riche, et ici encore, le résultat pourrait être une erreur préjudiciable au malade.

VI. La pastille de platino-cyanure, que les rayons X font virer, dévire aux rayons du soleil. Il faut donc, ou bien qu'elle soit recouverte d'un papier noir pendant l'opération, ou bien que l'on opère dans la pénombre. Si on opérait au plein soleil, la pastille ne parviendrait à virer à la teinte-repère qu'alors que, dans l'obscurité, elle l'aurait de beaucoup dépassée. Il importe donc de noter encore cette autre cause d'erreur. A l'école Lailler, on opère toujours dans la pénombre.

VII. Cette teinte que les rayons X ont donnée à la pastille, dans l'obscurité, doit cependant être comparée à la teinte-repère du radiomètre, à la lumière du jour. Ceci encore est important. Si on essaie la même comparaison à la lumière artificielle, on se trompera grossièrement. De là la nécessité d'interrompre toute opération précise de radiothérapie lorsque la nuit tombe.

VIII. Lorsqu'un novice dirige seul, pour la première fois, une opération de radiothérapie, il ne peut pas, s'il est sage, ne pas avoir peur de mal faire, et il pourra examiner trop souvent la pastille du radiomètre. De là une autre cause d'erreur. Chaque fois qu'il ira comparer la teinte de la pastille à celle du radiomètre, à la lumière du jour, il se produira un dévirage léger de la pastille. En outre et surtout, l'opération continue quand on examine la teinte de la pastille, et, chaque fois, c'est quinze secondes au moins de perdues pour son virage. Si cet examen était répété dix fois, quand la pastille arriverait à sa teinte, elle aurait dû l'avoir dépassée.

Telles sont, à ma connaissance, toutes les erreurs que peut faire un opérateur connaissant mal le radiomètre X, ou sachant imparfaitement comment s'en servir. Mais il est toute une autre catégorie d'erreurs qu'on peut faire, même en utilisant parfaitement le radiomètre X et ses pastilles, et, de ces erreurs, je dois encore dire quelques mots. Tous les accidents de la radiothérapie proviennent de surexposition. Je voudrais examiner nommément toutes les manières dont cette surexposition peut se produire.

I. La première erreur consiste à faire, sur la même région, deux applications, à dose entière, sans se rappeler, lorsqu'on fait la seconde, qu'on en a fait déjà une première. Ceci est une erreur qui ne doit jamais se produire, car dans un traitement par les rayons X, chaque application, aussitôt faite, doit être notée sur un carnet journalier ; et, en outre, toute plaque irradiée doit être marquée d'un signe convenu, par exemple, une croix à l'encre, ou à la teinture d'iode, aussitôt la fin de l'opération.

II. Dans la méthode que nous avons préconisée, toutes les opérations sont faites à la file, et toute plaque faite est non seulement marquée d'une croix, mais recouverte d'un disque de plomb, maintenu par une bande de caoutchouc. Car, étant donnée la forme de la tête, presque toutes les applications empiètent les unes sur les autres. Mais au cours de ces opérations, surtout lorsqu'on les pratique sur des enfants indociles, les plombs peuvent glisser et découvrir tout ou partie de la surface qu'ils protègent ; dès lors, il s'ensuivra que la région ainsi découverte recevra une double dose de rayons X.

III. Une autre cause de surexposition peut être le trop grand diamètre du localisateur contre lequel vient s'appuyer la tête de l'enfant. Si la convexité de la tête permet qu'elle y pénètre en partie, le centre de la région (qui déjà reçoit des rayons directs alors que sa périphérie reçoit des rayons plus longs puisqu'ils sont obliques) se trouvera, en outre, rapproché de l'anti-cathode de un et même deux centimètres. Or la quotité des rayons X croît, toutes choses égales d'ailleurs, comme le carré de la distance ; lors donc que la périphérie de la région aura reçu la dose normale, son centre aura reçu bien davantage. Il s'ensuivra des accidents de radiodermite, ou une non-repousse au centre de la région irradiée...

IV. Ces accidents que je viens d'énumérer sont les plus importants. Il en existe de moindres qu'il faut mentionner cependant. Si, par exemple : on applique les rayons X sur un cuir chevelu irrité par des applications médicamenteuses trop vives, il peut s'ensuivre une radiodermite. Mac Leod insiste sur cet accident. Et, quant à nous, nous avons vu, maintes fois, une croix de teinture d'iode, faite avant l'irradiation, au centre de la plaque irradiée, déterminer un retard de trois semaines dans la repousse, suivant la forme même de la croix dessinée sur la peau.

V. — Je ne parle que pour mémoire de certains localisateurs construits en tube de lorgnette pour que leur longueur puisse être variée à volonté. Cette longueur fixée, on arrête tout mouvement possible avec une vis de pression. Si cette vis est mal serrée, la tête du patient se rapprochera de l'anti-cathode en appuyant sur le localisateur.

Telles sont les causes de surexposition que nous avons pu observer ou vérifier; leur résultat uniforme est la radiodermite et l'alopécie définitive.

III. ***L'alopécie définitive peut-elle se produire sans radiodermite?*** — J'arrive au troisième grief qu'on a fait à la radiothérapie des teignes. On a dit qu'avec elle on pouvait déterminer de l'alopécie définitive sans radiodermite. Je n'ai observé le cas que par deux mécanismes.

I. — Dans certains cas on avait pratiqué deux fois l'irradiation d'une même région à un trop court intervalle ; par exemple, on avait appliqué, à quinze jours d'intervalle, deux doses maxima sur le même point, soit par inadvertance, soit parce que la dépilation n'étant pas survenue, ou étant demeurée incomplète, on avait cru nécessaire de recommencer. Une deuxième séance sur un point déjà traité, à la dose pleine, ne doit pas être faite avant un mois d'intervalle.

II. — Dans quelques autres cas, des opérateurs, agissant avec des ampoules faibles, ou une source électrique insuffisante, avaient cru utile de raccourcir la distance entre l'anti-cathode et la tête de l'enfant pour diminuer la durée des séances. Théoriquement, on pourrait croire, en effet, que ceci n'a aucun inconvénient, et que, si l'on place la pastille du radiomètre à demi-distance, on sera toujours assuré de ne pas dépasser la dose limite. Mais, en pratique, ceci n'est pas vrai. Au-dessous de 15 centimètres de distance entre l'anti-cathode et le cuir chevelu, on peut obtenir, sans dépasser, apparemment, la dose normale, une alopécie sans radiodermite, mais définitive.

Aujourd'hui, qu'on peut couramment utiliser des ampoules à refroidissement, capables de donner la dose maxima en sept minutes ou moins, il semblera certainement utile d'éloigner la peau du patient à 20 centimètres de l'anti-cathode, on évite ainsi beaucoup de rayons courts qui frappent la peau sans la traverser.

IV. ***Sensibilité propre à certains sujets, à certaines régions. Degré de radiodermite qui entraîne l'alopécie définitive.*** — Lorsque les auteurs ont eu à déplorer leurs premières radiodermites, ils ont eu une tendance naturelle à incriminer l'idiosyncrasie du sujet. Cette cause d'erreur est presque nulle. Je dirais nulle s'il était permis de nier un fait parce qu'on ne l'a pas observé. Toutes les fois que nous avons eu un accident, il a toujours été possible de retrouver sa cause, et l'idiosyncrasie du sujet n'y était pour rien. Cette constatation enlève une excuse commode à l'opérateur malheureux, mais il vaut mieux qu'il en soit ainsi, car, ainsi, tous les accidents possibles sont évitables.

Certaines régions de la tête, spécialement les tempes et la nuque, sont un peu plus sensibles que les autres à la même dose de rayons X, différence qu'on peut évaluer à un cinquième ou un sixième, environ, et, en pratique, si l'on opère prudemment, négligeable.

Il est encore important de savoir à quel degré la radiodermite entraînera l'alopécie définitive. La moindre rougeur vive, durant cinq à six jours, et qu'on observe du treizième au dix-huitième jour après l'opération, suffira à retarder la repousse de deux mois, et, très souvent, la repousse sera déjà clairsemée et incomplète.

Si l'on détermine une rougeur vive de trois semaines, même sans la moindre ulcération, la repousse sera presque absolument compromise.

Il y a d'ailleurs tous les degrés entre la repousse totale et parfaite, et la non-repousse absolue. Lorsqu'on a dépassé la teinte B, on peut voir, à la place de l'ancienne chevelure lisse, naître une chevelure frisottante, laineuse, « assyrienne », dans laquelle quelques cheveux seront devenus blancs. D'autres fois, sur une région trop irradiée, les cheveux reviendront rares.

Or, il est très certain qu'on peut voir, après des séances d'irradiation *trop* fortes, une atrophie cicatricielle survenir qui entraînera une non-repousse définitive sans qu'il y ait eu trace de radiodermite. Cela même, quand on a bien agi, ne doit jamais arriver.

Aujourd'hui, on peut dire avec assurance que tous les cheveux qui ne seraient pas repoussés après six mois ne repousseront jamais.

V. ***Résumé.*** — Tout ce qui précède montre, très nettement et très simplement, les difficultés et la délicatesse de la méthode. Mais ce serait pure injustice de ne pas dire, par contre, à quel degré de précision, de perfection peut arriver un opérateur lorsqu'il en connaît bien la technique. C'est par centaines que nous comptons à l'École Lailler les dépilations normales sans incident.

Du reste, pour qu'une méthode aussi délicate et compliquée ait fait si rapidement son chemin à travers le monde, à ce point qu'on l'applique désormais presque partout, en Europe et en Amérique, et, en France, hors Paris, en vingt villes comme Cherboug, Rennes, Nantes, Tours, Angoulême, etc., il faut assurément que les avantages de cette méthode compensent bien hautement ses inconvénients, ou, ce qui est mieux, que les accidents qu'on peut causer avec elle soient évitables.

Pour les éviter il faut :

1° Se servir d'une source d'électricité de haute tension aussi constante que possible, et, maintenant que les interrupteurs des grandes bobines ont presque atteint à la perfection, la supériorité de la bobine sur la machine statique est indéniable ;

2° Vérifier le débit du courant dont on se sert, au moyen du milliampèremètre ;

3° Ne jamais opérer, même une seule fois, sans la pastille de platino-cyanure, en connaître l'usage, et s'être entraîné à s'en servir pour bien savoir repérer la teinte de son virage à la teinte fixe du radiomètre ;

4° Ne pas être timoré en opérant ;

5° Mais connaître la cause de chaque accident signalé plus haut pour les éviter tous.

Même en opérant dans ces conditions, on pourra en voir survenir. On sait trop que l'ensemble des signaux et des moyens mécaniques qui semblent rendre impossibles les accidents de chemins de fer les laissent encore se produire quelquefois. Mais, dans la pratique, ils sont devenus si rares que la chance en est négligeable. Il en est de même pour les rayons X entre des mains consciencieuses.

Dès lors que les accidents d'une méthode ne sont pas dus au hasard, ils ne *doivent pas se produire*.

RÉSULTATS THÉRAPEUTIQUES ET FINANCIERS DU TRAITEMENT RADIO-ÉLECTRIQUE DES TEIGNES

Il ne nous reste plus qu'à établir le bilan des résultats obtenus par nous au moyen des nouvelles méthodes. Ces résultats sont multiples et d'ordre différent :

1° C'est d'abord l'augmentation du nombre des teigneux guéris sans hospitalisation ;

2° La diminution corrélative du nombre des teigneux hospitalisés ;

3° La diminution du temps de leur hospitalisation ;

4° La suppression d'une partie des locaux hospitaliers concédés aux teigneux et leur attribution à un autre usage ;

5° La suppression des colonies provinciales d'enfants teigneux parisiens.

La teigne se guérissait en deux ans, elle se guérit en trois mois. Des parents, qui ne voulaient pas assumer pendant deux ans le souci du traitement de leur enfant et demandaient à le voir hospitaliser, acceptent ce même souci pour trois mois. Ils amènent l'enfant à heure fixe aux séances radio-électriques et aux quelques visites médicales de contrôle qui précèdent pour chaque teigneux l'obtention de son certificat de guérison.

Or un teigneux hospitalisé à Paris coûte 2 fr. 80 par jour à l'Assistance publique. Ainsi traité, il ne lui coûte rien que les séances radiothérapiques de une à douze, dont le coût est environ de 50 centimes l'une.

Le nombre des teigneux étant supposé le même, si le nombre des enfants guéris sans hospitalisation augmente, celui des teigneux hospitalisés diminue. Ce résultat s'est produit immédiatement. Dès le 1er janvier 1904, j'ai pu rendre à l'Assistance publique la moitié des bâtiments de l'École Lailler, c'est-à-dire des salles capables de contenir 150 lits. Ces 150 lits font aujourd'hui deux services hospitaliers nouveaux, l'un de médecine et l'autre de chirurgie.

Or, un lit d'hôpital représente un capital de 10.000 francs. Cent cinquante lits représentent donc *quinze cent mille francs* que la radiothérapie des teignes a fourni d'un seul coup à l'Assistance publique, dès la première année de son fonctionnement.

Jusqu'en 1903, les enfants teigneux habitaient l'École Lailler, en moyenne, un peu plus de deux ans, car l'école avait 300 élèves et il s'y faisait environ 110 guérisons annuelles, 110 sorties. Aujourd'hui le traitement demande trois mois. Le traitement nouveau raccourcit donc la maladie de plus des 5/6es de sa durée. Du 1er janvier au 31 décembre 1903, dans l'École Lailler entière, nous avions 104 guérisons. Depuis 1904, nous avons régulièrement plus de 500 sorties d'enfants guéris chaque année, l'école étant réduite à 100 lits.

Je viens de le dire, la journée d'un enfant à l'École Lailler coûte 2 fr. 80; une guérison coûtait donc en moyenne 2 000 francs pour un enfant hospitalisé : elle coûte maintenant 260 francs.

Enfin, lorsqu'un teigneux demandait deux ans de traitement, l'administration de l'Assistance publique avait créé, dans des hôpitaux de province, des colonies scolaires d'enfants teigneux, à Romorantin, à Frévent, à Vendôme, où 350 teigneux étaient placés. Ces colonies n'existent plus, l'École Lailler suffisant désormais à l'hospitalisation et au traitement de tous les enfants teigneux de Paris [1].

Ainsi, et pour résumer la question financière de ce sujet, sans multiplier les chiffres, on peut dire que, grâce aux nouvelles méthodes de traitement des teignes, l'Assistance publique a récupéré, en 1904, un capital de plus de deux millions 1/2 de francs, sous la forme de 150 lits à l'hôpital Saint-Louis, et de 350 lits dans ses colonies de province, et qu'elle continue de faire, chaque année, une économie d'environ 400.000 francs, en guérissant annuellement cinq fois plus de teigneux qu'autrefois. Tel est le bilan du traitement radio-électrique des teignes.

TRAITEMENT RADIO-ÉLECTRIQUE DU FAVUS

Le problème de la guérison du favus par l'épilation radio-électrique est moins simple que celui que posent les tondantes, et il est facile d'expliquer pourquoi, si l'on tient compte des données expérimentales que nous connaissons déjà.

1° Nous savons que l'épilation radio-électrique n'est qu'une épilation automatique complète du cheveu, sans destruction aucune du parasite qu'il contient.

Cette épilation suffit dans les tondantes, parce que le parasite n'a que le cheveu pour substratum essentiel, car, lorsqu'il vit hors du cheveu, il provoque une réaction défensive de l'épiderme qui l'expulse spontanément.

Dans le favus, le parasite *a deux centres de résistance : le cheveu et le godet.* L'épilation radio-électrique, qui ne tue pas plus l'Achorion que les Trichophytons, agit sur le cheveu, mais non sur les éléments parasitaires du godet qui amèneront une reviviscence de la maladie, même quand l'épilation aura été complète.

Dans le traitement radio-électrique du favus, il faut donc distinguer deux cas. Ou bien le favus est sans godets, et les rayons X le guériront comme une tondante, ou bien il présente des godets, et une seule épilation par les rayons X ne le guérira pas plus qu'une seule épilation à la pince. La chose est simple, et d'ailleurs tout à fait logique.

Qu'on prenne un favus érythémato-squameux et pityroïde *sans godets*; si l'opération a été bien conduite, il sera guéri d'un seul coup.

Qu'on prenne un favus à godets et qu'on le traite de même, il ne guérira jamais par une seule épilation.

Si, au traitement radio-électrique d'un favus à godets on a joint une

[1] Ces colonies comptaient 49.269 journées de présence en 1900. En 1907 : 4.925, et ce n'étaient plus des enfants teigneux. (Rapport de M. le conseiller Patenne. *Bulletin municipal officiel* du jeudi 24 décembre 1908, p. 4747.)

antisepsie superficielle, le résultat peut sembler complet d'abord, mais, si on laisse les choses suivre leur cours, on verra, après 3 ou 4 semaines, reparaître, au niveau de beaucoup d'orifices pilaires, de petits godets naissants sous l'épiderme corné renouvelé.

La proportion des follicules qui restent parasités est très variable suivant les cas. On peut évaluer en moyenne le bénéfice obtenu par une première épilation aux trois ou quatre cinquièmes des lésions premières. Mais, comme dans les tondantes mal épilées du premier coup, ce qui reste à détruire demandera autant de temps et plus de peine que le premier résultat.

Et qu'on ne croie pas qu'une dose plus forte de rayons X eût fait mieux. Nous avons eu sous les yeux un cas de favus maladroitement traité par les rayons X et présentant, sur une plaie de radiodermite non refermée, des godets nouveaux en plein développement, sur une région où tous les cheveux étaient détruits et où il n'en est jamais repoussé un.

Ainsi donc, le favus sans godets se guérit par les rayons X comme une tondante et le favus à godets ne se guérit pas de même.

Certains auteurs pourront objecter qu'ils ont même vu des favus pityroïdes récidiver sur place, après une seule épilation électrique pourtant bien faite, mais cela est une erreur d'observation. Nous savons que beaucoup de favus, en apparence sans godets, présentent, sous leurs squames feuilletées, des godets miliaires. Ce sont des favus à godets, mais à godets non apparents. Ceux-là non plus ne seront pas guéris d'un seul coup.

La question ainsi posée devient très claire. Ce qui empêche la guérison radio-électrique du favus n'est pas la résistance propre du parasite, puisque les rayons X ne tuent pas non plus les Trichophytons ; ce n'est pas que l'épilation du cheveu favique ne puisse être aussi parfaite, c'est *qu'après elle il reste au sein de l'épiderme folliculaire des germes qui renouvelleront le godet*, et alors, quand le cheveu repoussera, il sera de nouveau envahi.

Ceci indique d'emblée les règles d'un bon traitement radio-électrique du favus; il est facile de les déduire de ce qui précède. Tandis que l'antisepsie externe n'a plus maintenant, dans le traitement des tondantes par les rayons X, qu'un rôle minime de prophylaxie locale, pour empêcher les réinoculations de voisinage, et alors qu'on pourrait parfaitement guérir un cas de tondante, sans faire aucune antisepsie locale, cette antisepsie, dans le même traitement du favus, devient aussi importante que l'épilation elle-même.

Avant de pratiquer l'épilation d'un favus par les rayons X ou aussitôt après qu'on a irradié sa surface et avant que les cheveux ne tombent, il faudra pratiquer une désinfection rigoureuse minutieuse des surfaces contaminées. *L'antisepsie externe peut et doit guérir le godet, c'est son rôle, comme le rôle des rayons X est de guérir le cheveu.*

Pour cela, les soins les plus minutieux sont exigibles; en même temps qu'on traite un favus par les rayons X, on doit pratiquer sur sa surface le même traitement parasiticide qu'on emploierait contre un favus à godets du corps. C'est d'abord le décapage par les pansements humides, et les nettoyages répétés et prolongés au savon et à l'eau chaude. Ensuite de bons badigeons de teinture d'iode au 1/4 ou au 1/10. Enfin, après l'épilation obtenue, l'application permanente d'une pommade à la chrysarobine à 1 pour 100, dont l'action parasiticide extérieure n'est plus à démontrer. En donnant à l'antisepsie externe son rôle aussi important que celui de l'épilation, dans le traitement du favus, on diminue considérablement le nombre de points qu'une seule épilation aux rayons X n'aurait pas guéris. C'est ainsi que nous procédons à l'École Lailler et les résultats démontrent la vérité de ce qui précède.

Lorsque le cheveu va repousser, un mois et demi après l'application des rayons X, on interrompt l'antisepsie externe, on ne continue que des savonnages et on surveille.

Si, en un point, se reproduit un rudiment de godet, on le détruit à la teinture d'iode, et on renouvelle à la pince l'épilation du poil de ce follicule sitôt que cela est possible, pour éviter qu'il ne soit réinfecté.

Ainsi, après une seule épilation radio-électrique, nous complétons la guérison à la pince, par des retouches, partout où cela est nécessaire.

D'autres fois, quand les retouches à faire sont nombreuses, nous pratiquons une seconde épilation aux rayons X, qui suffit généralement. Ce que nous venons d'expliquer ne demande pas de commentaires plus prolongés. En se conformant aux règles que nous venons d'énoncer, on verra quelle proportion supplémentaire de succès et quelle rapidité plus grande dans la guérison on obtiendra.

Quand on a bien lu et bien compris ce qui précède, on comprendra aussi rétrospectivement que le traitement des teignes par une seule dose de rayons X n'ait pu être établi que dans un pays où les tondantes étaient plus nombreuses que les favus, car le favus incitait à multiplier les séances d'irradiation, puisqu'une seule, même bien faite, ne suffit pas à le guérir. C'est qu'en réalité on demandait aux rayons X, en dehors de l'épilation qu'ils causent, la destruction des éléments du godet contre lesquels ils ne peuvent rien.

Radiothérapie des onychomycoses. — J'ai dit combien les onychomycoses sont relativement rares en France, mon expérience sur ce sujet est nulle. Ce que nous pouvons dire, c'est qu'il n'y a presque pas une onychose, même non mycosique, que les rayons X n'améliorent, qu'elles soient dues à l'eczéma, au psoriasis, ou qu'elles fassent partie du groupe encore considérable des onychoses de nature indéterminée.

Je ne connais que deux travaux sur la guérison des onychomycoses par les rayons Röntgen, celui de Celso Pellizari [1] (1906) et celui de Carl Schindler [2] (1908); tous deux ont obtenu des résultats positifs. Les méthodes employées par Pellizari n'étaient point parfaites. Il est aisé de s'en rendre compte à la lecture de son travail. Jamais la dépilation de la tondante ou du favus du cuir chevelu des sujets ne fut complète en une séance. L'enfant affecté de favus eut un point de radiodermite, etc.... Néanmoins, le traitement des ongles fut suivi de succès dans les trois cas que l'auteur put suivre. Le texte dit que les ongles reçurent 4-7 unités H, ce qui manque de précision, et l'instrumentation ne permettait d'obtenir cette dose que dans un laps de 20 à 50 minutes, ce qui montre un outillage insuffisant.

Quant aux résultats, ils sont précis. La guérison se produisit sans réaction inflammatoire apparente, sans chute totale de l'ongle, qui recommença seulement de croître sain derrière les parties malades, sans plus montrer ni difformité, ni rugosités, ni taches opaques, ce qui est parfait.

Dans les cas traités par Schindler, les méthodes suivies ne furent pas meilleures. L'irradiation fut pratiquée tous les deux jours, en cinq séances d'un quart d'heure, à 12 centimètres de distance avec une bobine donnant 7 centimètres d'étincelle, marchant à 1200 interruptions à la minute avec 5 milliampères au circuit secondaire, l'auteur sachant seulement qu'en agissant ainsi, après 8-10 jours, il obtenait un fort érythème.

Je ne me permettrai pas de critiquer cette technique que les résultats justifièrent, mais il faudrait mettre en garde contre une pareille façon d'agir s'il s'agissait de teignes tondantes, car on aurait à peu près autant d'accidents que de cas traités.

Dix jours après la dernière séance, juste au début de l'éclaircissement des ongles, il apparut un érythème de la peau dans la gouttière unguéale. « Cet érythème alla toujours en augmentant jusqu'à la troisième semaine après la dernière irradiation, pour disparaître à la fin de la cinquième. La peau était seulement tendue, très rouge, brûlante spontanément, sans être douloureuse à la pression. Une simple

(1) Celso Pellizari. Presentazione di casi di onomicosi guariti colla Rontgenterapia (*Archivio di Biologia normale e patologica*. Ann. LX, fasc. VI, nov. et déc. 1906).

(2) Carl Schindler (de Berlin). Du traitement des maladies des ongles (*Deutsche Medizin Wochenschrift*, 1908, n° 21. *La médecine scientifique*, 2e série, n° 99, mars 1909, p. 56).

onction de vaseline suffisait à supprimer les douleurs. Durant cette période, jusqu'à la fin de la cinquième semaine, tous les ongles s'éclaircirent de plus en plus.

De ces guérisons d'*onychomycoses* et des résultats que j'ai obtenus sur des onychoses non mycosiques, on peut dire que les doses curatives de rayons X pour les mycoses des ongles peuvent être un peu plus élevées que celles que demande la guérison des tondantes. Pourtant je me garderai d'employer, sur des ongles trichophytiques ou faviques, des doses supérieures à la dose pleine du radiomètre X. Mais, sans attendre les résultats, je répéterais la dose pleine, un mois plus tard, ce que l'expérience 100 fois renouvelée nous a montré tout à fait innocent au cuir chevelu.

Je suis persuadé que cette méthode plus simple, plus précise, amènerait, avec plus de sécurité, les bons résultats obtenus par les auteurs précédents. J'ajouterai que la position à faire prendre au patient, pour que les cinq ongles soient irradiés du même coup, est de lui faire joindre tous les bouts des doigts autour de l'extrémité du pouce, et c'est sur les ongles placés ainsi en couronne autour de l'ongle du pouce que l'irradiation sera faite pour tous les ongles du même coup.

Il semble évident que l'action parasiticide des rayons X doive être aussi nulle, sur les parasites, dans l'ongle que dans le cheveu. Comment donc survient la guérison, puisque les ongles guérissent et ne tombent pas? Cette question n'est pas résolue. Pellizari croirait volontiers à l'action parasiticide des rayons X, mais elle est démontrée nulle dans le cheveu. Cela est donc peu croyable. Bien que le mécanisme de la guérison ne soit pas élucidé, on ne peut pas ne pas rapprocher cette guérison de celle des onychoses non mycosiques qui se produit semblablement, et, provisoirement, il faut admettre une transformation des tissus les rendant inattaquables aux parasites. Ceux-ci n'envahissant que les parties les plus kératinisées de l'ongle, peut-être les parties faites après l'irradiation subissent-elles une kératinisation incomplète, et de ce fait le parasite ne peut-il les envahir? Cela n'est qu'une hypothèse à vérifier. Quoi qu'il en soit, le fait de la guérison est certain.

La Radiothérapie des teignes en province et à l'étranger. — Il est trop tôt d'exposer ce qu'est la radiothérapie des teignes en province et à l'étranger. L'expérience m'a maintes fois démontré la lente diffusion des faits scientifiques. Dans dix ans à peine, on pourra dresser le bilan des résultats partout obtenus. A Paris, de plus en plus, le traitement radiothérapique des teignes se trouve concentré à l'École Lailler, les services hospitaliers d'enfants et les services de maladies cutanées préférant confier leurs teigneux au service commun qui les traite en permanence, et qui se trouve, en décembre 1909, en avoir traité et guéri 2500 depuis 1905, ce qui représente plus de 15.000 applications de la méthode.

En province, un certain nombre de chefs de service, encombrés d'enfants teigneux, commencèrent dès 1904 à appliquer la radiothérapie à la teigne. C'est ainsi que Bodin et Castex vidèrent en quelques mois le service des teigneux de l'Hôtel-Dieu de Rennes (1). De même, Hubert et Carré, à Cherbourg, installèrent un appareil qui traita et guérit, de 1906 à 1909, 316 cas de favus à godets, de favus pityroïdes, de tondantes et de sycosis (2).

En 1906, Gustave Bureau installa de même, à l'hospice général de Nantes, un service de radiothérapie des teignes qui fonctionne régulièrement (3). Il fut fait de même à Brest par Colin. Je ne puis citer tous ceux qui s'organisent en ce moment, comme à Tours, ou les cliniques privées qui y suppléent, comme à Angoulême. Constamment nous voyons, à l'École Lailler, des médecins de province venir faire l'expérience de la méthode et repartir pour leur ville avec l'instrumentation nécessaire.

En Angleterre où la méthode a été acceptée d'enthousiasme, l'effort fait a été considérable et les résultats éclatants. Le nombre des enfants atteints de tondante, à Londres, était énorme. La plupart fréquentent les *day-schools* élémentaires du *London County Council*. Les autres se rencontrent dans les institutions connues sous le nom de *Poor-law infirmaries*, qui sont placées sous le contrôle d'un corps municipal différent, le *Metropolitan asylum Board*. Au début, le traitement des enfants atteints de tondante, dans les *London County Schools*, a été laissé entièrement aux hôpitaux volontaires, et dans ces hôpitaux 150-200 cas ont été traités par les rayons X. En ce moment même, le *London County Council* discute un projet de traitement

(1) Bodin (de Rennes) et Castex. Note sur la Radiothérapie des teignes (*Soc. de Dermat. et de Syph.*, 1er déc. 1904).

(2) Voici le décompte des cas traités à Cherbourg, leur proportion n'est pas sans intérêt :

Favus à godets	61
Favus pityroïdes	91
Tondante trichophytique	137
Tondante microsporique	13
Sycosis trich. de la barbe	14

L'appareil se composait d'une bobine Rochefort de 35 centimètres d'étincelle, et d'un interrupteur à turbine de Drault. Ampoules grand modèle de Chabaud-Villars. Rayons nos 10-12 Benoist. Radiomètre X Sabouraud-Noiré. Toutes les guérisons ont été vérifiées à longue échéance (Communication écrite des auteurs).

(3) Gustave Bureau. La radiothérapie des teignes à l'hospice général de Nantes (*Gazette médicale de Nantes*, 18 mai 1907).

systématique de tous les cas des écoles par les mêmes méthodes (¹).

Pour les cas de tondantes des *Poor-law infirmaries*, le *Metropolitan asylum Board* avait établi, depuis quelques années, des écoles spéciales d'enfants teigneux semblables à l'École Lailler de Paris.

Ces écoles étaient sous la direction médicale de Colcott Fox qui depuis deux ans 1/2 y installa le traitement systématique par les rayons X, et depuis lors 1500 cas y furent traités et guéris (²). Le bénéfice financier de la méthode dans ce cas aussi fut évident, car on put supprimer une des écoles de teigneux et réduire l'autre : la durée du traitement ayant passé, comme à Paris, de 18 mois à 3 mois 1/2 (³).

Très peu de pays offrent encore ce que peut déjà montrer l'Angleterre, ou du moins Londres. Autant que j'en sais, à Berlin la radiothérapie des teignes est encore au point où nos recherches l'avaient prises (⁴); j'ai vu des teigneux traités par des séances multiples et

(¹) Je voudrais citer les médecins qui ont organisé ce service, mais j'en oublierai certainement. H. G. Adamson au Saint-Pancrace Hospital et à Saint-Bartholomew's Hospital. Bunch au Queen's Hospital. C. E. Iredell à Guy's Hospital, etc....

(²) *The Lancet*, may, 15, 1909, p. 1399. *The Roentgen Rays Treatment of Ringworm* (article très documenté sans signature).

Cf. également :

H. G. Adamson *On the treatment of Ringworm of the Scalp by means of the X Rays*, 1905.

Bunch. Sabouraud's method of Ringworm treatment by X Rays (*British journ. of Dermat.*, july 1904. *Ibid. The Lancet*, fb. 18st p. 414. *Ibid. Archives of the Roentgen Ray*, June, 1905). Modern methods of treatment of somme common skin diseases (*The Lancet*, 3 april 1909, p. 964).

Dans les Metropolitan Board schools, les médecins chargés des services radiothérapiques ont été : Mac Leod, Adamson, Sale Baker, Sequeira, Critchley.

Nous avons reçu sur ces sujets de nombreuses notes manuscrites de plusieurs auteurs que nous sommes heureux de remercier : de H. G. Adamson, Mac Leod, C. E. Iredell, par exemple. Plusieurs contiennent de très intéressants détails. Certains auteurs ayant essayé la radiothérapie des teignes avant l'invention du radiomètre X et, par des expositions répétées, en ont connu les inconvénients et les déboires. Tous se servent du radiomètre X et considéreraient comme dangereux d'opérer sans lui (Iredell, Mac Leod). Plusieurs ont traité 500 enfants et plus, sans un accident. En certains services le traitement est pratiqué par des *nurses* sous la surveillance d'une monitrice par qui la teinte de la pastille est vérifiée à chaque opération.

(³) Je crois utile de transcrire le propre texte d'une lettre que le Dr H. G. Adamson a bien voulu m'écrire sur ce sujet.... « J'ai toujours usé du radiomètre X et je l'ai trouvé un moyen de dosage des rayons X absolument valable. En deux cas, des aires d'alopécie définitive ont été produites par un sur-dosage accidentel, mais ce n'est pas la pastille du radiomètre qui fut à blâmer. Dans un petit nombre de cas, la dose fut insuffisante et la chute des cheveux incomplète, et les surfaces ont été traitées une seconde fois. En général, cette insuffisance a été due à un traitement fait le soir, ou dans un jour de brouillard, alors que l'expérience montre qu'il est impossible de comparer nettement la teinte de la pastille à la teinte fixe du radiomètre.

(⁴) M. F. R. Berger (de Cologne). Traitement de la microsporie, de la trichophytie et du favus par les rayons Roentgen (*Arch. fur Dermat. u. Syph.*, janvier 1908, fasc. II, t. LXXXVIII).

courtes, sans mesure, ce qui rend faciles les surexpositions et les malheurs. Vienne, où la radiothérapie a pris naissance, vient d'imaginer le procédé nouveau pour obtenir en peu de séances la dépilation de la tête entière, dont j'ai parlé plus haut. En Italie le traitement des teignes par les rayons X tend à se généraliser de plus en plus : Steiner les applique à Rome depuis 1905, Respighi et Pellizari à Florence (1906), Vigano et Bertarelli à l'Ospedale Maggiore de Milan, Pini à Bologne, Ciarocchi à l'hôpital San Gallicano à Rome (1908) et d'Armann à Venise. Le même traitement est appliqué à l'hôpital des Incurables à Naples [1].

En dehors de l'Europe peu à peu la méthode progresse : au Canada, aux États-Unis où elle est couramment appliquée en plusieurs villes; à Buenos-Aires, la radiothérapie fonctionne pour le traitement des teignes; toujours d'après notre méthode, à l'hôpital Saint-Roque (Prof. Sommer); à l'hôpital Espagnol (Dr Valdiviero); à la Casa de Expositos (Dr J. Uriburu). En outre, le prof. Costa, qui est passé à l'École Lailler, installe en ce moment trois machines à l'hôpital des Cliniques et à la Casa de Aislamiento créée, comme l'École Lailler, pour l'instruction des enfants teigneux.

En peu de pays l'organisation de ces services sera d'ailleurs aussi nécessaire qu'elle l'était en France et en Angleterre où le nombre des teignes tondantes était énorme.

Cet aperçu très incomplet, et que j'arrêterai ici, montre le chemin déjà fait par le traitement radio-électrique des teignes et fait prévoir celui qu'il fera dans les années qui vont suivre.

[1] Cf. *Giornale italiano delle malattie veneree e della pelle* (Milano) 1906, 1907, 1908, 1909. Cf. également : *Dermatologischer Jahresbericht* di *Tamms-Unna* (Wurtzburg, 1907-1909). Nous devons ces renseignements à M. le Dr Steiner, de Rome, que nous sommes heureux de pouvoir remercier ici.

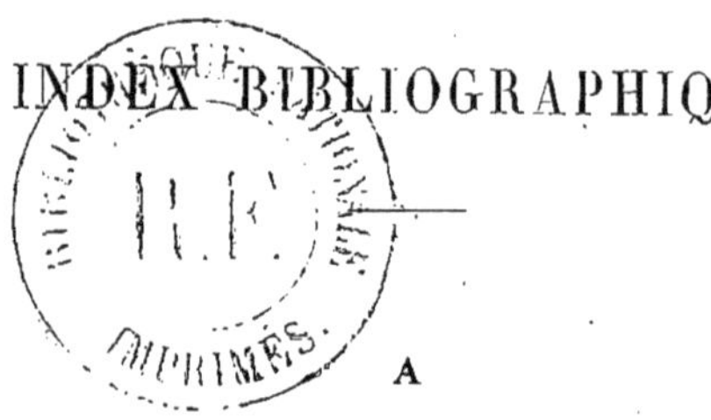

INDEX BIBLIOGRAPHIQUE

A

ADAMSON. (H. G.), Observations on the Parasites of Ringworm. *British Journal of Dermatology*, July 1895, p. 201. — Cité p. 46, 77, 81, 52, 88, 93, 94, 95, 145, 193, 195, 253. 263, 264, 267, 271, 310, 323, 346.
— Further observations on the Parasites of Ringworm. *Trans. Third International Congress of Dermatology*, 1896, p. 555. — Cité p. 97, 195, 307, 371, 680.
— On the Permanent staining of Ringworm Fungus. *British Journal of Dermatology*, December 1895, p. 373. — Cité p. 95.
— The Treatment of Ringworm by X-Rays. *Lancet*, 1905.
— A case of Ringworm of the beard yielding a rose-coloured culture (since identified as *Trichophyton Rosaceum*). *British Journal of Dermatology*, vol. XX, 1908, p. 258.
— A case of Pustular Ringworm of the horse in a child. *British Journal of Dermatology*, vol. XX, 1908, p. 127.
— A case of Favus of the glabrous skin (*Achorion Quinckeanum*). *British Journal Dermatology*, vol. XX, 1908, p. 365. — Cité p. 549.
— Also (with Photographs) : *Trans. of Royal Society of Medecine, Dermatology Section*, November 1908, p. 2. — Cité p. 549.
— Cultures of *Achorion Quinckeanum* from an infant, *British Journal of Dermatology*, vol. XXI, 1909, p. 117. — Cité p. 549.
— Cultures from Favus in a mouse (*Achorion Quinckeanum*). *British Journal of Dermatology*, vol. XXI. 1909, p. 153. — Cité p. 549.
—Also (with photograph of mouse and cultures). *Trans. Royal Society of Medicine* (Dermatological Section). May 1909, p. 103. — Cité p. 549.
— A simplified Method of X-ray application, for the cure of Ringworm of the scalp : Kienböcks Method. *Lancet*, May 15, 1909, p. 1378. — Cité p. 790.

AÉTIUS (Retrab. I. Serm. 2. Cap. 80, 190).

ALDERSMITH. *Dermatological Society of London* (8 déc. 1897). — Cité p. 287.

ALIBERT. *Monographie des Dermatoses*, 1832-1835. — Cité p. 3, 6, 17, 488.

ALLARDO (R.). Contribution à l'étude des formes atypiques du Favus (*Th. de Paris*, 23 juil. 1896). — Cité p. 507, 508, 515.

ALLEN (CH. W.). *New-York Dermat. Soc.*, 28 fév. 1899. — Cité p. 507.
— Treatment of Ringworm of the scalps in institutions, in Pediatrics. *New-York medic. journ.* Vol. II, n° 5, août 1896.

AMICIS. (M. DE). Uso delle ittiolo nelle tricofizie. *Giorn. internat. delle Scienze mediche*, 1897. — Cité p. 759.

ANDERSON. On the parasitic Affection of the skin. *Brit. a. Foreign. Med. Surg. Rev.*, Juillet 1866, p. 225 (Londres, 1868). — *On the parasitic Affections of the skin.* Lond., 1868, p. 164. — Cité p. 43, 545.
— On Eczema marginatum. *Brit. med. Cliniq. Review*, 1868, t. XLII, p. 540. — Cité p. 428.

ANNALES *de Dermat. et de Syph.*, 1892. p. 152. Discussion sur la Trichophytie palmaire. — Cité p. 447.

ARCHIVES *de Médecine navale*, av. 1875 (sur la chrysarobine). — Cité p. 762.

ARNOZAN. *Soc. de Méd. et de Chir. de Bordeaux*, 29 janvier 1891. — Cité p. 452.

ARNOZAN et DUBREUILH. De la Trichophytie des mains et des ongles. *Arch. clin. de Bordeaux*, janv. et fév. 1892. — Cité p. 452, 455.

ASCHÉ. Observ. de chat teigneux (anal. dans *Schmidt's Jahrbucher*, t. CXXX, 1866, p. 338).

ASTRUC. *Traité des Tumeurs et des Ulcères*. Paris, 1759, 2 vol. in-12. *De la Teigne*, Livre II, chap. 12. Cité p. 746.

ATKINSON. On the botanical Relations of the Trichophyton tonsurans. New-York, *Medic. Journ.*, décembre 1878. — Cité p. 67.

AUBERT. (P.). Deux observations d'herpès tonsurant survenant chez des malades en cours de traitement pour des Favus. *Soc. des sc. médic. de Lyon*, juin 1875. — Cité p. 47 et suiv.

— Rôle du traumatisme dans l'étiologie de la teigne faveuse. *Annales de Dermat. et de Syph.*, 1881, p. 288. — Cité p. 489.

— Diagnostic de la Teigne faveuse. *Annales de Dermat. et de Syph.*, Ire série, t. II, 1881, p. 34. — Cité p. 494, 505, 509.

— Des conditions que doit remplir un parasiticide pour le traitement des teignes. — Cité p. 755.

AUDOUY. *C. R. de la Soc. de Méd. de Toulouse*, 1842.

AUDRAIN. Contribution à l'étude du traitement de la teigne. (*Thèse de Paris*, 1893).

AUSPITZ. Ueber der sogenannte Kerion celsi. *Wien. med. Press.*, 1878. — Cité p. 52.

B

BAERENSPRUNG. Ueber Area Celsi. *Charité-Annalen*, Jahrg, 1858, Heft, 3. — Cité p. 37, 44.

BALZER. (F.). Recherches histologiques sur le Favus et la Trichophytie. *Arch. gén. de Médecine*, 1881, t. II, p. 387, 428. — Cité p. 505, 511, 516, 532, 589.

— Note sur l'histologie des Dermatophytes. *Arch. de Physiol.*, XII, 1884, p. 470. — Cité p. 93, 267, 428.

— Contribution à l'étude de l'Érythème trichophytique (Trichophyton géant). *Arch. de Physiologie*, 1883, t. I, p. 171. — Cité p. 428.

— Teigne tondante guérie par une fièvre typhoïde. *Soc. Dermat.*, 14 déc. 1899. — Cité p. 768.

BANTHAM. *Voir* G. THIN. — Cité p. 68.

BARANETZKI. Entwickelungsgeschichte der gymnoascus. *Botan. Zeitung*, 1872. — Cité p. 721.

BARBE. Emploi du monochlorophénol dans le traitement de la teigne tondante. *Annales de Dermat. et de Syph.*, 1898. — Cité p. 761.

BARDAZZI. Kerion celsi o tinea Kerion *in Commentario clinico de Pisa*, 1777, p. 210. — Cité p. 52.

BARGUM. Kerion bei Mikrosporie. *Monasth. f. prakt. Dermat.*, Bd XXXIX, 1904, p. 84.

BARRAUD. Du Favus, sa nature, son traitement. *Th. de Paris*, 1854. — Cité p. 743.

BARTEAU. De la Teigne tonsurante. *Th. de Paris*, 1856.

BARY (DE). *Morphologie und Physiologie de Pilze. Fletchen und Myxomyceten.* Leipzig, 1866. — Cité p. 67.

BATEMAN (TH.). *A practical synopsis of cutaneous diseases.* — Cité p. 4, 5, 15, 16, 17.

Baudelocque. Recherches anatomiques et médicales sur la teigne faveuse. *Revue médicale*, 1831, t. IV, p. 27.

Baumès. *Nouvelle Dermatologie*. Lyon 1842, t. II, chap. VI. — Cité p. 17, 743.

Bazin. *Recherches sur la nature et le traitement des teignes*, 1853. — Cité p. 1, 5, 31, 32, 42, 46, 49, 57, 66, 522, 754.

— *Considérations générales sur la mentagre et les teignes de la face*, in-8°, Paris, 1854, Plon (Extr. de la *Gazette des Hôpitaux*). — Cité p. 43, 49.

— *Rapport sur le traitement des Teignes à Saint-Louis pendant les années* 1852, 1853 et 1854, in-4°.

— Expériences sur la dissémination dans l'air des spores du Favus. *Gaz. médic.*, Paris, Juil. 1854.

— *Cours de séméiotique cutanée, suivi de leçons théoriques et pratiques sur la Scrofule et les Teignes*, in-8°, Paris, 1855, Plon. — Cité p. 43.

— *Des Teignes achromateuses*. Plon, 1853, in-8°. Ext. de la *Gazette des Hôpitaux*. — — Cité p. 36.

— *Leçons théoriques sur les affections cutanées parasitaires*. Paris, 1858. 2e édit., 1862. — Cité p. 40, 496, 510.

— Dictionnaire encyclopédique des sciences médicales. Art. *Favus*, p. 272; art. *Microsporon*, art. *Mentagre*. — Cité p. 37.

Beauverie (G.). Études sur le polymorphisme des champignons. *Ann. de l'Université de Lyon*, 1899. — Cité p. 724.

Béclère. Les teignes tondantes à l'École des teigneux de l'hôpital Saint-Louis, 1884. *Annales de Dermat. et de Syph.*, p. 687. — Cité p. 77.

Behrend. Ueber Herpès tonsurans und favus. *Vierteljahr. f. Dermat. und Syph.*, 1884. — Cité p. 67.

Bell. *Traité des ulcères*, traduit par Bosquillon qui y ajoute des *Recherches sur les teignes*, Paris, 1788. — Cité p. 742.

Bellini (A.). Studio sulla profilassie la cura delle tigne. *Giorn. ital. del mal. ven. e del pell.*, 1899, fasc. I. — Cité p. 760.

Belot (J.) *La radiothérapie, son application aux affections cutanées*, 1904, p. 296. — Cité p. 773.

Benett. On the vegetable nature of Tinea favosa (Porrigo lupinosa of Bateman) its symptoms, causes, pathology and treatment, with colored plate. *The monthly journal of medical Sciences*, 1842, and *Transac. of the Royal Society of Edinburgh*, 1842, vol. XV, 2e partie, p. 277-294. — Cité p. 12.

— Du favus chez la souris. *Monthly journal of médical Sciences*, 1850, p. 48. — Cité p. 491.

Berdal (E.). *Annales de Dermatologie et de Syphiligraphie*, 1892, p. 709. — Cité p. 93.

Berger (M. F. R.) (de Cologne). Traitement de la microsporie, de la trichophytie et du favus par les rayons Roentgen. *Arch. fur Dermat. u, Syph.*, janvier 1908, fasc. II, t. LXXXVIII.

Bergeron (J.). *Étude sur la géographie et la prophylaxie des teignes*, avec cartes. Paris, 1865. — Cité p. 490.

Bertarelli (A.). Cura e profilassi della tigna. *Bollet. del Poliambulazza di Milano*, 1890. — Cité p. 746.

Bertillon. Art. *Champignons* (du Dict. encycl. des Sc. médic., 1re série, t. XV, 1874).

Bertrandi. *Opere di ambrogio Bertrandi anatomische*, Torino, 1787, t. IV, p. 188. Della tigna o raschia.

Besnier (E.). Considérations sur les affections parasitaires en général et sur leur traitement. *Bull. de l'Ac. de méd.*, 8 janvier 1884.

— 5e Jeudi de l'hôpital Saint-Louis, 27 déc. 1888. *Ann. de Dermat.*

Besnier et Balzer. Les dermatomycoses. *Gaz. hebd. de méd. et de chir.*, 1882, p. 326, 341.

Besnier et Doyon. Traduction et annotations de M. Kaposi : *Maladies de la peau*, 2e édition, 1891, t. II. — Cité p. 18, 51, 86, 93, 246, 247, 248, 249, 254, 255, 256, 258, 282, 427, 450, 453, 489, 490, 491, 494, 498, 506, 508. 516, 538, 749.

— Les Jeudis de l'hôpital Saint-Louis. — Cité p. 54..

Biett (dans Cazenave). — Cité p. 5.

Billet (Alb.). Sur une nouvelle variété d'achorion isolée d'un cas de teigne faveuse localisée au scrotum, avec 2 pl. *Miscellanées biologiques*, Paris, 1899. — Cité p. 533.

Biro (Max). Untersuchungen über dem Favuspilze. *Arch. f. Derm, u. Syph.*, 1893, p. 945. — Cité p. 542.

— Du champignon du favus. *Gazeta Lekarska*, 16-23 sept. 1893. — Cité p. 542.

Blanchard (R.). Parasites végétaux (à l'exclusion des bactéries). *Traité de Pathologie générale de Bouchard.* Paris, 1896, Masson, éd., t. II, p. 811-926. — Cité p. 524, 557.

— Dans les *Archives de Parasitologie*, II, n° 1, p. 43, 1899. *David Gruby*, 1810-1898. — Cité p. 8.

Blaxall. — Voir Colcott Fox.

Bloch (Bruno). Die Baseler Trichophytie-Epidemie. Medizinische Gesellschaft Basel in *Corrispondenz-Blatt f. Schweizer Aertze*, 15 déc. 1907, S. 768.

— *Zur Lehre von den Dermatomykosen* (Voir p. 737).

— Immunité cutanée. *C. R. Soc. All. de Dermat.*, Xe Congrès. 1908. — Cité p. 737.

— Die Trichophyten. *Medizinische Klinik.*, n° 51, 1908. — Cité p. 303.

Bloch (Br.) et Massini (R). Études sur l'immunité et l'hypersensibilité dans les maladies provoquées par les trichomycètes. *Zeitschrift für Hygiene und Infections Krankheiten*, 1909, t. XIII, fasc. 1, p. 68-90. — Cité p. 736.

Boccolari e Manzieri. *Giorn. ital. del. mal. ven. e del pel*, 1888, p. 244. — Cité p. 760.

Bodin (E.). Note sur le favus de l'homme. *Soc. de Dermatologie*, 5 avril 1893. *Annales de Dermatologie*, p. 415. — Cité p. 542.

— Sur la pluralité du favus. *Annales de Dermatologie*, 1894, p. 1220. — Cité p. 513-542.

— Les teignes tondantes du cheval et leurs inoculations humaines. *Thèse de Paris*, 1896, Steinheil. — Cité p. 84, 87, 90. 164, 201, 234, 264, 344, 397, 662.

— Sur les favus à lésions trichophytoïdes. *Société de Biologie*, 4 juillet 1896. *C.R.*, p. 711. — Cité p. 397, 398, 401, 403.

— Diagnostic et traitement des teignes de l'enfance. *Société médicale de l'Ouest.* 4 décembre 1896.

— Sur l'origine saprophytique des teignes. *Société médicale de l'Ouest*, 4 juin 1897. — Cité p. 726.

— Sur les trichophyties suppurées. *Société médicale de l'Ouest*, mars 1897.

— Note mycologique sur le microsporum trouvé à Parme par M. Mibelli. *Annales de Dermatologie*, novembre 1897, p. 1145. — Cité p. 205.

— Sur les champignons intermédiaires aux favus et aux trichophytons. *Académie des Sciences*, 23 mai 1898. *C. R.* CXXVI, n° 21, p. 1258.

— Le microsporum du cheval. *Archives de Parasitologie*, t. 1, n° 3, 1898, p. 379 avec 2 planches. — Cité p. 81, 201, 202, 234 et suiv. 589, 660, 687 et suiv.

— Sur la forme oospora du microsporum du cheval. *Archives de Parasitologie*. t. II, 1899, p. 362. *Ac. des Sc.* : *C. R.*, CXXVIII, n° 24, p. 1466. — Cité p. 239, 715.

— Note sur la forme oospora du Microsporum du cheval. *Société de Dermatologie*, novembre 1899. — Cité p. 239.

— Article « Microsporum ». *La pratique dermatologique*, t. I, p. 804. — Cité p. 660, 690, 729.

— Note additionnelle sur la forme oospora du microsporum du cheval. *Archives de Parasitologie*, 1899, t. II, n° 4, p. 605. — Cité p. 239.

— Sur le pléomorphisme des champignons pathogènes et en particulier du microsporum du cheval. *Congrès international de Dermatologie*, Paris, août 1900. *C. R.*, p. 428. — Cité p. 239.

BODIN (E.). Sur les trichophyties de la barbe. *Annales de Dermatologie*, décembre 1900, p. 1205. — Cité p. 523.

— Article « Favus ». *La Pratique dermatologique*, t. 2.

— Sur le champignon du favus de la souris, (Achorion Quinckeanum). *Archives de Parasitologie*, t. 5, 1902, p. 5. 542, 546, 547, 550-51, 552.

— Les champignons parasites de l'homme. 1 vol. *Collection Léauté*, 1902. — Cité p. 95, 108, 110, 169, 599, 536, 542, 735.

— Note mycologique sur un champignon trouvé dans une dermatomycose des régions équatoriales. *Société de Dermatologie*, avril 1903. *Annales de Dermat.*, 1903, p. 333.

— Inoculations humaines de favus de la souris. *Société de Dermatologie*, novembre 1903. *Annales de Derm.*, p. 835. — Cité p. 552.

— Traitement radiothérapique des teignes. (Avec la collaboration du docteur Castex). *Société médicale de l'Ouest*, novembre 1904.

— Note sur la radiothérapie des teignes. (Avec la collaboration du docteur Castex). *Société de Dermatologie*, décembre 1904.

— Sur un nouveau champignon du favus (Achorion gypseum). *Annales de Dermat. et de Syph.*, 1907, p. 585. — Cité p. 458, 577, 710, 715, 732, 733, 734.

BODIN (E.). et ALMY (J.). Le microsporum du chien. *Recueil de Médecine vétérinaire*, 15 mars 1897, p. 161. — Cité p. 62, 204 et suiv., p. 224.

BOECK. Beobachtungen über Area Celsi. *Virchow Arch.*, XLIII, 1868. — Cité p. 27.

BOER. Zur Biologie des Favus. *Vierteljahr. f. Derm. u. Syph.*, XIV, p. 429, 1887. — Cité p. 541, 544, 591.

BOSELLINI. Di una specie di tigne del microsporum Audouini var. equi, forma oospora (BODIN). *Giornale italiano delle malattie veneree e della pelle*, 1900, fasc. 3, p. 324. — Cité p. 240.

BOSQUILLON. Recherches sur la teigne. A la suite de la traduction du *Traité des ulcères de Bell*. Paris, 1786, in-8°, p. 254-289.

BOUCHARD (CH.). *Études expérimentales sur l'identité de l'herpès circiné et de l'herpès tonsurant*. Paris, Savy, 1860. — Cité p. 45, 59.

BOUCHARDAT (A.). Des mucédinées parasites qui nuisent le plus à l'homme. Supplément à l'*Annuaire de thérapeutique*, 1861, p. 102. — *Bulletin de l'Ac. de méd.*, XXIII, 1857-58. — Cité p. 14.

BOUCHER et MÉGNIN. Affection de peau de formes variées et d'origine parasitaire, communiquée à plusieurs individus par un veau malade. *Comptes-Rendus de la Soc. de Biologie*, 1887, p. 476.

BOULEZ. Voir REYNAL. *Dict. vétérinaire de Boulez et Reynal.*

BOURBIER. Traitement de la teigne par le phénate de soude sans épilation. *Bull. medic. de l'Aisne*, juin 1872.

BOYER. *De la tricophytie unguéale*. Bordeaux, 1895-96. — Cité p. 452.

BRABANT (DE). Traitement de la teigne faveuse au moyen de la calotte. *Bull. de la Soc. de méd. de Gand*, 1843. — Cité p. 743.

BRASCHOSS (JACOB). Merkwürdige Fälle von Favuserkrankung. *Thèse de Bonn*, 1887. — Cité p. 520.

BRAUER. *Bericht u. d. Veterinarw. im. K. Sachsen*, 1879, p. 139. — Cité p. 60.

BREGEMAN. *Magazin für Thierheilkunde*, 1866. — Cité p. 58.

BREHELD. *Untersuchungen aus dem Gesammtgebiete der Mykologie*. X Heft, 1891.

BRENGUES. — Voir SABRAZÈS et BRENGUES.

BROCQ (L.). *Annales de Dermat.*, 1890, p. 147. — Cité p. 759.

BROWNS (A.). Traitement de la tonsurante. *The Practitioner*, mai 1874.

BRUNO-LEICK. *D. med. Woch.*, 1897. — Cité p. 532.

BUKOVSKY. Ein Beitrag zur Kenntniss der experimentellen und klinischen Eigenschaften des Achorion Schoenleinii. *Arch. f. Derm. u. Syph.*, 1900, t. LI, p. 364. — Cité p. 522, 529, 539, 740.

BULKER. De l'eczéma marginé d'Hebra, tinea circinita cruris. *Rev. des Sc. méd.*, Hayem, t. XII, p. 363. *Arch. of Dermat.*, 1878, p. 169 et 57. — Cité p. 428.

BULKLEY (DUNCAN). Une nouvelle méthode de dépilation dans le favus par le crayon de poix-résine. *Arch. of Dermat.*, 1881, vol. VII, n° 2.

BUNCH (J. L.). On ringworm infection in man and animals. *British medic. journ.* February, 1901. — Cité p. 87, 325, 345, 346, 399.
— Sabouraud's method of Ringworm treatment by X-Rays. *British journ. of Dermat.*, July 1904. *Id. The Lancet*, Fb. 18th, p. 414. *Id. Archives of the Rontgen Ray.* June, 1905).
— Modern methods of treatment of some common skin diseases. *The Lancet*, 3 Avril 1909, p. 964.

BUREAU (Gustave). La radiothérapie des teignes à l'hospice général de Nantes. *Gazette médicale de Nantes*, 18 mai 1907. — Cité p. 810.

BUSQUET (G.-P.). Étude morphol. d'un cryptogame nouveau trouvé dans une éruption circinée de la main. *Th. de Lyon*, 1890. — Cité p. 551.
— Étude morphologique d'une forme d'Achorion, l'A. Arloini, champignon du favus de la souris. *Ann. de Microg.*, III, 1891. — Cité p. 551.
— De l'origine muridienne du Favus. *Annales de Dermat.*, 1892, p. 916. — Cité p. 551, 728.

BUTTE (L.). Du collodion iodé dans le traitement des teignes. *Annales de Dermat. et de Syph.*, 1892, p. 435. — Cité p. 757.
— *Les teignes, leur traitement.* (In-12, cartonné, 125 pages). Paris, Soc. d'édit. scientif., 1893.

C

CADET DE GASSICOURT. Du traitement de la teigne tondante par l'huile de croton. *Bull. de Thérap.*, 1877, p. 985. — Cité p. 767.

CADIOT. *Bull. Soc. cent. de Méd. vét.*, 1889, p. 423. — Cité p. 491.

CALDERONE. Contributo sperimentale alla biologia del trich. tonsurans e dell' achorion. *Giorn. it. mal. ven. e del. pel.*, 1899, p. 49 et 306. — Cité p. 735.
— Resistenza dell' Achorio Schönleinii ai communi agenti medicamentosi. *Giorn. ital. delle malat. vener. e della pelle*, 1899, p. 49. — Cité p. 728-748.

CAMPANA. Tricofitiasis dermica. *Giorn. ital. del. malat. vener. e della pelle*, 1887, p. 230. — Cité p. 478-479-518.
— Clinica dermosifil. di Genova, 1887-88-89. *Riforma medica*, 28 avril 1888. — Cité p. 479.
— *Tageblatt der Klöner Naturforscher Versammlung*, 1888, p. 260. — Cité p. 531.
— Tigna achorion nella cime e nei bargigli di un pollo. *Clinica dermosifilopatica della R. universita di Roma.* Janv. 1897, p. 233. — Cité 557.

CANTANI (A.). Cas de guérison de favus après friction par le pétrole. *Il Morgagni* av. 1875.

CANTRELL (J. ABOTT). A case of favus of the head and body. *Journ. of cutan. and genito-urin. dis.*, sept., oct. 1894. — Cité p. 521.

CARINI. Sull' istogonesi del pseudo-tubercolo sperimentale. *Lo Sperimentale*, 1891, fasc. V et VI. — Cité p. 740.

CARRÈRE. *Journal des Vétér. du Midi*, 1838, p. 237. — Cité p. 55.

CARRÈRE. *Étude sur le traitement de la teigne tondante.* Résultats obtenus à l'école des teigneux de l'hôpital Saint-Louis. *Th. de Paris*, 22 juillet 1890. — Cité p. 757.

CASTEL (du). Traitement de la trichophytie du cuir chevelu par la chrysarobine. *Soc. de Dermat.* 5 août 1894. — Cité p. 763.

CARUCCIO (M.). Pleomorfismo e pluralismo tricofitico. *Clinica dermosifilopratica della R. universita di Roma*, juil.-oct. 1897, p. 77 et 107. — Cité p. 83-84.

Caruccio (M.). *Bollet. del. R. Acad. di Roma.* A. XXIII, fasc. IV et V, 1896-97 et *Soc. ital. di Dermat. et Sif.*, 1897.

Castellani. Ses travaux sont analysés dans le travail de *P. Courmont* (Voy. ce nom) sur quelques types nouveaux de teignes exotiques. *Arch. de Med. expér.*, 1896, p. 700.

Cazenave (A.). Article « Teignes », du *Dictionnaire de Médecine* en 30 volumes, 1844, 2e édit., vol. XXIX, p. 338. — Cité p. 15, 31.

— Porrigo decalvans et herpes tonsurans. *Annales des maladies de la peau*, Paris, 1843-44. — Cité p. 17, 34.

— *Traité des maladies du cuir chevelu* suivi de conseils hygiéniques sur les soins à donner à la chevelure, par le docteur P.-L. Alphée Cazenave, etc., avec 8 planches en couleurs. Paris Baillière, 1850. — Cité p. 19, 33, 35, 38, 42, 488, 495, 496, 498, 499, 507, 516, 527, 742, 747.

— *Ann. des mal. de la peau*, 14 mai 1851. — Cité p. 532.

— *Pathologie générale des maladies de la peau*, 1868, p. 250-251. — Cité p. 14, 33.

Cedercreutz (A.). Recherches sur un coccus polymorphe, hôte habituel et parasite de la peau humaine. *Laboratoire de la Ville de Paris à l'hôpital Saint-Louis.* Steinheil, édit., 1901. — Cité p. 734.

Celsi (A.-Corn.) de Medicina libri octo. Ex recognitione Joh. Antonidae van der Linden, Lugduni Batav. apud Johannem Elsevirium CICICCLVII, cap. 28, §13, p. 333. Cf. aussi : lib. VI, chap, 2, 3 et 4.

Censi (R.). La onicogrifosi tricofitica. *Giorn. ital. del. malat. vener. e della pelle*, 1898, fasc. 1, p. 5. — Cité p. 457.

Chabert. *Traité de la gale et des dartres des animaux*, 1783. — Cité p. 55.

Chaboux. *Union médic. de la Seine-Inférieure*, 1880, n° 61. — Cité p. 62.

Chandeley. Maladie cutanée de nature douteuse, transmise du bœuf à l'homme. *Gaz. hebd. méd. et chirurg.*, n° 28, t. III, 1856. Reproduit in *Ann. méd. vétér.*, 1856, p. 351. — Cité p. 58.

Charon et Gevaert. D'un nouveau traitement de l'herpès tonsurant. *Journ. de méd. de la Soc. des Sc. méd. de Bruxelles*, 20 novembre 1887. — Cité p. 760.

Charpy. Notes de dermatologie. *Annales de Dermat. et de Syph.*, 1874-75, p. 328. — Cité p. 507.

Chauliac (Guy de). *La grande chirurgie* restituée par Laurens Goubert, etc.... Lyon, 1641, p. 398 et suiv. Bibliothèque de l'hôpital Saint-Louis. — Cité p. 2, 742.

Chausit. Étude clinique sur le sycosis et en particulier du sycosis tuberculeux. *Gaz. hebd.*, juin, juil., 1856.

— *Sycosis ou mentagre.* Paris, Leclerq, 1859.

— Remarques et observations cliniques sur les maladies de la peau dites parasitaires. *Union médicale*, 1863.

Chervin. *Annales de Démographie internationale*, 1880. — Cité p. 480.

Chiapa (G.-B. del). Casi non communi di tigna favosa. *Giorn. ital. del. mal. ven. e della pelle.* Juin 1897. — Cité p. 533.

Chiarugi. Delle malattie cutanee sordide in genere e in specie, *Trattato teorico-pratico.* 2 vol. in-8°. Firenze, 1807. T. II., p. 98 : *Della tigna.*

Chirivino. Un caso non commune di favo generalizzato. *Giorn. ital. del. malat. vener. e della pelle*, 1896, fasc. 2, p. 178. — Cité p. 527-528.

— Granuloma tricofitico Majocchi. *Giorn. internazionale di scienze medic.*, t. XXIX, 1907. — Cité p. 480.

Ciarrocchi (G). La répartition géographique du favus dans la province de Rome *C. R. du IVe Congrès international de Dermat.*, Paris, 1900. — Cité p. 489.

— *Gaz. med. di Roma*, 1890. — Cité p. 760.

Colhoun. *Transactions of the third international Congress of Dermatology.* — Cité p. 95.

Collavitti. *Clinica dermosifil. di Roma*, mai 1896. — Cité p. 85.

Colombini (P.). Nuovo raspatore per la cura delle tricofitie. *Atti della. R. Academia dei Fisiocritici di Siena*, 1896. — Cité p. 757.
— Ueber ein Fall von granuloma trichophyticum Majocchi. *Dermatologische Zeitschrift*, 1902. T. II, p. 641. — Cité p. 479.

Colvis. De l'éruption faveuse. *Th. Paris*, 1860.

Conche. *C.-R. de la Soc. des Sc. méd.*, 1869 et *Ann. de Dermat.*, 1873-74, 235. — Cité p. 538.
— Note pour servir à l'étude du développement du favus et du trichophyton chez les chats. *Mém. Soc. Sc. méd. de Lyon*, 1873, p. 136-138 et *Lyon médica* n° 23.

Cornil et Ranvier. Des affections parasitaires de la peau. *Manuel d'histol. path.* 1876, p. 1217 et suiv.

Costantin. *Les mucédinées simples*, 1889. — Cité p. 589.

Costantin et Sabrazès. Étude morphologique des champignons du Favus. *C.-R. Soc. Biol.*, 13 mai 1893. — Cité p. 554.
— Étude morphologique des champignons du favus. *Soc. de Biol.*, 1893, p. 510 et *Arch. de méd. expér. et d'anat. pathol.*, mai 1893, p. 354. — Cité p. 570, 590.
— Remarques sur le Favus de la poule. *Bulletin de la Société de Mycologie*. Tome IX, 1893, p. 166. — Cité p. 554.

Cottle (Wyndham). Traitement de la teigne tondante. *The Lancet*, 27 mars 1880. — Cité p. 767.

Courmont (J.). Travaux lyonnais sur le Favus circiné épidermique. *Province médic.*, VI, 1892, n° 22.

Courmont (P.). Étude clinique et expérimentale sur quelques types nouveaux de teignes exotiques. *Arch. de méd. expér.*, 1896, n° 6, p. 700.
— De l'inoculabilité à l'animal du Microsporum Audouïni. *Province médic.*, 1896, n° 28, p. 321. *Soc.de Biol.*, 21, p. 601.
— Inoculation à l'homme du Microsporum Audouïni. *C. R. Soc. Biol.*, 13 juin 1896, p. 901. — Cité p. 169.

Couzin. *The Veterinarian*, mai 1872, p. 287. — Cité p. 65.

Cramoisy. Du trichophyton, des affections qu'il détermine sur l'homme et les animaux. *Th. Paris*, 1856. — Cité p. 762.

Czaplewski (E.). *Zur. Trichophytonfrage*. Ve Congrès des Dermat. allem. Gratz, 1895.

D

Dalla Favera. Sur les Trichophytons de la province de Parme. *Annales de Dermat.*, 1909, p. 433. — Cité p. 89, 94, 97, 253, 264, 310, 312, 400.

Danlos. Teigne tondante à petites spores, avec efflorescences cutanées. *Annales de Dermatologie et de Syphiligraphie*, 1902, p. 623. — Cité p. 217.
— Kérion avec trajets fistuleux, sans réaction générale, présenté à la *Soc. de Dermat.*, séance du 20 avril 1903. — Cité p. 86.

Darier (J.). *Soc. de Dermat. et de Syph.*, séance du 9 février 1899. Sur l'alopécie consécutive à l'emploi des rayons X. — Cité p. 771.
— et Hallé. Histologie pathol. du Favus. *Annales de Derm. et Syph.*, fév. 1910. — Cité p. 519.

Dassonville. Voir Matruchot.

De Bary. *Hofmeisters Handbuch der physiologischen Botanik*. Band II, Abth. 1, p. 224.

Deffis. Lettre sur l'herpès et le sycosis. *Monit. des hôpit.*, 1857.

Delafond et Bourguignon. *Traité de la psore de l'homme et des animaux*, 1862, p. 576.

DELAMOTTE et BOGENEZ. Epizootie d'herpès epilans. *Rev. vétér.*, 1886, p. 267. — Cité p. 62.

DEMONS. Du favus et de l'herpès tonsurant chez les animaux ; de leur transmission des animaux à l'homme et réciproquement. *Mém. et Bull. Soc. de méd. et de chir. de Bordeaux*, 1874, et *Bordeaux médical*, 1874, p. 194, 203, 211. — Cité p. 346.

DÉPÉRET-MURET (J.-R). *De la folliculite conglomérée trichophytique*. Th. de Paris, 1892. — Cité p. 54.

Dermatological Society of New York, 226e meeting, 1896. — Cité p. 79.

DERVILLE. Un cas de favus épidermique. *Journ. de la Soc. méd. de Lille*, 15 juillet 1892, p. 40. — Cité p. 493, 533.

DÉSIR DE FORTUNET et J. COURMONT. Étude expérimentale sur un champignon trouvé chez l'homme dans une lésion circinée de la peau qu'il faut considérer comme une lésion favique. *Annales de dermat.*, 1890, p. 238. — Cité p. 446.

DEVERGIE. *Traité pratique des maladies de la peau*. IIe édit., 1857. — Cité p. 2, 5, 33, 34, 40, 41, 44, 50, 163, 247, 426, 440, 495, 743, 747, 755, 756, 759.
— Rapport sur la dartre du cheval. *Bull. de l'Ac. de méd. de Paris*, 1858.
— Art. « Dartres » du *Nouv. Dict. de méd. chir. et hyg. vétérin.*, 1858.

DIDAY et ROLLET. *Annuaire de la Syph. et des Mal. de la peau*. Paris-Lyon, 1858, p. 431. — Cité p. 743.

DIEDER (A.). *Des principaux végétaux parasites de l'homme et des indications thérapeutiques qui ressortent de leur étude*. Th. Paris, 1853.

DIEU. Épidémie d'un régiment de cavalerie. *Gaz. des hôpit.*, 1er av. 1876, p. 307.
— Transmisson of Ringworm from Horse to man. *The Lancet*, 1876, t. II. p. 693.
— Contagion de l'Herpès circiné du cheval à l'homme. *Gaz. des Hôpitaux*, 1876. — Cité p. 61.

DJELALEDDIN-MOUKTAR. Trichophytie de la plante du pied datant de six ans et simulant la syphilis. *Annales de Dermat. et de Syph.*, 1892, p. 301. — Cité p. 447.
— Trichophytie des pieds greffée sur un eczéma. *Annales de Dermat. et de Syph.*, 1892, p. 651. — Cité p. 447.
— Trichophytie des pieds. *Annales de Dermat.*, 1892, p. 855. — Cité p. 447.
— La trichophytie des régions palmaires et plantaires. *Annales de Dermat. et de Syph.*, 1892, p. 894. — Cité p. 447.

DOES (J. VAN). Herpes tonsurans, een microsporie by australien paarden. *Geneeskundig Tijdschrift voor Neerlandsch Indie*. T. XLIV, no 5.

DOUTRELEPONT. *Monats. f. prakt. Dermat.*, 1883, no 4.

DOYON. *Voir* BESNIER.
— Sur la trichophytie peladoïde et la trichoph. tonsurante. *Ann. Dermat. et Syph.*, 1879.

DRAPER. *Observ. de sources faveuses* (Transmission au chat et à l'enfant), 1854, rapportée dans les leçons sur les affections cutanées parasitaires de Bazin, 2e édit., 1862, p. 126, 127). — Cité p. 545.

DREUW. Sur un nouveau parasite des ongles. *Monatshefte für Dermat.*, Bd. 36, 1903. — Cité p. 457.

DUHRING (LOUIS A.). Experience in the treatment of a chronic Ringworm in an institution. *The American Journal medical Sciences*, février 1892, p. 109.

DUBINI. Sulla natura vegetabile della tigna vera o favosa. *Gazz. med. Milano*, 1842, p. 65-68. — Cité p. 12.
— Vespaio del capillezio, in *Giorn. ital. del. malat. ven. e della pelle*, 1866. — Cité p. 52.

DU BOIS (Ch.) *Pathogénie et histologie de la squame dans les teignes tondantes*. Genève. Kundig, édit., 1902, p. 25.
— Communications par lettres. — Cité p. 303, 462, 466, 467.
— Communications de photographies et préparations. — Cité p. 546-47.

DUBREUILH (W.). Deux cas d'onychomycose *Journ. de méd. de Bordeaux*, 23 fév. 1890, p. 322. — Cité p. 452, 453, 456.
— Formes atypiques du Favus. *Journ. des mal. cut. et syph.*, 1890, p. 152. — Cité p. 506, 507.
— Observation de trichophytie palmaire. *Soc. de méd. et de chir. de Bordeaux*, 20 janvier 1891. — Cité p. 447.
— et SABRAZÈS. Sur le champignon du favus. (14e *Congrès de l'Association médicale, italienne* à Sienne. Août 1891. — Cité p. 541.
— et ARNOZAN. De la trichophytie des mains et des ongles *Arch. clin. de Bordeaux*, 1892, n° 1 et 2. — Cité p. 447.
— et SABRAZÈS. Du favus épidermique circiné. *Annales de Dermat. et de Syph.*, 1892, p. 498. — Cité p. 522.
— Alopécies atrophiques. *Annales de Dermat. et de Syph.*, 1893. — Cité p. 515.
— Traitement de l'onychomycose par la pommade au pyrogallol. *Journ. de méd. de Bordeaux*, 28 déc. 1894, p. 569.
— *Annales de Dermat. et de Syph.*, 1894, p. 997. — Cité p. 429.
— De quelques formes rares de la trichophytie du cuir chevelu. *Annales de la policlinique de Bordeaux*, 1895, p. 279. — Cité p. 288, 532.
— et FRÈCHE (D.) (de Bordeaux). *Transactions of the third Congress of Dermatology*. Londres, 1896. — Cité p. 257.
— *Précis de dermatologie*, 1900. — Cité p. 444.

DUCLAUX (E.). *Soc. de Biologie*, 16 janv. 1896.
Ses résultats sont consignés dans la Th. de FEULARD : *Teignes et teigneux*. Paris, 1886, p. 96. — Cité p. 67, 70, 99, 338, 539, 589.

DUCREY et REALE. Contribution à l'étude des trichophyties humaines. *Giorn. ital. d. malat. ven. e della pelle*, XXI, 2, 1995. — Cité p. 252, 264, 303, 399.
— *Réunion de la Soc. ital. de Dermat.*, 1895. — Cité p. 83, 84, 106.
— *Transactions of the third international Congress of Dermatology of London*, 1896, — Cité p. 78, 83, 88.

DUHRING (L.-A.). Experience on the treatment of a chronic Ringworm in an Institution. *The American jour. of medic. Sciences*, fév. 1892, p. 109. — Cité p. 763.

DUHRING (L.-A.) et M.-B. HARTZELL. Ein Fal von papulo-ulcerativer, follicularer, hyphomycetischer Erkrankung der Haut; eine noch nicht beschriebene krankheit. *Monats. f. prakt. Dermat.*, XX, 1899, p. 137.

DUNCAN. *Medical cases and observations, selected from the Records of the Public dispensary at Edinburg.* Third edition, Edinburgh, 1784, p. 205. — Cité p. 6.

E

EBSTEIN (de Prague). — Cité p. 287.

EGINE (Paul d'). PAULI AEGINETAE *opera Lib. III*, cap. 22. — Cité p. 20.

EHLERS. Trichophytie de la plante du pied. *Annales de Dermat. et de Syph.*, 1892, p. 282. — Cité p. 447.

EICHHOFF (P.-J.). Zur Ætiologie der Sklerodermie. *Arch. f. Dermat. u. Syp.*, 1890, n° 6, p. 857. — Cité p. 531.

EIDAM. Beitrag zur Kenntniss der gymnoascus. *Cohn's Beitr.*, III, 1880. — Cité p. 722.

ELSENBERG. Ueber den Favuspilz. *Arch. f. Dermatologie und Syph.*, 1889 et 1890. p. 79. — Cité p. 540.
— Ueber den Favuspilz bei Favus herpeticus. *Arch. für Dermat. und Syph.*, 1890. — Cité p. 541, 740.

EPPLE. *Canstatt's Jahresber. ü. Leistungen in der Thiereheilk.*, 1854. — Cité p. 58.

ERNST. *Arch. f. Thiereheilkunde von der Gesellschaft Schweizerischer Thieraerzte.*, 18?0. Cité par Gerlach. — Cité p. 55.

ESTÈVES (J.). Tratamiento del favus por la resorcina. *Annales de la Assistencia-publica*. Buenos-Ayres, 1891, p. 546. — Cité p. 750.

EVRARD. *Bull. de la Soc. cent. de méd. vétér.*, 1890, p. 309. — Cité p. 62.

F

FABRY (F.). Ueber onychomicosis favosa. *Arch. f. Dermat. und Syph.*, 1890. — Cité p. 531, 532.

— *Arch. f. Dermat. u. Syph.*, 1899. — Cité p. 541.

FARGHAR et Tilbury Fox. *Off. report on Indian skin diseases*, London, 1876 et *Atlas*, pl. LVI, p. 95.

FENGER. *Tidsskrift for veterinairer*, 1865. *Repertorium Thierelheilkunde*, 1866, p. 276. — Cité p. 60.

FERGNANI. *Transactions of the third international Congress of Dermat.* — Cité p. 142.

FERRARI. *Sulla storia naturale dell' achorion.* Florence, 1878.

— Studi di dermatomycologia. *Academia Gioenia*, 23 nov. 1879. — Cité p. 52.

FEULARD. *Teignes et teigneux. Prophylaxie, hygiène publique.* Paris, 1886. — Cité p. 3, 14. 489, 490, 743, 758, 759.

— *Les jeudis de l'hôpital Saint-Louis.* — Cité p. 390.

FINGER. *Soc. viennoise de Dermat.*, 10 mars 1897. — Cité p. 115.

FISCHER (B.). Ueber einen neuen bei Kahmhautpilzen beobachteten Fortpflan zungsmodus. *Ctbl. f. Bakt. u. Paras.*, 1893, p. 653.

FISCHMANN (Mlle S.). Contribution à l'étude du *Trichophyton violaceum* (Thèse de Genève), 1907.

FLEMING (G.). Cas de contagion du Ringworm du cheval à l'homme. *The Veterinarian*, mai 1872, p. 287.

— *The Veterinarian*, 1875. — Cité p. 63, 546.

— *A manual of veterinary sanitary science and police.* Londres, 1875, t. II, p. 464.

FLUGGE. *Fermente und Mikroparasiten.* Leipzig, 1883.

FOLLY (M.). *Soc. Viennoise de Dermat.*, 11 mai 1892.

FOLLY (J.). Beobachtungen über Infectionen mit den Favuspilze. *Arch. f. Dermat. u. Syph.* Ergänzungsheite, 1893, p. 181. — Cité p. 737.

FORLAMINI. Studi sulla anatomia pathologica, la natura del Cherion (Celso) o Vespaio del capillezio (Dubini). *Giorn. ital. del. malat. vener. e della pelle*, 1880. — Cité p. 52.

FORTUNATI. *Opera omnia*, 1786, t. II. — Cité p. 1.

FORTUNET et COURMONT. Étude expérimentale sur un champignon trouvé chez l'homme dans une lésion circinée de la peau qu'il faut considérer comme une lésion favique. *Ann. de Dermat. et de Syph.*, 1890, p. 239.

FOULIS (J.). Traitement de la trichophytie du cuir chevelu. *Brit. med. Journ.*, 14 mars 1885. — Cité p. 761.

FOURNIER (Henri). Étude sur la trichophytie des ongles. *Journ. des mal. cutanées et syphilitiques.* Première série, 1889. — Cité p. 452, 531.

FOUTREIN (L.). Sur une épidémie de trichophytie inguinale. *Th. de Bordeaux*, 1895. — Cité p. 429.

FOX (Tilbury). The true nature and meaning of parasitic diseases of the surface. *The Lancet*, 2 et 9 juillet 1859, p. 5, et 31 septembre 1859, p. 260. Cf. aussi. *Skin diseases of parasitic origin, their nature, and treatment*, 1863. Londres. — Cité p. 45.

— Skin diseases of Parasitic origin, their nature treatment. *Edimbourg médic. Journ.*, av. 1866, p. 875.

FOX (Tilbury). *Brit. medic. Journ.*, 1870. — Cité p. 446.
— Leçon sur le sycosis parasitaire. *The Lancet*, 2 août 1873, p. 412.
— *The Lancet*, 1871, p. 412. Clinical lectures on tinea sycosis. *The Lancet*, 1873. — Cité p. 59. — Rapportée dans les *Annales de Dermatologie*, 1873-74, p. 467. — Cité p. 258.
— So called Eczema marginatum. *Arch. of Dermat.*, 1878, p. 291. — Cité p. 429, 430.

FOX (COLCOTT). *Transactions of the third Congress of Dermatology*, 1896. London. — Cité p. 70, 264, 307, 589, 681.
— et F. R. BLAXALL. An inquiry into the plurality of fungi causing Ringworm in human beings. *British Journal of Dermatology*. Vol. 8, nos 93-96. — Cité p. 77, 78, 79, 81, 82, 83, 88, 110, 111, 112, 145, 149, 151, 155, 156, 268, 271, 272, 332, 399, 584, 680, 662, 686.
— et Frank R. BLAXALL. Notes on two cases of tinea circinata. *British Journal of Dermatology*. Tome X, n° 112 (1896), p. 354. *Cf.* aussi même journal, 1898, p. 37. — Cité p. 105, 217, 229, 253.
— The biology of Ringworm. *Brit. med. Journ.*, II. 1897, p. 867.
— Some remarks on Ringworm with especial reference to the early stage of attack of the hair and the production of pustular inflammation. *Brit. med. Journ.*, 2 déc. 1899. — Cité p. 81, 82, 83, 88, 92, 93, 96, 191, 194, 267, 268.
— *Dermatological Society of London*. Séance du 12 juin 1902, in *Brit. Journal of Dermat.*, 1902, p. 261. — Cité p. 257.
— A further contribution to the study of the Endothrix Trichophyta Flora in London, illustrated by a collection of cultures and photographs. Reprinted from the *Proceedings of the royal Society of medicine*, January, 1909. — Cité p. 83, 303, 312, 317, 452.

FRANÇOIS (d'Anvers). *Soc. belge de Dermat.*, 1907. — Cité p. 142.

FRANK. Favus. *Monats. f. prakt. Dermat.*, Bd. XII, 1891, n° 6. — Cité p. 541.

FRAZER. Remarks on a common Herpetic epizootic affection and on its Alleged Frequent Transmission to the human subject. *Dublin Quarterly Journ.*, 1865, vol. XXXIX.

FRÈCHE (D.). Trichophytie inguinale. *Annales de la Polyclinique de Bordeaux*, mai 1897, p. 453. — Cité p. 430.
— Trichophytie familiale des ongles. *Soc. de méd. et de chir. de Bordeaux*, 4 juin 1897. — Cité p. 452.

FREDERIC (J.). Beitrag zur Frage der Microsporie. *Arch. f. Dermat u. Syph.*, 1902. — Cité p. 142, 347.

FREUND et SCHIFF. *Wiener Dermatologische Gesellschaft*. Séance du 10 mai 1899. — Cité p. 770.

FRIEDBERGER. Herpes tonsurans bei einem Hunde mit Uebertragung an den Menschen. *Archiv. f. Wissensch. u. prakt. Thierheilk*, 1876, p. 369. — Cité p. 60.
— et FROHNER. *Pathologie et thérapeutique spéciale des animaux domestiques*. Édit franç., 1891, p. 593. — Cité p. 60.

FRIEDREICH. Favus bei der Maus. *Echo médical Suisse*, mai 1857. *Virchow's Arch.*, XIII, 1858, p. 287. — Cité p. 545.

FUCHS. *Die krankhaften Veranderungen der Haut*. — Cité p. 7.
— et LANGENBECK. *C. R. de la Polyclinique de Goettingen* dans *Annales Hanovriennes* de Holscher, 1840. — Cité p. 7.

FUENSTUECK. *Bericht ü. das Veterin. im K. Sachsen*, 1863-1864, p. 85. — Cité p. 58.

FURTHMANN (W.) et C.-H. NEEBE. Vier Trichophytonarten. *Monatsh. f. prakt. Dermat.* XIII, 1891, II, p. 477. — Cité p. 70-589.

G

GAETZ (Mlle M.). Étude biologique du Trichophyton verrucosum. *Thèse de Genève*. 1907.

GAILLARD (L.). Un cas de favus généralisé. *Ann. Dermat.*, 1880, p. 97. — Cité p. 527.

GAILLETON. Trichophytie des cils. *Gaz. hebdomadaire*, 1889, p. 398. — Cité p. 64, 444.

GALLIGO. Osservazioni di erpete circinato communicato del cavallo all uomo. *Gazet. med. ital. sard.*, 1858. — Cité p. 58.
— Reproduite dans la *Gazette hebdomadaire*, 1858.

GALLI-VALERIO (B.). Observations sur un Trichophyton du veau et l'Achorion de l'homme, de la poule et de la souris. Schweizer. *Arch. f. Thierheilk*, 1898, p. 105. — Cité p. 89.

GALLOT. *Dissertation sur la teigne*, An XI, 1802, p. 72. — Cité p. 3-4.

GAMBERINI. *Manuele delle malattie cutanee*. Milano 1871.
— et VIEIRA. Note sur la technique de l'emploi des rayons X en dermatologie. *Soc. de Dermat.*, séance du 3 juillet 1902. — Cité p. 772.

GASTOU et NICOLAU. Cas de favus soumis aux rayons X (dépilation et repousse). *Soc. de Dermat.*, 16 juin 1902. *Annales de Dermat. et de Syph.*, 1902, p. 601. — Cité p. 772.
— *Soc. de Dermat.*, du 3 juillet 1902. Suite aux essais de radiothérapie dans les affections pilaires (teignes, sycosis, folliculites) et les tuberculoses cutanées. — Cité p. 771.
— VIEIRA et NICOLAU. *Soc. de Dermat.*, 6 novembre 1902. *Annales de Dermat. et de Syph.*, 1902, p. 1021. — Cité p. 771.

GAUCHER (E.). *Maladies de la peau*, 1909, in *Traité de Brouardel et Gilbert*. — Cité p. 267, 428.

GAYARD. Étude de la trichophytie chronique de la paume des mains et de la plante des pieds. *Thèse de Bordeaux*, 1908-1909.

GEDOELST. *Les champignons parasites*. H. Lamartine, édit., Bruxelles, 1902. — Cité p. 570, 723.

GELLÉ. *Pathologie bovine*. Paris, 1841, t. III, p. 349.

GERBER. Une épidémie trichophytique à Ferney-Voltaire (Ain). *Lyon médical*, 1880.

GERLACH. Die Flechte des rides. *Mag. f. d. gesammte Thierheilk.*, 1857, p. 292, trad. et anal. par VERHEYEN. *Rec. de méd. vétér.*, 1859, p. 81 et 337. — Cité p. 58.
— Flechte des Hundes. Herpès canis (avec planche). *Magaz.*, 1859, p. 244.
— Grind der Hübhner. Tinea (favus, porrigo) galli; Hahnenkammgrind. Tinea cristae galli. *Magazin für Thierheilkunde* von Gurlt und Hertwig. Berlin, 25e année, 1858-59, p. 236. — Cité p. 553.

GERLIER. Une épidémie trichophytique à Ferney-Voltaire. *Lyon médical*, 1880, p. 333-376. — Cité p. 62.

GIBERT. *Traité pratique des maladies spéciales de la peau*, 2e édition, 1840.
— *Traité pratique des maladies de la peau et de la syphilis*, 3e édit., 1860. — Cité p. 3, 6, 19, 20, 39, 50, 150, 488, 768.

GIGARD. Deux points de l'histoire du favus. *Th. de Paris*, 1872, n° 170. — Cité p. 491.
— Sur une épidémie de teigne faveuse sévissant à Nantouin chez les bêtes à cornes et chez les enfants. *Lyon médic.*, 1880, p. 547-550.

GILETTI (Alessandro). *Tricofiliasi primitiva della mucosa boccale*. — Cité p. 461.

GIOVANNINI (Sebastiano). Favo isolato in una gamba. *Giorn. ital. del. malat. vener. e della pelle*, 1880, p. 226.

GIVEN. Clinical and microscopical varieties of Ringworm. *British journal of Dermat.*, sept. 1899, p. 348. — Cité p. 78, 79, 252.

GLASER (F.). Die Mikrosporie und Makrosporie der Kinderköpfe. (Kopftrichophytie der Kinder). *Berliner klin. Wochenschr.*, 1908, n° 45.

GLUGE et D'UKEDEM. *Ann. de méd. vétér.*, 1858, p. 370. — Cité p. 545.

GRAVITZ (G.). Beiträge zur systemat. Botanik der pflanzlichen Parasiten mit experiment. Untersuch. u. d. durch sie bedingten Krankheiten. *Arch. f. path. Anat. und Physiol. und f. klin. Medicin.*, 1877, t. LXX, p. 540. — Cité p. 539.

— Ueber Schimmelvegetationen im tierischem organismus. *Arch. f. pathol. Anat. u. Physiol. u. f. klin. Med.*, 1880, t. LXXXI., p. 355. — Cité p. 539.

— *Die Anpassungstheorie d. Schimmelpilze u. d. Kritik d. Kaiserl. Gesundheitsamtes*, 1881, t. XVIII, p. 657-677. *Semaine médic.*, 15 janvier 1886. — Cité p. 539.

— Ueber die Parasiten des soors, des Favus und Herpes tonsurans. *Wirchow's Arch.*, t. CIII, 2, 1886.

GRAWITZ (P.). Bemerkungen zu der Abhandlung von H. Leslie Roberts « Untersuchungen über Reinculturen des Herpes tonsurans Pilzes. *Monatsh. f. prakt. Dermat.*, IX, 1890, n° 10.

GRECESCO. De l'Achorion Schoenleinii. *Thèse de Paris*, 1868.

GRISOLLE. *Traité élémentaire de Pathologie interne*, 2e édit., Paris, 1846, I, p. 561 et 565. — Cité p. 32.

GROGNIER. *Recherches sur le bétail de la Haute Auvergne*, Paris, 1831, p. 95. — Cité p. 55.

GRUBY. Mémoire sur une végétation qui constitue la vraie teigne, (extrait par l'auteur). *C. R. Acad. des Sc.*, 12 juillet 1841, t. XIII, p. 72. — Cité p. 8.

— Sur les mycodermes qui constituent la teigne faveuse. *C. R. Ac. des Sc.*, t. XIII, p. 309; — et Ueber tinea favosa. *Müllers Archiv. für Anat. und Physiol.*, 1842, p. 22.

— Une espèce de mentagre contagieuse résultant du développement d'un nouveau cryptogame dans la racine des poils de la barbe de l'homme (Mentagrophyte). *Comptes rendus. Acad. des Sciences.* Paris, 1842, t. XV, p. 512. — Cité p. 21 et suiv.

— Sur la nature, le siège et le développement du Porrigo decalvans ou Phyto-alopécie. *Comptes rendus. Acad. des Sciences.* Paris, 1843, t. XVII, p. 301.

— Recherches sur les cryptogames qui constituent la maladie contagieuse du cuir chevelu décrite sous le nom de teigne tondante (MAHON). Herpes tonsurans (CAZENAVE). *Comptes rendus de l'Académie des Sciences* (séance du 1er avril 1840), t. XVIII, p. 583. — Cité p. 27.

GUDDEN. *Beiträge zur Lehre von den durch die Parasiten bedingten Hautkrankheiten.* Stuttgard, 1855.

GUÉGUEN (Fernand). *Les champignons parasites de l'homme et des animaux.* Joanin, éditeur. Paris, 1904. — Cité p. 324, 396, 557, 724, 726, 727.

— Emploi du *Sudan III* comme colorant mycologique seul ou combiné au bleu coton et à l'iode. *Bulletin trimestriel de la Société mycologique de France*, t. XXII, 1906, fasc. III. — Cité p. 588.

GUNSETT (A.). Une petite épidémie de Microsporum Audouïni à Strasbourg. *Arch. f. Derm. u. Syph.*, t. LIX, fasc. I, 1902. — Cité p. 80, 142.

GUYON (sieur de la Nauche). *Le cours de médecine en françois.* Chap. VI. — Cité p. 743.

H

HAAS (A.). Identität von Herpes tonsurans und Pityriasis circinata. *Berlin. klin. Wochensch.*, 1882, p. 259 et *Rev. des Sc. méd.*, XX, p. 224.

HALLIER. *Die pflanzlichen Parasiten des menschlichen Korpers.* Leipzig, 1866.

— *Gährungserscheinungen.* Leipzig, 1867.

HALLIER. *Parasitologische Untersuchungen*. Leipzig, 1868.
— *Phytopathologie*. Leipzig, 1868.
— Die Natur des Favuspilzes und sein Verhältniss zu Penicillum glaucum. *Ienaische Zeitsch.*, II. 2.

HALLOPEAU. 2e jeudi de l'hôpital Saint-Louis. 6 décembre 1888. *Annales de Dermatologie*. 1889. p. 27. — Cité p. 519, 520.
— Sur un cas de trichophytie palpébrale. *Soc. de dermat.* du 4 décembre 1902. *Annales de dermat.*, 1902. p. 1159. — Cité p. 444.
— et FOUQUET. Sur un nouveau cas d'onychomycose. *Soc. de Derm.*, 1er mai 1902. *Annales*. p. 502. — Cité p. 452.

HANNOVER. *Arch. für Anat. und Physiol. von J. Müller*, 1842, 282-95, pl. XV, fig. 7. 8. 9. — Cité p. 12.

HARDY. *Leçons sur les maladies de la peau*, 1858-1859.
— *Leçons sur les affections cutanées dartreuses*, 1862. — Cité p. 33, 427.
— *Leçons sur les maladies de la peau*, 2e partie. 2e édit., 1863.
— Article *Herpès* du *Nouv. dict. de méd. et chirur. pratiques*, 1873, t. XVII, p. 648.
— *Traité pratique et descriptif des maladies de la peau*., Paris, 1886, p. 370. — Cité p. 40, 44. 45. 46, 50. 150, 496.
— Art. *Favus* in *Nouv. dict. de méd. et de chir. prat.*, t. XIV, p. 551.

HARLINGEN (A. VAN). Comment on doit diriger le traitement de la teigne tondante. *Medical News*. 17 et 24 mars 1883, p. 297 et 325. — Cité p. 760, 761.

HARRISON (A.-J.). Further researches on the treatment of tinea tonsurans. *The Brit. med. Journ.*, 2 mars 1889, p. 465. — Cité p. 761.

HARTZELL (M.-B.). Unic case of agminate folliculitis of parasitic origin. *Journ. of cut. and genit. urinar. dis.*, nov. 1895, p. 455. — Cité p. 485.

HAVAS (A.). Herpès tonsurant maculeux. *Soc. roy. des méd. de Buda-Pesth*, 19 mars 1892.

HAYEM. *Voir* MICHELSON.

HAZLEHURST. Eczema marginatum. *Arch. of Dermat.*, janv. 1879, p. 77. — Cité p. 428.

HEBRA. Ueber Herpes tonsurans. *Zeitschrift der K. K. Gesellschaft der Aerzte zu Wien*. 1854, vol. II, p. 473, 490. — Cité p. 66.
— De l'Eczéma marginatum, *Handbuch der speciellen Pathologie und Therapie Virchow*, vol. III, p. 31. Erlangen, 1860, Enke, édit. — Cité p. 425.
— *Traité des maladies de la peau*, t. I. Traduction Doyon, 1869. — Cité p. 50, 421, 424. 425, 427.
— *Archiv. für Dermatologie und Syphili*, 1869, p. 163. — Cité p. 425.
— *Annales de Dermatologie et de Syphiligraphie*, 1869, nos 4 et 5.

HEIM (F.). Sur un cas spontané du Favus chez la Poule. *Soc. de Biol.*, 1894, p. 48.

HENDERSON (G.-S.). *Voir* MALCOLM MONIS.

HÉNON. De la teigne faveuse, considérée spécialement au point de vue du traitement. *Th. de Montpellier*, 1864. — Cité p. 743.

HERING. Flechtengehen vom Rindvieh auf den Menschen und von diesem wieder auf Rindvieh über. Cas de Epple, Dr Fehr, Hintermüller, Köllreuter. *Repertorium der Thierheilkunde*, Stuttgard, 1840, p. 159.

HIS und BLOCH. Die Baseler Trichophytie Epidemie. *Verhandl. der deutsch. dermat. Gesellschaft*. Verlag von J. Springer, Berlin, 1907.

HOFFMANN. Ueber den Favus Pilz. *Botan. Zeitung*, 1867, n° 31.
— *Mykologische Berichte*. Giessen, 1872, p. 130.

HOGG (Jobez). Sur les parasites végétaux de la peau humaine. *British medical Journal*, 1859, p. 241, analysé in *Union médicale*. Paris, 1860, t. V, p. 66 et 203.
— Further observations on the vegetables parasites. *Quarterly Journal and microscopical Science*, janvier 1866. — Cité p. 66.

Holborn. (K). Züchtung der Trichophytienpilze in situ. *Ctbl. f. Bact.*, I, XXXI, 10, 1901.

Horand. Onychomycoses et herpès circiné transmis à un enfant par un chien. *Lyon méd.*, 1872, p. 469.

— Cas de favus communiqué par un chat à une jeune fille âgée de 15 ans. *Mém. Soc. méd. de Lyon.*, 1873, p. 124, 129. — Cité p. 491, 538.

— Favus et herpès tonsurant sur le même sujet. *Lyon médical*, n° 22, 1874, p. 89.

— Herpès tonsurant chez les animaux, inoculation positive. *Lyon médical*, n° 19, 1874.

— Rech. expér. pour servir à l'histoire de l'herpès tonsurant chez les animaux. *Thèse de J. Vincens*, Paris, 1874. — Cité p. 59.

— Discours d'installation à l'Antiquaille. *Annales de Dermat.*, 1875-1876, p. 271. — Cité p. 530.

— *Compte rendu du service chirurgical des enfants traités à l'Antiquaille* de 1869 à 1870.

— Considérations sur les teignes. *Journ. de Méd. vétér. et de Zootechnie*. Lyon, 1876, *Anal.* dans les Arch. vétér. d'Alfort, 1876. — Cité p. 553, 538.

Horing. *Medical Correspondenzblatt des wurtemb. Aerztvereins*, 1846, n° 19. — Cité par Gerlach.

Houlès (de Sorrèze). *Société de méd., chir. et pharm. de Toulouse*, 1845. — Cité p. 56.

Houles. De la dartre de l'espèce bovine et de sa contagion de l'animal à l'homme. *Rev. médic.*, 31 août 1858.

Hugel. Resultate von Untersuchungen angelstellt. an vier Fällen von Mikrosporie und 81 Fällen von Trichophytie. *München med. Wochens.*, 1901, n° 49.

Hurtrel D'Arboval. *Dict. de méd., de chir. et d'hyg. vétér.*, 2e édit., II. 1838, art. *Dartres*.

Hutchins (M.-B.). A case of favus in a negro. *Jour. of cut. and genito-urinary diseases*, sept. 1895, p. 377. — Cité p. 492.

Hutchinson. Clinical report on favus. *Medic. Times and Gazette*, déc. 1859, vol. II.

— De la teinture de Siegesbeckia orientalis dans la trichophytie. *Brit. med. Jour.*, 1887, 1384. — Cité p. 764.

I

Ingianni. Una rarissima forma di achorion, in *Bollet. del Ac. reg. med. de Gênes*, 1900. — Cité p. 543.

J

Jackson (Th. Geo), *Traité pratique des maladies du poil et du cuir chevelu*. New-York, 1887. — Cité p. 747.

Jacquetant (J.-C.). Essai sur le favus. *Thèse de Lyon*, 1847. — Cité p. 491.

Jadassohn. Verhandlungen der deutschen Dermatologischen Gesellschaft; Congress zu Prag. *Arch. f. Dermat. und Syph.*, 1889, p. 77. — Cité p. 540.

Jahn. *Naturgeschichte der Schönleinschen Bimmen Auschläge über Exantheme*, 1840, p. 155. — Cité p. 7.

Jamieson (Allen). Congrès de la Brit. med. Association tenu à Newcastle. Cf. *Brit. med. Journ.*, 20, 1893, p. 470. — Cité p. 252, 267.

Johansen (A.). Kerion Celsi. *Hospitalstidende*, 6 sept. 1893. — Cité p. 64.

Johrenius (A.). *Diss. de mentagra.* In-4°, Franfco. ad Viadrum, 1662. — Cité p. 20.

Joseph (Max). *Soc. berlinoise de Dermatologie* du 3 déc. 1895. — Cité p. 257.

Juhel-Renoy. Art. « Trichophytie » du *Dict. de Dechambre*, t. XVIII. — Cité p. 67.

Jullien, *Annales de Dermat.*, 1876-77, p. 395. — Cité p. 52.

K

KAPOSI. Parasitäre Hautkrankheiten. *Lehrbuch der Hautkrankheiten von Ferd. Hebra und Moritz Kaposi*, 1876, t. II, p. 562.

— Vorstellung eines Falles von Favus universalis. *Anzeiger d. k. k. Gesel'sch. d. Aertze in Wien.*, 1884, 23 oct. et 4 déc.

— *Pathologie et traitement des maladies de la peau.* Traduction (avec notes et additions) d'Ernest BESNIER et Ad. DOYON, 2e édit., 1891, p. 675-676. — Cité p. 425, 426, 510, 511, 520, 530.

— *Wiener Dermatologische Gesellschaft*, 25 mai 1892. — Cité p. 522.

— *Wiener Dermatologische Gesellschaft*, 8 fév. 1899. — Cité p. 426.

KELLOGG. *Monats. f. prakt. Dermat.*, Bd XXV, no 9. — Cité p. 518.

KETTNER. *C. R. Ac. des Sc.*, 1841. — Cité p. 11.

KIENBÖCK. *Soc. viennoise de Dermat.*, 1900, — Cité p. 771.

KLENKE. *Neue physiologische Abhandlungen.* Leipzig, 1842, p. 60. — Cité p. 7.

KLUGE (G.). Untersuchungen über den Favuspilz. *Dermat. Zeitschr.*, III, 1896, p. 141.

KÖBNER (H.). Ueber Sycosis und deren ursächliche Beziehungen zur Mykosis tonsurans. *Virchow's Archiv.*, 1861, Bd 22.

— *Klinische und Experimentelle Mittheilungen aus der Dermatologie und Syphilologie.* Erlangen, 1864, p. 41-28. — Cité p. 67-425.

— und MICHELSON. Ueber parasitare Sycosis. *Arch. f. Dermat.*, I, 1869. — Cité p. 50, 522.

— Expériences relatées par HARDY. Article « Favus » du *Nouveau Dict. de méd. et de chir. prat.* Paris, 1871, p. 547. — Cité p. 522, 538.

KOLLREUTER. *Medic. Correspondenzblatt*, 1836, no 26. — Cité p. 55.

KORTEWEG. (P. C.). Sur le traitement du favus et de la trichophytie du cuir chevelu. *Nederlandsch Tijdschrift voor Geneeskund*, 1904, no 19.

KRAL (F.). Mittheilungen über Hautmicrophyten. *Verhandl. d. deutsch. dermat. Gesell.*, I. Congrès de Prague, 1889, p. 84. — Cité p. 540.

— Ueber den Favuserreger. *Wiener med. Woch.*, 1890, no 34, p. 1441. — Cité p. 540, 591.

— Untersuchungen über Favus. II, Mykologischen Theil. *Arch. f. Dermat. u. Syph. Erganz.* Heft. 1, 1891, p. 79. — Cité p. 101, 458, 591.

— Ueber den Pleomorphismus pathogener Hyphomyceten. *Arch. f. Dermat. u. Syph.*, XXVII, 1894, p. 397. — Cité p. 544.

KRETSCHMAR. *Magazin für Thierheilkunde*, 1871, p. 140. — Cité p. 38.

KRÖSING (R.). Studien über Trichophyton-culturen. *Congrès allemand* de 1895. — Cité p. 590.

— Weitere studien über trichophyton Pilze. *Arch. f. Dermat. ü. Syph.*, 1896, t. XXXV, p. 67-163. — Cité p. 80, 82, 97, 108.

KRZYSTALLOWICZ. *Grzyby chorobworcze wlosor trichophyton, microsporon, favus, Cracovie*, 1906. — Cité p. 78, 89, 142.

— Communication écrite. — Citée p. 303, 507, 510.

KUCHENMEISTER. *Die in und an dem Körper des lebenden Menschen vorkommenden Parasiten.* Leipzig, 1855.

KULISCK. *Sur l'histopathologie des lésions provoquées par l'huile de croton.* — Cité p. 767.

KUNDRAT et KAPOSI. Séance du 17 oct. 1884, de la *Société de médecine de Vienne.*

L

LADREIT DE LACHARRIÈRE. Note sur le traitement de la teigne tonsurante par l'huile de Croton Tiglium. *Bull. gén. de thérap.*, 1876, t. XCI, p. 95. — Cité p. 767.

LAFORE. *Traité des maladies particulières aux grands ruminants*, Paris, 1843, 319.

LAFOSSE. *Traité de pathol. vétér.* Toulouse, 1861, t. II, p. 228.

LAILLER. De la teigne faveuse. Conférence clinique à l'hôpital Saint-Louis. *Annales de Dermat.*, 1875-76, p. 417. — Cité p. 496.

— *Leçons cliniques sur les teignes*, recueillies par LANDOUZY, 1878. — Cité p. 40, 45, 51, 151, 451, 510. 762.

LANCEREAUX, Transmission de l'herpès circiné du chat à l'homme. *Soc. méd. des hôp. de Paris*, 2e série, t. XI, 1874, p. 126.

— et BESNIER. *Soc. médic. des hôpit.*, 1874, p. 33. — Cité p. 60.

— Parasites végétaux. *Traité d'Anat. pathol.*, 1877, t. I, p. 757.

Lancet The. May, 15, 1909, p. 1399. *The Roentgen Rays Treatment of Ringworm* (article très documenté sans signature).

LANG (E.). Ueber eine seltene Form der paras. Sycosis, etc. *Arch. f. Derm. und Syph.*, 1878, p. 78.

— Versuch eine Beurteilung der Schuppenflechte nach ihren klinischen Carackteren. *Viertejahrsschrift für Dermat. und Syph.*, X, 1878. — Cité p. 557.

LANGENBECK (B.). *Stammlicher Bericht über die 18te Versammlung der Gesellschaft deutscher Naturforscher und Aertze zu Erlangen*, septembre 1840, von Leopold und L. Stromeyer, Erlangen, 1841, p. 166. — Cité p. 7.

LARGER. Épid. dans un régiment d'artillerie. *Rev. milit. de méd. et de chir.*, mai 1881.

— Épidémie d'Herpès tonsurant causée par le pansage des chevaux teigneux. *Rev. d'hyg. et de pol. sanit.*, 1881. p. 138. — Cité p. 62.

LAVERGNE. De la transmission de quelques maladies des animaux à l'homme. *Journ. des vétér. du Midi*, 1838, p. 52.

— CARRÈRE, GIROU et SOULÉ. Nouveaux cas de transmission de la gale et des dartres des animaux à l'homme. *Id.*, 1838, p. 52.

LEBERT. Nature et diverses phases d'évolution de la teigne; in *Physiol. pathol.*, t. II, p. 477, 498, 1845. — Cité p. 12.

LEBLANC. Faits de transmission de la teigne du lapin à l'homme. *Rev. vétérin.*, 1869, in *Arch. gén. de méd.*, t. XV, p. 712.

LE CALVÉ et MALHERBE. Sur un trichophyton du cheval à cultures lichénoïdes (Trichophyton minimum). *Arch. de Parasitol.*, II, 2, 1899, p. 218.

— Nouvelles recherches sur le trichophyton minimum. *Ibid.*, II, 4, 1899, p. 489.

— Nouvelles observations de tondante causée par le trichophyton minimum. *Ibid.*, III, I, 1900. — Cité p. 240.

LEFÈVRE (A.). Un nouveau microsporon pathogène pour l'homme. Le microsporon du chat. *Annales du service de Dermatologie, de Syphiligraphie et d'Urologie de l'hôpital Saint-Pierre de Bruxelles*, 1904, n° 1, p. 24. — Cité p. 229, 288, 686.

— La teigne dans l'agglomération bruxelloise. *Journ. de Méd. de Bruxelles*, n° 10, 12 mars 1907. — Cité p. 142, 445.

LEGLUDIC. Favus squameux généralisé. *Bull. de la Soc. de méd. d'Angers*, 1891, 2e sem., p. 69. — Cité p. 527.

LEICK (BRUNO). *D. med. Woch.*, 1897.

LEISERING. *Bericht über das Veterinairwesen im Königreich Sachsen*, 1857, 1858, 1864. — Cité p. 555.

LELEU. *Le docteur Gruby*. Stock., édit., 1908. — Cité p. 8.

LELOIR (H.). Sur une variété nouvelle de périfolliculites suppurées, conglomérées en placards. *Annales de Dermat.*, août 1884, p. 437 et *Progrès médical*, 2 mai 1884. — Cité p. 53.

LEMAISTRE (de Limoges). Transmission de l'Anders du bœuf à l'homme. *Union médic.*, 1858, p. 38. — Cité p. 58.

LENIN. Ueber par. Syc. *Charité-Annalen*, I, 1874, — Cité p. 471.

LESIEUR WEIR. Emploi de l'oléate de cuivre dans 500 cas de maladies parasitaires de la peau. *New York med. Journ.*, 30 août 1884. — Cité p. 760.

LESPIAU. Observations portées à la Soc. méd. des hôpit, par LAILLER. *Gaz. hebd. de méd. et de chir.*, 1876. p. 379. — Cité p. 59.

LESPINASSE (H.). Trichophytie unguéale; érythème trichophytique chronique. *Annales de la policlinique de Bordeaux*, juillet 1889. — Cité p. 453, 454, 531.

— *Étude sur les onychomycoses trichophytique et favique et la pelade unguéale.* Bordeaux, nov. 1899. — Cité p. 452, 453, 456.

LESSER. *Lehrb. d. Haut. u. Geschechlechtskr.*, 7 Aufl, p. 287. — Cité p. 532.

— *Berliner Dermat. Gesellschaft*, 5 juil. 1898. — Cité p. 64.

LETENNEUR. Quelques recherches sur le favus. *Th. de Paris.* 1839. — Cité p. 6.

— *Réflexions sur l'herpès tonsurant.* Nantes, 1852, p. 17. — Cité p. 32, 33, 42, 56.

LÉVEILLÉ. Art. « Mycologie » du *Dict. univ. d'hist. naturelle.* Paris, 1847, t. VIII. — Cité p. 13, 52.

LEVEN (L.). Oleum terebinthinae rectif. bei Dermatomykosen speciell bei Pityriasis versicolor und herpès tonsurans. *Monatshefte für prakt. Dermat.*, 1901, t. XXXII, p. 197. — Cité p. 761.

LEVIN. *Manipulus vocabulorum*, 1570. — Cité p. 15.

LEVISEUR (Fred. J.). The prophylaxis of Ringworm of the scalp. *The New York med. Journal*, 13 juillet 1889, p. 45.

— A case of favus of the nails. *Journ. of cutaneous and genito-urinary diseases*, mai 1898, p. 224. — Cité p. 531.

LEWANDOWSKY (M.) (de Berne). Onychomycose mit bisher nicht kultivierbaren Fadenpilzen. 9e *Congrès de la Soc. derm. allemande.* Berne, 12-14 sept. 1906.

LIVEING (R.). Remarks on bald tinea tonsurans and vegetables parasites. *Brit. med. journ.*, 8 av. 1882. — Cité p. 256.

LOMBARD. *Acad. de méd. de Belg.*, 1852. — Cité p. 745.

LONGUET. De la trichophytie par contagion animale et en particulier chez les cavaliers. *Rec. de mém. de méd. milit.*, 1882, p. 48-75. — Cité p. 62, 86.

LORENZ. *Thèse de Greifswald*, 1897. — Cité p. 533.

LORRY. *Tractatus de morbis cutaneis. De tinea*, art. IV. *De Porrigine.* Voir aussi : cap. III. *De achoribus et favis infantium de herpetibus*; p. 294. — Cité p. 2, 3, 768.

LOWAK. Flechtenausschlag bei Kälbern. *Magaz. für Thierheilk.*, 1853, p. 284.

LOWE (J.). *Botanical transactions.* Edinburgh, 1850.

— On the identity of Achorion Schönleinii and other veg. paras. with Aspergillus glaucus. *Ann. und Mag. Nat. Hist.*, 1857. p. 52. — Cité p. 66.

— On the true nature of parasitic diseases. *The Lancet*, 1859, p. 158.

LUCET. *Bull. de la Soc. centr. de méd. vétér.*, 1890. p. 183. — Cité p. 64.

LUTON. *Bull. de la Soc. méd. de Reims.* octobre 1872. — Cité p. 768.

M

MAC CALL ANDERSON. *On the parasitic affections of the Skin.* Londres, 1861 et 1868.

MAC FADYAN (A.). *Journ. of Path. and Bact.*, vol. III, p. 176, 1895.

— The biology of the Ringworm-organism. *Brit. med. Jour.*, 1894, II, p. 645.

— A Contribution to the Biology of the Ringworm-organism (Trichophyton). *Journ. of Pathol. and Bacter.*, III, 1894-95, p. 176. — Cité p. 731.

MAC LEOD (J.-M.-H.). The X Ray Treatment of Ringworm of the Scalp. *The Lancet*, 15 mai 1909, p. 1373.

— Kerion Celsi. *Dermat. Soc. of London*, 15 mars 1901. — Cité p. 333.

— Trichophytie des oiseaux. *Dermatological Society of London*, 17 avril 1901. — Cité p. 399.

MACORPS. Affection dartreuse épizootique. *Ann. de méd vétér. Bruxelles*, t. VIII, 1859, p. 1. — Cité p. 58.

MAHAUX (Eug.) Rech. sur le trichophyton tonsurant et sur les affections cutanées qu'il détermine; herpès circiné, herpès tonsurant, sycosis, etc. *Thèse d'agrégat. de Bruxelles*, 1869, avec 1 planche, Paris, Delahaye, 1869.

MAHIEUX. Herpès parasitaire ou dermophytique. *Monit. des hôpit.*, 1855, p. 1174.

MAHON jeune. *Recherches sur le siège et la nature des teignes*, in-8° avec 5 planches coloriées, Paris, 1829. — Cité p. 4, 16, 451, 530.

MAJOCCHI (D.). Cherion dei greci et Dieci casi di Kerion Celsi: *Gazetta Medica di Roma*, 1875, n° 5 et Studi anatomo pathologice, *Ibid.*, n° 5, 1877. — Cité p. 52.

— *Saggio di alcune dermatosi parasitarie dell'uomo.* Bologne. 1893. Gamberini Parmeggiani et *Bollet. del. sci. med. di Bologna*, 1894. — Cité p. 79.

— Sopra alcuni cambiamenti morfologici del trichophyton. *Giorn. ital. del. mal. ven. e. della pelle.*

— Sul granuloma tricofitico. *Atti della VIII reunione della Soc. ital. di Derm. e Sifil.*, 17-20 sept. 1906. — Cité p. 480.

— Alcune considerazioni clinico-critiche e ricerche sperimentali intorno al granuloma tricofitico. *Giornal ital. delle mal. vener. e. della pelle*, 1909, fascic. II. — Cité p. 480.

MALASSEZ. Sur l'anatomie du godet favique, in CORNIL et RANVIER. *Histol. Pathol.*, IIIe partie, p. 873. — Cité p. 517.

MALHERBE. Étude clinique sur l'herpès tonsurant, suivie de réflexions sur l'herpès tonsurant, par Letenneur. *Journal de la Sect. de médecine du département de la Loire-Inférieure*, 1851, p. 298. — Cité p. 32, 42, 56.

MALHERBE (H.). Tondantes à petites spores. Généralisation à la peau glabre. *Gazette médicale de Nantes*, 1900. — Cité p. 217.

MALMSTEIN. Son mémoire suédois (1845) a été traduit en allemand par Creplin et publié dans *Arch. für Anat. und Physiol.* von J. Müller, 1848, p. 1. — Cité p. 31, 46.

MANSOUROFF (N.). Un cas de dermatomycose circonscrite de la main : Inosis dermica. *Atlas international des maladies rares de la peau*, 1891, fasc. V, pl. XV, fig. 2. — Cité p. 447.

MARIANELLI (A.). Sulla cura della tigna tonsurante del capillizio con la crisarobina, secondo il metodo del dottor Unna. *Giornale italiono delle malattie veneree e della pelle*, déc. 1890, p. 359. — Cité p. 763.

— Ricerche sperimentali sull' Achorion Schönleinii e sul Trichophyton tonsurans. XIVe Congrès de méd. de Sienne. *Giornal ital. delle mal. vener. e della pelle*, 1891, fasc. 3, p. 335. — Cité p. 79, 728.

— Achorion Schönleinii, morfologia, biologia e clinica. *Tesa di libera Docenza*, 56 pages, brochure. Pisa, Typographie Peraccini, 1892. — Cité p. 530, 542.

MARTIN (Henri-Alex.). Les difficultés du traitement des teignes tondantes. *Th. de Paris.* Steinheil, 1894. — Cité p. 758.

MATRUCHOT (L.). Recherches sur le développement de quelques mucédinées. *Thèse de la Faculté des sciences de Paris*, 21 juin 1892. — Cité p. 724.

MATRUCHOT et DASSONVILLE (Ch.). Sur le champignon de l'herpès (Trichophyton) et les formes voisines et sur la classification des Ascomycètes. *Bull. de la Soc. mycol. de France*, t. XV, fasc. 3e, p. 240. — Cité p. 719, 720.

— *Recherches expérimentales sur l'herpès du cheval; un nouveau trichophyton producteur d'herpès.* Congrès de l'A. F. A. S., Nantes, 11 août 1898. — Cité p. 324, 388, 396.

— Sur un nouveau trichophyton produisant l'herpès du cheval. *C. R. Ac. Sciences*, août 1898. — Cité p. 724.

— Sur la position systématique des trichophytons et des formes voisines dans la classification des champignons. *C. R. Ac. Sc.*, CXXVIII, n° 23, 1895, p. 1411. — Cité p. 589, 718-725, particulièrement 724, 726.

— Sur le Ctenomyces Serratus Eidam comparé aux champignons des teignes. *Bull. de la Soc. mycol. de France*, t. XV, 4e fasc. 1899, p. 305. — Cité p. 591, 724.

MATRUCHOT et DASSONVILLE (Ch.). Recherches expérimentales sur une dermatomycose des poules et sur son parasite. *Rev. génér. de Botan.*, 1899, n° 132, p. 429. — Cité p. 556.
— Sur les affinités des Microsporum. *C. R. Ac. Sc.*, CXXIX, 1900, n° 2, p. 123. — Cité p. 724.
— Sur une forme de reproduction d'ordre élevé chez les trichophytons. *Bull. Soc. mycol. de France*, XVI, 1900, p. 201. — Cité p. 717, 724.
— Eidamella spinosa, dermatophyte produisant des périthèces. *Bull. de la Soc. myc. Fr.*, XVII, 2, 1901, p. 123. — Cité p. 727.
— Sur les teignes de chien. *Bull. Soc. centr. de méd. vétér.*, 1902, p. 50, 71. — Cité p. 595.

MAZZA. Ueber Trichophyton-culturen. *Arch. f. Dermat. u. Syph.*, 1894, 4, p. 591.
— *Bollet. della Poliambulanza di Milano.* 1898. — Cité p. 85.
— Ueber das Granuloma trichophyticum Majocchi. *Arch. für Dermat. und Syph.* 1907, Bd 37, p. 25. — Cité p. 479, 483.

MÉGNIN (P.). *Dermatologie hippique.* Paris, Dumaine, 1868.
— *Précis des mal. de la peau du cheval.* Paris, 1876, p. 19.
— Les teignes des animaux. *Bullet. Société centrale de méd. vétér.*, dans *Recueil de méd. vétér.*, 1878, p. 205 et 331. *Archiv. génér. méd.*, sept. 1878, p. 294. — Cité p. 61.
— *Soc. de Biologie*, 8 nov. 1879. — Cité p. 61.
— Sur les teignes chez les animaux domestiques et leur identité ou leur analogie avec celles de l'homme. *Annales de Dermat. et de Syph.*, 1880, p. 101.
— Teigne faveuse chez la souris, *C. R. Soc. de Biol.*, Paris, 1880, p. 595, 597.
— Communic. à la Soc. de méd. publ., *Revue d'hygiène*, 1881, p. 54. — Cité p. 62.
— *Comptes rendus de la Société de Biologie.* 1881, 1886 et 1890. — Cité p. 553.
— Teigne faveuse à forme lycoperdoïde *C. R. de la Soc. de Biol.*, 1882, p. 252. — Cité p. 538.
— *Comptes-rendus de la Société de Biologie.* 1886, p. 174. — Cité p. 554.
— Différence spécifique entre le champignon de la teigne des poules et celui de la teigne faveuse, démontrée par la culture. *Soc. de biologie*, 15 mars 1890; *C. R.*, p. 151. — Cité p. 385, 554.
— et RAILLET, *Soc. méd. vétér.*, 1881, p. 92, 94. — Cité p. 546.
— Présentation de cultures de champignons de quelques teignes d'animaux domestiques. *Bull. de la Soc. cent. de méd. vétér.*, 1890, p. 185. — Cité p. 69.
— Sur une forme grave de la teigne des Gallinacées, *Soc. Biol.* 1894, p. 547

MENAHEM HODARA. Croissance des cheveux sur des cicatrices faviques par des scarifications et des implantations de parcelles de tiges de cheveux. *Soc. impér. de Méd.*, 25 mars 1898. *Gazette médicale d'Orient*, 1898.

MENDES DA COSTA. *Soc. néerland. de Dermat.*, 13 déc. 1896.
— Trichophytie des ongles. *Vereenig van Nederlandsche Dermatologen*, 1900. — Cité p. 455, 457.
— Microsporie hambourgeoise. *Vereenig van Nederlandsche Dermatologen*, 1900. — Cité p. 142.
— Microsporia capitis, ziekte van Gruby met gladde eind Kolven. *Medisch. Weekblad voor Noord en Zuid. Nederland*, 1903, n° 3. — Cité p. 662.

MERCURIALIS. *Libri duo de morbis cutaneis.* Opera Pauli Picardii, Venise, 1577. — Cité p. 2, 746.

MEWBORN (A. D.). Ringworm and favus. In *Pediatrics*, octob. 1901.
— A case of ringworm of the face and two of the scalps, contracted from a microsporon of the cat..., etc. *New-York medical Journal*, November, 15, 1902. — Cité p. 145, 229, 230, 231.
— Report of a case of Favus of Scrotum, coexisting with Ringworm of the thigh giving identical Trichophyton-like Cultures. *Journal of cutaneous diseases*, janv. 1903, p. 11. — Cité p. 458, 459, 533, 572.

MEYNIER. *C. R. Ac. des Sc.*, 1841. — Cité p. 11.

MIBELLI (V.). Sur la pluralité des Trichophytons. *Ann. de Dermat. et de Syph.* 1895, p. 733. — Cité p. 78, 79, 83, 84, 88, 142, 302, 310, 323, 386.

MIBELLI. Bemerkungen über die Anatomie des Favus. *Monatsh. f. prakt. Dermat.*, XXII, 1895, p. 126.
— Sul fungo del favo. Prima nota preventiva. *Riforma Medica*, VII, 1891, nº 69.
— Ancora sul fungo del favo. *Ibid.*, nº 79. — Cité p. 542.
— Sul favo. Ricerche cliniche, micologiche e istologiche. *Giorn. Ital. del. mal. vener. e della pelle*, 1892, nº 2. — Cité p. 506, 518, 520, 522, 532, 542.
— Tricofizia blefaro-ciliare (blepharitis trichophytica). *Giorn. ital. delle mal. vener. e della pelle*, sept. 1894, p. 383 et *Monats. für prakt. Dermat.*, Bd XIX, 1894. — Cité p. 444.
— Sur la pluralité des Trichophytons. *Annales de Dermatologie et de Syphiligraphie*, 1895, p. 533. — Cité p. 252, 306, 332.
— Di un caso di tigna del Gruby-Sabouraud (Microsporum Audoïni), var. Bodin-Almy. *Giorn. italiano delle malattie veneree e della pelle*, 1897, p. 465. — Cité p. 405.
— *Auto-osservazione di favus corporis*, 1909. — Cité p. 496.

MICHELSON (P.). Uebertragung des Herpes von einem an Herpes und Scabies eidenden Thier auf den Menschen. *Berlin. klin. Wochenschr.*, 1874. — Cité p. 60.
— Transmission à l'homme d'herpès tonsurant par un chat à la fois trichophytique et galeux. *Revue des Sciences médic. de Hayem*, 1875, t. I, p. 198.

MINNE (Ach.). *Le Trichophyton de la vache peut passer sur l'homme.* Travail du service de Dermatologie du Dr Cruyl à l'hôpital de Gand, 1898. — Cité p. 65, 86.
— Les teignes à l'hôpital de Gand. *La Clinique*, 1901, nº 25. — Cité p. 78, 142.
— Sur un nouveau Trichophyton à cultures violettes, dans nos Flandres. *Annales de la Soc. de méd. de Gand*, 1904, 2e fasc., p. 49. — Cité p. 307, 310.

MOLLIÈRE. Teigne faveuse chez un rat. *Lyon médic.*, 1869, II. *Soc. des Sc. méd. de Lyon*, t. IX, p. 162.
— Favus chez la souris. *Mém. Soc. Sc. méd. de Lyon*, 1870, p. 116.
— Transmission de l'herpès tonsurans (?) d'une dame à un chat. *Lyon méd.*, 1873.

MONIQUE. L'acide pyroligneux rectifié dans le traitement de la teigne tondante et de quelques autres affections cutanées. 24 déc. 1883. *Thèse de Paris.* — Cité p. 761.

MONTSERA, de Montpellier. *Congrès français de méd. de Montpellier*, av. 1896. — Cité p. 528.

MORRIS (Sir Malcolm). An extensive case of favus. *The British Journal of Dermat.*, av. 1891, p. 101. — Cité p. 528.
— An easy method of staining the Fungus of Ringworm. *Practitioner*, LV, 1895, nº 2, p. 135. — Cité p. 95.
— Ringworm and the Trichophyton. A paper read at the meeting of the *International Congress of Dermatology in London*, 1896. — Cité p. 252, 401.
— *Ringworm in the Light of Recent Research.* Pathology, Treatment, Prophylaxis. London; With 22 Micro-photographs and a Coloured Plate. 7 s. 6 d. Cassel and Company, Limited, London. — Cité p. 15, 78, 79, 81, 88, 93, 94, 145, 254, 264, 429, 461. 759.
— and G. C. HENDERSON. The cultivation and life history of the Ringworm fungus. Trich. tonsurans. *Royal Micr. Society of London.*, 11 av. 1883. *Journ. of the R. Micr. Soc.*, série II, vol. III, pl. VII, 1883.

MORROW. Remarques sur les teignes à propos d'un cas de favus. *Journal of cutaneous and genito-urinary diseases*, nov. 1886. — Cité p. 747.

MOURRAUD. Cité par Saint-Cyr. *Journ. de méd. de Lyon*, 1860, p. 395. — Cité p. 533.

MUELLER (F.). Ueber eine eigenthumliche, favusähnliche, mit Pilzbildung verbundene Hautkrankheit bei Haushühnen. *Vierteljahrsschrift für wissenschaftliche Veterinairkunde*, XI, Vienne, 1858, p. 57. — Cité p. 553.

MUELLER et RETZIUS. *Arch. für Anat. und Phys. de Müller*, 1842, p. 192, 2ᵉ partie du Mémoire.

MUNNICH. Beitrag zur Kenntniss des Favuspilz. *Arch. f. Hygiene*, 1888, VIII. — Cité p. 532, 540.

MURRAY. *De medendi tineae capitis ratione paralipomena*, 1782. Collect. Faculté : Dissert., t. X, nº 2, p. 178. — Cité p. 6.

N

NEEBE et FURTHMANN. — Voir FURTHMANN.

NEEBE (C.-H.) et UNNA (P.-G.). Die bisher bekannten neuen Achorion. *Monatshefte f. prakt. Dermat.*

— Kritiche Bemerkungen zum Pleomorphimus von Achorionarten, *Ibid.*, 1893, p. 462.

NEISSER. Ueber lichen ruber..., favus.... *Medicinischen Section der Schles. Gesellschaft f. vaterl. Culture gehaltenen Vortrage*, 1890. — Cité p. 498.

— Plato's Versuche über die Herstellung und Verwendung von « Trichophytin ». *Archiv. f. Dermat. u. Syph.*, 1902, t. LX, fasc. 1, p. 63. — Cité p. 735.

NETTLESHIP. *The Veterinarian*, juil. 1870. — Cité p. 58.

NEUMANN (de Vienne). Studien über pflanzliche Parasiten in der Haut des Menschen. *Wien. med. Presse*, nº 40, 1870.

— On a combination of eczema marginatum with onychomicosis and on a parasitic sycosis. *Arch. of Dermat.*, 1874, p. 340. — Cité p. 432, 436.

— *Traité des maladies de la peau.* Trad. Darin, Paris, 1880, p. 538. — Cité p. 37.

— *Wiener dermatologische Gesellschaft*, 22 mai 1901. — Cité p. 432.

— *Lehrbuch der Hautkrankheiten*, 2ᵉ édition. — Cité p. 66.

— *Soc. Viennoise de Dermat.*, 27 mai 1892. — Cité p. 248.

— *Atlas der Hautkrankeiten.* Vienne, 1890. — Cité p. 517.

— Herpès tonsurant des membres et eczéma marginé des membres inférieurs. *Wiener dermatologische Gesellschaft*, 22 mai 1901.

NEUMANN (de Toulouse). *Recueil de méd. vétér.*, 1881, p. 93.

— *Revue vétérinaire*, 1885, p. 280, et *Comptes rendus de la Société de Biologie*, 1886, p. 173 et 216. — Cité p. 554.

— Identité du Favus de l'Homme et du Favus des Poules. *Comptes rendus de la Société de Biologie*, 1886. — Cité p. 761.

— *Traité des maladies parasitaires non microbiennes des animaux domestiques*, 2ᵉ édition. Paris. Asselin et Houzeau, 1892. — Cité p. 59, 62, 63, 538, 545, 589.

NICOLAS (J.) et LACOMME. Dermatomycose des régions glabres causée chez l'homme par le Microsporum canis. *Soc. des sciences vétérinaires de Lyon*, 16 mars 1906, p. 108, et *Annales de Dermatologie et de Syphil.*, 1906, p. 321. — Cité p. 205.

NICOLAU. Étude sur la trichophytie du cuir chevelu en Roumanie (Trichophyton violaceum). *Annales de Dermat. et de Syph.*, nov. 1909, p. 609. — Cité p. 299, 303, 304.

NOBE. Un cas de favus généralisé chez un enfant de 14 ans atteint, outre son favus, d'une artropathie du genou droit. *LXVIᵉ Congrès des médecins et naturalistes de Vienne.* Voir p. 528.

P

PALLIER (Johannès). Les périfolliculites suppurées. *Th. de Paris*, 1889. — Cité p. 54.

PARÉ (Ambroise). *Édit. Malgaigne*, 1840, t. II. — Cité p. 2.

PASINI (A.). *Di una epidemia di Tigna microsporica osservata in Italia.* Milano, 1908.

PATENNE. Rapport de M. le conseiller Patenne. *Bulletin municipal officiel* de Paris) du jeudi 24 décembre 1908, p. 4747. — Cité p. 805.

PAULICKI. *Klin. u. path. Anat. Mittheil. aus d. Hamburgerkrankenh.*, 1869. — Cité p. 532.

PAULY. *Deutsche Zeitschrift f. Thiermed. u. vergl. Pathol.*, IX, 1883, p. 202. — Cité p. 533.

PÉCUS (M.). Une épidémie de trichophytie équine (800 cas), analyse mycologique par le Dr SABOURAUD. *Revue gén. de méd. vétér.*, 15 mai 1909, n° 154. — Cité p. 357, 362.

PELAGATTI (M.). I trichophyton della provincia di Parma. *Giornale italiano delle malat. vener. e della pelle*, 1896, fasc. 6, p. 724. — Cité p. 83, 88, 94, 106, 118, 252, 264, 303, 386.
— Ueber die Morphologie der Trichophytonpilze. *Monats. f. prakt. Dermat.* XXIX, 1899, n° 10, p. 453. — Cité p. 590.

PELLIZARI (C.). Ricerche s. Trich. tons. Milano, mars 1888, IV, p. 17. *C. R. Cong. med. de Paris.* SIREDEY, in *Annales de Dermat. et de Syph.*, 1888, a résumé l'étude de PELLIZARI. — Cité p. 287, 446, 451, 452, 453, 457, 532.
— Del polimorphismo tricofitico ed in particolare di una forma clinica non descritta. *Lo Sperimentale.* Sezione clinica, 11 mai 1895, p. 265. — Cité p. 248, 254.
— Presentazione di casi di onomicosi guariti colla Rontgenterapia. *Archivio di Biologia normale e patologica*, Ann. LX, fasc. VI, nov. et déc. 1906.

PERNET (G.). Trichophytie en folliculite agminée. *Dermatol. Society of London.* 13 février 1901. — Cité p. 86.
— One hundred and thirty cases of Ringworm observed in the skin department of University college hospital. *The Lancet*, 1er oct. 1898. — Cité p. 79, 252.

PERONI (G.). Di un nuovo metodo pratico per curare la tigna favosa. *Giornale della R. Accademia di medicina di Torino*, janv. 1891, p. 33. — Cité p. 750.

PERRIN (de Marseille). Transmissibilité de l'Eczéma séborrhéique inguinal. *Third international Congress of Dermatology*, Transactions, p. 724. — Cité p. 430-431.

PERRONCITO. Trichophyton tonsurans vegetante sopra un ovino. *Ann. del R. Acad. d'Agric. di Torino*, 1872. — Cité p. 59.
— *Note sur le trichophyton tonsurans.* Torino, 1878.

PETERSEN (O.). Ueber die Behandlung des Favus der behaarten Kopfhaut. *Arch. für Dermat. u. Syph.*, 1898, t. XLIV, p. 17. — Cité p. 747.

PETRINI (de Galatz). Ein Fall von ungewöhnlichen Favus. *Arch. f. Dermatol. u. Syph.*, 1898, t. XLIV, p. 39. — Cité p. 493.

PEYRITSCH. Beitrag zur Kenntniss des Favus. *Medizinische Jahrbücher.* Wien, 1869, t. XVII, p. 61, et *Arch. f. Derm. u. Syph.*, 1869, p. 597.

PHOTINOS (Geo.-T.). *Contribution à l'étude et au traitement des affections cutanées et ganglionnaires de la région inguino-crurale*, 1906, p. 51, Maloine. — Cité p. 432.

PICK. Untersuchungen über die pflanzlichen Hautparasiten. *Schriften d. k. k. zool. bot. Gesell.* Wien, 1865.
— Das Eczema marginatum. *Archiv für Dermatologie und Syphil.*, 1869, p. 61.
— Eine Studie über die Natur und das Wesen dieser Krankheit. Cf. *Annales de Dermat.*, 1869, p. 327. — Cité p. 425.
— *Der augenblickliche Stand der Dermatomycosenlehre.* IVe Congrès des Dermatologistes allemands. — Cité p. 82.
— Ueber Favus. *Prager med. Wochenschrift*, 1887. — Cité p. 540.
— Untersuchungen über Favus. I. Klinischen und experimenteller Theil. Ergänzungshefte n° 1 zum *Archiv. f. Dermat. und Syph.*, 1891, p. 57. — Cité p. 541.

PIESCHEL et VOIGTLAENDER. Bericht über d. *Veterinärwesen im K. Sachsen*, I, 1857, p. 23. — Cité p. 545.

PIGNOT (M.). *Étude clinique des teignes. Hygiène publique, prophylaxie des teignes tondantes à Paris et dans sa banlieue.* Paris, Steinheil. 1900. — Cité p. 135.

PINCUS. Ueber Alopecia areata und Herpes tonsurans. *Deutsche Klinik*, 1869, nos 1. 2, 14, 15, 18. — Cité p. 37.

PINI (G.). Granuloma trichophyticum Majocchi. *Giornale ital. del malat. vener. e della pelle*, 1897, fasc. VI, p. 710. — Cité p. 479, 483.

PIROGOFF. *Pommade contre le favus.* — Cité p. 750.

PLATO (J.). et GUTH (H.). Ueber den Nachweis feinerer Wachsthumsvorgänge in Trichophyton und anderen Fadenpilzen mittels Neutralroth. *Zeitschrift für Hygiene und Infectionskrankheiten.* Leipzig. Bd 38, 1901. — Cité p. 587.

PLAUT (H.-C.). Beitrag zur Favus frage. *Ctbl. f. Bakt. u. Paras.*, XI, 1892, no 12, p. 357. — Cité p. 542, 590.

— Gibt es in Hamburg eine Microsporie? *Monats. f. prakt. Dermat.*, Bd XXXI. 1900, p. 461. — Cité p. 142.

— Demonstration einiger Trichophytonculturen. *München med. Wochen.*, 10 Juli 1900.

— Hyphenpilze oder Eumizeten. *Handbuch von Kolle und Wassermann*, 1901.

— Dermatomykosen im *Handbuch der Hautkrankheiten herausgeg. von Mraeck.* Bd IV, H. II, p. 1.

— Züchtung der Trichophytiepilze in situ. *Centralblatt f. Bakteriologie*, 1902, XXXI, p. 213. — Cité p. 102.

— Beitrag zur systematischen Stellung der Dermatomykosenerger. *Monatshefte für praktische Dermatologie*, 1904, p. 175. — Cité p. 713.

— Favushänliche oder Kerionpilze. *Handbuch pathologischen Microorganismen de Kolle et Wassermann*, t. I, p. 633-642. — Cité p. 399.

— *Monatsh. f. Dermat.*, t. XXXI, p. 461. — Cité p. 80.

PLINE LE JEUNE. Plinii secundi *Natur. historiæ* libri XXXVII, Venise, 1569. In-fol. Lib. XXIV. — Cité p. 20.

PLUMBE (Samuel). *A practical treatise of the diseases of the skin*, 1824, IVe édition, 1837, Londres. — Cité p. 15.

POLLITZER. Eine Serie von Kulturen des Microsporone und des grossporigen Trichophyton. *Trans. am. Dermat. Ass.*, 1900. New-York.

PONCET. Favus transmis par des souris. *Mém. Soc. Sciences méd. de Lyon*, 1877, p. 64.

PURDON. The treatment of favus. *Arch. of Dermat.*, New-York, 1881, p. 158. — Cité p. 767.

Q

QUINCKE (H.). Ueber Favus. *Tageblatt. der 58. Versammlung Deutschen Naturforscher und Aerzte*, 1885, p. 417. — Cité p. 540.

— Ueber Favuspilze. *Arch. f. experim. Pathol. und Pharmac.*, XXII, p. 62, 1886, — Cité p. 540.

— Ueber Favus. *Monatsh f. prakt. Derm.*, no 22, Bd VI, 1887. — Cité p. 540.

— Ueber Herpes tonsurans. *Monatsh. f. prakt. Dermat.*, VI, 1887, no 22.

— Zur Favusfrage. *Arch. f. Dermat. und Syph.*, Band XXXI, p. 65.

— Doppelinfection mit Favus vulgaris und Favus herpeticus *Monatsh. f. prakt. Derm.*, no 2, Bd VIII, 1889. — Cité p. 540.

QUINQUAUD. *Soc. franç. de Dermat. et de Syph.*, 1892. Séance du 22 avril. — Cité p. 542.

QUINQUAUD et BUTTE. *Soc. de Dermat.* du 2 avril 1891. — Cité p. 757.

R

RADEMACHER. Wahrscheinliche Uebertragung der Raudekrankheit vom Rindvieh auf Menschen. *Veter. Sanit. Ber. d. k. Regierung zu Coblenz pro Istes quantal* 1842. *Magazin für die gesammte Thierheilkunde*, 1844, p. 112. — Cité p. 56.

RAILLET. De la teigne tonsurante chez les animaux. *Ann. de Dermat. et Syph.* Paris, 1880, p. 252. — Cité p. 57, 65, 725.

RAYER. *Traité théorique et pratique des maladies de la peau, fondé sur de nouvelles recherches d'anatomie et de physiologie pathologiques*, Paris, 1826-27, 2 vol. avec atlas. IIe édition, entièrement refondue, 1835, 3 vol. avec un atlas de 26 planches, contenant 400 figures gravées et coloriées, par P. RAYER. 2e Édit., 1835. Tome Ier. — Cité p. 5, 13, 17, 20, 446.

RAYNAL. Dartre tonsurante du cheval et du bœuf contagieuse de ces animaux à l'homme. *Mém. de l'Ac. de Méd.* Paris, 1858, t. XVII, p. 403.

REALE (A.). Intorno al « Nuovo metodo pratico per curare la tigna favosa » proposto dal D. G. Peroni di Torino. *La Riforma medica*, 11 janvier 1893, p. 87. — Cité p. 750.

— Sul pluralismo e pleomorfismo trichophytico. *Studio critico, clinico e sperimentale*, in-8°. Napoli, 1901. — Cité p. 85, 88, 253.

RECORDON. Cité par MÉGNIN. *Soc. cent. de méd. vét.* Recueil 1878, p. 832. — Cité p. 538.

REMAK. *Medicinische Zeitung herausgegeben von dem Vereine für Heilkunde in Preussen*, Berlin, 1840, n° 16, p. 73, 74, analysé dans *Repertorium für Anat. und Physiol.* de Valentin, 1841, t. VI, p. 58. — Cité p. 7.

— *Diagnostiche und pathogenische Untersuchungen. Muscardine und Favus. Porrigo lupinosa*, Berlin, 1845, VII, p. 193, 215. — Cité p. 12.

REMY (Th.). Le *Progrès médical* du 20 novembre 1875. — Cité p. 516.

— Recherches sur l'anat. microsc. du Favus. *Soc. anat. de Paris*, 1875, p. 379.

RENAULT (J.). In CORNIL et RANVIER. *Manuel d'histologie pathologique*, IIIe partie, p. 1219. — Cité p. 515.

RENIGER (Mlle M.). *Contribution à l'étude du Trichophyton gypseum; description d'une de ses variétés.* Th. de Genève, 1907.

REQUIN. *Éléments de pathologie médicale.* Paris, 1852, t. III, p. 156 et suivantes. — Cité p. 31.

REYNAL. Dartre tonsurante contagieuse. *Bull. Acad. Médecine*, 1857, p. 963 et 1858, p. 224.

— Article « Dartres » du *Nouveau Diction. vétér. de Bouley et Reynal*, 1858.

— Dartre tonsurante. *Nouveau Dict. de méd. de chir. et d'hyg. vétérin.*, IV, Paris, 1858.

RICHARD. Traitement de la teigne faveuse à l'hôpital extérieur de Berne. *Écho médical.* Neufchâtel, 1859, n° 10. — Cité p. 743.

RINDFLEISCH. Area Celsi. *Arch. für Dermat. und Syph.*, 1869, p. 483. — Cité p. 37.

RIVOLTA (S.). *Dei parasiti vegetali.* Torino, 1873.

RIVOLTA et DELPRATO. *Ornitojatria.* Pisa, 1891, p. 491. — Cité p. 556.

ROBERTS (H. Leslie). *Brit. med. Journ.*, 1889, 7 janvier.

— Untersuchungen über Reinculturen des Herpes tonsurans Pilze. *Monatsh. f. prakt. Dermat.*, IX, 1889, n° 8.

— Introduction to the study of the mould-fungi parasitic to man. *Thèse Liverpool.* 1893, T. Dobb et Cie.

— The botany of trichophyton. *Annual meeting of the Brit. Med. Assoc.* Newcastle, 1893.

— The present position of the question of vegetable hair parasits. *The Brit. med. Journ.*, 22, 29 sept. 1894, t. II, p. 685. — Cité p. 252.

— *Transactions of the third international Congress of Dermatology.* London, 1896. — Cité p. 90.

— Experimental note on the ferments of the Ringworm fungi. *British medical Journal*, 7 janvier 1899, p. 13. — Cité p. 731.

ROBIN (Ch.). *Histoire naturelle des végétaux parasites qui croissent sur l'homme et sur les animaux vivants* (Atlas de 15 planches), 1853. — Cité p. 13, 14, 32, 510.

Robin (Ch.). Article « Achorion », in *Dict. encycl. des sciences médicales*, 1864, t. I, p. 527. — Cité p. 510.

Robinson. 624ᵉ *Reg. Meeting of the New York Dermat. Soc.*, 1893. — Cité p. 461.

Rodet. *C. R. de la Soc. des Sc. méd. de Lyon*, 1873. — Cité p. 546.

Röll. *Manuel de Pathol. et Therap. des animaux domestiques.* Traduit par Derache et Wehenkel. Paris et Bruxelles, 1869, t. I, p. 64 et t. II, p. 285.

Rollet. Des agents contagieux des maladies de la peau. *Gaz. médic. de Lyon*, 1855.

Rosenbach (F. J.). Ueber die tiefen und eiternden Trichophyton Erkrankungen und deren Krankheitserreger. *Monatsh f. prakt. Dermat.*, XXIII, 1896, p. 169. — Cité p. 82.

— Ueber die Krankheitserreger der tieferen und eiternden Trichophytonerkrankungen. *Wiener Med. Woch.*, 1896, n° 33, p. 1449.

— *Transactions of the Third Congress of Dermatology.* London, 1897, — Cité p. 102.

Rosenberg (M.). Zur Verhütung der parasitären Sycosis. *Aerztl. Mitth. aus u. für Baden.* XLV, 1891, n° 14.

Roser. Du Favus. *Philad. Med. and Surg. Reporter*, oct. 1873.

Rossi (A.). La tigna favosa della facia. *La Riforma medica*, 13 oct. 1891, p. 87. — Cité p. 533.

Rouquayrol (E.). Prophylaxie et traitement de la teigne tondante. *Th. de Paris*, 1879. — Cité p. 767.

Roux (F.). *Herpès tropicaux.*

Rubens-Duval. *Notes (inédites) concernant l'histologie des teignes tondantes.* — Cité p. 475-478.

Rueffert. *Canstatt's Jahresber. ü. Leistungen der Thierheilk.*, 1856. — Cité p. 58.

S

Saafeld (Ed.) Eine langdauernde Epidemie von Dermatomycosis tonsurans in Berlin. *Aus d. Polikl. f. Hautkrankh. u. Syph. d. H. Prof. D. H. Köbner in Berlin.* Separ. Abdr. in *Berlin klin. Wochensch.*, 1886, n° 39. — Cité p. 728.

— *Soc. berlin. de Dermat.* Séance du 2 juin 1891. — Cité p. 54.

Sabouraud. Contribution à l'étude de la trichophytie humaine. Étude clinique, histologique et bactériologique sur la pluralité des trichophytons de l'homme. Communications à la Société de Dermatologie, 10 nov. 1892, in extenso dans *Annales de Dermatologie et de Syphiligraphie*, 30 nov. 1892. — Cité p. 71, 302, 555.

— *Sur la trichophytie humaine.* Communication à l'Académie des Sciences. *C. R.* du 30 déc. 1892.

— Contribution à l'étude de la trichophytie humaine. Les trichophytons à grosses spores. *Annales de Dermatologie*, février 1893, t. IV, p. 116. — Cité p. 71, 73, 322, 343, 555.

— Note sur l'hypothèse d'une existence saprophyte des trichophytons. *Annales de Dermatologie*, avril 1893, t. IV, p. 561. — Cité p. 74, 727.

— Contribution à l'étude de la trichophytie humaine. IIIᵉ mémoire. Étude synthétique de la trichophytie à grosses spores. Les trichophytons animaux sur l'homme : trichophyties pilaires de la barbe. *Annales de Dermat. et de Syph.*, juillet 1893, p. 814, 2 planches. — Cité p. 75, 263, 273, 323, 379, 380, 382.

— Étude des trichophyties à dermite profonde, spécialement de la folliculite agminée de l'homme et de son origine animale. *Annales de l'Institut Pasteur*, 15 juin 1893, 2 planches. — Cité p. 51, 74, 273, 343, 726.

— Note sur trois points de l'histoire micrographique des trichophytons. *Annales de Dermat.*, novembre 1893, t. V, p. 37. — Cité p. 75.

— Rapport sur la trichophytie présenté à la Soc. de Dermat. et de Syph. *Annales de Dermatologie et de Syphiligraphie*, 1894, p. 982. — Cité p. 103.

SABOURAUD. Sur une mycose innominée de l'homme. La teigne tondante spéciale de Grüby (Microsporum Audouïni). *Annales de l'Institut Pasteur*, 25 février 1894. — Cité p. 75, 147, 151, 163, 164, 166 et suiv. 192, 194, 200, 659, 662, 755.

— Trichophytie d'origine aviaire. Présentation d'une tête de poule trichophytique et des cultures qui en sont issues. *Annales de Dermatologie et de Syphiligraphie*, 1894, p. 807. — Cité p. 555.

— *Les trichophyties humaines*. 1 vol. 230 pages avec atlas photographique de 127 figures originales. Rueff, éditeur. 1894. — Cité p. 54, p. 70 et suiv. p. 81, 86, 105, 106 et suiv. 111, 157, 165, 204, 225, 249, 250, 251, 254, 259, 260, 262, 265, 266, 271, 272, 275, 282, 284, 289, 295, 296, 311, 314, 323, 326, 336, 338, 345, 346, 349, 351, 371, 389, 605, 625, 645, 645.

— *Diagnostic et traitement de la pelade et des teignes de l'enfant*. Paris. 1895. — Cité p. 149, 192, 200, 284, 302.

— Observations sur le mémoire de M. Mibelli, concernant la pluralité des trichophytons. *Annales de Dermatologie*, 1895, p. 757.

— Traitement de l'onychomycose trichophytique. *Soc. de Dermat. et de Syph.*, 9 janvier 1896. — Cité p. 768.

— Ringworm and The Trichophytons. *Third international Congress of Dermatology*. Londres, 1896. *Transactions*, p. 509. — Cité p. 200.

— La question des teignes au Congrès de Londres. Revue critique. *Annales de Dermat. et de Syph.*, 1896. — Cité p. 80, 85, 89, 110.

— Ueber Trichophytiasis und Herpes tonsurans hervorgerufen durch das mikrosporon Gruby. *Monatshefte für prakt. Dermat.* B^d XXIII, 1896.

— Art. « Pelade et teignes » du *Traité de thérapeutique appliquée de Robin*. 1897.

— Art. « Dermatophytes ». *Pratique dermatologique*, tome I, 1900, p. 765-777. — Cité p. 119, 177, 187, 544, 696, 705.

— Article « Favus ». *Pratique dermatologique*, t. II. — Cité p. 79.

— Sur l'histologie des teignes. *Annales de Dermat. et de Syphiligraphie*. 1902, p. 1139. — Cité p. 462.

— The histogenesis of scales and crust. *The journal of cutaneous diseases*. New-York, feb. 1903, XXI, n° 245, p. 61-72. — Cité p. 462.

— Art. « Trichophyties ». *Pratique Dermatologique*, tome IV. 1905, p. 497. — Cité p. 432.

— Teignes tondantes. Teigne faveuse. *Traité des maladies de l'enfance*, tome IV, 2e édition, Grancher et Comby. 1904.

— *Les maladies desquamatives*: Pityriasis et alopécies pelliculaires. Masson, 1904. — Cité p. 1.462, 471.

— *Dermatologie topographique*, 1905. — Cité p. 420.

— The radio-therapeutics of Ringworm at the municipal Laboratory of the city of Paris at the Hospital of Saint-Louis. *The British Journal of Dermatology*. June, 1906.

— Nouvelles recherches sur les Microsporums. *Annales de Dermat. et de Syph.*, 1907, fév., mars, avril, mai. — Cité p. 78, 81, 169, 171, 205.

— Rontgen behandling ved Trikofyti. *Hospitalstidende*, 1907, 25 décembre, p. 1400.

— L'eczéma marginatum de Hebra et son parasite. *Arch. de méd. expérimentale*. sept. et nov. 1907. — Cité p. 656, 658.

— Sur le Trichophyton acuminatum et le Trichophyton cratériforme. *Arch. de Parasitologie*, 1908, n° 1. — Cité p. 595, 600.

— Identification du Microsporum lanosum (Sabouraud, 1907) au Microsporum caninum (Bodin et Almy, 1897). *Annales de Dermatol. et de Syph.*, 1908, p. 153. — Cité p. 205.

— Milieux de cultures des champignons dermatophytes. Technique de fabrication des géloses sucrées dites milieux d'épreuve. *Annales de Dermatologie*, 1908, p. 93.

— Le Trichophyton de la Poule (Trichophyton rosaceum) et la maladie humaine qu'il détermine. *Archives de Médecine expérimentale et d'Anatomie pathologique*, n° 3, mai 1909, page 274. — Cité p. 379, 386, 555.

— Sur le Trichophyton à culture acuminée et le Trichophyton à culture cratériforme. *Arch. de Parasit.*, 1908, t. XII. — Cité p. 274-294.

SABOURAUD. Sur le pléomorphisme des cultures de Dermatophytes et le moyen de l'empêcher. *Arch. de parasit.*, 1908, t. XII. p. 33. — Cité p. 85, 120, 126, 276.
— Sur les trichophytons animaux observés chez l'homme. *Congrès de la Brit. med. Association à Sheffield*. 1908.
— Les Trichophytons faviformes. *Annales de Dermat. et de Syph.*, 1908. — Cité p. 247.

SABOURAUD et NOIRÉ (H.). Les teignes cryptogamiques et les rayons X. *Annales de l'Institut Pasteur*, t. XVIII, janvier 1904, p. 7. — Cité p. 772.
— Sur la radiothérapie des teignes. *Annales de Dermat.*, 7 juillet 1904, p. 577. — Cité p. 781.
— Traitement des teignes tondantes par les rayons X à l'école Lailler (Hôpital Saint-Louis). *La Presse médicale*, n° 104, 28 décembre 1904.

SABOURAUD, PIGNOT et NOIRÉ. La radiothérapie des teignes à l'école Lailler en 1904. *Annales de Dermatologie et de Syphiligraphie*, janv. 1905, p. 80.

SABOURAUD, SUIS et SUFFRAN. Fréquence du Microsporum caninum chez le chien et chez l'homme. *Annales de Dermat.*, 1908. — Cité p. 206.
— La crête blanche, favus de la poule et son parasite. *Revue vétérinaire de Toulouse*, oct., nov. 1909. — Cité p. 561 et suiv., 708, 709. 710.

SABRAZÈS (J.). Favus de l'homme, de la poule et du chien. *Annales de Dermat. et de Syph.*, 1893, p. 340. — Cité p. 458.
— *Sur le favus de l'homme, de la poule et du chien.* Paris, Steinheil, édit., 1893. p. 67-68. — Cité p. 99, 458, 520, 544, 554, 569, 590.
— Pseudo-tuberculoses faviques expérimentales. *Soc. franc. de Dermat.*, 7 avril 1895. — Cité p. 529, 539, 740.
— Vitalité des spores du godet favique. *Semaine médicale*, XV, 1895. p. 382; *Bull. méd.*, IX, 1895, p. 911. — Cité p. 728.

SABRAZÈS et BRENGUES. *Société d'anatomie et de physiologie de Bordeaux*. Séance du 14 mars 1898, p. 80. — Cité p. 458, 459.
— Trichophytie profonde de la barbe. Étude historique, clinique et anatomo-pathologique. *Actes de la Société linnéenne de Bordeaux*, tome LIII. — Cité p. 458, 459, 484, 571.
— Production de godets faviques par l'inoculation à l'homme et à la souris d'un trichophyton pyogène. *C. R. de l'Ac. des Sciences*. Paris, 18 avril 1898, tome CXXVI, p. 1160. — Cité p. 459, 461.
— Voir DUBREUILH.
— Voir COSTANTIN.

SAINT-CYR. Teigne faveuse chez les animaux. *Ann. Soc. méd. de Lyon*, 1867, p. 290.
— Étude sur la teigne faveuse chez les animaux domestiques. *Ann. Dermat. Syph.*, 1868, p. 257, 284.
— Recherches expérimentales sur la transmission de la teigne de l'homme aux animaux et réciproquement. *Comptes rendus de l'Ac. des Sc.*, Paris, 1868-69.
— De la teigne faveuse du chien et du chat. *Jour. de méd. vétér. de Lyon*, 1868, p. 5; *Ibid.* 1869, p. 395.
— Étude sur la teigne faveuse chez les animaux domestiques. *Recueil de méd. vétér. prat.*, 1869, p. 641. — Cité p. 491.

SANTLUS. Psoriasis vitulina. *Deutsche Klinik*, 1856. — Cité p. 58.

SCHARFF (P.). Ein Impfung des Trichophyton auf den Menschen. *Monatsh. f. prakt. Dermat.*, X, n° 12, p. 536.
— Sur le sycosis. *Monats. f. prakt. Dermat.*, n° 10, 1890. — Cité p. 54.

SCHEERENBERG. *Virchows Arch. für path. Anat.*, XLVI, p. 4. — Cité p. 57.

SCHIFF. *Soc. Viennoise de Dermat.*, 1900. — Cité p. 771.

SCHINDLER (Carl), de Berlin. Du traitement des maladies des ongles. *Deutsche medizin. Wochenschrift*, 1908, n° 21; *La médecine scientifique*, 2e série, n° 99. mars 1909, p. 36.

SCHLEISSNER (F.). Favus bei Neugeborenen. *Arch. f. Derm. u. Syph.*, 1900, t. LIV, p. 105. — Cité p. 525.

SCHLEN (V.). Ergebnisse der bakteriologischen Untersuchung bei der Chrysarobinbehandlung der Trichophytie (Herpes tonsurans). *Monatshefte f. prak. Dermat.*, 1889, n° 12. — Cité p. 763.

SCHILLING. *Copendio clinico delle malattie cutanee et rendi conto statistico di quelle anat. nell' ospedale di S. Gallicano nell anno* 1876. Roma, 1877. — Cité p. 52.

SCHOLTZ (W.). Sur le champignon du favus et une petite épidémie de favus. *Festschrift zu Ehren von Moritz Kaposi.* Wien. und Leipzig, Wilh. Braumuller, édit., 1900. — Cité p. 533.

SCHÖNLEIN. Zur Pathogenie der Impetigines von Prof. SCHÖNLEIN in Zurich. Pl. III, fig. 5. *Arch. für Anat. und Physiol. von J. Mueller*, *Berlin*, 1839, p. 82. — Cité p. 7.

SCHRADER. *Arch. f. pathol. Anat.*, XVI, 1858.

— Ueber ein Mausfavus. *Virchow's Arch.*, XV, 1858, p. 382. — Cité p. 545.

SCHROTER. *in Cohn : Kryptogamen Flora von Schlesien*, t. III, p. 202. — Cité p. 721.

SCHULTZ. Ueber das Eindrigen von Pilzsporen, etc. Der Hühnergrind, Tinea galli. *Mittheilungen aus dem Kaiserlichen Gesundheitsamte.* Berlin, 1884, p. 208. — Cité p. 553.

SCHUSTER. Ueber Favusbehandlung. *Monatshefte f. prakt. Dermat.*, 1889, t. IX, n° 1. — Cité p. 753.

SCHWENGERS. *Monats. f. prakt. Dermat.*, Band XI, n°4, 1891. — Cité p. 728.

SCHWENINGER et BAZZI. *Charité Annalen*, 1890. — Cité p. 517.

SCHWENTER-TRACHSLER (Mme). *Monatsch. f. Dermat.*, t. XXVI, p. 273.

SEHLEN. *Monats. f. prak. Dermat.*, n° 12, 1889. — Cité p. 728.

SELLMANN (W.). Ein Fall von Acarustaüde, combinirt mit Herpes tonsurans beim Hunde. *Monatsh. f. prakt. Thierheilk.*, VIII, 1896, p. 357.

SEMPÉ, Des maladies de la peau dans lesquelles on observe des parasites végétaux. *Th. doct.*, Paris, 1862.

SEYNES (J. de). Études sur le parasitisme. *Ann. de Dermat.*, 1899, p. 65.

SHAVINO. Lésions expérimentales histologiques, obtenues avec la culture du Trichophyton tonsurans. XIII° Congrès internat. de méd. Paris, 1000. *C. R.*, *Sect. de Dermat. et de Syph.*, p. 435. — Cité p. 206, 740.

SHERWELL (S.). Cases of favus contagion from the lower animals. *The American veterinary Review*, nov. 1892. — Cité p. 492.

SHOEMAKER (J. V.). Du traitement des maladies cutanées causées par les parasites végétaux. *Journ. of cut. and vener. diseases*, juillet-août, 1884. — Cité p. 744, 760.

SIEDAMGROTZKY. *Bericht ü. d. Veterinarn. im K. Sachsen*, 1872, p. 80. — Cité p. 59.

SIMON. Dermatologische Mittheilungen. *Arch. f. Derm. u. Syph.*, 1870, p. 541. — Cité p. 520.

— Favus bei Mausen. *Arch. f. Derm. u. Syph.*, 1872, p. 401, 405.

— Weithere Mittheilungen über Maüsefavus. *Arch. f. Derm. u. Syph.*, 1873, p. 303-304.

SIREDEY. Résumé des débats du Congrès de Paris. *Annales de Dermat. et de Syph.*, 1888. — Cité p. 452.

SLOMANN (H. C.) 2 Tilfaelde af kerion Celsi. *Hospitalstidende*, 16 août 1895, n° 33. — Cité p. 145, 346.

SMITH (Alder). Teigne tonsurante; son diagnostic et son traitement. *The Lancet.* 10, 24, 31 janvier 1880.

— Discussion sur le traitement de la trichophytie, à la Soc. dermat. de New-York. *Journ. of cut. and. vener. diseases*, juin 1884, p. 177. — Cité p. 765.

SMITH (Walter). Cases of favus; specimen of favus from the cat, with history of contagion. *Dublin Journ. of Med. Sc.*, 1879, p. 450-454. — Cité p. 491.

SOCIÉTÉ *russe de Syph. et de Dermat.* de Saint-Pétersbourg. Séance des 28 fév. et 28 mars 1898. — Cité p. 748.

SOCIETY. *New-York dermatological* (220e meeting, 1895). Rapport de la Commission chargée d'examiner les échantillons de trichophytons envoyés par M. SABOURAUD de Paris.

SPIEGLER. *Wiener dermatologische Gesellschaft.* Séance du 14 novembre 1900. — Cité p. 771.

SPILLMANN (P.). Observation de favus simulant un pityriasis du cuir chevelu. *Annales de Dermat.*, 1870-1871, p. 347. — Cité p. 507.

— Du rôle des parasites végétaux dans le développement des maladies. Revue critique contenant une bibliographie importante. *Arch. gén. de méd.*, t. XX, série 6, p. 326, sept. 1872.

STELWAGON (H.). Treatment of Ringworm of the scalp. *Journal of the American medical association.* 23 nov. 1901, p. 1389. — Cité p. 765.

STERN (E.). Ueber einige bisher noch nicht beschriebene Formen von Herpes tonsurans. *Arch. f. Dermat. und Syph.*, 1898, t. XLIV, p. 280. — Cité p. 461.

SUIS. *Communication de poils de cheval atteint d'Achorion gypseum* (cas inédit). — Cité p. 573 et suiv.

— et SABOURAUD. Voir Sabouraud.

SUIS (A.) et SUFFRAN. Note préliminaire sur le microsporum lanosum du chien. *Annales de Dermatologie et de Syphiligraphie*, mars 1908, p. 151.

SUTTON (de Kansas). *Presse médicale*, 15 mai 1909. — Cité p. 764.

T

TANTURI. Kerion celsi. *Il Morgagni*, 1871, p. 150. — Cité p. 52.

TARNIER (E.). Quelques réflexions critiques sur le favus. *Th. Paris*, 1859.

TAVERNIER et GÉRARD. *Journ. des mal. cut. et syph.*, 1896. — Cité p. 532.

TAYLOR (Frédéric). *Medico-chirurgical transactions*, 1879. — Cité p. 45.

TAYLOR (R. W.). Note sur le traitement de l'eczéma marginé et de la trichophytie en général. *Journ. of cut. and vener. diseases.* février 1884, p. 42.

TENNESON (H.). *Traité clinique de Dermatologie.* Paris, 1893, grand in-8°. Doin, édit. — Cité p. 40, 54, 260.

— Présentation d'un Kérion du cou chez un journalier conduisant des chevaux. *Soc. de Dermat.* du 19 avril 1895. — Cité p. 85.

TENNESON et BERDAL. Trichophytie disséminée des régions glabres et du cuir chevelu chez un adulte. — *Annales de Dermat. et de Syph.*, 1892, p. 709. — Cité p. 247.

TENON. *Mémoires sur les Hôpitaux de Paris*, 1788. IIe mémoire. — Cité p. 743.

TESTOR. *C. R. Ac. des Sc.*, 1841. — Cité p. 11.

THIN (G.). On the condition of the skin in tinea tonsurans. Vol. LXI *of the Medical chirurgical transactions*, mars 1878. Planche XII, fig. 1 et 4. — Cité p. 46, 267, 468.

— Experimental researches concerning Trichophyton tonsurans. The Ringworm fungus. *British Medic. Journ.*, 23 fév. 1880. In *Rev. des Sc. méd.*, XXXIV, p. 195. — Cité p. 727, 728.

— On Trichophyton tonsurans (the Fungus of Ringworm). *Proceedings of the royal Society*, n° 217, 1881.

— *Pathology and Treatment of Ringworm*, in-8°, 87 pages. London, J. and A. Churchill, 1887. — Cité p. 68, 471.

THOMAS (L.). Contribution à l'étude du traitement de la teigne tondante. *Thèse de Paris*, 24 mai 1884. — Cité p. 761.

TINSSER. Ueber Behandlung des Favus mit Warme. *Archiv. f. Dermat. u. Syph.*, 1894, t. XXIX, p. 12.

TISCHOUTKINE (V.). Étude sur la morphologie et la biologie des champignons du genre achorion. *Th. de St-Pétersbourg*; *Journ. de méd. mil.*, sept. 1894.
— *IVe Congrès de Dermatologie de Breslau.* Séance du 14 mai 1894. — Cité p. 543.

TOCH (S.). Ueber Herpes tonsurans bei Neugeborenen. *Archiv. für Dermatologie und Syphili.*, XXXII, p. 365, 1895. — Cité p. 287.

TÖROK. La dermatologie à Londres (Revue) in *Annales de Dermat. et de Syph.*, 1891, p. 423. — Cité p. 759.

TRACHSLER (Frau D. Schwenter). Das Vorkommen der Mikrosporie in Hamburg. *Monats. f. prakt. Derm.*, Bd XXVI 1898, p. 273. — Cité p. 80. 142.

TRASBOT, Teigne faveuse chez un chien. *Bull. de la Soc. cent. vétér.*, 1871, p. 213. — Cité p. 491.

TRIBONDEAU. Le tokelau dans les possessions françaises du Pacifique oriental. *Arch. de méd. navale*, t. LXXII, 1899. — Cité p. 756.

TRIPIER. Souris faveuses et inocul. à l'homme. *Th. de Gigard*, 1872.

TRUFFI (M.). Su una forma pleomorfica dell' achorion di Schönlein. *Gaz. med. di Torino*, LI, n° 3, 1900.
— Recherches sur l'Achorion. *IVe Congrès international de Dermat. et de Syph. Comptes rendus*, p. 424. — Cité p. 538.
— Ricerche sperimentali sulle tigne et studi sullo Achorion di Schönlein. *Clinica dermosifilopatica de Pavia*, 1900. — Cité p. 544.
— Recherches sur l'Achorion. *Comptes rendus, Sect. Dermat. et Syph. XIIIe Congr. int. de méd.*, 1900, p. 426.
— Sulla materia colorante di alcuni tricofiti. *Bol. chimico-farmaceutico*, septembre 1901. — Cité p. 732.
— Un caso di kerion dovuto all' Achorion di Schönlein, granuloma del tessuto cutaneo provocato dall' Achorion. *Giornale italiano delle malattie veneree e della pelle*, 1902. — Cité p. 402, 740.
— Favo eritemato-squamoso circinato in un neonato. *Gazetta Medica italiana*, 1902, n° 50. — Cité p. 523.
— Ricerche sperimentali sulle tigne. Estrato dal *Giornale italiano delle malattie veneree e della pelle*, in *Giornale italiano delle malattie veneree e della Pelle*. Fascicoli III, IV, V, VI, 101 e I, 1902. Milano, Tipografia degli operai. — Cité p. 83, 85, 88, 102, 169, 205, 253, 264, 303, 338, 444, 463, 582, 590, 705, 734.
— Ricerche sulla tricofitina. *Clinica medica italiana*, 1904. — Cité p. 736.
— Sulla presenza di pigmento in alcuni trichophyton nella vita parasitaria. *Soc. med. chirg. di Pavia*, 31 mars 1905. — Cité p. 751.

TSITRINE. Traitement du Favus. *Rous. med.*, 1894, n° 28, p. 437. — Cité p. 750.

TUCKWELL. On the Ringworm of cattle. *Saint Barth. hosp. Rep.*, VII, 1871, p. 125.

U

ULLMANN (KARL). Zur Aetiol. und Histol. der Trichomyc. tons. (sycosis parasitaire de Bazin). *Wiener klin. Woch.*, 1896, nos 18, 19, 20. — Cité p. 80; 83, 85.

UNDERWOOD. *Traité des maladies des enfants.* Trad. française, Paris, 1786, p. 255 et suiv.

UNNA (P. G.). Mikologische Beiträge. *Vierteljahresschrift für Dermat. und Syph.*, 1880, nos 5 et 3, et Zur Anatomie der Favus. *Vierteljahr. f. Dermat. und Syph.* — Cité p. 267.
— Zur Behandlung der Trichophytia capitis. *Monatshefte f. prakt. Dermat.*, 1889, n° 12. — Cité p. 765.
— Drei Favusarten. *Monatsh. f. prakt. Dermat.*, XIV, 1892, n° 1, p. 1.
— et FRANCK. Communication de souris faviques provenant du jardin zoologique de Hambourg. *Congrès de Halle.* — Cité p. 546.
— et NEEBE. Die bisher bekannten neun Favusarten. *Monatsh. f. prakt. Derm.*, Band XVI, 1893, p. 17 et 57, 541.

UNNA (P. G.) et NEEBE. Drei favusarten, *Monats. f. prakt. Dermat.*, Bd XIV. n° 10. p. 7. et *Die Histopathologie der Hautkrank*, 1894. — Cité p. 517, 532, 541.
— *Die Histopathologie der Hautkrank* 1894. — Cité p. 517.
— Natürliche Reinculture der Oberhautpilze. *Monatsh. f. prakt. Derm.*, Bd XVIII. n° 6. — Cité p. 95.
— Sur la trichophytie érythémato-squameuse consécutive à l'inoculation expérimentale. *Die Histopathol. der Hautkrankeiten*. 1894. — Cité p. 85.
— *Transactions of the third international Congress of Dermatology*. — Cité p. 84.
— Bemerkungen über Zütchung und Pluralität der Trichophytonpilze. *Monatsh. fp. rakt. Dermat.*. XXIV. 1897, n° 6. p. 289. — Cité p. 70.
— Sur la culture et la pluralité des trichophytons. *Journal des maladies cutanées et syphilitiques*, mai 1897, p. 253. — Voir p. 268. — Cité p. 110.
— Harzstifte (stili resinosi) zum Enthaaren. *Monatsh. f. prakt. Dermat.*, 1898. t. XXVI. p. 26. — Cité p. 745.
URIBURU (J. V.). Contribucion al estudio de las tiñas en Buenos Aires. *Argentina medica*, nos 42, 43, 44, 1909. — Cité p. 241, 258, 260.

V

VALLEIX. *Guide du médecin praticien*, t. V, p. 611. — Cité p. 743.
VAN GAYER. Réflexions sur l'herpès tonsurant observé chez l'enfant. *Th. Paris*, 1857.
VENEGÁS Y CANIZARES. Contribution à l'étude du traitement des teignes. *Th. de Paris*, 1885. — Cité p. 759.
VERHEYEN. Transmission de quelques maladies des animaux à l'homme. *Journ. vétér. et agr. de Belgique*, 1842, p. 321. — Cité p. 56.
VERUJSKY (Dm.). Recherches sur la morphologie et la biologie du trichophyton tonsurans et de l'achorion Schœnleinii. *Annales de l'Institut Pasteur*. Première année, 1887, n° 8, p. 369-391. — Cité p. 67, 68, 539, 589, 728.
VIDAL (E.). Trichophytie unguéale. *Gazette des hôpitaux*, 1880. — Cité p. 451.
— et LELOIR. *Traité descriptif des maladies de la Peau* et Atlas. Masson. édit.. Paris, 1889-93. — Cité p. 517.
— *Rev. vétér.* 1888, p. 299. — Cité p. 64.
VIGNOLO-LUTATI (C.). Granuloma trichophyticum Majocchi. *Monats. f. prakt. Dermat.*, t. XLVI, 1908. — Cité p. 480.
VINCENT. Rech. expér. pour servir à l'histoire de l'herpès tonsurant chez les animaux. *Th. Paris*, 1874. — Cité p. 558.
VISEUX. Maladie cutanée de nature herpétique. *Rec. de mém. et obs. sur l'hyg. de la méd. vétér. milit.*, VII, 1881, p. 338. — Cité p. 62.

W

WAELSCH (L.). Zur Anatomie des Favus. *Arch. f. Dermat.*, XXXI. p. 49, 1895.
— Congrès allemand de Dermatologie de Gratz, 1895. Ueber die Mannigfaltigkeit der Wachstumformen (cultureller Pleomorphismus) der pathogenen Schimmelpilze, insbesondere des Pilzes des Eczema marginatum. *Arch. f. Dermat. und Syph.*, 1895. Bd XXXI, p. 49. — Cité p. 85.
— Weitere Mittheilungen zur Pathologie der Hyphomyceten. *Arch. f. Dermat. und Syph.*, 1895, Bd XXXVIII. — Cité p. 518.
— Beiträge zur Anatomie der Trichophytosis. *Archiv. f. Dermat. u. Syph.*, 1896. Bd XXXV, p. 23.
— Sur la variété des formes cliniques dues au trichoph. *Arch. f. Dermat. und Syph.*, 1896, Bd XXXV. — Cité p. 85.
— Ueber die Mannigfaltigkeit der Wachstumformen (« cultureller » Pleomorphismus) der pathogenen Schimmelpilze, insbesondere des Pilzes des Ekzema marginatum. *Arch. f. Dermat. u. Syph.*, 1896. Bd XXXVII, p. 3.

WAELSCH. Ueber Favus bei Thieren und deren Beziehungen zum Favus des Menschen. *Prager med. Woch.*, n° 18, 1898, p. 206 et 219.

WAGNER. Favus provenant d'herpès tonsurans. *Arch. f. Heilkunde*, VII, 1866.

WARION. Du sycosis. *Th. Strasbourg*, 1861.

WEBER et MÉGNIN. Note sur le « Trichophyton depilans », *Bull. Soc. centr. de méd. vétér.*, 1882, p. 1247-1250. — Cité p. 62, 324.

WENDE (G. W.). An interesting case of tinea favosa epidermidis. *Journ. of cut. and gen. ur. dis.*, oct. 1896, p. 383. — Cité p. 490.

WERTHER. Ueber eine Epidemie des Kopfes bei Schulkindern. *Monatshefte für prakt. Dermat.*, 1902-1903. Vol. 36.

WHITE (James C.). Immigrant dermatoses. *Journ. of cut. and genit. ur. diseases*, oct. 1889, p. 369. — Cité p. 490.

— *The Ringworm as it exists at Boston.* — Cité p. 78, 94.

WICKHAM. Une épidémie de teigne tondante à l'asile Lambrechts. *Annales de Dermat. et de Syph.*, t. V, n° 6, juin 1894, p. 633. — Cité p. 78, 253.

WIJK (J. A. VAN DER). Beschonwingen over de menig vuldigheid van favus te Amsterdam. Sur le traitement du favus capitis... etc., dans les écoles. *Nederlandsch Tijdschrift voor Genceskunde*, 1902, n° 21 et 1904, n° 19. — Cité p. 746, 748, 765.

WILLAN (R.). *Description and treatment of cutaneous diseases*, 1798, London, in-8°. — Cité p. 4, 6.

WILLIAMS. *The principles and practice of veterinary surgery.* Third edit. Edinburgh, 1879, p. 713.

WILSON (Erasmus). On the phytopathology of the skin and nosophytodermata the so called parasitic affections of the skin. *British and foreign medico-chirurgical Review*, January, 1864.

WINTER. *Rabenhorst's Kryptogamen-Flora. Pilze.* II. Abth. *Ascomyceten.* — Leipzig, 1887. — Cité p. 721.

WINTERNITZ. Ueber eigenartige Trichophyton-culturen. *IVe Congrès des Dermatologistes allemands.* — Cité p. 82.

WITHFIELD (A.). Pure culture of Sabouraud's Trichophyton rosaceum obtained from a case of beard Ringworm. *Proceedings of the royal Society of medicine*, février 1909, n° 4.

WYNDHAM COTTLE. Traitement de la teigne tondante. *The Lancet*, 27 mars 1880.

Z

ZANDEN. Ueber Epiphyten der Thiere und des Menschen. *Arch. f. patholog. Anat.*, XIV, 1858. — Cité p. 491.

ZANDER. *Arch. f. pathol. Anat.*, XVI, 1858. — Cité p. 545.

ZIEMSSEN. Syk. paras. s. Mentagra. *Greifswalder med. Beiträge*, Bd 2. — Cité p. 471.

ZINSSER. Ueber Behandlung des Favus mit Wärme. *Arch. f. Derm. u. Syph.*, 1894, t. XXIX, p. 12. — Cité p. 758, 760.

ZOLLIKOFER. Sur une épidémie de microsporie humaine due au Microsporum lanosum. *La Clinique*, 1908, p. 621. — Cité p. 60, 206, 215.

— Note sur une épidémie microsporique à Saint-Gall (Suisse). *Correspondenzblatt für Schweizer Artze*, 1908.

ZOPF. *Die Pilze*, 1890. — Cité p. 589.

ZUISSER. *Arch. f. Dermat. und. Syph.*, 1894. — Cité p. 728.

ZUNDEL. Art. « Parasites ». *Dict. vétér. d'Arboval.* Paris, 1875.

ZURN. *Die Schmarotzen auf und im Körper unserer Haussaugethiere.* 2e partie die pflanzlichen Parasiten. Weimar, 1874.

— *Die Krankheiten des Hausgeflügels.* Weimar, 1882, p. 435.

— *Die pflanzlichen Parasiten*, etc., 2e édit. Weimar, 1889, p. 255. — Cité p. 56, 60, 555.

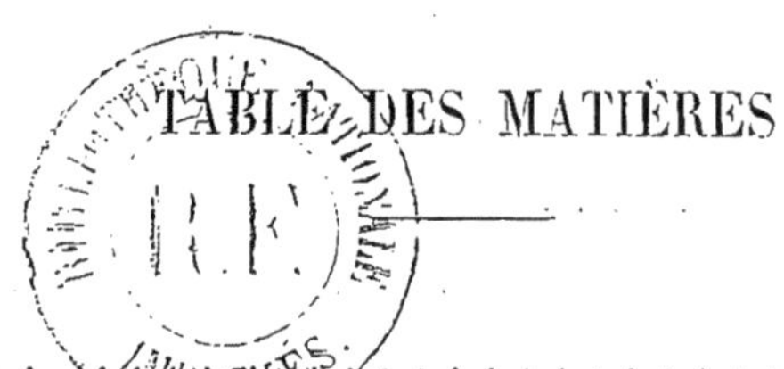

TABLE DES MATIÈRES

TROISIÈME PARTIE

MICROSPORIE

QUATRIÈME PARTIE

TRICHOPHYTIES

CINQUIÈME PARTIE

FAVUS

SIXIÈME PARTIE

ÉTUDE MYCOLOGIQUE COMPARÉE DES DERMATOPHYTES

SEPTIÈME PARTIE

BIOLOGIE DES DERMATOPHYTES

HUITIÈME PARTIE

TRAITEMENT DES TEIGNES

65054. — Imprimerie LAHURE, rue de Fleurus, 9, à Paris.

A LA MÊME LIBRAIRIE

65051. — Imprimerie Lahure, rue de Fleurus, 9, à Paris.

www.ingramcontent.com/pod-product-compliance
Ingram Content Group UK Ltd.
Pitfield, Milton Keynes, MK11 3LW, UK
UKHW021859260726
13966UKWH00006B/14

9 782012 463455